直肠肛门部恶性肿瘤

Analrectal Malignant Tumor

主编：顾 晋

北京大学医学出版社

ZHICHANGGANGMENBU EXING ZHONGLIU

图书在版编目（CIP）数据

直肠肛门部恶性肿瘤/顾晋主编. －北京：北京大学医学出版社，2007. 02

ISBN 978-7-81071-764-9

Ⅰ. 直… Ⅱ. 顾… Ⅲ. ①直肠肿瘤－诊疗②肛门疾病：肿瘤－诊疗 Ⅳ. R735.3

中国版本图书馆CIP数据核字(2006)第111803号

直肠肛门部恶性肿瘤

主　　编：顾 晋

出版发行：北京大学医学出版社(电话：010-82802230)

地　　址：(100083)北京市海淀区学院路38号　北京大学医学部院内

网　　址：http://www.pumpress.com.cn

E-mail：booksale@bjmu.edu.cn

印　　刷：北京圣彩虹制版印刷技术有限公司

经　　销：新华书店

责任编辑：王丽华　吕晓凤　　**责任校对：**王怀玲　　**责任印制：**张京生

开　　本：889mm × 1194mm　1/16　**印张：**24.5　**字数：**769千字

版　　次：2007年2月第1版　2007年2月第1次印刷　　**印数：**1-3000册

书　　号：ISBN 978-7-81071-764-9

定　　价：139.00元

中国抗癌协会继续教育教材

直肠肛门部恶性肿瘤

Analrectal Malignant Tumor

主　编：顾　晋

主　审：徐光炜　王　怡

编　委：（姓名以作者文章先后为序）

张　联　张书永　李吉友　张晓鹏　陈敏华　张吉昌　张青云
马双莲　范志毅　顾　晋　李世拥　董新舒　汪建平　万远廉
李德川　王锡山　徐　博　沈　琳　杨仁杰　万德森　刘荫华
兰　平　王文跃　季加孚　朱　军　严仲瑜　李　非　李志霞
邸力军　周总光　李萍萍

秘　书：李　明

本书由
北京大学医学部科学出版基金
资助出版

主编简介

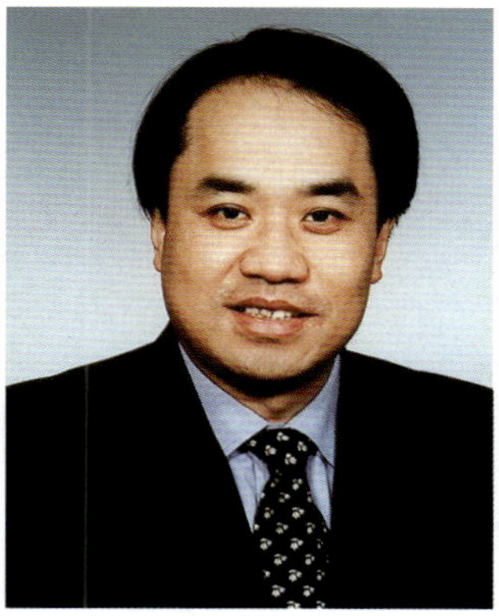

顾晋：男，1959年出生。1990年获北京医科大学硕士学位。1992～1993年赴法国路易巴斯德大学临床医学中心学习，回国后在北京医科大学人民医院外科任主治医师、副教授、副主任医师。1999～2000年在美国哥伦比亚大学内外科学院作访问学者。现为北京大学临床肿瘤学院北京肿瘤医院主任医师、教授、外二科主任、博士生导师、副院长。任中国抗癌协会大肠癌专业委员会副主任委员、中华肿瘤学会北京专业委员会主任委员、中华肿瘤学会副主任委员、中国抗癌协会常务理事。并担任中华胃肠外科杂志副主编，中华外科杂志、中华普通外科杂志、中国实用外科杂志、临床外科杂志以及WORLD JOURNAL OF GASTROENTEROLOGY 等杂志编委。

自1987年以来，始终从事消化道肿瘤的临床和应用基础研究。较早地在国内开展大肠癌的术前区域动脉化疗，并对术前动脉化疗的基础进行了较为系统的研究，取得了较好的治疗效果。同时，针对我国的直肠癌较多的特点，从解剖角度在国内发表了保留骨盆自主神经的直肠癌根治术的神经解剖基础，得到国内同行的好评。目前正在开展大肠癌的放射免疫导向手术和低位直肠癌综合治疗的临床研究，牵头全国临床多中心合作课题“术前辅助放疗治疗中低位直肠癌的临床和实验研究”。在低位直肠癌全系膜切除术等方面做了大量的研究工作。自毕业以来，始终坚持工作在临床第一线，对消化道肿瘤的诊断和治疗积累了丰富的经验。在教学方面培养了多名硕士和博士研究生，先后在国际知名杂志《Clinical Cancer Research》、《World Journal of Gastroenterology》、《Cancer》、《Diseases of the Colon & Rectum》、《Journal of Clinical Immunology》、《European Journal of Surgical Oncology》、《Clinical Investigation》以及国内《中华外科杂志》、《中华普通外科杂志》、《中华胃肠外科杂志》等刊物发表论文四十余篇。曾获国家卫生部优秀青年科技人才专项科研基金、国家高科技863项目、国家科委及北京市等多项科研基金资助。多次应邀赴韩国、日本、新加坡、台湾等地作学术报告及学术交流。担任国家卫生部、北京市以及解放军系统医疗事故处理专家委员会委员。

《直肠肛门部恶性肿瘤》参加编写人员

（姓名以作者文章先后为序）

张　联	北京大学临床肿瘤学院	北京市肿瘤防治研究所	北京肿瘤医院	研究员
张书永	北京大学基础医学院	解剖学系		教授
李吉友	北京大学临床肿瘤学院	北京市肿瘤防治研究所	北京肿瘤医院	教授
刘毅强	北京大学临床肿瘤学院	北京市肿瘤防治研究所	北京肿瘤医院	博士
解云涛	北京大学临床肿瘤学院	北京市肿瘤防治研究所	北京肿瘤医院	副教授
傅　卫	北京大学第三医院普通外科			副教授
姚宏伟	北京大学第三医院普通外科			主治医师
张晓鹏	北京大学临床肿瘤学院	北京市肿瘤防治研究所	北京肿瘤医院	教授
孙应实	北京大学临床肿瘤学院	北京市肿瘤防治研究所	北京肿瘤医院	博士
廖盛日	北京大学临床肿瘤学院	北京市肿瘤防治研究所	北京肿瘤医院	副主任医师
陈敏华	北京大学临床肿瘤学院	北京市肿瘤防治研究所	北京肿瘤医院	教授
张吉昌	北京大学临床肿瘤学院	北京市肿瘤防治研究所	北京肿瘤医院	主任医师
吴　齐	北京大学临床肿瘤学院	北京市肿瘤防治研究所	北京肿瘤医院	主治医师
杨　志	北京大学临床肿瘤学院	北京市肿瘤防治研究所	北京肿瘤医院	副研究员
张青云	北京大学临床肿瘤学院	北京市肿瘤防治研究所	北京肿瘤医院	研究员
王洪义	北京大学临床肿瘤学院	北京市肿瘤防治研究所	北京肿瘤医院	副主任医师
李　明	北京大学临床肿瘤学院	北京市肿瘤防治研究所	北京肿瘤医院	主治医师
马双莲	北京大学临床肿瘤学院	北京市肿瘤防治研究所	北京肿瘤医院	副主任护师
范志毅	北京大学临床肿瘤学院	北京市肿瘤防治研究所	北京肿瘤医院	主任医师
郝纯义	北京大学临床肿瘤学院	北京市肿瘤防治研究所	北京肿瘤医院	副教授
李世拥	北京军区总医院			教授
顾　晋	北京大学临床肿瘤学院	北京市肿瘤防治研究所	北京肿瘤医院	教授
董新舒	哈尔滨医科大学附属肿瘤医院			教授
汪建平	中山大学附属一院			教授
万远廉	北京大学第一医院			教授
吴　涛	北京大学第一医院			主治医师
李德川	浙江省肿瘤医院			副主任医师
王锡山	哈尔滨医科大学附属肿瘤医院			教授
尹跃华	北京大学临床肿瘤学院	北京市肿瘤防治研究所	北京肿瘤医院	主管护师
马朝来	北京大学第三医院			主治医师
范　铁	北京大学临床肿瘤学院	北京市肿瘤防治研究所	北京肿瘤医院	博士

周永健	北京大学临床肿瘤学院	北京市肿瘤防治研究所	北京肿瘤医院	博士
赵　军	北京大学临床肿瘤学院	北京市肿瘤防治研究所	北京肿瘤医院	主治医师
叶盛威	北京大学临床肿瘤学院	北京市肿瘤防治研究所	北京肿瘤医院	博士
姚云峰	北京大学临床肿瘤学院	北京市肿瘤防治研究所	北京肿瘤医院	主治医师
金　斗	北京大学首钢医院			副主任医师
王　林	北京大学临床肿瘤学院	北京市肿瘤防治研究所	北京肿瘤医院	博士
蔡　勇	北京大学临床肿瘤学院	北京市肿瘤防治研究所	北京肿瘤医院	副主任医师
徐　博	北京大学临床肿瘤学院	北京市肿瘤防治研究所	北京肿瘤医院	主任医师
沈　琳	北京大学临床肿瘤学院	北京市肿瘤防治研究所	北京肿瘤医院	副教授
杨仁杰	北京大学临床肿瘤学院	北京市肿瘤防治研究所	北京肿瘤医院	教授
万德森	中山大学附属肿瘤医院			教授
郑美春	中山大学附属肿瘤医院			主管护师
申哲珠	首都医科大学同仁医院			副主任医师
冷家骅	北京大学临床肿瘤学院	北京市肿瘤防治研究所	北京肿瘤医院	博士
张　隽	北京大学临床肿瘤学院	北京市肿瘤防治研究所	北京肿瘤医院	主治医师
刘荫华	北京大学第一医院			副教授
兰　平	中山大学附属第一医院			教授
吴小剑	中山大学附属第一医院			主治医师
王文跃	卫生部中日友好医院			主任医师
季加孚	北京大学临床肿瘤学院	北京市肿瘤防治研究所	北京肿瘤医院	教授
王宏志	北京大学临床肿瘤学院	北京市肿瘤防治研究所	北京肿瘤医院	副主任医师
武爱文	北京大学临床肿瘤学院	北京市肿瘤防治研究所	北京肿瘤医院	主治医师
顾振东	北京大学临床肿瘤学院	北京市肿瘤防治研究所	北京肿瘤医院	博士
朱　军	北京大学临床肿瘤学院	北京市肿瘤防治研究所	北京肿瘤医院	教授
严仲瑜	北京大学第一医院			主任医师
李　非	首都医科大学宣武医院			教授
李志霞	首都医科大学同仁医院			主任医师
李　澍	北京大学人民医院			副教授
郑晟旻	北京大学人民医院			硕士
王　崑	北京大学临床肿瘤学院	北京市肿瘤防治研究所	北京肿瘤医院	主治医师
邸力军	北京大学临床肿瘤学院	北京市肿瘤防治研究所	北京肿瘤医院	副主任医师
周总光	四川大学华西临床医学院	华西医院		教授
李萍萍	北京大学临床肿瘤学院	北京市肿瘤防治研究所	北京肿瘤医院	教授
彭亦凡	北京大学临床肿瘤学院	北京市肿瘤防治研究所	北京肿瘤医院	博士
苏　星	北京大学临床肿瘤学院	北京市肿瘤防治研究所	北京肿瘤医院	副主任医师
张晓东	北京大学临床肿瘤学院	北京市肿瘤防治研究所	北京肿瘤医院	副主任医师

序 一

很高兴见到“直肠肛门部恶性肿瘤”专著的问世，其因有二：一是该部位肿瘤在消化道恶性肿瘤中颇为重要，不仅是由于近年来随着国人生活水平的提高而发病率呈上升趋势，而且由于此类肿瘤所在部位的特殊性，在治疗过程中不但要考虑对癌症的有效治疗，盼能一举加以根治，还要兼顾排便、排尿及性功能，以保持较好的生活质量。如何做到鱼与熊掌兼而得之，既能治愈又能维持快乐的人生，就颇费思量。本书对此等问题均有较详细的阐述，以助读者如何贯彻“以人为本”的指导思想参照施行，造福病者。高兴之二是该书的撰写者除少数外院的著名专家外，多数均是本院年轻一代医师及各科室的同仁，见到新一代茁壮成长，肿瘤事业后继有人颇为欣慰。盼本专著能有助于广大读者，有益于直肠肛门部恶性肿瘤的防治。

中国抗癌协会理事长

北京肿瘤医院名誉院长

2006 年 3 月 16 日 于北京

序 二

大肠癌为我国目前发病率上升的常见恶性肿瘤之一，我国直肠癌的发病率占大肠癌总发病率 1/2～2/3。随着生活习惯及环境因素的改变，预计在今后较长的时期内仍将继续上升。就治疗效果而言，近 30 年来国内外大肠癌治疗后的 5 年生存率均徘徊在 50%～60%，近半数左右患者治疗失败。在我国有条件的综合医院或专科医院，大肠癌治疗效果已达国际先进水平，但从全国总体水平看，治疗水平极不平衡。除早期诊断水平的提高外，在大肠癌治疗方法、治疗观念上尚有较大的可提高治疗质量的空间与余地，尤其是直肠中下段直肠癌的治疗。

顾晋教授组织了国内知名专家教授万德森、汪建平、董新舒、万远廉、周总光等以及青年骨干医师撰写了本书。本书介绍了基础知识、生理解剖、病理等，着重临床诊治、个体化治疗，并结合自己多年的临床积累与国内外先进经验，是一本具有我国自己经验及见解，对临床具有指导意义的专业书。本书图文并茂，有助于指导广大从事肿瘤临床医生、进修生、研究生的临床实践及应用研究。预计本书对提高我国大肠癌的治疗水平将会起到积极推动作用，有助于我国大肠癌患者 5 年生存率的提高。

郑树

中国抗癌协会常务理事

中国抗癌协会大肠癌专业委员会名誉主席

中华医学会咨询委员会委员

国际大肠癌外科医生学会（ISUCRS）区域副主席

美国外科学会（FACS）委员

浙江大学肿瘤研究所学术委员会主任

2006 年 3 月 14 日 于杭州

前 言

近年来，随着我国经济的快速发展，人民生活水平有了显著的提高，饮食习惯和饮食结构发生了很大的变化，直肠肛门部恶性肿瘤，特别是直肠癌的发病率逐渐增加。如何提高直肠肛门部恶性肿瘤的诊断和治疗水平，改善患者的生活质量，实现对肿瘤的个体化综合治疗是我国肿瘤界学者共同努力的方向。本人作为肿瘤外科工作者始终希望能够将近年来直肠肛门部恶性肿瘤的诊治进展介绍给国内同仁，因此特邀全国不同肿瘤专业领域的专家编写此专著。全书共三十七章，全面系统地介绍了直肠及肛门部恶性肿瘤的病生理特点，各种诊断治疗方法的优缺点，外科、放射治疗、化疗、免疫和中医等治疗相结合的综合治疗进展。旨在为肿瘤学各专业医生、科研工作者、医学生以及其他卫生工作者提供帮助。

由于水平所限，书中可能有不当之处，敬请广大读者指正。

主编：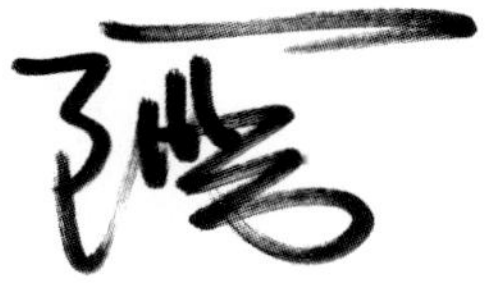

中华医学会肿瘤学会副主任委员

中国抗癌协会大肠癌专业委员会副主任委员

中华医学会北京肿瘤专业委员会主任委员

中华医学会外科学分会结直肠肛门外科学组副组长

北京肿瘤医院胃肠外科主任，教授，博士生导师

2006 年 2 月 17 日 于北京

目　录

第十六章

直肠癌术后重建 101

第十七章

全直肠系膜切除术 110

第十八章

直肠癌扩大根治术 115

第二十一章

第二十二章

第二十三章

第二十四章

第三十章

第三十一章

第三十二章

第三十三章

第三十四章

第一章　直肠癌的流行病学与病因学

第一节　结直肠癌的世界流行趋势

结直肠癌在我国是常见的肿瘤。其中，直肠癌占结直肠癌中的 80%。在直肠癌中，中低位直肠癌约占所有直肠癌的 80%。因此直肠癌目前已是严重威胁人民健康的恶性肿瘤。

Parkin 等[1~3]估计 2000 年全世界有 1000 万癌症新发病例，其中结直肠癌有 94.5 万例 (男性 49.9 万例，居第4位；女性44.6万例，居第三位)，占9.5%；2000 年全世界死于结直肠癌的患者约 51 万人。相比较而言，1990年的资料中，全世界结直肠癌标化死亡率男性为 10.7/10 万，女性为 8.6/10 万；新发病例 78.29 万例 (其中男性 40.19 万例，女性 38.1 万例)，占全部新发病例的9.9%，分别居男性肿瘤发病率的第三位和女性肿瘤发病率的第二位。结直肠癌是相对预后较好的恶性肿瘤，5年生存率为40%～50%，仅次于乳腺癌，估计全世界存活5年以上的结直肠癌患者仅有240万。

在地理分布上，结直肠癌高发的地区是北美、西欧、澳大利亚、新西兰和南美洲的南部地区，低发地区是非洲和亚洲。结直肠癌是发达国家第二种常见恶性肿瘤，欧洲、澳大利亚、新西兰的标化年龄发病率是 25.3/10 万到 45.8/10 万。1985 年至 1990 年，全世界大多数地区 (北美地区除外) 结直肠癌的发病率均呈上升趋势。估计结直肠癌的新病例较 1985 年增加了 15.5% (男性增加 21%，女性增加 10%)。全世界结直肠癌发病率最高的是美国夏威夷的男性日本人，发病率为 37.2/10 万；发病率最低的是印度马德拉斯 (Madras) 地区，发病率仅为 1.5/10 万，相差 24.8 倍。

第二节　结直肠癌的中国流行趋势

李连弟等[4]报告 1990～1992 年结直肠癌均列中国大陆男性和女性恶性肿瘤死亡率的第 5 位，标化死亡率为4.54/10万 (男性为5.29/10万，女性为3.86/10万)。而在中国城市中结直肠癌的发病率呈上升趋势，上海市 1985 年的结直肠癌标化发病率男性是 18/10 万，女性是 16.4/10 万；而 1995 年结直肠癌的发病率已上升为男性 23.2/10 万，女性 20.1/10 万[5]。王启俊等[6]研究了北京市城区居民1982～1997年癌症发病趋势，发现15年来结、直肠癌、膀胱癌和肺癌的发病率迅速上升。其中结肠癌增长53.3%，直肠癌增长23.8%，膀胱癌增长42.3%，肺癌增长33.9%。而食管癌、胃癌和淋巴瘤却逐步下降。

第三节　结直肠癌的移民流行病学研究

移民流行病学是肿瘤流行病学研究的经典方法，主要研究移民从原籍移居到世界的另一个地方，他们及他们的后裔肿瘤危险性及发病模式的改变。从移民前后发病率的变化，可评价环境 (包括：文化、饮食习惯等) 的改变对健康的长期影响。结直肠癌研究是一个最成功的范例。研究表明：1949～1952年移居美国的日本人结直肠癌死亡率明显低于美国白人，却明显高于居住日本本地的日本人，而且这一趋势在男性更为突出[7]。这种上升趋势不断持续，到20世纪70年代初期，对于年龄大于70岁的夏威夷日本男女移民，其结直肠癌的死亡率已与同年龄组美国白人十分接近，而对于年龄小于 70 岁的研究组，其结直肠癌死亡率仍低于同年龄组美国白人。值得注意的是，尽管 25 年 (1960～1985年) 来日本本土的结直肠癌死亡率增加了 2.5 倍；但 1983～1987 年的年龄调整发病率资料仍证实居住在夏威夷的日本移民患结直肠癌的危险性已与美国白人相同，并分别超过日本本土男性的100%和女性的 69%。日本移民这种癌症模式的转变表现为结肠癌的解剖分布从右向左的移位，以及乙状结肠中腺癌和腺瘤样息肉发病比率增高[8]。研究中证明：美国的日本人、华人及欧洲移民在美国居住20年以上患结肠癌、直肠癌的危险性已接近美国出生的白人；但在来自墨西哥、波多黎哥的第一代移民中，这种高危险水平的转移还不完全[9,10]。一般说来，第一代移民患结肠癌、直肠癌危险性的改变比胃癌、乳腺癌更迅速、更广泛（见表1-1）。这一差异可以反映特殊环境因子与遗传因子间的短暂相互作用和可能最终影响致癌过程的文化同化速度和程度。同样结直肠癌的危险性也随着人们从高发区向低发区移民而减少[11]。

表1-1　1983～1987年日本人、美国白人、日本移民的发病率（/10万）

	男性			女性		
	日本人(Miyagi)	日本人(夏威夷)	白人(夏威夷)	日本人(Miyagi)	日本人(夏威夷)	白人(夏威夷)
胃癌	85.4	24.3	10.2	36.7	11.1	3.9
结直肠癌	17.1	37.2	31.7	13.2	22.3	23.6
乳腺癌	–	–	–	27.8	64.0	99.3
宫颈癌	–	–	–	3.2	15.1	18.9
卵巢癌	–	–	–	5.1	7.1	13.1
前列腺癌	7.8	34.4	62.8	–	–	–

第四节　结直肠癌的危险因素

已证实西方民族的食物模式与其结直肠癌高发有明显关系，其饮食特点是肉与饱和脂肪酸摄入较多，蔬菜、水果、谷类摄入较少(即粗纤维、抗氧化维生素、叶酸和具有抗癌性能的植物化合物等摄入减少)。这些特点均导致结肠癌危险性的增加。

一、脂肪膳食

高脂肪膳食影响结直肠癌发病的机理，目前较一致的看法是：高脂肪膳食使肝脏胆汁分泌增多，胆汁中初级胆汁酸尤其是牛磺胆酸和甘氨鹅脱氧胆酸增多，在肠道厌氧细菌、主要是副腐败梭状芽孢杆菌的作用下，牛磺胆酸转变为脱氧胆酸，甘氨鹅脱氧胆酸转变为石胆酸，二者可能均为致癌物质[12]。临床检验证实，结直肠癌患者粪便中的胆汁酸及厌氧性梭状芽胞杆菌浓度均高者占70%，而其他肠道疾患仅占9%。此外，高脂肪膳食还能影响小肠发生反应，如改变肠道细菌丛的成分和活性，曾观察到食用高脂肪和高动物蛋白膳食者粪便中厌氧菌增多，需氧菌减少。一些研究表明，某些胆汁酸可作用于肠粘膜细胞，改变细胞的通透性，促进一些致癌物的吸收；胆汁酸可增加某些多胺合成过程中限速酶的活性；而多胺的增加与肿瘤发生有密切关系；胆汁酸还可改变肠粘膜细胞的形态和动力学，促进上皮增生，增加对致癌物的敏感性。

在高脂肪膳食的结直肠癌高发人群中，粪便中除胆汁酸及胆固醇含量明显增高外，细菌群组成也发生改变，从而改变肠道菌体酶代谢的活性，使肠道中形成更多胆汁酸与胆固醇的代谢产物，这些代谢产物的化学结构与致癌物多环芳烃十分相似；而且葡萄糖苷酸酶活性也可明显升高，可使已结合的致癌物再游离而起作用[13]。

另外，烹调中食物蛋白质在高温下形成一些杂环胺类化合物，这类物质具有N-羟化或乙酰化的作用，能形成具有遗传毒性的化合物。人类的生理研究表明这种固定的生活方式能增加结肠癌的危险性[14]。

二、膳食纤维和钙

20世纪90年代初，陈君石教授与美国康乃尔大学合作对中国65个县的农村的膳食和癌症死亡率进行调查，结果表明膳食纤维的各组分的摄入量与结肠和直肠癌症的死亡率呈负相关的趋势。大量研究也表明：高纤维膳食可以减少结直肠癌的发生。13项病例对照研究的综合分析表明增加食物纤维素的摄入可使结直肠癌的危险性呈线性下降，如果将人群纤维素摄入量按5分位由低至高排列，其危险性(OR)依次为1.0，0.8，0.7，0.6和0.5 ($P<0.001$)[13]。一项前瞻性研究报道摄入蔬菜和谷类纤维素能明显减少结直肠癌的发生，最高摄入量者较最低五分位人群的相对危险性为0.4[14]。膳食纤维降低结直肠癌危险的直接机制可能是不溶性膳食纤维在肠道内吸收水分，增加肠道内粪便体积，稀释粪便中致癌物的浓度，增加排便机会，减少粪便及致癌物在肠道内的停留时间，有效降低了致癌物与肠粘膜细胞相互作用的可能性。致癌物与膳食纤维在大肠内的直接结合，也同样降低致癌物与大肠的相互作用[15]。

钙离子参与上皮细胞的增殖和分化，动物试验证明给小鼠高钙食物能降低肠粘膜细胞中的鸟氨酸脱羧酶的活性，减少细胞的有丝分裂。肠道内的钙离子能与胆汁酸结合形成不溶性钙复合物，降低胆汁酸对结肠细胞的刺激作用[16]。

三、生活习惯和体质指数

研究结果证实：肥胖者患结直肠癌的危险性明显增加，而体育锻炼、体力劳动和业余活动能够减少结直肠癌的危险性。其原因在于体力活动刺激结肠蠕动，可减少食物及肠内代谢产物在大肠内的滞留，而且体力活动有利于提高机体免疫力，较强的体力运动可维持体内的正常代谢环境，不利于结直肠癌细胞的生长。许多研究也证实强体力活动能降低结直肠癌的发病率，以前发达国家结直肠癌发病率高仅归因于脂肪摄入量是不太全面的，应该归因于高动物脂肪摄入、低膳食纤维、少体力活动的生活模式综合作用的结果。

一些研究的结果认为饮酒增加结直肠癌的危险性。Hirayama关于日本成人的研究表明二者有很强的相关性，每天饮酒男性乙状结肠癌死亡率是不饮酒者的5倍，但与近端结肠癌不相关[17]。

四、遗传因素

有两种遗传综合征可以明显增加结直肠癌的危险性，一种是家族性结肠息肉病，(FAP，包括结直肠腺瘤病等)这是一种常染色体显性异常的疾病，患者肠内多发息肉，发生癌变的可能性极大。据估计未接受治疗的患者到40岁时癌变的可能性达80%，在确诊此病的患者中有20%～30%发生新的突变[18]。杨工等[19]比较3166例结直肠癌患者与3003名正常对照，发现结直肠息肉患者发生结直肠癌的危险是非息肉人群的22倍，同是大肠息肉患者，患病5年以上者的相对风险OR是5年以下者的4倍。结果提示大肠息肉患者是结直肠癌的高危险人群。另一种是遗传性非息肉性结肠癌(HNPCC)，其特点是早年发病，并伴有其他癌症多发。

五、血吸虫感染

中国南方一些地区的居民经常感染肠道血吸虫，由于肠道的反复感染，可使结直肠癌的发生率增加。

第五节　结直肠癌的预防

1997年美国世界癌症研究基金会出版了一份长达670页的总结报告："膳食、营养和癌症预防(来自全世界的研究)"。该报告总结了膳食、营养与癌症预防领域中全世界4500项领先的研究结果(其中也包括中国的研究结果)，向人们提出了当前如何改变膳食营养从而预防癌症的最新最可信的证据。在此基础上他们还提出了预防癌症的14条膳食与健康的建议，这些个人防癌的新建议集中体现在：强调膳食的改变可以预防癌症，其中包括可以降低50%乳腺癌、75%胃癌和75%结肠癌；强调一些与膳食相关的其他因素也可预防癌症，如：每天摄入400～800克新鲜蔬菜水果，控制体重和体育锻炼等。

第六节　结直肠癌的人群预防研究

10年来用非甾体抗炎药(NSAID)在家族性结肠息肉病患者中进行化学干预以预防结直肠癌的发生是十分热门的研究课题并取得了成功。

Gridley等[20]在1993年对瑞典长期使用阿司匹林的风湿性关节炎患者进行癌症发病率的研究表明：在瑞典乌普萨拉地区的6个县，从1965年至1983年期间住院患者及1984年以后登记的患者中，有3750名男性和7933名女性被诊断为风湿性关节炎，患者最多被随访20年；至1986年，这一人群中共有840例癌症患者出现，与标准癌症发病率进行比较，发现经常服用NSAID的这一人群中消化道肿瘤危险性下降30%，其中胃癌、结直肠癌危险性下降37%，乳腺癌、膀胱癌的危险性下降20%以上。而肺癌、肾癌、血液淋巴肿瘤的危险性升高，提示在一个需要经常服用NSAID的特定人群中，不同恶性肿瘤的发生率有所改变，尽管癌症总发病率只有轻微下降（低于标准癌症发病率5%）。

Jacoby[21]与NCI的同事用APC模型的Min小鼠诱发结肠腺瘤息肉，并于出生早期（30 ~ 80天）和中期（55 ~ 80天）用Celecoxib干预腺瘤发生，发现Celecoxib在生命的早期和中期均有抑制腺瘤发生的作用。在生命早期给药能使腺瘤数降至29%，肿瘤缩小至阳性对照的17%，预防作用有剂量－效应关系；而在生命中期给药，APC小鼠的腺瘤已基本形成，但Celecoxib仍有逆转作用，腺瘤数和大小均减少50%。

家族性腺瘤样息肉病的患者中，有的患者结肠中可能多发数百个腺瘤进而恶变为结直肠癌。美国Johns Hopkins大学医学院的Giardiello等[22]给22名这类患者做随机双盲试验，给11例患者服用Sulindac（舒林酸，150mg，bid），另11例患者服用安慰剂，服药9个月，每3个月做一次内镜检察。发现服用Sulindac后腺瘤数量减少56%，腺瘤大小缩小65%，同对照组比较有显著意义。然而服药9个月后停药，再过3个月后（第12个月时）内镜检查发现腺瘤的数量又增多、形状也增大。美国哈佛大学医学院的Giovannucci等研究发现妇女中规律使用阿司匹林者，随使用年限延长，患结直肠癌的危险性逐渐下降，有显著意义。目前美国NCI与一些研究机构正在开展NSAID预防结直肠癌和其他肿瘤的人体试验。

（北京大学临床肿瘤学院　北京肿瘤医院　张　联）

第二章　直肠和肛管的外科解剖与生理

第一节　直肠和肛管的形态、位置和毗邻

直肠位于小骨盆腔后部，骶骨前方。其上端在第三骶椎处与乙状结肠相延续，二者连接处为乙状结肠系膜的下缘。直肠沿骶骨和尾骨前面下行，穿过盆膈移行于肛管 (图2-1)。直肠和肛管的全长为13 ~ 19cm。直肠在矢状面及额状面上均有不同程度的弯曲。在矢状方向上有两个弯曲，即直肠上段沿骶骨和尾骨的盆面下降形成一个凸向后的弯曲，叫做直肠骶曲 (sacral flexure)。直肠末段绕过尾骨尖转向后下方形成凸向前的弯曲，叫做直肠会阴曲 (perineal flexure)。直肠会阴曲的弯曲角度约 80° ~ 90°，耻骨直肠肌从耻骨起始后向后包绕直肠后壁，像一条兜带，是形成和保持会阴曲的主要结构。在额状面上直肠常出现三个偏离中线的侧曲，上方侧曲凸向右，中央侧曲凸向左，最后一个侧曲凸向右，回到正中平面，其中向左的侧曲比较显著。直肠的管径变化较大，上部因与乙状结肠相续，故二者管径相近；向下肠腔显著扩张，称为直肠壶腹 (rectal ampulla)。壶腹的下端，肠腔突然变窄，穿过盆膈续于肛管。

直肠与乙状结肠相比不同的是，直肠没有结肠袋、肠脂垂和系膜。构成结肠带的纵行肌从乙状结肠末端开始即散开成扇状，构成直肠前后壁的肌性带，越向下越分散，到直肠下段已成为均匀分布于肠管表面的纵肌层。直肠上 1/3 段属于腹膜间位器官，其前面和两侧包盖有腹膜；中 1/3 段仅前面被腹膜覆盖，为腹膜外位器官；直肠下 1/3 段全部位于腹膜之外，不具有浆膜。在男性，覆盖直肠中 1/3 前壁的腹膜向前折转成为覆盖膀胱底上部的腹膜，两脏器之间的腹膜间隙称直肠膀胱陷凹。在女性，直肠中 1/3 的前壁腹膜向前折转，覆盖阴道后穹隆和子宫后壁上，形成直肠子宫陷凹，又称道格拉斯窝 (douglas pouch)。在

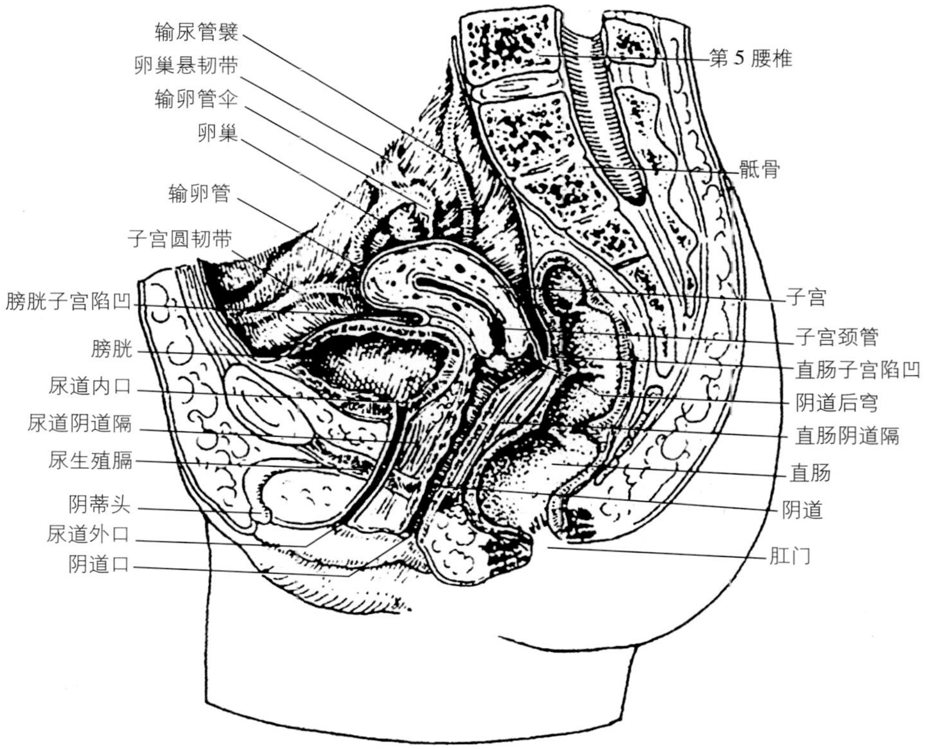

图 2-1　女性骨盆正中矢状断面

男性直肠膀胱陷凹的底距肛门缘约 7.5 ~ 8.5cm，女性直肠子宫陷凹的底距肛门缘仅5.5 ~ 7cm。二者均是肛门指诊所及高度。所以有时乙状结肠或输卵管肿块，可经肛门指诊触到。这两个陷凹的底是腹膜腔的最低部位，如有液态物质，如腹水、炎性渗出液、脓液或血液等均先积聚于此处，女性可经阴道后穹隆或直肠前壁穿刺抽取积液。胃肠道的癌肿透过浆膜，经游离腹膜腔脱落的癌细胞可坠入盆腔，种植在直肠膀胱陷凹或直肠子宫陷凹的腹膜上。当直肠指诊摸到散在的大小程度不同的硬结节或多个结节融成一块时，称为布鲁默棚架征 (sign of Blumer shelf)。结肠壁的浆膜与肌层连接紧密，而在直肠浆膜与肌层间存在一些疏松结缔组织贴连不紧，以适应生理上的膨缩性。外科手术时也易将腹膜推开。

直肠周围毗邻的器官男女不同。在男性，直肠前面腹膜返折线以上，直肠膀胱陷凹与膀胱底上部和精囊相邻，有时回肠袢和乙状结肠深入到直肠膀胱陷凹内，将直肠与膀胱隔开；在腹膜返折线以下，腹膜会阴筋膜与前列腺、膀胱底、精囊、输精管末段及壶腹相邻。在女性，直肠前面腹膜返折线以上，直肠子宫陷凹与阴道后穹及子宫颈相邻，直肠子宫陷凹内除存在回肠袢和乙状结肠外，还有卵巢和输卵管，将直肠与子宫隔开；腹膜返折线以下直肠的前方是阴道后壁，两者间是直肠阴道隔。直肠的后面，直肠后壁与下三个骶骨和尾骨之间有疏松结缔组织，直肠上神经丛、奇神经节、骶中动静脉、直肠上动静脉、骶中淋巴结等均在直肠后疏松结缔组织内。直肠两侧与梨状肌、4 ~ 5骶神经前支、尾神经、骶交感干、骶外侧动静脉和肛提肌等接触。

肛管始于直肠壶腹突然变窄处，向后下行，直至肛门。成人肛管长约4cm，其前壁比后壁稍短。当排空时肠腔呈前后向或三向辐射状裂缝。肛管后面是密集的纤维肌组织，称肛尾韧带 (anococcygenal ligament)，把肛管与尾骨尖分开；肛管前面是会阴体将肛管与尿道膜部、阴茎球或阴道下部分开；侧面是坐骨直肠窝。肛管全长被括约肌围绕，非排便时使肛管闭合 (有关直肠系膜的解剖详见第十七章)。

第二节 直肠和肛管的内面

一、直肠的内面

直肠空虚时，其上部有数条纵行粘膜皱襞，当直肠扩张时便消失。在直肠壶腹的粘膜面有数条高低不等的半月形直肠横襞 (图 2-2)。横襞数可为 0 ~ 7 条，多数为 2 ~ 3 条，横襞向肠腔突入约 1 ~ 2cm 或低平小而不显。最上一个直肠横襞称上直肠横襞，接近直肠和乙状结肠交界处，距肛门约 11cm，多数位于直肠左壁，横襞偶可环绕肠腔一周，这种情况下肠腔有不同程度的缩窄；中间者称中直肠横襞，最大，位置最恒定，从直肠前壁和右侧壁突向肠腔，距离肛门约 7.5cm，恰好位于直肠膀胱陷凹或直肠子宫陷凹底向前转折处，该横襞内部环层肌比较发达；下部者称下直肠横襞，距肛门缘约5cm，其位置不恒定，有时缺如，一般多在直肠左侧壁。以上诸直肠横襞有阻挡粪便的作用。做乙状结肠镜检查时，要注意其位置、数目、到肛门缘的距离以免损伤肠管。

二、肛管的内面

肛管的粘膜面，有 6 ~ 10 条纵行的粘膜皱襞 (图2-2)，称为肛柱 (anal colum)，长约2cm，柱的基底部宽约 3 ~ 6mm，柱的上端趋于平坦，越往下端越显著，尤其是肠腔左壁、右后和右前壁者最明显，当柱内的静脉曲张时，常首先在以上三处发生原发性内痔。直肠柱在儿童时期更明显，成人则不明显。当直肠和肛管扩张时，这些纵行的肛柱可以消失。肛柱内有变曲的静脉球和动脉支，以及少量的纵行肌纤维，是内痔的发源地。在各肛柱的下端之间，彼此借半月形的粘膜皱襞相连，这些半月形的粘膜皱襞，称为肛瓣 (anal valve)，当坚硬粗糙的粪块通过时，可能擦破肛瓣，造成感染的创面，进而形成久治不愈的肛裂。相邻的两肛柱之间的基底部和肛瓣之间，共同围成一个半月形、开口向上的小隐窝 (深约 3 ~ 5mm)，称肛窦 (anal sinuses)。肛窦的底部有肛门腺的开口，肛门腺所分泌的粘液贮存在肛窦内。排便时由于括约肌的舒张和收缩，粘液被挤压出直肠窦之外而附着在肛管壁上，以减轻排便时粪便对肛管的机械损伤。肛门腺因炎症或施行手术，造成大量破坏时，由于腺体分泌功能低下，引起肛管处出现干燥不适感。

在肛柱的基底部和肛瓣之间连成环绕肠管一周的

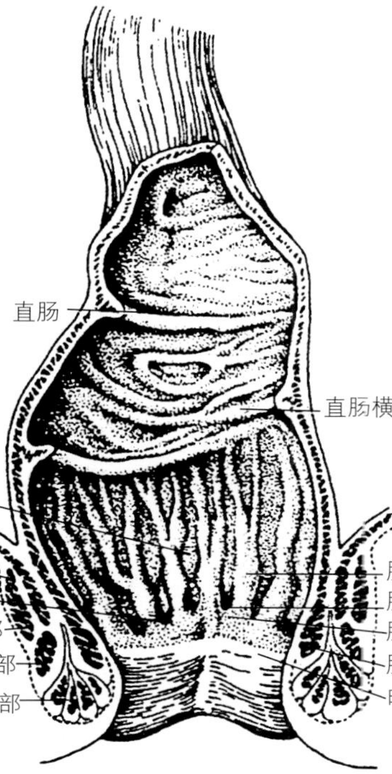

图 2-2 直肠和肛管的内面

锯齿状环行线，故名为齿状线 (dentate line) 或称为梳状线 (pectinate line)。由于它是粘膜和皮肤相移行过渡的境界，故有人称之为粘膜皮线。齿状线位于胚胎早期肛膜的位置，由肛膜破裂后所形成的痕迹，是内外胚层的交界线。沿着齿状线，常有1～4个黄白色乳头状的上皮突起，称为肛乳头，是肛膜破裂后的遗迹。肛乳头内有丰富的淋巴组织，它可因排便时粪便的摩擦或炎症的刺激而发生肛乳头肥大。它与原发性肛管腺瘤有密切的关系，一般可认为是癌前期病变，当发现肛乳头肥大时，应及时局部切除。

通常将肛柱上端的连线称肛直肠线 (anorectal line)，即直肠与肛管的分界线。从胚胎发生上看，齿状线以上的粘膜，来源于后肠末端的泄殖腔，上皮来自内胚层，为单层柱状上皮。齿状线以下的肛管内面为皮肤，来源于原肛，上皮来自外胚层为复层扁平上皮。此外齿状线上、下部分的肠管在动脉来源、静脉回流、淋巴引流、以及神经支配等方面都不相同，这具有很大的临床实际意义。

直肠下段的粘膜呈现淡粉红色，半透明，透过粘膜血管分布清晰可见。肛管上段也衬以粘膜，由于深层的直肠静脉丛的存在而呈深紫红色。齿状线下约1cm 宽的环形区域称肛梳或痔环 (anal pectin)。此处上皮为非角化的复层扁平上皮，此区深层有直肠静脉丛，故呈亮蓝色。肛梳下缘有一不甚明显的环形线称白线 (white line) 或 Hilton 线，活体可触知。此白线处有一浅沟，是肛门内括约肌下缘与外括约肌皮下部的分界处。白线下8mm左右被真正皮肤覆盖，呈暗褐色，含有汗腺和皮脂腺。

三、肛门

肛门 (annus) 是肛管的下口，是消化管最末端，位于会阴中心腱和尾骨之间，实际上是一个前后纵行的裂孔。前后长约1～3cm。肛门的周围皮肤形成许多放射状皱襞。排便时扛门扩张成圆形，皱襞也因扩张而消失。肛门周围的皮肤富有色素，呈暗褐色，成年男子的肛门周围长有硬毛，并具有毛囊汗腺 (或称为肛周腺) 和丰富的皮脂腺。这些腺体可使肛门周围的皮肤保持润泽状态，保护肛门不致因排便扩张时造成损伤。但汗腺和皮脂腺易发生阻塞、感染化脓而形成肛周疖肿。因此，经常保持肛门部的清洁卫生是十分必要的。肛门周围皮肤的真皮层较其他处为厚，且乳头层排列丛密，与皮下组织紧密粘着，故不易剥离。肛门皮肤与会阴皮肤的临界线称为肛门皮肤线，亦称“肛沿”。根据肛门皮肤的解剖特点和深部的括约肌、神经与血管行径和分布规律，对肛门附近的疖肿、瘘管和外痔的切口，应该是放射状的，以减少术中出血和术后的瘢痕形成。

第三节 直肠和肛管周围的肌肉

直肠下段和肛管周围被复杂的括约肌围绕，除排便时开放外，其余时间均使肛管紧闭。它们通常被分为肛门内、外括约肌和作为肛提肌一部分的耻骨直肠肌以及纵形肌层 (图 2-3)。

一、肛门内括约肌 (internal sphincter)

肛门内括约肌 (internal sphincter) 是直肠环形肌层在肛管处增厚而成的，肌束呈叠瓦状排列，几乎环绕整个肛管。在肛门内括约肌的周围，有直肠纵肌和肛

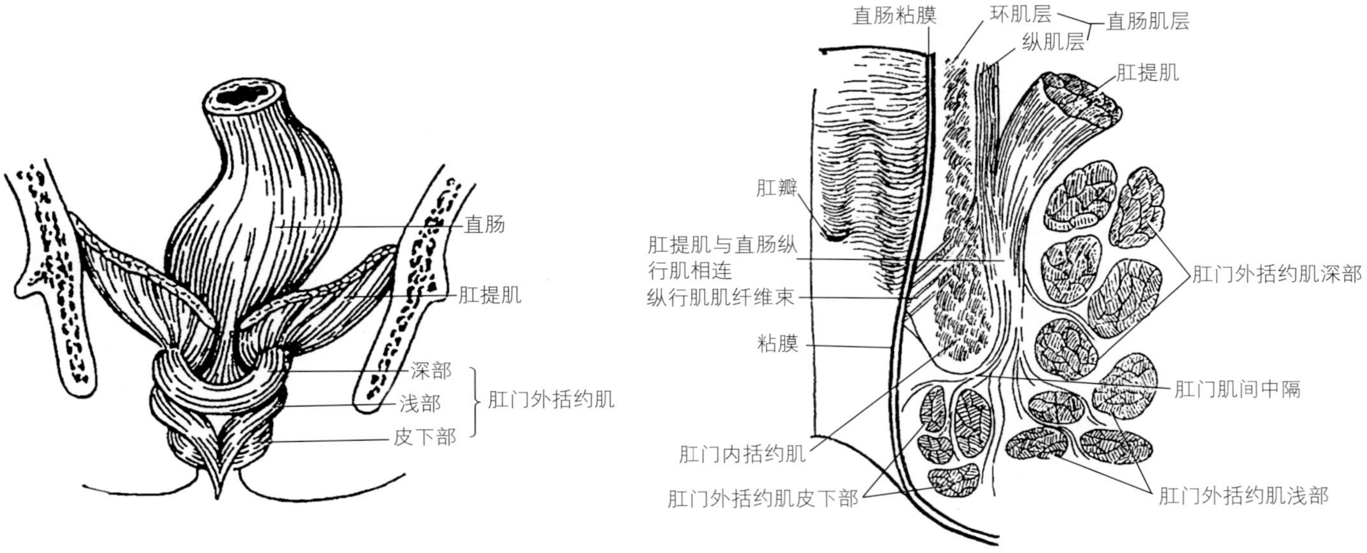

A. 前面观　　B. 断面观

图 2-3 提肛肌和肛门外括约肌模式图

门外括约肌包绕；直肠纵肌恰在内、外括约肌之间，被肛提肌纤维及其筋膜所增强，其中一部分纤维在内、外括约肌间下降至内括约肌下缘与粘膜肌层相连，形成肛门肌间中隔，其下缘位于肛白线，指诊时为一浅沟。肛门内括约肌宽度约 2cm，厚度约 0.5 ~ 0.8 cm。肛门内括约肌属于平滑肌，受内脏神经支配。当交感神经兴奋时，肛门内括约肌收缩加强，肛管紧缩，使直肠柱加高，互相靠拢堆积，阻塞肛管上端，有阻止粪便下降的功能，对肛门起非意识性的括约作用。副交感神兴奋时，肛门内括约肌松弛，肛管开放，协助排气或排便。

二、肛门外括约肌 (external sphincter)

肛门外括约肌 (external sphincter) 是环绕肛管的环形横纹肌，属于随意运动肌。该肌在成人宽约2 ~ 3cm，厚约 0.5 ~ 1.0cm，通常认为由三部分组成，由下到上分为皮下部、浅部和深部，但三者间不存在清楚的分隔。

皮下部，由一环形肌束构成，围绕于肛管最下端的皮下，宽约1.5cm，前方的少量肌纤维附着在会阴中心腱，后方有少量肌纤维附着于肛尾韧带。其环形肌束上缘的内侧部与内括约肌之下外缘毗邻，两括约肌间有由弹性纤维构成的肛门肌间中隔。此隔直达肛管的皮下，形成一浅沟，称肛门括约肌间沟，用手可以扪及。皮下部对肛门的括约作用不大，在肛门直肠手术时，将其切断不致发生排便失禁。

肛门外括约肌浅部，位于皮下部的深面，为一椭圆形肌束，水平围绕肛门内括约肌的下部，约宽 1.5cm，其后方借腱膜起自末节尾骨的背面和肛尾韧带，分两束围绕肛管的下端向前走行，于会阴中心腱处相互融合，部分肌纤维附着于前方球海绵体肌或阴道轮状肌。

肛门外括约肌深部，此部位于浅部之上，为最厚的环形肌束，环绕肛管周围肛门内括约肌上部，并直接与耻骨直肠肌相融合，没有分隔。前方有许多肌纤维互相交叉进入会阴浅横肌，在女性更为明显。后部的肌纤维多附着于肛尾韧带。Shafik 将肛门外括约肌分为三个“U”形肌袢，即尖顶袢、中间袢和基底袢，并认为此三袢均能独立地执行括约功能，切断一部分即使是肛门直肠环，对肛门自制能力也无严重影响。Scharli 认为耻骨直肠肌是肛门自制作用的关键，肛门外括约肌对肛门自制仅起辅助作用，并非绝对必需。但多数学者坚持认为外括约肌深部纤维对肛门自制作用的重要地位。正常排便时，直肠的活动引起内括约肌放松，内括约肌收缩则引起直肠的放松，这些都是通过神经反射完成的；当排便中断时，外括约肌随意性收缩，压迫处于宽息状态的内括约肌，通过内括约肌的神经反射，抑制直肠收缩，使粪便滞留直肠，便意消失。外括约肌的这种作用被称为随意性抑制作用。如果内括约肌完全破坏，则外括约肌收缩时失去了此种作用，将会在直肠持续性收缩的作用下因疲劳而松弛，此类患者有了便意就要排便，此即“应激性排便失禁”。所以对外括约肌损伤造成肛门失禁的患者，修复时，应注意内、外括约肌的完整性，将内、外括约肌分别缝合为宜。

三、肛提肌

直肠纵肌层与肛门外括约肌之间由肛提肌的部分纤维及其筋膜所增强。肛提肌是一肌群，包括耻骨直肠肌、耻骨尾骨肌和髂骨尾骨肌等。

(一) 耻骨直肠肌

该肌是肛提肌中与肛管关系最密切的一组肌肉，与肛门外括约肌深部紧密融合，起自耻骨体的盆面，肌纤维向后内下行，达直肠后，在直肠的后方与对侧肌互相融合，环抱直肠会阴曲，其肌纤维附着在直肠壁上，形成向前开放的“U”形肌襻(图2-4)。当该肌收缩时，“U”字形肌襻向前紧缩，牵拉直肠会阴曲部的直肠后壁向前移位，增大了直肠会阴曲的曲度，同时也使该段肠管的闭合，有利于控制粪便的排出，对排便起着重要的括约作用。手术时，若将此“U”形襻切断，则可致大便失禁。

(二) 耻骨前列腺肌 (女性为耻骨阴道肌)

该肌起自耻骨盆面，位于耻骨直肠肌内侧，在男性经前列腺两侧，止于会阴中心腱；在女性该肌沿尿道和阴道两侧而行，并同尿道壁的肌层交织，然后同对侧肌构成“U”字形肌襻围绕阴道，止于阴道侧壁、后壁和会阴中心腱。它的主要功能是固定前列腺或收缩阴道。

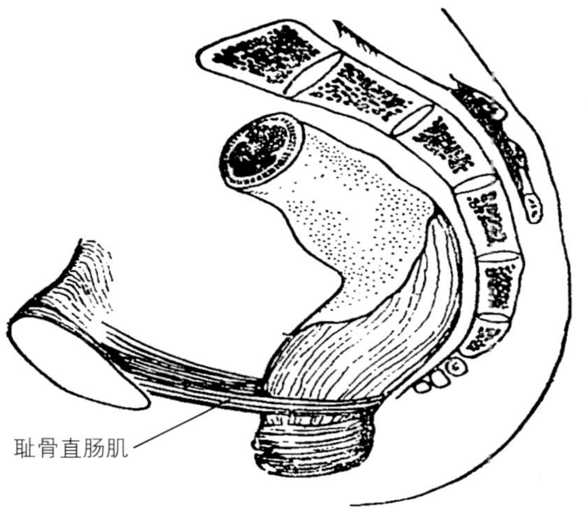

图 2-4　耻骨直肠肌和直肠的弯曲示意图

(三) 耻骨尾骨肌

该肌起始于耻骨盆面及肛提肌腱弓的前部，其内侧是耻骨直肠肌，其肌纤维在髂骨尾骨肌之上向后内走行，前部肌纤维止于肛尾韧带，后部则止于尾骨的上端和侧缘。耻骨尾骨肌与直肠的纵肌层有肌纤维交织，并沿肛管纵肌层下降，深部至肛门内括肌，浅部至肛门外部括约肌。

(四) 髂骨尾骨肌

主要起自肛提肌腱弓的后方与坐骨棘的盆面，肌纤维向下后方斜行，该肌纤维不与盆腔任何脏器相接触，最后止于尾骨侧缘和肛尾韧带。髂骨尾骨肌是肛提肌中最宽的肌肉，构成盆膈的大部分，对直肠末端及在妊娠时都起着重要的支托作用。

四、肛门直肠环

肛门直肠环是由肛管固有肌、肛门外括约肌的深部、浅部、肛提肌的耻骨直肠肌在肛管的外部共同接合成的强大肌环，对肛管起主导括约作用，是肛肠外科极其重要的结构。肛门直肠环的肌肉分两层配布于肛管周围，内层是肛门内括约肌；外层环绕在内层的外面厚约 1cm，由上往下的排列顺序是耻骨直肠肌，肛门外括约肌的深部、浅部。耻骨直肠肌较强大，呈“U”字型由后向前环抱肛管，所以使肛门直肠环的肌肉张力在各部不等。肛门直肠环后部肌束粗大，张力最大。在直肠指诊时，可在肛管后壁齿状线一带触到一明显的弧形弹性索状带。如让被检查者做缩肛运动时，则更易感觉出。该环索向肛管两侧延伸，而逐渐变得不明显，前壁最不明显，触之有松软感。此环是括约肛管的重要结构。当肛门内、外括约肌收缩，紧闭肛门时，耻骨直肠肌也同时收缩，向前牵拉肛管的后壁，使肛管的前后壁贴得更紧，增加了肛管的闭合力量，同时也增大了直肠会阴曲的弯曲度，成为限制粪便排出的强大制约力，一旦此环遭到损伤，则会造成肛管闭合不全，导致排便失禁。在施行外科手术时，须注意保护此环。如在手术中必须切断肛门直肠环时，有两种较佳的选择：

(一) 循肛管后正中线切断

循肛管后正中线，正对尾骨，沿肛尾韧带纵行切开。取此切口是因为肛门外括约肌的深、浅部和耻骨直肠肌均有部分纤维附着于肛尾韧带，耻骨直肠的部分纤维还与耻骨尾骨肌相交错，因此沿肛尾韧带纵行切开肛门直肠环后，被切断的肌纤维仍与肛尾韧带相连接，不致于大幅度地回缩，术后也便于缝合，可恢复肛门直肠环的完整形，不致造成严重的肛管闭合不全，减少术后便失禁发生的可能性。

(二) 在其他部位切断

若术中必须在其他部位切断肛门直肠环时，应在需要切断的部位垂直切断肌纤维，而且最好采取分期部分切断，这样可以避免损伤过多的肌纤维。不可一次切断全部肌纤维，以免造成严重的肛门排便失禁。对女性患者，不宜在前正中线切断肛门直肠环，以免造成会阴结构薄弱。

应当指出，肛门周围复杂的神经肌肉解剖结构共同协调作用控制排便，并非一般肌肉可以替代，手术中应尽量避免损伤神经肌肉组织，以避免术后失禁。

第四节　直肠和肛管的韧带、筋膜和筋膜间隙

在直肠周围的筋膜及韧带间，形成一些筋膜间隙。直肠的各种疾病，往往不可避免地会波及或侵犯其周围的韧带、筋膜和筋膜间隙，此点对肛门直肠外科的诊断及治疗甚为重要。

一、盆内筋膜、直肠的韧带及盆内直肠周围筋膜间隙

盆内筋膜是腹内筋膜延续部分。腹内筋膜越过骨盆界线后，即贴附于小骨盆的内面，向下延伸至盆膈，覆盖于盆膈和尿生殖膈肌的上面，在盆膈中部遇有脏器后，随脏器向上反折，呈管状包绕脏器的表面，并充填于小骨盆的腹膜、脏器和骨盆壁三者之间的间隙中，形成筋膜鞘、韧带和筋膜间隙。依据筋膜分布部位的不同，将盆内筋膜分为：盆筋膜壁层、盆筋膜脏层和盆膈上筋膜三部分。

(一) 盆筋膜壁层

盆筋膜壁层为致密结缔组织与腹内筋膜相延续，其上缘紧密贴附于小骨盆周界一带。其前部固定于耻骨联合和耻骨弓状韧带的盆面。其后部紧密贴附于骶骨的盆面，厚而坚韧，称为骶前筋膜。骶神经丛和丰富的静脉丛恰位于该筋膜与骶骨之间，外科手术时不宜剥离此筋膜，以免损伤静脉丛，造成难以控制的出血。患直肠癌时，此筋膜可以阻隔癌肿向后早期扩散，使骶丛免受侵犯，所以直肠癌肿早期疼痛不明显，但亦因此而延误早期诊断与治疗。位于骨盆侧壁的筋膜，前半部是附着于闭孔内肌表面的闭孔内肌筋膜，此部较厚。后半部附着于梨状肌盆面的梨状筋膜，此部较薄。闭孔内筋膜向下延伸至耻骨联合与坐骨棘连线一带时，则呈弓状增厚，并分为上、下两片，上片沿盆膈肌的上面向中线延伸，下片则贴闭孔内肌内面下降出盆腔。呈弓状增厚的筋膜部分，称为闭孔内肌腱弓。因为此腱弓是肛提肌大部分肌纤维的起点，所以又称为肛提肌腱弓。

(二) 盆膈上筋膜

是盆筋膜壁层直接向中延续部分，为致密结缔组织，直接覆盖在盆膈肌的上面。

(三) 盆筋膜脏层

是盆膈上筋膜的延续部分。由于盆腔脏器均位于盆腔前后正中位，并向下穿过盆膈和尿生殖膈，止于会阴部。盆膈上筋膜在接近脏器时，向脏器外壁反折，呈管状包绕脏器表面，形成盆筋膜脏层。此筋膜向上逐渐变薄，消失于各脏器的侧壁。

(四) 直肠筋膜鞘

此鞘是由盆筋膜脏层从直肠基底部向上反折，呈管状包绕在直肠表面，下部结缔组织较厚，向上逐渐变薄，到直肠中上段消失。由于筋膜与直肠的外膜粘连紧密，称为直肠筋膜鞘。此鞘的前半部分是由胚胎时期分割泄殖腔的中胚层间充质团发育而成，比较厚，上连膀胱直肠陷凹的腹膜反折处，下抵盆膈上筋膜、称为腹膜会阴隔 (或腹膜会阴筋膜)。在男性，隔此筋膜与膀胱的下部、前列腺、输精管壶腹等相邻。

腹膜会阴筋膜与前列腺包膜及精囊腺之间附着疏松，因此，在施行直肠癌手术分离直肠前壁时，应在腹膜会阴筋膜与前列腺包膜之间进行分离。在女性，腹膜会阴筋膜界于阴道与直肠之间，故称其为直肠阴道隔。在正常情况下，此筋膜较疏松，手术中易于将直肠与阴道分离开。但在发生炎症或癌肿扩散侵蚀后，则难剥离，术中不慎，易造成直肠阴道瘘。直肠筋膜鞘的后方是骶前筋膜。直肠筋膜鞘与骶前筋膜结合疏松，此处手术中易于剥离开。

(五) 直肠侧韧带

有作者认为此韧带在实际中并不存在，而亦有作者认为此韧带是由直肠筋膜鞘于直肠两侧会合形成的厚约1cm的结缔组织，贴于骨盆的后壁，并向骨盆后外侧壁延伸，韧带的下端止于盆膈上筋膜的后面，与骨盆后外侧壁的壁层筋膜相连续，而前面与膀胱直肠陷凹两侧的腹膜相连续，上缘向上逐渐消失。直肠侧韧带虽为冠状位，但它与骨盆后外侧壁的弯曲相应。韧带内含有较丰富的脂肪组织，其厚度与人的肥胖程度有密切关系。来自髂内动静脉的直肠中、下动静脉、淋巴组织和分布到直肠的内脏神经均走行在直肠侧韧带内。在施行直肠切除手术时，需切断该韧带，以游离直肠侧壁。

(六) 直肠后间隙

此间隙的前界为直肠后壁及其筋膜，前外侧为直肠侧韧带，其后界是骶前筋膜、骶骨和尾骨，下界为盆膈肌及盆膈上筋膜，其上界在骶岬前向上与腹膜后间隙相延续。此间隙结缔组织疏松，容量较大，当感染化脓时，早期不易被发现，可向腹膜后间隙蔓延。临床上进行普鲁卡因骶前封闭或行腹膜后充气肾上腺造影时，气体经此间隙注入后，再向腹膜后间隙弥散。由于此间隙下界为盆膈，两侧壁为以直肠侧韧带相隔的盆直肠间隙，共同被结缔组织所充填。当对直肠脱垂患者施行注射硬化疗法时，可将硬化剂注入此间隙内。直肠上动、静脉，骶中动、静脉，内脏神经和淋巴组织均走行直肠后间隙中。在直肠癌行直肠切除手术时，需在该间隙的疏松组织中间分离直肠，不要紧贴直肠壁进行分离，以免损伤肠壁，但也不宜紧靠后方在骶前筋膜与骶骨间强行分离，以免损伤骶神经丛。

(七) 骨盆直肠间隙 (直肠旁间隙)

此间隙是范围大，但又不易辨认的潜在间隙，以盆膈肌与盆膈上筋摸为底，上界是直肠旁窝处的盆腔腹膜反折部，后为直肠壁与直肠侧韧带，外侧壁是盆壁肌肉。前壁，在男性为膀胱和前列腺，女性为子宫阔韧带。该间隙的顶部是移动性比较大的盆腔壁层腹膜。此间隙内小的脓肿往往不易被发观。如延误治疗，则脓肿可能穿入直肠、膀胱，形成瘘；也可能向下穿破盆膈蔓延至坐骨直肠窝，出现哑铃形脓肿。

二、盆外韧带、筋膜及肛门周围筋膜间隙

(一) 肛尾韧带

该韧带比较粗大，是肛管周围的一束重要韧带，位于肛管的背侧。韧带的浅部与肛门后面皮肤紧密粘连，其深部与肛门周围肌群之间借疏松结缔组织相连。肛门外括约肌的浅部、深部及耻骨直肠肌，均有部分纤维附着于肛尾韧带。肛尾韧带是两侧坐骨直肠窝的后内侧隔。当一侧坐骨直肠窝脓肿扩大蔓延时，可以穿过肛尾韧带深部向对侧坐骨直肠窝扩散，引起对侧坐骨直肠窝脓肿。

(二) 会阴中心腱 (会阴中心体)

会阴中心腱是由肌纤维与结缔组织共同交汇成的肌纤维性结构，长约1.25cm，位于会阴缝的深部，两侧会阴肌之间。在男性介于前列腺尖与肛管之间，呈结节状；在女性位于阴道和肛管之间。会阴中心腱是肛门外括约肌的浅部、会阴浅横肌、会阴深横肌、球海绵体肌、肛提肌的附着处、其表面是产科会阴区。会阴中心腱有加固盆底，固定肛管并牵引肛管向前方的作用。

(三) 坐骨直肠窝 (坐骨肛门窝)

坐骨直肠窝位于肛管的两侧，左右各一，其内腔形状不规则，在冠状位切面呈楔形；容积约为60～80ml。尖向上方，是盆膈下筋膜与闭孔内肌筋膜的会合处。窝底由会阴部皮肤构成。内侧壁为肛门外括约肌、肛提肌、尾骨肌和盆膈下筋膜。窝的外侧壁由坐骨结节、坐骨下支、耻骨下支、闭孔内肌、闭孔内肌筋膜和会阴筋膜深层组成。前壁是会阴浅横肌、会阴深横肌及尿生殖膈的后缘。后壁较宽，上1/4由臀大肌下

部和骶结节韧带构成，下3/4是臀部皮下组织。内外两侧壁的前后两端均以锐角相接，形成前、后两个隐窝。前隐窝是坐骨直肠窝的下壁向前延伸至尿生殖膈与盆膈之间的狭小隐窝，由于其位置比后隐窝低，又称之为下隐窝。后隐窝比较大，处于臀大肌下缘、骶结节韧带和尾骨肌之间。由肛门皮肤缘至后隐窝的顶约8～12cm。该窝内充满脂肪组织和皮下结缔组织。其脂肪组织特称为坐骨直肠窝脂肪体，具有弹性垫的作用，有利于直肠的粪便充盈及排便后肛管的闭合。阴部内血管和阴部神经，位于坐骨直肠窝外侧壁的阴部管内。它们的分支肛门动、静脉和肛门神经由外向内横过该窝，分布到直肠下端和肛门。

(四) 肛门后间隙

位于肛门后面皮肤与肛提肌之间，此间隙与坐骨直肠窝的后部相延续。此间隙易受感染，形成肛周脓肿，穿破皮肤则成肛瘘。

第五节　直肠和肛管的血液供应

一、直肠和肛管的动脉

直肠和肛管的血供十分丰富。直肠的血供是多源性的，除了由直肠上、下动脉和肛门动脉供血外，直肠中、下段还接受髂内动脉二级分支或三级分支供血(图2-5)。这些分支的来源、分支数和各支的粗细程度，个体间存在着差别。这些动脉在直肠壁外、壁内均有丰富的吻合，在粘膜下层和固有膜内，形成动脉血管网。在直肠的左侧、右前、右后三个部位的粘膜下层常出现较粗大的动脉分支，在肛门指诊时往往能摸到明显的动脉搏动。在每一个直肠柱的粘膜下层中，至少都有一支小动脉下行，直达齿状线附近，并进一步分支形成微小动脉，与肛门动脉的微细分支相吻合。直肠壁内、外有丰富的血管吻合，损伤或结扎某支动脉，肛门直肠不致发生供血障碍。

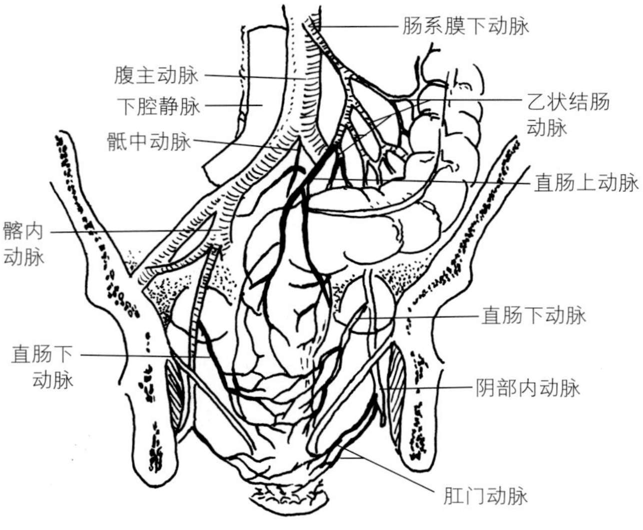

图 2-5　直肠和肛管的动脉分布

(一) 直肠上动脉 (痔上动脉)

直肠上动脉又称痔上动脉，是肠系膜下动脉主干支向下的延续支，是直肠动脉中最大、最为重要的一支，其供血范围在直肠的上2/3段左右。该动脉走行位置恒定，极少变异。此动脉离开乙状结肠系膜后，在直肠的后方，髂总血管的前方盆筋膜内下行。发出 1～4 支乙状结肠直肠动脉，分布至直肠上段与乙状结肠末端。直肠上动脉下降至第 3 骶椎平面，分为左右两终支贴肠管两侧向下行分布至直肠壶腹部。

(二) 直肠下动脉 (痔中动脉)

该动脉是髂内动脉的分支，起始变异多，成年人出现率在80% 以上。直肠下动脉多数从阴部内动脉的前干、膀胱下动脉、膀胱上动脉、闭孔动脉、骶外侧动脉、子宫动脉或阴道动脉发出。直肠下动脉比较细小，每侧1、3支不等，在骨盆直肠间隙沿直肠侧韧带内下降，主要供应直肠壶腹部的前下方及两侧部的肠壁。肠壁外分支还负责供应肛提肌、精囊腺和前列腺下部的血供。

(三) 肛门动脉 (痔下动脉)

肛门动脉左、右各2～3条，是阴部内动脉分支。阴部内动脉自髂内动脉发出后，沿梨状肌和骶神经丛的前方下行，经尾骨肌与梨状肌之间出骨盆至臀部，再经坐骨小孔至会阴部转向前，主干在坐骨直肠窝外侧壁的阴部管中向下、向前、向内走行，在此处与同名静脉和阴部神经的分支伴行，阴茎背神经 (女性为阴蒂背神经) 居其上方，会阴神经位于血管的下方，其主干继续向前穿尿生殖膈下筋膜分支分布到会阴各部器官。阴部内动脉在坐骨直肠窝内自上而下相继发出上、中、下三支肛门动脉，穿坐骨直肠窝内脂肪组织供应肛管、肛提肌与肛门周围皮肤。

(四) 骶中动脉

骶中动脉为单支动脉，发自腹主动脉末端的后壁，沿骶椎和尾骨的前面下降，最后终于尾骨球，动脉干多偏向左侧下降。骶中动脉的脏支为直肠支，其分支数为 0 ~ 3 支不等。

二、直肠和肛管的静脉

直肠静脉的名称、走行及分布等均与同名动脉基本一致。其特点是在直肠肛管内外有较粗大的静脉支互相吻合，形成直肠壁内静脉丛和直肠壁外静脉丛。内、外静脉丛又借交通支互相连络，血流特别缓慢，局部静脉内压高，使静脉丛血管呈囊状扩张形成痔。直肠肛管的静脉又称为痔静脉，静脉丛称为痔静脉丛 (图 2-6)。

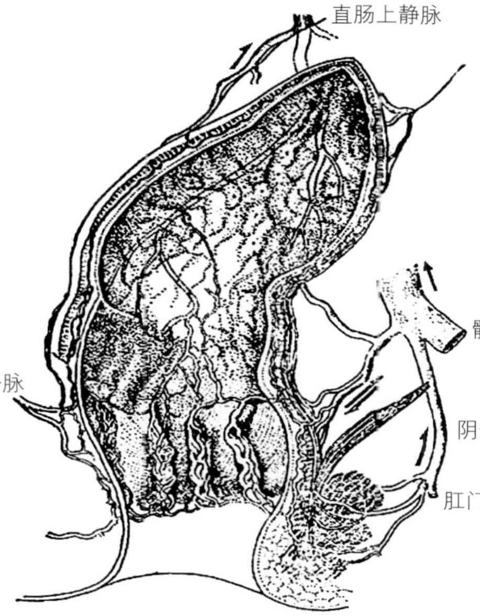

图 2-6　直肠和肛管的静脉

(一) 直肠内静脉丛 (痔内静脉丛)

直肠内静脉丛位于直肠粘膜下层和肛管的皮下部，以齿状线为界分为上、下两部。齿状线以上痔内静脉丛位于直肠粘膜下层中，该丛是直肠静脉丛中血管最丰富的，特别是在直肠柱粘膜下层分布一系列囊状膨大，各膨大间以横支相连。在直肠末端的左侧、右前和右后三处 (相当于截石位的 3、7、11 点处) 的粘膜下静脉丛，较其他部位更为粗大，常呈球状，是内痔的原发区，故称“母痔区”。直肠上静脉起源于直肠内静脉丛的上部，在直肠中部 (约距肛门上方7.5cm 处)，斜行穿出直肠壁肌层，在直肠上段的后面汇集成直肠上静脉，与直肠上动脉伴行，汇入肠系膜下静脉，再入门静脉。直肠癌血行转移到肝，即经此途径。直肠内静脉丛下部位于齿状线以下肛管皮下与肛门内括约肌之间。上下两部静脉丛间有丰富的吻合。

(二) 直肠外静脉丛 (痔外静脉丛)

直肠外静脉丛位于直肠肌膜表面，与直肠内静脉丛有广泛交通。直肠外静脉丛以肛提肌为界分上、下两部。上部静脉丛收纳直肠下段和中段粘膜下丛和肠壁静脉血。一部分汇集成直肠下静脉，注入髂内静脉；另一部分汇入直肠上静脉，再汇入门静脉。在直肠的后方有骶前静脉丛，借骶中静脉的直肠支相交通。外科医生进行腹会阴联合手术切除直肠和肛管时，分离下段直肠后壁时，必须十分谨慎，避免在壁层盆筋膜的后面分离，而误伤与骶静脉相通的骶静脉支，否则将引起致命性的骶前出血。有的外伤性骨盆骨折，也可能发生类似的致命性出血。直肠外静脉丛的下部，位于肛提肌的下方，肛门外括约肌的外侧与肛门周围皮肤之间。该静脉丛收纳肛提肌，肛门内、外括约肌及肛门周围组织静脉血。汇集成数条肛门静脉，注入阴部内静脉，再入髂内静脉。

第六节　直肠、肛管的淋巴引流

因为与相邻的脏器 (男性前列腺、精囊腺、膀胱，女性的阴道、子宫，子宫韧带等) 及盆底肌相接触，所以直肠和肛管的淋巴系统比较复杂。各器官的淋巴管间有丰富的交通支。肛管与直肠周围淋巴结的位置和数量，个体间也存在着明显的差异。

一、直肠肛管周围的淋巴结

(一) 直肠旁淋巴结

位于直肠壶腹部的两侧及后部，沿直肠下动脉排列。接受直肠壶腹部的集合淋巴管，其输出淋巴管沿直肠上动脉注入直肠上淋巴结或直接注入肠系膜下淋巴结。

(二) 直肠上淋巴结

直肠上淋巴结沿直肠上动脉排列，位于乙状结肠系膜根内下方，收集直肠壶腹部的淋巴管、直肠旁淋巴管和乙状结肠下部的淋巴管，其输出淋巴管注入肠系膜下淋巴结和腰淋巴结。

(三) 骶淋巴结

骶淋巴结沿骶中动脉及骶外侧动脉排列，位于骶前孔的内侧，接受盆后壁，直肠肛管和直肠前方脏器的集合淋巴管，其输出淋巴管注入主动脉下淋巴结及髂总淋巴结。

(四) 臀下淋巴结

臀下淋巴结沿臀下动脉及阴部内动脉的起始处排列，接受股后部、臀部浅层、会阴部、直肠下段及相毗邻的前方脏器的集合淋巴管，其输出淋巴管注入髂内淋巴结主群或直接注入髂总淋巴结。

(五) 腹股沟浅淋巴结上群

该淋巴结群不仅接受下肢浅层大部分淋巴管，也接受肛管及肛门的集合淋巴管，其输出管注入腹股沟深部淋巴结或直接注入髂外淋巴结。

二、直肠与肛管的器官内淋巴管

(一) 粘膜层及粘膜下层的毛细淋巴管

在直肠粘膜层固有膜的深部，在肠腺底与粘膜肌之间，有一层毛细淋巴管网。在肛柱处，毛细淋巴管最为密集，与肛柱方向一致。

(二) 肌层的毛细淋巴管及淋巴管

在直肠的纵行肌层与环行肌层的肌纤维束之间的结缔组织内，有一层毛细淋巴管网。从网发出的淋巴管，分别汇入粘膜下层淋巴管，其余的直接出器官外注入局部淋巴结。

(三) 关于齿状线上、下方淋巴管间的联系

许多研究证明齿状线以上的淋巴管向上注入直肠上淋巴结，向内注入髂内淋巴结。齿状线以下肛管的淋巴管向下注入腹股沟浅淋巴结。实际上这种绝然界限是不存在的，齿状线上、下方的淋巴管网间是相互延续的 (或存有丰富的吻合)。临床上也已证实，直肠癌侵袭至齿状线上方 1cm 处，有时即能出现腹股沟浅淋巴结转移 (1%)，越接近齿状线癌细胞经此路的转移率越高。癌细胞通过齿状线处淋巴管的吻合而侵袭到肛管，再通过肛门周围淋巴管流入腹股沟浅淋巴结。

三、直肠和肛管的淋巴流向

(一) 直肠的淋巴流向

直肠粘膜下淋巴管、肌层淋巴管及直肠外膜下的淋巴管汇入直肠周围淋巴结。有下述 4 条途径将淋巴引流至腹主动脉周围的淋巴结或髂内淋巴结。

1. 第一条途径

直肠壶腹部的集合淋巴管汇入直肠旁淋巴结，其输出管沿直肠上动脉上行，汇入直肠上淋巴结，它的输出管随着肠系膜下血管，汇入肠系膜根部附近的肠系膜下淋巴结。该途径是直肠最重要的淋巴引流通路，也是直肠癌沿淋巴系统转移的主要途径。

2. 第二条途径

直肠下段的一些淋巴管沿直肠下动脉，经肛提肌的上面，注入臀下淋巴结，其输出淋巴管汇入沿髂内动脉干排列的髂内淋巴结或直接汇入髂总淋巴结。

3. 第三条途径

直肠外淋巴丛的一部分淋巴集合管汇入沿骶外侧和骶中动脉排列的骶淋巴结，其输出管注入主动脉下淋巴结及髂总淋巴结，直肠癌可经此途径转移至骶淋巴结，因此骶淋巴结也列为直肠癌根治术必须清扫的淋巴结。

4. 第四条途径

齿状线下方直肠粘膜部的少数集合淋巴管，沿肛门动脉经坐骨直肠窝，汇入坐骨直肠窝内淋巴结 (此淋巴结不恒定，有时缺如)。

上述 4 条途径中，第一条是直肠淋巴引流最主要的经路，起主导作用。直肠癌转移时，只有当第一条途径被癌细胞侵润或堵塞、淋巴回流受阻时，才有可能沿后三条途径转移。一旦出现后三条途径的转移时，往往预示直肠癌已进入晚期，手术治愈的可能性不大。

(二) 肛管的淋巴流向

位于肛管与肛门内、外括约肌和肛门皮下的淋巴网，其集合淋巴管经坐骨直肠窝和会阴皮下，注入腹股沟浅淋巴结。肛管部癌肿主要经此途径转移扩散。

第七节　直肠与肛管的神经支配

一、直肠的神经支配

直肠的感觉与运动均由内脏神经支配。肠壁平滑肌的运动及腺体的分泌，是由植物神经的交感神经和副交感神经支配的 (图 2-7)。

(一) 直肠的交感神经

直肠交感神经低位中枢位于脊髓腰段侧角内的中间外侧核节前纤维经脊髓的前根、脊神经走出，止于交感神经节；其节后纤维分别在肠系膜上、下动脉根部形成系膜上、下丛；其次级神经丛随肠系膜下动脉、直肠上动脉进入直肠的上部。交感神经兴奋时，肠壁的平滑肌舒张，引起肠运动减弱。

(二) 直肠的副交感神经

直肠副交感神经低位中枢位于脊髓骶段2～4节的中间外侧核，其节前纤维伴随Ⅱ、Ⅲ、Ⅳ骶神经的前根穿出骶前孔，然后又从骶神经根中分出，进入盆腔，形成盆内脏神经(又称勃起神经)，穿过盆内筋膜壁层，进入直肠两侧结缔组织内，与上腹下丛的交感纤维相互交织，组成盆神经丛 (下腹下神经丛) 简称盆丛。盆丛位于盆腔后外侧壁的疏松结缔组织内，约相当于直肠侧韧带的外侧部内。该丛在男性位于直肠、精囊、前列腺及膀胱后部的两侧；在女性位于直肠、子宫颈、阴道穹及膀胱后部的两侧。自该丛发出的纤维随髂内动脉、直肠下动脉至直肠。有些副交感纤维自此上行随左结肠动脉、乙状结肠动脉和直肠上动脉，分布到横结肠左半、降结肠、乙状结肠和直肠的肌层及粘膜。副交感神经兴奋时，引起直肠运动增强，促进腺体分泌，肛门内括约肌松弛。盆丛的副交感神经支配范围很广泛，其发出的直肠丛、膀胱丛、子宫丛、阴道丛等支配直肠、膀胱、子宫及阴道的平滑肌运动。在直肠手术过程中切除直肠侧韧带时，如剥离范围过广则会损伤盆丛，进而导致术后一系列严重的并发症，如长期尿潴留、勃起及射精机能障碍 (前列腺、精囊腺收缩无力，不能射精) 等。所以在做直肠切除时，不可过大范围地剥离直肠侧韧带，在直肠侧壁外 1～2 cm 范围内处理直肠侧韧带是比较安全的。

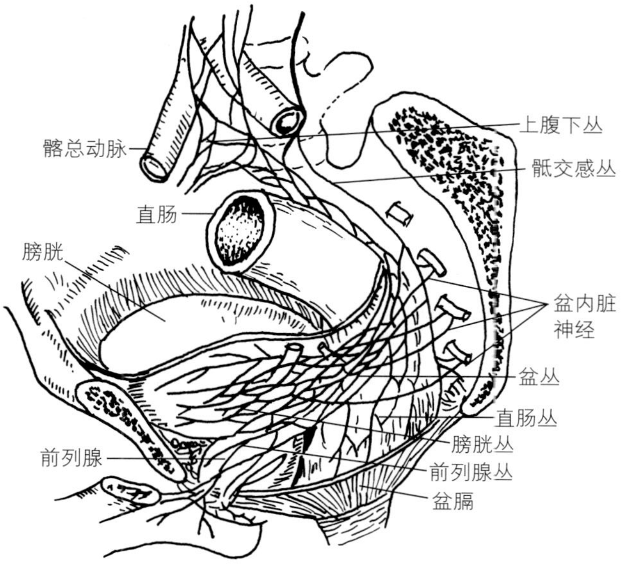

图 2-7　盆部神经丛侧面观

(三) 直肠的感觉神经

直肠的内脏感觉纤维可感受压力、张力及各种化学刺激，对痛觉不敏感，因此内痔和直肠恶性肿瘤早期常无疼痛。直肠的内脏感受器并非均匀分布。在直肠下 1/3 段，相当于齿状线上方 5cm 范围内最丰富，在施行外科手术时，应尽量保留此段粘膜的完整。直肠的感觉神经纤维随盆内脏神经传入到脊髓骶段。

二、肛管与肛门周围皮肤神经支配

肛管与肛门周围皮肤由内脏神经和躯体神经共同支配，其低位中枢主要在脊髓的骶段。

(一) 内脏神经

副交感神支配肛门内括约肌及肛门周围皮肤内汗腺、皮脂腺和大汗腺。肛管和肛门周围皮肤的交感神经，主要分布于肛门周围皮肤内的腺体和血管。交感神经对肛门括约肌的作用目前尚无肯定意见，有人认为交感神经兴奋时肛门内括约肌收缩。

(二) 躯体神经

肛管和肛门周围皮肤的感觉与运动是由骶丛发出的阴部神经支配。阴部神经于阴部管的后部分出肛门神经，肛门神经横过坐骨直肠窝至肛门外括约肌、肛管的下部与肛门周围的皮肤。肛门神经可与会阴神经的分支及股后皮神经的会阴支相吻合。所以肛管区域的剧烈疼痛可以波及整个会阴区，导致盆膈部的尿道外括约肌痉挛，引起尿潴留。肛管和肛门周围的神经末稍分布非常丰富，感觉敏锐。如有炎症或手术刺激肛门部皮肤，可使外括约肌和肛提肌挛缩，引起剧烈疼痛。因此，肛门部手术需要良好麻醉，术中尽量减少皮肤或括约肌损伤，减少缝线、结扎或钳夹等刺激，以免术后疼痛。肛管直肠切除手术。要切除直肠周围组织和直肠周围淋巴结时，如果直肠旁组织切除范围过大或分离直肠前方和后方，就可能损伤直肠周围的盆神经丛和上腹下神经丛。可造成95%以上男性病人的副交感神经受损害，术后阳萎、不能勃起亦不能射精和神经性膀胱机能不良，损伤肛门神经，可引起肛门失控，大便失禁。因此手术时应紧靠直肠分离以避免或减少神经损伤，防止上述并发症的发生。

第八节　直肠和肛管的生理机能

直肠和肛管的主要生理机能是排出粪便，吸收少量液体，粘膜层的杯状细胞还可以分泌粘液以润滑通过的粪便。

排便是由高级中枢参与的一种协调而准确的生理反射机能，包括随意和不随意的活动。正常情况下粪便是储存在乙状结肠内，直肠中并无粪便。只是在排便以前，先有结肠的蠕动收缩，推送大便进入直肠，使直肠扩张，进而刺激直肠下部的感受器产生冲动，冲动沿盆内脏神经传到脊髓骶段的初级排便中枢，同时上传到大脑皮层引起便意和排便反射。排便反射使降结肠和乙状结肠收缩，肛门内括约肌反射性松弛，并经阴部神经促使肛门外括约肌主动松弛，同时增加腹内压使粪便得以排出体外。正常排便一次可使脾曲以下结肠中的粪便完全排空。在大脑皮层的影响下，可有意识地加强或抑制排便，通过外括约肌的主动收缩，使排便或排气完全停止，过了一段时期，直肠中的粪便可因逆蠕动而重新回入乙状结肠，如此便意即可暂时消失。反复地对便意强行忍禁，将使此种感觉变得迟钝，可能是若干患者发生便秘的原因。

上述的直肠充盈感(便意)不仅在自然排便时有意义，而且与直肠肛管手术后如何控制排便也有关系。实践证明，单纯保留肛门括约肌而将直肠全部切除(如回肠肛管吻合术)，术后控制排便的能力很差，至少将形成“部分失禁”现象。这与在直肠壁与内、外括约肌之间存在着神经反射弧有关，其感受器和传入纤维在直肠上部较少，愈下则分布愈多，直肠全部切除后，直肠壁与括约肌间的反射弧就被破坏，于是手术后就缺乏“直肠感觉”的传入，须待粪便流出肛门外与皮肤接触后，才引起括约肌的随意收缩，即所谓“部分性失禁”。如要想保持完好的自主排便机制，必须保留齿状线以上4～7cm的一段直肠，以保留感受器，同样要保持反射弧的完整也必须保留肛门神经、肛门内、外括约肌和肛提肌的完整，才能保持正常的排便控制。这对做各种保留肛门的直肠切除术有指导意义。

(北京大学基础医学院 解剖学系　张书永)

第三章　直肠癌的病理

直肠癌是消化道常见的恶性肿瘤，在我国发病率仅次于胃癌和食道癌，约占下消化道恶性肿瘤的50%，但近年其发病有增加的趋势。直肠癌患者临床表现为腹痛、腹部肿块、便血、便秘或便秘与腹泻交替、消瘦、贫血和肠梗阻等，高发年龄为30～50岁，但近年青年患者（小于30岁）也不少见。随着治疗手段的发展，直肠癌的死亡率逐年下降，但其不断升高的发病率值得关注。

病理学检查是直肠癌诊治过程中的关键，迄今为止术后病理分期仍是直肠癌最重要的预后指标，并且有助于合理辅助治疗的选择。其他一些临床病理学指标也具有独立的预后意义，对肿瘤进一步的分类分型有一定的帮助。

直肠癌诊治过程中，病理医师和临床医师之间的相互交流和沟通一分重要。一方面，临床医师提供全面和详细的临床信息，如患者病史、必要的辅助检查结果（X线照片、B超及生化检查结果）和手术所见等，对病理医师做出准确的诊断很有帮助；另一方面，病理医师也有责任向临床医师解释一些病理学术语的含义以及病理诊断结果在治疗、预后判断方面的指导意义。只有这样才能获得更好的治疗效果，避免患者不必要的痛苦[23~28]。

第一节　直肠癌前病变

癌前病变是一个病理学名词，指某些统计学上具有明显癌变危险的病变，如不及时治愈即有可能转变为癌。因此早期发现与及时治愈各种癌前病变，对肿瘤的预防具有重要的实际意义。

一、异型增生、上皮内瘤变和癌前病变

病理学上用于描述癌前病变的术语包括异型增生(dysplasia)、不典型增生(atypical hyperplasia)、原位癌(carcinoma in situ)、浸润前肿瘤(preinvasive neoplasia)以及上皮内瘤变(intraepithelial neoplasia)等。国内目前应用较广泛的是“异型增生”，而新的WHO结直肠肿瘤分类采用了“上皮内瘤变”这一术语，用于表示上皮浸润前的肿瘤性改变。两者可视为同义词，但异型增生侧重于表示形态学的改变，上皮内瘤变则更强调肿瘤演进的过程，后者的范围比前者更广泛。

直肠腺体上皮的异型增生通常分为轻、中、重三级，其形态学分级标准与鳞状上皮相比更难掌握，主要是根据异型增生上皮细胞核的形态改变和极性紊乱的程度来进行区分。WHO工作小组将上支内瘤变分为两级，即低级别(low grade)和高级别(high grade)，前者相当于轻中度异型增生，后者相当于重度异型增生和原位癌。值得注意的是，WHO工作小组将那些形态学上表现为粘膜层内浸润，但缺乏浸润并穿透粘膜肌层进入粘膜下层的癌也归入高级别上皮内瘤变这一范畴，明确指出诊断直肠腺癌时必须存在穿过粘膜肌层浸润到粘膜下层的特点，否则不能诊断为癌。工作组认为高级别上支内瘤变这个名称比原位腺癌(adenocarcinoma in situ)，粘膜内肿瘤(intramucosal neoplasia)比粘膜内腺癌(intramucosal adenocarcinoma)更为合适，可以避免对患者的过度治疗(overtreatment)。上述名称的变更是有解剖学和肿瘤生物学基础的，因为尽管直肠粘膜层存在淋巴管，但如果癌细胞浸润不超过粘膜肌到达粘膜下层，是不会发生淋巴道转移的。

虽然WHO已经制订了直肠癌前病变新的诊断标准，在国内也引起了病理医师和临床医师的注意，但在临床实践中如何正确理解和应用这些诊断术语、如何依据这些术语对患者作进一步的处理等方面尚未取得一致的意见。病理诊断标准的不统一，很容易引起误诊误治。这需要我国医学界相关专业的病理医师和临床医师共同努力，早日统一标准，尽可能与国际接轨[29~30]。

二、几种重要的癌前病变

(一) 腺瘤(adenoma)

直肠腺瘤被公认是直肠癌最重要的癌前病变，无

论是流行病学还是分子生物学研究，都证实了它是直肠癌发生发展过程中的中间阶段，具有重要的临床意义。

腺瘤是一种良性肿瘤性病变，由呈现上皮内瘤变改变的管状和/或绒毛状腺体结构构成。其形态学改变主要是腺体扩张、伸长，形态不规则或形成绒毛状。肿瘤细胞核呈假复层排列，极性紊乱甚至消失，核增大深染、分裂像增多，粘液分泌减少。根据腺体结构和细胞形态的异型程度可分为低级别和高级别上皮内瘤变。低级别上皮内瘤变的腺体数目增多，排列较密集，形成出芽、分枝或微乳头结构，腺体延长呈锯齿状以及囊性变等；腺上皮细胞高柱状，粘液分泌减少或消失；细胞核深染伸长呈雪茄样，可形成假复层结构，极性存在并局限于细胞的中下2/3以内。高级别腺瘤中腺体的排列更加紧密、结构更为紊乱，细胞核明显增大、极性消失，常延伸至细胞上1/3甚至全层，核仁明显，核分裂像多见(图 3-1)。

大体上，腺瘤可以分为隆起型、平坦型和凹陷型三类。隆起型腺瘤也就是临床上通常所说的“腺瘤性息肉”，多为单发，少数为多发，直径一般在 2mm 以内，大多有由非肿瘤性粘膜构成的长蒂，状如草莓，质脆，触之易出血。广基无蒂者体积较大。平坦型腺瘤和凹陷型腺瘤可依据内镜下粘膜变红加以区别，识别困难时可通过特殊染色来鉴别。凹陷型腺瘤通常比隆起型和平坦型腺瘤体积小，但同时伴有腺癌的可能性较后两者大。

组织学上，腺瘤可分为管状、管状绒毛状以及绒毛状三型。此外，WHO分类中还增加了一种名为锯齿状腺瘤 (serrated adenoma) 的组织学类型。以管状腺体结构为主 (80%) 以上称为管状腺瘤 (tubular adenoma)；以绒毛状腺体 (上皮细胞构成的绒毛长度超过正常粘膜厚度的 2 倍以上) 占 80% 以上者为绒毛状腺瘤 (villous adenoma)； 管状和绒毛状腺体两种成分均超过20%但不足 80% 者称为管状绒毛状腺瘤 (tubulovillous adenoma)。

腺瘤进展为腺癌的几率与大体类型、体积大小、组织学类型和上皮内瘤变的级别有关。平坦型腺瘤进展为癌的可能性较大；直径在2cm以内进展为腺癌者少于5%，而直径大于2cm者进展为癌的可能性高达40% ~ 50%；绒毛状腺瘤较管状腺瘤更容易进展为腺癌；高级别上皮内瘤变者比低级别者癌变可能性大[31~33]。

多发性腺瘤 (multiple adenoma) 的腺瘤数目在2个或 2 个以上但不足 100 个；而腺瘤数目多于 100 个则称为腺瘤病 (adenomatosis)，它们多见于一些先天遗传性疾病，如家族性腺瘤性息肉病 (familial adenomatous polyposis，FAP)、Gardner 综合征 (结直肠多发性腺瘤伴骨瘤和多发性皮肤软组织肿瘤)、Tarcot综合征 (结直肠多发性腺瘤伴中枢神经肿瘤如脊髓髓母细胞瘤或胶质细胞瘤等)[34~41]。

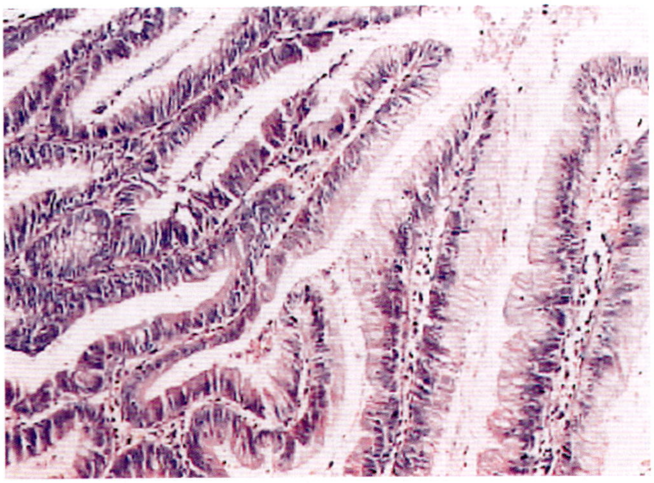

A

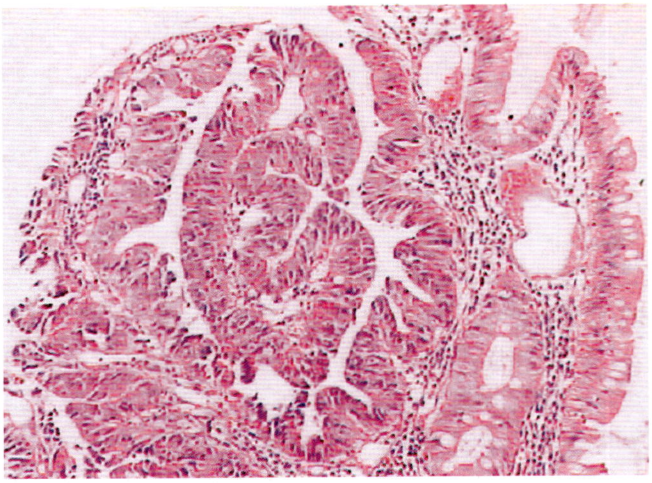

B

图 3-1 直肠腺瘤。A. 低级别上皮内瘤变。腺体较密集，形成出芽、分枝或微乳头结构，腺体延长呈锯齿状以及囊性变等；腺上皮细胞高柱状，粘液分泌减少或消失；细胞核深染伸长呈雪茄样，可形成假复层结构，极性存在并局限于细胞的中下2/3以内。B. 高级别上皮内瘤变。腺体结构紊乱，细胞核明显增大、极性消失，常延伸至细胞上1/3甚至全层，核仁明显，核分裂像多见，异型腺体右侧为正常腺体。

(二) 畸形腺窝灶 (aberrant crypt foci，ACF)[42~46]

2000年发表的WHO新结直肠肿瘤分类首次确定了畸形腺窝灶是结直肠上皮肿瘤的最早期的形态学改变。这些病灶的腺窝数目从一个到几百个不等，其形态学改变主要是管腔扩张，上皮细胞数目增多，粘液分泌减少。对畸形腺窝灶有不同的分类方法，WHO根据是否存在上皮细胞的异型增生将畸形腺窝灶分为两类：一是具有增生性息肉形态特征的畸形腺窝灶，二是上皮细胞存在异型增生改变的畸形腺窝灶(微腺瘤)。在遗传学改变方面，前者具有较高频率的ras基因突变，后者则经常存在APC基因的突变。目前对作为结直肠腺癌的最早期癌前病变的畸形腺窝灶的认识尚不够深入，对其进行深入的研究非常必要(图3-2)。

(三) 其他

一些非腺瘤性病变也可以存在上皮内瘤变，如幼年性息肉病、Peutz-Jephers综合征的错构瘤性息肉以及某些慢性炎症性肠病 (如溃疡性结肠炎和Crohn病)。这些病变现也被认为是结直肠癌的癌前病变，因为研究发现它们在分子水平上存在APC/β-catenin传导通路的异常[47~53]。

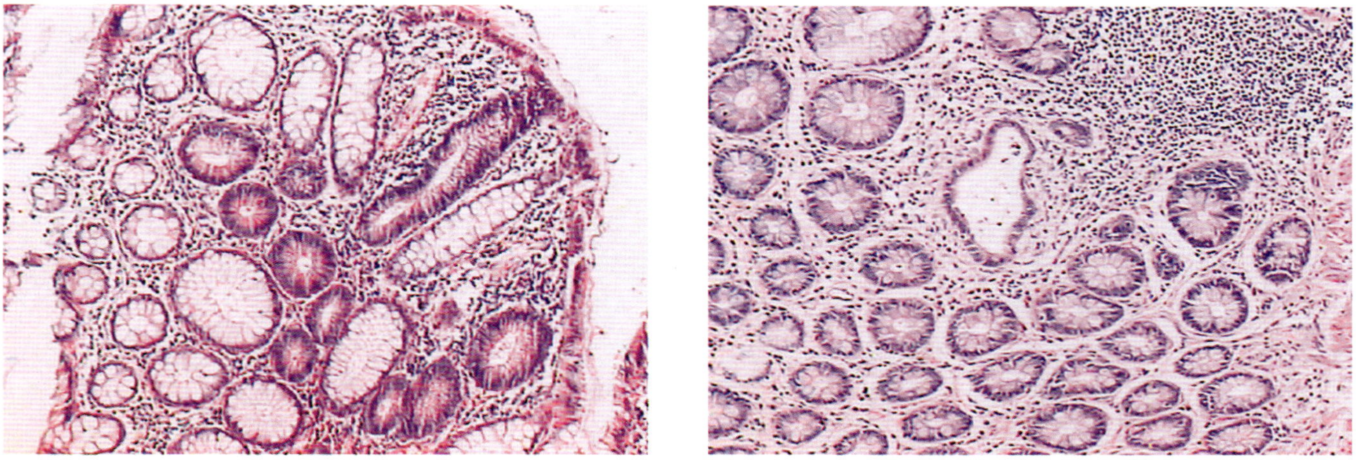

A　　B

图3-2　**A，B 直肠畸形腺窝灶。肠粘膜内可见数个形态异于正常腺体的畸形腺窝灶，其管腔扩张，上皮细胞数目增多，细胞核具有异型性，黏液分泌减少。**

第二节　直肠癌病理学特征

WHO新分类将结直肠癌定义为“一种结肠或直肠的恶性上皮性肿瘤，在这一部位，只有肿瘤穿透粘膜肌层到达粘膜下层才视为恶性；诊断腺癌可同时存在散在的paneth细胞、神经内分泌细胞和小灶状鳞状上皮细胞的分化”。这一定义强调了肿瘤细胞浸润深度在诊断结直肠癌中的重要性，值得病理医师和临床医师的重视[54~56]。

一、大体类型

直肠癌的大体类型可以分为四种 (隆起型、溃疡型、浸润型和胶样型)，对肿瘤进行肉眼检查时需要注意肿瘤是否局限于肠壁、是否累及肠周组织和有无肉眼可见的脉管侵犯。

(一) 隆起型 (息肉型或菜花型)

肿瘤突入肠腔，呈息肉样或菜花样隆起，广基或宽蒂，边界清楚，与正常肠粘膜有清楚的分界线，表面可形成表浅溃疡或坏死，形如盘状。

(二) 溃疡型

肿瘤形成达到或超过肌层的溃疡，表面常覆盖污秽的坏死物，溃疡底部凹凸不平。

(三) 浸润型 (缩窄型)

肿瘤向肠壁各层弥漫浸润，局部肠壁增厚如皮革状，粘膜面常无明显隆起或溃疡，常累及肠管全周，纤维组织显著增生导致肠管环状狭窄。

(四) 胶样型

肿瘤隆起或形成溃疡，切面湿润呈胶冻样，组织学类型多为粘液腺癌 (图 3-3)。

二、组织学类型

与1989年版分类相比，新分类将髓样癌从未分化癌中划分出来作为一个独立的组织学类型，原因是该类型具有独特的分子生物学特征。其他一些具有特殊形态的癌并非笼统地归入未分化癌，而是列入“其他类型”中 (表 3-1)。

(一) 腺癌 (管状 / 乳头状)

直肠癌绝大多数为腺癌，根据腺体形态的不同可以进一步分为管状腺癌和乳头状腺癌。管状腺癌的腺体呈管状，肿瘤细胞异型性明显，大小、形态各异。分化较好者以腺管结构为主，腺体由柱状和杯状细胞组成，胞浆内可见多少不等的粘液，偶见 paneth 细胞和神经内分泌细胞；分化差者癌细胞多形成大小不等、形状不规则的条索或实性团，腺管结构仅占小部分，细胞异型性明显，缺乏粘液分泌。乳头状腺癌中肿瘤细胞形成粗细不等的乳头状结构，乳头中央为纤细的纤维血管束，肿物常呈息肉状或菜花状突入肠腔，该型预后比管状腺癌好。

(二) 粘液腺癌[57~58]

肿瘤组织内出现大量粘液，形成粘液池是该类型肿瘤的特点。粘液腺癌可有两种形态：一种是大片粘液池中“漂浮”着小团癌细胞；另一种是腺体呈囊状，囊内充满粘液，囊壁被覆分化较好的粘液柱状上皮细胞。只有当粘液成分超过肿瘤组织的50%时才能诊断粘液腺癌。

(三) 印戒细胞癌[59]

肿瘤由大量弥漫存在的印戒细胞 (癌细胞胞浆内出

表 3-1　WHO 的结直肠癌组织学类型

原位腺癌 / 重度异型增生
腺癌
粘液腺癌 (胶样癌，粘液成分＞ 50%)
印戒细胞癌 (印戒细胞成分＞ 50%)
鳞状细胞癌 (表皮样癌)
腺鳞癌
小细胞癌 (燕麦细胞癌)
髓样癌
未分化癌
其他 (梭形细胞癌 / 癌肉瘤、多形性癌等)

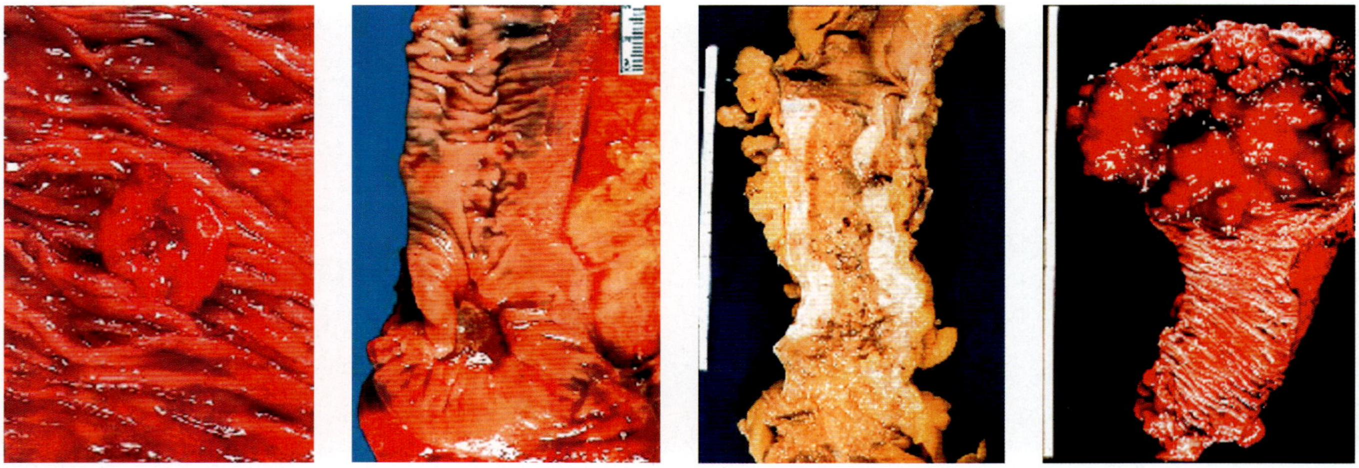

A　B　C　D

图 3-3　**A.** 隆起型直肠癌，肿瘤呈息肉样或菜花样隆起；**B.** 溃疡型直肠癌，肿瘤形成达到或超过肌层的溃疡；**C.** 浸润型直肠癌，肿瘤向肠壁各层弥漫浸润，局部肠壁增厚如皮革状；**D.** 胶样型直肠癌，肿瘤隆起，切面湿润呈胶冻样。

现大量偏酸性黏液，常将细胞挤压于癌细胞胞浆的一侧，形似戒指，故称之为“印戒细胞”)组成，其比例超过50%，腺管结构少见或缺乏。

(四) 小细胞癌(燕麦细胞癌)[60~63]

小细胞癌是一种高度恶性的神经内分泌肿瘤，其形态学和生物学行为类似于肺的小细胞癌。这种肿瘤由卵圆形或多角形细胞组成，细胞形态比较一致，胞浆稀少，可见大量核分裂像。免疫组化染色肿瘤细胞嗜铬素(CgA)、触突素(Syn)、神经元特异烯醇化酶(NSE)阳性，有时上皮膜抗原(EMA)也可阳性表达。

(五) 髓样癌[64]

直肠的髓样癌非常罕见，它由大小较一致的多角形肿瘤细胞组成，呈片状、巢状或小梁状排列，核空泡状，核仁明显。上皮巢内大量淋巴细胞浸润是其典型特征。髓样癌最大的特点是几乎所有的肿瘤都表现为高频率的微卫星不稳定性(MSI-H)。与印戒细胞癌和小细胞癌相比，髓样癌的预后较好。

(六) 其他类型[65~66]

直肠也可以发生鳞状细胞癌、腺鳞癌、未分化癌和一些具有特殊形态的癌(如梭形细胞癌/癌肉瘤、多形性癌/巨细胞癌、绒毛膜上皮癌等)。

三、肿瘤组织学分级[67~71]

直肠癌的组织学分级主要是针对管状及乳头状腺癌，在很大程度上带有主观性，目前缺乏较为公认、统一的分级标准。WHO工作小组提出了三级或二级的分级体系，即高、中、低分化/未分化和低级别、高级别直肠癌，两者均可应用于临床。三级体系中的高分化和中分化直肠癌相当于二级体系中的低级别直肠癌，而低分化和未分化直肠癌相当于高级别直肠癌。癌组织中存在多种分化的成分时，依据分化最差者进行分级，但肿瘤浸润前沿的癌组织不能作为分级的依据，因为这些部位常常是分化差的癌细胞团或细胞巢，并不能代表整个肿瘤组织。

WHO工作小组制定了一个定量的分级标准，即以肿瘤组织中腺体结构的多少来定级。95%以上肿瘤组织为腺体结构者为高分化腺癌(1级)，腺体结构在50%～95%之间为中分化腺癌(2级)，腺体结构在5%～50%之间为低分化腺癌(3级)，腺体结构少于5%为未分化癌(4级)。确定低分化腺癌至少应存在部分的腺样结构或粘液。按照这个标准，粘液腺癌和印戒细胞癌应归入低分化腺癌(3级)，而髓样癌显然属于未分化癌。

研究表明，两级分级体系可以降低直肠癌分级的主观性，达到比较高的诊断一致性。绝大多数采用两级体系对肿瘤组织学分级预后意义进行分析的研究都证实了该体系的实用性和可重复性。因此，美国病理医师协会推荐在临床实践中采用两级分级体系。

四、直肠癌的局部扩散和远处转移

直肠肠壁由内到外包括粘膜层、粘膜下层、肌层和浆膜/外膜层四层。粘膜层除了直肠腺体外还存在粘膜肌层。粘膜下层为一层疏松结缔组织，富含淋巴管和小血管。肌层分为环行肌和纵行肌。直肠上段为脏层腹膜覆盖，为浆膜层；下段无腹膜覆盖，为外膜层。分化成熟的直肠癌生长缓慢，肌层可以限制其扩散，故癌组织侵入肌层前极少发生淋巴结和血管的侵犯。局限于粘膜下层的肿瘤为早期直肠癌，肌层一旦受侵则称为进展期直肠癌，预后不良。癌细胞穿透浆膜或外膜后，可直接蔓延至邻近器官(前列腺、膀胱、阴道及腹膜后等)。

直肠癌较易发生淋巴道转移。首先受累的是直肠旁淋巴结，然后扩散至盆腔和肛周淋巴结，晚期直肠癌可发生肝、肺和骨等器官的转移，其中以肝转移最为常见。

五、直肠癌的TNM分期

迄今为止，病理分期仍然是直肠癌最具预后价值的因素。研究者提出了多种直肠癌分期体系，如TNM分期、Duke分期和Astler-Collier分期等，其中由美国癌症联合会(AJCC)和国际抗癌联盟(UICC)制订的TNM分期最为常用，并逐渐取代了其他分期体系。

直肠癌TNM分期见表3-2。其中“T”指诊断时原发肿瘤的局部浸润，“N”指区域淋巴结转移，“M”指肿瘤的远处转移。对未经其他手段治疗的原发肿瘤手术切除标本进行细致的肉眼和显微镜检查可以确定该患者的病理学分期。这需要足够大小的可切除的原发肿瘤、足够数目的淋巴结和远处器官病变情况，分别确定患者的T、N、M分期，然后对三者进行综合的分

表 3-2 结直肠癌的 TNM 分期

原发肿瘤 (T)

T_X 原发肿瘤的存在无法评估

T_0 无原发肿瘤

Tis 原位癌 (上皮内或粘膜内癌)

T_1 肿瘤侵至粘膜下层

T_2 肿瘤侵至肌层

T_3 肿瘤穿透肌层到达浆膜 / 外膜下

pT_{3a}——微小浸润，不超过肌层 1mm

pT_{3b}——轻微浸润，超过肌层 1mm 但不超过 5mm

pT_{3c}——中度浸润，超过肌层 5mm 但不超过 15mm

pT_{3d}——广泛浸润，超过肌层 15mm 或以上

T_4 肿瘤直接浸润其他器官或组织 (T_{4a}) 或侵透脏层腹膜 (T_{4b})

局部淋巴结 (N)

N_X 局部淋巴结情况无法评估

N_0 局部淋巴结的转移

N_1 1～3 个淋巴结转移

N_2 4 个或 4 个以上淋巴结转移

远处器官转移 (M)

M_X 远处器官转移情况无法评估

M_0 无远处器官的转移

M_1 有远处器官的转移

析，才能最终确定患者的病理学分期，并以此来判断患者的预后及疗效。因此，单个类别的病理分期 (如T分期) 这一叙述是不恰当的。TNM 分期与直肠癌的预后密切相关，相应的 5 年生存率见表 3-3。

病理医师对直肠癌手术标本进行检查后，有责任报告该患者的 TNM 分期。因此，病理诊断报告中应包括肿瘤的病理“T”和“N”分类。但病理医师常常无法得知肿瘤的远处转移情况，这时可以定为病理 M_X。

表 3-3 各 TNM 分期的 5 年生存率

分期	5 年生存率
0，Ⅰ期 (Tis; T_1; N_0; M_0)	＞90%
Ⅰ期 (T_2; N_0; M_0)	80%～85%
Ⅱ期 (T_3; T_4; N_0; M_0)	70%～75%
Ⅲ期 (T_2; $N_{1～3}$; M_0)	70%～75%
Ⅲ期 (T_3; $N_{1～3}$; M_0)	50%～65%
Ⅲ期 (T_4; $N_{1～3}$; M_0)	25%～45%
Ⅳ期 (M_1)	<3%

第三节 直肠癌预后相关指标

目前进展期直肠癌的治疗手段已经由单一的手术切除发展为手术切除加上放射治疗和/或化学药物治疗结合的综合治疗，其 5 年生存率有了很大的提高，达到 40%～60%。但由于个体异质性的存在，每位患者对治疗的反应不同，其预后相差较大。确定直肠癌的预测和预后相关指标对于患者个体化治疗的指导非常重要[72~73]。

1999年在美国病理医师协会主办召开的工作会议上，结直肠癌专业组确定了结直肠癌的预后相关的指标。工作组根据各个指标预后价值的高低，将它们分

为四类。Ⅰ类指标指大规模流行病学研究证实具有明确的预后价值且已经广泛应用于临床的一些指标；Ⅱ类指标又可细分为ⅡA和ⅡB两类，ⅡA类指经分子生物学和临床研究证实与预后相关，可以列入病理诊断报告，但缺乏大规模流行病学证据者，ⅡB类指分子生物学研究表明可能与预后相关、但缺乏ⅡA类证据者；Ⅲ类指标指缺乏足够的分子生物学和临床研究证据证实的预后相关指标；Ⅳ类指已经明确证实与预后无关的指标[74~77]。

Ⅰ类指标包括肿瘤的局部浸润、局部淋巴结转移、血管或淋巴管侵犯、手术切缘情况以及术前血清癌胚抗原(CEA)水平。ⅡA类指标包括肿瘤组织学分级、辐射切缘(非腹膜覆盖部位的手术切缘如直肠下段)以及辅助治疗后手术切缘情况；ⅡB类指标包括肿瘤组织学类型、与微卫星不稳定性有关的组织学特征(宿主免疫反应和是否髓样癌或粘液腺癌)、高频率微卫星不稳定(MSI-H)、染色体18q(DCC基因)的杂合性丢失和肿瘤前沿情况（浸润性或推进性)。Ⅲ类指标包括DNA含量、除18q丢失和MSI-H外的其他肿瘤分子标志物、外周神经侵犯、微血管密度、细胞相关蛋白或碳水化合物表达情况、肿瘤周围纤维化和炎症反应、局灶的神经内分泌分化、核仁组织区(NOR)和增殖指数(Ki-67或PCNA表达强度)等。Ⅳ类指标包括肿瘤体积和大体类型。具体叙述如下[78~117]：

一、肿瘤的局部浸润

局限于粘膜和粘膜下层的直肠癌(早期癌)与浸润至肌层或更深者(进展期癌)相比，预后非常好。在存在局部淋巴结转移的患者中，侵透浆膜/外膜者预后差。

二、局部淋巴结转移

一旦肿瘤细胞扩散至淋巴结，患者5年生存率明显降低。受累淋巴结部位和范围也非常重要：受累淋巴结距原发灶越远，预后越差；受累淋巴结数目越多，预后越差。研究表明，6个以上局部淋巴结受累，患者5年生存率不足10%；受累淋巴结超过16个，5年生存率为零。少量肿瘤细胞的淋巴结转移(转移灶小于0.2mm)称为微转移，其预后价值仍有待于证实。

三、血管或淋巴管受侵情况

存在静脉受侵时，直肠癌患者5年生存率下降。肠壁外血管受侵比肠壁内血管受侵更具预后价值。淋巴管受侵的预后价值相对较小，但广泛的淋巴管癌栓的出现预示着预后不良。

四、手术切缘(近端、远端和辐射切缘)情况

近端、远端和辐射切缘(肿瘤浸润最深处的腹膜后或会阴外膜软组织边缘)与直肠癌术后复发的几率呈显著的正相关，切缘存在癌细胞的残留意味着很高的局部复发率。辐射切缘的预后价值较小。

五、术前血清CEA水平

许多研究证实了术前血清CEA水平的重要预后价值。血清CEA浓度高于5ng/ml为显著升高，高CEA水平者预后差。

六、组织学分级和类型

肿瘤的组织学分级与直肠癌患者预后明显相关，低分化直肠癌预后差。肿瘤的组织学类型与直肠癌预后也有关系，粘液腺癌、小细胞癌和印戒细胞癌预后较管状或绒毛状腺癌差。

七、微卫星不稳定

与微卫星不稳定相关的显著组织学特征是肿瘤周围有大量的淋巴细胞浸润，其存在表明患者预后较好。组织学级别相同的直肠癌患者中，MSI-H者预后较微卫星稳定(MSS)者好，而且MSI-H患者对5-Fu治疗敏感。MSI-H癌患者组织学类型多为粘液腺癌和髓样癌，它们在许多方面与其他类型的肿瘤存在差别，其临床重要性越来越受到重视。对直肠癌患者进行MSI的检测有助于患者的预后预测和治疗方案的确定。

八、染色体18q(DCC基因)的等位丢失

这种遗传学异常的出现往往意味着预后不良。

九、肿瘤前沿

推进性(pushing)肿瘤前沿的肿瘤细胞聚集成团，呈大片状排列，边缘平滑；浸润性(infiltrating)肿瘤前沿表现为肿瘤细胞散在分布，呈锯齿状或溪流状浸润。具有推进性肿瘤前沿的患者与浸润性肿瘤前沿患者相比，预后较好。

十、DNA含量

肿瘤细胞DNA通常是整倍体，其预后价值尚未十

分明确。有研究表明直肠癌中非整倍体DNA含量与肿瘤的复发和患者生存期相关。

十一、其他肿瘤分子标志物

除18q/DCC基因和MSI外，其他肿瘤分子标志与直肠癌的预后也有一定的关系。如K-ras基因某些位点的突变常见于直肠癌复发病例，p53过表达患者预后较差，c-myc 基因的表达与肿瘤分化有关。

十二、局灶性神经内分泌分化和外周神经侵犯

有研究表明具有局灶神经内分泌分化的直肠癌更具侵袭性，但这一结论未得到其他研究的证实。同样外周神经侵犯的预后价值也存在争议。

十三、细胞相关蛋白和碳水化合物的表达

有学者认为某些细胞相关蛋白和碳水化合物如Sialosyl-Tn和Sialyl LewisX抗原的表达水平具有预后价值，它们的表达预示预后不良。

十四、细胞增殖指数

有研究显示S期肿瘤细胞比例与直肠癌患者的生存期长短有关，但另一项研究结果则不支持该结论。

十五、肿瘤体积和大体类型

病理诊断常规报告肿瘤的体积和大体类型，但大量的研究未能证实它们的预后价值。

尽管目前已经确认与直肠癌预后相关的指标很多，但同时具备较高敏感性和特异性的指标并不是很多，基于形态学观察的病理学分期仍然是最具价值的指标。分子生物学技术的进步为确定新的、敏感性和特异性高的预后指标提供了希望，相信不久的将来会取得非常大的进展。

（北京大学临床肿瘤学院 北京肿瘤医院 李吉友 刘毅强）

第四章　直肠癌的分子生物学

目前业已认识到直肠癌的发生、发展与一系列癌基因的激活和/或抑癌基因的失活有关。直肠癌作为大肠癌的一部分，与结肠癌有极多的共性，但也有其特异性。例如非息肉性遗传性结肠癌，只发生于结肠，很少累及直肠。鉴于国外将结直肠癌作为一个整体研究，因此本章引用的一些资料来源于结直肠癌。

第一节　直肠癌发生的分子生物学基础

直肠癌的发生是一系列渐进的过程，包括启动、促进和发展几个环节。从病理学上看，直肠正常粘膜上皮发展为非典型增生，逐渐形成腺瘤，最后腺瘤转化为肿瘤，且最终发生转移。这个发生发展过程，是多个癌基因和抑癌基因在疾病不同阶段共同协作的结果。

从单个细胞进展到良性肿瘤，进而到恶性肿瘤，是异常基因累积的结果。一般来说，当直肠息肉直径小于 1cm 时，上皮细胞多表现为正常，当息肉直径大于 1cm 时，会有基因组不稳定 (instability) 细胞的存在，通过不断累积突变和自然选择，部分克隆细胞逐渐向恶性转化。导致直肠癌基因组不稳定的原因有以下两个：大约 85% 直肠癌基因组不稳定是由于 p53 基因的突变和端粒的缩短所致，导致染色体不稳定，染色体有大片段丢失、重排和异位，出现大量异倍体细胞；另一种基因组不稳定是由于 DNA 错配修复基因 (mismatch repair genes) 突变或甲基化而失活，使单核苷酸水平突变频率增加，导致单个核苷酸或简单重复序列的异常，形成微卫星不稳定 (microsatellite instability, MSI)，此种约占直肠癌的 15%。有趣的是，某一直肠癌的发生，一般只有一种形成的基因组不稳定，很少同时有两种基因组不稳定同时发生。

就个体而言，直肠癌发生发展序列中每一个发展的环节中有不同的基因介入。但就总体而言，仍有一些共性的特征，例如一般常有 APC 基因 (adenomatous polyposis coli, APC)、p53 和 K-ras 基因的介入。表 4-1列出了与直肠癌发生发展相关的基因。

APC基因是抑癌基因，由于突变而失活，APC基因的突变是直肠癌发生的最早期事件，是直肠癌发生的启动因子。绝大多数直肠癌均有APC基因的突变，甚至在一些小的良性息肉中亦能检测到APC基因的突变。APC基因作为基因组的保护者，调控Wnt信号通路，野生型 APC 基因产物形成一个多蛋白质的复合

表 4-1　直肠癌发生发展过程中常介入的基因

基因	分类	通路	肿瘤突变频率 (%)
K-ras	癌基因	受体酪氨酸激酶通路	60
β-catenin	癌基因	Wnt 通路	5 ~ 10
p53	抑癌基因	基因受损通路	60
APC	抑癌基因	Wnt 通路	＞ 60
Smad4	抑癌基因	TGF-β 通路	30
TGF-β 受体 II	抑癌基因	TGF-β 通路	10
hMLH1 及其他 DNA 错配修复基因	抑癌基因	DNA 配错修复	15 或甲基化

体，促使癌基因β-catenin降解。一但APC失去功能，则使β-catenin稳定表达，与Tcf-4 (T cell factor) 形成复合物，该复合物转运到细胞核，激活Wnt的靶基因，包括C-myc、c-jun和CyclinD1，进而促进细胞的增生。有趣的是，如果肿瘤没有发生APC基因的突变，则常常有β-catenin的突变，从而导致β-catenin激活，进一步说明APC介导的Wnt信号通路在直肠癌启动中的作用。APC基因的突变虽然促进细胞增生，但细胞的组织学特征仍是正常的。

紧接着APC失活的是K-ras基因的突变。K-ras为一癌基因，由于突变而激活，K-ras的突变影响细胞的分化和组织学特性。K-ras基因很少在小的息肉中发生突变，而常在一些大的腺瘤中出现突变。在体外培养的细胞中，含有K-ras基因突变的正常直肠粘膜上皮细胞可向恶性转化，且失去了接触性抑制。

K-ras基因突变之后是丢失抑癌基因Smad4，同时在18号染色体上邻近Smad4基因旁至少还有一个抑癌基因的丢失，使得中早期腺瘤向晚期腺瘤转化。

最后是p53基因的突变，它完成晚期腺瘤向腺癌的恶性转化。p53基因极少在腺瘤中出现突变，而在直肠癌中的突变较为普遍。p53功能的失活不仅使异常细胞不能凋亡，同时进一步导致基因组的不稳定，使肿瘤细胞获得额外累积的基因异常，这些异常能使一些亚克隆肿瘤细胞具有转移的潜能。

因此，从直肠正常粘膜形成腺瘤，到最终转化为直肠癌，基因介入的顺序是：APC 基因→ K-ras 基因→ Smad4 基因和其他抑癌基因→ p53 基因。

第二节　直肠癌发生发展过程中相关基因的异常及临床意义

一、APC 基因

家族性腺瘤性息肉病 (familial adenomatous polyposis, FAP) 是常染色体显性遗传性疾病，在西方国家每10 000人中有 1 个发病，占所有结直肠癌的 1% ~ 2% 左右。FAP 的特点是在结直肠粘膜上散布成千上万个腺瘤样息肉，从青年开始至40岁之前，至少有一个息肉会发生恶变。通过对FAP家族性连锁分析，将该疾病基因定位于 5q21，命名为 APC 基因。1991 年 APC 基因被克隆，发现其由15个外显子和14个内含子组成，APC基因含有8.5kb的开放读架，编码2843个氨基酸。APC为一抑制基因，基因突变散布在整个基因，但大多数是终止密码前移，形成截短蛋白，从而使APC失去功能。

虽然FAP是一种少见的疾病，但是APC基因突变可以在60%散发性结直肠癌和腺瘤中发生，在直肠癌中APC基因突变率可达82%。散发性结直肠癌中，APC基因突变分布与 FAP 突变分布不一致，其 2/3 的突变集中在一个突变区域 (编码1286-1513)。APC的两个等位基因，一般来说一个发生突变，另一个就可能由于丢失而失活。APC 基因突变能在 0.3cm 的腺瘤中检测到，提示APC基因突变是结直肠癌发生的早期事件，或者说是一启动阶段，是腺瘤或息肉向恶性转化必需的基因突变，因此临床上切除腺瘤检测APC基因突变有利于评估腺瘤的恶性倾向，有利于结直肠癌的早期诊断和预防。

二、p53 基因

p53 基因为一抑癌基因，称为“基因组的分子警察”。p53基因位于17p13.1，含有11个外显子，mRNA长 2.8Kb，编码蛋白为 53KDa，p53 基因半衰期大约20min。在正常情况下，p53表达水平很低因而很难检测到，一旦细胞DNA发生损伤，p53蛋白水平升高，激活P21蛋白，细胞或停止于G1期，修复损伤的DNA，或使不能被修复的细胞发生凋亡，避免DNA缺陷的细胞进入细胞周期。

p53基因突变则失去其对基因组的保护作用，p53基因在 50% ~ 60% 结直肠癌中发生突变，常见于远端结肠癌和直肠癌。p53基因很少在腺瘤中发生突变，但常发生于结直肠癌的早期阶段。由于p53基因的突变，导致细胞基因组不稳定，使得肿瘤在进展过程中产生新的基因异常和更高的恶性行为。p53基因的突变后，蛋白质半衰期时间延长，临床上常用免疫组化法检测p53基因蛋白的表达及其与结直肠癌的预后关系，不同的研究小组由于采用的方法及抗体不一致，因此结果常无可比性，但总的看法是免疫组化检测的p533表达与结直肠癌的预后无相关性。近来研究表明，检测p53基因突变对判断直肠癌局部复发和预后有一定价值。

p53 基因的表达或突变对于直肠癌对放化疗的敏感性上有预测作用。体外细胞培养证实，p53 基因突变的直肠癌细胞对放疗和多种化疗药物不敏感，包括5-Fu。一组86例的直肠癌患者，术前进行放疗，同时检测 p53 基因的突变，发现基因突变的患者对放疗不敏感，同时该类患者总的生存期缩短。

三、Ras 基因

Ras 基因为癌基因，其家族包括 K-ras、H-ras 和 V-ras。Ras蛋白是附着于细胞膜内层的G-蛋白，具有GTP 酶活性，传递细胞增殖信号，调节细胞周期。在散发性结直肠癌患者中，60% 患者有 Ras 基因突变，其突变热点位于编码 12，13 和 61。大约在 50% 较大的腺瘤中亦能检测到 Ras 基因的突变，然而在直径小于 1cm 的腺瘤中，90% 检测不到 Ras 基因突变，提示 Ras 基因突变是结直肠癌发生的早期事件。

大样本研究表明，Ras基因的突变与结直肠癌预后无相关性，但是 Ras 基因的突变同时伴有 P53 基因的突变的患者的生存期会缩短。近来有研究提示，Ras基因某些位点的突变可能与结直肠癌预后有关，例如编码 12 或 13 的突变显示患者预后不良，且与临床分期无关，该研究结果尚有待大样本研究来证实。

近来有两项研究探索 Ras 基因的突变与化疗效果的相关性，总计 108 例结直肠癌患者，采用以 5-Fu 为主的化疗方案，结果显示，Ras基因突变与化疗疗效无相关性。

由于 Ras 基因的突变发生于结直肠癌的早期阶段，有研究显示从患者大便中可检测到Ras基因突变，50% 的结直肠癌患者的大便中能检测到 Ras 基因的突变，因此，检测 Ras 基因的突变有可能在结直肠癌的早期发现中发挥作用。

四、erbB-2 基因

erbB-2 是原癌基因，是表皮样生长因子 -2 的受体，具有酪氨酸激酶活性，erbB-2 的表达在乳腺癌中的作用已被深入研究。大约有 30% 乳腺癌患者 erbB-2 过度表达，而 erbB-2 过表达的患者易发生远处转移且预后不良。近来亦有研究探索 erbB-2 在结直肠癌的作用。一项研究采用免疫组化方法检测了 293 例原发性结直肠癌中erbB-2的表达，发现有23% 的患者过度表达erbB-2，该研究未发现erbB-2的表达与预后的关系。稍后有两项研究发现，在 Duke A、B、C 期患者中，erbB-2 的表达与临床分期有相关性，是独立的预后指标，尤其在 Duke B 期患者中更明显。

五、DCC 基因

DCC 基因 (deleted in colorectal cancer, DCC) 是一抑癌基因，位于18q12.2。在70%结直肠癌中，该基因所在区域发生丢失。DCC基因编码的蛋白质具有粘附分子功能，因此在细胞与细胞、细胞与基质相互粘连中发挥作用。DCC基因发生丢失或突变，损伤细胞之间信号联络，促进肿瘤细胞的生长和侵袭。

Jen 等最早研究了 18q 这个区域的杂和性缺失与结、直肠癌预后关系，在Duke B期患者，没有缺失的患者，5年生存率达93%，相当于Duke A期的生存率。相反有缺失的患者 5 年生存率为 54%，相当 Duke C 期患者的生存率。在 Duke C 期患者中，18q 的缺失未显示出预后作用。

另外研究表明，DCC基因在结直肠癌肝转移中发挥作用，发现有肝转移的结直肠癌，其原发肿瘤缺乏DCC的表达，而表达DCC的结直肠癌，很少发生肝转移。但是仍有研究指出 18q 的缺失与结直肠癌的预后和肝转移无相关性。因此仍需要大样本前瞻性研究，阐明 DCC 在结直肠癌中的作用。

六、nm23 基因

nm23基因最早从黑色素瘤细胞中分离，位于17q21，这个区域也经常在结直肠癌中缺失。有关nm23在结直肠癌中的作用仍没有被完全阐明。但是，总的研究结果提示nm23在结直肠癌肝转移中发挥作用。一项研究显示，nm23缺失的结直肠癌，有73%发生肝转移，而没有缺失的只有 20% 发生肝转移；另一项研究发现在50%肝转移的病灶中有nm23基因的突变。但是仍有不同的研究结果，检测了26肝转移病灶，17例无转移结直肠癌，均未发现有 nm23 基因的突变。

七、错配修复基因

遗传性非息肉结肠癌 (hereditary nonpolyposis colon cancer, HNPCC) 是一种常染色体显性遗传性疾病，呈家族聚集分布，好发于右半结肠，一般在40岁以前发病，占所有结直肠癌的 5% ~ 10% 左右。HNPCC 发生是由于 DNA 错配修复基因 (mismatch repair genes, MMR) 的种系细胞突变所致。

通过对HNPCC家系的连锁分析，目前已克隆出四种MMR基因，分别命名为hMSH2，hMLH1，hPSM1和hPSM2，分别定位于2p16，3p21，2q31-33，7p22。

研究表明，约50%～60%的HNPCC是由于hMSH2的突变所致，30%是由于hMLH1突变，另外各5%是由于hPSM1和hPSM2突变所致。MMR基因发生在种类细胞则导致HNPCC，如果突变发生在体细胞，则导致散发的结直肠癌。在一些散发的结直肠癌中，缺乏hMSH2和hMLH1的表达，但未检测到基因的突变，发现这些患者hMSH2和hMLH1基因启动区域CpG岛甲基化，使得该基因沉默。

DNA错配是指DNA复制时配对碱基由于某种因素发生配对错误。对DNA错配的修复是生物界普遍存在的一种保护遗传稳定性的基本特性。在正常情况下，DNA错配修复基因的产物能对DNA错配进行修复校正，从而保证基因复制的忠实性。一旦MMR基因发生突变失去其修复功能，则DNA复制时的错误就不能及时的修复。最常见的突变表型是简单重复序列DNA复制错误，形成微卫星不稳定(MSI)。

HNPCC每一个家系都有自身的突变点，很少有共同的突变热点，因此对其突变点进行检测的工作量极大且成本昂贵。

MMR基因的突变亦发生于约15%的散在的结直肠癌中。研究证实，尽管MSI阳性直肠癌与粘液癌和低分化有关，但是MSI阳性的患者常显示较好的预后。在一个回顾性研究中，利用PCR方法检测了91例散在的直肠癌MSI，13%散在直肠癌MSI阳性，在相同分期中，阳性患者的无病生存期和总生存期均好于MSI阴性患者，研究证明MSI与直肠癌的肝转移无相关性。Halling等报告一宗500例大样本，研究了Ⅲ期结直肠癌MSI与预后的关系，发现MSI阳性患者五年生存率为74%，而MSI阴性患者为55%。研究证实对于中晚期结直肠癌，MSI同样是预后较好的指标。

具有错配修复基因缺陷的患者，其基因组突变的频率比没有MMR缺陷的患者高2～3倍，然而为什么这些患者预后还相对较好，其确切的机理还不清楚。可能的原因是含有MSI的肿瘤具有某种屏障作用，阻止肿瘤向远处转移和侵袭。

八、展望

直肠癌发生发展是一系列基因逐渐介入，逐渐进展的过程。临床上同一分期和病理类型的患者，其预后和对治疗的反应均不同，原因是肿瘤的每一种生物学行为均决定了预后。以临床Duke B直肠癌为例，虽然是相同的分期，但是25%的患者将发生肝转移，是高危患者。目前一些分子指标尚不能准确将这些高危患者筛选出来，因此迫切需要对直肠癌分子生物学进行更深入的研究，探寻在肿瘤进展过程有哪些关键基因的介入。随着新技术新方法的不断涌现和发展，从cDNA芯片技术到蛋白组学技术，可以给每一个患者提供一个分子构像，帮助我们比较不同个体之间有哪些是共性特点，有哪些是个体特异性的基因。相信随着研究的深入，不仅有助于我们加深对直肠癌发生发展的了解，同时有望为临床提供更准确的分子标志物，例如预测上述25%高危Duke B患者，从而指导临床个体化治疗，对高危患者给予有效的辅助治疗，而对于低危患者可以免除不必要化疗或放疗，极大地减轻了这些患者的痛苦，节约了社会资源。可以相信随着直肠癌分子生物学进展，随着研究成果向临床的加速转化，直肠癌分子生物学将在直肠癌的早期诊断、判断预后以及指导临床个体化治疗中发挥更重要的作用。

（北京大学临床肿瘤学院 北京肿瘤医院 解云涛）

第五章　直肠癌的临床检查方法

第一节　直肠指诊

直肠指诊 (digital rectal examination, DRE) 是直肠癌诊断时简单而重要的临床检查方法，特别对于中国人的直肠癌患者更为重要，这是因为75%以上的中国人直肠癌是低位直肠癌，可以通过直肠指诊发现。在直肠癌延误诊断和治疗的病例中，85% 是由于未作直肠指诊。

一、检查的准备及环境

为了进行有效的直肠指诊，检查前应同患者进行良好的沟通，使患者有充分的思想准备，能够积极配合。同时应给患者提供更多的人文关怀，房间的温度不要过低，有良好的通风和光线。操作时应使患者感到良好的私密性和安全感，同时给患者准备好手纸。在检查过程中应不断地与患者交谈，告知患者如何配合检查以及检查的进度。

二、检查的体位

应根据患者的身体状况和检查目的选择不同的检查体位。

(一) 膝 – 胸卧位 (knee–chest position) (见图 5–1 A)

该体位是外科医生最常用的检查体位，适合外科医生在比较合适的高度下进行检查，但重复检查和检查时间较长时，患者对该体位的耐受性差 (图 5-1 A)。

(二) 左侧卧位

左侧卧位是较常用的体位，适合体质较弱的患者。在此体位下，患者感觉最舒服，可以耐受较长时间的检查 (图 5-1B)。

(三) 蹲位

患者取下蹲大便姿势，略向前倾，作大便样用力。该体位使患者腹压增加，可触摸的直肠深度较前两种增加 2cm，但该体位使检查者操作较困难 (图 5-1 C)。

三、检查的内容及注意事项

(一) 视诊

视诊的对象包括肛门及肛门周围的皮肤。首先检查者应观察肛门周围有无大便、粘液、脓液、血迹、肿块以及瘘管，对疾病的性质初步进行判定。若在肛门周围有分泌物，用清水擦洗干净后再进行检查。

除了对肛周的皮肤仔细观察外，还要对肛门在静息状态下的关闭情况进行评价。肛门口持续开放常见于直肠脱垂、神经病变、肛门括约肌受损。

其次，检查者以两拇指轻按肛门的两侧，牵开后观察有无肛裂。

然后，让患者向肛门方向加用腹压，观察有无内

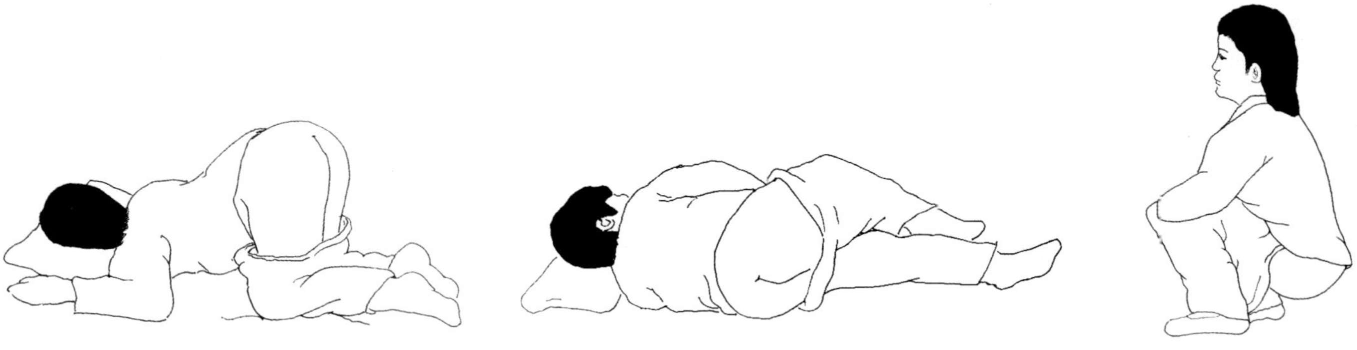

A 膝 – 胸卧位　　B 左侧卧位　　C 蹲位

图 5-1　直肠指诊的体位示意图

痔、息肉、肛门直肠粘膜脱出。

(二) 直肠指诊

直肠指诊应按一定的次序进行，首先检查肛门及周围，然后检查直肠，最后为直肠周围的结构。

先对肛门周围的组织进行触诊，注意有无压痛、硬结、肿块或皮下条索。

在检查前再次提醒患者。戴上手套，将食指涂上润滑油，以指腹轻轻抵住肛门，嘱患者放松肛门或大口呼吸，缓慢插入肛门内。按照直肠前壁、后壁和周围组织的次序检查。在检查完毕手指抽出后，观察指套是否有血迹和粘液，必要时做涂片检查及纤维结肠镜。最后擦净肛门外的粘液和大便，将手套放入专用垃圾箱。

对于直肠癌患者检查时应注意：①直肠指诊检查前，应仔细询问病史后再进行检查，这样才能做到心中有数，减少和避免漏诊和误诊。②直肠指诊触及到肿物时，应注意确定肿物的大小、形状、位置、硬度、是否能够推动以及肿物距肛门的确切距离 (而不是与臀部皮肤缘的距离)。注意肿物与周围组织的关系，是否造成管腔狭窄，指尖能否抵达肿物的上缘。③当直肠指诊有疑问时，可改变体位 (如蹲位) 再进行检查。④直肠指诊，应按照检查的次序重复进行两遍。直肠前壁距肛门缘的 4 ~ 5cm 处，男性可触及前列腺，女性可触及子宫颈部，不要误将前列腺和子宫颈当作病理性肿块。⑤注意括约肌的松弛程度。

(三) 肛门镜检查

肛门镜的长度一般为 7cm，对疑有直肠肿瘤的患者，使用的肛门镜通常为圆形口肛门镜 (Kelly型)。将肛门镜涂上润滑油，缓缓推入直肠，拔出芯子，左手持镜柄，照入灯光，观察粘膜的颜色，有无溃疡、肿块；直肠腔内有无血液、分泌物。若直肠内有分泌物，用干面球擦干后，再仔细检查。将肛门镜缓慢推出，观察齿状线附近有无病变。

肛门镜检查应注意：①女性月经期、局部炎症、肛门狭窄和肛裂的患者，不宜进行肛门镜检查；②在肛门镜检查时需向各个方向转动，应观察仔细和全面。

第二节　气钡双重造影检查

气钡双重造影已成为诊断胃肠道疾病的常规检查手段。优质的下消化道造影可显示单发的 2 ~ 3mm 大小的病灶，检出率可达 96%，目前统计资料表明下消化道气钡双重造影的诊断正确率已接近于纤维结肠镜。

该方法的不足之处是：① 不宜作为人群普查的方法；②因粪便或乙状结肠盘转造成的假阴性率可达 8.4%；③不可避免地使患者接触更多的放射线，因为一次系统的下消化道造影需要10 ~ 12张照片；④需要患者能够主动配合，理解指令并能翻转体位 (详见第六章)。

第三节　纤维结肠镜检查

包括了乙状结肠镜和全结肠镜检查。乙状结肠镜对于门诊诊断直肠癌宜于操作，不需要肠道准备。由于纤维乙状结肠镜检查易于掌握应用，故已广泛用于普查高危人群。检查时需注意肿物的位置、大小、形状等。采取活检时需注意取材部位，如病理检查阴性，应重复活检以免漏诊。对于明确直肠癌诊断需要手术治疗时应行结肠镜检查，因为结肠癌、直肠癌有 5% ~ 10%为多发癌。

纤维结肠镜检查常见的并发症为肠穿孔 (发生率诊断组为 0.12% ~ 0.2%，治疗组为 0.32% ~ 0.7%)，出血 (0%~ 0.5%)，息肉电凝切除术并发出血率高达 0.77% ~ 2.24%。

直肠癌在纤维镜下的分型与大体分型相同，分为肿块型、溃疡型、浸润型。各型在镜下见到的特点如下：

一、肿块型

肿瘤呈菜花状突向肠腔。表面有糜烂，出血坏死，组织脆，触之易出血。肿块僵硬，如肿瘤较大可致肠腔狭窄。该型肿瘤在早期，表面较光滑，易误诊(图5-2A)。

二、溃疡型

溃疡较大，不规则，溃疡边缘呈结节状的堤样翻起，似火山口状，溃疡底部有污秽黄白色苔，组织脆，易出血 (图 5-2 B)。

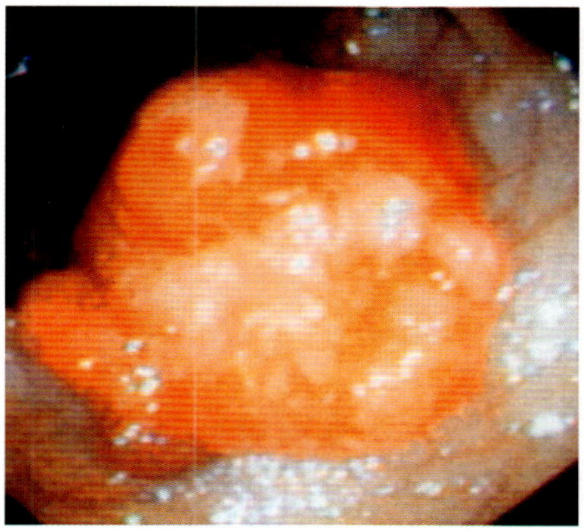
A

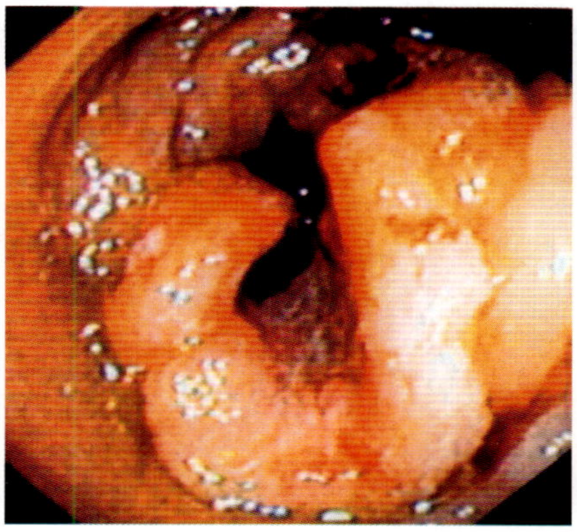
B

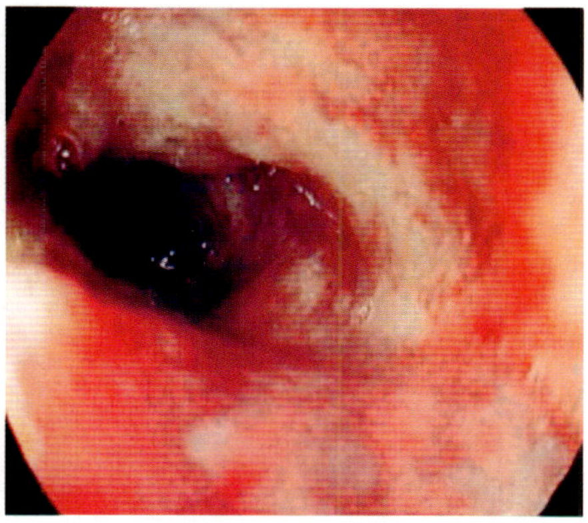
C

图 5-2　直肠癌的纤维镜下分型。A. 肿块不规则隆起，表面凹凸不平，中心浅溃疡、充血、质脆、硬、易出血；B. 可见局限性溃疡，周边隆起，界限清楚、质硬、脆；C. 弥漫浸润，肠壁增厚，肠腔狭窄，浸润组织充血粗糙，质地硬、脆。

三、浸润型

该型肿瘤有结缔组织明显增生使病变区变硬，肿瘤呈环形浸润性生长，常致肠腔狭窄，表面糜烂，有散在的小溃疡。结节状组织不明显 (图 5-2 C)。

第四节　经肛门直肠内 B 超

经肛门直肠腔内 B 超 (endorectal ultrasonography, EUS)，是目前明确直肠癌病变范围最可靠的检查方法。EUS 可检查肿瘤侵犯直肠壁深度、范围、有无侵犯周围脏器、直肠周围淋巴结状况等，并能对手指触及区以上的直肠癌进行检查，为临床估计分期，决定手术方式，特别是能否进行局部切除，估计预后，提供重要依据 (图 5-3，4)。根据多位作者的报告 EUS 对直肠癌肿瘤的侵犯深度 (T stage) 结果与手术标本病理检查结果进行比较，总的准确率达 90% (范围 75% ~ 97%)，直肠周围淋巴结转移的诊断符合率为75%，均优于CT检查。对有无穿透至直肠外的敏感性达97%，特异性为 87%。EUS 的主要缺点是有狭窄的病例，探头不能通过狭窄区，不能充分显示病变范围。目前直肠癌术前超声分期存在的问题是难以鉴别炎性浸润和肿瘤浸润。

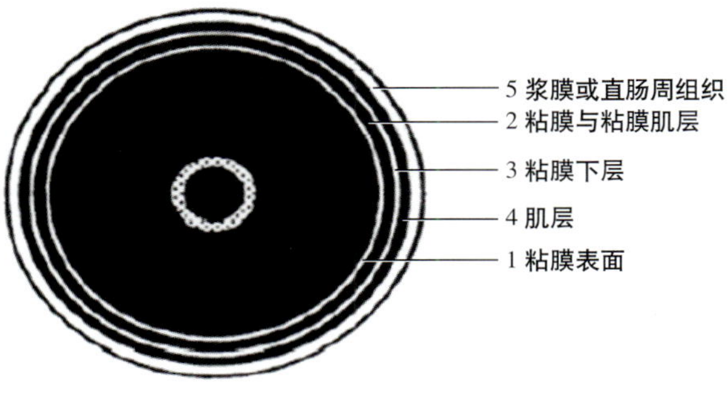

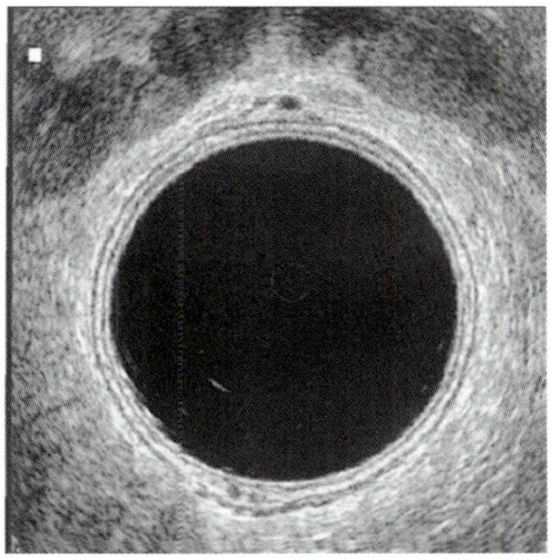

图 5-3　EUS 的正常直肠壁结构：正常直肠壁结构的超声印象分为 5 层 (俗称“三明两暗”)，第 1、3、5 层表现为高回声，第 2、4 层表现为低回声，两个低回声层代表粘膜层和肌层，第 3 层为粘膜下层，第 5 层为浆膜层。

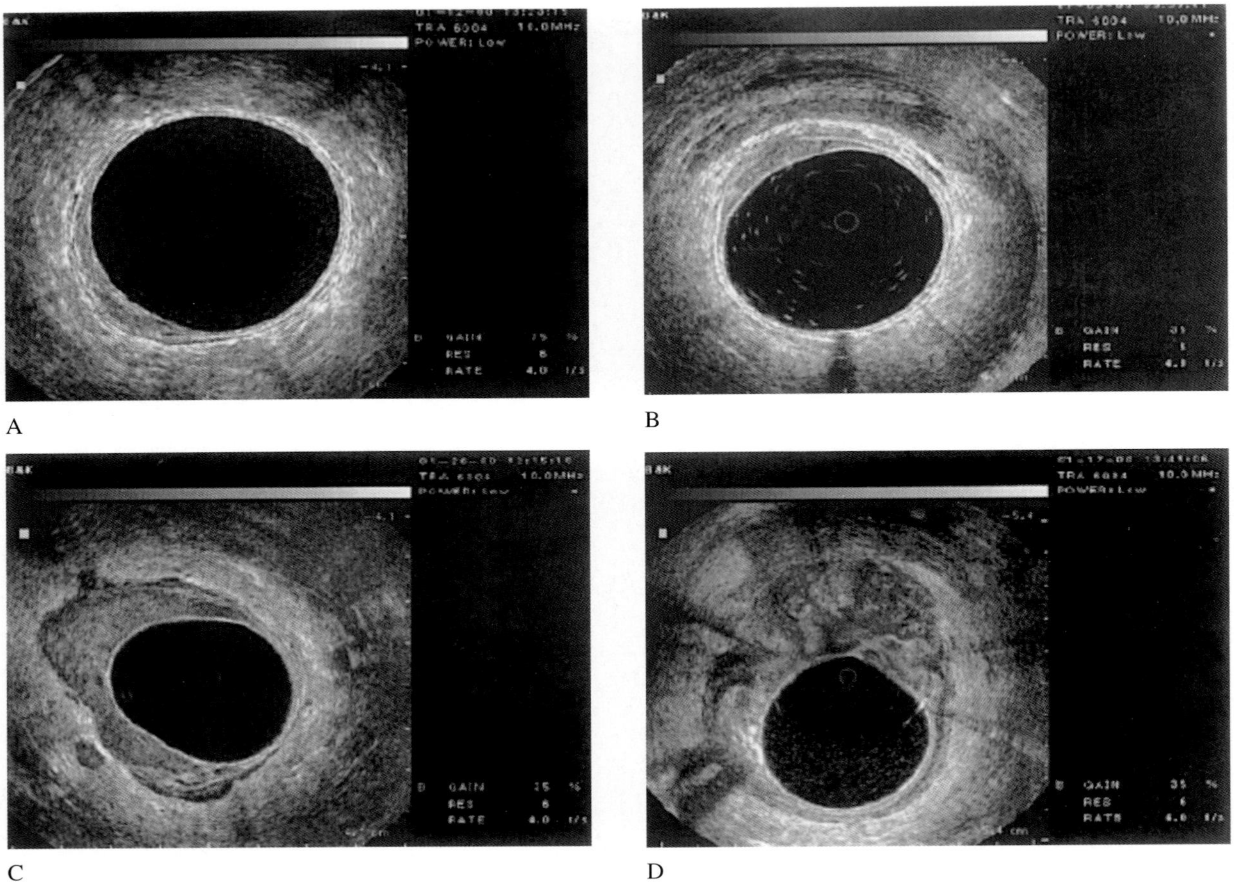

图 5-4 **直肠肿瘤侵犯的深度。A. 侵犯粘膜下层；B. 破坏肌层；C. 侵犯浆膜层；D. 侵犯周围组织。**

第五节 电子计算机断层扫描（computer tomography scaning，CT Scan）检查

由于直肠解剖位置特殊，被盆腔内组织固定而且蠕动较弱，使之成为消化道 CT 和磁共振 (magnetic resonance imaging, MRI) 检查最适合的器官之一。对直肠癌行 CT 和 MRI 检查的主要目的是了解癌肿对肠壁和肠壁以外的浸润程度，以及有无局部淋巴结或远处脏器转移。

一、CT 检查的注意事项

- 检查前要行肠道准备。
- 检查时最好经肛门注入对比剂。CT检查时注入气体和强化剂，MRI 检查时注入气体或水，这将有利于显示直肠壁增厚及腔内肿块。
- 患者宜取仰卧位。
- 应追问清楚患者是否有肛门直肠手术、盆腔放射、肛门直肠注射、慢性直肠炎病史，以免将炎性反应误认为肿瘤浸润扩散。

二、直肠癌的 CT 分期

根据 CT 检查结果，1997 年 Thoeni RF 提出了结直肠癌术前放射学分期的方法：Ⅰ期为直肠腔内息肉样肿物，肠壁无增厚；Ⅱ期为肠壁增厚 (大于0.5cm)，肿瘤未侵及周围组织；ⅢA 期肿瘤侵及周围组织但未达盆腔壁，ⅢB 期肿瘤扩展达盆壁；Ⅳ期有远处转移。应用以上放射学分期法，Thoeni报道CT术前分期的准确性为 97%。

三、CT 分期的临床适用范围

- 用于判断是否为早期直肠癌以及可否局部切除。对于已行局部切除手术者可以复查CT确定是否有局部复发。

- 用于判断是否为进展期直肠癌。如果出现肠外侵犯和 / 或淋巴结转移，则需行根治性手术。
- 用于判断是否为晚期直肠癌。如果出现远处转移，则只宜行姑息性切除。还可以帮助临床医师为晚期患者制定围手术期放疗方案，指导选择放射野和放射剂量。如果发现肝脏转移，可以为选择性肝动脉导管化疗栓塞指引方向。
- 能够帮助确定手术范围和方式。如果术前已经发现盆腔脏器 (如膀胱、前列腺、子宫等) 受侵犯，则需行联合盆腔脏器切除术；如果术前已发现提肛肌受侵犯，则宜行腹会阴联合切除术 (abdominalperineal resection, APR)。
- 能够对影像进行三维重建，可以显示直肠癌的冠状位和矢状位影像，还可以虚拟显示结肠镜 (virtual colonoscopy) 和灌肠造影结果，使临床医师能够更加形象、立体地了解癌肿的大小、形态、位置等。

第六节　CT 的结肠成像

CT的结肠成像 (Computed Tomographic Colography, CTC) 或称 CT 虚拟内窥镜 (computed tomographic virtual colonoscopy, CTVC) 是先进的计算机科学与现代医学影像学结合的一种无创性、虚拟现实的检查手段，它利用螺旋CT扫描，通过三维重建和虚拟现实技术，重建出肠腔的内表面立体图像，模拟从结肠内观察的三维图象，达到与纤维内窥镜基本相同的效果，从而辅助诊断结肠疾病 (图 5-5)。

该项技术的软硬件基础是采用扫描速度快、时间短、层厚为 1 ~ 3mm 的螺旋扫描 CT，数据存储容量大和数据处理速度快的计算机，以及内窥镜软件包。

目前对1233例无症状患者的研究表明，对无症状患者的筛查，CTC 与结肠镜相比的准确率相同。

一、CTC 的注意点

- 经肛门注入气体和造影剂能将密度差增大，更大的优点是能将结肠腔充分扩展开，对隆起性病变、凹陷性病变显示较好，便于更好地显示虚拟结肠镜视野。虚拟结肠镜适应证比较广泛。
- 对于肝炎、心功能衰竭、体力衰竭、年老体弱的患者均适应，可以作为此类患者结肠疾病的筛选手段。

二、CTC 的优点

- 它具有无创性、重复使用、动态病理分析、无检查死区等独特优点，具有广泛的应用前景。

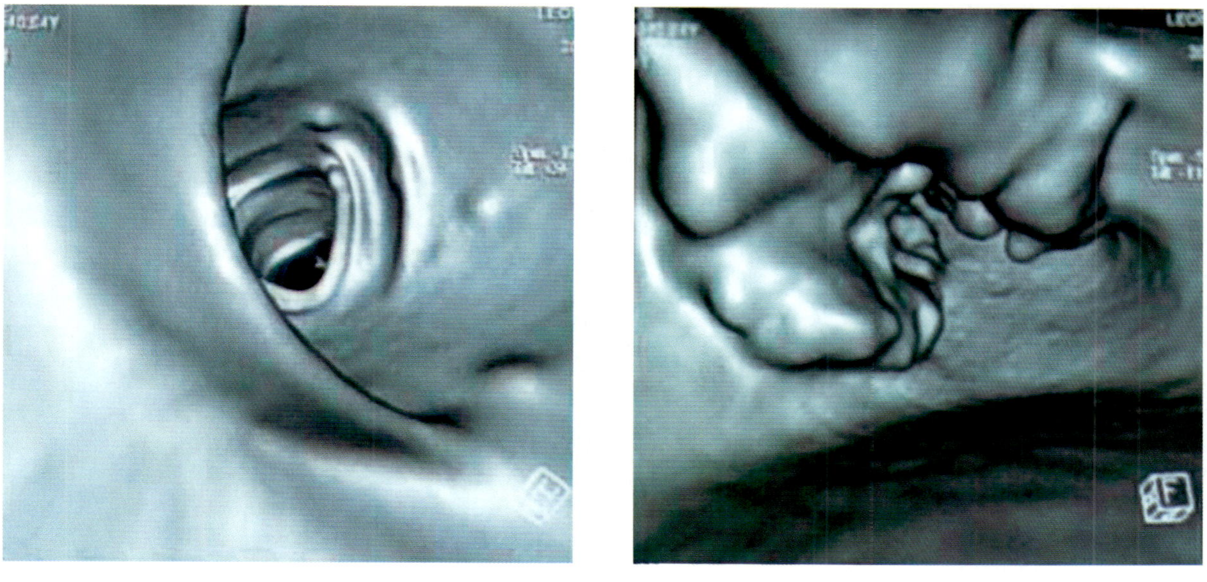

A　　B

图 5-5　虚拟结肠镜显示直肠癌。A. 正常直肠；B. 直肠癌

- 虚拟结肠镜可以让医生一边观察解剖结构一边逼真地操纵观察方向，还提供了光学内窥镜所不具备的如视向、视角、视野、转换、照明、测量等观察、控制和选择功能。
- 可以把虚拟影像与光学内窥镜图像及术后病理数据做比较，验证虚拟结肠镜的检查效果。
- 与光学结肠镜检查相比，虚拟结肠镜检查是非侵入性的，不会给患者带来不舒服感，也不会产生任何如肠穿孔、出血、感染等副作用。
- 此外，其他种类的虚拟内窥镜能够模拟检查光学内窥镜接触不到或不能检查的重要的器官如脑、椎管、内耳、胆管、胰管、大血管等，从而极大地降低了检查难度，减少了意外事故的发生。

三、CTC 的不足

目前的虚拟结肠镜可以显示出较大尺寸的异常结构(如息肉、癌肿、溃疡、狭窄等)，但是还不能有效地显示那些需要用组织的细微变化信息才能诊断出来的细微损伤(如炎症、浅表溃疡或隆起等)，因为CT扫描不到这些细微损伤信息。另外，虚拟结肠镜不能观察粘膜颜色的改变，不能显示炎性病变的充血水肿，因此虚拟结肠镜尚不能代替纤维结肠镜的检查。

第七节　MRI 检查

对直肠癌行 MRI 检查的主要目的同 CT 一样是了解癌肿对肠壁和肠壁以外的浸润程度，以及有无局部淋巴结或远处脏器转移。目前常用于直肠癌的MRI检查序列有 T1 型及 T2 型。直肠癌在 T1WI 上表现为等信号或稍高信号，T2WI上呈高信号，肠道周边脂肪在 T1WI 及 T2WI 均为明显高信号 (图 5-6)。故与 CT 扫描相比，T1型MRI在直肠周围脂肪组织和肿瘤之间有更好的对比度，T2型MRI对直肠肿瘤侵犯至骨骼、肌肉时有较好的分辨率。

多数学者认为MRI 判断肠壁受侵犯程度的能力和直肠内超声基本相当，均优于盆腔 CT。而 Heriot AG 等学者则认为 EUS 在此方面优于 CT 和 MRI；同时他们也指出，尽管直肠内超声能显示直肠壁的各层结构，但对邻近器官及淋巴结转移的观察不如 CT 和 MRI，而且 Hawes RH 指出有 7% ~ 27% 直肠狭窄的患者超声腔内探头难以进入肠腔，所以无法清晰显示肠壁结构。

目前MRI 对早期直肠癌的诊断与分期尚不满意，但随着其技术的不断发展，必将有进一步改善。众多的国内外学者运用多项新的MRI 技术或方法，以提高磁共振对直肠癌的分期能力，大多取得了较满意的结果。其中较多地使用直肠内线圈、抑制肠道蠕动的药

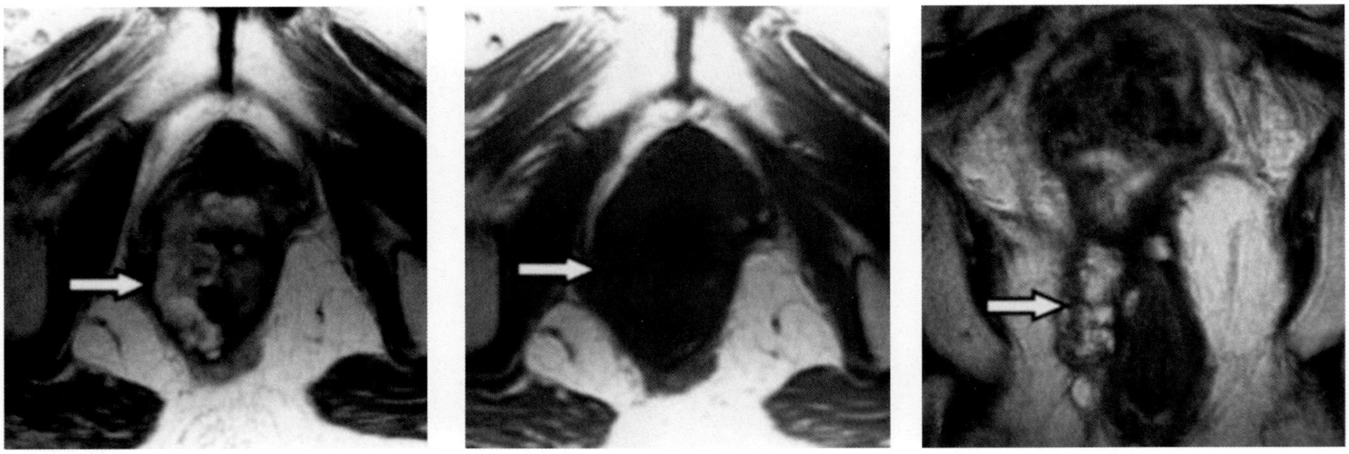

A　B　C

图 5-6　直肠癌的 MRI 扫描。**A.** T2 相横切面扫描示直肠周围高密度区域——肿瘤。**B.** T1 相横切面扫描示肿瘤与正常的直肠、肌组织密度近似。 **C.** T2 相冠状面扫描示肿瘤侵犯直肠周围脂肪组织。

物、新的造影剂、双对比造影动态增强扫描、MRI双表面线圈等技术等。目前MRI已经可以得到极高的空间分辨率，并可满意的显示直肠壁的三层解剖结构。

虽然昂贵的价格使MRI不能成为筛选直肠癌的首选方法，但由于其具有无创性、较高的软组织分辨率、多方位成像、扫描野大等特点，使其能显示肠壁病灶、邻近器官的浸润及淋巴结、肝脏转移；另一方面，较直肠指诊、B超、CT等检查方法，MRI对于判断骨盆壁是否受侵具有明显优越性，这使其成为对直肠癌术前诊断及分期的一种十分有效的手段，据此可以帮助判断直肠癌能否切除并且指导手术方式的选择。

第八节 实验室检查

一、大便常规检查及隐血试验

大便常规检查可以发现有否脓细胞，因为直肠癌肿瘤破溃后可能继发局部感染。大便隐血试验的目的是了解患者有否便血及便血程度，此法简单易行，可作为直肠癌初筛方法和直肠疾病的常规检查方法。对大便隐血试验阳性者，应进一步行钡灌肠和结肠镜检查。大便隐血试验阴性亦不能排除直肠癌的可能，若临床高度怀疑直肠癌者，应重复大便隐血检查，或进一步行钡灌肠、结肠镜检查。

二、肿瘤标志

目前临床检验中常用的直肠癌肿瘤标志主要有癌胚抗原(CEA)、糖链抗原CA242、CA19-9、CA50等，它们可以作为直肠癌的常规化验检查，用于诊断、复查及随访直肠癌手术后的患者，可以看作是手术后判断是否有癌残留或复发的手段之一。

上述肿瘤标记都是糖类抗原，均属Lewis血型相关抗原，存在于细胞表面，在细胞的信息传递、生长、分化中发挥重要作用。细胞恶变时，细胞表面的糖类结构发生改变，此类抗原从细胞上释放出来导致其血清浓度升高，因此这些糖类抗原可以作为肿瘤标记物，用于肿瘤的诊断、预后和疗效观察、复发监测等。人群中约5%～10%缺少Lewis血型相关抗原的基因，这也许是有些结直肠癌患者的上述肿瘤标记物水平不高的原因。

(一) CEA

2004年美国结直肠外科医师协会(American Society Colorectal Surgeons, ASCRS)公布的结肠癌诊断指南中明确指出血清CEA的检测可作为术前常规检测指标并作为术后随访的检查指标。

CEA是一种大分子糖蛋白，最初认为它是大肠癌的特异性抗原，现在发现其广泛存在于内胚层组织发生的恶性肿瘤中。CEA是目前被广泛认可并广泛应用的一种肿瘤标记物，其用于结直肠癌诊断时的敏感性和特异性分别约为46%和79%，在直肠癌中的临床应用具体如下：

1. 诊断直肠癌

阳性率为50%～60%，远处转移者的阳性率约为80%，但阴性者亦不能完全排除直肠癌，应行其他项目进一步检查。CEA对于直肠癌诊断的特异性不高，多种内胚层组织发生的恶性肿瘤(如肺癌、乳腺癌、胃癌、胆管癌、胰腺癌等)的CEA水平可以升高。早期直肠癌其CEA水平可在正常范围内，故CEA不是发现早期直肠癌的可靠依据。

2. 判断预后

直肠癌患者术前CEA升高，肿瘤根治者CEA可降至正常，肿瘤复发CEA可再次升高。CEA升高可以较临床症状早出现2～12个月，因而CEA可以作为肿瘤术后复发的标志，如术后CEA升高则应进一步检查以期尽早发现肿瘤复发并尽早治疗。也有少数直肠癌患者术后复发而CEA并不升高。

3. 观察疗效

经手术、放疗、化疗后，CEA下降提示治疗有效。CEA不降或持续升高则表示病情未控制。一般于术后6周内CEA降至正常，切除不完全则轻度下降，不能恢复正常。

4. 随访和监测复发

一般术后6周复查CEA，3年内每3～4个月复查一次，3～5年间每6个月复查一次，5年后每年复查一次。

(二) CA242

CA242是一种唾液酸化鞘脂类消化道肿瘤相关抗原，消化道恶性肿瘤患者血清中常出现CA242升高。

相对于其他恶性肿瘤，CA242对胰腺癌和结肠癌具有较高特异性和敏感性。有报道称CA242用于结直肠癌诊断时的敏感性和特异性分别约为52%和80%，其诊断价值优于其他三种肿瘤标记物。而且血清CA242水平与结直肠癌Dukes分期呈正相关。

但血清CA242检测并非结直肠癌患者的特异性诊断标志，仅可作为较有价值的结直肠癌诊断辅助指标。CA242在判断结直肠癌的预后方面同样发挥重要作用，在临床发现结直肠癌复发或转移前6个月CA242就可以升高，因此目前CA242同CEA被广泛应用于结直肠癌的术前诊断、术后复查和随访。但在早期直肠癌中，CA242较CEA敏感性高。在临床晚期病例中，CEA和CA242的阳性表达率明显升高，尤其是合并肝转移者。

(三) CA19-9

CA19-9是一种低聚糖类肿瘤相关抗原，在多种腺癌中高表达，用于结直肠癌诊断时的敏感性和特异性分别约为35%和76%。

(四) CA50

CA50是一种以唾液酸脂和唾液酸蛋白为主的糖脂蛋白，是一种非特异性的广谱肿瘤相关抗原。它对结直肠癌诊断的敏感性和特异性分别约为37%和78%。

目前尚未发现高敏感性和特异性的结直肠癌肿瘤标记物，但上述标记物联合检测可以弥补各单项检测的不足，提高检测的敏感性和特异性，降低漏诊率和提高正确率。利用肿瘤标记物的联合检测，再结合经直肠超声、钡灌肠、结肠镜等影像学检查，可以提高早期直肠癌的检出率。

（北京大学第三医院普通外科　傅卫　姚宏伟）

第六章　直肠癌的影像诊断

直肠癌的影像诊断包括发现诊断、定位诊断、定性诊断、疾病进展程度诊断和预后诊断等诸多方面。然而，任何一种影像检查方法都有其自身的优势和不足，因此没有哪种方法可以对直肠癌各个方面的诊断均做出满意的回答。这就要求医师必须了解各种影像检查方法的特点和优势，从而合理的综合运用各种影像检查手段。

一、直肠癌影像检查方法

理想的影像学检查方法应当是准确、方便、价格适中且安全、操作简便和患者易于接受的方法。用于显示和诊断直肠癌的方法包括钡灌肠和内镜；CT、内镜超声和 MRI 主要用于肿瘤的分期。

(一) 钡灌肠

钡灌肠是一被广泛应用于临床的传统消化道影像学检查方法。经过多年的发展，已经成为比较完善、独立的常规影像检查手段。尤其是双对比造影可以清晰的显示肠管粘膜面的改变，全面观察肠管的纶廓结构及病变的形态，对于一些微细结构的观察比较理想。

钡灌肠经常被用于结直肠息肉和结直肠癌的检出，当肠道准备良好时，钡灌肠对结直肠癌的检出率接近100%；文献报导的显示率在70% ~ 100%之间。对于直径大于 1cm 的息肉钡灌肠的检出敏感性为50% ~ 85%，但钡灌肠对于小于 1cm 的小息肉的显示较为困难，接近75%可能被遗漏。钡灌肠对于病灶的定位较结肠镜更准确，而这对于肿瘤的外科手术切除非常重要。

钡灌肠要比结肠镜更安全和低廉。在一项研究中指出钡灌肠和乙状结肠镜的性价比最高，而结肠镜的性价比最低。

由于粪便的存在是出现假阳性和假阴性结果最常见的原因，所以良好的肠道准备是准确显示结直肠病变的决定性因素。

1. 单对比造影

选择何种类型的钡灌肠方法取决于患者的状态。当怀疑有肠梗阻时可不行肠道准备直接行钡灌肠检查。重度肠梗阻时，不应试图使钡剂通过梗阻部位去显示梗阻近端的状况。对于完全性肠梗阻的患者，水溶性对比剂要比钡剂更可取，因为这样不需要等钡剂排出后才能够进行结肠镜活检。应用放射学方法和结肠镜来评价肿瘤切除术后患者的剩余肠管情况是非常必要的。

清洁肠道对于钡灌肠检查至关重要。单对比造影时，应当应用稀钡混悬液 (浓度为 15% ~ 20%)，同时应用高千伏 (120 ~ 140KVp) 摄影。注射胰高血糖素可以减少肠管的痉挛和提高患者的忍受力。

由于在单对比造影时，重叠的肠管要比双对比造影时更难观察和评价，所以单对比造影检查时压迫像对于肿瘤及其形态的显示非常重要。有时如果钡剂的流入速度控制不好，钡剂可能会返流入小肠，造成乙状结肠或部分结肠显示不清。

2. 双对比造影

双对比造影技术更为复杂，它依靠肠管内钡剂流动和空气衬托而形成一层涂抹于肠管粘膜面的均一、菲薄的钡剂来显示肠管粘膜的形态和细节。钡剂应为高粘稠性、中等浓度的混悬液 (浓度为80% ~ 100%)。双对比技术要求改变患者的体位，使钡剂充分涂抹肠管粘膜。同单对比技术一样，也需要应用胰高血糖素等药物缓解肠管的痉挛。压迫像同样可以提高显像能力，但要小于在单对比造影中的作用。对于双对比造影影像的观察理解错误是造成癌肿遗漏的主要原因，因此放射科及临床医生应努力培养对病变双对比造影征象的识别能力。

3. 方法的选择

钡灌肠检查包括单对比造影和双对比造影两种技术。双对比技术对于息肉的检出更敏感，是大肠的最佳放射学检查方法。但是，在选择应用何种检查方法时，放射科医生应当考虑到双对比技术要求患者具有更强的配合能力和可能忍受更大的痛苦。对于在检查床上翻转身体困难的虚弱患者及怀疑肠梗阻的患者，应当选择单对比造影。单对比造影技术和双对比造影技术并非相互矛盾，对于双对比造影检查失败不能够充分评价近段结、直肠，以及在肠管持续痉挛时，可以采用单对比造影。对于这两种技术，充分的肠道准备对于检查的必要性毋庸置疑，残留的粪便将会对病变的检出和鉴别带来极大的不便。

(二) 计算机断层成像 (CT)

与结肠镜和钡灌肠不同的是，CT的重要价值在于判定癌肿是否穿透肠壁、邻近器官的受侵、并发症的有无、淋巴结和远隔转移等，为选择合理的治疗方案提供依据。

由于常规 CT 不做肠道准备和不经肛门注入气体扩张肠管，肠腔得不到充分扩张，不能充分有效显示息肉和原发肿瘤。此外，粪便和塌陷的肠壁可被误认为肿瘤。所以传统的盆腔CT无法有效、准确地显示直肠癌。随着螺旋CT尤其是多层螺旋CT的应用，在一次屏气下可得到数百层的图像和容积数据，从而重建出 CT 仿真结肠镜等三维图像和具有与轴位图像相同或近似分辨率的二维MPR (多平面重建) 图像和曲面图像。对肿瘤范围的判定和大体形态的显示均有一定的帮助，克服了常规 CT 的一些不足。

(三) 磁共振成像 (MRI)

不用磁共振显示直肠癌的原因同CT检查相似。但是MRI经常被用来评价有无远隔转移和直肠肿瘤的分期。磁共振仿真结直肠镜是一有广阔发展前景的技术，其应用的原则同 CT 仿真结直肠镜。

结、直肠癌的MRI扫描主要应用相控阵线圈或直肠腔内线圈。扫描序列主要有T1、T2、小角度快速成像扫描等序列，并常规进行增强检查。快速扫描技术和顺磁性物质的应用对于MRI正确诊断提供了有利的帮助。

MRI 可以显示直肠正常肠壁的分层现象。在经直肠线圈图像中，正常肠壁表现为T1加权图像：最内层较高信号为线圈与直肠壁之间的粘液；粘膜层与粘膜肌层表现为低信号；中间的较高信号为粘膜下层；其外的较低信号为固有肌层；最外层的信号较高，为直肠周围的脂肪和小血管。T2加权图像为：线圈与直肠壁之间的粘液和粘膜下层表现为两层较高信号；固有肌层表现为较低信号；直肠周围脂肪表现为较高信号。应用相控阵线圈所得MRI直肠图象的分层改变较经直肠腔内线圈要少，但更有利于直肠周围结构的观察，对判定周围结构受侵的帮助更大。

二、直肠癌的影像诊断

(一) 直肠癌的钡灌肠诊断

1. 进行期直肠癌

(1) Borrmann Ⅰ型：癌肿表现为突向肠腔内的境界清楚的大肿块影，表面呈菜花状，有时可伴有轻微的凹陷。基底部与周围肠壁分界清楚，无周围浸润的征象 (图 6-1)。

(2) Borrmann Ⅱ型：Borrmann Ⅱ型癌约占进行期直肠癌的3/4，X线上表现为伴有周围境界清楚环堤的溃疡型肿物 (图6-2)，隆起中央的火山口状溃疡的存在是与 Borrmann Ⅰ型癌鉴别的关键。

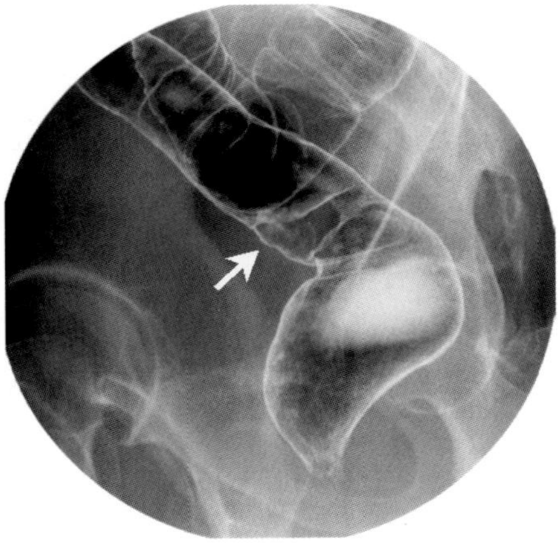

图6-1 直肠癌 Borrmann Ⅰ型。钡灌肠示直肠上段隆起性病灶 (箭头)，与正常肠壁交界清晰，病灶表面不光滑。在充盈像上肿块表现为轮廓凹凸不平的充盈缺损。双对比像能更好地显示出菜花状的肿瘤表面形态，并且能充分地观察到肿块与周围粘膜的关系。

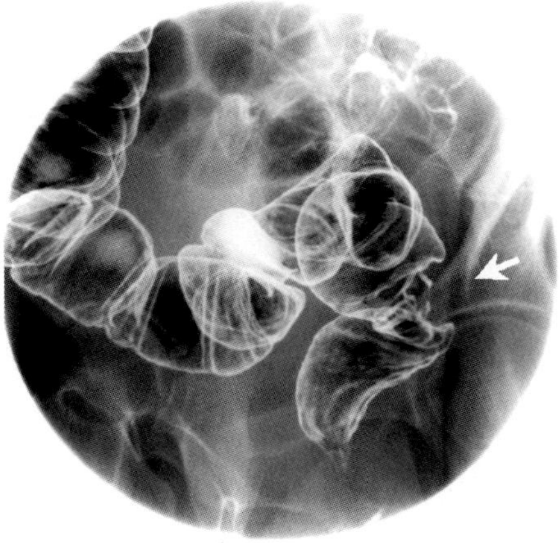

图6-2 直肠癌 Borrmann Ⅱ型。钡灌肠示直肠中段溃疡性病灶 (箭头)，与正常肠壁分界清楚。

由于直肠的管腔不像胃腔那样宽大，不易获得如胃癌那样的中心存在钡液的“半月综合征”的影像。因此，在双重造影时应尽可能利用钡剂在肠管内流动的钡层来显示环堤与钡龛，选择不同的体位来获得最佳的影像学征象。

(3) BorrmannⅢ型：病灶的边缘不甚锐利，环堤较为低矮部分环堤出现破溃，溃疡的边缘亦可见向周边破溃而不完整(图6-3)，肿瘤的周围常伴有粘膜的粗大结节和巨大皱襞，表现为粘膜皱襞的集中和类似粘膜下肿瘤的所见。本型更易于向肠壁外生长。

(4) BorrmannⅣ型：值得注意的是，直肠BorrmannⅣ型癌较少见。因此，在X线诊断上应注意与其他疾病，如溃疡性结肠炎、肠结核、克隆氏病、恶性淋巴瘤、转移癌等进行鉴别。

BorrmannⅣ型癌常表现为范围较长的管腔狭窄，由于癌肿沿粘膜下层及其深层弥漫性浸润，不形成明显的环堤或溃疡，肿瘤与正常肠管间的分界不明显(图6-4)。病变区的肠壁僵硬，粘膜表面可见粗大的皱襞和结节状隆起，可伴有糜烂所形成的小浅钡斑。

2. 早期癌

(1) Ip型：是早期直肠癌中最为多见的类型，病变都有明显的蒂(图6-5)。其大小多在10～30mm，病理学上常是腺瘤内癌，由于这一病理学特点，X线和内镜对其良、恶性鉴别都存在很大的困难，其最终诊断常有赖于切除标本的病理学检查。一般情况下，蒂的存在是否定进展期癌的重要指征。

(2) Is型：表现为境界清楚的较明显的突向腔内的隆起，广基，肿瘤表面呈分叶状、结节状，边缘多不整齐(图6-6)。

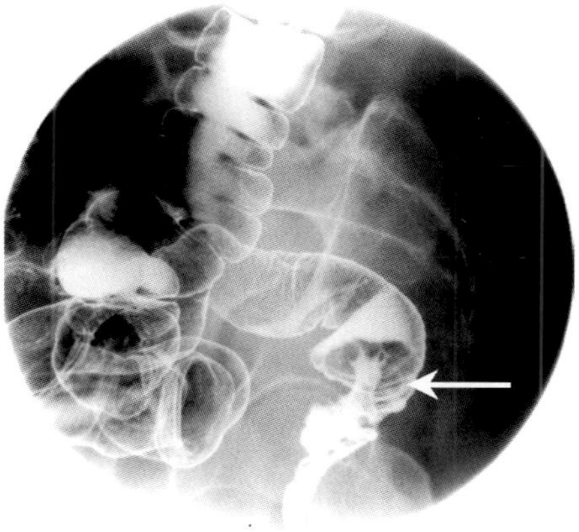

图6-3　直肠癌BorrmannⅢ型。钡灌肠示直肠中段溃疡性病灶(箭头)，肛侧与正常肠壁分界不清，环堤破溃。

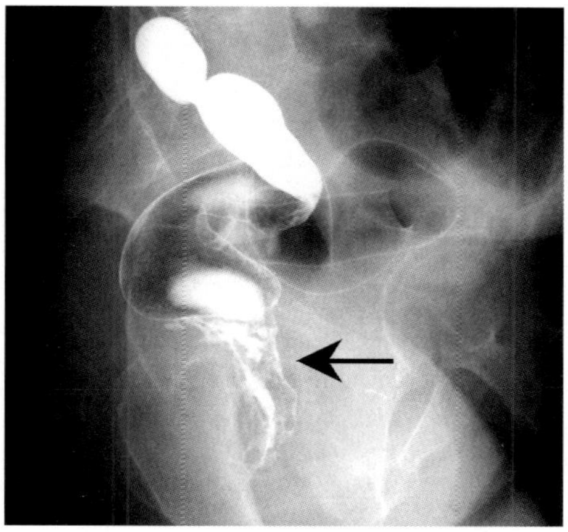

图6-4　直肠癌BorrmannⅣ型。钡灌肠示直肠中段肠腔明显狭窄(箭头)，粘膜破坏，无明显的环堤和溃疡形成。

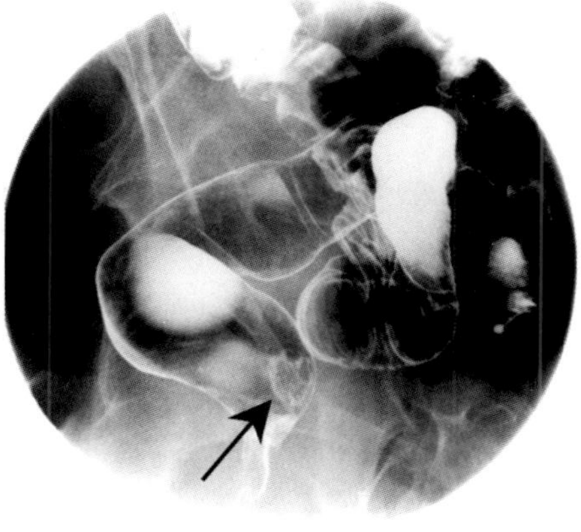

图6-5　直肠早期癌。钡灌肠示直肠中上段一带蒂息肉(箭头)，表面不光滑，病理证实为腺瘤内癌。

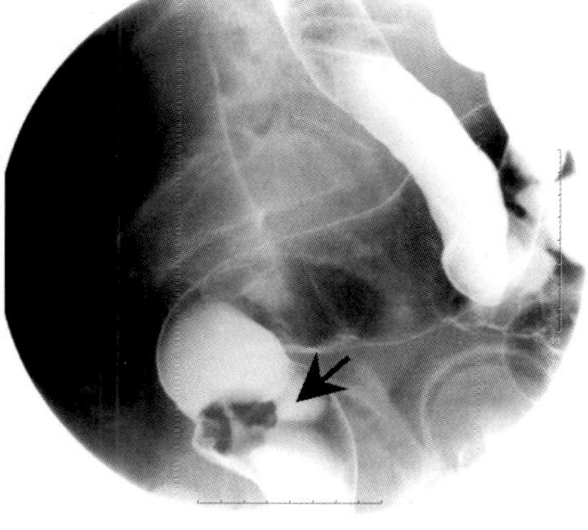

图6-6　直肠早期癌。钡灌肠示直肠内一境界清楚、广基隆起型肿块，肿瘤表面呈分叶状、边缘多不整齐(箭头)。

(3) Ⅱa型：为扁平的隆起，隆起的高度较低、大小多为6～20mm，边界较为清晰，表面不甚光滑(图6-7)。

(4) Ⅱa＋Ⅱc 型：为Ⅱ a 型早癌的隆起中央出现凹陷者，利用钡层的流动显示病灶中心的凹陷非常重要(图 6-8)，本型癌多已有粘膜下层的浸润。

(5) Ⅱc 型：非常少见，多发生在慢性炎症性病变等的基础上。

(二) 直肠癌的 CT 和 MRI 诊断

直肠癌的基本 CT 和 MRI 征象有肠壁增厚、腔内肿块、肠腔狭窄、肠壁的异常强化 (图 6-9)。

直肠癌在 MRI 的 T1WI 图像中表现为低信号，T2WI图像中表现为高信号 (图6-10，11)。由于MRI可以显示肠壁的分层改变，直肠癌可显示为肠壁局限增厚，局部分层结构消失。

早期结、直肠癌的 CT 和 MRI 表现常常类似于腺瘤性息肉，当 CT 或 MRI 显示有肠壁的局限性增厚并伴有强化时，对于诊断有重要意义。

Borrmann Ⅰ 型癌表现为伴有肠壁增厚的肠腔内大的广基偏心性分叶状肿块。直肠溃疡型癌 (Borrmann Ⅱ,Ⅲ型) 常常表现为环形或半环形肠壁的增厚，伴有肠腔的不规则狭窄。Borrmann Ⅳ型癌表现为肠壁弥漫均匀性增厚、僵硬。

由于结肠周围有较为丰富的脂肪组织，因此CT和MRI 更易于对浆膜是否受侵做出判定。CT 和 MRI 对于临近器官是否受侵同样具有较高的应用价值。通常应用癌肿与邻近器官间脂肪间隙的消失作为判定受侵的标准，但应当注意参考上下层面脂肪间隙的情况。

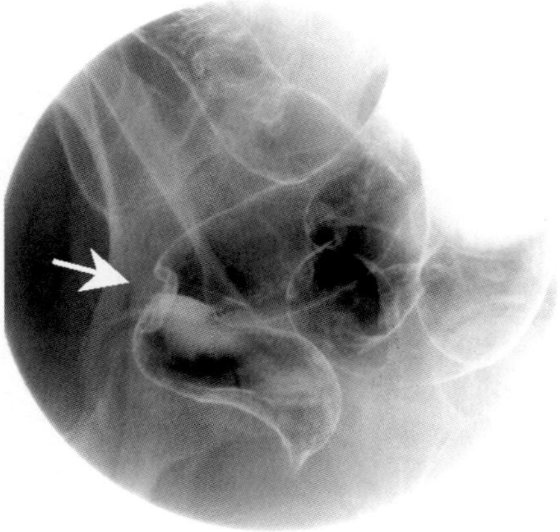

图6-7 直肠早期癌。钡灌肠示直肠内一境界清楚、扁平隆起，表面不光滑 (箭头)。

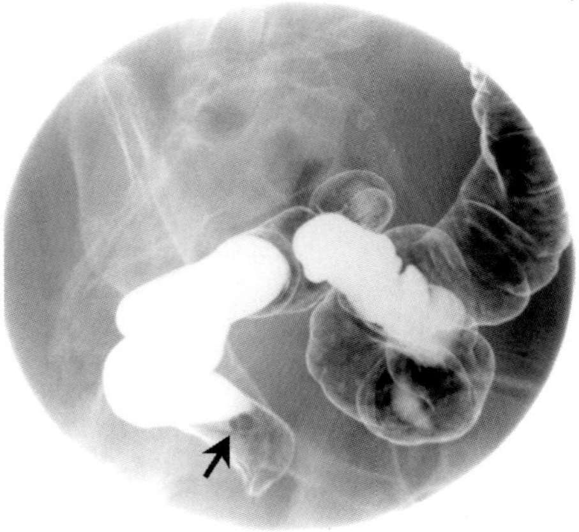

图6-8 直肠早期癌。钡灌肠示直肠中段山田 Ⅱ 隆起性病灶，病灶中央可见点状钡斑。病理为直肠腺癌。

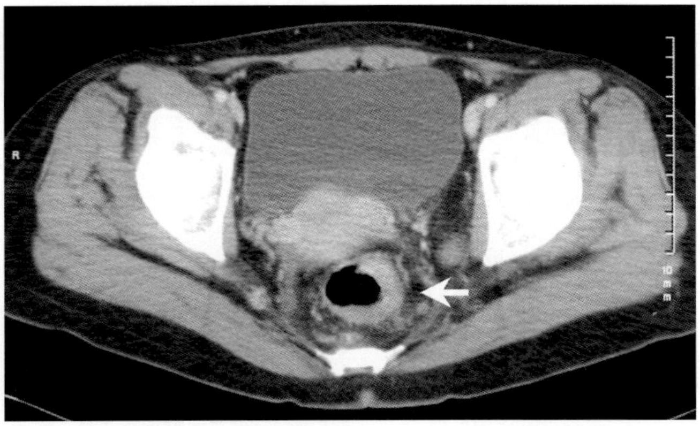

图 6-9 直肠癌。CT 增强扫描示直肠左侧壁明显增厚 (箭头)，累及近 3/4 肠周，与正常肠壁分界清晰。

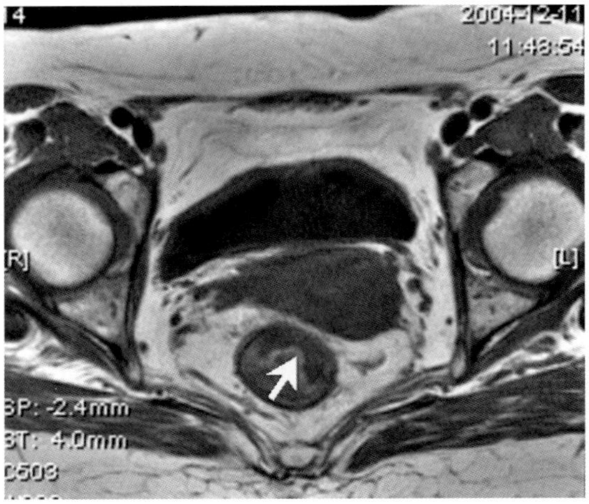

图 6-10 直肠癌 MR-T1 图像。直肠癌在 T1WI 图像中表现为低信号。

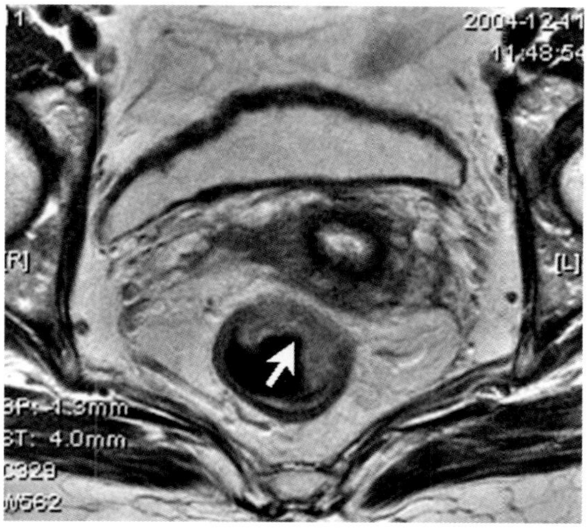

图 6-11　**直肠癌 MR-T2 图像。直肠左前壁溃疡性病灶 (箭头)，T1 图像为低信号，T2 图像为高信号。**

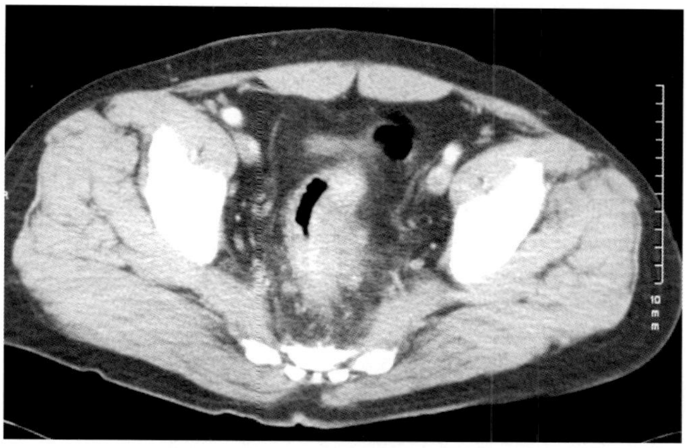

图6-12　**直肠癌。CT增强扫描见直肠上段左侧壁明显增厚，浆膜面毛糙，伴有索条状影 (箭头)，表明肿瘤穿透浆膜。**

当输尿管受侵时，可发现受累部位上方的输尿管扩张。

CT和MRI还可显示直肠癌所形成的穿孔、盆腔脓肿、梗阻和窦道。

三、直肠癌的分期

(一) 局部分期 (T 分期)

目前最常用于直肠癌局部分期的方法有腔镜超声和 MRI。CT 对肿瘤浸润程度判定的准确性较低。

1. 计算机断层成像 (CT)

正常扩张的直肠壁厚度小于 3 ~ 5mm。直肠癌表现为孤立的肿块伴有局部或周围肠壁增厚。局部肠壁增厚不是特异性的，在癌肿、感染、炎症或缺血情况下均可产生。CT不能够显示肠壁的分层结构，不能够正确区分 T_1 和 T_2 期，对于 T_2 期和较早的 T_3 期的区分也有一定的困难。在CT图像上，肿瘤外侵表现为直肠外壁不规则或直肠周围脂肪组织内的线状软组织密度影 (图 6-12)。肠管临近肌肉组织的受侵表现为正常脂肪间隙的消失和局部肌肉组织的增大。与其相似，临近器官的受侵也可导致周围脂肪间隙的消失，同时可伴有临近组织器官的局部增厚或异常强化。快速薄层CT扫描可以提高这些异常改变的显示率。膀胱和输尿管受累可导致肾盂积液。骨转移表现骨皮质破坏及其周围伴有肿块。

尽管早期的研究表明 CT 在局部分期中具有较高的准确性，范围为 79% ~ 94%，但近期研究显示 CT 在局部分期的准确性仅为52% ~ 74%。最近一项研究对 1980 至 1998 年 78 篇文献的 4 897 个直肠癌病例进行 Meta 分析显示 CT 对于直肠癌 T 分期的准确性为 73%。

2. 磁共振成像 (MRI)

直肠内线圈的应用提高了MRI图像分辨率，使得肠壁分层这样的细节结构得以清晰显示，从而使肿瘤 T 分期的准确性提高至 71% ~ 91%。近似于内镜超声的准确性。对于中晚期较大的直肠癌，超声腔内探头和MRI直肠内线圈有时不能通过，因此超声和MRI不能够准确评估肿瘤的局部分期。文献报导对于肿瘤较大和 / 或有管腔狭窄的患者，MRI 检查失败者可高达 40%。MRI 应用体部相控阵线圈同样可以获得高信噪比、高分辨率的直肠及其周围组织的图像，同时可采用较直肠内线圈更大的视野，从而更有利于进展期直肠癌的 T 分期。但是早期的应用相控阵线圈分期研究准确性仅为 55% ~ 65%，与应用体部线圈甚至 CT 相比并无优势。其原因主要是因为早期的相控阵线圈获得的图像分辨率较低。近来应用新的相控阵线圈获得高分辨率图像，使得 T 分期准确性有所提高，可达到 65% ~ 86%，但是较期盼的结果还有差距。影响应用相控阵线圈分期准确性的主要问题是 T_2 和 T_3 期的鉴别，由于一些炎症、感染和血管病变都可以造成肠壁及其周围结构产生类似肿瘤浸润的征象，从而导致过分期。肿瘤周围的纤维增生和炎症改变是限制MRI和内镜超声分期特异性的主要因素，因此过分期是直肠癌影像局部分期所面临的常见问题。

T_1 期表现为粘膜和粘膜下层的增厚，但固有肌层完整，T1加权图像成不均匀强化。对于确定固有肌层是否完整主要用小角度快速成像和快速自旋回波T2图像。

T_2 期的诊断标准是肿瘤组织进入但未穿过固有肌层，在T2图像中表现为一低信号带包绕的高信号团块影 (图 6-13)。剩余完整的固有肌层在 T1 图像中不强化。肿瘤组织的明显强化是诊断T_2期的重要指标。对于固有肌层与直肠周围脂肪分界是否清晰，主要用小角度快速成像和快速自旋回波 T2 图像。

T_3 期直肠癌表现为固有肌层的彻底破坏和固有肌层与直肠周围脂肪组织分界不清，MRI 图像中病变的范围超过了整个直肠壁 (图 6-14)。

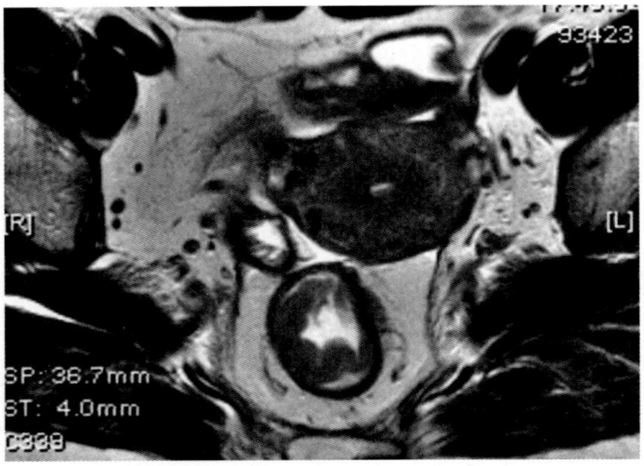

图 6-13　直肠癌 (T_2 期)。MR-T2 图像显示直肠右后壁溃疡性肿物，呈稍高信号，外周低信号带完整，表明肿瘤未穿透固有肌层。

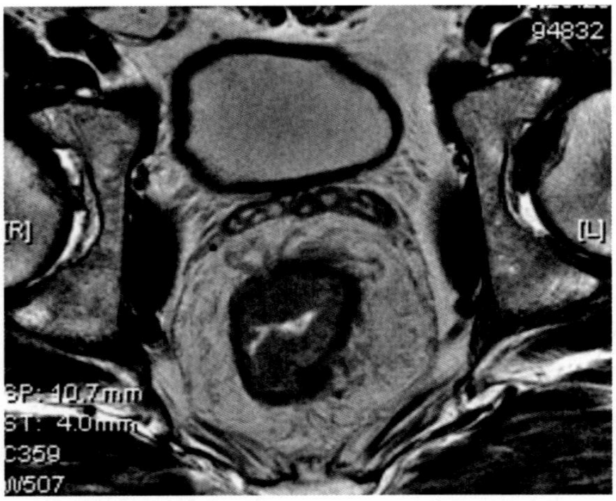

图 6-14　直肠癌 (T_3 期)。MR-T2 图像显示直肠肠壁明显增厚，累及直肠全周，呈高信号，外周低信号带部分破溃，伴有索条状影，表明肿瘤穿透肌层。

T_4 期直肠癌表现为侵犯周围临近组织。

(二) 淋巴结转移 (N 分期)

1. 计算机断层成像 (CT)

在CT图像上，淋巴结表现为直肠周围脂肪组织内的圆形或椭圆形结构 (图 6-15)。淋巴结必须同一些垂直通过扫描平面的圆形血管结构相鉴别。应用增强扫描对于鉴别淋巴结和血管有一定帮助，淋巴结的强化程度要低于血管的强化程度。早期研究显示CT发现淋巴结转移的准确性在 57% ~ 72%。Chiesura-Corona M 等研究应用薄层 CT 扫描 (层厚 3 ~ 5mm)，以肠周淋巴结直径大于 5mm 作为淋巴结转移的诊断标准，诊断准确性可达79.2%，敏感性和阴性预测值分别达到 88.5% 和 86.5%。

2. 磁共振成像 (MRI)

早期研究应用淋巴结的大小来判定淋巴结的转移，直肠周围的淋巴结如果超过 5mm 应当被认为增大。在MRI图像上，淋巴结表现为直肠周围脂肪组织内的圆形或椭圆形结 (图 6-16)。MRI 判定淋巴结转移的准确性在23% ~ 95%，大多数文献报导在50% ~ 70% 之间。

虽然淋巴结的大小作为判定淋巴结是否转移标准的特异性较差，但是淋巴结的大小仍是一个比较客观的可以测量的指标。对于淋巴结增大没有一致的标准，被应用的标准有：任何可以观察到的淋巴结，淋巴结大于 3mm，淋巴结大于等于 5mm，淋巴结大于 8mm 和淋巴结大于 1cm。但是测量的是长径还是短

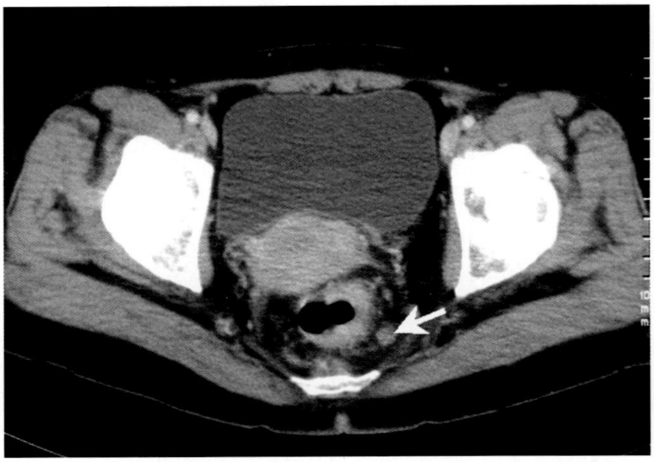

图 6-15　直肠癌淋巴结转移。CT 增强扫描见肠周增大淋巴结 (箭头)，术后病理证实为转移淋巴结。

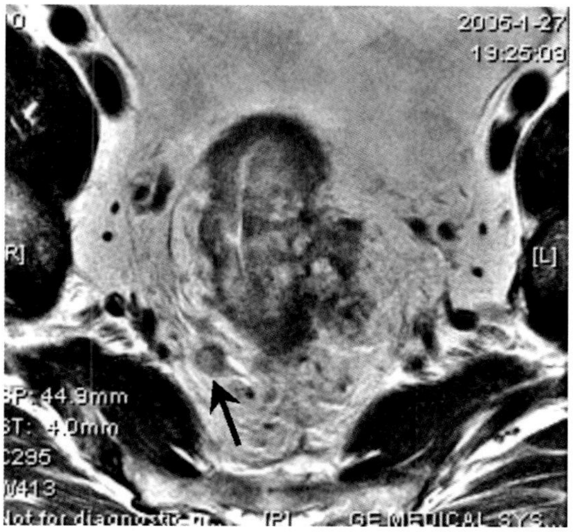

图6-16　直肠癌淋巴结转移。MR-T2图像见肠周圆形增大淋巴结（箭头），术后病理证实为转移淋巴结。

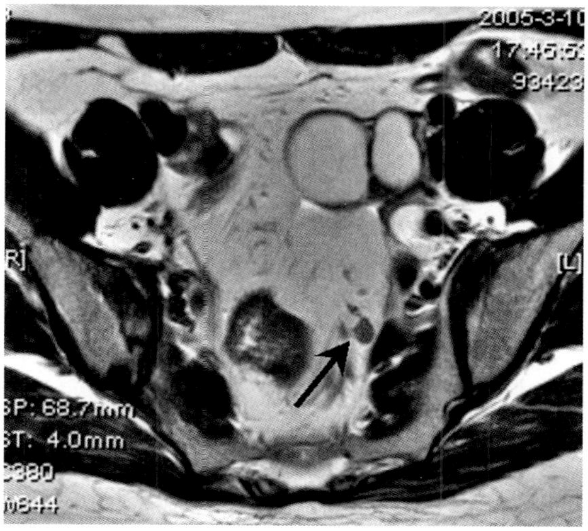

图6-17　直肠癌淋巴结转移。MR-T2图像显示直肠左侧肠旁淋巴结肿大，内部信号不均，边缘形态不规则（箭头），术后病理证实为转移淋巴结。

径，大多文献没有明确说明，应用淋巴结大小判定淋巴结转移的准确性范围在 43% ~ 85%。

近期Brown G等的一组研究结果显示小于3mm淋巴结MRI图像显示较为困难，但其转移可能性亦非常低 (2/102)，对于大于3mm的淋巴结，正常或反应性增生的淋巴结的大小与转移淋巴结的大小无明显差异，因此 Brown G 认为应用淋巴结大小来评价有无转移的效果是较差的。如果淋巴结的边缘不规则或内部为混杂信号则应怀疑转移的可能，其敏感性为 85%，特异性为 97%。Kim JH 研究结果认为在 MRI 图像中观察不到的淋巴结可认为无转移或转移机率很小，随着淋巴结增大转移的机率也增加，淋巴结大于4mm转移机率明显增加，大于8mm的淋巴结仅见于有淋巴结转移的患者。除了大小外，如果淋巴结出现边缘模糊或呈针芒状，以及淋巴结内部信号不均匀都强烈提示转移，都均有较高的特异性 (图 6-17)。所以应用淋巴结的大小结合淋巴结的形态和内部信号改变来判定淋巴结转移的特异性明显增高。Koh DM 应用磁共振造影剂USPIO (超顺磁性氧化铁) 增强扫描来判定淋巴结转移，T2 图像中非转移性淋巴结中央为均一低信号。

(三) 远处转移 (M 分期)

1. 计算机断层成像 (CT)

直肠癌肝脏转移在平扫图像中表现为低密度病灶 (图6-18)，有时在粘液腺癌转移可见钙化。转移病灶的强化模式依靠增强的不同时相而定。在肝动脉转移期，转移灶表现为周边强化的低密度灶。这种强化模式有别于血管瘤。血管瘤表现为周边的结节状强化。随着时间的延长，肝转移灶可以与正常肝脏组织等密度而无法识别。在延迟相转移灶重新变为低密度灶。通常在可切除肝段内病灶小于 5 个时，可以考虑手术切除，但是最少要保留 30% 的肝组织。如果要精确定位病灶所在亚段则可应用薄层 CT。

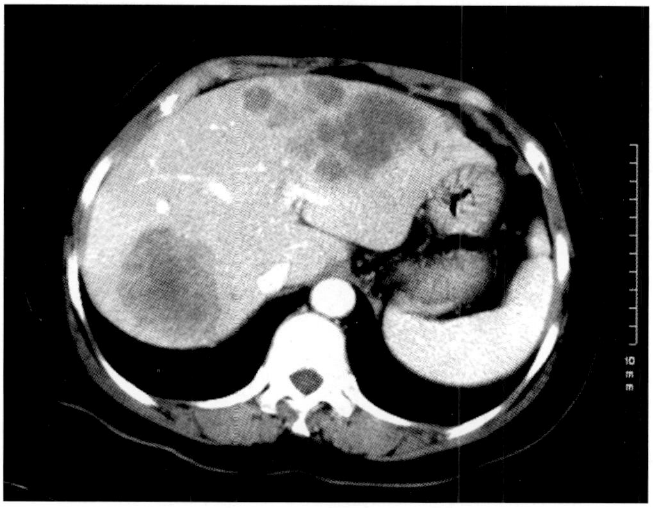

图6-18　直肠癌肝转移。肝脏内见多个大小不等转移灶，呈环状不均匀强化。

2. 磁共振成像 (MRI)

MRI 经常被用于显示和诊断肝脏转移病灶。术前影像检查所面临的问题主要是转移灶与良性病灶的鉴别 (如囊肿、血管瘤、局灶性结节增生、腺瘤和局灶性脂肪变性等)，在大多数情况下，如果病灶足够大 (> 1 或 1.5cm) MRI 可以准确诊断。

四、直肠癌局部复发的诊断

(一) 计算机断层成像 (CT)

CT 是最常用于判断直肠癌局部复发和远处转移的影像学检查方法。尽管 CT 可以很好的显示正常解剖结构，但有时对手术所致软组织影鉴别困难，甚至导致错误诊断；同时又由于直肠癌术后复发大部分发生在术后两年内，因此为尽早发现和鉴别复发，主张术后 6 ~ 8 周行 CT 扫描作为基准对照片，每 6 ~ 9 个月随访一次。

吻合口复发表现为吻合口处出现腔内结节影或肠壁环周增厚，肠腔偏心性狭窄，肠壁轮廓不规则，浆膜面毛糙，与基准片对比可与吻合口手术折叠造成的局部增厚鉴别。

骶前复发表现为骶前区不规则软组织肿块，密度不均匀，可见坏死区或高密度钙化灶，边缘模糊。周围器官如子宫、膀胱、前列腺、精囊等，可受压移位，相邻骨质较易受累。

术后复发应与炎性改变所致的纤维瘢痕组织相鉴别。瘢痕组织一般体积较小，呈新月形或较长的条索影，多不形成具体的肿块，在CT横断图像上上下层面的范围较前后的范围小，常呈薄片状。在直肠区瘢痕组织与骶、尾骨间常有一定的距离。增强扫描有助于鉴别诊断，纤维斑痕组织一般强化不明显，而肿瘤复发则强化显著。在动态观察中软组织团块的出现或与基准片比较体积明显增大时高度提示肿瘤复发。通常复发肿瘤的边缘轮廓模糊，但是术后纤维瘢痕组织的边缘在最初阶段也是模糊的，但随时间的延长可变得清晰锐利。术后两年内大约60% 的术后软组织肿块的体积缩小，40% 的软组织肿块体积保持不变。如果肿块体积增加应当被怀疑为肿瘤复发。对于鉴别困难的病例可在 CT 引导下穿刺活检。

CT诊断局部复发的早期报导有较高的敏感性，在 93% ~ 95%。近期报导敏感性有所降低，在69% ~ 88% 之间。

(二) 磁共振成像 (MRI)

MRI 中局部复发表现为原发肿瘤切除位置的肿块和淋巴结肿大。早期研究表明术后的纤维化在T1和T2图像中为低信号，如果肿瘤复发则在T2图像中表现为高信号，因此认为MRI鉴别纤维化和复发比CT优越。但是最近的研究表明MRI在区分肿瘤复发、纤维化和炎症方面的能力有限。一项研究采用T2序列鉴别早期纤维化 (术后 1 ~ 6 个月)、晚期纤维化 (超过 12 个月) 和肿瘤的复发，发现早期纤维化比晚期纤维化的信号要高。可能是由于血供较多、水肿、肉芽组织中出现发育不全的间充质细胞等原因。放疗和术后的炎症也可以使T2信号增高。肉芽组织内的液体增加和放疗导致的坏死都使得早期纤维化与肿瘤复发的鉴别较为困难。De lange EE 等研究指出 T2 信号的强弱不能用于病变的鉴别诊断问题。高信号可以出现在活的瘤体、肿瘤坏死组织、炎症和水肿组织。由于促结缔组织生成在良性和恶性过程包括结、直肠肿瘤都常出现，因此 T2 图像表现为低信号也不特异。同 CT 一样，只有当组织肿块在一段时间内体积明显增大时才强烈提示肿瘤复发。但是MRI能准确判定骶前肿物的范围，动态对比观察对于肿瘤复发的判定还是有价值的。MRI 诊断局部肿瘤复发的敏感性和准确率的范围在 80% ~ 88% 之间。

(北京大学临床肿瘤学院 北京肿瘤医院 张晓鹏 孙应实)

第七章　直肠癌超声检查

由于直肠位置较深，经腹体表超声检查难以清楚显示，所以病变漏诊率较高。自 20 世纪 80 年代初应用经直肠的腔内超声后，直肠病变检出率明显提高了，在国外该项技术已广泛应用于直肠及盆腔各种病变的诊断，目前我国在这方面也做了许多工作。腔内超声检查时，探头紧邻病灶，不受肥胖及肠腔气体干扰，可清楚显示肠壁层次结构及病变与盆腔脏器、大血管的相邻关系，有助于准确判断肿瘤的来源、大小、范围、浸润深度及周围肿大淋巴结，有利于进行术前肿瘤分期、术后随访及疗效评价。这是一项操作简便、无创伤、诊断灵敏、有较高实用价值的检查方法。

第一节　检查方法及正常直肠声像图

一、仪器

(一) 超声内镜

腔内超声探头直接固定于肠镜末端或经肠镜导入，多为机械扇形扫描，最大可达360度，便于显示肠管全周。探头较细，频率多为 7 ~ 12MHz，高频可达 12 ~ 20MHz，常配备水囊，不能应用于体表超声检查。

(二) 专用超声诊断仪

专用超声诊断仪不具备内镜功能，为超声科专用，采用单平面或双平面棒式腔内探头，经直肠及阴道扫查，探头较超声内镜粗。探头频率 5 ~ 12MHz，探头频率较低时需配备水囊；腔内探头能插入深度 8 ~ 12cm，显示部位及范围与探头的扫查方式有关。腔内探头主要分为以下三类 (图 7-1)：

1. 经直肠及阴道双平面探头 (图 7-1A)

探头晶片分别位于探头顶端及侧面，顶端的探头视野广、扫查范围大，适合观察直肠中上段，尤其是观察肿瘤与子宫、膀胱、前列腺等周围脏器的关系；侧面探头适合观察直肠中下段，采用纵横切面相结合利于观察肿瘤浸润深度及肠周有无肿大淋巴结。目前该类型探头应用最广。

2. 经直肠单平面或双平面宽视野探头 (图 7-1B)

探头晶片位于探头侧面，用于直肠中下段及前列腺检查，该类型探头扫查范围有限，难以显示较高部位的直肠病变，现已较少单独应用。

3. 经阴道及直肠单平面探头 (图 7-1C)

探头晶片位于探头顶端，扫查角度大，可达 150 度，多用于妇科检查，也可用于扫查直肠。

二、检查方法

- 检查前1天口服硫酸镁或番泻叶清洁肠道，也可于检查前 1 小时清洁灌肠。
- 检查时患者左侧卧位，髋及膝关节均屈曲。
- 先作肛门指诊，了解肠腔狭窄程度及肿瘤位

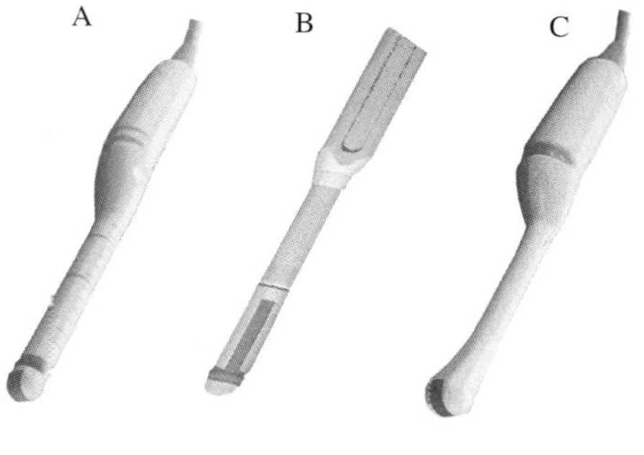

图 7-1　腔内探头示意图。**A.** 经直肠及阴道双平面探头；**B.** 经直肠双平面探头；**C.** 经阴道及直肠单平面探头。

置，肠腔明显狭窄手指不能通过者，不能将探头强行插入病变处检查肠腔，可利用端扫探头在肿瘤下缘扫查，女性患者则经阴道检查。

- 腔内探头涂上耦合剂后套上保护套，以免粪便污染，常用保护套为避孕套及乳胶手套。
- 经肛门或阴道缓慢插入探头，动作须轻柔，以免出血及疼痛。
- 旋转探头扫查直肠壁全周及各段，查找病灶。
- 显示病变后行纵、横切面扫查，观察病变范围、浸润深度及周围淋巴结有无转移。
- 早期常采用水囊，探头插入肛门后，向水囊内注水 50～60ml。随着仪器性能不断改进，目前多不用水囊，将探头直接插入检查。笔者在工作中发现，清洁肠道后插入肛管，向直肠腔内注入200ml温水后再插入探头检查效果更好；肠腔内液体形成良好声窗，明显减少了干扰及伪象，明显提高了小病变检出率，更清楚显示肿瘤大小、形状及与肠壁关系；且注入液体不多，患者能良好耐受。

三、正常直肠声像图

(一) 经直肠扫查的正常直肠声像图

正常直肠壁呈五层结构，自腔内向腔外，第一层等回声为直肠粘膜与探头界面产生，包括粘膜浅层；第二层低回声对应于粘膜深层；第三层强回声对应于粘膜下层；第四层低回声对应于固有肌层；最外层 (第五层)强回声对应于浆膜及浆膜下组织或肠周脂肪组织 (图 7-2)，最外层常统称为外膜。

(二) 经阴道扫查的正常直肠声像图

直肠位于阴道后方，壁层次结构与经直肠扫查相同，横切面呈圆形或椭圆形管腔；条件适合时，肌层显示为内环行肌及外纵行肌，肠壁呈七层结构 (图7-3)。

(三) 正常肛管声像图

肛管长约3～4cm，壁层次结构显示不如直肠中上段清晰，弱回声肌层均匀增厚。由于肛管缺乏浆膜层，肠壁最外层强回声带由肠周脂肪组织构成，边界略模糊 (图 7-4)。

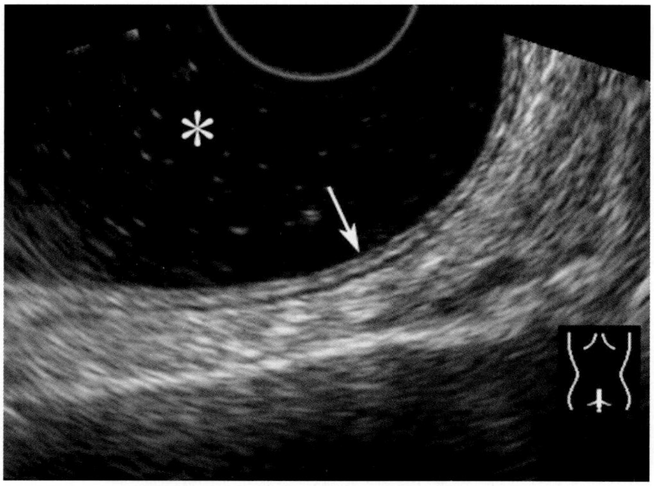

图 7-2 正常直肠壁结构。经直肠扫查，肠腔充盈，呈无回声 (*)，直肠壁显示为五层结构 (↑)。

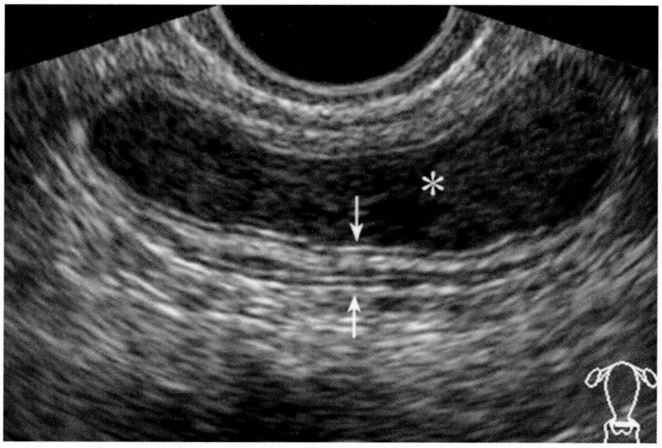

图 7-3 正常直肠壁结构。经阴道横切扫查，直肠呈扁圆形管腔 (*)，壁显示为七层结构 (↑)。

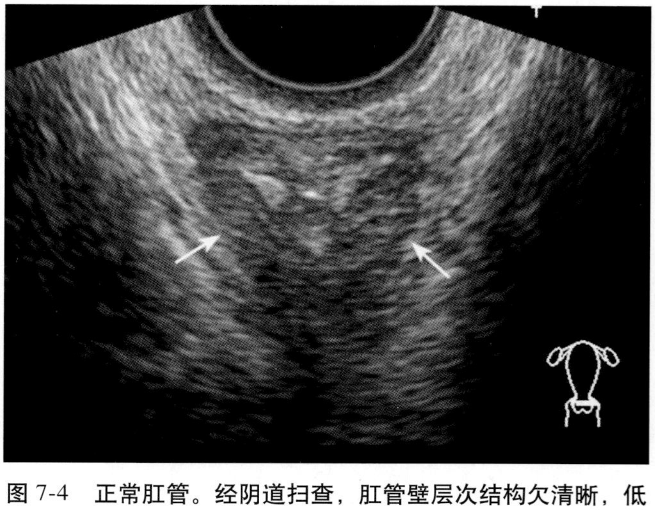

图 7-4 正常肛管。经阴道扫查，肛管壁层次结构欠清晰，低回声肌层稍厚 (↑)。

第二节　直肠癌腔内超声诊断

一、声像图表现

- 壁不同程度增厚，少数呈息肉状或结节状自壁突入腔内，肠腔不规则狭窄。
- 肿瘤多呈弱回声，少数为等回声，较大病变回声可强弱不均。
- 肠壁层次结构不清晰或消失，粘膜不平。
- 常伴溃疡，肿瘤表面回声增粗、增强，典型者呈“火山口样”凹陷。
- 增厚的壁内血流异常增加，血管多粗细不等、不规则。
- 常伴肠周肿大淋巴结。
- 术后吻合口复发。吻合口处肠壁局部增厚呈弱回声，边界不清，肠腔狭窄。
- 非手术治疗后局部肿瘤缩小或壁变薄，回声稍增强。

二、超声分型

(一) 息肉型

肿瘤较小，基底较窄，呈息肉状，向腔内凸出，多见于早期癌 (图 7-5)。

(二) 隆起型

肠壁局限性增厚，基底宽，向腔内隆起，与正常肠壁分界清，常不伴溃疡或伴浅溃疡 (图 7-6)。

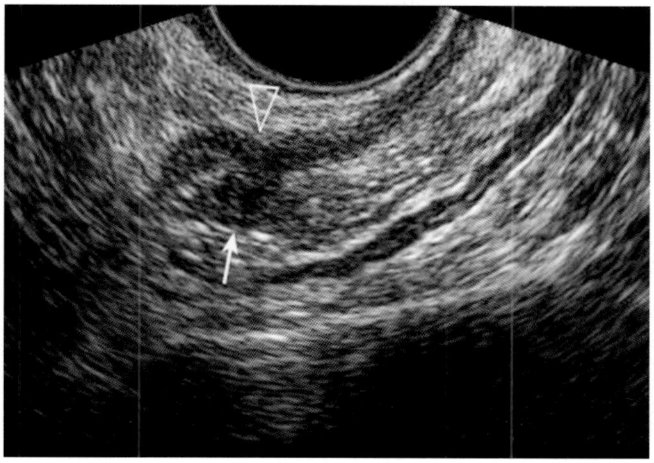

图 7-5　直肠癌 (息肉型)。经阴道扫查，直肠前壁低回声小占位 (↑)突入腔内，浆膜尚平整 (△)。

(三) 溃疡型

肠壁不均匀增厚，肿瘤表面可见明显溃疡凹陷，病变边界清或欠清，此型最常见 (图 7-7)。

(四) 浸润型

病变范围较广，壁明显增厚，管腔狭窄，边界欠清晰，溃疡浅或不明显 (图 7-8)。

三、鉴别诊断

(一) 直肠息肉

直肠息肉临床并不少见，声像图表现为肠壁粘膜低或等回声小隆起，向腔内凸出，附着处肠壁层次清晰，早期息肉型腺癌或腺瘤恶变可有类似表现，有时两者难以鉴别；直肠息肉常小于1cm、基底较窄，对于较大、基底较宽的息肉，不能除外恶性者，建议超声引导下或经肠镜穿刺活检以获得明确病理结果，以免延误诊治 (图 7-9A，B)。

(二) 直肠炎性肉芽肿

患者常有肛门坠胀、大便变形等临床表现；指诊检查病变处肠壁僵硬，有结节感及触痛；肠镜显示肠壁粘膜多正常，未见明显病变；腔内超声显示肠壁多轻度增厚，层次紊乱，病变主要位于粘膜及粘膜下，表面可见正常粘膜，溃疡不明显。直肠癌声像图表现为壁增厚，层次消失，粘膜不平、中断，常伴溃疡，与炎性肉芽肿不同 (图7-10A，B)； 难以鉴别者，建议超声引导下穿刺活检。

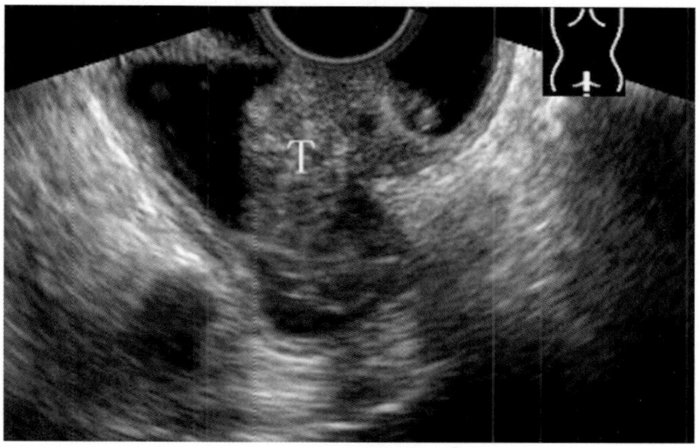

图 7-6　直肠癌 (隆起型)。直肠后壁局限性增厚 (T)，向腔内隆起，边界尚清晰。

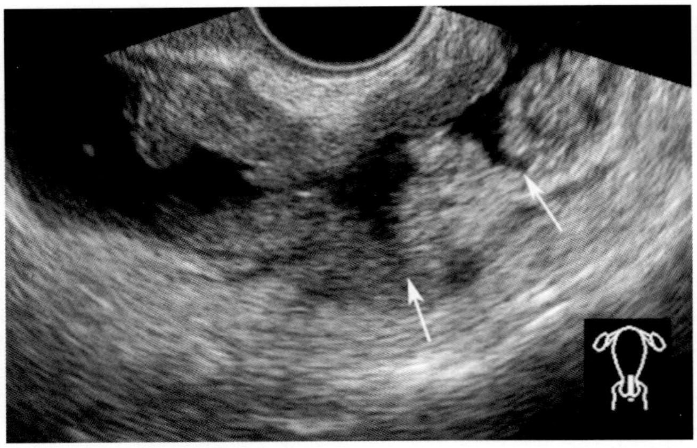

图 7-7 直肠癌 (溃疡型)。直肠壁全周性不均匀增厚，表面可见明显溃疡凹陷 (↑)。

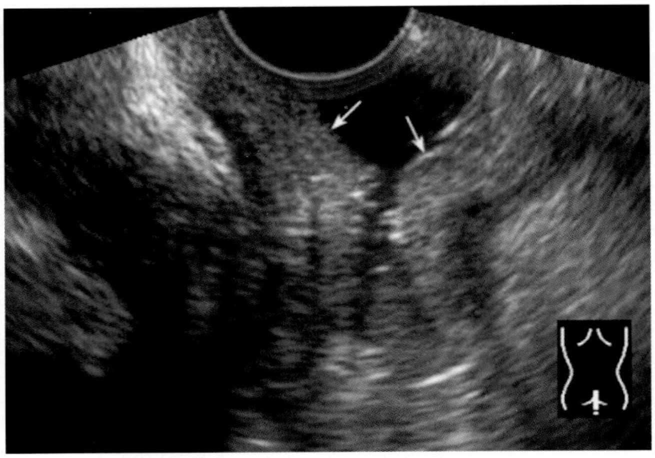

图 7-8 直肠癌 (浸润型)。直肠壁全周性增厚 (↑)，增厚肠壁较均匀，表面较平坦。

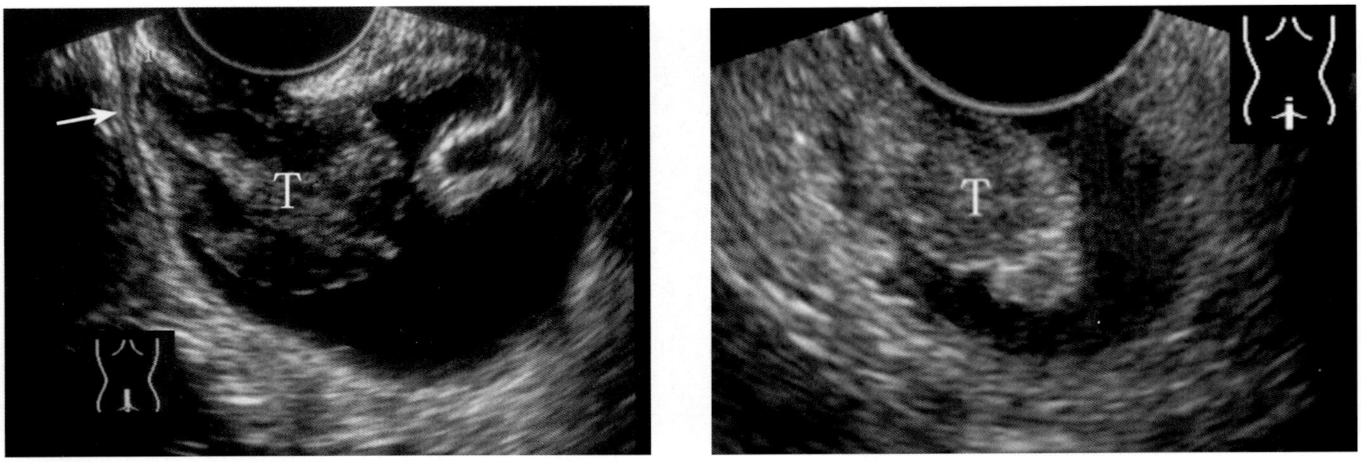

A B

图 7-9 **A**. 直肠绒毛状腺瘤。直肠腔内一 3.5cm × 2.0cm 实性占位 (T)自前壁突入腔内，回声不均，附着处肠壁层次清晰 (↑)。**B**. 直肠绒毛状腺瘤局部恶变。肿瘤大小 2.6cm × 1.5cm，声像图与 A 相似，两者鉴别困难。

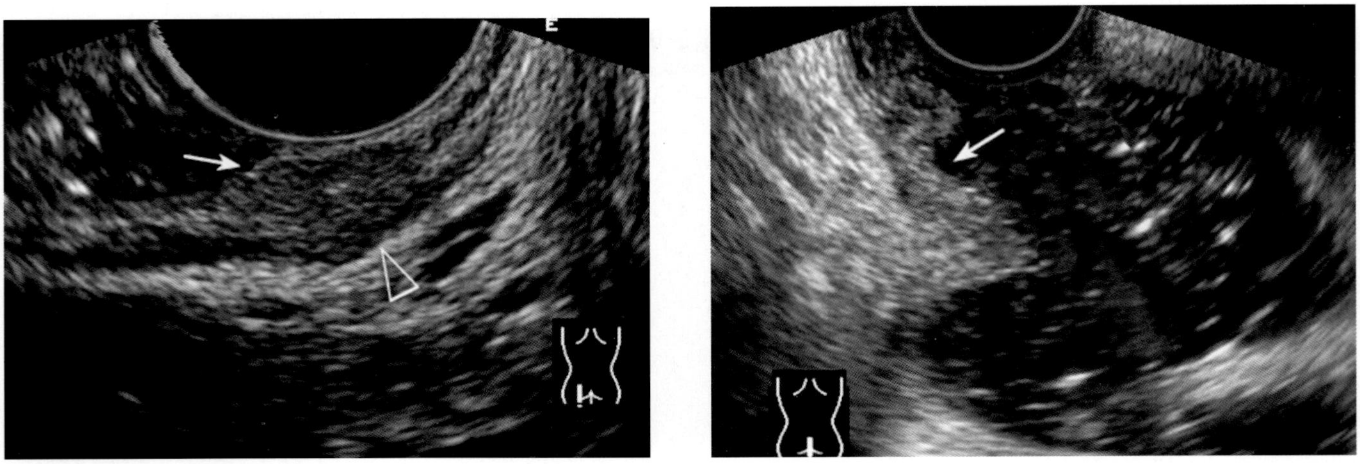

A B

图 7-10 **A**. 直肠炎性肉芽肿。肠壁局限性增厚达 8mm，层次紊乱，表面粘膜尚平整 (↑)，外膜尚清晰 (△)。**B**. 直肠癌。肠壁不均匀增厚，层次消失，表面可见明显溃疡 (↑)。

第三节 腔内超声对直肠癌术前分期诊断

术前对直肠癌准确分期与确定治疗方案、判断预后密切相关。腔内超声 (endoluminal ultrasonography, ELUS) 能清楚显示肠壁层次、肠周有无肿大淋巴结，病变与邻近脏器(子宫、卵巢、前列腺、精囊腺、膀胱、输尿管等) 及骶前组织、盆壁的关系，是目前术前分期最准确的方法。

一、ELUS 对直肠癌浸润深度的诊断 (T 分期)

参考TNM分期标准，直肠癌浸润深度分为四期：

T_1：肿瘤局限于粘膜层及粘膜下层。肌层及外膜未见异常 (图 7-11)。

T_2：肿瘤侵及肌层。粘膜层及粘膜下层消失，肌层增厚，外膜尚平整 (图 7-12)。

T_3：肿瘤侵及浆膜或肠周脂肪组织。肠壁层次消失、壁中断不连续 (图 7-13)。

T_4：肿瘤侵及邻近组织或脏器。肿瘤侵达壁外，与周围组织或脏器分界不清 (图 7-14)。

ELUS 对直肠癌浸润深度的诊断准确度达到 60% ~ 94% (表7-1)，T_1、T_2、T_3、T_4各期相比，T_1、T_3及T_4期直肠癌ELUS的诊断灵敏度均较高，T_2期诊断灵敏度最低，Hulsmans 报道仅达 18%。Hawes 统计了一组资料 (957 例)，ELUS 对 T_1 ~ T_4 分期准确度分别为 94%、73%、92% 及 94%。Soloman 通过对 11 项研究作 Meta 分析，发现 ELUS 对 T_1 ~ T_4 分期准确度分别为 84%、76%、96% 及 76%。诊断灵敏度低的主要原因是T_2期直肠癌常被过深判断为T_3期，过深判断

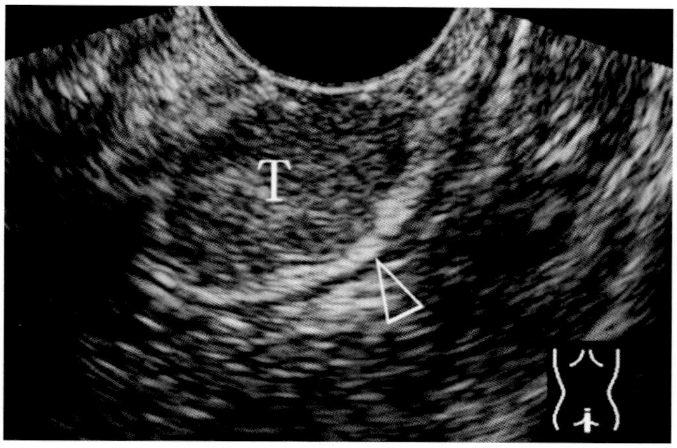

图 7-11 直肠粘膜癌 (T_1)，直肠后壁低回声占位 (T)，向腔内生长，附着处粘膜下层强回声带清晰 (△)，肌层及外膜未见异常。

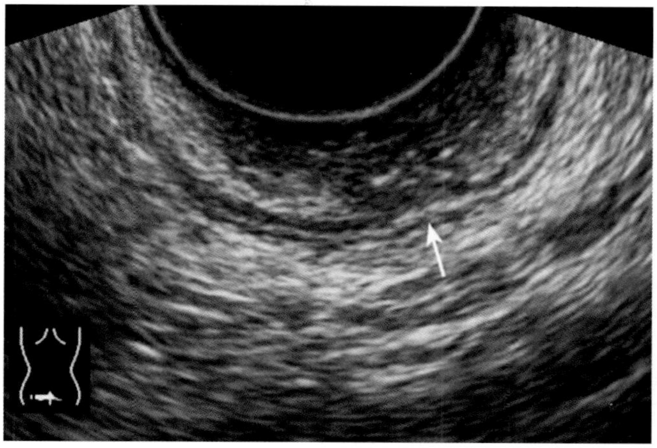

图 7-12 直肠癌侵达肌层 (T_2)，增厚的肠壁呈低回声，层次消失，最外层强回声带清晰 (↑)。

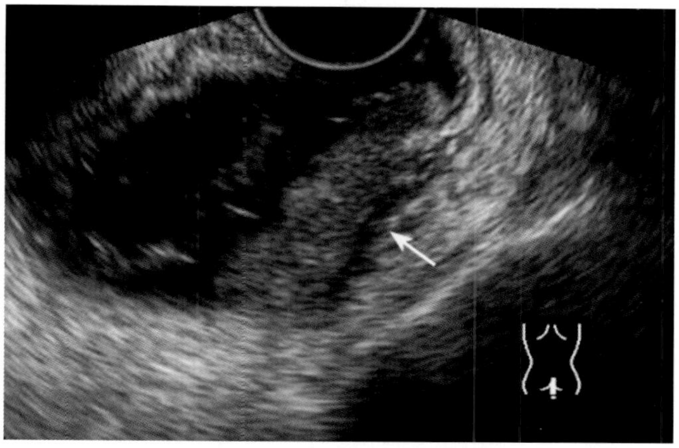

图 7-13 直肠癌侵及壁全层 (T_3)，直肠后壁增厚，层次消失，最外层强回声带不清晰 (↑)。

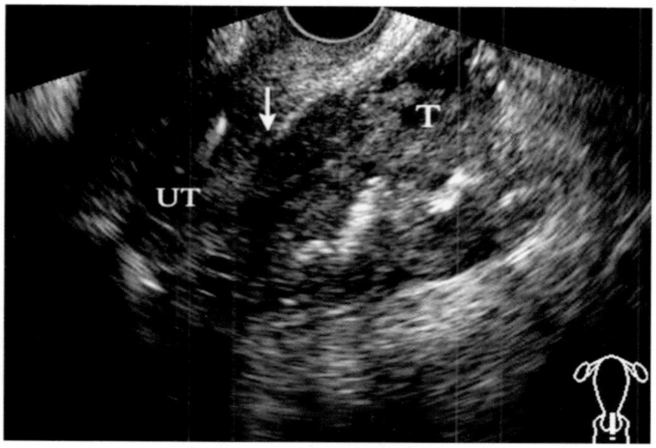

图 7-14 直肠癌侵及子宫 (T_4)，直肠壁全周性增厚 (T)，与子宫 (UT)后壁分界不清晰 (↑)。

表 7-1 ELUS 对直肠癌浸润深度诊断研究 (T 分期)

文献	时间	例数	T_1 ~ T_4 各期灵敏度 (%)				T 分期准确度 (%)
			T_1	T_2	T_3	T_4	
Yamashita	1988	122	75	32	88	80	78
Glaser	1990	86	80	77	100	89	88
Tio	1991	61	74	47	97	50	80
Katsura	1992	112	100	95	84	100	92
Herzog	1993	118	86	65	99	100	89
Hulsmans	1994	55	33	18	96	75	60
章明	1995	93	67	69	89	90	83
Akasu	1997	164	86	56	93	75	82
林礼务	1998	122	100	89	94	100	94
Tseng	2002	86	100	78	90	40	85

与肿瘤周围炎性反应有关，北京大学肿瘤医院一组病例显示 17 例 T_2 期直肠癌中 10 例 ELUS 正确诊断，另 6 例过深判断为 T_3 期且均为溃疡型直肠癌。过深判断可能与溃疡引起肠壁炎症、纤维化、瘢痕形成有关，上述病理改变可导致肠壁增厚，层次消失，甚至累及全层，声像图上与肿瘤浸润难以区分 (图 7-15)，从而导致过深判断。

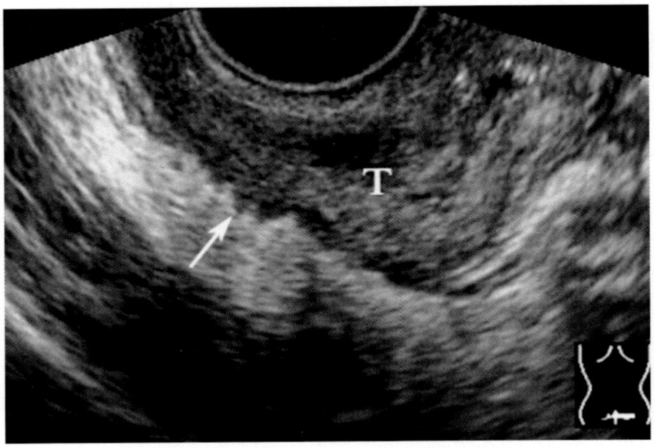

图 7-15 直肠癌侵达肌层 (T_2)，直肠壁明显增厚 (T)，最外层强回声带不平整 (↑)，ELUS 误诊为 T_3 期直肠癌，病理证实为溃疡型腺癌侵达肌层。

二、ELUS 对直肠癌肠周淋巴结转移的诊断 (N 分期)

ELUS 对直肠癌肠周淋巴结转移诊断准确性比 T 分期差，约 61% ~ 89%，灵敏度 50% ~ 96%，特异度 57% ~ 92% (表 7-2)。

通常认为转移性淋巴结呈圆形低回声结构，而良

表 7-2 ELUS 对直肠癌淋巴结转移诊断研究 (N 分期)

文献	时间	例数	灵敏度 (%)	特异度 (%)	准确度 (%)
Holdsworth	1988	36	57	64	61
Rifkin	1989	102	50	92	80
Beynon	1989	100	88	79	83
Hildebrandt	1990	113	72	83	79
Glaser	1990	73	79	80	79
Tio	1991	61	96	57	72
Herzog	1993	111	89	73	80
林礼务	1998	122	88	89	89

性淋巴结呈强回声、边界欠清。目前不少研究认为，回声并非客观指标，因为回声不仅与淋巴结内部结构有关，还与探头频率、声束经过组织、仪器设置、检查者主观判断有关，而且部分良性淋巴结也可表现为圆形低回声，单凭回声不能可靠鉴别肿瘤的良恶性。

淋巴结大小也是判断淋巴结性质的一个重要指标。ELUS 显示的最大淋巴结≥ 5mm 时，转移可能性明显增大。Beynon报道5mm以上的淋巴结转移的可能性达50% ~ 70%，而小于4mm的淋巴结转移可能性明显减小，不到20%。总的来讲，良性淋巴结小于恶性，淋巴结大小虽有助于判断性质，但良恶性淋巴结大小范围重叠较多，5mm以上良性淋巴结并不少见，而且20%的直肠癌患者存在小于3mm的转移性淋巴结；因此根据大小判断淋巴结性质准确性受限。

三、ELUS 分期与 CT 比较

CT是直肠癌术前分期常用检查方法。早期许多研究认为CT分期准确可靠，该类研究的病例中进展期直肠癌多；近年来CT广泛应用于各期直肠癌的研究，包括更多早期病例，显示了 CT 的局限性。这是因为 CT 不能显示肠壁各层次结构，无法区分肿瘤在壁内的浸润深度，影响了分期准确性。对比研究结果显示 (表7-3)，在判断肿瘤浸润深度及淋巴结转移方面，ELUS均优于CT。

表 7-3　ELUS 与 CT 对于直肠癌分期准确性比较

文献	例数	T 分期 (%)		N 分期 (%)	
		ELUS	CT	ELUS	CT
Akasu	41	80	46	78	66
Beynon	44	91	82	–	–
Beynon	46	–	–	87	57
Goldman	32	81	52	–	–
Kramann	29	93	76	–	–
Rifkin	81	67	53	80	72
Waizer	48	77	66	–	–

四、ELUS 不足

虽然 ELUS 是直肠癌术前分期较好的方法，但仍有许多不足之处，如 ELUS 难以区分炎性浸润与肿瘤浸润，是超声误诊的主要原因之一；对淋巴结是否转移鉴别有一定困难；肠腔明显狭窄情况下，探头无法插入，上述因素均影响了 ELUS 分期准确性。

(北京大学临床肿瘤学院　北京肿瘤医院　廖盛日　陈敏华)

第八章 直肠肛管恶性肿瘤的内镜诊断及治疗

一、直肠肛管恶性肿瘤的内镜诊断

直肠肛管部恶性肿瘤占结直肠恶性肿瘤的60%左右，多见于上皮起源的癌，亦可见到间叶组织起源的肉瘤，此类肉瘤最多只占结肠恶性肿瘤的1%，直肠肉瘤以恶性淋巴瘤多见，其他少数还有平滑肌肉瘤、纤维肉瘤、血管肉瘤及艾滋病 Kaposi 肉瘤[203~204]。

(一) 直肠肛管癌

直肠肛管癌与其他部位的结直肠癌相同，是由于多种内在和外界的物理化学刺激而导致基因改变，开始为隐形细胞生长失调呈高增生状态，逐渐形成肿块，当肿瘤细胞浸润基底膜时可视为癌变。

在癌变演化过程中，高增生状态属于结直肠粘膜癌变的基本前提，亦称“高危粘膜”，可导致息肉的形成。由于腺瘤样息肉有不典型增生，与结肠癌关系密切，又称为“癌前粘膜”[205~209]。

1. 癌前粘膜

癌前粘膜是以不典型增生为特征，而腺瘤均有不典型增生，因此多种腺瘤为公认的癌前病变，国内报告绒毛腺瘤 (图 8-1) 的癌变率为 40% 左右，而一般腺瘤恶变率不到1%。但国外学者Prager报告腺瘤的恶变率为 4% 左右。

2. 癌变粘膜

腺上皮除了不典型增生外，还有细胞增大并出现核分裂像者，为癌变粘膜。癌变粘膜未浸润至粘膜下者，可通过内镜切除。癌变粘膜具有遗传不稳定性，重度不典型增生发展为浸润癌，癌变粘膜只是一个发展的过程，其进展必然导致癌的转移，一般认为一个直径为 1cm 的结直肠息肉样癌发展为一个侵犯肠壁全周的环状病灶约需 2 年时间。原位癌切除后可彻底治愈。

3. 早期癌

早期癌是指浸润仅限于粘膜及粘膜下层者，如浸润达肌层则称为进展期癌。内镜下的诊断分型多按日本丸山意见，Ⅰ型为息肉隆起型，又分为有蒂 (图8-2) 和亚蒂或广基型，此型多为粘膜内癌，直径小于2cm，表面发红，表面凹凸不平，可有糜烂，与良性息肉不易区分，Ⅱ型为扁平隆起型，为粘膜下癌，直径多大于 2cm，伴有凹陷者为Ⅱa + Ⅱc 型 (图 8-3，4)。值得注意的是早期癌是以癌细胞浸润深度为依据，必须有手术及内镜病理为依据。单纯的内镜检查及活检病理只能作参考，而不能作早期癌诊断的依据。

4. 进展期癌

可分为隆起型、溃疡型、浸润型、胶样癌等。

(1) 隆起型癌：即Borrmann Ⅰ型癌 (图8-5)，癌肿

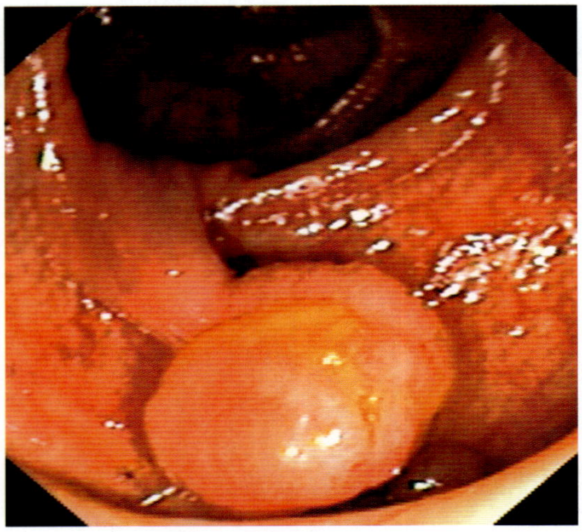

图 8-1 直肠绒毛腺瘤

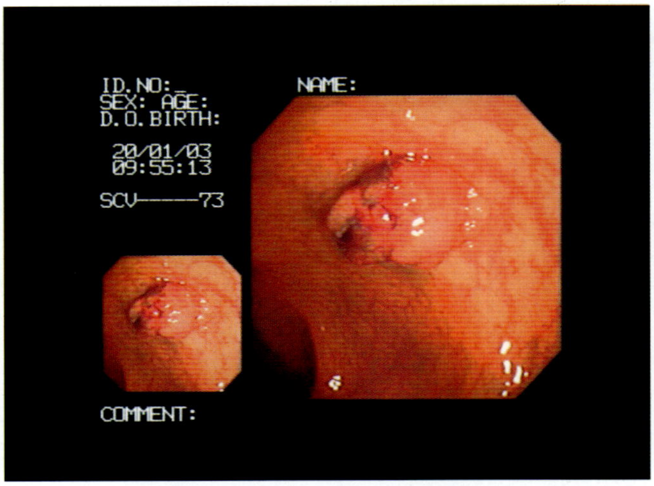

图 8-2 早期有蒂息肉隆起型癌

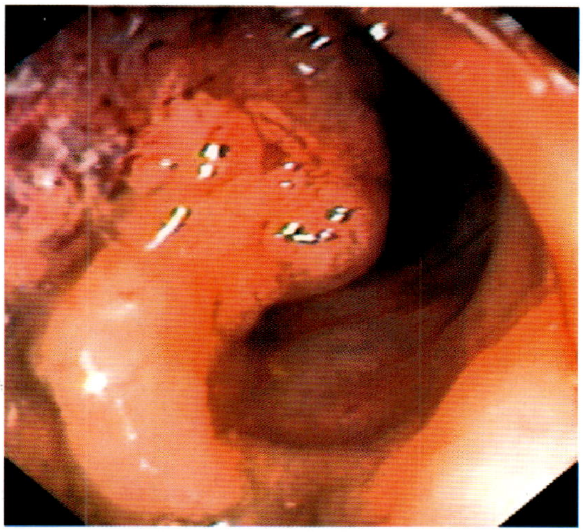

图 8-3　早期亚蒂或广基型癌

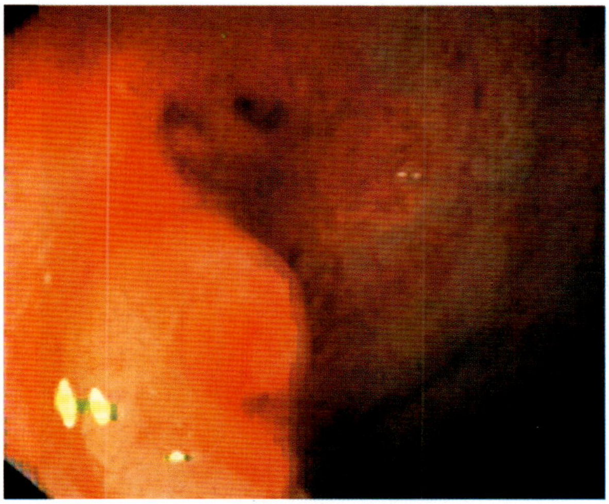

图 8-4　扁平隆起型，伴有凹陷

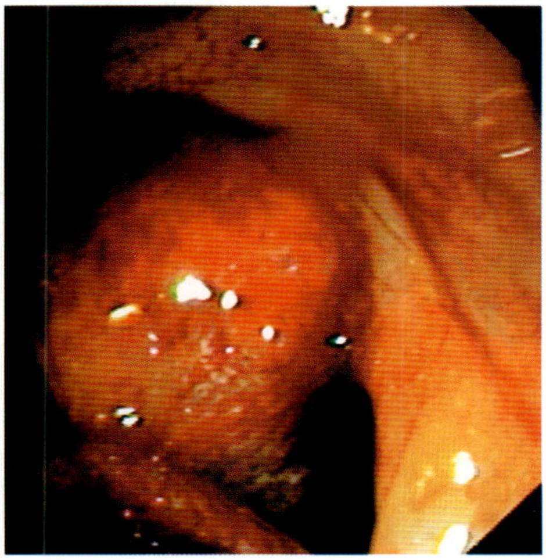

图 8-5　隆起型癌（Borrmann Ⅰ型）

向肠腔内生长，广基息肉样，表面凹凸不平，呈菜花样伴糜烂及浅溃疡，易出血。

(2) 溃疡型癌：可分为两种类型：一种是局限溃疡型，即 Borrmann Ⅱ型（图 8-6A）；另一种是浸润溃疡型 (Borrmann Ⅲ型)。癌肿向肠壁浸润而致隆起性肿瘤境界欠清楚，肿瘤表面除充血水肿外，散在大小不等的糜烂及溃疡，触及易出血，继续发展可浸润肠管，全周形成环形狭窄(图 8-6B)。

(3) 浸润型癌：亦称弥漫浸润型 (Borrmann Ⅳ型)，癌细胞自肠壁各层弥漫浸润使肠壁增厚，可累及肠管全周，并可见糜烂及小溃疡，常形成环形狭窄 (图 8-7)。

(4) 胶样癌：属特殊类型，为 Borrmann Ⅴ型癌，肿瘤外形各异，呈肿块，常表面有绒毛，有大量胶冻样粘液，质软，有弹性，边界不清 (图 8-8)。

(二) 直肠肛管其他恶性肿瘤[210~216]

1. 淋巴肉瘤 (图 8-9)

淋巴肉瘤早期为多个小结节，易被忽视，应及时活检。早期仅可见一小白色隆起，发展可以出现粘膜多结节隆起伴糜烂。经内镜染色可诊断 (图 8-10)，结肠镜下特殊美蓝染色有利于早期淋巴瘤诊断。Kaposi 肉瘤晚期可出现粘膜广泛浸润 (图 8-11，图 8-12)。淋巴肉瘤是直肠肛管部最常见的肉瘤，血管肉瘤、平滑肌肉瘤为直肠少见的肉瘤。

2. 直肠类癌

常见为息肉样小隆起，但直肠粘膜完整，肿瘤可随活检钳而活动，超声肠镜可见肿物生长在粘膜下层，粘膜完好(图 8-13，图 8-14)。

(三) 直肠肛管癌的组织类型

组织学上可分为：乳头状腺癌、管状腺癌、粘液腺癌、印戒细胞癌、未分化癌、腺鳞癌及鳞状细胞癌。

(四) 直肠肛管癌的临床病理分期

依然采用 Dukes 分期法：

Dukes A 期：癌浸润未出肌层，无淋巴转移。

A1 期：癌浸润局限于粘膜层 (M 癌)及粘膜下层 (Sm 癌)。

A2 期：癌已侵入浅肌层 (Pm)。

A3 期：癌已侵入深肌层(图 8-15)。

Dukes B期：癌肿已穿出肌层并侵及浆膜、浆膜外或直肠周围，但无淋巴转移 (图 8-16 肿瘤侵及肌层，

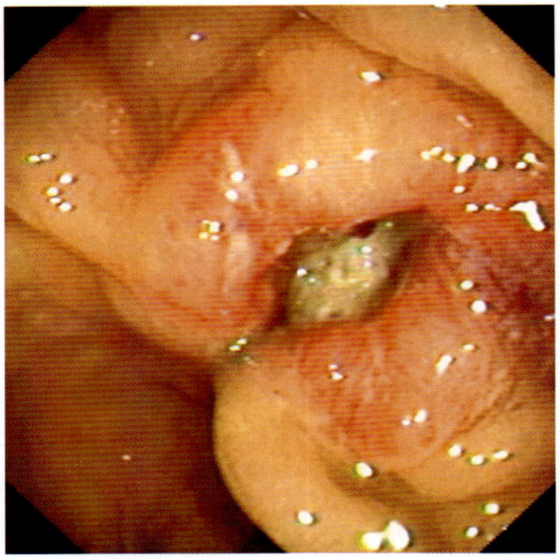

A

图 8-6 **A**. 局限溃疡型癌（Borrmann Ⅱ型）

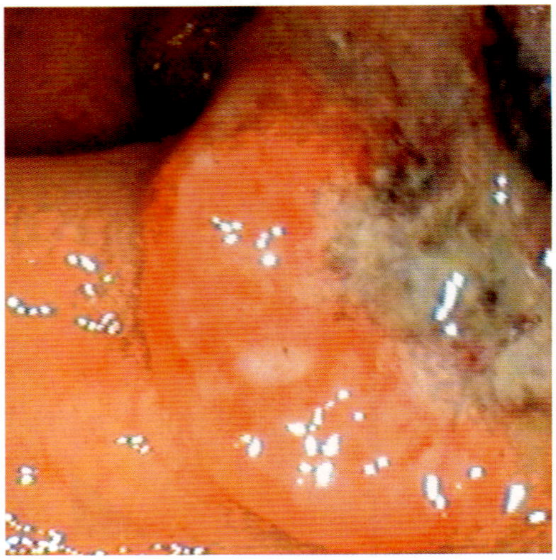

B

图 8-6 **B**. 浸润溃疡型癌（Borrmann Ⅲ型）

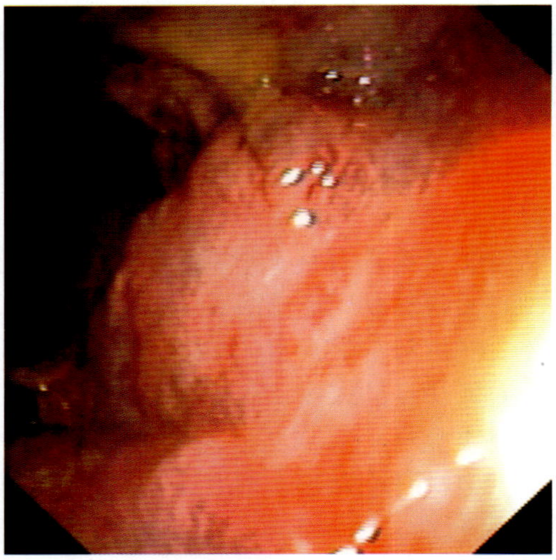

图 8-7 弥漫浸润型癌（Borrmann Ⅳ型）

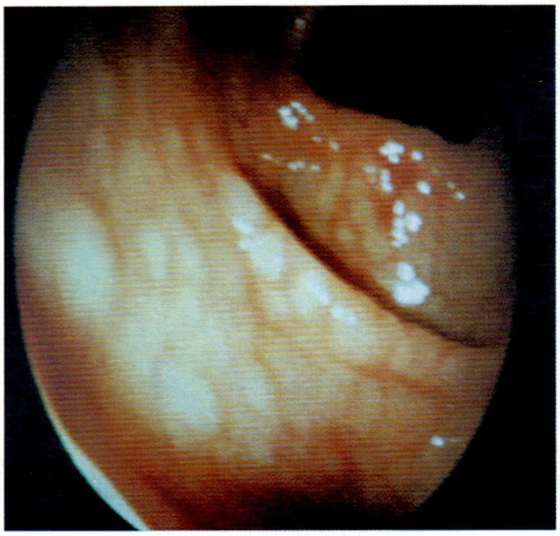

图 8-9 淋巴肉瘤

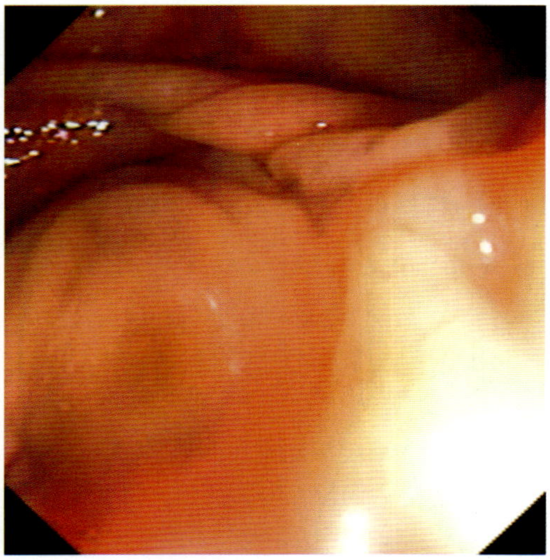

图 8-8 胶样癌，特殊类型 (Borrmann Ⅴ) 型

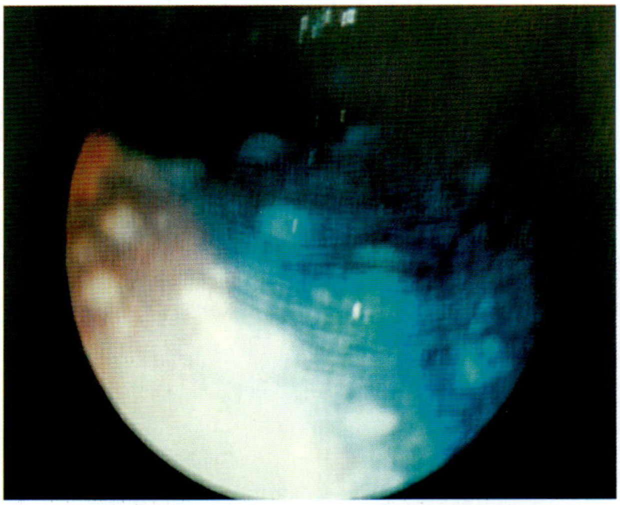

图 8-10 淋巴肉瘤早期结肠镜下特殊美蓝染色

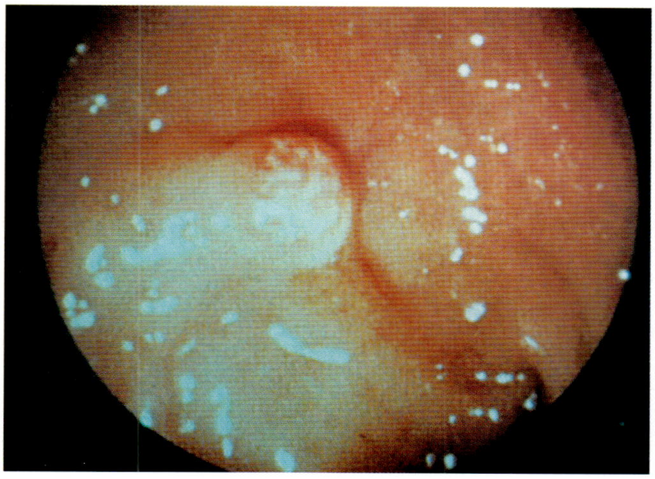

图 8-11　Kaposi 肉瘤

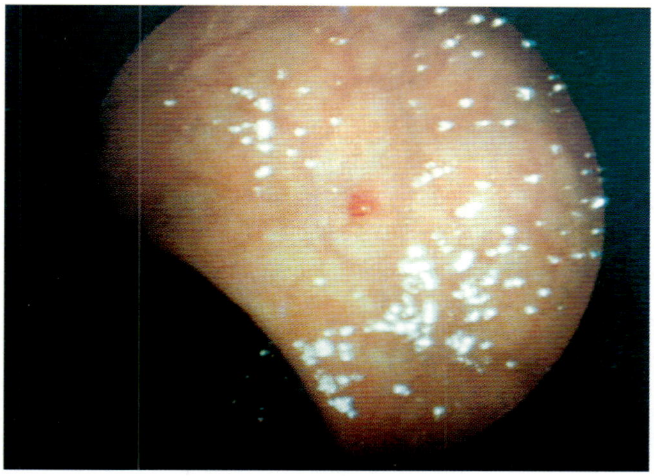

图 8-12　Kaposi 肉瘤

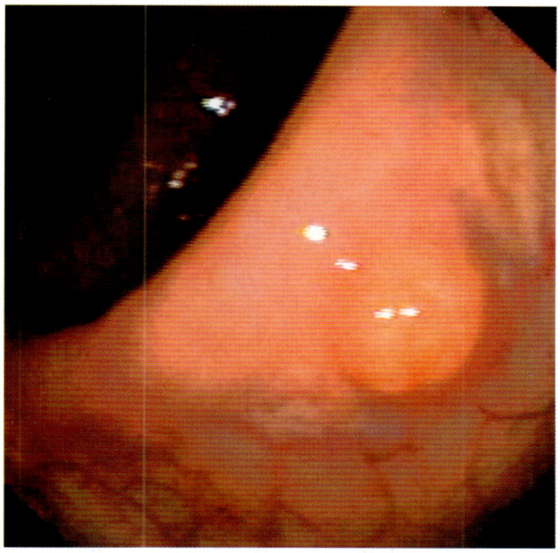

图 8-13　直肠类癌

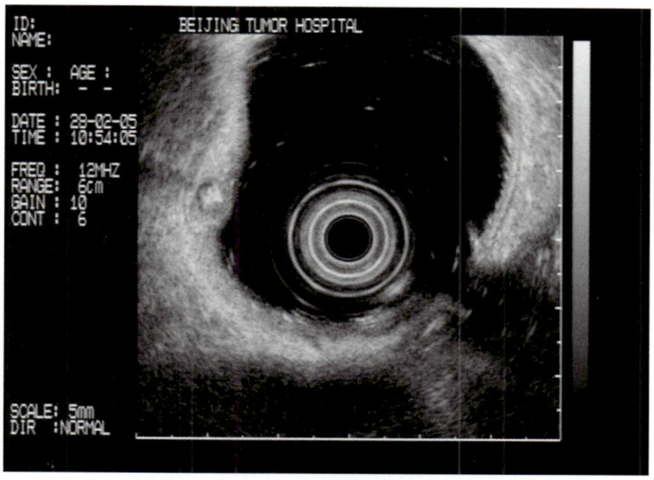

图8-14　直肠类癌，超声肠镜可见肿物生长在粘膜下层，粘膜完好。

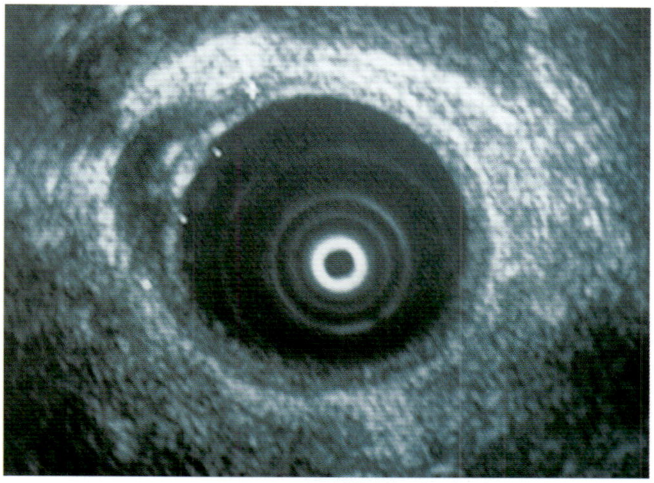

图 8-15　直肠肛管癌侵入深肌层

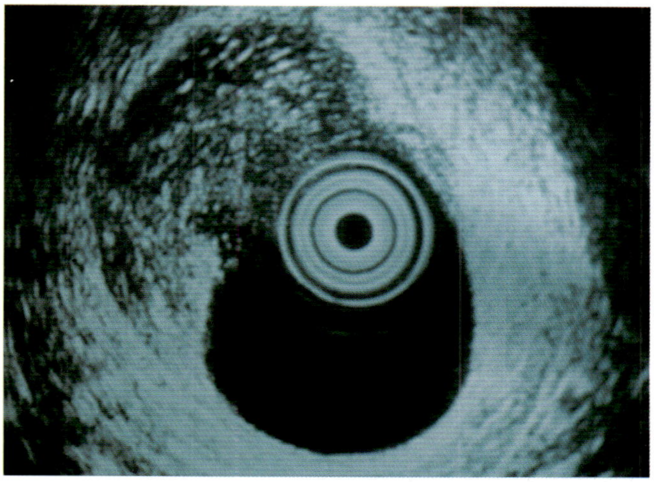

图 8-16　肿瘤侵及肌层

图 8-17 肿瘤侵及前列腺)。

Dukes C 期：癌肿伴有淋巴结转移。

Dukes D 期：癌肿伴有远处器官转移。

二、直肠肛管恶性肿瘤的内镜治疗

(一) 直肠肛管癌前病变的内镜治疗

1. 适应证

- 有蒂息肉和腺瘤。
- 直径小于 2cm 以下的广基或无蒂息肉和腺瘤。
- 散在分布的多发性腺瘤及息肉。

2. 禁忌证

- 患者有内镜检查禁忌证。
- 息肉或腺瘤直径大于 2cm。
- 广基腺瘤已有明显恶变倾向者。
- 多发性息肉，数目多，分布广。
- 家族性腺瘤病。

3. 治疗意义

主要为了防止癌前病变转变为癌；同时较大的腺瘤切除可以明确其性质，一般性活检诊断较为局限，只有将腺瘤完全电切才可能明确性质；另外，亦可能解决息肉出血问题。

4. 合并症

文献报告穿孔及出血率低于 1%，死亡率约为 0.01%。

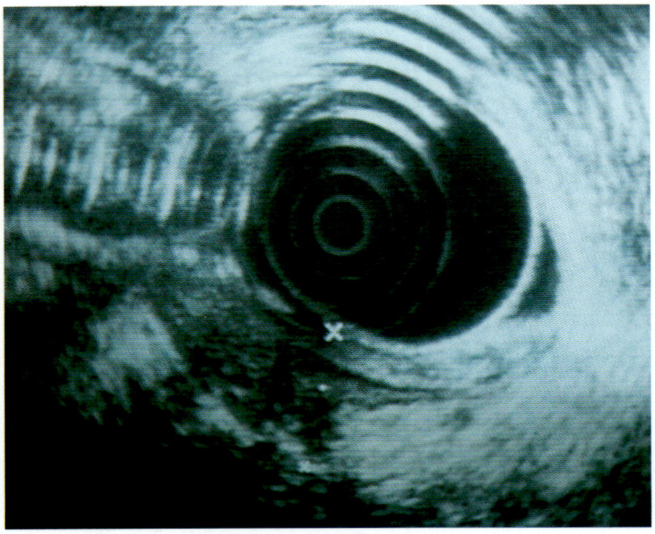

图 8-17　肿瘤侵及前列腺

5. 电切方法

此方法仍为现在较为常用的方法，其他方法如：激光、微波、冷冻及氩气刀可用于广泛分布的小息肉的切除。在电切前应做好肠道准备，可用溶质性泻药，但禁忌使用甘露醇为导泻剂，因为此药物在肠道内经细菌分解可产生氢气引起肠管爆炸而产生严重合并症。电切前根据息肉大小可在息肉或腺瘤基底注射 0.05% 肾上腺素 2 ~ 6ml，待息肉基底稍隆起后，以圈套器套住息肉，先采用电凝后电切，通电数秒钟后间歇，反复通电直至将息肉完全切除，标本可采用钳取法或吸引法取出送病理。(图 8-18，19，20，21)

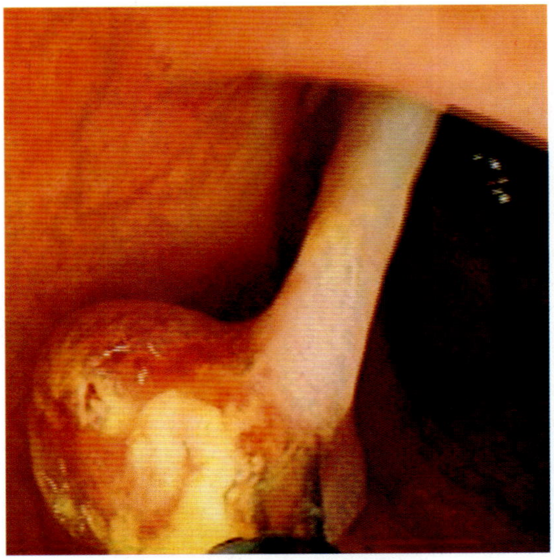

图 8-18　带蒂息肉电切前

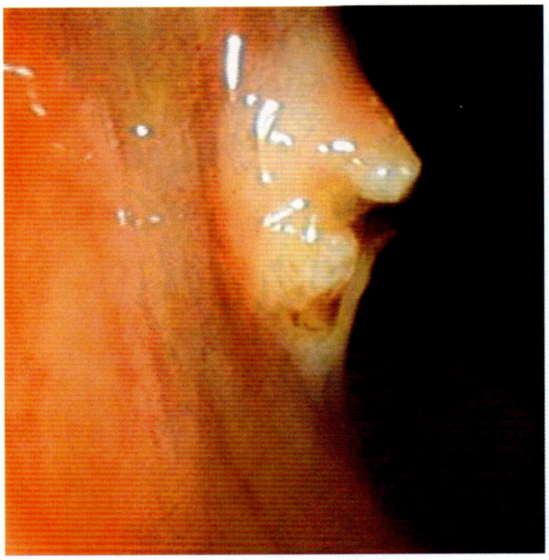

图 8-19　带蒂息肉电切后残端

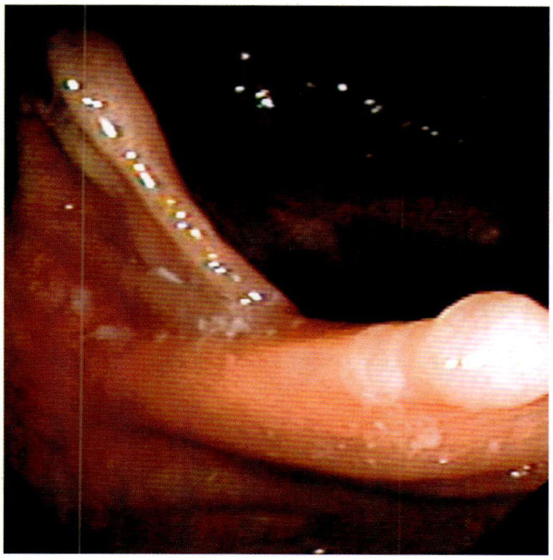

图 8-20　无蒂息肉电切前

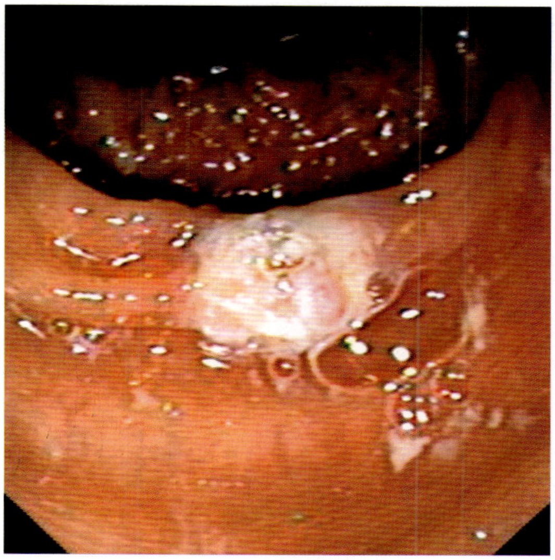

图 8-21　无蒂息肉电切后

较大的息肉一次不能完全套住时可采用分次切除法，为确定其性质应将其完全取出送病理检查，当息肉较多亦可采用取物网篮，网住后取出。

6. 切除后处理

- 6小时内禁食。
- 息肉约 2cm 大小或为多个必要情况下应留院观察 24 小时。
- 进流食 1 天。
- 保持大便通畅。
- 术后随诊及复查，单发性息肉可一年复查一次，多发息肉可半年复查一次。

(二) 晚期直肠肛管癌的内镜姑息治疗

1. 适应证

- 年纪过大有高度手术危险者。
- 肿瘤复发直肠腔几乎完全梗阻，不能手术切除者。

2. 治疗意义

旨在暂时性切除解除梗阻以提高患者的生活质量，延长寿命。治疗方法：高频电流、冷冻、激光、氩气刀均可将肿瘤摧毁，从而减轻梗阻症状，以上方法的结合应用可能延长此类患者的生存期。

3. 合并症

穿孔出血的可能性为 3% ~ 5% 左右。

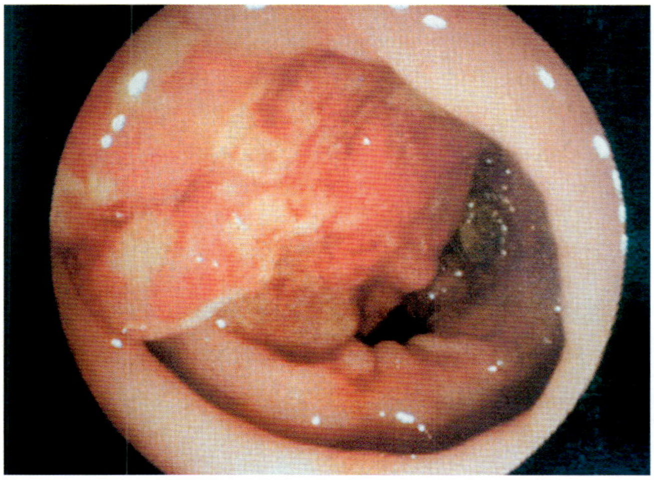

图 8-22　治疗前肿物

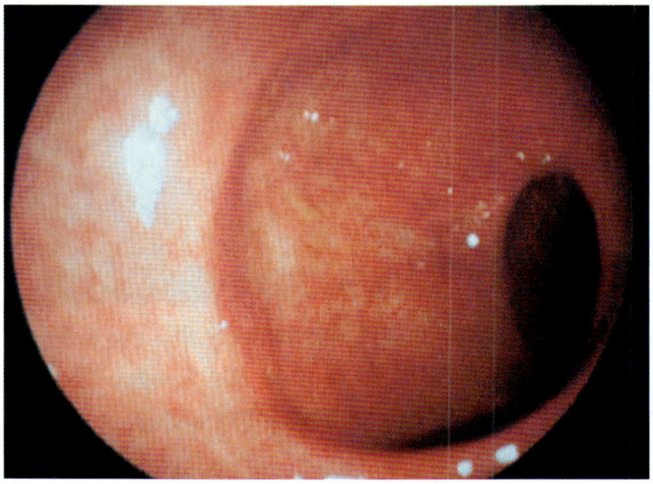

图 8-23　内镜治疗后肿瘤缓解

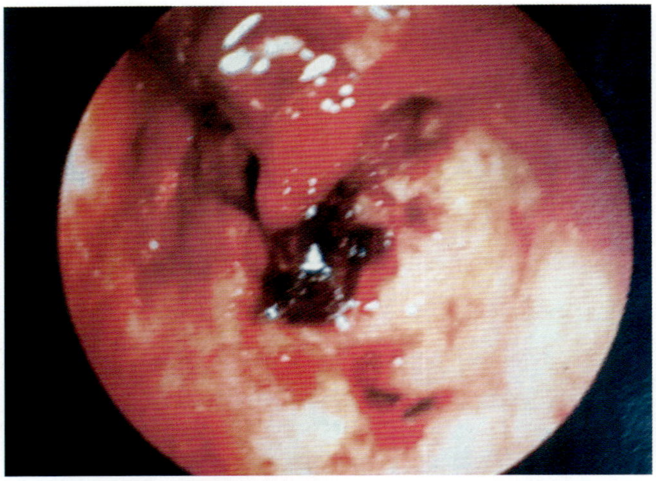

图 8-24 治疗前肿物阻塞肠腔，几乎完全梗阻

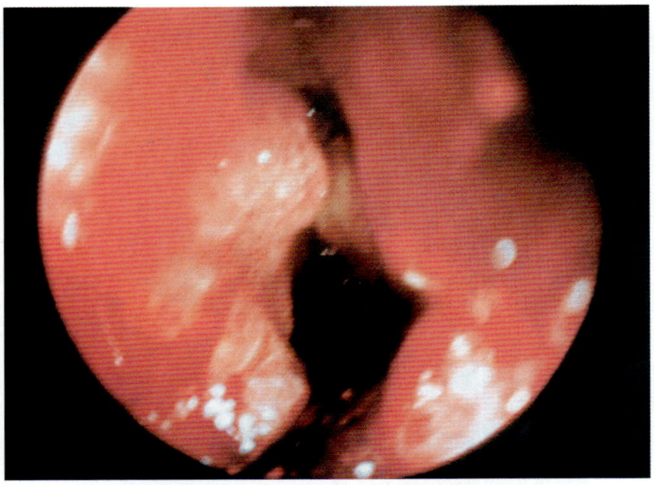

图 8-25 治疗后直肠腔梗阻部分解除

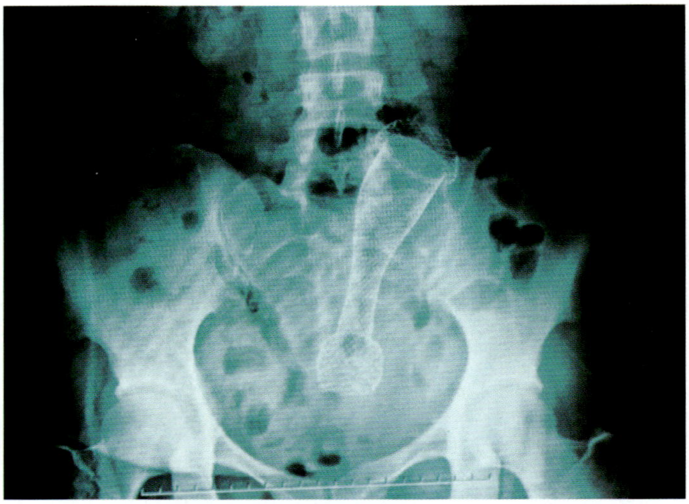

图 8-26 直肠扩张和支架治疗则可获得相对长时间的梗阻解除

（北京大学临床肿瘤学院 北京肿瘤医院 张集昌 吴齐）

第九章　直肠癌的放射性核素检查

随着当今科技的迅猛发展，核医学影像检查的仪器也从过去简单的γ相机发展到单探头SPECT、双头SPECT、多探头SPECT、复合线路、SPECT/CT以及正电子发射断层的PET和PET/CT等，使核医学的检查从简单的平面显像发展到当今的三维断层显像，从局部的断层显像发展到全身体位的断层显像，从仅仅只有较为模糊的核医学功能显像图像发展到当今功能和结构融合的高清晰图像。核医学仪器的发展为肠癌的放射性核素检查提供了更加快速、全面、清晰的，集功能和解剖结构一体的检查图像。

放射性药物的发展也经历了相似的发展过程。放射性药物从简单的无机化合物到有机化合物，再发展到当今具有生物活性、反映生物体内分子功能的蛋白质和活性多肽以及基因显像的放射性药物。从而使核医学的发展进入了一个崭新的领域——分子核医学阶段。由于肠道是人体重要的代谢器官，常规的核素检查不能很好地进行肠道肿瘤的检查。随着分子生物学的发展，抗直肠癌的单克隆抗体的迅速发展，直肠癌的放射免疫显像也得到了迅速的发展，为直肠癌的诊断、分期和复发以及鉴别诊断发挥了非常重要的作用。同时随着正电子药物和PET仪器的迅速发展，反映肿瘤糖代谢的^{18}F-FDG的PET显像也为肠道肿瘤检查提供了一种新的检查手段。下面就按肠癌的放射免疫显像和PET显像两部分进行介绍[217~219]。

第一节　肠癌的放射免疫显像

一、放射免疫显像的定义和原理

肿瘤的放射免疫显像(radioimmunoimage，RII)国外现在称为免疫闪烁显像法(immunoscintigraphy)，它是利用放射性核素标记的抗肿瘤单克隆抗体与相应的肿瘤抗原结合的一种特异性肿瘤显像技术。其基本原理是将放射性标记的抗体经一定途径引入人体后定向地与肿瘤细胞相应的抗原特异性结合，用SPECT进行全身或局部扫描，显示肿瘤及其转移灶的部位及范围。RII是综合当今分子生物学、电子学、计算机处理技术、核药物学和核医学等交叉学科的技术优势建立起来的新型肿瘤诊断技术。

二、放射性核素的选择

目前用于RII的放射性核素多达十种，针对不同的抗肿瘤抗体采用不同的放射性核素进行抗体的标记，并试用于临床。其中最常见的用于RII显像的核素有^{131}I、^{111}In、^{123}I和^{99m}Tc等。

^{131}I是最早用于标记抗体并进行RII用于临床的放射性核素，它具有价廉易得、标记简单的优点。其缺点是射线谱复杂，既发射γ射线又发射β射线，而且γ射线能量较高，不利于操作人员和周围的辐射防护。标记的抗体在体内易脱碘，可能对病人的甲状腺造成辐射损伤，因此在给病人进行RII前需封闭甲状腺。同时操作放射性^{131}I时，^{131}I容易升华，易造成环境污染和给操作人员较高的辐射剂量。

^{111}In和^{123}I是用于RII比较理想的核素，但由于系加速器生产的核素成本较高，同时受供货时间的限制，因此这两种核素在国内的应用较少。

^{99m}Tc是目前用于诊断核素中最理想的放射性核素，具有价廉易得、随时可以使用的优点，具有合适的物理半衰期(6.0小时)；并且发射用于RII的γ射线能量为140keV，可以采用直接和间接标记法将^{99m}Tc标记到抗肿瘤抗体上，是目前使用最广的诊断用核素[220~225]。

三、抗体的选择

结直肠癌是当今进行RII研究最多的肿瘤，国外用于结直肠癌研究最多的抗体类型为抗CEA单克隆抗体及其片段Fab，如BW431/26、ZCE025、PAR1A3和MN-14等，另外还有抗肿瘤相关糖蛋白TAG-72的单克隆抗体及其片段，如B72.3、CC83、CC49和CY-103等。

目前国内用于结直肠RII的抗体有抗CEA单抗C50、CL58和rch24，其中前两者为鼠源性抗体，rch24为人源性嵌合抗体。C50用于临床放射免疫显像比较早。^{125}I 标记的 CL58 已经成功用于结直肠癌的放射免疫导向手术。抗体 rch24 目前处于新药申报阶段[219]。

四、抗体放射性药物的制备

目前国内使用的抗体放射性药物都需要医院核医学科工作人员自己进行标记，下面就抗体的放射性碘标记和 ^{99m}Tc 做一个简单的介绍[226~230]。

(一) 抗体药物的放射性碘标记

抗体的放射性碘最早开始应用于临床是 1978 年 Goldenberg 等人用 ^{131}I 标记的抗 CEA 多克隆抗体进行 RII的定位诊断。抗体的放射性碘标记的传统标记方法主要是氯胺T法和Iodogen法进行抗体标记。这两种方法在很多教科书中都有详细的描述，在此就不做详细介绍。在这里我们重点介绍N-溴代琥珀酰亚胺 (NBS) 法标记抗体。本方法具有标记比活度高，活性损失小的优点，同时也简便快速。

NBS 法具体标记程序为：取标记所需的抗体，解冻后调节溶液的 pH 值至 7.4，然后加入标记所需的放射性碘溶液 (Na^{131}I 一般不要超过 740MBq/mg 抗体)，然后加入 NBS，其用量按照 12 ~ 16 μgNBS/mg 抗体加入，室温反应 60s 后加入 20mg 左右的 10% 的人血清白蛋白终止反应，然后过葡聚糖凝胶柱分离纯化即可。其标记率大于 90%，免疫活性在 70% 左右。

(二) 抗体药物的放射性 ^{99m}Tc 标记

^{99m}Tc标记抗体的方法主要有两种标记方法，即直接标记法和间接标记法。间接标记法主要是通过一个双功能偶联剂进行标记，该标记法由于需要合成双功能偶联剂并和抗体偶联，因此成本较高，操作烦琐。因此使用最广泛的是直接标记法。直接标记法中又主要是采用改进 Schwartz 法进行抗体标记。

Schwartz 法进行抗体的标记程序为：首先进行抗体的还原，还原剂主要采用2-巯基乙醇 (2-ME)，加入比例按摩尔比 1：1000 (抗体：2-ME)，打开抗体分子上的部分二硫键，然后纯化分离除去多余的2-ME。加入适量的葡庚糖酸钠 (GH) 和 $SnCl_2$，轻轻摇匀后立即加入新鲜淋洗的Na^{99m}TcO$_4$淋洗液，室温反应15min后标记反应完成，一般标记率在90%左右，当标记率小于 90% 时应分离纯化。

五、检查方法

(一) 病人的准备

采用 ^{131}I 标记的抗体进行 RII 的病人需要提前三天口服芦戈液，按每天三次，每次5 ~ 10滴，连续10天，以封闭甲状腺。使用 ^{99m}Tc 标记的抗体则不需要。

(二) 注射剂量及给药方法

对于使用 ^{131}I标记的抗体一般使用量为370MBq左右，对于 ^{99m}Tc 标记的抗体注射剂量一般为 1.11GBq。抗体用量一般在 1 ~ 2mg 即可。常规给药方式为静脉给药，给药前 15min 一般常规静脉注射 5mg 地塞米松以减少可能出现的变态反应。

1. 显像

使用^{131}I标记的全抗抗体显像时间一般为注射药物后的 72 ~ 96 小时，对于 ^{131}I 标记的片段一般在 24 ~ 48 小时为佳。应用 ^{99m}Tc 标记的全抗一般显像时间为 2 小时 (或 2 ~ 4 小时)和用药后的第二天 20 ~ 24 小时。对于 ^{99m}Tc 标记的抗体片段 Fab 显像时间一般在 4 ~ 6 小时即可完成。

2. 检查注意事项

由于标记抗体在体内主要通过肝胆代谢排除体外，因此在图像处理时需排除肠道影的干扰，必要时加做延迟显像观察放射性浓聚区位置是否发生变化，并需要参照相关的其他影像学检查以排除假阳性。

六、临床评价

目前结直肠癌的 RII 主要用于结直肠癌病人原发灶、转移灶的定性、定位诊断，以及术后吻合口复发的鉴别诊断。RII对结直肠癌的肝外病灶的灵敏度大于 70%，特异性高达 90%。一般认为 RII 可以早于 CT 和 MRI 6 ~ 7 个月发现病灶。

颜登国和卢献平等人报道了 RII 对 20 例原发性肠癌和4例肠癌术后复发病人的研究发现：RII 显像质量与血 CEA 水平无关，与肿瘤大小、肿瘤细胞 CEA 反应阳性百分比和CEA阳性反应在组织中的分布相关。其总体阳性反应率为 71.4%。

谢天豪等人报道 23 例结直肠癌 RII 结果：原发灶阳性现象 21 例，灵敏度 91%。假阴性 2 例均为肿瘤广泛坏死所致；10 例良性结肠病变均为阴性。

林保和等人报道的RII的初步临床结果显示：RII在鉴别结直肠癌术后斑痕内复发优于MRI和CT 6～7个月[231~243]。

Baulieu等人报道了40例结直肠癌术后复发病人的RII和螺旋CT的结果比较（表9-1）。在检查肝内占位性病变时，螺旋CT明显优于RII，其中螺旋CT的灵敏度和特异性分别为100%和90%，而RII分别为53%和100%。然而在探测肝外病灶腹部复发时，RII灵敏度和特异性分别为100%和82%，而CT的为33%和83.2%。7例腹膜转移的病人螺旋CT没有发现。其结论是RII检测结直肠癌肝外病灶复发以指导分期和治疗方案具有非常重要的价值。Lechner等人研究了35例肠癌术前病人的RII，其灵敏度为100%，特异性为87.5%，一例假阳性是由于结肠在肝区折叠造成的，另外两例假阳性是由于膀胱扩张所致。Patt等人也报告了相似的研究结果，他们分析了14例病人RII的检测结果，灵敏度为100%，特异性为67%，一例假阳性是由于腹膜炎引起。Moffat等人分析了210例手术病人，抗CEA抗体显像的灵敏度在肝外的腹部和盆腔诊断优于CT，在肝脏转移病灶的检测灵敏度和CT相近。Hughes等人报道209例结直肠癌病人的RII，其结果显示RII对于可切除的腹盆肿瘤是一种非常有价值的检查方法[244~251]。

Stocchi等人总结了国际上多种抗体RII在结直肠癌方面的应用，得出和以上相同的结论。表9-2，3，4列出了放射免疫显像在原发性肠癌、复发性肠癌和肠癌肝转移中的应用情况。

总之，从目前RII在肠癌中的应用可以看出，RII在诊断肠癌肝外转移灶、腹膜转移和手术瘢痕组织是否复发以及血CEA升高的病人的检查中，对于临床分期和治疗方案的确定具有非常重要的指导价值[252~253]。

表9-1　40例结直肠癌术后复发病人的RII和螺旋CT的结果比较

	手术阳性	CT		手术阴性	CT	
		0	－		+	－
IS	+	4	8*	+	0	5#
	－	0	0	－	5*	18

*IS: exclusive contribution to diagnosis

#CT: exclusive contribution to diagnosis

Results of IS and CT-Scan, according to the positive or negative surgical diagnosis of extrahepatic abdominal recurrence.

From: Baulieu: Nucl Med Commun, Volume 22(12) December 2001. 1295-1304

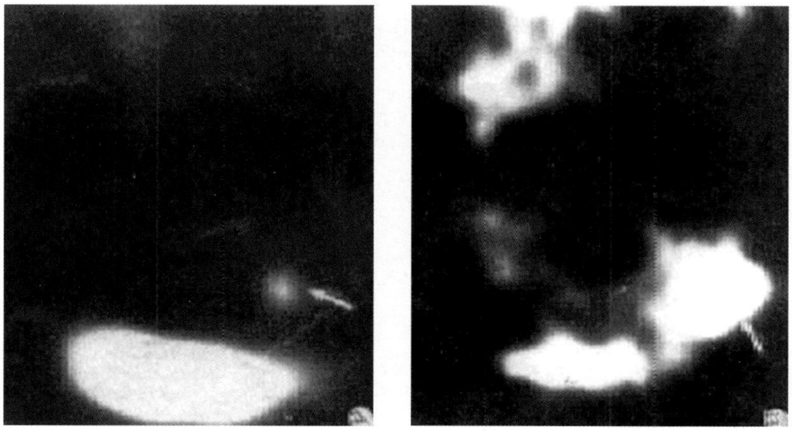

A　B

图9-1　病历1：患者女性，63岁。A. 直肠癌术后3个月，盆腔MRI见子宫-直肠窝处少量积液，盆腔CT示直肠癌术后改变，未见明显病灶。^{99m}Tc-C50 RII矢状面（24小时）示：膀胱后上方有一放射性浓聚灶；B. 七个月后，盆腔CT示后盆壁瘢痕组织明显增厚，疑有肿瘤复发，再次行RII，矢状面（21小时）示：膀胱后上方不规则放射性浓聚灶，其部位与第一次RII所见相同，经手术证实为复发。

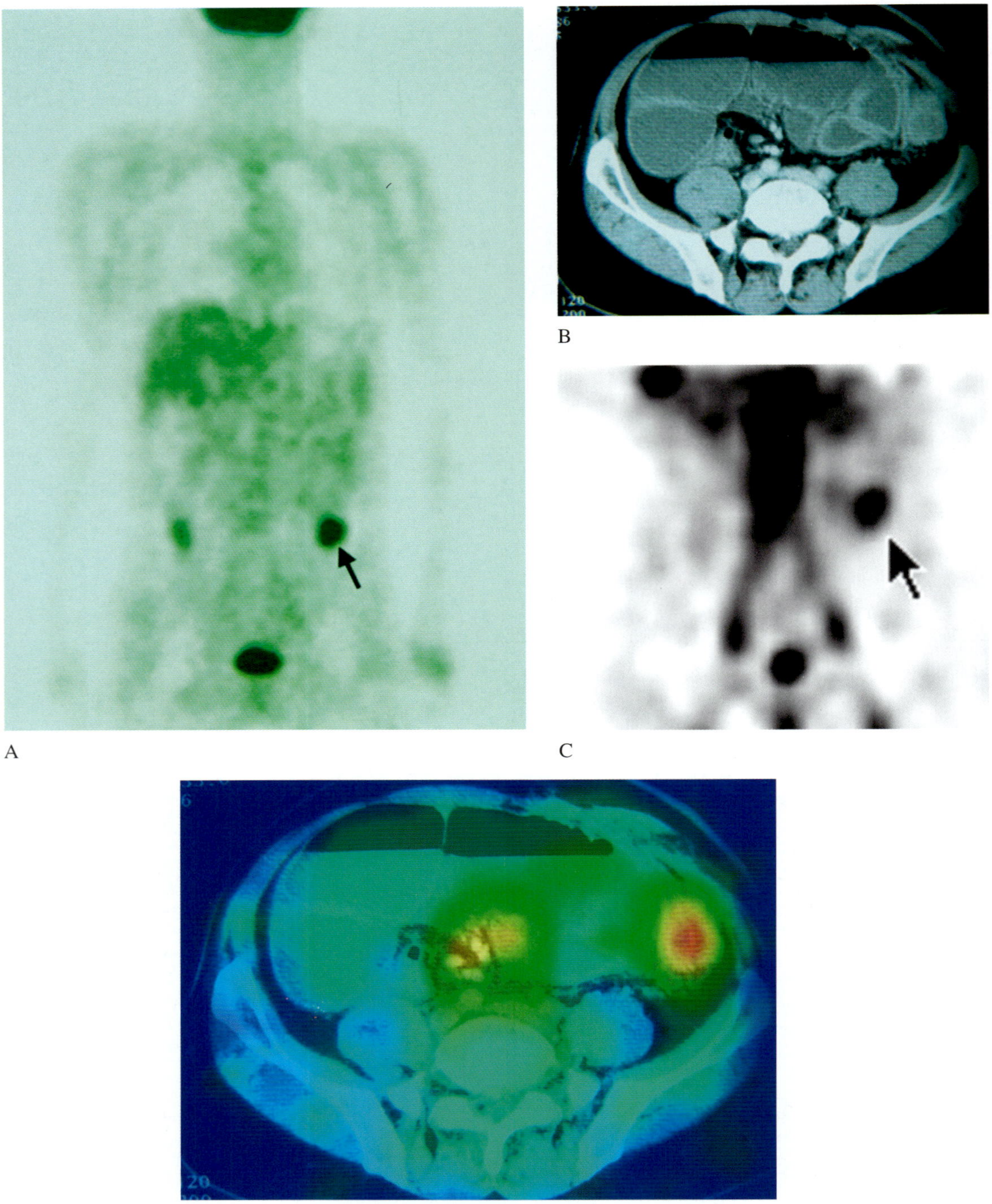

图9-2　病历2：患者男性，41岁，乙状结肠癌根治术后19个月，无明显症状，临床查体未见明显异常，血CEA：1.03μg/ml (正常范围 0 ~ 5 μg/ml)。**A**. 全身 FDG-PET 图像：示左下腹团状放射性分布异常增高影 (箭头所示)，SUV = 7.63，考虑为恶性病灶。**B**. 同时期盆部增强 CT：仅见小肠梗阻。**C**. ^{99m}Tc-C50 放免显像：左下腹见团状放射性分布异常浓聚影 (箭头所示)，与 FDG-PET 图像所示病灶相符，考虑为恶性病灶。**D**. CT 与放射免疫显像的融合图像。

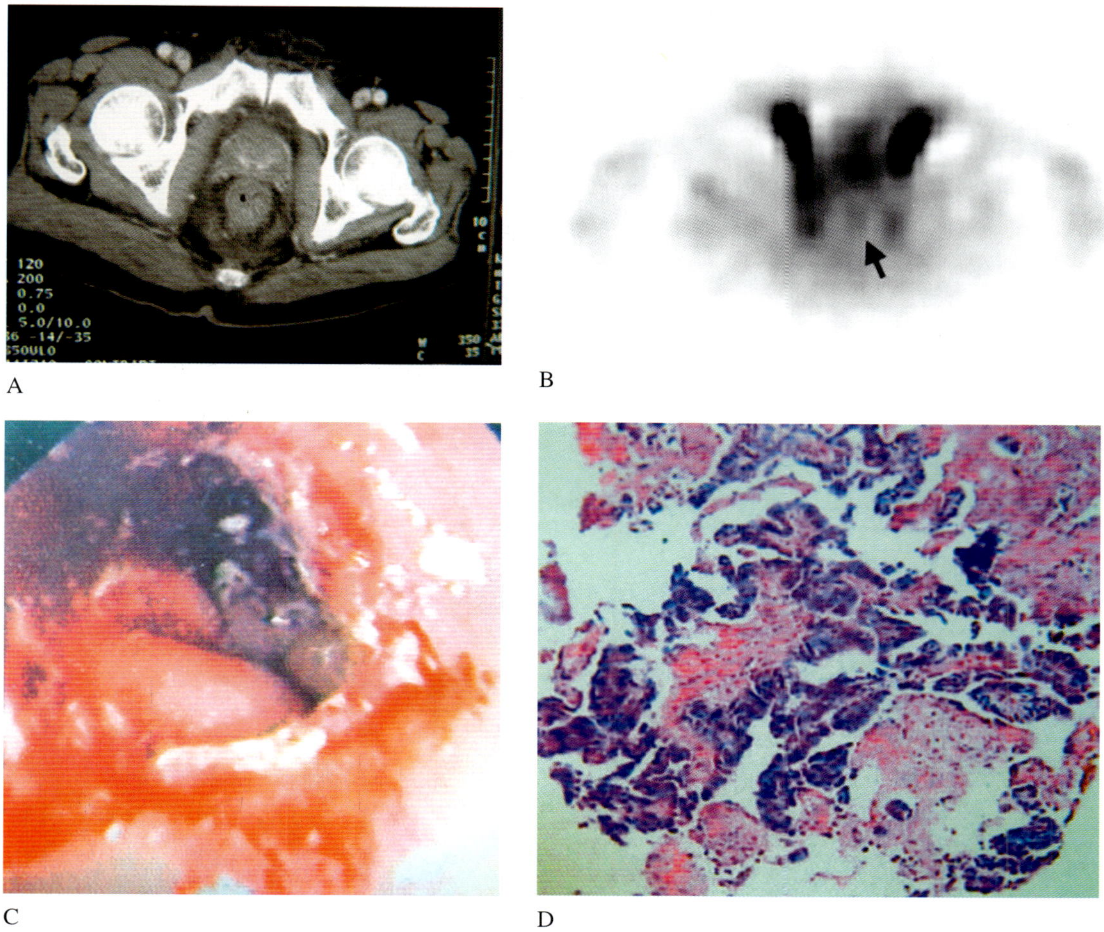

图 9-3　病例 3：患者男性，67 岁，乙状结肠癌根治术后 21 个月，持续便潜血阳性，临床查体未见明显异常，血 CEA：2.12μg/ml (正常范围 0 ~ 5 μg/ml)。**A**. 盆部增强 CT 图像：示直肠壁增厚并呈分层状改变。**B**. 同时期 ^{99m}Tc-C50 放免显像：示骶前 CEA 阳性灶 (箭头所示)，考虑为恶性病灶。**C**. 直肠镜检：示直肠距肛门 10cm 处狭窄及溃疡形成，范围 2cm，伴周边糜烂。**D**. 直肠镜活检病理：中分化腺癌。

表 9-2　RII 在原发肠癌诊断中的应用

作者	年代	病人数	研究设计	抗体	标记核素	灵敏度	特异性	准确性	阳性预报
Bischof-Delaloye	1989	11	前瞻性	混合抗 CEA 片段	^{123}I	93	92	93	94
Beatty	1990	54	回顾性	ZCE 025	^{111}In	78	100	89	100
Doerr	1991	61	多中心开放实验	CYT-103	^{111}In	–	–	74	–
Corbisier	1991	26	回顾性	ZCE 025	^{111}In	100	–	89	89
Lind	1991	65	回顾性	BW 431/26	^{99m}Tc	95	91	94	95
Winzelberg	1992	23	多中心开放实验	B72.3	^{111}In	70vs91 I	–	–	–
Davidson	1992	18	前瞻性	ICR2	^{111}In	60vs80	67vs33	61vs72	90vs86
Granowska	1993	85	回顾性	PR1A3	^{99m}Tc	100	43	96	96
Lechner	1993	32	前瞻性	IMMU-4 Fab	^{99m}Tc	97	66	94	97
Steinstrasser 和 Oberhausen	1995	129	多中心开放实验	BW 431/26	^{99m}Tc	83	75	82	96

表 9-3　RII 在复发肠癌诊断中的应用

作者	年代	病人数	研究设计	抗体	标记的核素	灵敏度	特异性	准确性	阳性预报值
Bischof-Delaloye	1989	46	前瞻性	混合抗 CEA 片段	^{123}I	86	86	86	86
Doerr	1991	41	多中心开放实验	CYT-103	^{111}In	–	–	68	–
Leinsinger	1991	155	前瞻性	抗 CA19-9+ 抗 CEA (Fab')2	^{131}I	81	82	82	93
Lind	1991	76	回顾性	BW 431/26	^{99m}Tc	94	86	89	83
Granowska	1993	35	回顾性	PR1A3	^{99m}Tc	100	83	94	92
Divgi	1993	51	多中心开放实验	C110	^{111}In	65	–	–	–
Goldenberg	1993	58	随机的前瞻性	IMMU-4 Fab	^{123}I	86	89	89	91
Gasparini	1994	59	前瞻性	F023C5+ 片段	^{131}I	89	78	86	93
Corman	1994	75	多中心开放实验	CYT103	^{111}In	75	100	87	100
Steinstrasser 和 Oberhausen	1995	107	多中心开放实验	BW 431/26	^{99m}Tc	90	87	90	96
Moffat	1996	210	前瞻性多中心实验	IMMU-4 Fab	^{99m}Tc	71	63	70	91

表 9-4　RII 在结直肠癌肝转移灶的应用

作者	年代	病人数	研究设计	抗体	标记核素	灵敏度	特异性	准确性	阳性预报值
Beatty	1990	58	回顾性	ZCE 025	^{111}In	45	98	69	96
Corbisiero	1991	71	回顾性	ZCE 025	^{111}In	18	100	28	100
Leinsinger	1991	155	前瞻性	抗 CA19-9+ 抗 CEA (Fab')2	^{131}I	87	95	91	99
Doerr	1991	37	多中心开放实验	CYT-103	^{111}In	54	–	–	–
Haseman	1992	32	前瞻性	ZCE 025	^{111}In	59	–	–	–
Granowska	1993	79	回顾性	PR1A3	^{99m}Tc	84	94	91	88
Divgi	1993	57	多中心开放实验	C110	^{111}In	52	–	–	–
Steinstrasser 和 Oberhausen	1995	155	多中心开放实验	BW 431/26	^{99m}Tc	53	75	56	94
Moffat	1996	81	前瞻性多中心实验	IMMU-4 Fab	^{99m}Tc	63	–	–	–

第二节　结直肠癌的 PET 检查

结直肠癌是消化道中常见的恶性肿瘤，在我国结直肠癌的发病率在消化道肿瘤中仅次于胃癌和食管癌，近年来其发病率和死亡率均呈上升趋势。结直肠癌病因尚不明确，但其癌前病变已经确定，主要由结直肠腺瘤演变而来。早期肿瘤可以通过局部浸润、淋巴管转移至局部及远处淋巴结，晚期经血行转移至肝、肺、骨骼等处。目前的诊断方法主要有结肠镜检、钡剂灌肠、CT、MRI、B超和癌胚抗原 (CEA) 检查。这些检查对于术后复发及远处转移灶的诊断率较差。

正电子发射计算机断层扫描 (PET) 是核医学发展的一项新技术。它利用 ^{18}F、^{11}C 等放射性核素标记的人体内源性代谢物类似物作示踪剂，进行三维全身快速扫描，获得多层面断层影像以及三维定量结果，使人们从分子水平无创伤性地定量及动态观察到代谢物或药物在人体内的生理生化变化。近年来 PET 在诊断和指导治疗结直肠癌方面已显示出独特的优越性，最常用的正电子药物是 ^{18}F-2-氟脱氧葡萄糖 (^{18}F-FDG)。

一、原理和方法

(一) 原理

肿瘤细胞过度的葡萄糖无氧代谢活动是恶性肿瘤组织的共同特征。^{18}F-FDG 作为葡萄糖的类似物，具有葡萄糖相同的细胞转运及已糖激酶磷酸化过程。静脉注射^{18}F-FDG，经葡萄糖转运蛋白进入肿瘤细胞，随后在己糖激酶的作用下变成^{18}F-FDG-6- 磷酸，后者不再参与葡萄糖进一步代谢，而滞留在瘤组织内，从而显示葡萄糖代谢增高的肿瘤病灶。

(二) 方法

1. 患者准备

患者禁食 4 小时以上，以减少正常组织 (如心肌) 对^{18}F-FDG的摄取，以及高血糖对肿瘤^{18}F-FDG摄取的竞争性抑制。检查前一晚可用等渗溶液灌肠或饮用等渗生理盐水，有助于减少肠道生理性浓聚。

2. 显像方法

^{18}F-FDG 用量为 259 ~ 370MBq (7 ~ 10mCi)，静脉注射后 40 ~ 60min 进行局部或全身断层扫描，经计算机重建各断层及三维立体影像。利用 ROI (region of interest) 技术计算肿瘤 (T)与正常 (N)组织的比值 (T/N) 以及肿瘤标准化摄取值 (SUV)。

$$SUV = \frac{\text{每克肿瘤组织放射性活度 MBq/ 体重 (g)}}{\text{注入放射性活度 MBq/ 体重 (g)}}$$

二、正常所见

生理情况下葡萄糖是脑的唯一能量底物，因此脑明显显影；由于^{18}F-FDG主要经泌尿系统排泄，肾显影明显，膀胱内可见大量放射性显影蓄积；心肌对^{18}F-FDG摄取的个体差异较大，禁食状态下约有50%的受检者有不同程度的心肌显影；正常情况下，胃肠道、甲状腺、肝、脾可有轻或中度放射性摄取。腹盆部无明显放射性分布增高影。

三、临床应用

(一) 肿瘤定位及为发现淋巴结等处转移的病人寻找原发灶

早期结直肠癌通常可无任何临床症状，或仅表现为CEA的增高，因此肿瘤早期诊断十分重要。因为若全身情况许可、病灶无明显远处转移的结直肠癌患者可行根治性切除手术；如已发生远处转移则仅能选择姑息性切除或化疗等治疗手段。PET 属于功能显像，能发现病变的早期变化，因此可以早期诊断结直肠癌 (图 9-4)。Ruhlmann J 等应用 ^{18}F-FDG PET 对 59 例原发性结直肠癌的诊断结果分析表明，其灵敏度为 100%，特异性为 67%，阴性预测值为 100%，阳性预测值为 92%，且膀胱放射性浓聚并不影响骶骨前病灶的判断。

(二) 鉴别良、恶性肿瘤

^{18}F-FDG PET显像对于良恶性肿瘤有着良好的定性和鉴别作用。恶性肿瘤葡萄糖代谢率高，局部^{18}F- FDG浓聚而PET显像肿块显影，而其他良性肿块 (血管瘤、脓肿和囊肿等) 葡萄糖代谢率未见增高则 PET 显像肿块不会显影。

(三) 原发性结肠癌的分期和指导治疗方案中的作用

结直肠癌转移较常见部位为肝脏 (图9-5)，也可直接浸润周围器官，或经淋巴管转移到局部和远处淋巴结 (图 9-6)。传统影像检查阳性时，^{18}F-FDG PET 可以证实病灶是否为转移灶，并能检查肿瘤组织的活性，以及发现传统方法不能探查的病灶。

Zhuang H 等为评价 ^{18}F-FDG PET 准确检测结直肠癌肝脏及肝外转移的价值，对80例患者进行分析：PET 发现 28 例肝转移，灵敏度 100%，而 CT 发现 20 例，灵敏度 71.4%；另外 1 例 CT 结果阴性，PET 发现在肝脏附近有高代谢区，后经证实为结肠癌的第二个原发中心；除发现 6 例患者肝转移灶外，PET 还发现了肝外转移病变，而 CT 仅发现肝内病变。所以 PET 检查对结直肠癌肝转移的诊断和分期有重要价值，在肝外转移灶和潜在恶性肿瘤的检测中也具有优势，诊断准确度为 92% ~ 93%。

肿瘤分期的不同可能改变结直肠癌患者的治疗方案。Meta J 在应用 PET 前后比较了肿瘤分期的变化情况，并对医生采取的处理方案进行比较：在60例患者中重新划分了25例 (42%) 的临床分期，其中上调了20例 (80%)，下调了 5 例 (20%)；60 例患者中有 22 例采取了不同方法处理，11例采取了同种方法内处理，4例采取了不同种方法间和同种方法内的联合处理，19例没有改变处理方法，2例患者采取了其他处理，余下的

2例没有对问卷做出反应。进行PET检查后41%的患者避免了手术。

(四) 结肠直肠癌的化疗疗效监测及在放疗中的应用

对于疗效监测，常用的方法是比较CT、MRI占位病变大小。实际上肿瘤代谢改变较解剖大小改变更早，因此PET能较常规影像诊断更早、更准确地反映疗效。大量报告都证明，^{18}F-FDG PET能监测结肠直肠癌转移灶对治疗的反应。

Guillem JG等评价了15例直肠癌患者对术前放疗和化疗的反应，分别在放、化疗前及放化疗后4～5周行PET扫描，通过SUV (标准化摄取值)、肿瘤体积及视觉评分等参数进行疗效评价。结果所有患者对放化疗均有反应，此反应通过PET全部被证实，而CT只证实78%的患者有反应；此外视觉评分准确地评价了60%患者的反应程度，而CT的准确性只有22%。此研究表明^{18}F-FDG PET对直肠癌患者术前评价可提供更多信息。

肿瘤放疗可导致肿瘤周围组织水肿、纤维化和坏死，而临床表现和CT、MRI等常规显像很难鉴别诊断肿瘤放疗后残余和 (或) 复发与放射损伤，PET显像则对结直肠癌放疗后残余和 (或) 复发均有独到的诊断价值。同时PET显像可以准确、清晰地显示靶器官的体积，应用图像融合技术可将PET、CT、MRI等显示的肿瘤体积、周围组织及体表的解剖结构结合起来，设计放疗方案，优化靶区剂量分布，使肿瘤靶区内放疗剂量分布最佳，周围正常组织损伤最小，达到适形目的。

(五) 结直肠癌术后复发的监测

手术可能治愈的直肠癌病人中，20%～40%在术后两年内有盆腔内复发。为评价^{18}F-FDG PET在结直肠癌复发中的价值，Hung GU等对33例可疑复发患者的^{18}F-FDG PET、CT和CEA (癌胚抗原) 结果进行了分析，并与手术、病理和临床诊断进行比较。PET发现了全部的15例复发和转移患者，包括9处原位复发灶、4处淋巴结转移灶，2处肝转移灶和8处肺转移灶，并发现1例原发肺癌；PET对检测结直肠癌复发的灵敏度和特异性分别为100%和83%，CEA检测的灵敏度和特异性分别为33%和86%，腹部CT的灵敏度和特异性分别为78%和61%，仅检出了一处淋巴转移灶和一处肝转移灶。所以^{18}F-FDG PET能比CT和CEA更准确地检测结直肠癌的复发。

对于治疗后血清CEA等升高而常规影像如CT、MRI及超声检查阴性时，^{18}F-FDG PET的诊断价值尤为重要。Flanagan FL等对22例CT正常而存在不明原因CEA增高的患者进行^{18}F-FDG PET检查，结果17例PET阳性，后经病理或随访证实为复发。

四、结直肠患者PET检查时遇到的问题

(一) 非特异性摄取

放射性物质滞留于肾脏、膀胱等泌尿系统器官，及胃肠道非特异性摄取^{18}F-FDG都常影响PET图像的分析，其中以后者影响较大 (图9-7)。一般肠的非特异性摄取表现为腹内带状结构，一般呈长节性，按正常小肠或结肠解剖部位走行，强度一般为1～2级左右。如果浓聚过强 (3级以上) 或呈团块状局部浓聚则应高度警惕器质性病变可能。若要避免这些因素，可采取以下措施：对于泌尿系统的影响，可在检查前排尿或插导尿管，减少膀胱和输尿管内放射性物质的影响；对于肠影的干扰，可让患者在检查前夜饮用一定量的等渗生理盐水，减少肠道本底及其内容物的影响；检查前注射普鲁苯辛降低肠道的蠕动，以减少肠道摄取^{18}F-FDG。

(二) 假阳性病灶

肠腺瘤、重症炎症和肉芽肿等一些良性病变也可摄取^{18}F-FDG，所以^{18}F-FDG PET肿瘤显像可有假阳性结果。对于假阳性病灶可采用延迟显像促进血液本底的降低，使恶性肿瘤与正常组织SUV比值进一步增高，减少或排除对病灶干扰 (图9-8)。若延迟显像不能区别时，可考虑采用多种显像剂联合应用。Strauss对6例原发性肝癌与结直肠癌、9例恶性淋巴瘤和5例炎性肿块进行^{15}O-H_2O、^{11}C-AIB (氨基异丁酸)、^{18}F-FDG显像，^{11}C-AIB运输在原发性肝癌与结直肠癌增加，但在霍奇金病与非霍奇金病不增加，^{11}C-AIB在炎性病人体内的聚集与良性病变无显著性差异，1例膈下脓肿对^{18}F-FDG有明显浓聚而不摄取^{11}C-AIB，初步结果表明氨基酸显像有助于鉴别炎性与恶性肿块。

(三) 定位不良

PET属于功能显像，不能准确定位。PET/CT是新近出现的高尖端检查设备，它将具有多排探测器的螺

旋CT与PET一体化，使CT清晰的解剖结构影像与PET功能代谢影像同机融合在一起，从而可准确地从解剖学角度评估^{18}F-FDG在腹部的正常和异常浓聚，且能准确定位。PET/CT除具有CT和PET各自的优势，还可获得CT或PET原本不具有的功能：①一次检查完成患者全身的代谢和解剖分期，减少了扫描时间，使患者更舒适；②由于减少了患者运动，可得到近乎理想的代谢、解剖融合图像；③CT提供的解剖标志有利于确定功能异常与解剖结构之间的关系；④人体显像困难的区域（如术后腹部）能获得准确的诊断；⑤融合图像被用来指导定位放射治疗靶区和化疗、手术、放射治疗的疗效监测。

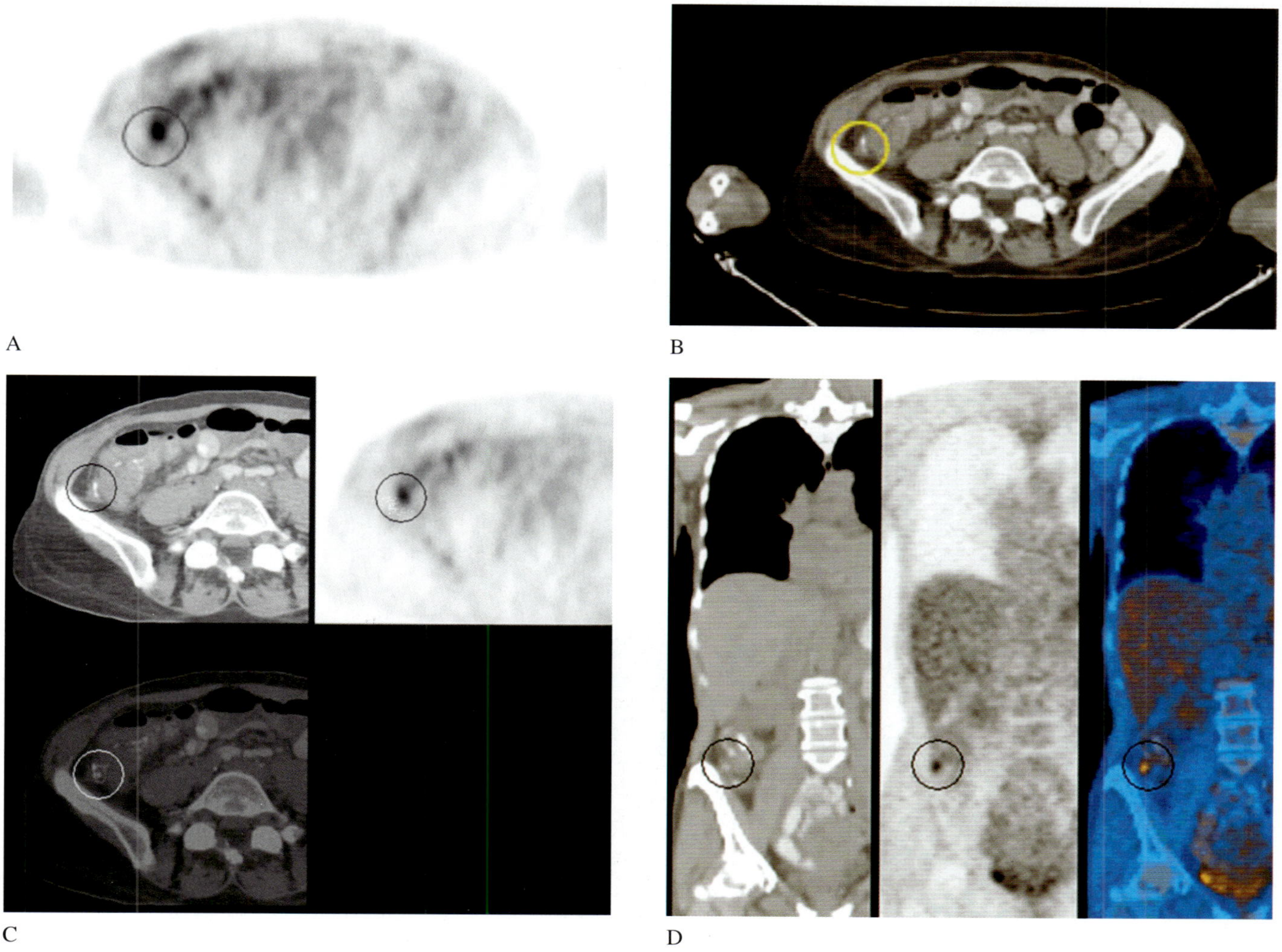

图 9-4　患者 57 岁，女性，恶性结肠肿瘤术后，CEA 升高，CT 检查没有发现转移病灶。A. 轴向 PET 图像显示，右中腹部显示一处高代谢区。B. 相应的 CT 图像显示，该处是与前次手术缝合线相邻的软组织区域。C. D. 这一代谢增高区符合邻近手术吻合部位的软组织结节的表现。

注：摘自通用电气（中国）有限公司网站。

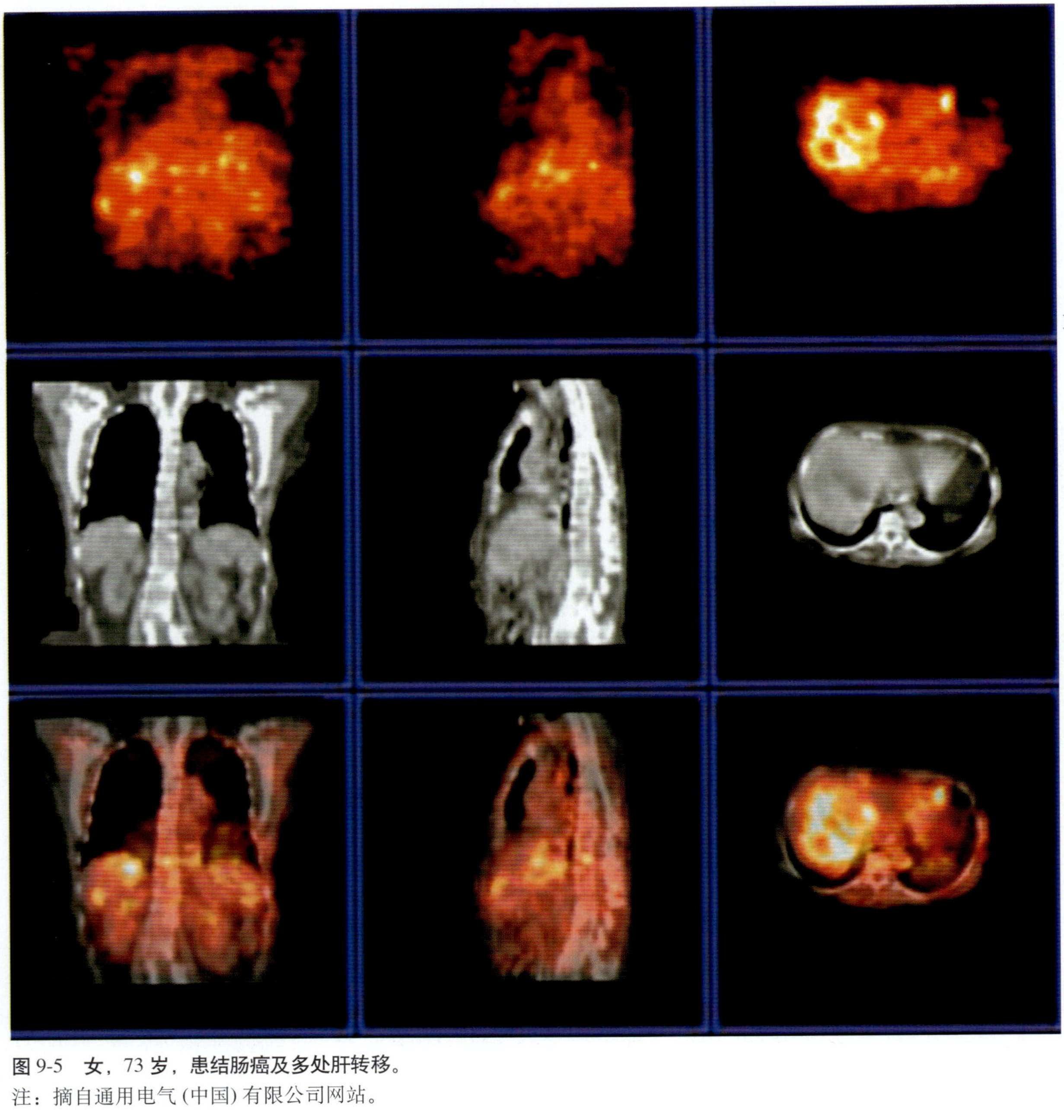

图 9-5　女，73 岁，患结肠癌及多处肝转移。
注：摘自通用电气 (中国) 有限公司网站。

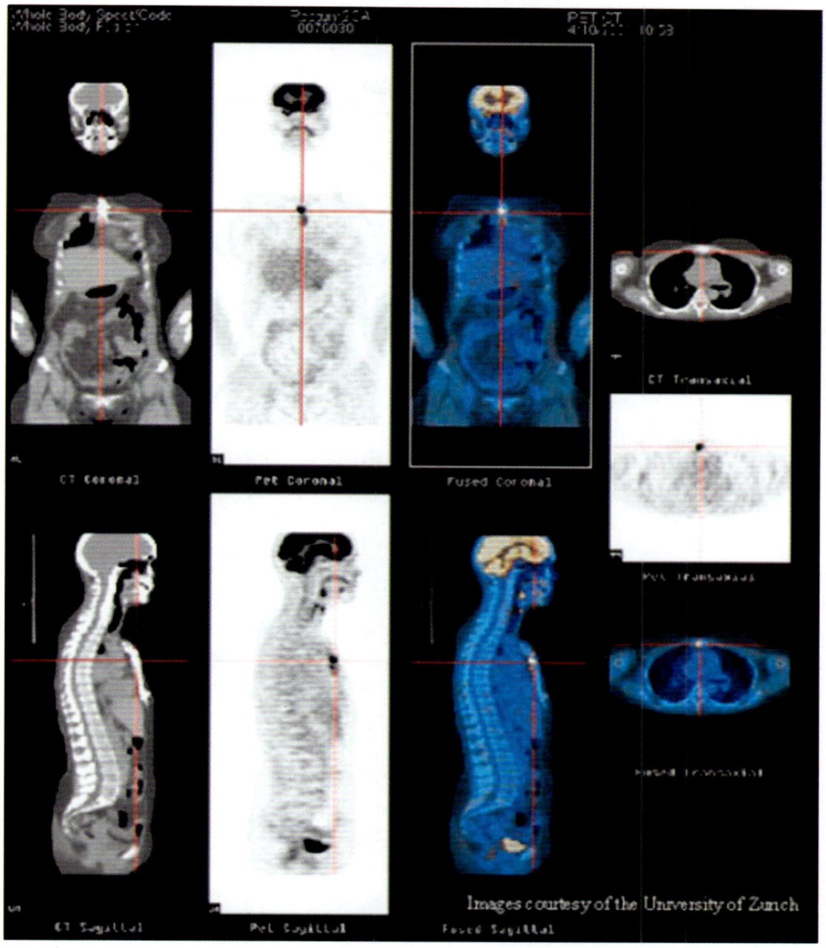

A

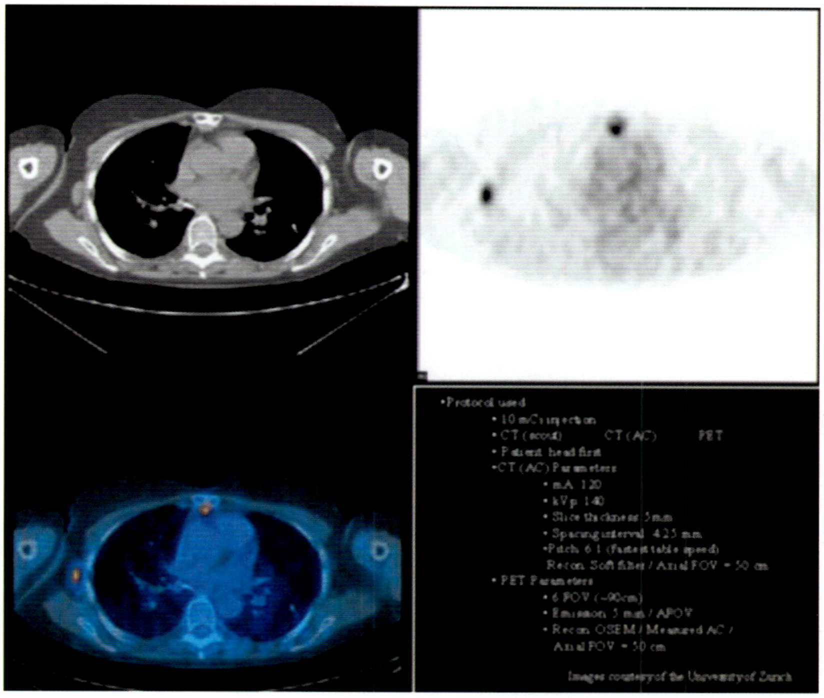

B

图 9-6　患者 63 岁，女性，直肠癌切除术后，随诊期间发现肝转移和肺转移，并分别予以切除。PET 结果显示左肺上叶内可见肺内大块病灶，进一步侵袭到纵隔、右侧胸壁、右侧锁骨上区以及腹膜后。**A**. **B**. PET-CT 融合图像显示，病灶位于胸骨内，肺内尤其显著。还在右侧腋窝区内发现肿大淋巴结。

注：摘自通用电气 (中国) 有限公司网站。

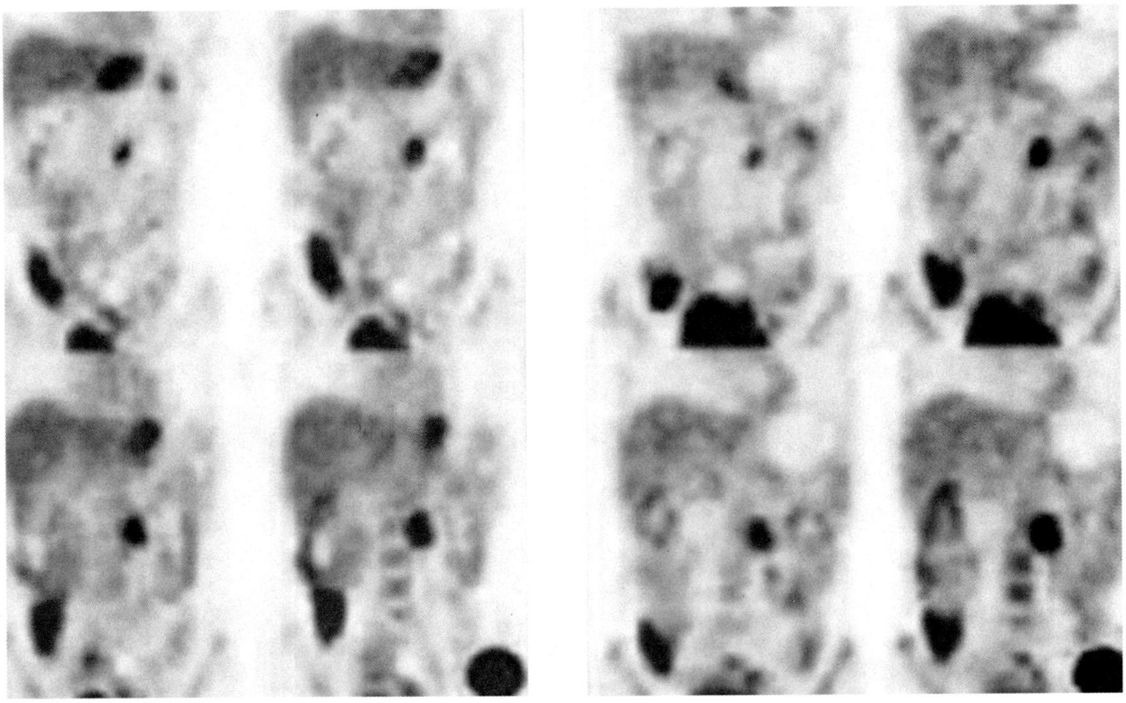

图 9-7　A. 直肠癌术后，腹膜后淋巴结转移，胃生理性浓聚；B. 进食后胃区呈放射性空白影，淋巴结转移灶形态、位置及浓聚程度不变。

注：摘自吴湖炳等《减少^{18}F-FDG 胃肠道生理性浓聚的方法》一文。

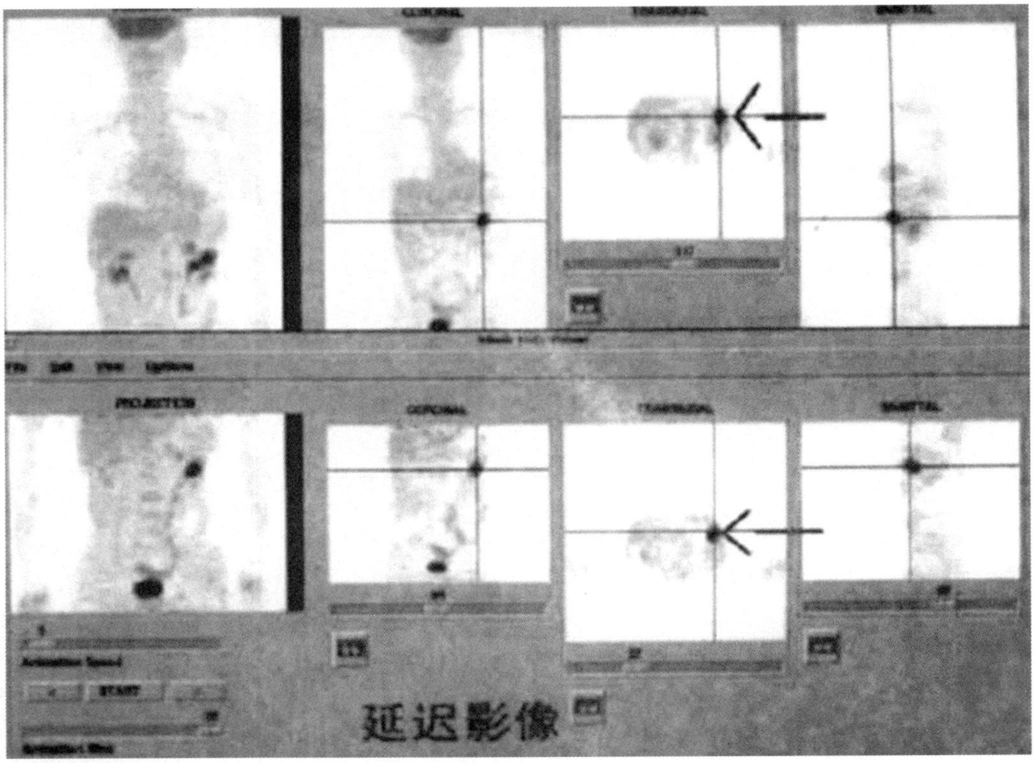

图 9-8　首次显像腹部出现局灶性放射性浓聚；延迟显像中病灶明显。

注：摘自聂秋容等《^{18}F-FDG PET 延迟显像对腹部恶性肿瘤诊断的作用》一文。

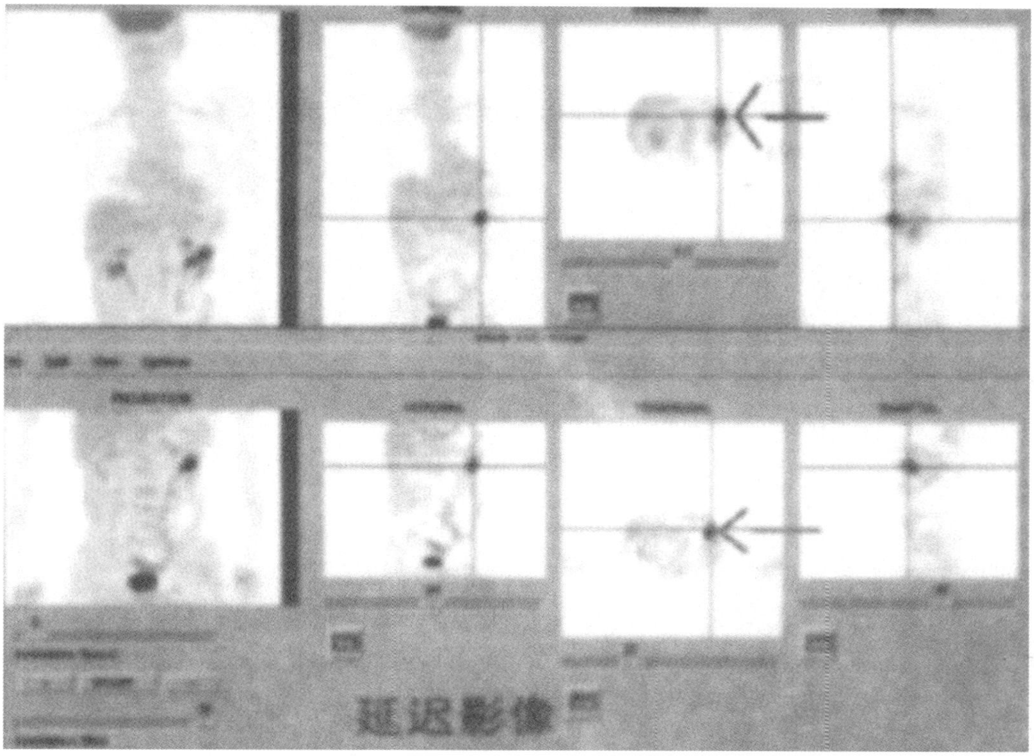

图 9-9　**首次显像腹部出现局灶性放射性浓聚；延迟显像中浓聚消失。**

注：摘自聂秋容等《^{18}F-FDG PET 延迟显像对腹部恶性肿瘤诊断的作用》一文。

（北京大学临床肿瘤学院　北京肿瘤医院　**杨　志**）

第十章 直肠癌的肿瘤标志

第一节 简介

肿瘤标志 (tumor marker, TM) 是 1978 年首先由 Herberman 在美国国家癌症研究所 (NCI) 召开的人类免疫与肿瘤诊断会议上提出。肿瘤标志是指由肿瘤细胞产生，存在于肿瘤细胞中或表面，分泌或脱落进入体液，能够反映肿瘤细胞特点的生物分子，简称肿瘤标志 (物)。从严格意义上说，这些生物分子只存在于肿瘤细胞或组织，而不存在于正常人的细胞或组织中。但从广义上讲，除了这些只存在于肿瘤细胞或组织的生物分子外，人们还把那些在正常成人体内含量很低，而在肿瘤组织细胞中含量显著超过正常人组织细胞含量的，或在胚胎组织中高表达，正常成人体内含量很低，而在肿瘤组织细胞含量明显增加的，或宿主与肿瘤细胞相互作用而产生的含量明显增加的生物分子也称为肿瘤标志。

直肠癌标志是肿瘤生物标志之一。它是指由直肠癌细胞产生，存在于直肠癌细胞核、细胞质或胞膜上，分泌或脱落进入体液的生物分子，简称直肠癌标志 (物)。

这些肿瘤标志应能反应出较正常细胞低的分化状态和因激活细胞分裂或抑制细胞程序性死亡 (凋亡) 所发生分子改变的肿瘤细胞产物，它表示肿瘤的存在并反映肿瘤一定生物学特性。从生化本质上，它们可以是核酸、蛋白质、肽类、糖蛋白、脂类、糖脂等。它们可以存在于细胞核、细胞浆及细胞质膜，也可以分泌出细胞外，进入血液、体液、尿液及粪便。可以利用这些标志鉴定出异常细胞和恶性细胞的潜在。

目前对肿瘤标志尚无统一的分类方法。通常从组织形式和应用的角度将其分为细胞肿瘤标志 (cellular tumor marker) 和体液肿瘤标志 (fluid tumor marker)。前者是指存在于组织细胞中或表面的标志；后者是指存在于血液、尿液、胸腔积液等体液中的标志。在体液肿瘤标志中，最常用的是血清 / 血浆肿瘤标志 (serum/plasma tumor marker)。它是指血液中有形成分以外液体中的肿瘤标志。

从临床实验室或检验科应用的角度，血清肿瘤标志有更重要的意义。血清肿瘤标志已广泛应用于临床的肿瘤检验学。目前可供临床应用的肿瘤标志已有上百种之多，最常用的有 30 余种。

细胞肿瘤标志主要用于肿瘤细胞遗传学、肿瘤分子生物学、肿瘤细胞生物学的基础研究，也用于临床的肿瘤病理学诊断。如肿瘤细胞遗传学检测遗传性肿瘤家系特定染色体的变化及特异基因的变化，如染色体的整倍性、缺失、易位和有丝分裂情况；肿瘤细胞生物学、肿瘤分子生物学、肿瘤病理学检测肿瘤基因、抑癌基因及其产物，如bcl-2、c-erbB2、ras、p53等的点突变、缺失、扩增和过表达等；检测生长因子，如 EGF、TGF-α、HGF 等；检测转移和浸润标志，如 nm23、层粘连蛋白受体，ICAM、CD44 等。

对肿瘤标志的准确测定有利于了解肿瘤发生发展的过程和作用机制，掌握肿瘤的细胞生物学特征，也有利于肿瘤的诊断和治疗，以及对疗效评估和肿瘤患者预后的判断。

临床肿瘤标志的测定方法主要有：①放射免疫分析 (RIA)；②酶联免疫吸附分析 (ELISA)；③化学发光；④电化学发光；⑤时间分辨分析；⑥免疫细胞化学和免疫组织化学染色等。大多检测主要使用自动化分析仪来完成。

第二节 肿瘤标志的基本特性

一种理想的肿瘤标志应该具有特异性 / 度 (specificity) 强、敏感性/度 (sensitivity) 高的特性，二者均达到 100% 最好。特异性包括肿瘤特异性，即在肿瘤中存在而在正常及良性病变组织中不存在；组织器官特异性，即只存在于特定的组织器官，而不存在其他的组织器官中。

特异性以所检测的真阴性数与真阴性数及假阳性数之和的比值表示，是从排除正常人或良性疾病的角度考虑。

敏感性是从肿瘤患者的检出程度考虑，以检测的真阳性数与真阳性数及假阴性数之和的比值表示。

作为肿瘤标志，人们总是希望它们特异、敏感、检测方便、价格便宜。虽然众多的科学家历尽艰辛发现了很多的肿瘤标志，但还没有理想的。肿瘤标志的特异性是其本身的特性，这正是科学家寻找肿瘤标志的目标。而肿瘤标志的敏感性和检测简单性取决于所使用的检测方法和仪器，随着科学技术的现代化，检测的敏感性已越来越好，也越来越方便。而目前临床常用的肿瘤标志都是特异性和敏感性相对较高的标志。

第三节　临床常用血清直肠癌标志物及其意义

肿瘤特异性标志还很少，现在较为公认的是用于诊断肝癌的AFP和前列腺癌的PSA。直肠癌尚无特异性的标志物，CEA是目前临床最常用于结直肠癌的标志物。此外较常用的还有CA72-4、CA19-9、CA242等。

一、癌胚抗原

(一) 一般性质

癌胚抗原 (carcinoembryonic antigen, CEA) 是由Gold 和 Freedman 于 1965 年首先在结肠癌患者血清中发现的。CEA 是一种具有人胚胎抗原性的酸性糖蛋白。分子量为 $(1.8 \sim 2) \times 10^5$，为一个包含 641 个氨基酸的单链多肽，其 N 末端是赖氨酸，糖含量达 45% ~ 50%。CEA属于细胞膜蛋白，CEA主要的结构及相关分子和免疫球蛋白的 γ 重链非常相似。因此，CEA属于免疫球蛋白基因“超家族”，主要存在于胚胎胃肠粘膜上皮和一些恶性组织细胞表面，出现在3 ~ 6个月的胎儿消化道中，胚胎发育后期及出生后，CEA在血中很快消失。腺上皮过度生长的正常细胞，主要是结直肠、乳腺和肺细胞也可以表达CEA。当发生恶性肿瘤时，血中的 CEA 会再度升高。最高浓度的 CEA 主要见于原发性直肠癌及其肝转移灶中，其浓度较正常结肠直肠粘液腺中的 CEA 浓度高 500 倍。

(二) 临床应用

1. **正常人血清参考值0 ~ 5ng/ml (电化学发光方法)**

2. **主要应用指征**

- 直肠癌的诊断、术后复发、预后判断和疗效监测。
- 肝脏原发肿瘤与直肠癌肝转移的鉴别诊断。

3. **临床意义**

CEA 是直肠癌最有意义的肿瘤标记，血清CEA升高常见于直肠癌，被用于诊断直肠癌的各个方面，包括筛选、诊断、预后判断和疗效监测。在恶性肿瘤中，CEA诊断敏感度最高的是直肠癌、结肠癌和甲状腺髓样癌。CEA 的临床意义如下:

(1) **CEA 对肿瘤筛选及早期诊断的作用**：CEA 不推荐作为无症状人群的筛查试验及早期诊断。因为已经发现在一些良性疾病中CEA水平会不同程度升高，如硬化 (45%)、肺气肿 (30%)、乳腺疾病早期 (15%)、溃疡性结肠炎 (15%)。直肠癌患者 CEA 阳性的水平主要与肿瘤分期有关，CEA上升速率及浓度水平随肿瘤的发展而增加，随着肿瘤的进行性生长，CEA水平不断上升。因此除参考临界水平外，检测结果还应结合连续测定值进行比较分析。在不同的研究中，CEA 水平与 Dukes 分期密切相关：Dukes A 期的敏感性为5% ~ 25%，Dukes B期为40% ~ 60%，Dukes C期为 60% ~ 80%，在已经发生转移的 Dukes D 期其敏感性可以达到 80% ~ 90%。因此，如果使用CEA对无症状人群进行筛查，在一些良性患者中会出现假阳性结果，而早期CEA水平低的直肠癌患者会呈假阴性结果。

假设对新诊断的结肠直肠癌患者有着50%的临床敏感度，而在普通人群中90%的特异性，若发病率为50/100 000/年，CEA的阳性预示值为0.25%。这样400个阳性的结果中可能仅有一例是真阳性。假设临床敏感度为 50%，结肠直肠癌患者中将有一半漏诊。结直肠癌的发病率随着年龄而上升。60 ~ 64岁的男性结直肠癌的发生率在124/100 000/年。假设临床敏感度及特异性如上所示，那阳性预示值仅在0.65%。这些数据表明 CEA 并不适用于结肠直肠癌的筛检。

但如果能够对假阳性结果在费用较少的情况下排除，对真阳性结果的患者就很重要。

(2) **CEA 对直肠癌辅助诊断**：CEA 的低敏感性影响了其在早期直肠癌或直肠癌初级阶段诊断的价值。此外，由于CEA在非恶性肿瘤中也会升高，如一些吸烟者中，使其特异性下降。但在一些出现相应症状的患者中，高水平的血清CEA(例如CEA大于5倍正常水平上限)就高度提示为腺癌。在这种情况下，很有必要做进一步的检查以确认恶性肿瘤的存在并且对病灶进行定位。并应检测和记录这时CEA的水平，作为以后治疗评估和预后判断的一个基线水平。

(3) **CEA的鉴别诊断作用**：在肝肿瘤的鉴别诊断中，除影像学检查外，CEA可作为一种重要手段，尤其是连续测定时。约一半的直肠癌、胰腺癌伴有肝转移的患者血清CEA水平高于参考范围上限的8～10倍，仅6%的原发性肝癌患者CEA浓度可达此水平，良性的肝疾病中极少见此种情况，对于肝转移癌的鉴别诊断CEA优于AFP。

(4) **CEA对判断预后的作用**：虽然CEA在疾病的术前诊断以及早期诊断中价值不高，但CEA对判断预后具有重要作用。CEA可作为直肠癌的预后指标，还能用于诊断手术后有无癌组织残留。在一定的肿瘤分期(TNM分期)范围内，术前CEA浓度可作为预测值。一般而言，CEA浓度高的直肠癌预后较差。若欲区分增高CEA是由原发性肿瘤引起还是由远处转移引起，可在术后每隔6～8周测定CEA而判断。术前浓度升高的CEA，在彻底的外科切除术后，应该在约6周内回到正常。术后CEA没有降到参考范围内反而上升，高度预示可能有残留癌组织或转移。

CEA的水平与直肠癌分期、肿瘤体积大小以及肿瘤的转移有关，进展期直肠癌体积较大，发生转移时，CEA值较高。

(5) **CEA对直肠癌监测的作用**：直肠癌术后，约有50%会发生复发或转移。大部分的复发发生在诊断后的第一个2～3年内，并且通常局限在肝脏、肺或者原发部位。复发或转移是直肠癌死亡最主要的原因，因此早期监测复发和转移十分重要。在直肠癌患者中连续测定血清CEA是原发癌切除术后局部或远处复发的最敏感的非创伤性诊断方法。在许多持久性、进行性CEA增高的患者中，血清CEA是判断复发的第一手临床资料。

在直肠癌完全切除术后的病例中，CEA将在术后4～6周恢复到正常水平。手术后CEA水平持续升高意味着手术切除不完全或者是亚临床转移。

美国国立卫生研究院(NIH)、美国临床肿瘤学会(ASCO)和欧洲肿瘤标志组织(EGTM)都认为血清CEA是直肠癌患者最好的无创性检查，是直肠癌患者病情监测最好的肿瘤标记物。连续对CEA的监测在探知直肠癌复发/转移时的敏感性约为80%，特异性约为70%，可以较其他检查方法平均提前5个月发现(一般是3～10个月)。CEA是无症状的复发患者中最常用的指示因子，而且比用放射学发现复发病例更有效。对于远处转移尤其是肝脏的转移，CEA的敏感性高达90%～100%，要比诊断局部复发的敏感性(50%～70%)高很多。CEA检测对于探测一些可切除的肿瘤疾病(肝或者肺转移)非常有帮助，可以显著提高生存率。

Dukes A期患者复发率较低(大概5%～10%)，一般不建议连续监测CEA。Dukes B和C期的患者，建议随访中定期测定CEA，至少3年，主要目的是早期发现和诊断复发与转移。

(6) **CEA对进展期患者化疗的监测**：进展期直肠癌患者化疗的主要目的是为了控制症状，延长生存期，提高生活质量。CEA可以帮助临床医生决定对直肠癌扩散患者的治疗。在化疗期间CEA水平的降低是治疗有效的一个很好的指标。最近，直肠癌系统的回顾分析表明，进展期应用化疗使死亡的危险性降低35%，生存中位时间为11.7个月，而给予最好的支持治疗的患者生存中位时间为8个月。一些应用CEA来监控进展期直肠癌治疗的回顾性研究表明，接受化疗患者的CEA水平下降通常会比CEA水平不下降的患者有较好的预后；几乎所有的患者的CEA水平的增加与疾病的进展相关。系列的检测可能会早些发现进展的疾病，停止那些无效的治疗，减少医疗费用，提高生存质量。

对于监控进展期直肠癌患者的治疗，可以在开始治疗前以及每2～3个月应进行一次CEA检测。CEA的水平预示着肿瘤进展的程度，可以使临床医生考虑加强、中断或改换化疗的方式和时间等。一些治疗，例如5-氟尿嘧啶和左旋咪唑，能引起短暂的CEA升高。

ASCO专家组推荐CEA可以用于中期直肠癌治疗的监控。在中期患者术后治疗的开始用CEA来检测，每2～3个月一次，即使没有其他确定的证据，两次的结果高于基线就被认为足可以证明进展期病变。

(7) **血清中CEA含量与癌症的组织类型有关**：腺癌最敏感，其次是鳞癌和低分化癌。

(8) **CEA升高也见于其他肿瘤**：如胃癌患者血清中CEA水平升高，阳性率在16%～47.5%。在肝癌、胰腺癌、肺癌、卵巢癌和子宫颈癌中，随肿瘤的分期不同，50%～70%的病例CEA浓度上升。

在非转移性的乳腺癌，血清CEA浓度仅在10%的病例中上升，而一般不超过参考范围上限值的5倍。在转移性乳腺癌中，临床敏感度在50%～60%之间，25%的患者CEA浓度超过参考范围上限值的5倍。

(9) **CEA升高见于部分良性疾病**：非恶性的情况下，以下疾病常可引起CEA增高，如肝炎、酒精性肝硬化、肺气肿、胰腺炎、结直肠炎症疾病如溃疡性结肠直肠炎、憩室炎、直肠息肉以及肺炎等。

高CEA水平也可以在一些非肿瘤性疾病中发现，例如急慢性炎症性疾病，包括酒精性肝炎、肝炎、肝硬化、胆结石、阻塞性黄疸、肝脓肿、消化性溃疡、胰腺炎、憩室炎等。

(10) **CEA升高见于一些正常人中**：老年人或吸烟者血清中平均CEA浓度稍高于年轻人或不吸烟者。

二、糖抗原19-9

(一) 一般性质

糖抗原19-9 (carbohydrate antigen 19-9, CA19-9) 是1979年首先由Koprowski从人结肠癌细胞分离到的抗原。它是粘蛋白上的糖类位点，化学结构是一个单唾液酸神经节苷脂，决定簇为一个含唾液酸化的I型乳糖系岩藻五糖，分子量大于5×10^6。作为Lewis-a中的一个正常成分，它存在于多种人的细胞中，如胰腺、胆管细胞、以及胃、结肠，涎腺上皮细胞等、并且其在胰液和胆汁中浓度较高，而在血清中其含量甚微。CA19-9作为一个大分子粘蛋白可自由进入血循环，因此能被测定。消化道恶性肿瘤大多高表达CA19-9。

(二) 临床应用

1. **正常人血清参考值**

0～37 U/ml IRMA法

0～27U/ml (电化学发光法)

2. **主要应用指征**

- CA19-9既无肿瘤特异性又无器官特异性，主要用于胰腺、肝胆和胃癌患者的早期诊断、疗效评价和癌症复发的监测。
- 对于直肠癌，CA19-9是CEA之后的次选肿瘤标志，用于直肠癌的诊断和病情监测。

3. **临床意义**

(1) **CA19-9对直肠癌的诊断**：尽管CA19-9是对胰腺腺癌最有价值的标志，但是对于发现直肠癌，CA19-9没有CEA灵敏。未经治疗的直肠癌CA19-9会逐步增高，可高达1 000U/ml以上。CA19-9对直肠癌的临床敏感度为18%～60%。CA19-9对肿瘤分期的敏感度为：Dukes A期0～7%，Dukes B期17%，Dukes C期47%，Dukes D期75%，但是对于健康人和良性疾病患者，当CA19-9水平高于40U/ml时的临床特异性92%～99%，高于CEA (69%)。

(2) **CA19-9对直肠癌预后判断**：虽然CA19-9对于直肠癌的早期诊断的价值很小，但是术前升高的CA19-9和患者的不良预后有关。在多变量分析中CA19-9术前值是术后存活率的独立预示值。如果取临界值为7U/ml，对直肠癌预测3年存活率为61%～90%。CA19-9的预测效果独立于Dukes分期和CEA的浓度。

(3) **CA19-9对直肠癌病程监测**：CA19-9与直肠癌的手术、化疗、放疗的临床病程有很好的相关性。临床病程表现有：外科彻底切除术(Ⅰ期)后的2～4周内CA19-9回复正常(< 15U/ml)；姑息治疗仅使CA19-9浓度短暂、轻微地下降并不能达到正常；肿瘤复发转移和(或)病情进展会使之重新上升或持续增高。CA19-9监测直肠癌病程中的临床敏感度53%～73%，特异性91%～94%，准确性80%。

CA19-9是评定化疗有效性的好方法。它可及早提示是否需要改变或中止治疗。它还适于监测肝转移时动脉介入化疗结果。但直肠癌患者的随访监测中，CA19-9并没有比CEA能提供更多的信息。

(4) **其他肿瘤的诊断**：胃癌的阳性率为35%～81%。肝癌的阳性率高于60%。胰腺癌、胆囊癌、胆管壶腹癌时，血清CA19-9水平明显升高，尤其是胰腺癌晚期患者，阳性率可达81%，是重要的辅助诊断指标。

(5) **很多良性疾病时CA19-9不增高，但一些消化道良性疾病CA19-9出现异常的可能性很高**：如急性胰腺炎、胆囊炎、胆管炎、阻塞性黄疸、肝炎、胆石病、中毒性肝炎、慢性活动性肝炎、肝硬化、肝细胞大面积坏死等疾病，一般显示一过性上升或持续性高浓度，通常< 200U/ml。

慢性非活动性胰腺炎中< 6%的病例有CA19-9升高，而急性胰腺炎和慢性胰腺炎的急性期有15%～20%病例升高，升高通常<100U/ml，有时也高达500U/ml，或持续轻度增高，一旦临床症状好转便回复正常。

三、糖抗原 72-4

(一) 一般性质

糖抗原72-4 (carbohydrate antigen 72-4, CA72-4) 是一种高分子量 (> 10^6) 的粘蛋白类分子，1981 年由美国的 Colcher 等以人乳癌的肝转移癌细胞膜抗原 TA G-72 免疫制备了单克隆抗体 B72.3，再以纯化的 TA G-72 为免疫原再制备 CC 系列单克隆抗体。其中单克隆抗体 CC49 和 TA G-72 亲和力高于 B72.3，以 CC49 作为包被抗体，B72.3 为标记抗体，用放射免疫法检测体液中TAG-72，并命名其为CA72-4，它属于粘蛋白类癌胚抗原。免疫组织化学研究显示，单克隆抗体B72.3 与多种癌组织反应：84% 的乳腺癌，90% 以上的直肠癌，96%的非小细胞肺癌，100%的上皮性卵巢癌、子宫内膜癌、胰腺癌、胃癌和其他癌，以及胎儿组织如直肠、胃、食管。而正常人组织包括肝、脾、心、乳房、子宫、肺、骨髓、直肠、胃、淋巴结和肾并不反应。所以，TAG-72被认为是广谱癌抗原及癌胚抗原。

(二) 临床应用

1. 正常人血清参考值

0 ~ 6U/ml （IRMA 法）

0 ~ 6.7U/ml（电化学发光法）

2. 主要应用指征

(1) CA72-4 是监测胃癌患者病程和疗效的首选肿瘤标志，可与次选标志物(CEA或 CA19-9) 联合使用。CA72-4在卵巢癌中具有一定的指示作用，可作为仅次于 CA125 的次选标志物辅助检测。

(2) CA72-4 主要应用于直肠癌的辅助诊断和病程监测。

3. 临床意义

(1) **CA72-4 对直肠癌的辅助诊断作用**：直肠癌中 CA72-4 的临床敏感度为 20% ~ 41%。CA72-4 浓度的升高与肿瘤的临床 Dukes 分期有关。以 6U/m1 的 CA72-4 作为临界值，Dukes A 期阳性率为 3% ~ 29%，Dukes B 期为 30% ~ 31%，Dukes C 期 22% ~ 53%，Dukes D 期为55% ~ 70%，总阳性率为43%，CA72-4对良性直肠疾病的特异性为 98%。

(2) **CA72-4对直肠癌监测的作用**：CA72-4与直肠癌病程具有相关性。直肠癌完全切除后，CA72-4的浓度18 天内会下降，但姑息手术后肿瘤标志的浓度不会下降。连续监测中如发现CA72-4浓度术后不下降或进一步升高，提示有残留肿瘤组织。CA72-4 和 CEA 联合检测，使其临床敏感度从 45% 增加到 60%，术后肿瘤复发早期的临床敏感度从 78% 增加到 87%。

(3) **CA72-4 的鉴别诊断作用**：抗 CA72-4 单抗 B72.3 可用于乳房组织穿刺和其他体液，如腹水、胸膜渗出液中细胞学检查，有助于提高鉴别效果，如对肺腺癌和恶性间皮瘤的鉴别。

(4) **其他肿瘤**：胰腺癌、肝癌、肺癌、乳癌、卵巢癌等也有一定的阳性率。

(5) **良性疾病**：多种良性疾病的患者中 (2% ~ 11%) 血清 CA72-4 浓度可升高，主要见于胰腺炎 (3%)、肝硬化 (4%)、肺病 (17% ~ 19%)、风湿性疾病 (21%)、妇产科疾病 (0 ~ 10%)、良性卵巢疾病 (腺瘤、囊肿3% ~ 4%)、卵巢囊肿 (25%)、乳房疾病 (10%)、良性胃肠道疾病 (5%)。

四、糖抗原 242

(一) 一般性质

糖抗原 242 (carbohydrate antigen, CA242) 是以人结直肠癌细胞系 Cold205 免疫，通过杂交瘤技术获得单克隆抗体C242所识别的肿瘤相关抗原，属于唾液酸化的鞘糖脂类抗原。存在于正常的胰腺及结直肠粘膜中，正常时表达量低。血清中CA242在非鳞状组织恶性肿瘤中比鳞癌水平高，且在小细胞肺癌中的分布与疾病状态及疗效相关。

(二) 临床应用

1. 正常人血清参考值

0~20U/ml 酶联免疫吸附方法 (ELISA)

12U/ml IRMA 法

2. 主要应用指征

- 主要用于胰腺癌的诊断、疗效监测、预后判断的作用。
- 对直肠癌具有辅助诊断、预后判断作用。

3. 临床意义

(1) **CA242对直肠癌的诊断作用**：直肠腺癌的阳性检出率为 79%。对于早期直肠癌的诊断，CA242 不如 CEA和CA19-9。对于确诊，初步的研究显示CA242可能比CEA更强。随着肿瘤分期进展，血清CA242的含量和阳性率增高。不同临床分期之间的差别具有统计学意义。CA242在Dukes A、B、C、D期灵敏度分别为：A期8.33%～38%，但以11.1%～15.4%较为多见；B期16.2%～46%；C期33.3%～64.5%；D期58.8%～84%，但以60%左右出现频率较高。

(2) **CA242对判断预后的作用**：当与CEA同时测定时，术前高水平的CA242是很强的预后指示因子。

(3) **CA242对直肠癌的监测作用**：监测直肠复发，CA242的灵敏度和特异性为60%和87%。与CEA联合应用可以使灵敏度提高到88%，但是特异性降低到78%。单独的CA242不如CEA，但在直肠癌确诊患者的监控中和直肠癌切除术后的随访中可与CEA互补。

(4) **其他肿瘤**：胃癌患者血清CA242水平升高，阳性率为41%～71%，特异性为67%～100%；在胰腺癌、胆管癌时血清CA242升高，阳性率高达74%～100%；肺腺癌阳性率为76%；食管癌和乳癌为62%；小肺细胞癌为50%。在肝癌、食管癌、膀胱癌及肾癌均有一定表达。对腺癌的检出率CA242优于CEA，二者联合检测会提高肿瘤检测的敏感性。

五、直肠癌标志物的联合应用

在实际工作中，单项肿瘤标志常不能满足临床诊断的需要，人们多进行肿瘤标志的联合检测，其结果常提高了敏感性，降低了特异性。为了提高敏感性，增加阳性检出率，同时不降低特异性，人们进行了肿瘤标志不同组合的探索，不同肿瘤标志组合对直肠癌的检出率如下：

- CEA和CA19-9联合检测，阳性率为60.0%～90.4%。
- CEA和CA72-4联合检测，阳性率为55.0%～62.1%。
- CEA和CA242联合检测，阳性率为56.9%～83.79%。
- CEA、CA19-9和CA242联合检测，阳性率为56.9%～94.59%。
- CEA、CA19-9和CA72-4联合检测，阳性率为59.4%～61.0%。
- CEA、CA72-4和CA242联合检测，阳性率为67.2%。
- CEA、CA19-9、CA72-4和CA242联合检测，阳性率为69.0%～81.8%。
- CEA、CA19-9、β_2-MG联合检测，阳性率为86.7%。
- CEA和CA50联合检测，阳性率为38.9%～87.5%。

第四节　直肠癌的基因和细胞标志物

与其他肿瘤一样，目前使用的直肠癌标志物存在两方面不足，一是对早期及癌前病变的灵敏度不够，二是对恶性肿瘤缺乏特异性。肿瘤研究已经证明，当正常粘膜转化为侵袭癌时，在基因组水平上发生了多种分子改变。在这个分子变化过程中，突变的基因表达的标志物对于恶性肿瘤或者癌前病变具有一定的特异性，是肿瘤发生的早期阶段，如果能对这些变化的重要分子及时检测，将有助于临床的早期诊断。

直肠癌发生的多阶段多因素学说 (multihit) 已得到了普遍的认可。直肠癌发生发展的模式为：正常上皮→增生上皮→早期腺瘤→中期腺瘤→晚期腺瘤→癌→转移癌。约70%的直肠癌经历了这一系列的变化过程，但30%的肿瘤还涉及到其他的原癌基因或肿瘤抑制物的改变。

组织学和流行病学资料显示许多结直肠肿瘤从腺瘤到癌的转变涉及到肿瘤抑制物或原癌基因的相继突变。这些分子改变主要发生在细胞的原癌基因 (如ras基因)、抑癌基因 (如p53和APC)、DCC基因、微卫星不稳定序列 (microsatellite instability, MSI) 等。含有这些异常DNA序列的细胞脱落进入血液或肠腔后，可以在血液或粪便中被检测到。

一、基因细胞标志物对直肠癌筛查及早期诊断作用

(一) K-ras

在直肠癌早期就有K-ras基因的突变，约60%直径＞1cm的腺瘤和50%侵袭性直肠癌中有ras基因突变。点突变可使传导细胞信号的ras家族蛋白过度表达。总体上38%直肠肿瘤患者中有ras突变基因的表达。

值得注意的是，虽然在分子水平上K-ras基因对直肠癌早期诊断很有价值，但这种改变并不是直肠癌所特有的，突变的ras基因也可以在胃癌、胰腺癌及胃胰

腺组织增生，甚至在正常粘膜中发生。

(二) DCC 基因

结直肠癌缺失 (deleted in colorectal carcinoma, DCC) 基因编码一个细胞粘附分子，它的杂合性缺失 (loss of heterozygosis LOH) 存在于大约 50% 的腺瘤和 70% 的异常增生或癌变中。

(三) 抑癌基因 Tp53

Tp53 基因位于染色体 17p，表达产物是磷蛋白 p53。如果 DNA 损伤没能成功修复，它可以阻断受损的 DNA 的细胞周期而导致凋亡。近 70% 的散发结直肠癌有 p53 的缺失。但是突变的 p53 也可以在多种胃肠道肿瘤癌中存在。

(四) APC 基因

对家族性结直肠癌高发人群，可用APC基因进行筛查和监测，因为APC基因突变的携带者可导致家族性多发息肉 (familiarl adenomatous polyposis, FAP)。有研究报道，同时检测 K-ras、APC、p53、Bat26 (一种微卫星不稳定性标志)和长DNA(Long-DNA) 五种基因时，在 22 个结直肠癌患者、11 个≥ 1cm 腺瘤患者和22个健康人粪便中采集DNA，这些标志物对结直肠癌的敏感性为 91%，腺瘤的敏感性为 82%，特异性为 93%，而K-ras对癌的敏感性无变化，对腺瘤的敏感性稍低一些，但特异性提高到100%。另外的研究者检测 K-ras、p53和Bat26三个突变基因对结直肠癌的诊断率为 36/51 (71%)。

二、基因细胞标志物对判断直肠癌预后的作用

(一) K–ras

K-ras 突变出现在直肠癌的早期，与浸润深度有关，提示着预后不良，尤其是Ⅱ期患者。复发肿瘤中 12 位和 13 位密码子的突变约占 75%，而只有 25% 的肿瘤没有发现这些密码子的改变。伴随淋巴或血液转移的肿瘤有 65% 发生 12 位和 13 位密码子的突变。约有 28% 的 Tis、T_1、T_2 期直肠癌发生 K-ras 基因突变，而侵入更深的 T_3、T_4 期则有 41%。关于 K-ras 基因的改变与肿瘤分期的相关性存在着争议。在一项包括 2721 位患者的研究中，没能证实 K-ras 基因的突变与 Dukes分期有相关性。

一项关于结直肠癌ras基因突变和患者愈后相关性的 Meta-analysis 分析表明：K-ras 基因的 12 和 13 位密码子有 12 种突变可能，但仅发生一种突变，即 12 位密码子谷氨酸突变为缬氨酸，这种改变与患者愈后不良有关。检测的患者中仅有8.6%发现这种突变，而且该突变是 Dukes C 期患者而非 B 期预兆。这提示 ras 基因突变的测定不宜在结直肠癌患者的预后评定中使用。

(二) DCC 基因

DCC 杂合性缺失的Ⅱ期肿瘤预后相当于Ⅲ期肿瘤，而没有DCC功能缺失的Ⅱ期肿瘤预后相当于Ⅰ期肿瘤。

DCC基因改变的研究有助于Ⅱ期肿瘤患者在分子水平上的分类，即分成两个亚类 (良好或不良预后) 并选择不同的治疗。

(三) 抑癌基因 p53

p53 可调控细胞活性，如增殖，分裂，DNA 损伤修复，凋亡。p53 主要在发生 DNA 损害和缺氧时起作用，它能使细胞停滞在G1期直至恢复到以前的水平。当野生型 p53 功能缺失，肿瘤细胞快速生长，无序扩增。p53 基因突变的肿瘤细胞基因组不稳定，凋亡减少。由于野生型p53不稳定，而突变后的p53很稳定，所以检测到的 p53 基本均为突变型 p53。p53 核阳性的肿瘤患者更易于肝和淋巴结的转移。对于这些患者，p53 过表达可独立预测生存率。

当用循环中自身抗体检测磷蛋白来间接反映 p53 的过度表达时，这些自身抗体与肿瘤分级和血管侵袭都有很好的相关性。检测到 p53 抗体的 Dukes’A、B1 期患者的预后很差。

(四) Bcl–2

Bcl-2基因编码的蛋白可通过抑制凋亡而调控细胞周期，它可以通过不同信号旁路来调控细胞的扩增。结直肠癌中Bcl-2基因编码的蛋白质，其免疫组织化学阳性率与肿瘤分期及患者存活率均有关。Bcl-2基因表达降低时，肿瘤体积增大而淋巴浸润减少。Bcl-2蛋白过表达的 Dukes C 期患者的存活率很低。

(五) 微卫星不稳定性 (microsatellite instability, MSI)

MSI是DNA修复基因的两个等位基因都失活的结果。在非家族性结直肠肿瘤中，这种失活是同时发生

在等位基因上，而家族性的其中一个突变是遗传来的，另一个突变时会引起复制错误 (replication error, RER) 表型。调控DNA复制保真度的修复系统的失活导致基因组的不稳定，即增加随机突变率并导致涉及癌变的基因突变。

MSI对提示预后有重要作用，因为RER^+患者的无症状和总的存活率都高于RER^-患者。与p53、c-myc基因过表达相比，RER^+表型与肿瘤大小及肿瘤的分化的相关性更大。

(六) 胸苷酸合酶 (thymidylate synthase, TS) 和胸腺嘧啶脱氧核苷磷酸化酶 (thymidine phosphorylase, TP)

TS是一种将脱氧尿嘧啶磷酸盐转化为脱氧胸腺嘧啶磷酸盐的蛋白酶，也是DNA合酶所必需的代谢旁路。这种酶是直肠癌氟嘧啶治疗的主要作用靶点，因为5氟尿嘧啶 (5-Fu) 和脱氧氟尿嘧啶在肿瘤TS的作用下，转变成细胞毒性药物5氟脱氧尿嘧啶磷酸盐。

TS过表达与不良预后有关，能减少对5-Fu的反应性。TS水平与Dukes A，B，C期肿瘤的无症状存活率和总的存活率及其他的病理特征呈负相关。可以使用PCR方法快速半定量测定TS的mRNA。TP的预后诊断价值依赖于酶活性，高TP表达的肿瘤比酶表达低的肿瘤更具有侵袭性。

(七) 基质金属蛋白酶 (matrix metalloproteinases, MMPs)

MMPs是一类在肿瘤转移扩散时的基膜蛋白水解酶。MMP-1 (间质胶原酶)、MMP-2 (明胶酶A)、MMP-7 (matrilysin)，MMP-9 (明胶酶B) 在直肠癌中过表达，当管状腺瘤向腺癌转变时，它们的免疫定位增强。

直肠癌中MMP-1免疫染色阳性与预后不良有关，而与Dukes分期无关。肝转移时MMP-2表达高于正常，MMP-2的活性形式只存在于肿瘤组织中。直肠癌中MMP-7表达与淋巴结及远距离转移关系密切，它的酶活性直接与转移数量有关。淋巴结转移在直肠癌中是最重要的预后因子之一，但常规的病理筛查常不能检测到这种转移。用针对MMP-7的RT-PCR可检测到区域淋巴结的微小转移。

(八) 组织金属蛋白酶抑制剂1 (tissue inhibitors of metalloproteinase 1, TIMP-1)

TIMP-1是一种多功能的糖蛋白，能够抑制金属蛋白酶的活性，刺激细胞的生长和抑制凋亡。研究表明，直肠癌中TIMP-1的总水平明显高于健康人和肠道炎症的患者。当特异性为95%时，TIMP-1对直肠癌的灵敏度是42%。对于Dukes'A和B期的患者，发现直肠癌的灵敏度为35%。联合CEA和TIMP-1使直肠癌检测的灵敏度从42%提高到54%，而特异性为95%。

三、基因细胞标志物对直肠癌治疗预测反应性的作用

近年来，直肠癌治疗中辅助性和姑息性的化疗逐渐增加。然而，仅有20%的患者对5-氟尿嘧啶 (5-Fu) 加左旋咪唑的治疗有反应。很明显，这种疗法对大部分患者没有作用。所以，急需一种有效的标记物可以预测患者对治疗的反应性和抵抗性。

预测直肠癌疗效标志物研究最广泛的是TS (thymidylate synthase)。在合成DNA过程中，TS是尿嘧啶脱氧核苷转化为胸腺嘧啶脱氧核苷的限速酶，并且是5-Fu和raltitrexed (Tomudex) 的作用靶点，它们是两种普遍用于直肠癌治疗的细胞毒素混合物。当用RT-PCR技术检测TS中的mRNA时发现在转移癌中TS表达和进展期直肠癌患者对5-Fu的反应性之间存在一种反向关系，即当患者TS低水平表达时，患者的反应性超过50%；而当TS高水平表达时，患者的反应性百分率低于5%。还有学者也曾报道过，高水平TS可预示转移性直肠癌患者对氟尿嘧啶耐受。

另外，对结肠癌Ⅱ、Ⅲ期患者研究发现，18q等位基因的保留和TGFBeta-1基因的突变预示对辅助性氟尿嘧啶化疗有反应。对于氟尿嘧啶，微卫星阳性 (microsatellite-positive) 的患者比那些缺乏这种标志物的癌患具有更高的反应性。

由此可见，基因、细胞、组织中的标志物不同于血清标记物，它们可能对直肠癌早期诊断更有帮助。可是，现在还没能常规应用于临床，主要是检测还没有实现简单化、标准化及自动化。

第五节　直肠癌标志临床应用注意点

当前，由于静脉采血简便、快速、准确，因此血清中直肠癌标志物的应用倍受临床医生的青睐。为了

有效地运用肿瘤标志对直肠癌进行正确的诊治，在实际工作中应该注意一些问题。

- 应该比较清楚地了解肿瘤标志的生物学性质、应用范围、临床意义等。
- 早期肿瘤无症状、患者无感觉、无患病意识，但血中一些肿瘤标志出现早，可在症状出现前1～6个月检查到。尤其是肿瘤发生复发及转移时，血液肿瘤标志可比体征及影像诊断提前3～6个月。这时应该尽力排除良性疾病，复查追踪，密切关注。
- 由于受肿瘤标志特异性和敏感性限制，大多不适合肿瘤的初筛。一些肿瘤标志如AFP、PSA水平达到一定程度才具有诊断作用。所以肿瘤标志主要用于辅助诊断、指导治疗、分析病程、监测疗效、预测复发或转移及判断预后等。
- 以1～3项肿瘤标志联合检测为宜，适当组合，合理应用。尽量避免多项联用，重复检测，防止不必要的加重医疗负担。联合检测是提高临床应用效率的方法。同时测定两种或以上与该肿瘤相关的不同肿瘤标志，其中有一种阳性，即可判断为阳性。
- 当肿瘤标志联合检测时，在提高敏感性的同时，特异性会下降，可能会出现假阳性，应注意分析。
- 肿瘤标志的检测结果要结合患者的症状、发病史及流行病学、体征、临床表现等进行评价。
- 肿瘤的诊治应将肿瘤标志的检测结果与其他检测相结合，包括病理及细胞学定性诊断；放射线、CT、超声波、内窥镜、放射性核素标记进行显影等定位检查做综合判断。
- 肿瘤标志的“正常参考值”取决于所用检测方法和技术、制定参考值时检测的人群分布。要注意人群种族、地区分布、一定数量的健康人群、相关良性疾病及肿瘤患者。最好比较同一患者不同时期、治疗前后肿瘤标志水平的变化。
- 肿瘤的发生是多基因参与、经过多阶段的复杂过程，可能涉及多个标志物，用单个标志物进行诊断是困难的。

第六节 直肠癌标志的应用趋势

直肠癌与其他多种肿瘤一样，尚无十分特异性的标志物可供临床应用，因此基础科学家和临床医生都在寻找着这样的标志。目前主要有三条途径：一是有效地将现有的直肠癌标志物联合应用，以期找到最佳组合，提高检测效率；二是筛选鉴定新的直肠癌标志物；三是研究发现应用新的检测技术。

一、直肠癌标志组合应用与研究

根据提高敏感性，不减低特异性，减少检测项目，节省费用的原则，对现有临床应用的肿瘤标志进行最佳组合的研究。初步的结果表明，CEA、CA19-9、CA72-4和/或CA242联合检测具有较好的敏感性和特异性。

二、新肿瘤标志的研究

随着人类基因组测序工作的完成和新技术的应用，又有很多具有肿瘤标志作用的生物分子被报道。例如：通过甲基化特异PCR方法测定高甲基化癌1 (hypermethylated in cancer 1, HIC1) 启动子状态对于探知结肠癌可能具有很强的预示作用。再如：抗凋亡蛋白存活素 (survivin) 在多种肿瘤中高表达，在直肠癌也呈现高表达的状态，它可能在抑制肿瘤细胞凋亡，促进癌细胞增殖上具有重要作用。但新的肿瘤标志真正应用于临床的常规检测还要有很长的路要走。

三、检测新技术的应用

目前常规用于检测组织细胞肿瘤标志的方法主要是免疫细胞化学、组织化学方法和放射免疫显像。而用于血清肿瘤标志检测的方法主要有酶联免疫吸附分析 (ELISA)、化学发光及电化学发光分析、放射免疫分析 (RIA)和时间分辨免疫分析等。检测的规模化和集成化使检测速度更快、更准确，检测费用也在降低。

从遗传和分子生物学的角度看，肿瘤的发生与染色体的易位、缺失和不稳定密切相关，是癌基因激活及抑癌基因失活的结果，所以众多的科学家利用分子生物学技术，如限制性片段长度多态性分析 (RFLP)、单链构象多态性分析 (SSCP)、PCR或RT-PCR、基因序列测定等检测基因的突变、插入或缺失、微卫星不稳定性 (microsatellite instability, MSI)、染色体的杂合缺失 (loss of heterozygosity, LOH) 等，如Ras癌基因、p53和APC抑癌基因等。K-ras在结肠癌、胰腺癌中存在点突变，Ras 基因突变的位点仅存在于第 12、13 和 61 密码子中。约 50% ~ 60% 的肿瘤中存在 p53 基因点突变。据统计 90% 以上的点突变集中于第 5 至第 8 外显子中，主要的突变热点是第248、273及282密码子。APC基因的突变存在于100%的遗传型多发息肉型结肠癌和 85% 以上的散发型结肠癌中。其他部位的肿瘤中，特别是消化系统肿瘤，也常见 APC 基因的改变。

随着生命科学技术的不断发展，新的技术在不断出现，如应用变性高压液相色谱技术 (DHPLC) 检测基因的突变及基因的甲基化；生物芯片 (microarray) 包括基因芯片和蛋白芯片等用于分析基因的转录、蛋白质表达；应用双向电泳、质谱仪进行蛋白组学分析，可筛选新的肿瘤标志。

检测的标本除了肿瘤的组织细胞和肿瘤患者血液、尿液、胸腔积液、腹水等体液中的蛋白质及糖类标志外，目前又发现循环血液中肿瘤细胞来源的DNA有可能成为肿瘤诊断的新的重要生物分子。

总之，随着科学技术快速发展，医学基础研究的不断深入，新方法新技术的不断出现，又有新的肿瘤特异或相关分子被不断发现，又会出现新的热点研究领域。临床肿瘤检验学、诊断学和治疗学正期盼着更多的肿瘤特异或相关分子得到应用，真正造福于人类。虽然人们在这些领域已经做了很多，但离人们的期望还差得很远。但我们相信，只要我们不断努力，我们就会做得更好。

（北京大学临床肿瘤学院　北京肿瘤医院　张青云）

第十一章　直肠癌的诊断和鉴别诊断

直肠癌是我国消化道肿瘤病变中常见的恶性肿瘤之一，占消化道恶性肿瘤的第二位。而直肠癌在被确诊后常常处于中、晚期，使治疗后五年生存率徘徊在50% 左右。近十年来随着放射诊断学、免疫诊断学、分子生物诊断学、内镜诊断学、超声诊断学的发展，临床医生在细致了解病史、准确的体格检查的基础上综合多种诊断方法，早期诊断工作已取得相当大的进展。对于进展期直肠癌，随着近年来放疗、化疗、热疗等术前新辅助治疗广泛应用于临床，准确的术前分期及评价也成为直肠癌诊断的重要组成部分。

第一节　直肠癌的诊断方法

一、体格检查

除系统的全身体格检查外，肛门指诊 (digital rectal examination, DRE) 仍是直肠癌诊断的基础手段。75% 的直肠癌位于指诊可触及的范围内，如未能触及指套染血也是表明可能存在恶性肿瘤的间接征象。同时可采取指套上沾染的粪便或分泌物进行涂片细胞学检查。DRE检查时采用的体位需根据患者的自身情况，如下肢屈曲侧卧位、仰卧截石位、膝胸位及蹲位。检查时，除需要对直肠肿瘤的性质、侵犯程度作出初步的判断外，也要注意相应区域存在的息肉或粘膜下肿物。目前认为 DRE 最多可触及距肛门 7 ~ 10cm 的直肠肿瘤病灶，并有研究表明未进行DRE检查是直肠癌误诊最常见的原因。

二、内镜

对于DRE检查可疑的直肠癌患者，通常需采用内镜下直视的检查方法。通过肉眼的观察可以对肿瘤的形态、性质进行初步的描述和判断。并且对肠腔内可疑的肿物，内镜可以钳取活体组织进行病理检查。近年来直肠癌前哨淋巴结的监测和放射免疫导向技术的应用也需要通过纤维结肠镜导入染色剂。目前放大电子内镜可以将观察对象放大70倍左右，对直肠粘膜腺体排列和细胞形态是否存在异型性进行大致观察，从而可以发现较小的肿瘤。腺瘤作为常见的癌前病变，可以通过纤维结肠镜观察到，部分有蒂的息肉可以通过结肠镜下套扎电烧切除。通过放大内镜可以观察到腺瘤形成的前兆征象，如异常隐窝。借助染料剂的应用，放大内镜还可以发现小的腺瘤和平坦型的癌。在直肠，增生性息肉较为多见，它是一种小的良性息肉样病变，一般不发生恶变，不需要进行切除手术。普通内镜难以鉴别小的腺瘤和增生性息肉，而放大内镜可提供更为准确的图像，内镜下荧光显像也有助于两者的鉴别。

三、超声

内镜超声 (endoscopic ultrasonography, EUS) 是腔内超声和内镜的混合体。借助内镜，超声探头可直接接触病灶，排除气液体的干扰，从而获得高质量的图像，并能清楚显示直肠壁各层结构，肠壁层次良好显示为腔内超声判断肿瘤浸润深度的基础。EUS 的图像主要表现为以进入直肠腔内的发射头为中心形成的环状影，肠壁不同层次表现为不同水平的回声。直肠的肿瘤通常表现为壁内的低回声区。在需要手术切除的直肠癌病例，术前EUS的检查能够准确的估计肿瘤的浸润深度和直肠病变周围是否存在转移的淋巴结，提供准确的术前分期，进而指导患者接受术前的放、化疗。有报道腔内超声诊断直肠癌浸润深度准确度为72% ~ 92%，肠周淋巴结转移准确度为 62% ~ 82%，且无创伤，便于重复检查，故认为腔内超声是术前判断直肠癌浸润深度的良好方法之一。对于复发直肠癌，EUS 在诊断上也存在优势。

经腹壁或盆壁超声可以大致了解肿瘤的部位以及同周围脏器的关系，更是发现直肠癌肝转移的有效手段之一。

采用双平面可变频腔内探头，这种探头扫查范围明显扩大，有助于直肠各段病变及盆腔各组淋巴结的观察，同时采用经体表超声检查，可以观察腹腔内远处脏器及淋巴结有无转移，弥补腔内超声的不足(图 11-1)。

四、直肠癌的影像学诊断

钡灌肠是诊断直肠癌和直肠息肉的一种安全有效的方法，可以较为灵敏的发现1cm的直肠息肉。并且目前广泛应用的气钡双对比造影对于小型息肉检出的灵敏度和安全性更高。值得注意的是检查前充分的肠道准备十分必要，粪便是假阳性结果最常见的原因，因此无渣饮食配合使用缓泻剂排净粪便后才可接受钡灌肠检查。检查时患者应注意变换体位以充分显示各个部分的肠管，注意观察有无充盈缺损、肠腔僵硬、狭窄、龛影等征象。在临床工作中应结合使用钡灌肠和结肠镜的检查手段，例如相当多的患者结肠镜不能送达盲肠，而钡灌肠则可以弥补这一缺陷。

计算机断层成像目前已广泛应用于直肠癌的初步诊断，术前分期和术后患者的随访。CT可以扫查整个盆腔的情况，确定受累肠管的范围以及肿瘤同周围组织和气管的关系，有助于发现淋巴结、肝脏、骨骼和临近肌肉组织的转移情况。直肠与盆底肌肉间脂肪层消失，肌肉肿大是盆底肌肉受侵的可靠征象。直肠癌还可侵犯精囊、前列腺、膀胱、子宫、卵巢、小肠、坐骨神经、输尿管等结构。轻度骶骨侵犯时CT可观察到骨皮质的破坏。在术前分期中，CT可有助于判断直肠局部淋巴结转移情况，这主要根据淋巴结的大小和与肿瘤的位置关系。目前很多学者认为，淋巴结直径大于8mm作为判断淋巴结转移的标准。并且认为直肠系膜内的不增强软组织影均应被认为是淋巴结转移。目前国内外进行的多项大型的直肠癌术前治疗的多中心随机研究都将CT检查定为术前分期和评价的重要手段。

磁共振成像 (MRI) 目前也广泛应用于临床直肠癌的诊断。MRI的检查结果中，直肠肿瘤与周围脂肪间隙存在高对比，因此对于直肠癌外侵情况的判断，术前分期也具有重要的价值。目前MRI还应用于直肠癌术后的随访，从而早期发现局部复发和转移，并有助于鉴别手术瘢痕和复发病灶。

研究表明，CT 和 MRI 对直肠癌的 T 分期的准确率可达80%以上，持别是多层螺旋CT (multi-slice CT, MSCT) 的应用，大大提高了 CT 扫描的速度和质量，使之对T分期的敏感性和特异性都达到了100%。然而直肠癌CT和MRI的N分期的准确性却始终徘徊在70%左右，可见对于直肠癌淋巴结转移，并且对于直肠系膜内有无转移结节或直肠系膜有无受累的影像诊断尚需进一步研究(图 11-2)。

正电子断层成像 (PET)，^{18}F-FDG PET 属于功能显像，灵敏度高，而且一次全身扫描即可明确肺、肝脏、腹腔淋巴结等器官有无转移，从而有助于直肠癌的术前分期、常规影像技术检出的可疑病灶的鉴别诊断，但本检查不适用于那些仅限于粘膜或粘膜下小病灶的探测。对于直肠癌肝转移瘤的诊断^{18}F-FDG PET优于CT。PET目前也用于直肠癌的术后检查，适应证包括：血清CEA增高，其他检查未发现确切病灶；常规影像检查发现可疑病灶但不能确诊；术后复发患者的再分期；术后瘢痕与肿瘤复发灶的鉴别诊断。但是^{18}F-FDG PET也存在费用昂贵，容易遗漏较小病灶和存在假阳性结果的局限性。

其他如放射性核素显像、仿真肠镜等正在临床工作中得到进一步的推广和完善。

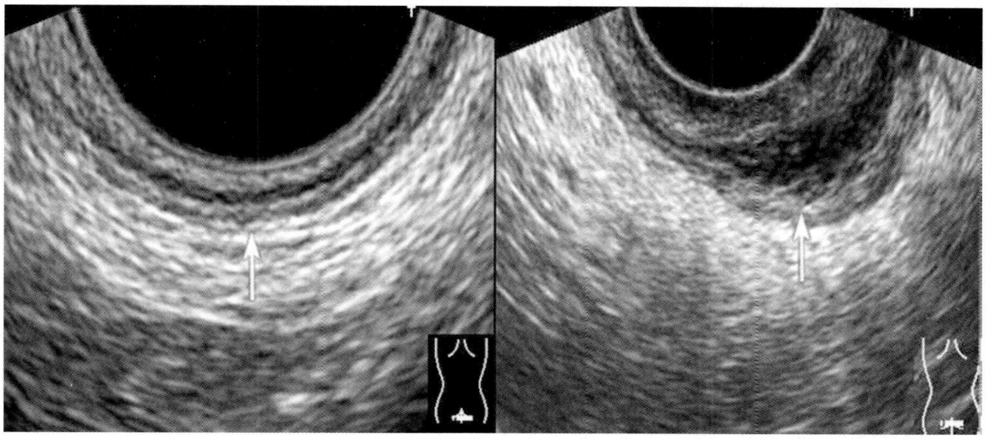

图 11-1　腔内超声可以清晰显示直肠壁各层及直肠癌和直肠系膜内转移结节

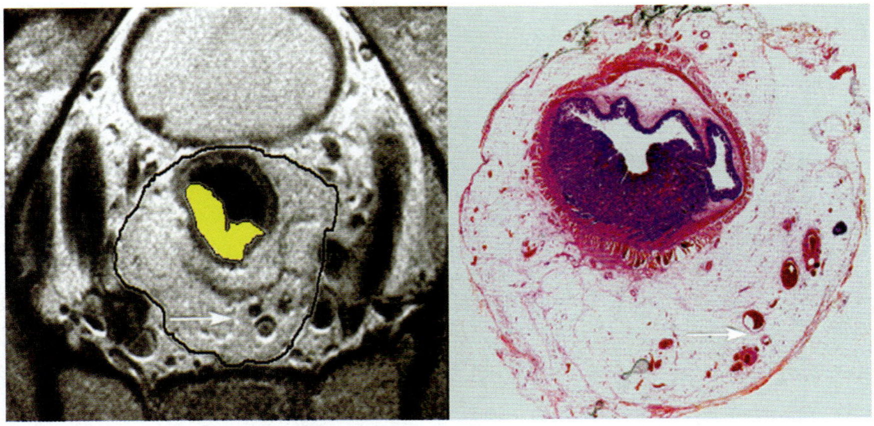

图 11-2　MRI 显示的直肠系膜，直肠癌及其周围转移结节与病理切片相对应

五、外科诊断手段

目前直肠癌患者在接受手术前都要求有明确的组织学诊断，大部分患者通过纤维结肠镜或乙状结肠镜可以明确病理诊断。但对于少部分位于粘膜下层或肠腔外生性的直肠肿瘤，常规内镜不能获得组织学诊断结果。这时采用超声或CT引导下的活检方法可以获得诊断性组织。

六、实验室检查

(一) 大便潜血试验 (FOAT)

FOAT是检查粪便有无微量血液存在的简便方法，主要有免疫法和化学法。化学法需要限制饮食，并且敏感性和特异性不够理想，免疫法虽然克服了这些缺点，但是操作复杂。这种筛查方法主要的缺点是较高的假阳性率，这表明许多健康患者需要接受非必要的纤维结肠镜检，从而干扰其生活质量。尽管如此，FOAT 仍是一项重要的筛查手段，目前已有研究证明每年接受一次 FOAT 检查有益于降低结直肠癌的死亡率。美国全国癌症研究会 (NCI) 和美国癌症学会 (ACS) 建议 50 岁以上者每年接受一次 FOAT。

(二) 血清肿瘤标志

人体细胞从正常向恶性转化过程中，新陈代谢结果使细胞表面糖蛋白和糖脂发生某些变化，表现出肿瘤细胞表面糖类抗原的升高。这些抗原可能脱落到体液，经抗肿瘤单克隆抗体证实，作为血清肿瘤标志，对肿瘤进行辅助诊断、疗效评估及复发监测。

在直肠癌的辅助诊断中，CEA、CA19-9是常见的肿瘤标志。二者联合应用阳性率可达 85%，有助于早期发现肿瘤。另外，术前CEA的检查可以预测预后，术前 CEA 增高者复发率高，预后较 CEA 正常者差。患者接受直肠癌根治术后，术前CEA增高者术后应在 6 ~ 20 周内恢复正常，持续增高者预后较差。术后复查CEA作为重要的随访手段一直应用于临床，但目前有研究表明，术后随访仅依赖于影像学检查及血清 CEA 水平变化，术后生存曲线并未得到改善。另外，许多研究表明端粒酶 (TLMA) 是特异性较强的肿瘤标志，其活性变化对大肠肿瘤诊断及预后估计有独立指标作用。TLMA 活性越高，肿瘤恶性程度越高，预后也越差。还有 VEGF 和 sCD44v6 等标志物也被用于直肠癌的早期诊断。

(三) 基因诊断

p53 基因是核酸蛋白，位于染色体 17 P 位点上。p53参与细胞周期调控，也限制肿瘤细胞逃避自身生长周期，同时对瘤细胞起到诱导凋亡作用。而突变型p53基因在直肠癌患者血清中的表现更为明显。直肠癌中p53蛋白可通过免疫组化检测。p53也可以监测追踪术前放化疗效果和手术治疗预后生存分析。通过 p53 也能预示单项或联合化疗效果。p53可作为正常易患高危人群筛查，从人类粪便中提取的 DNA 经 PCR 扩容增强后检测p53。目前p53检测法已经在临床用于直肠癌的早期诊断和新辅助治疗后的预后预测。

近年来，随着分子生物学技术的发展和广泛应用，结直肠癌的分子遗传学模型已逐渐被人们所了解。许多研究发现，结直肠癌癌旁粘膜在形态学发生明显变化以前，已经出现胚胎性抗原的增加，DNA的异倍体和C-myc及ras基因的高表达，这些事实为人们从基因分子水平寻找结直肠肿瘤的早期筛检信号提供了线索。一项研究发现，35 例癌组织中发现 Ki-ras12 位密码子突变11例 (31.4%)，61位密码子1例 (2.9%)，另一项研究发现癌组织中的Ki-ras基因12位点突变检出率为35.56% (16/45)。因此，Ki-ras基因的检测有助于判断肿瘤的恶性程度，为预测直肠癌患者的预后提供参考。同时粪便中 Ki-ras 基因突变的检测在直肠癌早期患者存在高表达率，其在早期诊断方面有着广泛的实用前景。目前，有学者认为粪便中Ki-ras基因12位点突变检测结果与癌组织的检测结果存在联系，其检出率无显著差异，可靠性极好，且粪便取材方便，无创伤性，可能作为结直肠癌高危人群的筛检方法。

第二节　直肠癌的早期诊断

早期的直肠癌指病灶局限于粘膜层或粘膜下层，未侵至肌层。早期诊断直肠癌是提高五年生存率，降低死亡率最有效的手段。但早期直肠癌临床上没有典型症状，很少就诊。因此对于广大人群的直肠癌筛查工作尤为重要。目前广泛采用的筛查手段包括大便潜血检测 (fecal occult blood test, FOBT)、乙状结肠镜、以及 X 线双重对比钡灌肠研究和结肠镜。

FOBT 已有随机研究表明每年检查一次比每两年检查一次更有效，但所带来的花费和其他不便并未增加。一系列对照研究发现每年接受FOBT检查的人群结直肠癌的死亡率下降。但是该方法对于无症状患者的早期诊断并不理想，仍需结合其他检查手段共同分析。

可弯曲乙状结肠镜可以早期发现并切除腺瘤样息肉，因此可降低直肠癌的危险性。可弯曲乙状结肠镜相对传统乙状结肠镜具有更大的检查范围和更清晰的视野，有着令人满意的敏感性和特异性。但是该检查手段所带来的不适感也需要受到重视，并且所能检查的范围也只是集中于部分肠管。

双重对比钡灌肠 (double-contrast barium enema, DCBE)对于早期病变的筛查效果 DCBE 优于 FOBT，并且可以对整个结直肠进行观察，但对于小病灶仍存在一定的漏诊率，临床上应同结肠镜结合应用。

纤维结肠镜可以对整个结直肠进行直视下的检测，是一种有效的诊断治疗手段。但检查的并发症的发生率和带来的不适感也相应增加。因此选择合适的检查时机在临床筛查工作中非常重要。

第三节　直肠癌的鉴别诊断

直肠癌的及时诊治非常重要，但目前确诊率仍较低，特别是老年性直肠癌，主要原因直肠癌缺乏特异的临床症状。常见的直肠癌临床症状包括排便习惯改变、粪便形状改变、粘液便或粘液血便、里急后重感、腹痛、贫血、食欲不振、体重减轻以及其他转移症候群。当出现可疑症状时，要结合临床指诊、影像学或内镜检查，当上述方法发现可疑溃疡或肿物时，病理活检是最有效鉴别诊断手段。需要活检鉴别与直肠癌类似的恶性疾病包括直肠淋巴瘤、类癌、间质瘤、黑色素瘤、或临近脏器原发恶性肿瘤直接侵犯；类似的良性疾病包括腺瘤、错构瘤、直肠孤立性溃疡、粪性溃疡、克隆病、炎性憩室等。取材时注意溃疡底部、边缘或息肉样肿物表面多点取材，并可以同脱落细胞学的检测方法相结合。

（北京大学临床肿瘤学院 北京肿瘤医院　王洪义）

第十二章　直肠癌的手术适应证与禁忌证

直肠癌患者确诊后，应进行全面的术前检查，评估患者情况，决定患者是否能够耐受手术，并根据患者的情况采取相应的适合的手术方式，如根治性手术、姑息性切除或者肠造口术等。这里所指的手术禁忌证和适应证均指根治性手术而言。

一、严重的心、肺、肾、肝疾患及功能障碍

直肠癌，特别是中低位直肠癌，由于直肠的位置深在，手术操作难度大，手术创面较大(尤其是腹会阴联合切除术后)，术中操作时间长，术后患者的恢复时间也相对较长，因此患者如果有严重的心、肺、肾、肝疾患，导致重要器官功能不全时，不宜强求进行直肠癌的根治性手术切除，而应当采用结肠造口等姑息性手术，尽量缩短手术时间，术后采用姑息性的治疗措施。但应当指出的是，随着我国逐渐步入老龄化社会，越来越多的高龄患者面临手术的选择，而年龄并不是直肠癌手术的禁忌证，只要患者的一般条件良好，没有重要器官功能障碍，在加强围手术期监护的情况下，仍可顺利实施根治性手术，我院就曾经多次为高龄直肠癌患者成功施治。

二、严重的贫血、营养不良、水电解质紊乱

直肠癌患者由于癌肿破溃出血，或者由于癌肿导致肠道梗阻而进食较差时，往往伴发有贫血、营养不良和水电解质紊乱。而在直肠癌低位前切除时，需要进行直肠低位的吻合，文献中报道低位直肠癌术后吻合口瘘发生的几率在8% ~ 20%，而如果患者有严重的贫血、营养不良或者水电解质紊乱而未能及时纠正时，术后出现吻合口瘘的可能性将大为增加，并且这类患者常同时伴有其他器官功能障碍。因此术前应当及时了解患者的全身情况，及时纠正贫血、营养不良或水电解质失衡，改善患者一般状况后再进行手术。对于必须立即手术的患者，应采取结肠或回肠末端造口，二期手术切除癌肿，或者采用Hartmann等手术方式，而不宜采用根治性手术并强行吻合。

三、肝脏转移

由于肝脏接受门静脉和肝动脉双重供血，对血液的廓清率达1800ml/min，来自胃肠道的门静脉血，约占肝血供的70% ~ 80%。肝脏因其丰富的血流、高糖而低氧含量状态，以及狄氏间隙内富含营养的滤过液，使其成为转移癌的最佳生长环境，因此肝脏是直肠癌的最常见转移部位。直肠癌确诊时常已有20%左右的患者发生肝转移 。应当指出的是，随着医学科学的进步和手术技术的日臻完善，直肠癌肝转移已经不再视为直肠癌的手术禁忌。如果直肠原发癌灶仍较局限，未广泛浸润 (T_1 ~ T_3)，应首先考虑切除原发灶，如局部浸润广泛，可考虑行单纯肠造瘘，以避免肠梗阻和出血。研究表明，虽然只有10% ~ 20%的患者能够切除肝脏转移灶，而且直肠癌肝转移在手术切除后，复发率高达60% ~ 70%，但是仍有约20%患者能够达到五年生存。因而对于一般情况良好，肝脏储备充足 (手术切除后肝脏体积应不少于原肝脏总体积的30%)，肝切除在技术上可行，如单发转移灶远离大血管，发生在一叶内多个转移灶等，无肝外转移的直肠癌患者，可一期切除肝脏转移灶，力争达到手术根治。值得注意的是，虽然能够切除肝转移灶的直肠癌患者是精心挑选的，但是术后死亡率仍可能在5%左右，因此，严格掌握肝转移切除的适应证是十分重要的。

四、直肠癌肿侵犯周围脏器

直肠癌穿透直肠浆膜后，由于盆腔空间狭小，因而经常侵犯周围脏器，如膀胱、前列腺或子宫阴道等。过去往往因为肿瘤较大，侵犯范围较广而放弃手术，但是近年来研究表明直肠位于盆腔，其毗邻脏器多为与重要生命体征关系不大的器官，局部进展期直肠癌联合脏器切除的术后五年生存率仍可达到50%左右，这就使直肠癌在治疗观念上有了一些改变，对于那些临床上无远处转移的病例，即使侵犯多个脏器，扩大的联合脏器切除仍可使相当多的患者受益，外科医师

应充分认识这种手术的意义以及其所承担的风险。由于联合脏器切除的手术范围大，创面较大，因而手术的并发症相应增加，死亡率偏高，文献报道并发症发生率为13%～75%，死亡率为0%～49%。原因常为多器官功能衰竭、感染、出血、吻合口瘘、肠梗阻、未能及时发现的脏器损伤等。所以应该严格掌握手术适应证，做好充分的术前准备，尽可能降低手术并发症的发生率和死亡率。手术适应证应基本掌握在：年龄一般不超过75岁；患者无心、肺、肝、肾等功能不全；肿瘤未侵犯重要脏器，如髂血管，且没有远处转移；术者应具备丰富的经验；医院设备如重症监护等设施齐全。对已有广泛淋巴、血行转移和腹膜种植的患者，或肿瘤侵犯大血管及神经、骨盆受侵者应为手术禁忌。应当指出，详细的术前检查以及对肿瘤浸润深度及范围的正确估计对于正确选择病例十分重要，切忌盲目扩大手术范围，造成术后生活质量明显下降。应该强调外科医师不仅能够做大的手术，更重要的是应当知道手术应该做多大的范围，在切除肿瘤的同时最大限度地保留组织器官的功能，进行有限制的手术，这一点常易被忽视。

五、结直肠多原发癌

多原发结直肠癌并不少见，并且常被临床医师所忽视，然而一旦发生漏诊，将使外科医师处于十分不利的困境。多原发结直肠癌的发生率约为0.6%～9%，术前诊断为多原发结直肠癌，如无明显手术禁忌，应同时切除多原发癌灶。如因为肿瘤造成肠腔狭窄而无法观察肿瘤近侧的肠道，或急诊手术时，手术中应仔细探查全结肠，另外术后 3 月应及时补做肠镜或钡灌肠。

目前的各种研究均表明，虽然各种治疗手段有了长足的发展，但是手术切除仍然是根治直肠癌的唯一手段，但是盲目手术，或者盲目扩大手术范围都会造成患者不必要的痛苦，因此严格掌握直肠癌根治手术的适应证和禁忌证，力争给予患者个体化、最为适合的治疗方案。

（北京大学临床肿瘤学院　北京肿瘤医院　李　明）

第十三章　直肠癌的术前护理

一、心理护理

手术前护士应了解患者对疾病的认识，评估患者的心理状态，恐惧焦虑的程度，有针对性地进行心理支持。并根据其手术方案，向患者解释手术的重要性及相关知识，以消除患者的思想顾虑及恐惧心理。对于需行永久性结肠造口的患者，要耐心解释人工肛门的必要性，根据患者所处心理过程的几个阶段，给予不同的心理护理。

(一) 震惊阶段

患者在听到自己即将做肠造口时，常感到震惊，不知所措。由于造口的出现，破坏了患者所有的生活习惯，严重影响了患者的心理和生理健康。特别是得知造口将伴随自己终生时，更是难以接受。护士在这一阶段，应特别关心患者，多安慰患者，与其交谈，解释肠造口在治疗疾病和维持正常生命活动的作用。使患者了解造口只是改变了排泄的位置，对机体的生理功能不会有影响。只要护理得当，并不会影响生活质量。使患者能正视肠造口，接受其存在。

(二) 防御性退缩阶段

防御性退缩是患者对出现的危机采取的回避态度，患者试图躲避现实，以减轻心理上的压力，表现出高度的依赖性，感情极度脆弱、敏感。护士应采取积极的态度，帮助患者克服消极的情绪，鼓励患者多看造口，并帮助患者做好肠造口的护理。同时，应注意挖掘患者自我照顾的潜力，通过知识宣教及指导，协助患者通过自理来满足生理需要。使患者通过自我护理改变生活品质的层次，驱除自卑、依赖、无助等负性心理。使患者恢复自信和自尊，逐渐从防御性退缩转为积极的应对。

(三) 认知阶段

此阶段患者已逐步接受现实，开始对如何护理造口感兴趣，患者的心理状况已趋于平和，能主动寻求医务人员的帮助，主动谈论自己的造口，并尝试学习造口护理知识。此阶段是护理人员进行护理干预的最好时机，护理人员应通过各种方式，如图片，手册，幻灯，实物讲解和具体示范等，对患者进行知识宣教。鼓励患者充分发挥其主动性，逐步掌握造口护理的知识和方法，以达到自我护理的目的。

(四) 适应阶段

当患者能成功护理造口时，即逐步进入适应阶段。患者能熟练护理造口，并不断摸索适合自己的一些护理方法。在饮食、娱乐及运动方面，已形成自己的规律，并能主动帮助其他患者，介绍自己的经验和体会。护理人员在此阶段可帮助患者总结经验，制定康复计划，组织参加造口联谊会，充分发挥社会支持系统的作用、使患者提高生存质量、在生理、心理和精神方面等恢复健康、重返社会。

二、术前护理

(一) 营养支持

手术前应给予患者高蛋白、高热量、高维生素及少渣饮食。如有不全梗阻、营养不良和贫血等，应酌情静脉补充高营养或输血，改善营养状况，预防电解质紊乱。

(二) 肠道准备

1. 药物准备

口服肠道抗生素，一般于术前三日给予甲硝唑每次0.4克，每日三次，以抑制肠道细菌，减少术后感染。

2. 饮食

患者入院后给予少渣饮食，手术前三日改为流食。有梗阻者，根据情况手术前给予流食或禁食补液。

3. 肠腔准备

(1) **清洁洗肠**：适用于不全梗阻患者，术前一日晚给予清洁洗肠，操作时注意选择粗细合适的肛管，并轻轻通过狭窄的部位。禁用高压洗肠及口服洗肠液。

(2) **口服洗肠液**：术前一日下午开始服用恒康正清洗肠液，一般用量3盒加温开水配成3000ml溶液，首次服用 600 ~ 1000ml，以后每隔 10 ~ 15 分钟服用一次，每次250ml，直至服完或排出水样便。通常可在四小时内导致腹泻，快速清洁肠道。服药过程中要注意观察患者特别是老年人有无发生恶心、呕吐、饱胀及腹痛等不良反应。如有严重腹胀或不适，可放慢服用速度或暂停服用，待症状消除后可继续服用。

应当指出的是必须根据患者的不同体质和病情给予相应的术前准备。

三、术前指导

(一) 指导患者术前饮食，在保证营养的同时，有利于进行肠道准备。

(二) 指导患者术前禁饮水，术晨取下活动义齿及金属饰品。

(三) 指导患者术前练习床上大小便，避免术后不习惯卧床大小便引起的排尿排便困难。

(四) 指导患者做深呼吸运动及咳嗽咳痰的方法

麻醉药和气管插管的刺激使呼吸道分泌物增多，而手术后由于切口疼痛、腹胀或肌松弛剂残余作用，可进一步影响患者排痰，使呼吸通气不足，肺泡充气不佳，而逐渐形成肺不张。因此，掌握有效的排痰方法非常重要。具体做法如下：

1. 深呼吸的方法

让患者取平卧或半卧位，屈膝放松腹部肌肉，将双手放于两侧肋缘下，吸气，坚持几秒钟，然后缩唇吐气同时收紧腹肌将气体排出。每做5 ~ 6次可休息一下，一般每小时需重复做 5 ~ 10 次。

2. 咳嗽、咳痰的方法

取半卧或坐位，双手帮助患者保护伤口，或让患者双手食指交叉在伤口部位上方，深吸一口气，从肺部深处向外咳嗽，利用气流冲出的力量将痰液咳出。

(五) 指导患者翻身及活动的方法

患者术后应早期活动，除让护士和家属协助外，患者可练习自己翻身和坐起。翻身时，如取一侧卧位，上面的腿弯曲用手握住床栏，帮助运动。从左侧卧位转为右侧，先转为仰卧位，然后右腿放平，左膝屈曲，用手握住床栏，翻身至右侧，从床上坐起时，先将床头摇高，借助系于床尾的牵引绳，用手拉绳同时脚蹬床面，即可坐起。下床活动时，先取坐位，将身体移至床边，将双腿移下床，用手支撑身体，坐在床沿，然后慢慢站起。

(六) 向患者讲解放置胃管及尿管的目的

全麻手术除禁食水外，还应放置胃管，避免术中术后恶心呕吐，并可吸出胃肠内积气和消化液，减轻肠胀气，利于伤口愈合。留置尿管可使膀胱处于空虚状态，防止术中误伤膀胱，避免术后尿潴留及早期排尿不便带来的不适，取得患者的积极配合。

（北京大学临床肿瘤学院 北京肿瘤医院　马双莲）

第十四章　直肠癌的外科麻醉与ICU管理

根据患者的病理生理特点及肿瘤学特性可采用直肠癌根治性手术或保守性局部切除，绝大多数患者采用根治性手术，经典方法为Miles’手术。近年来，围绕保肛、淋巴结清扫、自主神经保留、肛门再造等对术式进行了许多内容上的改进。手术操作主要在下腹部和盆腔内，但由于肿瘤根治性手术范围比较广泛，手术范围往往涉及上腹部如肝脏、胃、大网膜，手术的最低点则达会阴、肛门周围。由此可见，直肠癌手术的特点是手术范围广、对患者的创伤大、对麻醉的效果要求高。适当的麻醉是保证手术完美及术后迅速恢复的重要环节。

一、直肠癌手术麻醉的特殊问题

(一) 肌肉松弛

直肠癌手术对肌肉松弛有特殊要求，原因有二：其一手术野比较深，为了充分显露，要求腹部肌肉应当达到极度松弛；其二部分手术操作需要经肛门进行，直肠括约肌必须完全松弛。现代麻醉已经很少采用加深麻醉的办法达到深度肌松的目的，而是采用浅全麻复合肌肉松弛剂或适当的神经阻滞获得良好的肌松。这样做不仅能够任意控制肌松程度，也有助于减轻麻醉对患者生理功能的干扰，利于术后恢复。

(二) 恶心呕吐

直肠刺激本身一般不发生恶心呕吐，但直肠癌术后恶心、呕吐的发生率较其他非肠道手术高。原因在于除麻醉药物的中枢作用外，手术后肠麻痹、胀气、肠壁水肿等都可引发恶心、呕吐。对此术中要积极预防，术后积极处理。

(三) 肠道准备

为了减少肠道内细菌数量，直肠癌手术前需进行清洁洗肠。患者常出现明显的低血容量和低钾血症。为了维持术中血流动力学稳定，围手术期对低血容量要给予积极纠正。而轻度低钾如果没有超出手术禁忌范围一般可暂时不予处理，因为手术后由于患者的应激反应血钾水平会有一定程度的升高。如果术前血钾水平过低，应当积极补钾，待血钾稳定恢复到正常水平后方可考虑手术。

(四) 体位

直肠癌手术多采用仰卧位，手术后期会阴部操作则多采用膀胱截石位，也有在手术时直接采用膀胱截石位者。术中改变体位对患者循环动力学干扰较大，加之麻醉影响及神经阻滞，容易引起严重低血压。而长时间采用膀胱截石位在麻醉下容易造成神经压迫，患者术后可出现下肢麻痹。

(五) 失血

一般直肠手术失血不多，多数在400ml以内，临床不必输血。但如果患者术前存在明显的贫血 (Hb < 90g/L)，或肿物比较广泛，术中出血较多，还是要考虑术中及术后补充红细胞。输血量因人而异，术后Hb至少达到60g/L，最好达到80g/L。输血要根据患者的状态及利弊权衡做决定。

(六) 伴随疾病

直肠癌为中老年性疾病，多发人群在40岁以上，此人群为心脑血管、代谢、内分泌、肝肾等疾病的高发年龄。麻醉前在对患者原发病进行充分估计的同时，要对患者的心功能、肺功能、肝肾功能、代谢等进行估计。

(七) 麻醉与肠道运动

多数麻醉剂对肠道运动有明显影响，围手术期肠道运动功能对手术术式的选择及其术后恢复有不可忽视的作用，在进行手术和麻醉时要给予充分考虑。阿片类麻醉剂可以增加肠道张力、降低肠道的推进力；笑气具有增加体内气腔容量的作用，可引起肠道扩张；椎管内麻醉由于阻滞交感神经而使肠道运动加强，肠腔变小。吸入性麻醉剂和肌肉松弛剂对肠道功能的影响不大。

二、麻醉选择

(一) 椎管内麻醉

椎管内麻醉包括腰麻和硬膜外阻滞，应用于直肠手术的优点在于麻醉本身为神经阻滞，可以有效防止手术操作刺激的上传，降低患者对手术的应激反应，有利于术后恢复。运动神经阻滞可以提供良好的腹肌松弛，为外科手术显露创造条件。硬膜外阻滞可以延续到术后数天，产生完善的术后镇痛，促进患者术后恢复。其缺点为有时阻滞不完全，患者在手术中可能有不适感；同时如果发生阻滞不全，则很难保证手术条件良好，影响手术切除范围。如果术中出血较多，椎管内麻醉容易引起顽固性低血压，患者对失血性休克的耐受力下降。

硬膜外阻滞常选择腰1～胸12和腰4～5间隙分别向上和向下置入硬膜外导管，根据手术进程分别给予局部麻醉药。开腹手术时以上管给药为主，在进行盆腔操作和会阴部操作时从下管给药。麻醉药应当选择肌松效果较好的药物，并兼顾作用时间。经验上，2%利多卡因肌松效果较好，起效较快，但作用时间较短，麻醉诱导阶段以2%利多卡因为主。麻醉维持过程一般采用局麻药复合制剂，即2%利多卡因加等量0.33%丁卡因，优点在于增加作用时间，减少单一局麻药用量，防止长时间使用一种局麻药引起的药物蓄积反应，麻醉效果比较优异。

采用腰麻－硬膜外阻滞联合在直肠手术也是一种很好的选择。其最主要的优点是能够提供充分的肛门括约肌松弛，为手术操作特别是吻合器的使用创造条件。方法为经腰2～3行硬膜外穿刺，穿刺成功后经硬膜外穿刺针置入笔尖型腰麻针，确认腰穿无误后，经腰麻针给予布比卡因15～20mg，然后经硬膜外穿刺针置入硬膜外导管。腰麻可以提供2小时左右的腹部操作时间，会阴部麻醉时间可以达到4小时左右，足以完成一般的直肠癌根治术。如果缝合腹部伤口时腰麻作用减退，可以经过硬膜外导管注射局麻药弥补。

附：经典给药方案

硬膜外麻醉：

上下管各给予2%利多卡因3ml试验剂量，确定导管位置，防止误入蛛网膜下腔；

5分钟后经上管给予2%利多卡因10ml，进行快速诱导；

快速补充晶体1000ml或胶体500ml；

若出现低血压(平均动脉压降低超过基础血压的1/3)，给予麻黄碱10～15mg；

10～20分钟内确认麻醉平面满意后开始手术；

10～20分钟后经上管给予2%利多卡因加0.33%丁卡因合剂6～8ml，维持；

每40～45分钟追加利多卡因－丁卡因合剂；

在进行会阴部操作前10分钟经下管给予2%利多卡因10ml，必要时30分钟后经下管追加利多卡因－丁卡因合剂6～8ml；

缝合腹部伤口前10分钟，经上管追加利多卡因－丁卡因合剂6～8ml；

术中以咪唑安定镇静。

腰麻硬膜外复合麻醉：

经腰穿针给予0.5%布比卡因3～4ml，预计阻滞平面达胸2～胸4；

置入硬膜外导管；

开始手术；

快速补充晶体1000ml或胶体500ml；

2小时后测阻滞平面，若低于胸8，经硬膜外导管给予2%利多卡因5ml(试验剂量)；

5分钟后若无意外腰麻作用出现，给予2%利多卡因10ml，一般麻醉阻滞平面可以达胸6水平；

30分钟后追加2%利多卡因－0.33%丁卡因合剂6～8ml；

如果需要，每45分钟追加一次；

术中以咪唑安定镇静。

(二) 全身麻醉

全麻由于可控性强，麻醉平稳，术中对患者的循环功能影响较小，患者对手术过程无知觉，对手术范围无限制而受外科医师及患者的欢迎。

现代全麻多采用快速诱导、气管内插管、吸入性麻醉气体、笑气或静脉麻醉剂维持麻醉，肌肉松弛剂及麻醉性镇痛剂辅助，形成意识消失－镇痛－肌松三位一体的麻醉效果。

1. 麻醉前给药

麻醉前由于不同的目的，可以选择不同的药物，统称麻醉前给药。麻醉前给药的主要目的是解除患者术前的焦虑、恐惧，预防麻醉期间的不良反应，辅助、加深麻醉，预防自主神经系统的不良反射。现代麻醉学发展迅猛，新型麻醉剂不断推出，其作用平稳、迅速，麻醉前用药有减少趋势，但不可能被废除，而是用药更加科学化、合理化，因人而异。临床上，麻醉医师往往依据不同目的，给予患者不同的麻醉前用药。

(1) 解除患者的焦虑、恐惧，减轻应激反应的药物： 选用阿片类 (吗啡、哌替啶) 或安定类 (安定、咪唑安定)，以肌肉注射为主。使用阿片类药物的患者镇静、镇痛作用好，可以减少麻醉剂的用量，患者感觉舒适，但恶心呕吐反应较多。安定类药物抗焦虑和顺行性遗忘作用明显，患者可以对麻醉前的各种刺激不留记忆。安定用于口服，咪唑安定可用于肌肉注射。

(2) 减少口腔及气管分泌物，抑制迷走神经反射的药物： 采用抗胆碱类药物，常用药物包括阿托品和东莨菪碱。东莨菪碱抗分泌作用较强，而阿托品抗迷走反射作用较强。老年人使用东莨菪碱易引起谵妄。阿托品较易引起心动过速，冠心病患者慎用。为了防止患者出现口干不适的感觉，现多在麻醉诱导前即刻给予。

(3) 减少胃酸分泌、预防误吸性肺炎的药物： 选用H2受体阻滞剂 (甲氰咪呱、雷尼替丁)，可以减少胃酸分泌，提高胃液的PH值，适用于有发生误吸危险的患者。但其临床效果尚存异议。

附：经典麻醉前用药方案

咪唑安定 5 ~ 10mg im 术前半小时；阿托品 0.3 ~ 0.5mg 或东莨菪碱 0.3mg im 术前半小时。

咪唑安定 5mg、阿托品 0.25mg 或东莨菪碱 0.3mg iv 麻醉诱导前即刻。

2. 麻醉诱导：

现代麻醉多采用快速静脉诱导，辅以肌肉松弛剂快速插管。为了抑制过度插管反应，往往另外给予其他药物，如阿片类药物 (芬太尼)、抗心律失常药 (利多卡因)、β 阻滞剂 (美托洛尔或爱司洛尔)。常用麻醉诱导药物为硫喷妥钠、丙伯酚、依托咪酯、咪唑安定，主要根据患者的一般情况及麻醉医师的个人习惯选择。

肌肉松弛剂一般倾向选择起效快、作用完全的药物。肌肉松弛剂主要分为去极化肌松剂和非去极化肌松剂。去极化肌松剂只有氯琥珀胆碱用于临床，是目前起效最快、肌松效果最好的肌松药，但是存在诸如肌颤、术后肌痛、延迟恢复、高血钾等一系列不良反应。非去极化肌松药种类很多，适合做麻醉诱导的药物主要为中短效非去极化肌松药，但作为麻醉诱导剂，没有一种非去极化肌松剂可以达到去极化肌松剂效果。临床常用于麻醉诱导的非去极化肌松药包括：维库溴胺、罗库溴铵和阿曲库胺。

附：经典麻醉诱导方案

芬太尼 0.1 ~ 0.2mg iv；

硫喷妥钠 5mg/kg 或丙伯酚 2mg/kg 缓慢静脉注射；

氯琥珀胆碱 1 ~ 2mg/kg 或二倍 ED95 剂量的中短效肌松剂。

3. 麻醉维持

现代麻醉的基本特点是麻醉维持以镇静、镇痛、肌松三位一体的平衡，以不同的药物或方法，分别达到镇静、镇痛、肌松的目的，临床常称为平衡麻醉。分类上一般可分为吸入麻醉和静脉麻醉。对于直肠癌手术的麻醉，无论采用吸入麻醉还是静脉麻醉，只要能够很好的根据患者和手术进展的需要，精细调节麻醉深度，合理分配镇静、镇痛、肌松的比例，一般术中都能做到麻醉平稳。

(1) 吸入麻醉：

Ⅰ吸入麻醉剂：常用吸入麻醉剂为恩氟烷、异氟烷、七氟烷。吸入性麻醉剂的作用强度一般以最低肺泡有效浓度 (MAC) 衡量。MAC 是使 50% 的患者达到切皮不动时的肺泡吸入麻醉剂的浓度，不同的吸入性麻醉剂作用强度不同，所以 MAC 也不同。恩氟烷的 MAC 为 1.68%，异氟烷为 1.15%，七氟烷为 1.71%。

应当重点强调的是MAC是患者肺泡浓度，不是麻醉气体挥发器上标定的浓度，二者之间有差别，一般肺泡浓度低于挥发器标定浓度。麻醉开始阶段由于受麻醉药物体内分布的影响，二者差别较大。随着麻醉进程，吸入性麻醉药物在体内逐渐达到平衡，二者的差别会有所减小。

如果麻醉机有麻醉气体浓度监测功能，吸入性麻醉剂浓度的控制以监测到的呼气末浓度为参考，一般 1 ~ 1.5MAC足以维持必要的麻醉深度。如果没有麻醉气体浓度监测功能，则以挥发器浓度刻度作为参考，恩氟烷和七氟烷的给药浓度一般为2%，异氟烷的给药浓度一般为 1.5%。

麻醉深度的调节目前尚缺乏有效的客观指标。现代麻醉中麻醉深度的调节以基本药理及患者对麻醉剂的反应作为参考。以循环功能稳定为目标，根据患者的循环状态采用“滴定”方法精细调节麻醉深度，如果血压升高、心率增快，可以认为麻醉偏浅，应当加深麻醉；如果血压下降，心率减慢，可以认为麻醉偏深，应当减浅麻醉。

以循环功能作为麻醉深度参考有严重的局限性。手术中影响循环的因素很多，例如牵拉反射、患者的心血管功能状态、患者的血容量状态、心血管活性药物的应用等，都可以直接干扰患者的循环功能，影响对麻醉深度的判断。手术中如果患者循环功能出现波动，要结合当时的具体状态，进行处理，万万不可机械行事。麻醉中的综合判断力是麻醉医师水平的体现。

直肠癌手术当中对麻醉深度的要求在不同阶段是有所不同的。一般腹部切皮、腹腔内探查、吻合过程要求麻醉比较深，其余阶段可以适当减浅麻醉。

Ⅱ手术过程的肌肉松弛：直肠手术作为腹部、盆腔手术要求手术视野大，显露好，良好的肌松是达到这种要求的前提。同时肌松也是现代平衡麻醉的一个重要因素。手术过程中常使用肌松剂实现肌肉松弛。如果麻醉诱导采用去极化肌松剂，在诱导后5～10min内追加非去极化肌松剂；如果麻醉诱导采用非去极化肌松剂，在患者出现自主呼吸时追加给药。直肠癌手术对肌肉松弛要求比较高的阶段为麻醉诱导、切皮、淋巴结清扫、吻合、关腹，在做这些操作前要适当给予肌松药。手术过程肌肉松弛剂的选择可以依据麻醉医师的经验采用不同时效的药物，以中短效药物为宜。常用药物为维库溴胺、罗库溴铵和阿曲库胺。而长效或中长效药，如箭毒、哌库溴铵、潘库溴胺等，手术当中的可控性差且容易引起手术后肌松作用残留，不是很好的选择。如果有条件可以采用肌松监测作为术中使用肌松剂的指导，根据手术需要调节不同的肌松程度，还可以探索进行自动给药。

临床使用肌松药提倡单一用药，即从始至终给予一种肌松药。这样做的目的在于能够适当掌握给药时机，合理调控肌松程度。忌讳先用长效肌松药，在需要特别肌松时追加短效肌松药。例如在手术过程中给予长效或中长效药物，在手术结束前关腹时给予短效肌松药。根据临床经验及其实验研究结果，这样的用药方法影响短效肌松药的药效学，短效药的药效一般会转化为长效，造成术后恢复延迟。如果关腹时发现肌松已经恢复，因患者出现肌肉紧张造成关腹困难，可给予去极化肌松剂，在5～10min内迅速缝合腹膜。注意去极化肌松剂不要反复给药，否则容易出现二相阻滞，造成不可预料的恢复延迟。

Ⅲ手术中的镇痛药：吸入性麻醉剂的镇痛效能很低，浅麻醉下基本没有镇痛作用。而术中良好镇痛对降低患者对手术刺激的应激反应，维持麻醉的平稳具有重要意义。在进行吸入麻醉时，必须适当给予镇痛药。手术中的镇痛药一般选择短效阿片类药物，例如芬太尼、苏芬尼或瑞芬尼。吗啡或哌替啶由于药效持久、可控性差、易蓄积，一般手术中不宜使用。阿片类镇痛药与吸入性麻醉药具有协同作用，可以减少吸入性麻醉剂用量25%～50%。氧化亚氮(笑气)是目前临床使用的唯一一种具有麻醉效能的气体，其麻醉作用较弱，其100%浓度约等于1MAC。笑气具有良好的镇痛作用，吸入性麻醉剂复合低浓度笑气(50%)对于直肠癌手术的患者是一种比较理想的给药方法。采用这种给药方法吸入性麻醉剂的浓度可以降低约50%，有利于手术后患者的迅速恢复。

(2) **全静脉麻醉**：全静脉麻醉采用静脉麻醉剂，不需要昂贵的麻醉机，麻醉平稳，术后患者恢复迅速、完全。以往的静脉麻醉以静脉输注普鲁卡因为主，辅以镇痛药和肌松药。随着新型麻醉药丙伯酚的应用，静脉普鲁卡因麻醉已经渐渐退出了麻醉舞台。目前全静脉麻醉以输注丙伯酚为主，复合肌肉松弛剂、麻醉性镇痛剂。丙伯酚的给药方式可以单次或重复给药、也可以持续恒速给药，最新的给药方式为靶浓度控制给药。靶浓度控制给药方法是根据药代动力学参数，以效应器(中枢神经系统)的浓度为目标，以电脑程序控制微量输液泵的给药方法。该方法用于临床具有较好的前景。

(3) **复合麻醉**：所谓的复合麻醉是指全身麻醉与其他麻醉方法或吸入与静脉麻醉相结合的方法，是当前麻醉最主要的麻醉实施方法，采用复合麻醉的目的在于发挥不同麻醉的协同作用，以最小的不良反应取得最好的麻醉剂效果，保护围手术期患者生理环境的稳定，促进患者的术后恢复。

Ⅰ全麻复合硬膜外麻醉：以浅全麻复合硬膜外麻醉：以浅全麻、气管内插管维持患者的意识消失状态和必要的肌肉松弛，术中控制呼吸，以硬膜外阻滞进行神经阻滞，防止有害刺激的传入。二者结合可以创造良好的手术条件，术后早期苏醒。手术后保留硬膜外导管持续给药，可以为患者提供良好的术后镇痛。此方法适合于所有实施直肠癌手术的患者，对于高龄患者及其危重患者，此方法的优越性更加突出。采用此方法麻醉的主要不良作用为术中容易出现低血压，其原因主要是由于硬膜外阻滞使患者的交感神经阻滞，外周血管扩张，阻力下降。如果术中出现低血压反应，要及时给予血管活性药物，将血压提升到可以接受水平。

Ⅱ吸入麻醉复合静脉麻醉：复合方式有两种。可以采用全程复合，也可以采用部分复合。全程复合为以静脉麻醉快速诱导，以吸入和静脉麻醉剂共同维持麻醉。部分复合为以静脉麻醉快速诱导，术中维持以吸入麻醉为主，手术临近结束阶段改由静脉麻醉维持。由于静脉麻醉具有恢复平稳、镇痛性好的优点，可以使患者在安静状态拔出气管导管，一方面保护患者的气道，另一方面防止苏醒过程的剧烈呛咳反应，保护患者的伤口。

三、直肠癌手术的术中监护

(一) 呼吸系统

呼吸系统监护的主要目的是了解患者的通气和氧合功能。术中应当对患者的潮气量 (Vt)、分钟通气量 (MV)、呼吸频率 (F)、呼气末二氧化碳分压 ($PetCO_2$)、脉搏氧饱和度进行持续监测，必要时配合动脉血气分析，测定患者的动脉氧分压 (PaO_2) 和动脉二氧化碳分压 ($PaCO_2$)。对患者呼吸功能的判定以维持患者的正常动脉氧分压和正常的动脉二氧化碳分压为目标。即患者的动脉氧分压在 100mmHg 以上 ($SpO_2$95% 以上)，动脉二氧化碳分压 35 ~ 45mmHg ($PetCO_2$ 30 ~ 40mmHg)。

(二) 循环系统

1. 连续心电监测

连续心电监测的目的主要在于了解患者围手术期心率、心律及冠脉供血情况。直肠癌手术患者高龄患者比较多，患者的心血管合并症复杂，术中容易发生各种心律失常。连续心电监测是发现患者心律失常的最重要方法，并且可以指导对心律失常的纠正。全麻下术中冠脉缺血的表现主要为ST段改变，心绞痛症状则完全被全麻掩盖。如果患者术中ST段出现明显抬高或降低，应当怀疑有心肌缺血出现，要及时给药处理。

2. 血压监测

无创袖带血压测定法方便、安全，可以用于直肠癌患者术中血压测定。特别是自动无创血压监测系统，用于手术中可以使麻醉医师节省时间更多地观察患者情况。无创血压测定技术的缺点为如果患者肥胖、血管痉挛、严重高血压、严重低血压时测量不准确，甚至无法读数，影响对患者异常情况的及时处理。

直接动脉测压法是在患者动脉内 (通常为桡动脉) 置管，直接测定动脉内血压的方法，其读数准确、及时，并且可以根据患者的动脉压力波形判断心血管功能。同时，如果术中需要进行动脉血气分析，可以很方便地抽取动脉血。动脉内直接测压在无创血压测量有困难的患者意义更重大。如果患者一般情况比较复杂或预计手术困难、出血量多，应当事先放置动脉内导管。

3. 中心静脉压监测

采用颈内静脉或锁骨下静脉穿刺置管，连续监测中心静脉压 (CVP)，可以时时反映患者的血容量和心功能，指导术中输血、输液。

4. 心输出量监测

心输出量可以采用有创与无创方法监测。有创方法采用漂浮导管肺动脉置管技术，创伤大、费用高、操作复杂，一般直肠癌手术患者无需做此监测。无创方法采用胸腔阻抗测定原理，时时监测患者的心输出量，对心功能进行动态监测，比较适于直肠癌患者。

(三) 麻醉药物浓度监测

吸入性药物浓度是麻醉中衡量麻醉深度的最重要指标。临床一般监测两种浓度，即吸入浓度和呼出浓度。吸入开始阶段吸入浓度与呼出浓度的差异较大，代表麻醉气体在体内的分别未达平衡，10 ~ 20 分钟后，二者的差异趋于不变，此时的呼出浓度可以认为是动脉血中麻醉气体的浓度。应用麻醉气体浓度监测可以有效防止意外吸入麻醉药浓度过高或过低。

(四) 吸入氧浓度监测

由于使用笑气或压缩空气，吸入氧浓度可能偏低，造成患者手术中缺氧，故手术中必须常规监测吸入氧浓度。

(五) 体温监测

直肠癌手术的患者术中热量丢失较多，可以造成术后体温过低。如果手术患者为老年患者，更容易出现术后体温过低。体温过低对手术患者危害很大，但是以往并没有受到临床的重视。手术后低体温可以造成苏醒延迟、出凝血时间延长、组织缺氧；术中低体温造成外周血管收缩和术后高血压，最重要的是复温时的氧耗量及二氧化碳增加，易导致高碳酸血症，儿茶酚胺释放，引起心率增加和肺动脉高压，加重心脏负荷。手术患者体温过低，心脏意外的发生率约增加55%；术后低体温还可以造成蛋白质衰竭、负氮平衡及低血钾，导致伤口延迟愈合及感染增加。

直肠癌手术患者的体温监测常采用鼻咽温度监测。手术中要主要采取保暖措施，如果发现患者体温过低，要及时采取复温措施，如温毯、热弧灯、加热静脉输液或输血、电暖空调等。

四、术后镇痛

直肠癌手术患者手术后疼痛评分比较高，一般可以达到 7 ~ 8 分，最重者可以达到 10 分，必须给予适当的镇痛。因为手术后疼痛可以引起一系列不良反应，包括肺部并发症、住院时间延长、患者满意度下降等。

直肠癌的术后疼痛治疗一般采用患者自控镇痛技术，包括静脉患者自控镇痛 (简称PCA) 或硬膜外患者自控镇痛 (简称 PCEA)，由麻醉医师指导执行。

附：术后镇痛给药方案

PCEA

(1) (丁卡因 250mg + 芬太尼 0.5mg) /250ml
持续量 3 ~ 5ml/h
PCA 量 3 ~ 5mg/h
锁定时间 10 ~ 20min

(2) (0.5% 布比卡因 50ml + 芬太尼 0.5mg) 200ml (0.125%)
或 (0.75% 布比卡因 50ml + 芬太尼 0.5mg) 250ml (0.15%)
持续量 3 ~ 5ml/h
PCA 量 3 ~ 5ml/h
锁定时间 10 ~ 20min

PCA

(1) 吗啡 50mg/100ml
持续量 1ml/h
PCA 量 2 ~ 4ml/ 次
锁定时间 5 ~ 10min

(2) 芬太尼 0.5mg/100ml
持续量 1ml/h
PCA 量 2 ~ 4ml/ 次
锁定时间 5 ~ 10min

术后镇痛效果好坏的关键在于管理。为了达到满意的镇痛效果，手术后必须根据患者的反应适当调整剂量如果经过常规剂量镇痛患者的疼痛程度评分 > 4 或活动时疼痛程度评分 > 6，一般应当增加基础量 25% ~ 50% 及 PCA 量 25% ~ 50%。如果患者完全无痛、出现明显镇静作用或出现呼吸抑制 (R < 12/min，吸氧下 SpO_2 < 95%) 则需要减少基础剂量。如果患者出现剧烈疼痛还需要给予补救剂量，一般静脉给予吗啡 2.5mg。

应用术后镇痛要注意副反应的处理，常见副反应包括呼吸抑制、低血压、心动过缓、恶心呕吐。

呼吸抑制的表现为呼吸减慢 (< 12 次/min)、SpO_2 下降 (吸氧 < 95%)、$PaCO_2$ 升高、表情淡漠、嗜睡。处理方法为吸氧、暂停给药、钠络酮 0.1mg/5min，直到纠正。然后减少止痛药量 50%。

低血压的表现为血压下降和脑缺氧。处理方法为给氧 (鼻导管或面罩)、加快输液速度、静脉注射麻黄硷 15mg，必要时追加 15mg，硬膜外给药量应当减少 25% ~ 50%。

心动过缓的表现为心率 < 60 次/min。处理方法为如果心率 > 50次/min，血压正常者，只需要密切观察；如果心率 < 50 次 /min，给予阿托品 0.5mg，并密切观察；如果心率 < 50 次 /min 伴血压下降，给予麻黄硷 15mg，必要时追加 15mg。

恶心呕吐是直肠癌手术后患者的常见反应，原因很多，术后镇痛仅仅是其中的一个原因。处理上一般静脉注射恩丹西酮8mg，或氟哌利多1mg多能够缓解。

五、ICU 管理

直肠癌手术后无常规入 ICU 观察的必要，应当根据患者的病情需要合理决定患者是否需要 ICU 观察或治疗。

(一) 直肠癌手术后需要入 ICU 治疗的适应证：

- 各种原因引起的循环功能衰竭，需要用药物和/或特殊仪器设备来支持其生理功能者。
- 有可能发生呼吸衰竭，需要严密监测呼吸功能者，或急性呼吸衰竭需要用呼吸机治疗者。
- 具有水电解质紊乱及酸碱平衡失调者。
- 麻醉意外、呼吸心跳骤停复苏后的外科患者。
- 大手术的 70 岁以上患者。
- 既往有较严重心肺疾病的术后患者。
- 术中出血 2000ml 以上，需支持治疗者。
- 硬膜外手术后需较强连续止痛者。

(二) ICU 的监护

入 ICU 的患者一般采用分级监护，并根据患者的实际情况分别进行支持性治疗。ICU 的监测分级分为三级，其内容包括：监测对象为病情危重，多系统功能障碍的患者。这部分患者存在严重的术中、术后并发症，多器官功能障碍或衰竭，生理功能严重紊乱，需要多种手段支持治疗，应当时刻对其状态进行评估；对单一器官功能障碍或衰竭的患者可以适当减少监测项目和记录次数；对病情稳定，但仍需要在 ICU 观察或支持的患者，可以只监测常规项目。

1. 呼吸系统

人工气道维持及氧疗管理；床边胸部 X 线摄像每日1次；血气分析每4 ~ 6h一次；监测项目：潮气量、呼吸频率、吸入氧浓度时时监测。

2. 循环系统

持续血流动力学监测 (有创或无创)，动脉血压持续监测。

3. 肾功能

记录每小时、每 12h 尿量，每 24h 小结一次；尿生化检查、肌酐、尿素氮及常规：每天 1 次；尿渗透压：每 12h 检查 1 次；必要时行尿比重检查；尿肌酥清除率、自由水清除率、钠的排出率：每12h 检查 1次。

4. 水电解质平衡

计算每8 ~ 24h的水电解质出入平衡；血电解质、血糖检查：每 8 ~ 12h 一次；血渗透压检查每 12h 一次；测量体重每天一次。

5. 血液系统

血常规检查：每天一次；凝血机制检查每天一次。

6. 代谢系统

计算 12 ~ 24h 的代谢平衡：热卡、氮平衡、水电解质平衡。

7. 中枢神经系统

意识、瞳孔、反射每小时测录 1 次，必要时行颅内压力监测。

8. 肝功能

每天行黄疸的临床观察；血谷丙转氨酶、黄疸指数、白蛋白与球蛋白比值 1 ~ 3 天检查 1 次。

(三) ICU 的主要支持治疗

1. 呼吸支持

针对呼吸衰竭的患者。直肠癌手术后呼吸衰竭的原因主要为肺部感染、大出血、肠道功能衰竭、全身或腹腔内感染及其他脏器衰竭。临床表现主要为低氧血症，一少部分患者可以出现高碳酸血症。支持手段包括鼻导管吸氧、面罩吸氧、蓄氧面罩吸氧。如果以上手段不能纠正患者的低氧血症或高碳酸血症，应当考虑采用无创呼吸机进行辅助通气。如果患者合并比较严重的肺部感染，排痰困难，可以考虑气管内插管或气管切开，呼吸机支持。部分呼吸衰竭的患者以单纯提高吸入氧浓度的方法纠正低氧血症，需要特殊的通气模式。这些通气模式依赖于现代呼吸机技术，例如呼气终末正压 (PEEP)、同步间歇气道正压 (SIMV)、持续气道正压 (CPAP) 及压力支持 (PS) 等。

2. 循环支持

ICU 中对患者血流动力学进行监测，对患者的心肌收缩功能和外周血管阻力状态做出评估，根据评估结果给予相应的治疗。常用的治疗方法包括强心剂、利尿剂、血管收缩剂、血管扩张剂、抗心律失常剂，必要时给予体外球囊反搏或连续血液滤过。

3. 连续血液滤过 (CRRT)

CRRT 通过连续的血液滤过，可清除血内过多的水分、代谢物质、炎性介质、细胞分解产物等中小分子，用于肾功能衰竭、肝功能衰竭、心功能衰竭、全身感染、系统感染综合征、肿瘤坏死综合征、药物毒性反应等的支持性治疗。

4. 营养支持

对于无法进食的患者，ICU 采用肠道外静脉营养。

5. 抗感染

对于感染的患者，根据医院总体细菌药物敏感性及患者的药物敏感试验，选择敏感药物。

6. 水、电解质、酸碱平衡

肠道手术后患者常见水、电解质、酸碱失衡，应当根据临床检验结果予以纠正。

(四) 转出标准

- 生命体征稳定。
- 重要衰竭脏器的功能基本稳定。
- 出现脑死亡、植物状态或其他无继续治疗意义的患者。

(北京大学临床肿瘤学院 北京肿瘤医院 范志毅)

第十五章　直肠癌的局部切除术

回顾历史，可以看出直肠癌手术方式的沿革。1826年，Lisfranc报道了第一例直肠癌的局部切除术；1885年，Kraske发表了经骶骨入路术式；1917年，Bevan介绍了经括约肌入路。后来，随着麻醉学的发展，Miles于1908年提出了直肠癌腹会阴联合切除术，并在以后的三十几年中被认为是直肠癌治疗的标准术式。1951年，Goligher发现直肠癌沿淋巴途径下行转移者很少，从而使Dixon等人描述的前切除术式得到了广泛应用，而局部切除术的应用则大为减少，主要用于一些手术高危险患者的姑息治疗。但近二十几年来，随着一些临床试验的完成，表明在经严格选择的患者中，直肠癌局部切除术除死亡率和手术并发症的发生率显著低于根治性手术、无排尿和性功能障碍并免除了因结肠造瘘而带来的生活质量下降外，治疗效果与后者无异。所以直肠癌的局部切除术又日益受到重视[254~256]。

一、术前分期评估

毫无疑问，由于局部切除术不能去除区域淋巴组织，所以严格的病例选择是影响局部切除术疗效的最重要因素。精确的术前评估对患者正确术式的选择和适当的术前、术后辅助治疗有重要意义。肿瘤分期的首要目的是指导制定合理的、个体化的治疗方案，并对疗效进行相对标准化的评估，以利于总结和交流，而各种分期的基础和依据是肿瘤的解剖/细胞病理学情况和患者的预后状况。应该看到，直肠癌局部切除的合理应用为直肠癌的精确分期提出了更高的要求。事实上，病例分期标准的不一致或不严谨正是导致许多临床试验结果大相径庭的主要原因之一。术前分析评估手段有：

(一) 直肠指检

直肠指检是最常用的评估手段，简便易行，但准确程度受检查者经验影响较大。此种方式用以评估肿瘤的浸润深度，准确率为44%～83%；而用以评估淋巴结转移情况时，准确率不足60%。

(二) 直肠腔内超声检查 (ERUS)[257~206]

由于直肠癌浸润深度对预后的影响远远大于肿瘤的大小，所以直肠腔内超声技术 (endorectal ultrasonography，EUS) 的应用为直肠癌较精确的T和N分期提供了依据。借助于ERUS，直肠癌术前评估与病理检查的符合率可达82%～93%，评价淋巴结转移的特异性为65%～81%，敏感性为88%，三维成像技术的应用更进一步提高了它的准确性。ERUS是目前判定直肠肿瘤浸润深度最精确而实用的方法。

(三) 计算机断层扫描 (CT) 和磁共振成像 (MRI)[261~262]

CT对于评估直肠癌远位转移和局部播散有重要意义，可作为指诊和超声检查的补充手段。然而在评估肿瘤的壁内浸润深度方面，价值有限。一些研究发现，MRI在评估直肠肿瘤的分期方面优于ERUS和CT，但尚需进一步证实；另一方面，检查费用和所需的特殊直肠内线圈也限制了其应用。

(四) 正电子发射断层扫描 (positrion emission tomography，PET)

有报告表明，PET用于直肠肿瘤的术前评估，特异性可达84%～100%，然而由于其较低的敏感性(41%～63%) 和昂贵的检查费用，尚不能广泛应用。

(五) 循证医学资料

有否淋巴结转移是影响直肠癌局部切除疗效的最重要因素，但上述手段均无法对此作出令人满意的准确预测。此时，一些回顾性分析术前评估与术后病理结果符合率的资料显示出其不可替代的价值。直肠壁浸润深度为T_1、T_2、T_3者，发生淋巴结转移的几率分别为02%～12%、12%～28%和36%～79%。而对于有蒂的息肉样直肠癌，Haggitt等的研究表明，肿瘤位于息肉顶端和基底部时的淋巴结转移发生率分别为1%和15%～25%。Kikuchi等人依据粘膜下层的浸润程度提出的分类方法应用更为广泛，他们将T_1期肿瘤又进一步分为Sm1、Sm2和Sm3。这些分期方法与淋巴结转移的相关性还有待进一步的研究。

(六) 分子生物学标准

随着肿瘤分子生物学研究的进展，除临床分期(cTNM) 和病理分期 (pTNM) 以外，各种肿瘤的分子分类 (molecular classification/stratification) 已成为临床肿瘤学研究中的一个热点，而结合肿瘤不同预后相关基因表达的分子分期 (mTNM) 也呼之欲出。可以预期，一些预后相关的肿瘤标志终将会用于直肠癌局部切除病例的选择标准。

二、直肠肿瘤局部切除的病例选择标准

归根结底，直肠癌局部切除疗效的取决于严格的病例选择，选择标准包括肿瘤的浸润程度、部位、大小以及病理学类型等诸多因素 (表 15-1)。

应当引起注意的是，这些标准目前尚存争议，如有人认为肿瘤小于 4cm 者均可应用局部切除；还有人认为，某些病理类型的肿瘤不适于局部切除。

现已达成共识的是，如符合表1条件，T_1期肿瘤通常适于局部切除，而 T_3 期肿瘤由于较高的淋巴结转移率而不适于此种术式。有关 T_2 期肿瘤局部切除的研究结果差异很大，是否适用尚存争议；现认为T_2期肿瘤即使采取局部切除，也应采取相应的辅助放/化疗[263~264]。

表 15-1 直肠肿瘤局部切除病例选择标准

肿瘤大小≤ 3cm
位置距齿状线≤ 8cm
直肠环周受侵范围＜ 40%
直肠指检时活动度好
病理分化程度良好或中等
无明确的淋巴结转移
ERUS / MRI 显示肿瘤浸润深度为 T_1 或 T_2 (需辅以辅助治疗)

三、直肠肿瘤局部切除常用术式[265~269]

经过百余年演变，并随着直肠肿瘤的局部切除术式已很成熟，主要可归结为经肛门切除、经括约肌切除、经骶骨切除及经肛门内镜微创切除等。

(一) 经肛门切除术

是最常用的局部切除术式，该术式的合并症低并能对切除标本进行完整的病理学检查，是其优于其他常用局部切除术式之处。依术者习惯及肿瘤的部位选择合适的体位，前壁肿瘤常采用俯卧折刀位，后壁者则常采取截石位。术前下尿管并进行肠道准备，适当的肛门扩张拉钩可获得良好的术野。以电刀于距肿瘤1cm 处环形标记切除线，全层切除含肿瘤的肠壁，注意勿伤及前列腺或阴道。术后立即将标本固定于平面硬板上，以利于对切缘进行全面病理学检查。术毕以可吸收缝线横行缝合创面。如肿瘤位于腹膜折返线以下，创面亦可不缝合。

如无特殊，术后第一天即可正常进食。但从安全角度考虑，术后仍应禁食，逐渐向正常饮食过渡。术后并发症的发生率很低且易于处理，包括出血、尿潴留、局部感染、大便失禁、尿道损伤以及直肠阴道瘘等。

(二) 经肛门内窥镜微创切除 (transanal endoscopic microsurgery, TAEM)

TAEM 是一种较新的直肠肿瘤局部切除技术，由 Buess 于 1983 年首先报道，主要用于不适于常规直视下经直肠局部切除的近端直肠肿瘤的局部切除。此种方法的主要优点在于切除过程中可以随时注意切缘的情况。此种手术，需要特制的40cm手术用直肠镜及配套的充气、吸引、光学装置、高频电刀、持针器以及影像系统。手术过程中，以 CO_2 扩张肠腔，通过特制设备于直视下完整切除常规方式下不易局部处理的肿瘤。理论上，TAEM可切除距肛缘25cm以内的肿瘤，但由于担心肠穿孔的发生，并受评估肿瘤浸润深度的内镜超声/MRI的直肠内线圈进入深度所限，所以常用于腹膜返折以下肿瘤的局部切除。距肛缘 4cm 以内的肿瘤，由于不能很好充气而不适于此种手术方式。目前而言，由于此种手术技术要求高、费用昂贵、相对耗时较久，且全球范围内手术例数较少、临床资料不多，其在直肠肿瘤局部切除中的作用尚待进一步评估。

(三) 后切除术式 (posterior approaches)

主要包括两种术式，即Kraske经骶尾入路和York-

Mason 经括约肌入路。这两种术式的优点，在于术野显露良好并能切除部分直肠旁淋巴结，有利于进行精确分期。但由于操作较复杂，术后恢复慢且并发症发生率较高，现今已较少采用。

(四) 息肉勒除术 (snare polypectomy)

此种方式常用于良性结肠息肉的切除，但有时术后病理学检查可能显示息肉内有局灶性癌变。此时，应根据标本切缘的状况决定是否需采取进一步治疗措施。如切缘阴性且无其他特殊情况，则无需采取进一步治疗；如切缘阳性或切缘距肿瘤的距离很近，则需立即召回患者标记原息肉位置，行进一步手术治疗。

四、局部切除术后标本的检查

局部切除术后，对标本进行全面检查，以明确病变的组织学类型、浸润深度和切缘情况，从而决定是否需要进一步治疗，是保证治疗效果的重要步骤。标本的检查程序分两部分进行：大体标本须注意病变的大小、形态以及与切缘的距离，必要时应以染料标记切缘并在置于甲醛溶液前展开固定于平面硬板上；连续切片的镜下检查，应包括病变的组织学类型、分化程度、浸润深度、切缘情况以及有无脉管瘤栓等。

五、直肠肿瘤的其他局部治疗方式[270~277]

(一) 电凝

此种治疗最早作为已有远位转移或因各种原因不适于手术治疗患者的一种姑息治疗方式，于1889年由Byrine首先提出。作为一种治愈性治疗手段，Salvati和Madden报道，电凝切除的五年生存率可达47%，而有38% 的患者需要进一步手术治疗。很显然，此种治疗方式的主要缺点在于标本不能进行可靠的病理学检查、不易评估治疗的彻底性以及需进一步治疗者较多等。

(二) 腔内放射治疗

此种治疗方式由法国 Papillon 等于 70 年代提出，但只有几家肿瘤中心采用。据称此种方式对晚期肿瘤患者有很满意的姑息治疗效果，而在严格选择的病例，亦可取得治愈性疗效，此时常需辅以盆腔外照射。无需住院并避免了麻醉和手术是其优点，但放射性直肠炎、直肠阴道瘘以及难愈性放射性溃疡等并发症的发生率较高。据估计，约有 3% ~ 10% 的直肠癌患者适于此种治疗并取得满意的远期生存效果。

(三) 激光治疗

对于因直肠癌而出现出血或梗阻的手术高危患者，激光治疗可作为一种有效的姑息治疗手段。NDYAG激光可与放疗及电切联用，有效地缩小肿瘤，缓解症状。但应注意，此种治疗一般仅限于腹膜返折以下肿瘤，以防消化道穿孔。

(四) 其他治疗方式

对于局部复发性肿瘤以及不满意的局部切除术后，光动力治疗可作为一种姑息治疗或补救治疗手段；而针对肿瘤所致梗阻的姑息治疗，液氮冷冻方法也有成功的报道。

六、直肠癌局部治疗后的辅助治疗

最近的资料表明，直肠癌局部切除后的局部复发率在T_1、T_2、T_3期肿瘤患者中分别为9.7% (0 ~ 24%)、25% (0 ~ 50%) 以及38% (0 ~ 100%)。不同研究组间结果差异如此之大，与他们的病例选择标准、分期方法、手术技术以及随访情况等有很大关系。目前已达成共识的是：T_1 期肿瘤最适宜局部治疗，术后一般无需进一步辅助治疗；一些复发风险较高的肿瘤 (表 15-2)，局部切除后仍应辅以适当的辅助放/化疗。由于报道资料缺乏统一设计，入组标准及所采取的治疗方案差别很大，各组间难以相互比较。所以目前很难给出一公认的辅助治疗方案。参照直肠癌治疗的其他临床试验结果，50 ~ 60Gy 的外照射，单用5-Fu 口服剂型或FOLFOX (四氢叶酸、5-Fu 以及草酸铂) 方案化疗，应该是目前较好的选择。

表 15-2 直肠癌局部切除术后复发高危因素

T_2 和 T_3 期肿瘤
病理学低分化型肿瘤
有脉管侵犯
肿瘤 > 3cm
血清 CEA 水平升高
手术切缘阳性

总之，直肠肿瘤的局部切除，目前尚有许多未能解决的问题。对于经严格选择的患者，其不失为一种较理想的替代根治性手术的治疗方法。术前精确分期是决定疗效的最重要因素，直肠内镜超声以及借助于直肠内线圈的MRI检查，为此提供了较理想的手段。单纯局部切除，在大多数T_1期肿瘤中已取得了令人满意的结果；辅助放/化疗的应用和发展，使T_2期肿瘤的局部治疗也颇具前景。采用新辅助治疗使肿瘤缩小、降期后，是否可采用局部治疗，目前尚有争论，在进一步的大规模前瞻性随机对照临床试验结果出来之前，不应盲目采用。

直肠肿瘤局部切除的另一值得重视的问题，是严格的术后随访，一旦出现复发，及时采取补救措施。一般而言，除B超、CT检查以除外远位转移以及血清肿瘤标志检查外，术后两年内需每三月进行一次直肠指检或内镜检查；以后每六月进行一次检查。

（北京大学临床肿瘤学院　北京肿瘤医院　郝纯毅）

第十六章 直肠癌术后重建

直肠癌根治性切除范围应包括全部癌肿，两侧有足够的肠段和四周可能被浸润的组织结构，以及相关的肠系膜淋巴结，尤其是对直肠远端切除必须按TME要求，切除直肠肿瘤远端不少于5cm的直肠系膜。如癌肿侵及邻近器官如子宫、阴道后壁、前列腺、膀胱等时应施行扩大根治术一并予以切除而达到无癌肿残留。肿瘤近远端肠段切除的原则是肿瘤近端肠段切除一般不少于10cm；肿瘤远端肠段切除时肿瘤生物学特性较好的不少于3cm，腺瘤癌变不少于2cm，分化较差的粘液腺癌应大于5cm，以保证直肠远端肠段切除的彻底性，以达到根治性切除。

目前直肠癌根治性切除术后重建术式较多，如何进行重建术式选择，主要应依据直肠肿瘤的部位、临床分期、生物学特性、患者全身情况综合进行判断，施行个体化选择重建术式。

第一节 经腹直肠前切除术（AR手术）

1939年Dixon倡导的保肛手术已有60余年历史。该手术将直肠癌根治性切除后作乙状结肠与直肠端端吻合，其最突出的优点是比较符合生理功能要求，手术操作较简单，但最大的缺点是对肥胖、骨盆狭小、超低位者吻合操作比较困难。前切除手术根据其吻合口的位置，可分为吻合口在腹膜返折以上的称为高位前切除术，吻合口在腹膜返折以下的称为低位前切除术，若吻合口在提肛肌上缘与齿状线之间者称为超低位前切除术。该手术后大部分患者均能保持正常的排便控制功能，被认为是比较理想的术式，目前临床上最为常用。

一、手术适应证

- 乙状结肠下段和直肠上段癌。
- 距肛缘6cm以上，切除癌肿远端正常肠段3cm后，肛管直肠环1cm以上的直肠长度可供进行低位吻合者。
- 肿瘤无广泛浸润，生物学特性相对较好者。

二、手术操作步骤

(一) 体位与探查

患者常规取头低、股伸、外展膀胱截石位。下腹部左正中旁切口，自耻骨上至脐上4cm。进腹后行常规腹腔探查，确定有无肝等远处转移，然后在肿瘤近端约10cm处直肠系膜中穿过纱布带或粗丝线，结扎阻断肠管。

(二) 游离乙状结肠

显露肠系膜下动脉根部，在左结肠动脉起始部平面解剖游离出肠系膜下动、静脉并分别结扎、切断，在乙状结肠后外方左侧输尿管跨过髂血管进入盆腔，找到输尿管并注意予以保护，同时注意保护降、乙状结肠血管弓的完整，以保证结肠远端血液循环。

(三) 游离直肠

根据高位、低位或超低位前切除术的不同，直肠游离的长度亦不同。沿乙状结肠系膜根部切开后腹膜，在骶岬平面进入骶前间隙，直视下沿直肠背侧锐性分离。但对直肠、乙状结肠交界处及其上方癌肿，一般不需切断直肠侧韧带，对低位的直肠癌则需要切断直肠侧韧带、充分游离直肠。直肠前切开直肠膀胱陷凹或直肠子宫陷凹处腹膜，在Denonvillier筋膜与直肠深筋膜间进行分离，显露双侧精囊和前列腺，直至前列腺平面以下，两侧显露直肠侧韧带，靠近肠壁锐性切断直肠中动脉、静脉，完成直肠的游离，清除肿瘤平面以下3～5cm处直肠周围血管、脂肪、结缔组织。在距肿瘤下缘3cm处置两把直角钳阻断直肠，在两把直角钳间断离直肠(图16-1)。盆腔内以1000ml生理盐水液冲洗并吸净。

(四) 结肠直肠吻合

将近端乙状结肠拉下与远端直肠对合，先行端端间断后壁外层缝合 (图 16-2)，再间断全层缝合后壁内层 (图 16-3)，间断内翻缝合前壁全层 (图 16-4)，最后在间断缝合前壁外层 (图 16-5)。

(五) 放置引流与关腹

结直肠吻合完毕，用含有甲硝唑的生理盐水冲洗盆腔并吸净，在骶前创面和吻合口处喷洒纤维蛋白胶后，缝合盆底腹膜 (图 16-6)，盆腔内留置负压引流管自切口旁或会阴部引出，腹壁切口逐层缝合。

三、手术注意事项

- 在切断、结扎左结肠血管时，必须注意保护降、乙结肠血管弓，以保证近端结肠有良好的血供。
- 在游离乙状结肠及切断肠管时，必须先找出左侧输尿管并注意加以保护左侧输尿管避免损伤；避免损伤骶前静脉丛和膀胱静脉丛。
- 如癌肿未侵犯盆自主神经时，术中应保留盆腔自主神经，以减少术后排尿功能和性功能障碍。

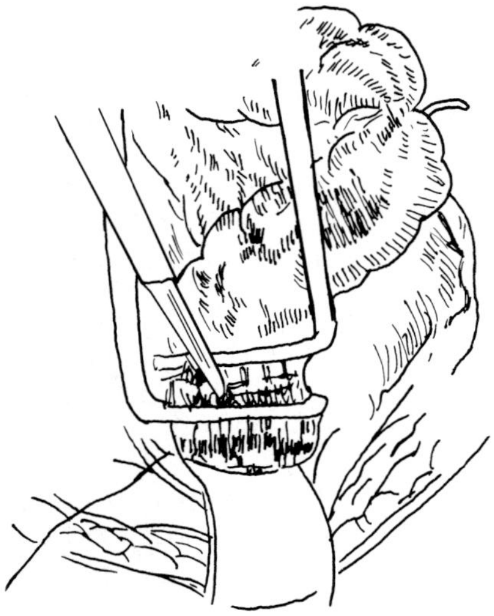

图 16-1　切断直肠

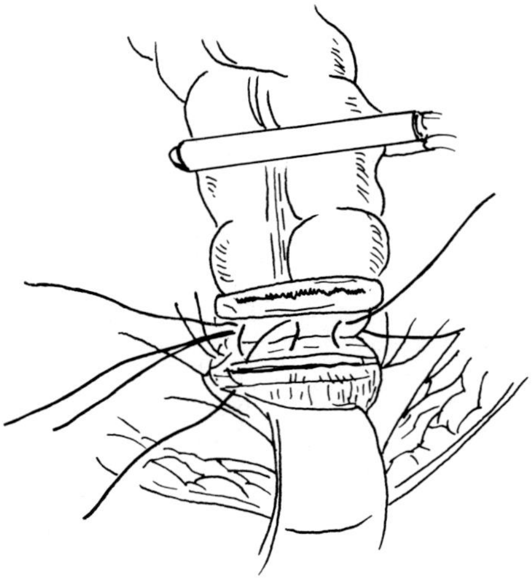

图 16-2　后壁间断浆肌层缝合

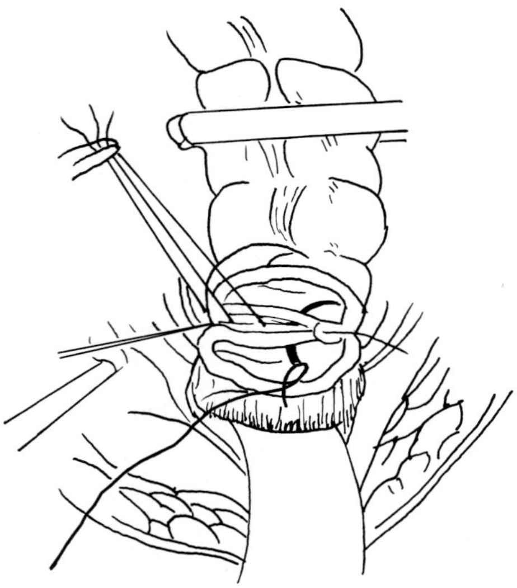

图 16-3　间断缝合后壁全层

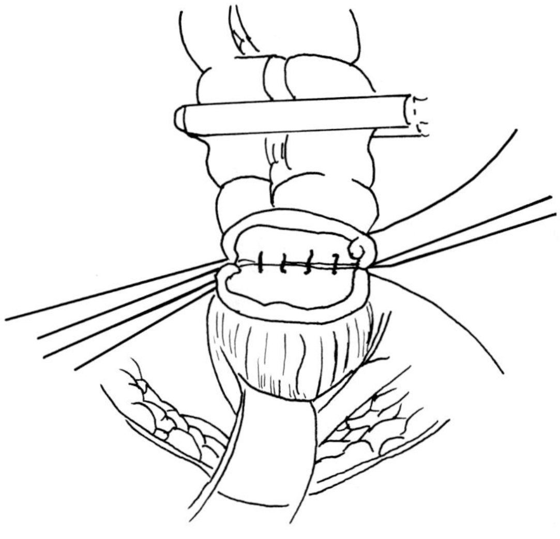

图 16-4　前壁间断内翻缝合

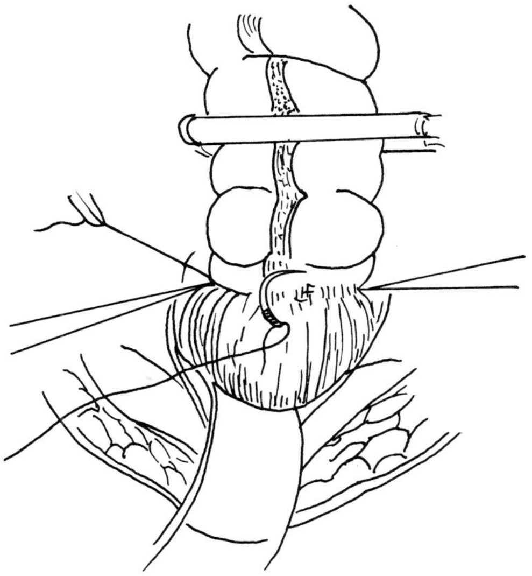

图 16-5　前壁浆肌层间断缝合

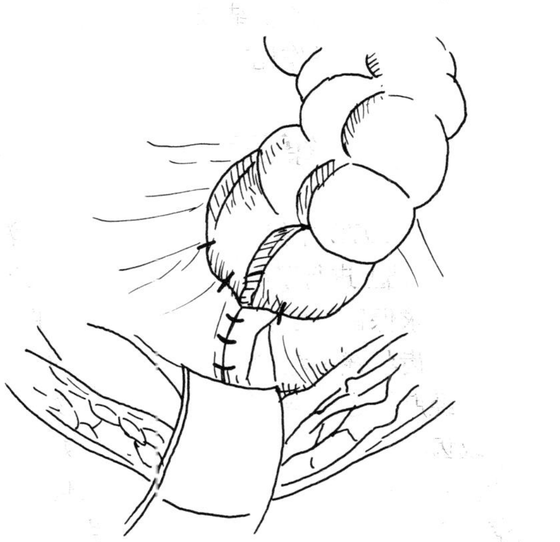

图 16-6　缝合盆底腹膜

- 吻合两端肠管的血循环必须良好，扬壁至少应各有0.5cm范围完全去除周围脂肪血管组织，以保证吻合时不会有脂肪结缔组织嵌入，以达到良好的吻合口愈合。
- 直肠切断进行吻合前，应充分扩肛，使肛门括约肌处于完全松弛，并消毒清洁肠腔，以保证开放吻合时清洁，避免污染盆腔导致盆腔感染。
- 结直肠吻合前应彻底冲洗远侧直肠肛管，可以最大限度减少脱落癌细胞在吻合口的种植。
- 肠吻合完成后，肠管及系膜处于松弛状态，亦无张力。如吻合口有张力时必须游离结肠脾区。
- 肠吻合完成后，可用甲硝唑液100 ~ 200ml冲洗并吸净后，盆底和吻合口喷洒纤维蛋白胶时一定要均匀，避免喷洒到引流管上，以免堵塞引流管侧孔。
- 应常规盆腔内留置负压引流作持续吸引引流，避免盆腔内积血、积液导致感染而影响吻合口的愈合。

四、手术后处理

- 禁食、胃肠减压及静脉补液维持水电解质平衡，至少维持至肠蠕动恢复、肛门排气。
- 肠蠕动恢复、肛门排气后拔出胃管，可进流汁，2 天后可进行低渣半流饮食，3 ~ 5 天可改为低渣普食。
- 双腔套管引流管维持吸引72小时后即可停止吸引，在出现两次排便后如无吻合口漏征象时即可拔出引流管。
- 留置导尿管接灭菌集尿袋，每天更换集尿袋和引流管。1周后测残余尿，如残余尿＜100ml即可拔除导尿管，否则导尿管继续保留一周后视情况再拔出。
- 术后便频和便稀者，可给予复方地芬诺酯口服，2 片，3 次 / 日，并进行饮食调节。
- 术后排便后嘱患者温水坐浴，保持肛门干燥、清洁，并鼓励患者尽早做缩肛训练促进肛门排便功能早日恢复。

第二节　直肠经腹、肛门拖出切除术（Bacon 手术）

Babcock 于 1939 年首先提出直肠经腹、肛门拖出式切除术，由 Bacon 自 1945 年起开始推广此手术，后又经过多次改良，目的是在根治前提下，应用于直肠更低位的肿瘤患者。改良 Bacon 手术，主张保留齿状线以下的内括约肌和全部的外括约肌，由于该手术破坏了排便结构的完整性，因此术后排便控制功能不甚理想。拖出肛门外的乙状结肠需在10～14天后切除多余结肠。由于手术操作比较繁琐，术后肛门括约肌功能又不满意，控便功能较差，目前临床上多数医生已较少采用。

第三节 直肠经腹切除结肠肛管吻合术（Parks 手术）

Parks 于 1972 年提出这一新的手术方法，他在Bacon手术基础上进行了改良，同时保留了肛门内外括约肌。这要求保留一定长度的直肠，并将保留之直肠残端粘膜自齿状线上剥除，仅保留内括约肌，经腹切除直肠，经肛门进行结肠肛管吻合术，吻合口位于肛管上缘或齿状线。该手术根治性切除良好，操作也不太复杂，术后早期肛门排便控制功能欠佳。但经过长期观察Parks手术的效果良好，其5年生存率、术后复发率与 Dixon 手术类似。但需要常规作暂时性结肠造瘘，以保证吻合口的良好愈合。应当指出，目前随着吻合器和闭合器的广泛应用，适用于Parks手术的患者常可进行低位前切除术，因而目前这一术式已经较少应用。

一、手术适应证

- 距肛缘 5～7cm 以上直肠癌，癌肿远端直肠切除不少于 2cm。
- 结肠多发性腺瘤病，直肠内腺瘤过密难以一期外翻电灼清除而近端结肠内又无腺瘤者。
- 肛提肌平面以上的高位直肠阴道瘘。

二、手术操作步骤

(一) 体位与探查

腹部手术操作同Dixon手术，患者取股伸、外展、膀胱截石位，下腹左正中旁切口进腹，探查腹腔，在肿瘤近端结扎阻断直肠腔。

(二) 游离直肠

沿直乙结肠系膜根部两侧切开后腹膜，进入骶前间隙，沿着直肠系膜背侧游离至盆底，超越尾骨尖。切开直肠膀胱陷凹或直肠子宫陷凹处腹膜，沿直肠前壁在Denonvillier筋膜与直肠深筋膜间分离，直至前列腺平面以下。紧贴盆壁切断两侧直肠韧带，结扎两侧直肠中动、静脉，完成直肠游离，在肿瘤下结扎切断直肠。待会阴组将肛管直肠粘膜分离至肛直肠环平面以上后，在肿瘤下 3cm、肛提肌平面上断离直肠。

(三) 游离乙状结肠

显露肠系膜下动脉根部，清除动脉周围脂肪淋巴组织，在左结肠动脉起始部平面分别结扎、切断肠系膜下动静脉。注意保护左侧结肠血管弓的健全，逐一结扎，切断乙状结肠血管的主要分支。在乙状结肠中下1/3处断离乙状结肠，从腹部切口移去切除标本。向近乙状结肠内插入口径 2cm 的薄壁螺纹管长约 10～12cm，外露约 4cm，肠端左右各缝吊 1 针与螺纹管端固定后，将乙状结肠连同螺纹管一并从肛门处拉出 (图 16-7)。

(四) 肛门部手术

肛门充分扩张达到完全松驰状态，并用1000ml消毒溶液灌洗远端直肠腔。肛门四周作 4 针牵引缝合，充分显露肛管和齿线，自齿线向上沿粘膜下一圈注入含1：10000肾上腺素的生理盐水，使粘膜浮起，直至肛直肠环平面，然后在齿线稍上方处环形切开粘膜显示出浅白色环状的肛门内括约肌表面为止 (图 16-8)。沿粘膜下层向上分离至肛直肠环以上，并将粘膜推向直肠腔内，直肠由腹部切除。

(五) 结肠肛管吻合

先断离直肠移去标本，用 1000～2000ml 生理盐水盆腔冲洗后将近端乙状结肠连同螺纹管一并经肛门拉出，先将结肠端全层与肛管齿线上切缘作4针全层固定缝合。然后再在4针间分别间断缝1～2针 (图16-9)，最后在肛门两侧皮肤上缝合 2 针。分别结扎固定在外露于肛门外的螺纹管上 (图 16-10)。

(六) 结肠造口术

预防性造口可选右上腹行横结肠双腔造口或右下腹行回肠末段双腔造口。

(七) 置引流管与关腹

结肠肛管吻合完毕，结肠系膜与后腹膜裂隙缝合。盆腔骶前内留置双套管持续吸引自腹壁切口下端

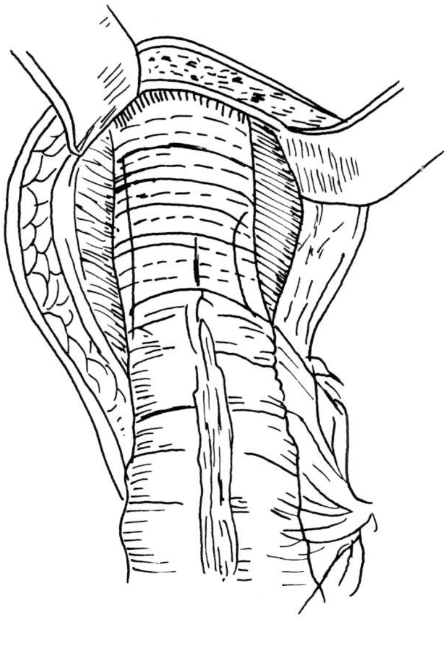

图 16-7　螺纹管与结肠固定

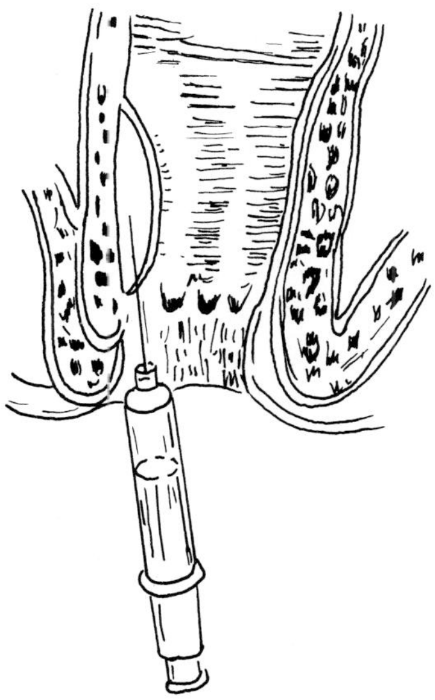

图 16-8　齿线上注射付肾盐水

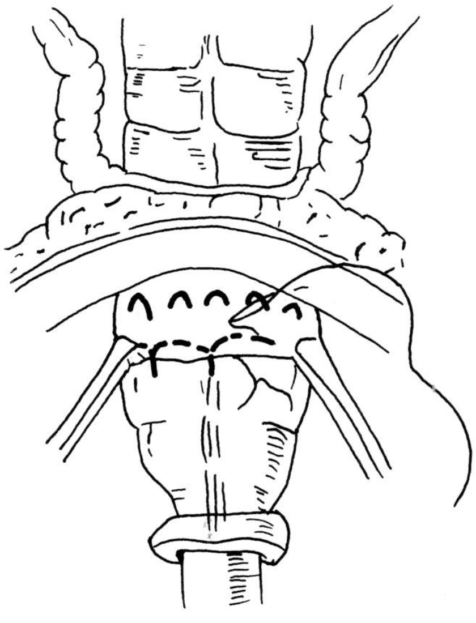

图 16-9　结肠端全层与肛管吻合

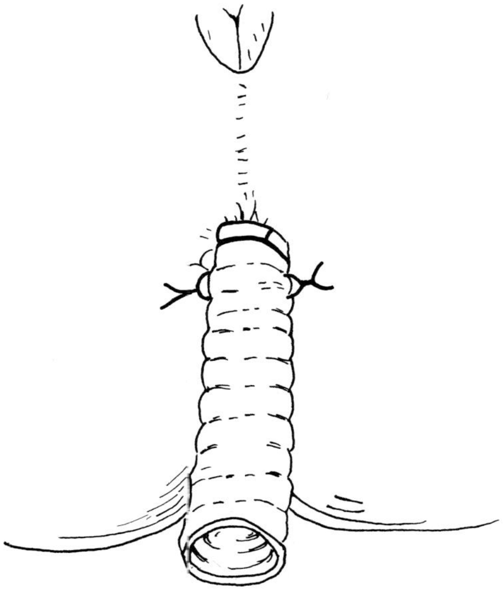

图 16-10　螺纹管与肛门两侧皮肤固定

引出，腹壁逐层完全缝合。

三、手术注意事项

- 在断离乙状结肠时，须注意保护好降乙状结肠血管弓，以保证拉下段结肠有良好的血供。
- 拉下的结肠必须松弛，以保证吻合口无张力，左侧结肠应充分游离，必要时可游离脾曲结肠。
- 肛门必须充分扩肛，达到完全松弛状态，有利于手术操作。
- 拉下的结肠必须注意肠系膜的方向，防止肠段旋转和扭曲，肠断端与螺纹管上的固定缝合线可作为标记。
- 螺纹管不只作为支撑，更重要的是替代常规的近端横结肠辅助性造口，以达到结肠减压，同时将螺纹管与肛门两侧皮肤各缝合固定1针，以防止螺纹管脱落。

- 自齿线平面剥离直肠粘膜时，可先在粘膜下注射含肾上腺素的生理盐水，即可减少剥离时出血，又有利于粘膜剥除。

四、手术后处理

- 肠蠕动功能恢复、肛门排气后拔出胃管，进流汁，2 天后开始低渣半流食。
- 肛管内留置的螺纹管于术后 7 ~ 10 天时可先剪断其肛门外缝扎的固定在螺纹管上的缝线，数小时可自行排出螺纹管。
- 出院前应作直肠指检了解吻合口情况，术后4 ~ 6 周应定期扩肛，预防肛门狭窄。

第四节　直肠经腹切除、吻合器吻合术

近年来，由于吻合器不断地改进与发展，采用器械吻合以代替手工缝合技术在直肠癌前切除手术中得到了广泛应用，特别是在低位前切除手术中，当留下直肠较短、骨盆较狭窄、盆腔较深、男性肥胖患者，此时手工缝合难以实现而吻合器技术可以顺利完成，操作更加精确快捷，手术野污染轻，更加安全可靠，最常用的是 EEA 型管状自动吻合器。

一、手术适应证

(一) 同直肠经腹前切除吻合术 (Dixon 手术)。

(二) 直肠癌肿下缘距肛缘 6cm 以上。

二、手术操作步骤

(一) 体位与探查

同 Dixon 手术。

(二) 游离乙状结肠

手术操作与 Dixon 手术操作步骤相同。乙状结肠切断时注意保护乙状结肠血管弓，近侧结肠断端放置荷包缝合器完成荷包缝合。近切断端结肠要求有良好血液供应，足够长度的直肠断端吻合。

(三) 游离直肠

视高位前切除、低位前切除、超低位前切除的不同，游离直肠长度及切除直肠平面亦不同。但原则是必须清除肿瘤平面以下 3 ~ 5cm 直肠周围血管脂肪组织，保证直肠与乙状结肠断端肠管游离约1.5 ~ 2cm无血管、脂肪、结缔组织，用线状闭合器行直肠残端闭合 (图 16-15)或荷包缝合器荷包缝合。

(四) 结肠直肠吻合

扩肛达4 指，经肛门将适合型号 EEA 吻合器插入直肠内，并将中心杆及抵针座插入EEA吻合器内，其前端由闭合直肠残端穿出 (图16-16)，或收紧并结扎直肠残端的荷包缝合线 (图16-11)。然后将抵针座插入乙状结肠断端内 (图16-12)，并收紧，结扎荷包缝合线。乙状结肠和直肠两断端靠拢 (图16-13)，或对合两断端 (图16-17)旋紧螺旋翼至合适刻度，打开保险，闭合手柄击发吻合 (图16-14)。放松开螺旋拴，徐缓的退出吻合器。并检查吻合口周围有无粘膜组织外露，切除后检查两端肠壁的面饼圈组织是否完整。

(五) 吻合检查

吻合完毕检查，若有吻合不完善之处，应加强缝合补救，一般间断将吻合口上、下之结肠直肠浆膜肌层组织缝合 4 ~ 6 针，避免吻合口漏。

(六) 置引流管与关腹

骶前区、吻合口处喷洒纤维蛋白胶，骶前放置引流管并引出、缝合盆底腹膜及关腹。

三、手术注意事项

- 必须严格的掌握手术适应证，对于中下段或下段直肠癌下切缘切除范围的确定必须在肿瘤远断端 3cm 以下。
- 吻合时应当特别注意防止医源性吻合口癌肿种植复发，要求在应用TA钉合直肠之前应该首先在直肠肿瘤远端以直角钳阻断肠管腔，经肛门冲洗直肠内含有癌肿的组织碎块、血凝块和肠内容物，以免脱落的癌组织碎块被钉合在两层肠壁之间。
- 防止吻合口漏，要求清除直肠远切端 1.5 ~ 2cm 的血管、脂肪、结缔组织，避免肠壁切端组织嵌入拟钉合的两层肠壁之间。此外，在经肛门置入 EEA 时其中心杆的尖端宜紧贴直肠钉合缘中心

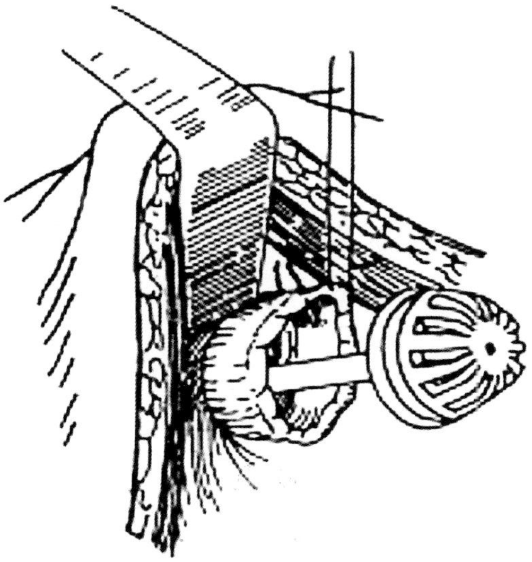

图 16-11　缝合荷包放置砧座

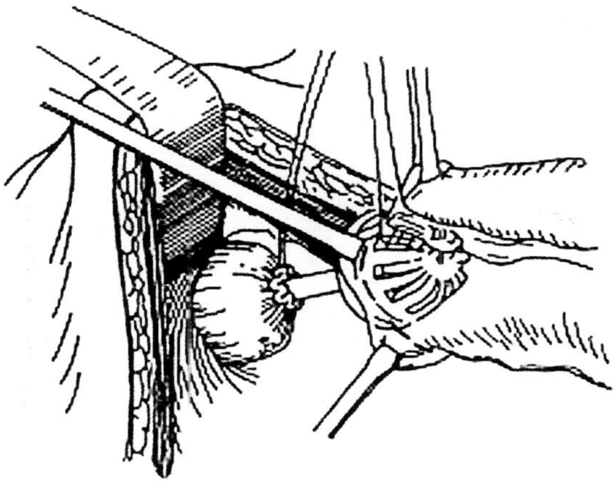

图 16-12　收紧荷包固定砧座

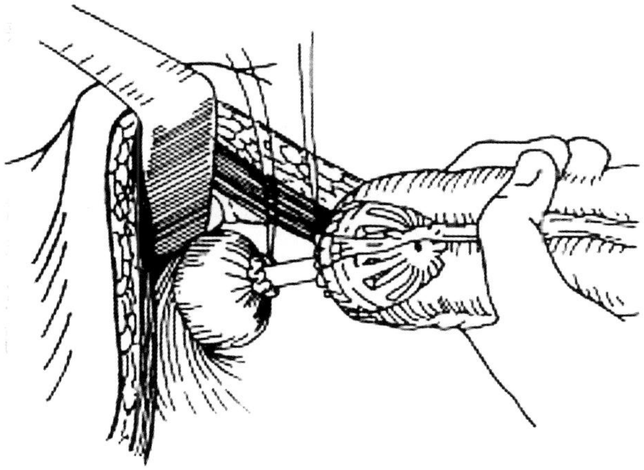

图 16-13　收紧两断端

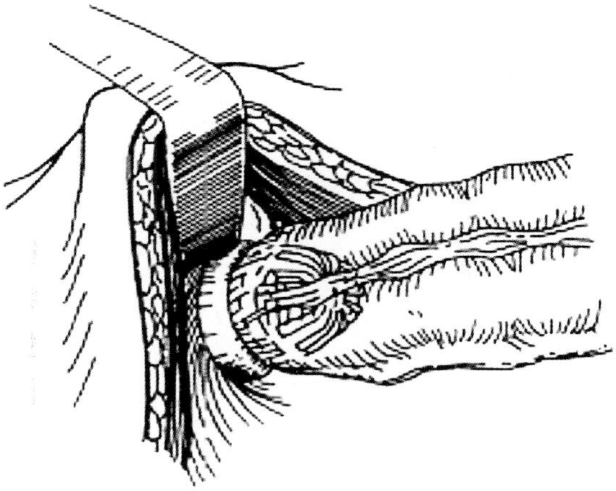

图 16-14　对合两断端闭合手柄击发

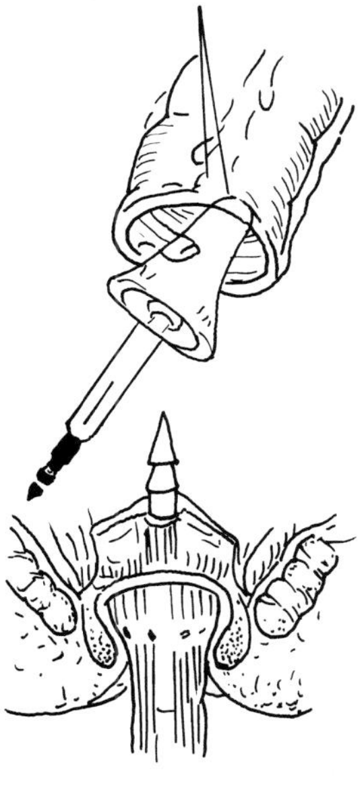

图 16-15　应用线状闭合器

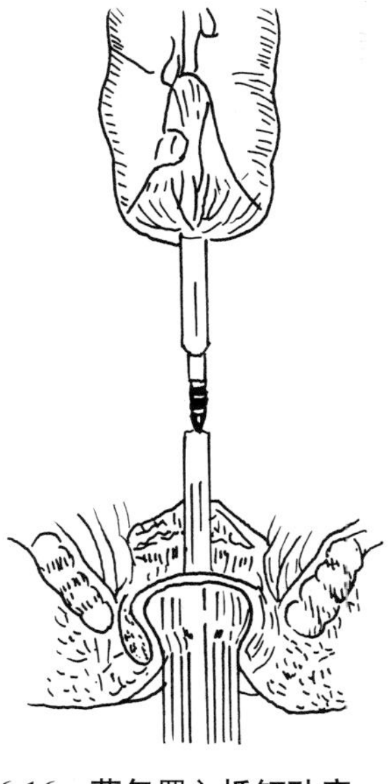

图 16-16　荷包置入抵钉砧座

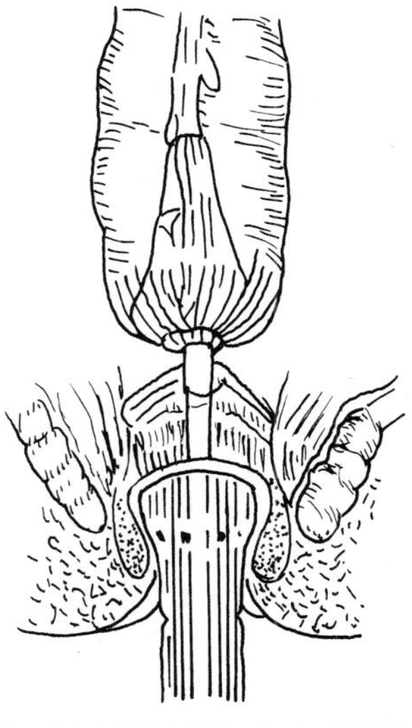

图 16-17　对合两断端闭合直肠残端

的前方戳出肠壁，以保证手术后吻合口组织有最佳的血液循环。

- 女性患者在进行低位双钉吻合时须充分分离直肠阴道间隔，应在直视下以深部拉钩将阴道后壁向耻骨方向牵拉，以避免阴道后壁可能被钉合在两层肠壁之间。

第五节　直肠翻出肛门外吻合术

该手术式是 Weir 与 Turnball — Cutait 手术的基础上进行综合改良，其特点是在直肠上段切断直肠，将全直肠由肛门翻出，与拖出的结肠在肛外吻合。此手术的优点：免去了盆腔内较为复杂的手术操作部分；减少了出血与创伤，缩短了手术时间，术后恢复快。

一、手术适应证

- 直肠肿瘤位于直肠膨大部分的上半部。
- 肿瘤肛侧缘至齿状线距离为 6cm。
- 癌浸润未达肠壁外、无淋巴结转移者。

二、手术操作步骤

(一) 体位与探查

探查方法同 Dixon 手术。将乙状结肠、降结肠外侧腹膜切口，充分游离结肠脾曲。注意保护输尿管。从根部结扎、切断肠系膜下动静脉，结扎、切断左结肠动、静脉干。保护好结肠边缘动脉弓，于乙状结肠近端血运良好处，用纱布条结扎肠管。

(二) 游离直肠

切开直肠两侧盆底腹膜，游离直肠范围与Dixon手术腹部操作相同。直肠游离尽可能往下，直肠后侧达尾骨尖，前方到前列腺下缘，并清除直肠远端脂肪、淋巴、血管及结缔组织。游离直肠上段，切断、闭合两断端。经肛门插入乙状结肠镜内芯，其顶端达直肠闭合端，并在膨大部分下方用粗线结扎 (图 16-18)。

(三) 翻出全直肠并切除直肠

将乙状结肠内芯杆从会阴部向外拉使全直肠翻出肛门外 (图16-19)。在翻出直肠距齿状线上3cm处，直肠前及左、右两侧各缝一针牵引线，距癌肛侧缘下3cm处切断直肠。从翻出直肠腔伸入一把大止血钳，牵夹结肠断端将结肠自直肠腔拉出肛门外 (图 16-20)。

(四) 结肠直肠肛外吻合

切开结肠前壁与直肠切端对齐后，在相当于肛管直肠环水平前方及左右两侧各做一针浆肌层缝合。然后再从直肠对合的前方开始 (图 16-21)，左、右两侧边切边行Gambee缝合，缝合直肠后方，最后完成一周缝合 (图 16-22)。

(五) 还纳吻合肠管

将拉出肛门外的吻合肠管轻轻推送入骨盆腔，由肛门放入凡士林油纱布卷于直肠腔内 (图 16-23)。

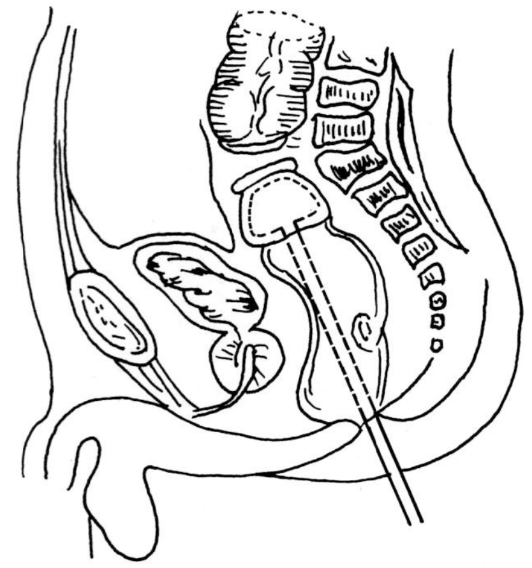

图 16-18　乙状结肠内芯

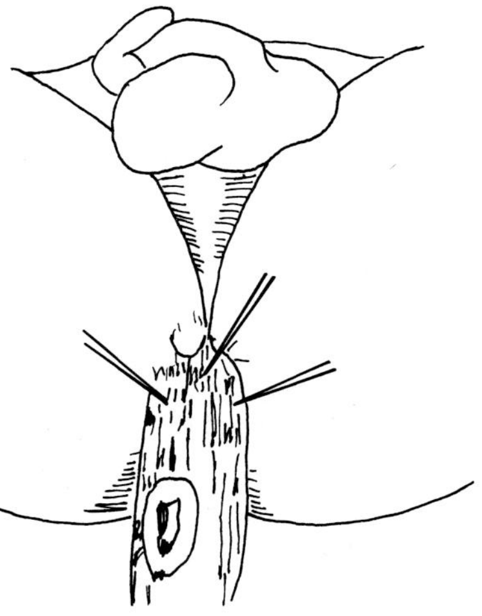

图 16-19　翻出全部直肠

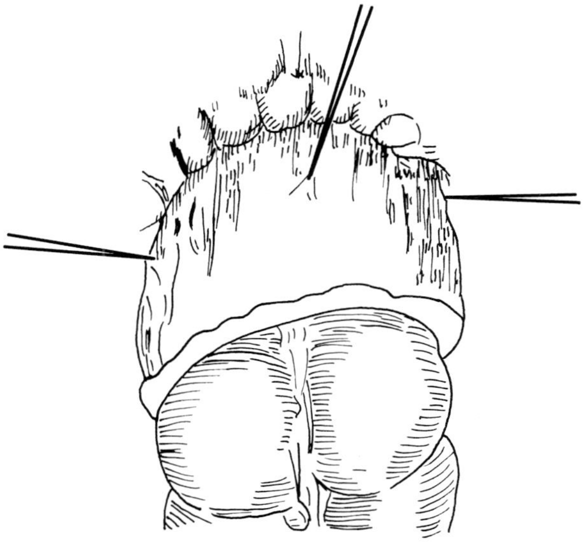

图 16-20　直肠壁上做牵引线

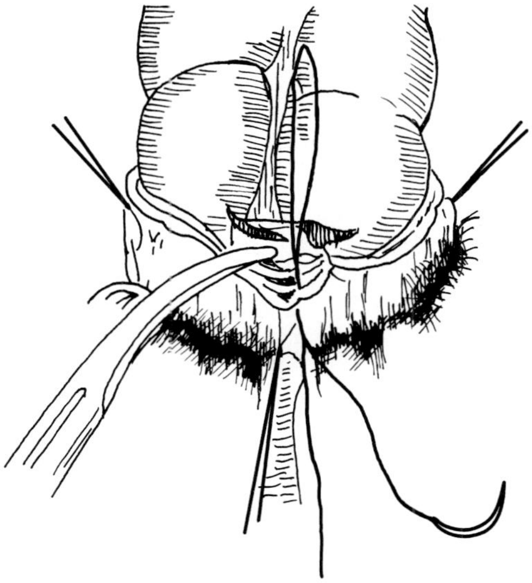

图 16-21　切开结肠吻合

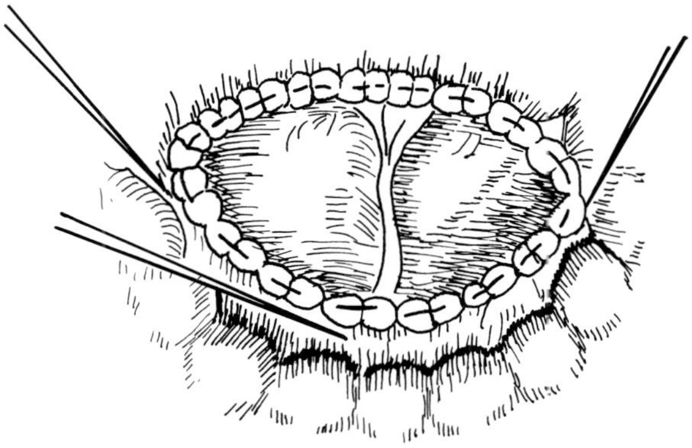

图 16-22　直肠、结肠吻合完毕

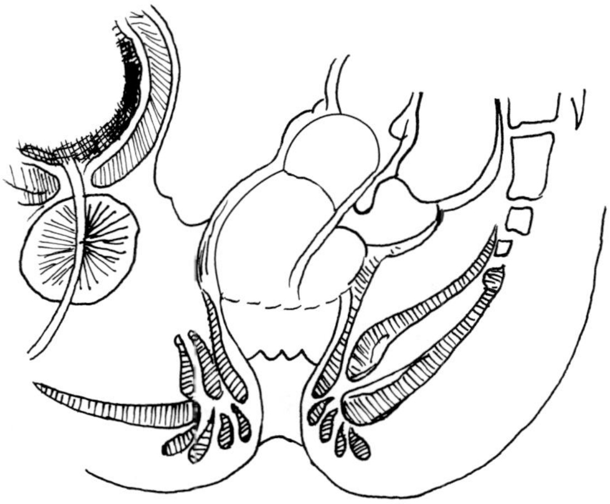

图 16-23　吻合肠管还纳复位

三、手术注意事项

- 直肠远端必须游离至肛提肌平面以下，即要达到TME的要求，但还要注意直肠远端的血供，以免引起肠壁坏死。
- 翻出的直肠与乙状结肠必须保持良好的血供，同时注意肠管有无扭转，有无张力。
- 待排两次大便后，引流管无异常液体，无瘘发生，即可拔出会阴部引流管。

四、手术后处理

- 观察盆腔引流管引流量、颜色、性质、有无特殊异常，一般术后 72 小时即可拔出。
- 待肠蠕动恢复，肛门排便后，每天用温盐水坐浴，并清洁皮肤。
- 术后早期肛门排便控制功能较差，大便次数较多，应适当给予止泻药以控制排便次数。
- 术后早期肛门排便控制功能较差，应指导患者每日做肛门功能训练，促进肛门功能早日恢复。

（北京军区总医院　李世拥）

第十七章 全直肠系膜切除术

全直肠系膜切除术 (total mesorectal excision，TME) 是由英国的Bill Heald 医师于1982年提出的[278]。经过二十多年的实践，许多学者已经把 TME 作为中低位直肠癌的标准手术。它可使肿瘤局部复发率控制在3% ~ 7%以内，明显提高术后的长期生存率[279~281]。目前我国许多地区的外科工作者正在积极地开展TME手术。正确认识直肠系膜的解剖学基础，对开展规范化TME 手术，提高我国直肠癌的诊治水平有重要意义。

第一节 TME 的解剖学基础

人们普遍认为直肠不存在系膜，肠系膜在人们的观念中是呈扇形的充满血管网络的结构。通过研究发现直肠系膜与人们传统的解剖学对肠系膜的描述有所不同。它是指包绕直肠周围脏层腹膜和壁层腹膜之间所有的脂肪、结缔组织、血管、神经、淋巴组织，这些统称为直肠系膜 (mesorectum)。

一、脏层腹膜和壁层腹膜之间的所有脂肪结缔组织

从图 17-1 可以看出，直肠系膜应该理解为包绕直肠的一个立体的组织结构，包含了脂肪结缔组织、直肠的供应血管、盆腔的自主神经以及淋巴管和淋巴结。

二、直肠系膜中的神经

直肠系膜中的骨盆神经是指两类：下腹神经 (hypogastric plexus) 和骨盆内脏神经 (pelvic splanchnic nerve)。下腹神经位于腹主动脉的前面，在左右髂总血管分叉处的前方呈网状分布，主干在第 5 腰椎前方分为左右下腹神经。左右下腹神经沿骨盆侧壁行走，逐渐变细。下腹神经主要司射精功能。下腹神经在临床上比较容易辨认，由比较粗大的淡黄色纤维构成 (图 17-2)。

骨盆内脏神经主要负责阴茎的勃起，从骶2、3、4前孔发出，沿骨盆侧壁行走，分支细小，我们曾在骨盆的矢状面的尸体标本中观察到此神经的细小分支 (图 17-3)。骨盆内脏神经的分支在男性直肠、精囊、前列腺及膀胱后部的两侧 (侧韧带内) 形成次级神经丛。通常骨盆内脏神经在活体组织上难以辨认[282]。

三、直肠的血管

直肠中动脉位于前列腺或阴道穹窿水平，由髂内动脉分出 (图 17-4)，向直肠方向走行，在距中线 4cm

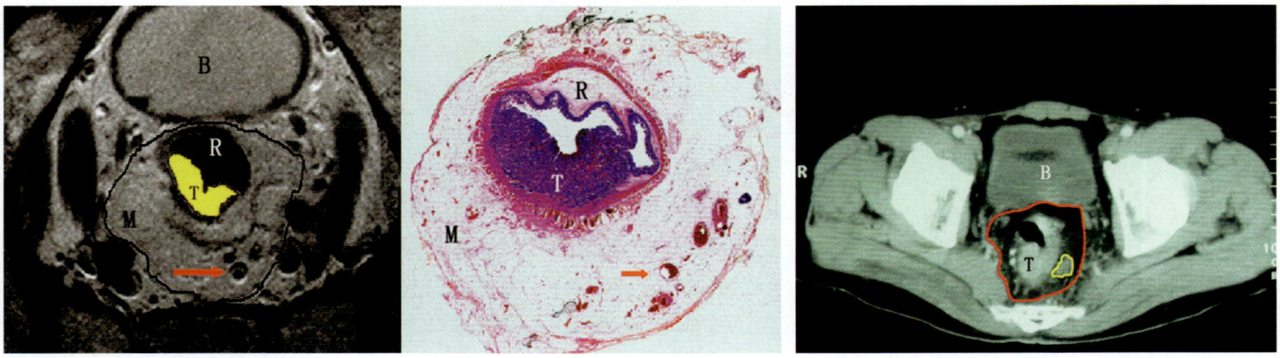

A B C

图 17-1 **A**. 盆腔 MRI 影像，B 为膀胱，R 为直肠，T 为直肠癌，M 所示为直肠周围系膜范围，箭头所示为直肠系膜内转移结节。**B**. 直肠病理切片，箭头所示为病理转移结节。**C**. 直肠系膜 CT 表现，红线区域所示为系膜，黄色区域为系膜内转移结节。

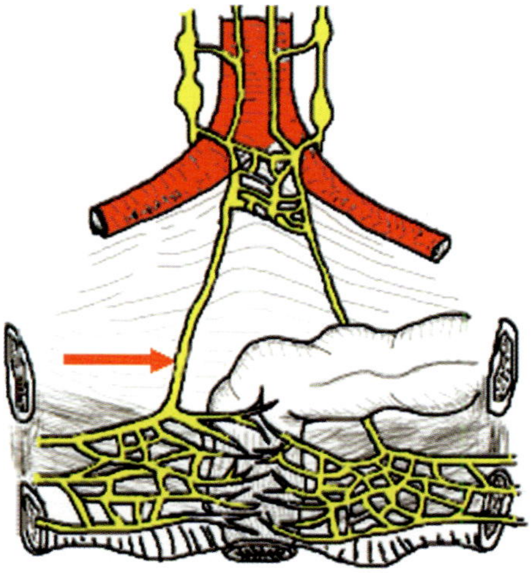

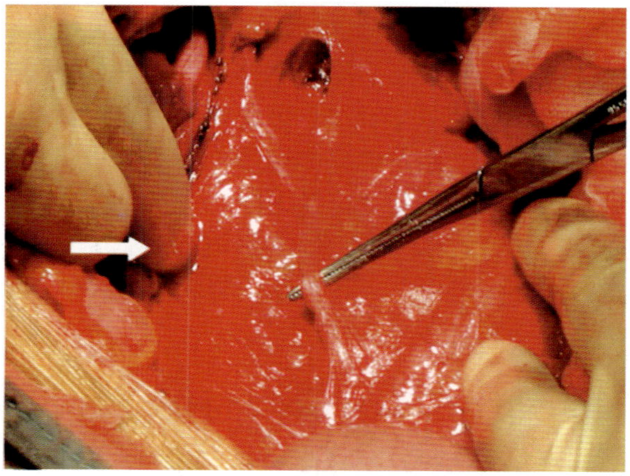

图17-2　箭头所示为全直肠系膜切除术中清晰显示的下腹神经主干。

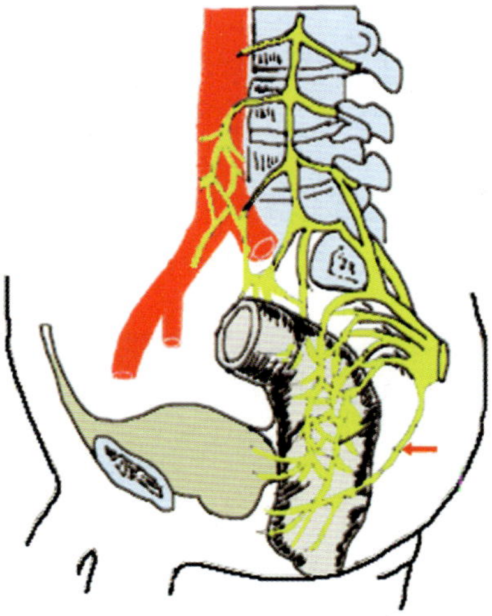

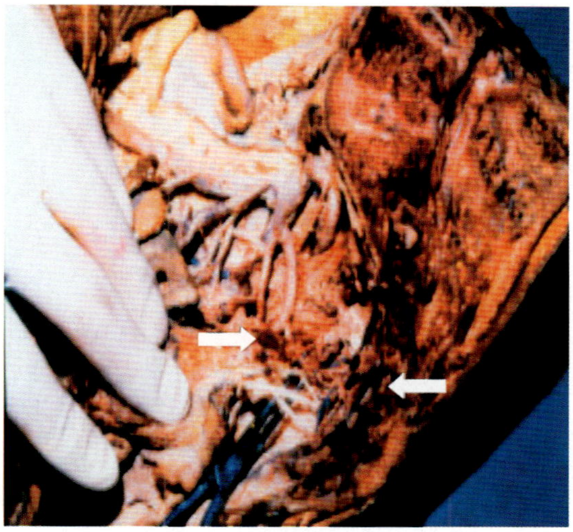

图17-3　箭头所示为骨盆矢状剖面标本，可见内脏神经的细小分支。

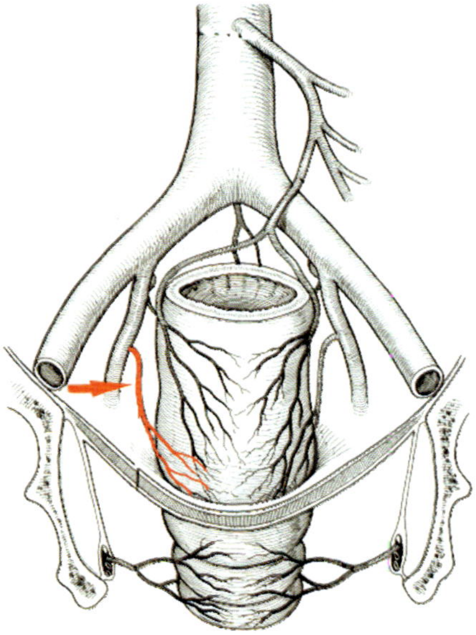

图17-4　箭头所示为直肠中动脉，发自髂内动脉，在侧韧带中行走。

处跨过第三骶神经的近侧，由于直肠中动脉与S3神经的固定解剖关系，直肠中动脉可以作为寻找该神经的标志。脂肪和纤维结缔组织包绕直肠中动静脉和骶神经，构成所谓的“直肠侧韧带”（lateral ligament）。尽管直肠中动静脉在解剖上是知名动静脉，但在做全直肠系膜切除术时，仍然强调要进行电凝止血。我们从大量的临床实践中也认识到，应用电刀或超声刀对直肠中动静脉止血是成功的。

四、直肠侧韧带

直肠的侧韧带的界限并不清楚，位于直肠的下1/3

段前外侧。在腹膜与肛提肌之间充满纤维和脂肪组织，此纤维成分是盆筋膜的一部分，从直肠外侧壁连至盆壁形成直肠侧韧带。它是使直肠固定于骨盆的最坚固的支持物。在女性，此韧带分两层，一层在直肠后方，另一层在直肠与阴道之间。在男性，侧韧带包绕直肠、前列腺和膀胱[283]。发自髂内动脉的直肠中动脉走行于侧韧带中，进入直肠。TME强调锐性分离侧韧带(图 17-5)。

五、Denovellian 筋膜

在直肠的前面，腹膜返折至尿生殖隔之间称为直肠前筋膜(图 17-6)，男性前方为膀胱底部、输精管壶腹、精囊和前列腺，女性直肠与子宫和阴道毗邻。直肠和膀胱、阴道壁之间的筋膜，男性称为膀胱直肠筋膜，女性称作直肠阴道筋膜，通称为 denonvillier fascia (DF)。在TME操作中应该认真辨认DF。解剖层次过深会穿破肠壁，分离过浅会损伤女性阴道壁，男性会伤及前列腺和精囊腺。不正确的解剖层次还会导致出血，使手术更加困难。

六、直肠骶骨筋膜

在直肠后面，覆盖骶骨的盆筋膜称为Waldeyer筋膜。此筋膜深面走行着骶前静脉。TME强调在此间隙进行锐性分离(图 17-7)。

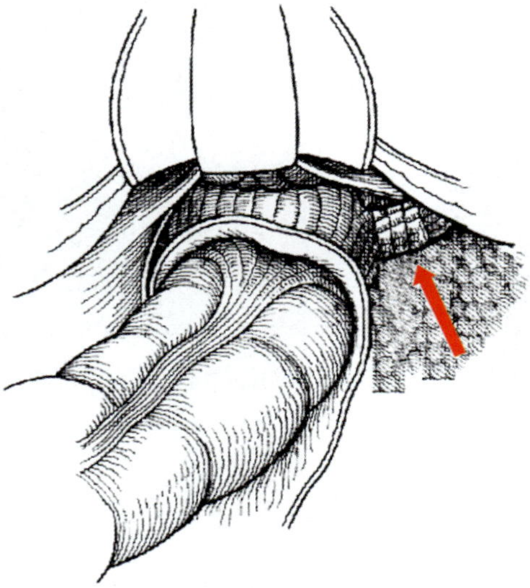

图 17-5 箭头所示为侧韧带结构

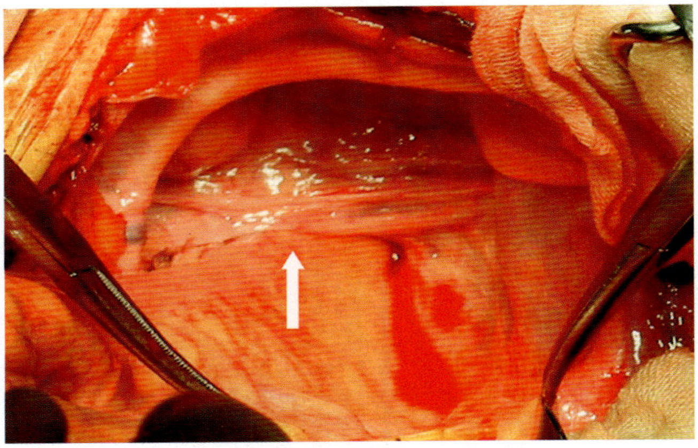

图 17-6 箭头所示为 denonvillier fascia

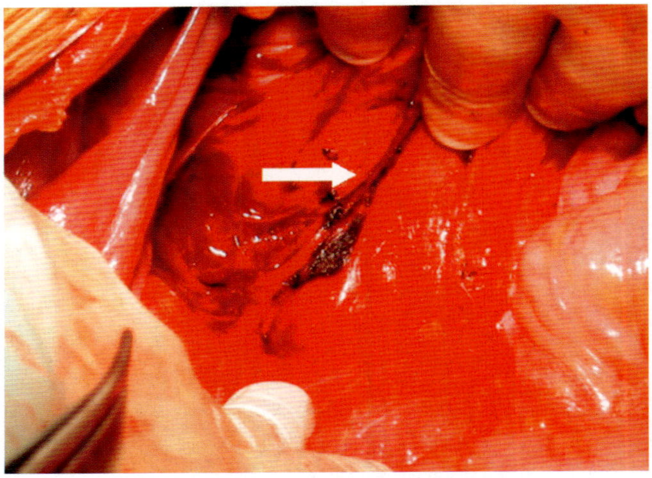

图 17-7 箭头所示为直肠骶骨筋膜

第二节 TME 的理论基础

直肠癌 TME 的理论基础是在盆腔脏层和壁层之间有一个外科平面，此平面为直肠癌完整切除设定了切除范围，并且直肠癌浸润通常局限于此范围内[284]。直肠癌中大约 65% ~ 80% 病例存在直肠周围的局部病变，包括直肠周围直接浸润和肠周淋巴结转移或直肠血管周围淋巴结转移，所有这些局部病变均在盆腔脏层筋膜范围之内(图 17-8)。

Hida的资料表明下段直肠癌中19%的直肠系膜内淋巴结有转移，其扩散范围通常为3cm。因此TME的手术原则是合理的，能够切除直肠癌癌肿及其局部浸润病灶[286]。

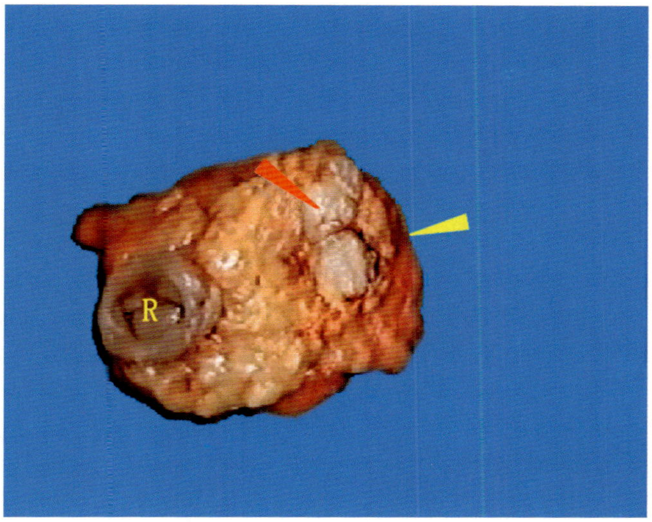

图 17-8　直肠周围浸润结节局限于盆腔脏层筋膜内，R 为直肠横断面，红色箭头示浸润结节，黄色箭头示直肠系膜。

第三节　TME 手术适应证及手术方式

一、TME 的手术适应证

TME 主要适用于无远处转移的直肠中下部的 T_1～T_3 期直肠癌，并且癌肿未侵出脏层筋膜，大多数适合低位前切除者基本上均适用于TME。对于癌肿较大侵及壁层筋膜或周围器官、骶骨的患者，TME已经失去了原有的意义。Lopez-Kostner等认为上段直肠癌应和乙状结肠癌同等对待，不必行 TME[284]。

二、手术方式

TME的手术原则是：①直视下在骶前间隙中进行锐性分离；②保持盆筋膜脏层的完整无破损；③肿瘤远端直肠系膜的切除不得少于 5cm，肠管切除至少距肿瘤远端 2cm (图 17-9)。凡不能达到上述要求者，均不能称作直肠系膜全切除术。

术中先从左侧游离乙状结肠，解剖出肠系膜下动静脉，在分别距主动脉和脾静脉1cm 处结扎肠系膜下动静脉，完成淋巴结清扫。随后在直视下用剪刀或电刀沿盆腔脏层和壁层筋膜之间将左右腹下神经内侧的脏层筋膜、恶性肿瘤以及直肠周围系膜完全游离，直至肛提肌平面，保持脏层筋膜的完整性，尽量避免钳夹结扎，这样可以避免损伤盆筋膜而保护自主神经丛。术中尽量避免牵拉和挤压肿瘤，防止脏层筋膜在分离中发生破损。如果分离的层次正确，除直肠中血管外，并无其他大血管，不会导致严重的出血。

TME与传统的手术方式有很大的不同。首先，分离直肠系膜时采用剪刀或电刀，沿直肠系膜周围的脏壁层盆筋膜之间无血管区进行，直至全部游离直肠系膜及直肠，而传统手术通常以钝性分离直肠；其次，TME强调的是环绕剥离直肠系膜，包括直肠及肿瘤，肿瘤远端的直肠系膜切除应达 5cm 或全部直肠系膜，而直肠远切缘距肿瘤 2 厘米已经足够，这与传统手术只注重切缘距肿瘤距离不同；另外，TME对直肠侧韧带的分离亦采用锐性分离，避免了传统手术中钳夹、剪开、结扎的方式，有利于骨盆神经丛的保护[287]。

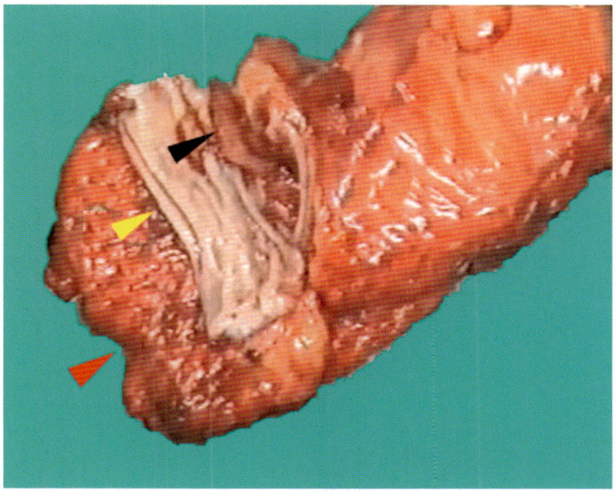

图 17-9　红色箭头示直肠系膜下切缘，黄色箭头示直肠下切缘，黑色箭头为直肠癌下缘。

第四节 TME疗效评价

TME的质量控制必须包括病理医师的系统检查。直肠癌术后周边切缘(circumferential resection margin, CRM)是指将整个直肠肿瘤和直肠系膜沿冠状面连续切片，观察其整个周边切缘是否有肿瘤侵犯，是评价TME手术效果的重要指标[288]。

TME能够降低直肠癌术后局部复发率，提高患者生存率。Heald等对12年内152例直肠癌TME手术进行的分析表明：TME术后局部复发率仅为4%，远低于传统手术后的局部复发率[289]。瑞典协作组报道，TME至少能降低50%的复发率[290]。Enker等报道246例Dukes B和C期直肠癌患者按TME原则行直肠癌根治术，局部复发率为7.3%。在TME降低局部复发率的同时，相应也会提高患者的生存率，Dukes B及C期直肠癌患者TME术后5年生存率为75%，高于传统手术的平均生存率。TME能够增加保肛率。Heald比较距肛缘5cm内的低位直肠癌Miles手术和TME时发现，TME可以使保肛率升至77%，TME组的复发率为4% (4/100)，而Miles组则高达47% (15/31)[291]。Enker认为TME能使保留肛门括约肌的可能性增加20%～25%[292]。

TME强调直视下锐性分离直肠系膜，更容易发现并保护盆腔神经丛，有利于进行保留神经的直肠癌根治术。一组报道显示60岁以下患者行保留神经的直肠全系膜切除术，术后性功能受损者只有15%左右，很少有排尿功能受损[292]。TME可以使术中骶前出血的发生率大大降低。Marting报道了瑞典进行TME医师培训的经验，认为有效的TME医师培训可以使腹会阴手术及肿瘤局部复发率下降50%。

第五节 TME存在的问题

由于TME需要更低位的吻合，因此TME后容易发生吻合口瘘。Law等统计196例TME术后吻合口瘘的发生率为10.2%[293]。Carlsen报道TME后吻合口瘘的发生率为11%～16%，高于非TME组的8%，易发生在低位吻合和手术时间长的患者中。提高手术技巧，缩短手术时间是解决该问题的关键[284]。临时预防性结肠或回肠造口可以预防吻合口瘘的发生。TME要求手术过程中精细的解剖，因此势必增加手术时间，并可能造成过多的出血。娴熟的掌握TME的操作技巧，完全可能缩短手术时间，避免术后复发[295]。

从提出TME至今不过20年的时间，人们对TME尚处于研究、探索阶段，对其也存在各种争议。可以认为，直肠系膜全切除在降低直肠癌根治性切除术后局部复发中是极为重要的环节，但并不是唯一因素，早期诊断、早期手术以及强调综合治疗仍是目前直肠癌治疗发展的趋势。

（北京大学临床肿瘤学院 北京肿瘤医院 顾 晋）

第十八章　直肠癌扩大根治术

近20余年来随着外科技术及器械的改进，使得直肠癌的治疗水平有所提高，患者术后的生存率及生存质量明显改善。但是目前在直肠癌外科治疗领域，还存在相当大的争论，如对扩大根治术的认识，保肛手术适应证的选择，TME的合理实施等，学者们有不同的看法。作者认为直肠癌的根治手术应该遵循：①足够充分切除原发灶；②合理的淋巴结清扫；③直肠系膜全切除(TME)；④选择适当的病例行保留盆腔自主神经的根治术这四项原则。而且应该在此基础上，根据肿瘤的部位、病期、病理类型等来选择不同的术式。

第一节　直肠癌扩大根治术

一、直肠癌手术的演变

1908年以前，由于对直肠癌的转移规律没有正确的认识，致使直肠癌的手术治疗经历了一些曲折，走了一些弯路。直到1908年Miles根据本人的观察及失败的教训，总结出了直肠癌转移的规律，在此基础上提出了经腹会阴联合切除术这一具有划时代意义的经典术式，即当今所谓的Miles手术。

大约距今100多年以前，许多外科医生致力于直肠癌的手术治疗，最初的学者经腹会阴切除直肠癌，会阴部行人造肛门手术，由于这种手术只是局部切除了肿瘤，而且只适用于位置较低的肿瘤，所以效果十分不理想。相继有人提出切除尾骨以扩大切除的范围，但是也属于局部切除，术后效果仍然很差，绝大多数患考术后短时间内复发，生存率不高。至1875年Kocher、Kraske等人提出经骶部入路切除直肠癌的手术方法，使手术范围稍有扩大，可以切除较高位置的直肠癌，但这不能清除直肠周围的引流淋巴结。至此有人感性地提出了对于直肠癌应该经会阴部切除，同时经腹部切除上部的转移组织，然后行腹壁造设人工肛门。

Miles在1908年发表的论文中指出，经会阴切除直肠癌的患者，绝大多数术后短期内复发或出现淋巴结转移。当时他意识到除了直肠癌的原发灶外，还存在着周围的转移病灶，并经过临床及尸解的大量观察初步理性地提出，对于直肠癌在切除原发灶的同时还应该对其周围转移组织进行清除的观点，提出了腹会阴联合根治术，树立了直肠癌外科治疗的里程碑。Milles手术一直沿用至今。

随着解剖学及外科学的发展，学者们对于直肠壁内外的淋巴引流以及直肠癌的淋巴转移规律逐步有了深入的了解，这对于直肠癌的手术治疗无疑具有重要指导意义。早在1927年日本的解剖学者仙波嘉靖采用墨汁染色的方法对肛管直肠的淋巴引流进行了研究，指出直肠具有上方、侧方及下方三条淋巴引流途径。1940年日本外科学者久留胜将仙波嘉靖的研究结果应用于临床，进一步证实了直肠癌存在着上方、侧方及下方三条转移途径，只不过不同部位直肠癌存在不同的转移途径而已，尤其提出应该扩大淋巴结清除范围的扩大根治手术。Blair、Sauer及我国的解剖学专家王云祥等也分别进行了研究，对Miles的淋巴结转移的观点进行了部分的否定，进一步完善了直肠癌淋巴转移规律以及扩大根治术的手术范围，使直肠癌的手术治疗达到规范化的程度，治疗效果明显提高[296~299]。

扩大的Miles根治术虽然使患者的生存率得到很大提高，但是由于手术范围的扩大，使术后患者排尿及性功能障碍的发生率明显增多。同时由于对盆腔植物神经解剖的进一步认识，从20世纪70年代起日本学者土屋周二、北条庆一等人以及我国四川、辽宁、黑龙江等地的外科医生纷纷提出了应该保留盆腔植物神经，以减少患者术后排尿及性功能障碍这一课题，深受外科医生的重视。经过不断完善，提出了功能性扩大根治术这一概念。此术式既保留了盆腔的植物神经，提高了生存质量，同时也进行了淋巴清扫，没有影响生存率，因此堪称是扩大根治术的锦上添花，是极为理想的术式。至今国内外的许多医院的外科医生都在致力于实施这种手术。虽然经过众多外科学家的共同努力，使直肠癌的治疗效果明显提高，但是术后局部复发率仍然居高不下，而且人们对保留肛门功能的要求日益强烈，致使一些医院无原则保肛。针对这种情况，Heald于1982年提出了直肠系膜全切除 (TME) 这一手术原则，强调了直肠系膜全切除的必要性、临床意义及要点，使得术后局部复发率下降，进一步提高了生存率。

二、手术要点及范围

- 如为 Miles 手术应切除包括癌肿在内的全部肛管、直肠及部分乙状结肠。如为保肛手术则应切除原发灶及足够的肿瘤下缘以下的正常肠管。
- 彻底清除十二指肠水平部以下的全部淋巴结。
- 彻底清除腹主动脉及下腔静脉周围的肠系膜下动脉根部水平以下的淋巴结，清除髂总、髂内淋巴结、直肠中淋巴结及闭孔淋巴结等侧方途径的淋巴结。
- 彻底清除髂外及腹股沟深组淋巴结等部分下方途径中的淋巴结。
- 沿骨盆侧壁切断侧韧带。
- 沿骨盆侧壁清除坐骨直肠凹中的全部脂肪及淋巴结。
- 会阴部的切除范围：前方为会阴部中点、后方达尾骨尖、两侧方为坐骨结节。

三、术前准备

(一) 患者的思想准备

术前应向患者讲明直肠癌的发病情况、治疗方法及预后情况，以取得患者对治疗的充分配合。并向患者交代清楚术后可能发生的意外及并发症等 (如术后肛门功能不佳、排尿及性功能障碍等)，以取得患者的认可，并介绍扩大根治术的意义，增加战胜癌症的信心。

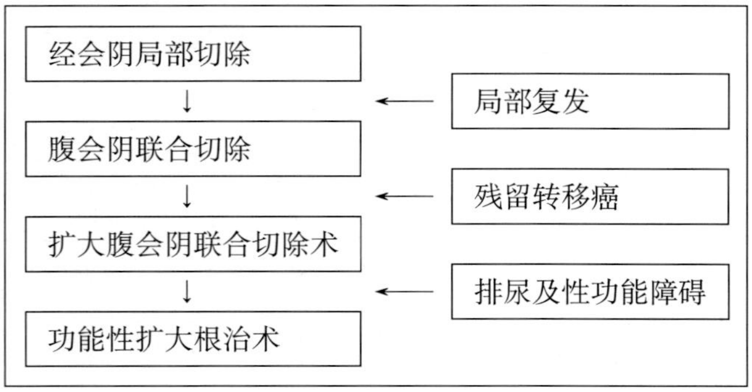

图 18-1 直肠癌手术的改革

(二) 患者的全身准备

虽然大肠癌患者肥胖者较多见，但是自发病至确诊，准备手术期间患者有明显的消瘦，有些患者可能会出现严重的贫血及低蛋白血症等，所以在手术前必须纠正全身状态。可适当地输血及补充蛋白质等。另外，因此手术范围较大，术中可能失血较多，所以术前必须备血 400ml，以备术中使用。

(三) 术前进行充分的饮食准备

术前 3 日可给半流质饮食，前 2 日给全流食，前一日应禁食。在饮食准备的 3 日内由静脉全量或半量补液。对全身状态过于衰竭者，应给予中心静脉高营养 (TPN) 治疗，以保证术前体内热量及氮的平衡，同时给肠道消炎剂。

(四) 结肠的清洁准备

通常不用自下而上的灌肠方法，以避免将脱落的癌细胞引入肿瘤近侧段肠管。对于有不全肠梗阻者，应提前服用缓泻剂，可于一周前服用肠粘膜不吸收的液状石蜡，每次 50ml。对于女性患者，术前 3 日开始每日进行一次阴道冲洗。

四、麻醉

因该手术范围比较广泛，最好采用全身吸入性麻醉或静脉麻醉，也可以采用两管硬膜外麻醉，尤其是肺功能不佳者，推荐应用此方法。最近10余年来多采用硬膜外加全麻的方法，一方面硬膜外用药可以减少全麻的用药量，另一方面还可以用于术后镇痛。

五、体位

本手术须经腹部及会阴部两处进行，所以应取膀胱截石位，同时麻醉后将手术台摇成头低足高位，使手术台与水平面大约成 10° ~ 15° 角，这样有利于腹腔内的小肠移向上腹部，能很好显露下腹腔及盆腔，有利于操作。截石位时躯干与大腿之间、大小腿之间的角度均应摆在舒适的功能位置上 (120° 角左右)，以防止损伤髋关节及膝关节周围的韧带及损伤腓总神经 (图 18-2)。

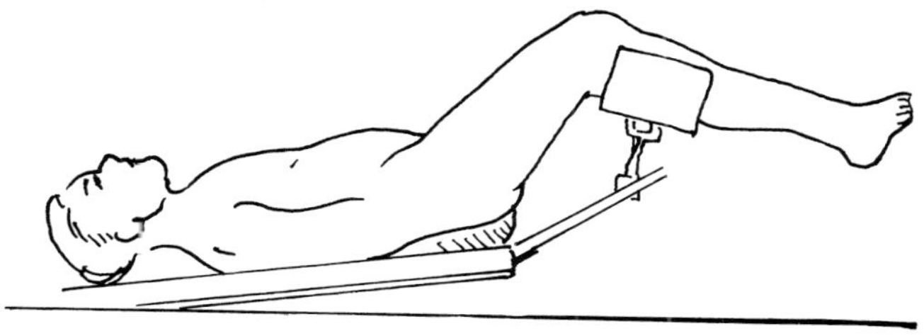

图 18-2　体位

六、手术步骤[300~317]

(一) 切开腹壁

在上述选定的切口处，切开皮肤、皮下脂肪、腹白线，向下切开锥状肌，直达耻骨联合。然后采用透光照射的方法切开腹膜前脂肪及腹膜，向下推开膀胱，以免损伤。腹膜切开尽量在中线，这样有利于关腹。如果向一侧推开膀胱，偏向另一方切开腹膜，则给关腹时缝合腹膜增加一些困难。

(二) 腹腔及盆腔探查

开腹后应注意有无腹水，依次检查肝脏有无转移以及转移的程度，仔细检查全部腹膜有无播种结节，检查大网膜上有无转移结节，再依次检查上腹部的胰腺、脾、胃等以及双肾，再沿腹主动脉及肠系膜下动脉走行探查上方及侧方淋巴结有无肿大，以及植物神经有否受浸润，髂血管有无受浸润等，女性应探查子宫及卵巢有无转移、浸润，最后探查原发病灶，主要确定病灶的位置、肿瘤大小、浸润深度、是否已侵犯周围的组织以及与其他器官和骶前筋膜的关系，然后再根据术前检查情况综合判断采用根治性术式的切除范围。

(三) 腹腔无瘤技术

探查结束后，开始操作前，首先以大块纱垫将所有小肠推向上腹腔，使之与术区隔离。再以纱布带在肿瘤的上方结扎直肠上部，以防止肠腔内的脱落癌细胞沿肠壁向上移动，减少种植机会，同时以纱布带结扎后提起直肠也有利于操作。找到肠系膜下静脉向其中注入 5-Fu 250mg，向纱布带以下的直肠腔内注射 5-Fu 250mg。

(四) 游离乙状结肠及直肠上段系膜

助手将乙状结肠提向右侧，此时常常可见乙状结肠系膜与侧盆壁 (腹壁) 之间生理性或病理性粘连，以电刀逐一分离之。然后在乙状结肠系膜左侧的最低部剪开一小孔，以血管钳提起后，如无严重浸润，腹膜即与后面的组织分开，用电刀或剪刀在腹膜下作锐性分离出一隧道后扩大腹膜开口。向下直达腹膜返折处后，再向前转折，剪开直肠膀胱 (或直肠子宫) 凹表面的腹膜。接着游离松解腹膜后的结缔组织，并找到左侧输尿管，以纱布带提起，并游离其周围的结缔组织 (注意尽量少损伤输尿管的营养血管)，同时游离出左精索动静脉，勿损伤。输尿管游离范围大约在 20cm 左右，向下直至远离直肠处为止；向上方游离至肠系膜下动脉根部的高度，使之离开腹主动脉左缘，以免损伤。

将乙状结肠翻向左侧，在腹主动脉的前面剪开乙状结肠系膜的右侧叶，同样以剪刀剪开右侧叶，向上达肠系膜下动脉根部上方 1 ~ 2cm 处 (即十二指肠水平部的下缘高度) 向下直达右侧腹膜返折处，并与左侧腹膜的剪开处会合。在下腔静脉的右侧缘处找出右输尿管，以纱布带提起并向上游离，同样不过多损伤营养血管，向上达肠系膜下动脉根部的高度，向下直达远离直肠处 (相当于直肠中动脉的高度)，以游离及清除淋巴结时不致损伤为度(图 18-3，4)。

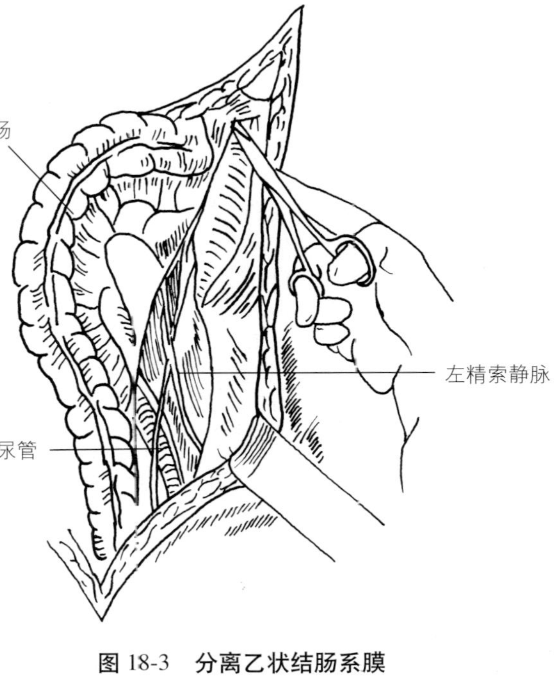

图 18-3　分离乙状结肠系膜

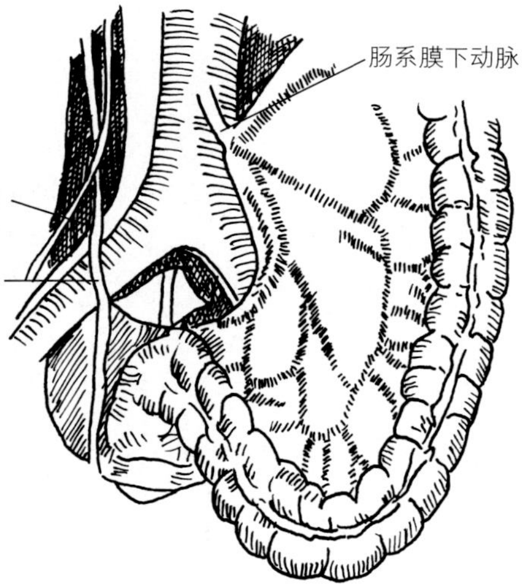

图 18-4 游离右侧输尿管

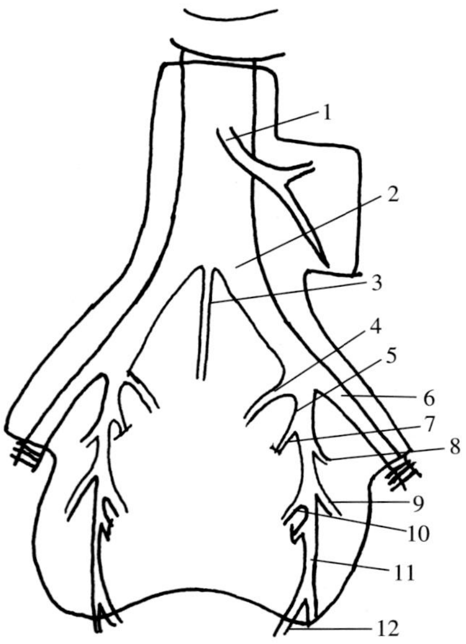

图 18-5 直肠的动脉系统

1. 肠系膜下动脉 2. 髂总动脉 3. 骶正中动脉 4. 骶外侧动脉 5. 髂内动脉 6. 髂外动脉 7. 臀上动脉 8. 膀胱上动脉 9. 闭孔动脉 10. 直肠中动脉 11. 阴部内动脉 12. 直肠下动脉

(五) 清除淋巴结

直肠癌的淋巴转移分为上方、侧方及下方三个途径，腹膜返折下的直肠癌存在上方及侧方转移，而肛管癌还可以存在下方转移。上方途径包括肠旁淋巴结、直肠上动脉淋巴结、肠系膜下动脉淋巴结、直肠系膜下动脉根部淋巴结；侧方淋巴结包括肠旁淋巴结、痔中动脉旁淋巴结、闭孔淋巴结、髂内动脉旁淋巴结、髂总动脉旁淋巴结及腹主动脉旁淋巴结；下方包括肛管旁及肛门皮下的淋巴结、腹股沟浅组淋巴结、腹股沟深组淋巴结、髂外动脉旁淋巴结、髂总动脉旁淋巴结及腹主动脉旁淋巴结。直肠淋巴结均沿动脉走行。直肠动脉由来自于肠系膜下动脉的直肠上动脉及来自于髂动脉的直肠中动脉及直肠下动脉组成。其动脉及淋巴系统见图 18-5，6。

腹会阴联合切除术时应行全部上方及侧方淋巴结清除及下方的髂外淋巴结与腹股沟深组淋巴结的清除。

1. 上方清除

当游离开了乙状结肠左、右侧系膜后，在肠系膜下动脉与腹主动脉的夹角中，先剪开肠系膜少许，术者以左手的食指及中指从右侧向左侧伸入，将肠系膜下动脉牵直，助手将乙状结肠展平。另一助手以 S 状拉钩显露十二指肠下水平部后，向上牵开保护之，切勿损伤。此时术者以左手仔细触摸，判定肠系膜下动脉主干及其分支的走行，并确定其自腹主动脉发出处，在其上方 1 ~ 2cm 处剪开腹主动脉前结缔组织，

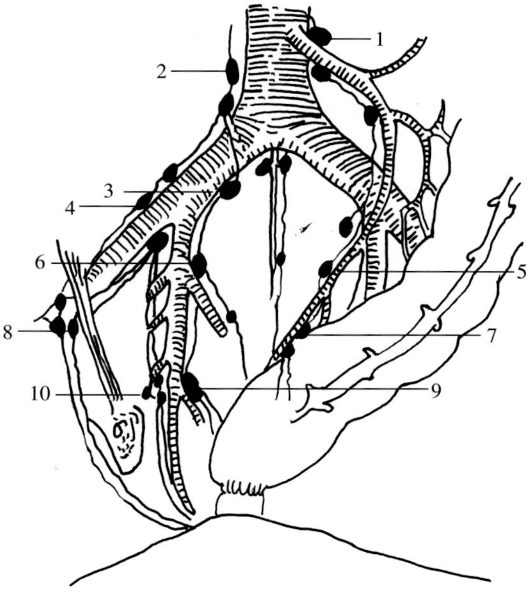

图 18-6 直肠的淋巴引流

1. 肠系膜下动脉根部淋巴结 2. 腹主动脉旁淋巴结 3. 髂总动脉旁淋巴结 4. 髂外动脉旁淋巴结 5. 直肠上淋巴结 6. 髂内动脉旁淋巴结 7. 肠旁淋巴结 8. 腹股沟深组淋巴结 9. 直肠中部淋巴结 10. 闭孔淋巴结

直达腹主动脉的固有膜，再向下显露出肠系膜下动脉根部，将其周围的结缔组织用剪刀全部清除，然后可以在其根部结扎切断，也可以自根部向下，以左手引导扶持，清除沿该动脉走行的结缔组织并清楚显露出乙状结肠诸分支及直肠上动脉，在肠系膜下动脉发出第一分支（降结肠动脉）以下部，切断结扎之（本院曾遇到过根部结扎肠系膜下动脉后，造成造瘘肠管缺血坏死的病例，故常采用第二种方法）。然后按预定的肠管切断部位，逐渐切断并结扎乙状结肠系膜及血管。自十二指肠水平部下缘的高度，肠系膜下动脉的左侧约2cm处可找到肠系膜下静脉，清除其周围的结缔组织，在与肠系膜下动脉相同的高度结扎切断之。彻底清除此切断线以下的沿肠系膜下动脉走行的全部结缔组织，直达肿瘤旁。至此上方淋巴清除完毕（图18-7）。

2. 侧方清除

从十二指肠水平部下缘的高度开始向下游离腹主动脉前的结缔组织，显露出腹主动脉固有膜，以此作为标志，左手以镊子提起结缔组织，右手持剪刀，向下小心清除腹主动脉前及左侧的结缔组织，直至两侧髂总动脉分叉处。这段腹主动脉的表面可能有2～3支微小的营养血管，应予以结扎，注意保护这些血管，以免损伤左输尿管。左侧表面可以有小的血管分支发出，也应予以结扎、切断。然后在最高处以血管钳分离出腹主动脉与下腔静脉夹角内及静脉表面的结缔组织，在两血管的表面，钳夹结缔组织后予以剪断，近心端结扎，左手持镊子提起远端，右手以剪刀仔细清

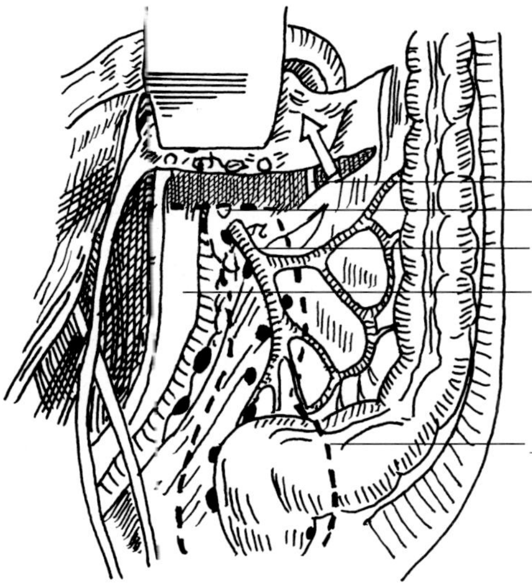

图18-7　上方淋巴结清除

除两血管夹角中及下腔静脉表面的结缔组织，右侧达腰大肌之内侧缘。露出右侧腰大肌的内侧缘，保护右输尿管及右侧精索静脉（汇入下腔静脉），向下直达两侧髂总动脉分叉处。注意下腔静脉表面两侧可能有3～5支细小的分支（营养血管），应予以结扎切断，否则会造成出血。如果静脉有撕裂出血，可用止血钳钳夹，细丝线结扎或缝扎，如撕裂较大时，可以缝合2～3针，切不可慌忙胡乱钳夹，否则会因静脉壁很薄易使破口变大，出血将变本加厉，难以收拾。继续清除右侧方淋巴结，以同样的方法先清除髂总动脉表面及其与髂腰肌夹角中的结缔组织，再清除髂总动脉内侧的结缔组织。注意其深面为右侧髂总静脉，勿伤之。髂内外静脉在髂总动脉的深面汇合成髂总静脉，其汇合点不易被看见。在髂总动脉分为髂内外动脉高度，髂外静脉已走行于髂外动脉的内侧。继续向下清除髂内动脉以及髂内静脉周围的组织。然后在髂内动脉与髂外动脉的夹角中置一小血管拉钩，助手将髂外静脉轻轻牵向右方，扩大夹角，术者以剪刀锐性游离夹角中的脂肪组织，并且找出闭孔神经，保护之，清除神经前、后、左、右的结缔组织，可见闭孔神经长约8cm左右。并且显露出闭孔动脉。因该部部位较深，术野小，清除过程中易出血，一旦发生出血可以结扎止血，因其均为髂内动、静脉的分支，结扎无妨。沿髂内动脉继续向下达侧韧带的高度，在直肠中动脉发出处切断结扎直肠中动脉及侧韧带（约1/2以上的病例无直肠中动脉）。继续向下清除侧韧带下方的结缔组织。腹主动脉周围清除结束后，接着向下方清除左侧髂总动脉表面，及其内侧、外侧的结缔组织。注意两侧髂总动脉夹角中有左髂总静脉走行，其表面覆盖有结缔组织，不易看清，勿损伤之。其表面的结缔组织可在左侧侧方清除时予以清除。继续向下清除左侧髂内动脉旁结缔组织，以同样的方法清除左闭孔淋巴结及切断直肠中动脉侧韧带，清除其周围的结缔组织。在进行侧方清除时始终以纱布牵引双侧输尿管保护好，勿损伤（图18-8，9，10）。

3. 部分下方清除

如为肛管癌，行腹会阴联合切除术时仅需清除部分下方途径淋巴结，不需进行常规的腹股沟淋巴结清扫。清除髂总血管周围的结缔组织后，继续沿髂腰肌的内侧缘剪开，清除髂外动脉表面及其与髂腰肌夹角中的结缔组织。此时可以用纱布带将髂外动脉提起，清除其深面及髂外静脉外侧的结缔组织。然后继续向

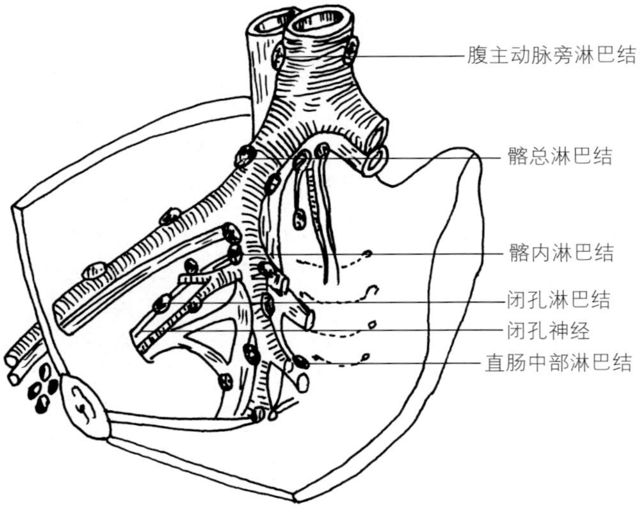

图 18-8 **侧方淋巴结分布**

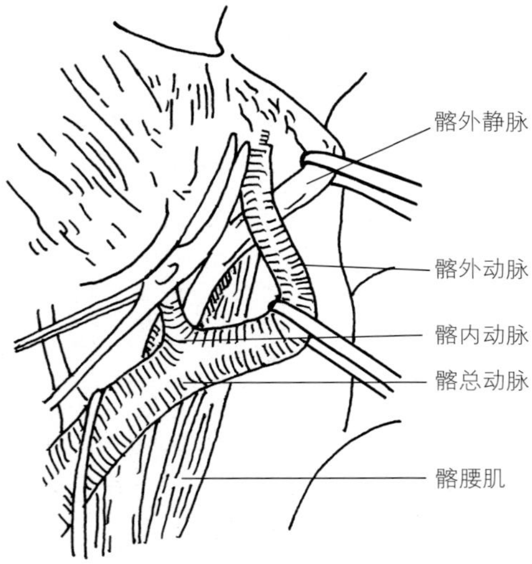

图 18-9 **侧方清除淋巴结**

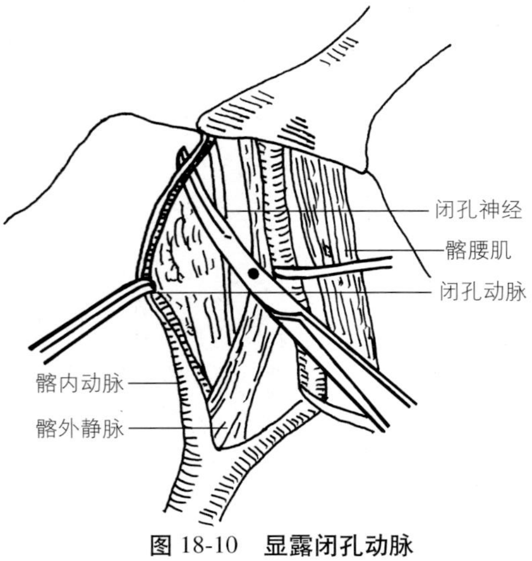

图 18-10 **显露闭孔动脉**

远端清除腹股沟深组淋巴结及周围的结缔组织，直达腹股沟韧带。此处清除过程中无血管分支，很少有出血。

㈥ 游离直肠

在进行直肠癌手术时，必须充分了解骨盆内的其他器官及筋膜与直肠的关系，要按Heald提出的直肠系膜全切除的原则 (TME) 进行。小骨盆腔的内壁由壁层筋膜所覆盖，骨盆腔内的各器官为脏层筋膜所围绕。壁层筋膜在骶骨的表面与骨膜紧密相连。腹膜返折处以下的直肠的前面被直肠筋膜所包绕，直肠前方有直肠前间隙，内有被脏层筋膜包绕的前列腺、精囊、阴道；直肠后面为膀胱后间隙前列腺后间隙(女性为阴道后间隙)。Denonvilliers筋膜就存在于这些间隙之中 (又称腹膜会阴筋膜)。其上方连接于腹膜返折的最低点，下方连接于会阴体。Denonvilliers 筋膜原来由两层构成，但实际上这两层联结的非常紧密，二层之间无明显间隙，手术时应与直肠一同切除。上述间隙被较致密的结缔组织所填充。在直肠的后面，覆盖在骶骨前面的筋膜成为骶前筋膜，与直肠筋膜之间的间隙称为骶前间隙，骶前筋膜的深面走行着骶中动静脉及静脉丛。在直肠后壁固有筋膜的第 3 骶骨水平，与骶前筋膜之间连接着一膜状的筋膜，称之为Waldeyer筋膜。Waldeyer 筋膜上方的直肠与骶前筋膜之间被疏松的结缔组织所填充。从上方游离或从会阴部游离直肠后壁时，如不切断Waldeyer筋膜，则或是易损伤直肠壁，或是难以达到骶前间隙。直肠的两侧存在着复杂的间隙，直肠与小骨盆侧壁之间为直肠侧间隙，其中有骨盆神经丛和髂内动静脉的分支通过，直肠侧间隙后方与骶前间隙相通。侧间隙中有直肠侧韧带。在膀胱的下后方相当于第 4 骶椎的高度处，直肠中动脉由髂内动脉发出，向内侧走行，穿过骨盆神经丛进入直肠。包绕这些结构的筋膜称为直肠侧韧带。髂内动脉发出膀胱下动脉和输精管动脉，包绕这些血管的筋膜称之为骶骨膀胱筋膜，此筋膜内侧与位于直肠与前列腺之间的 Denonvilliers 筋膜相连，后方连与直肠侧韧带，此三者之间构成了直肠膀胱间隙。总之，在腹膜返折以下的直肠周围，存在着比较复杂的间隙与韧带，在游离直肠的前后左右壁时必须充分了解这些结构关系，才不至于造成副损伤及大出血(图 18-11，12)。

1. 后壁的游离

清除淋巴结之后，在腹主动脉分叉部的下方，仔

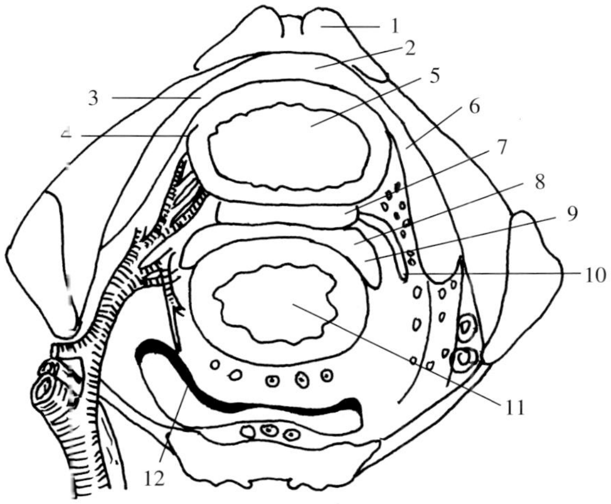

图 18-11　骨盆腔内器官与筋膜的关系 (男性)

1. 耻骨　2. 膀胱前间隙　3. 壁层骨盆筋膜　4. 脏层骨盆筋膜
5. 膀胱　6. 膀胱侧间隙　7. 前列腺　8. 直肠前列腺间隙
9. Denovilliers 筋膜后叶　10. 输尿管　11. 直肠
12. 直肠固有筋膜

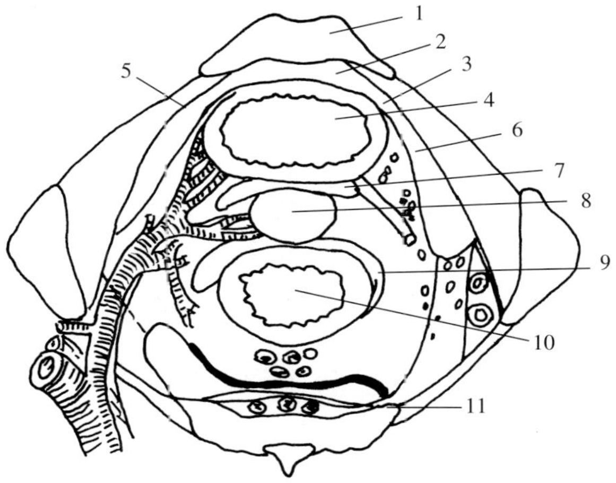

图 18-12　骨盆腔内器官与筋膜的关系 (女性)

1. 耻骨　2. 膀胱前间隙　3. 脏层骨盆筋膜
4. 膀胱　5. 壁层骨盆筋膜　6. 膀胱侧间隙
7. 膀胱子宫间隙　8. 子宫　9. 直肠子宫间隙
10. 直肠　11. 骶中动脉

细解剖出骶前筋膜，助手以深部拉钩将直肠拉向前方，在骶前筋膜的壁层与脏层之间进行游离，以电刀或长剪刀自上而下在此间隙中游离，此时可以见到位于骶前筋膜深面的骶中动脉及骶前静脉丛，注意一定不要损伤骶前筋膜的壁层及脏层，否则易造成癌细胞的扩散及难以收拾的大量出血。如癌肿无明显的浸润，则骶前间隙仅为疏松的结缔组织，很容易分离，当达到第 3 骶椎水平时，可见到比较坚韧、致密的 Waldeyer 筋膜 (骶骨直肠筋膜)，同样以长剪刀靠近骶前筋膜壁层剪断之，否则易损伤直肠壁。继续向下游离直达肛提肌处。后壁的游离一般不至于造成出血，但一旦损伤骶前静脉丛，则可造成很难处置的骶前静脉大出血 (图 18-13)。

2. 前壁的游离

淋巴结清除结束后，以血管钳将盆底膜最低点剪开处的前叶夹起，助手将前面的膀胱或子宫阴道用深部拉钩拉向前上方，此时可见到稍呈坚韧的膜状组织，即为 Denonvilliers 筋膜，在此筋膜的前方进行游离，可用电刀或剪刀锐性分离，即可见到精囊腺与前列腺 (精囊距肛缘的高度约为5cm，前列腺上缘距肛缘高度约为4cm)，向下沿此间隙继续进行游离，尽量达低位 (因腹部游离越低，会阴部操作越容易)，如无明显浸润，可达前列腺的下极，只要层次认准，很少有出血 (图 18-14)。

3. 侧壁的游离

沿后壁游离的边缘向左右侧延伸，沿髂内动脉向下游离。游离左侧时助手以深部拉钩将直肠拉向右侧，也可以术者以左手将直肠推向右侧，扩大直肠与左骨盆壁的间隙。当达腹膜返折下约 2cm 处，髂内动脉与直肠侧壁之间可见到稍坚韧的结缔组织，即直肠侧韧带，锐性剪断之 (靠近血管处)，如遇到明显的直肠中血管则应予以结扎。右侧以同样方法游离。然后清除膀胱直肠间隙中的结缔组织，同时于根部结扎切断直肠中动脉，至此直肠侧壁的游离结束 (图18-15)。

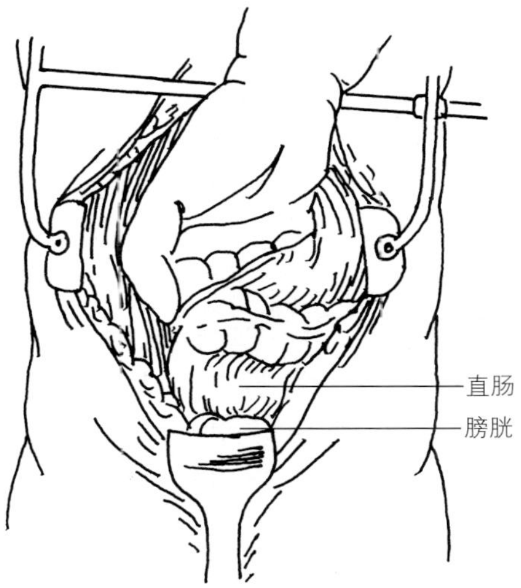

图 18-13　直肠后方的游离

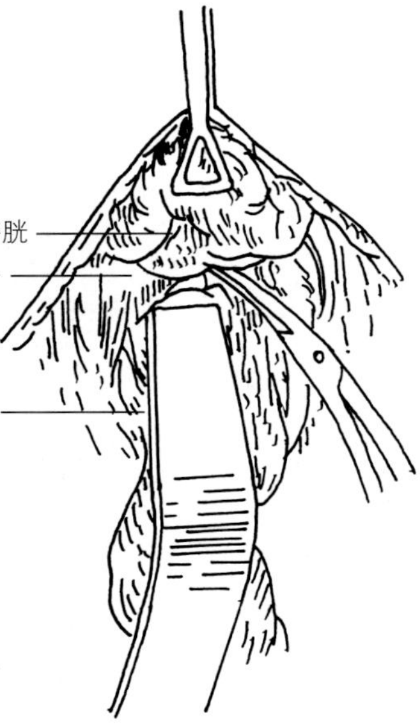

图 18-14 直肠前方的游离

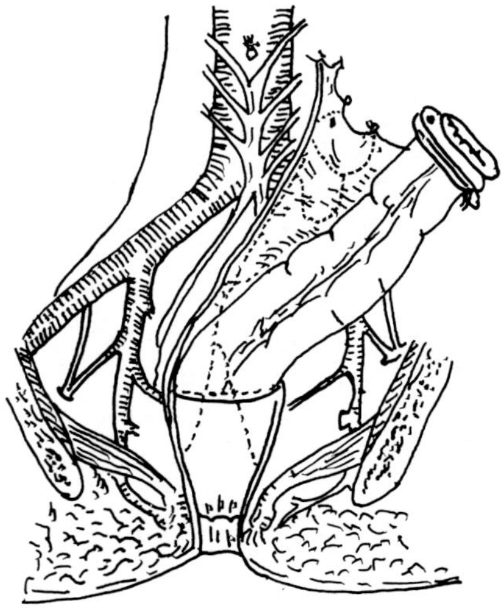

图 18-15 直肠侧方的游离

(七) 会阴部操作

会阴部操作之前先缝闭肛门。会阴部切口不宜过小，标准界限为：前为会阴中点，后为尾骨尖，两侧为坐骨节结 (图18-16)。作一椭圆形切口，先以手术刀环行切开皮肤，然后术者与助手分别牵开皮肤的内缘与外缘，用电刀切开皮下脂肪组织，直至显露出臀大肌肌纤维，两侧达坐骨结节，以会阴浅横肌的后缘为界限，继续向深层以电刀切除坐骨直肠凹中的脂肪组织，直达肛提肌的下方，继续向深部进行，宜先游离后方，再游离侧方，最后再游离前方。在坐骨直肠凹脂肪中的最深处有直肠下动脉自髂内动脉延续而来，其走行方向为由外向内，应于根部切断结扎之，并清除该部淋巴结 (图 18-17)。

切断肛提肌：先在直肠与尾骨之间切断肛管尾骨韧带，然后逐渐向两侧沿骨盆的侧壁，在肛提肌的止点处，依次切断肛提肌中的髂骨尾骨肌、耻骨尾骨肌及耻骨直肠肌。至此，会阴部操作中的后面及两侧的创面均可与腹腔中游离的创面相通。待游离后方过半周时，可将欲切除的肠管自直肠后壁相通了的孔道翻出至肛门外 (图18-18)。确认好直肠与前面的前列腺、尿道或阴道的关系，以左手用力后拉翻出肠管，并以拇指及食指将前壁剩余的相连部分组织夹住，从前壁切开的创面中仔细解剖出前列腺包膜 (女性为阴道后壁)

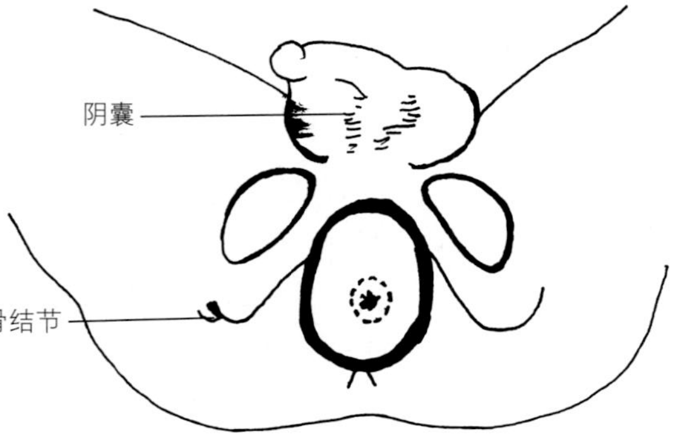

图 18-16 会阴切口

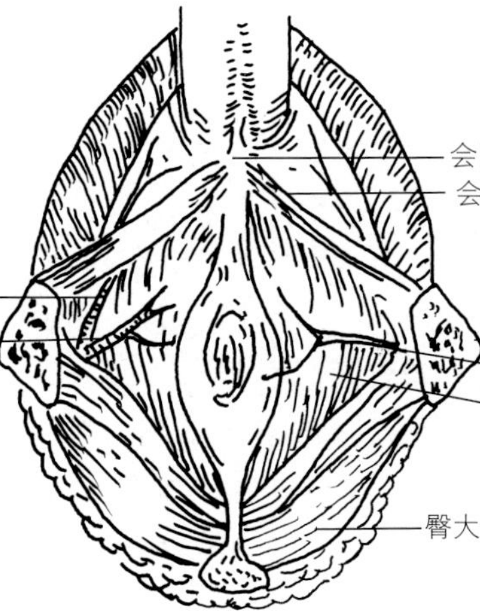

图 18-17 会阴解剖

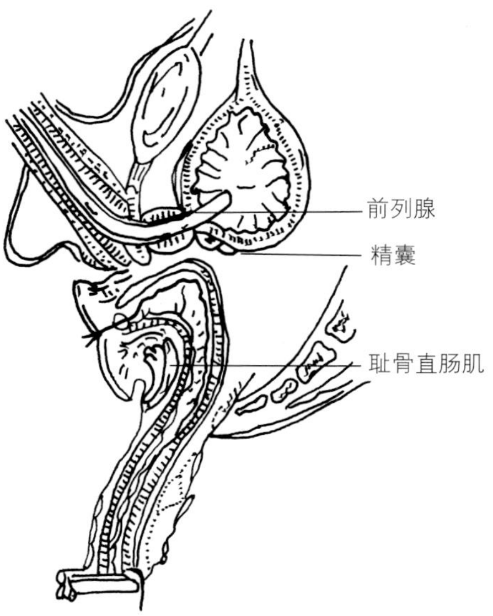

图 18-18 切断耻骨直肠肌

与Denonvilliers筋膜之间的界限，自外向内仔细游离，可用电刀进行。但为了减少出血，最好是采用止血钳由外向内，一束一束钳夹后切断结扎，这样做可以明显减少出血。逐步向深部进行，直达会阴体部，先于会阴浅横肌后方切断肛门外括约肌浅部的交叉纤维，向深进行达会阴深横肌及耻骨直肠肌，沿会阴深横肌的后缘切断耻骨直肠肌。此时可根据触摸下的导尿管的位置，判定尿道的正常位置，进行操作，以免损伤尿道。切断耻骨直肠肌后，可见到直肠尿道肌，其后方连接直肠纵肌，前方连接尿道膜部，判定正确位置后切断直肠尿道肌。再向上切断会阴三角韧带，可与腹部创面相通，然后将标本移除。直肠前壁的肿瘤常常使 Denonvilliers 筋膜与前列腺被膜或女性的阴道后壁粘连甚至浸润，此时行前壁游离时，常常造成前列腺被膜撕裂出血或阴道后壁外膜的出血，因该部的静脉丛丰富，极易出血。所以游离时，①一定要找好层次，笔者的操作经验是尽量从腹部进行游离，这样层次可能会更清楚，尽量减少会阴部的游离；②一旦发生该部出血，应尽量缝合止血，单纯结扎或电灼往往不确切，不易奏效；③如果肿瘤浸润，可行前列腺或阴道后壁的部分切除，然后进行前列腺的缝合或阴道修补。

(八) 腹壁人工肛门造设

当在预定线处切断乙状结肠后，会阴部操作开始的同时，腹部手术组即可进行人工肛门的造设。目前国内外多采用经腹膜外一次性开放外翻造瘘法。

造口部位的选择：常选择的造口的部位有两种，一种为脐与左侧髂前上棘连线的中外1/3，另一种为左腹直肌外缘与髂前上棘连线交点的外上角处。首先于腹腔内在预定造瘘口的高度，提起乙状结肠，再提起乙状结肠左侧腹膜剪开缘进行潜行游离，上下约10cm左右，绕过前腹壁，大约达腹直肌中线水平。术者以左手深入隧道中作引导，然后在预定造瘘口处，皮肤消毒，助手以止血钳提起预定造口部皮肤的中点，作圆形切口，切开半径约 1.5cm 皮肤，再以电刀与该处腹壁相垂直切除一直径为 3cm 的圆柱形脂肪，深达腹直肌前鞘或腹外斜肌腱膜，再十字型切开腹直肌或腹外斜肌，显露出腹直肌后鞘，腹横筋膜，将其十字切开，切开的长度要充分，但也不宜过大。切开不充分会使肠道内容物通过受阻，过大也易造成切口旁疝。此时应注意不要损伤已游离的侧腹膜。用4把血管钳子将腹直肌后鞘或腹横筋膜提起，经已游离的侧腹膜外的隧道将拟行造瘘的乙状结肠或降结肠拉出腹壁之外，拉出时要注意乙状肠管不可扭曲，应使乙状结肠系膜对准耻骨联合。拉出肠管的断端一般以高出皮肤2～3cm为宜，然后将乙状结肠的相应高度先在深层与腹直肌后鞘或腹横筋膜作一圈缝合固定，注意勿损伤乙状结肠的血管，影响造瘘肠管的血运。再将肠管的断端与皮肤的真皮层做一周环形，外翻缝合，针距不宜过大，宜缝合12～16针为宜。另外，因作外翻时系膜缘处因系膜脂肪较多，不易外翻，因此缝合时，进针点应尽量偏低，而其他部位稍高，这样外翻后，造瘘口一周肠管高度一致，否则系膜缘肠管将过低。造瘘口的高度以高出皮肤 0.5cm 左右为宜 (图 18-19)。

缝合固定侧腹膜与拉出的乙状结肠，以封闭肠管外侧的孔隙以免造成内疝，先将剪开的乙状结肠外侧的侧腹膜的上部斜行盖于乙状结肠上，作间断缝合固定，再将其下方的切缘与乙状结肠系膜缝合固定。注意盖于乙状结肠上面的腹膜一定要松弛，不可勒住了乙状结肠 (图 18-20)。至此人工肛门造设结束。

(九) 关闭腹腔及会阴部创口

上述操作结束后，反复冲洗腹腔，让冲洗液自骶前创面中流出。最后以含有5-Fu的生理盐水冲洗，冲洗后检查有无出血，一一结扎止血后，缝合剪开的后腹膜。

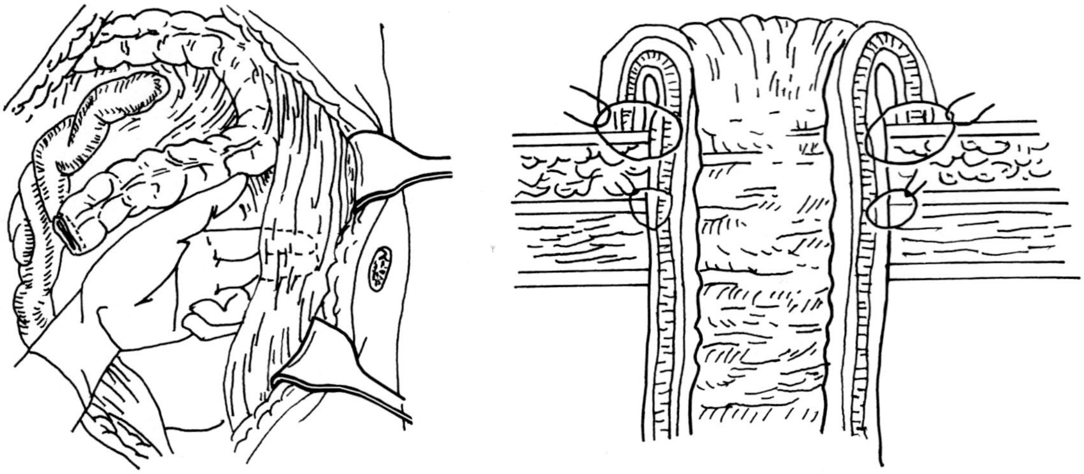

图 18-19 开放外翻造口

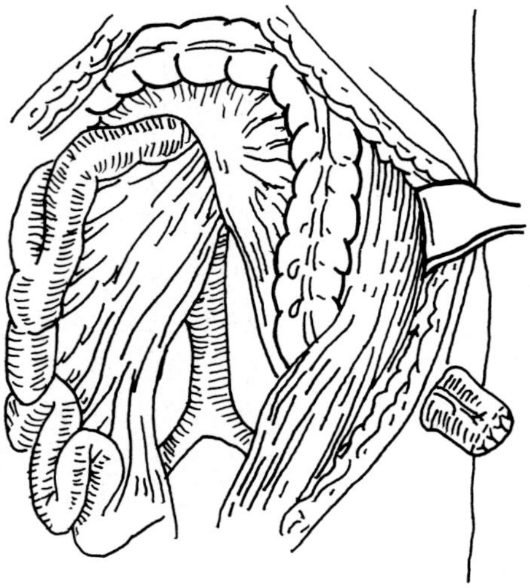

图 18-20 缝合侧腹膜

闭合盆底腹膜时应注意：

- 针距不可过大，以不大于 0.8cm 为宜，否则极易造成内疝；
- 宜提起两侧的腹膜，在其边缘缝合，如缝合过宽，一是易误缝输尿管，二是缩小了腹腔而增大了骶前腔的容积，延迟骶前腔的愈合；
- 勿将盆底腹膜缝合成很尖的圆锥形，应尽量缝合成一比较圆滑的创面，否则小肠移至盆腔后易粘连成角造成梗阻。后腹膜缝合完后，清查腹腔并将全部小肠按顺序置回原来的位置，再将大网膜覆盖其上，清点器械、敷料无误后逐层关闭腹腔。在腹部组缝合盆底腹膜的同时，会阴组开始处理会阴部创面，因标准的会阴部切除范围较大，故宜采用大纱布填塞的方法，而少采用一期缝合的方法。即使缝合，一期愈合率也较低，且由于张力过大，愈合后疤痕较大，患者不适感较重。术后3日左右拔出填塞的大纱布，然后以1/5000的PP溶液反复冲洗坐浴，待其自然愈合 (大约需 2 个月左右)。

七、术中容易发生的技术错误

因腹会阴联合切除术的手术范围较大，操作较多，因此易出现如下的技术错误及副损伤。

(一) 输尿管损伤

因输尿管走行于需清除的结缔组织中，故稍不注意就易造成损伤 (本院近4000例的手术中损伤率约2%左右，其中 20 世纪 90 年代以前较高，90 年代以后损伤率在 1% 以下)。我们的经验是在进行淋巴清扫之前，一定要找到并游离出输尿管，在保护下进行清扫，而且游离应充分 (约20cm左右)，这样在直视下进行手术操作，可减少损伤率，而且我们无一例因游离过长发生缺血坏死，没有担心的必要。

(二) 血管出血

小静脉分支或营养血管损伤出血是该手术常出现的现象，预防的办法是操作一定轻柔、仔细，遇到小分支及营养支时，一定逐一结扎。如遇到损伤出血时，不可慌乱钳夹，这样往往事与愿违，不易奏效。我们的做法是：一旦有静脉损伤出血时，可以血管钳钳夹后缝扎或结扎，如损伤稍大时，可缝合2～3针，无不奏效。

(三) 骶前静脉损伤大出血

骶前静脉损伤大出血是直肠癌手术时最严重的损伤，一旦发生可以危及生命(本院20世纪90年代以前，曾发生过10余例，其中最严重者，因出血导致心脏停搏3～4分钟，轻则出血量亦在5000ml以上，血压多下降50mmHg以下，20世纪90年代以后无一例发生)，发生的原因多系操作粗暴，解剖不清楚，或病变较晚，勉强切除等。罕见由于骶前腔填塞大纱布时，纱布的粗糙面将骶前静脉丛磨损导致出血。处理办法是：我们的做法是一旦发生立即以手压迫出血点，然后吸净周围的出血，同时准备大量血液并输血，待血压上升至基本接近正常时，如尚未切除标本，则应迅速切除，然后以大纱布填塞压迫止血(本院自制大块凡士林油纱布，填塞前以左手保护好骶前创面，然后轻柔填入，切不可粗暴)，压力一定要足够大，这样才能达到止血目的。会阴部皮肤缝合数针，以防止大纱布向外脱出，并有增加压力的作用。作者认为其他的方法(如按钉等)均不宜应用于骶前静脉大出血。术后5日左右轻轻拔出大纱布，基本上无再次出血。此时大纱布填塞与无大出血时填塞的目的截然不同。

第二节　术后处理及并发症的预防

一、术后全面监护

该手术范围比较大，对患者的全身干扰也较大，尤其是年老者及合并有其他系统、器官疾病者，术后发生合并症的机会相对较多，因此术后应对患者作全面的监护，如血压、心率、呼吸频率、体温等。

二、间断吸氧

对合并有心肺功能障碍及明显贫血者，术后应适当间断吸氧。

三、麻醉术后护理

全麻患者在醒后可改为头高位，硬膜外麻醉患者于术后6h后可改为半坐位，以利于腹腔及腹膜后间隙的渗出物及时排入盆腔及骶前腔，以减少腹腔感染的机会。

四、应激性溃疡的处理

据本人观察获得的经验，大约60%～70%的患者术后合并有应急性溃疡，因此术后3日内应给予相应处理，甲氰咪呱800mg/日或洛赛克20mg/日等。术后应注意下肢有无静脉血栓形成，有无淋巴回流障碍发生，如出现应给予相应处置，如下肢抬高，适当使用溶栓制剂等(但一定注意出血倾向)。

五、胃肠道护理

术后应持续胃肠减压，直至造瘘口中有粪便或气体排出后一天，再拔出胃管为宜。笔者经验为：因本手术创面大，肠功能恢复慢，待肠鸣音恢复较完全时，先抽净胃内容物后，向胃管内注入生豆油100～150g，并在30min后，在足三里穴位以新斯的明1mg作穴位封闭，待造瘘口排出生豆油后拔除胃管。次日起可进流食，以后可逐渐增加进食。

六、术后补液

术后应足量补液，进食后逐渐减量，以保持水电解质的平衡及保持能量供应。

七、术后抗感染

每日应静脉注射抗生素，持续3～5天，以针对G-杆菌为主的抗生素为宜，如甲硝唑、奥复星或第三代头孢菌素等。

八、术后应注意加强留置导尿的护理

Miles手术由于进行了扩大淋巴结清除，盆腔植物神经的损伤，术后排尿功能多有障碍，因此术后留置尿管的护理至关重要，应严格无菌操作，预防尿路感染。

术后第二天起即可以试验关闭导尿管，每3～4h开放一次，待有尿意后，可按时开放。术后3天起每日实行膀胱冲洗，如果用双腔或三腔导尿管，可持续点滴冲洗。根据尿意及残余尿量情况，可于一周左右拔出导尿管。拔出尿管后如仍不能自行排尿或排尿困难，可用针灸方法刺激膀胱肌的收缩，加速膀胱功能

的恢复。留置导尿期间，进食后可投以尿道消炎剂，如奥复星等。如二周后仍不能自行排尿者，可每周更换导尿管一次。

九、术后应严密观察造瘘口的情况

注意有无血运障碍。笔者观察有极个别病例，于根部结扎肠系膜下动脉，而脾曲的血管吻合弓不健全者，发生了造瘘口的血运障碍。因此术后第一日必须检查造瘘口的血运情况，如有障碍，立即重新造瘘。待排气排便后，注意尽量减少粪便污染周围，如污染严重可造成造瘘口与皮肤间缝线的脱落，使造瘘口回缩。轻微或部分回缩者，可每日数次换药，待周围形成肉芽组织后，二期部分缝合或自行愈合。此种情况下造瘘口往往较低，有的甚至低于皮肤，患者感到不方便，难以护理者也必须重新造瘘。如术后造瘘口愈合正常，可于一周后适当扩口，以防狭窄(但由于目前均采用外翻造瘘的方法，多无浆膜炎，很少有狭窄发生)。

十、会阴部创面的处理

因该手术骶前创面过大，术后必须注意创面出血情况。如填塞的大油纱中含血量过大，患者血压下降，说明骶前创面中可能有新鲜出血，此时应拔出纱布，进行止血。

第三节　腹壁人工肛门

一、腹壁人工肛门造设的历史

肠造瘘口治病想法的提出始于1710年法国外科医生Littre。当时他对一个生后很快死亡的先天性肛门闭锁的新生儿进行病理解剖。解剖后他反思到，如果对患儿行结肠造瘘，可以使患儿生存下来，于是他提出了人造腹壁肛门的设想，但当时未来得及实施。1776年仍然是法国医生Pillore在Littre设想的启发下，首次为一名因直肠癌发生结肠梗阻的患者进行了结肠造瘘术，患者于术后一个月左右死亡。继之1793年法国医生 Duret 又为一名先天性肛门闭锁的新生儿实施了乙状结肠造瘘术，使患者生存了45年，至此开始了肠造瘘术的历史。普遍应用于临床并且不断改进造瘘方法。逐渐发展为当今的Miles手术的腹壁人工肛门造瘘术。如 1839 年 Amussat 改为经腹膜后造瘘术 (腰部)，1841 年 Sch inzinger 改为单腔造瘘，1884 年 Magdl 用支撑物使造瘘肠管不回缩内陷，1887 年 A1lingham 用缝合肠管与皮肤的方法，防止回缩内陷等。直至1908年Miles创立了腹会阴联合切除术，腹壁造设了永久性人工肛门，使造瘘术在发展过程中树立了一个里程碑。继之，众多外科医生对造瘘术进行了种种改进，如一期开放造瘘、经侧腹膜外通过隧道造瘘、肠管外翻折叠式造瘘等，使肠造瘘术的成功率不断提高，合并症不断减少，日趋完善、理想。

二、腹壁永久性人工肛门术后的护理

腹壁永久性人工肛门术后的护理至关重要，但约在 100 年以前开始行造瘘术时，很少有人注意到这个问题，使患者没有掌握很好的方法进行术后护理，增加了患者的精神压力及生活的不便。1958年美国肛肠外科医生 Rupert-T 提出了肠造口治疗及护理的观点，并亲自培养了世界上第一位肠造口治疗师Norma Gill。1987 年由 Norma Gill 倡导创立了世界造口治疗协会 (World Council of Enterostomal Therapists, W C E T)，将造口治疗师、外科医生、造瘘者本人及造口器材厂商汇集于一起，共同组成该协会，主要宗旨是为共同沟通、传播、交流有关肠造口的信息，提出有关肠造口术的治疗及护理方面的知识，这样就能使造口患者科学地进行治疗及护理，提高了生存质量。至今已有10多个国家的有关医生参加了该协会，我国喻德洪教授还在1988年举办了全国第一个肠造口培训班，继之成立了中国肠造口联谊会，使我国肠造口术的治疗及护理逐渐与国际接轨。

三、腹壁人造肛门的分类

腹壁人造肛门，根据病情及治疗需要的不同可以分为暂时性及永久性人造肛门。根据造瘘肠管的情况又可分为双腔造瘘及单腔造瘘术。单腔造瘘多为永久性造瘘术，而双腔造瘘可分为永久性及暂时性两种。前者为Miles手术的永久性人工肛门，而后者多用于因有梗阻不能切除的直肠癌患者的永久性人工肛门，也可用于患者全身状态较差，合并有其他疾病，暂不宜切除肿瘤的患者，暂时行双腔造瘘，待全身情况好转后再行根治术者。

四、人工肛门部位的选择

人工肛门部位的选择应根据患者的具体情况进行，即应考虑患者的肥胖程度、职业、嗜好、腹壁是否有疤痕、下肢是否有运动障碍及脊柱是否有畸形等条件来选择不同部位。应选择在最佳位置，使术后并发症最少，适于术后护理。目前大部分国家的医院都采用 Clevclancl 医疗中心提出的五项标准进行：

- 造瘘口的部位应使患者可以看到，便于自己护理，因此应在术前嘱患者用仰、坐、立位，分别作标记后，选择最佳位置进行造瘘，肥胖患者更应如此。
- 可以选择腹直肌上或腹直肌旁，前者的优点是不易发生造瘘口旁疝。
- 应选择在脐下，即腰带的下方。
- 脐下腹壁脂肪的最厚处，便于本人的护理。
- 应避开疤痕、凹陷、浸润区及骨骼的突起部，便于造瘘器材的安装。除此之外，如果是下肢或脊柱畸形者必须坐轮椅或用拐杖者，可选择在脐上适当部位。

五、人工肛门并发症及预防

人工肛门虽然操作简单，但是处理不当，可以发生相当多的并发症，为此对其防治极其重要。

(一) 造瘘口位置不当

给术后患者的恢复及器械的安装带来严重不便，增添患者生活麻烦，严重者引起患者精神不安。因此术前结合手术中选择适合的部位至关重要。

(二) 造瘘口水肿

在术后早期可能是由于创伤、刺激所致。如术后长时间水肿往往是由于造瘘口过紧或损伤静脉，也可能与外翻时造成嵌顿有关，因此造瘘口不宜过紧。不应损伤静脉，外翻时不应使静脉嵌顿受压。为了预防，有时可以切除末端肠壁的浆肌层，再将粘膜外翻。

(三) 造瘘肠管坏死

此科并发症几乎全部发生于单腔造瘘者。发生的原因为造瘘口血运判定有误，缝扎了结肠边缘血管或是系膜扭曲，肠管压迫小的边缘血管。这是术后早期的最严重的合并症，因此术后第一天必须检查造瘘口的血运情况。首先检查造瘘肠管的浅部，如果发现造瘘口旁颜色发暗，可刺激肠管，看是否有出血点，如无出血，继续向深部观察，如看不到正常肠管，说明肠管已发生坏死；如表面尚有出血，深部肠管尚存生机，则可以观察，待其自行恢复，此时须局部换药，应用抗生素，及时清除坏死组织等。如果发生肠管坏死，应立即进行重新手术，最好是经过腹腔，若仍从原腹壁造瘘处进行，则会因术野狭窄损伤更多的血管。如经腹腔发现血运障碍肠管过长，宜切除之，重新行横结肠造瘘，切忌勉强拉出，以避免术后再次坏死回缩。

(四) 造瘘口回缩

常常因降结肠游离不充分或过短，造瘘结肠有张力所致。肥胖及系膜过短者更易发生。Duckes认为造瘘口肠粘膜与皮肤的一期缝合，虽然可以减少肉芽组织增生，减少狭窄的发生，但如果病例选择不当，可增加回缩的机会。造瘘口回缩的治疗应根据回缩的程度酌情处理，如部分回缩，未全回缩至腹膜内(经腹膜腔造瘘者)或经腹膜外造瘘者未回缩至腹横筋膜者，可不需手术治疗，加强对创面的护理，并观察是否有继续回缩。如肠管已全部回缩至腹腔或腹横筋膜(经腹膜外造瘘者)，则应手术治疗。可以向上扩大原造瘘口，继续向上游离降结肠，向外提出，使之无张力，在相应部位重新缝合造瘘。如提出有困难，或是因全部回缩使得腹腔有污染者不应在原造瘘口造瘘，而另选择造瘘口的位置，重新造瘘。

(五) 造瘘肠管穿孔

常发生于结肠附着固定与游离的交界之处。早期穿孔多与手术操作有关，固定时误伤结肠或缝合了全层，造成粪便污染或牵拉过紧所致。晚期穿孔多由于术后结肠灌洗，插肛管时损伤肠管所致。所以术中应仔细操作，以免误伤结肠，减少张力。术后作灌洗时，应轻柔插入肛管。穿孔一旦发生，如穿孔部位在腹腔内，则应立即手术，作横结肠造瘘术，转流粪便，并在穿孔局部放置引流，以利于穿孔的愈合。穿孔位于腹膜外，多引起腹壁组织的感染，必须及时作引流，并作肠灌洗以减少粪便污染。如长期不愈合，则需重新造瘘。

(六) 肠梗阻

过去在采用经腹腔造瘘时，多发生此并发症，而近年来改为经腹膜外造瘘，该并发症的发生率降低。经腹腔造瘘发生肠梗阻者主要是造瘘结肠与侧腹壁之间的间隙闭合不严密，使小肠形成内疝所致。经腹膜外者往往由于侧腹膜的裂孔覆盖在造瘘肠管表面，固定缝合时针距过大，使小肠疝入，嵌顿所致。作者曾遇到一例在游离侧腹膜时，损伤侧腹膜约 2cm，术中未予缝合，术后3天时，小肠疝入此裂孔造成肠梗阻，再次手术复位，缝合腹膜裂孔后痊愈。一旦发生肠梗阻，应及早手术解除梗阻(主要是作内疝复位，闭合疝门) 多可治愈。

(七) 出血

大多数由于造瘘口部肠粘膜糜烂所致。由于使用粪袋、敷料压迫摩擦局部造成水肿感染，发生出血。因此使用造瘘袋、敷料时不可压迫过紧。如出血量小则经换药即可治疗，如出血量较大，出血位置较深，则需结扎止血。作者推荐在患者离床活动之前不应使用造瘘袋。

(八) 粪便阻塞

行结肠造瘘术前，如行硫酸钡造影检查，未完全排出，即行手术者，或术前肠梗阻，结肠内存有大量粪块者，术后易发生此并发症，因此，术前及术中应尽量将末端结肠中的粪块全部排出后再行造瘘术。术后发生粪便阻塞者，可以采用结肠灌洗的方法排出。但灌洗时导管轻柔插入，以免损伤肠管。

(九) 造瘘口周围感染

多由于术前肠道清洗不充分，术中粪便污染造瘘口周围所致。往往与坏死、回缩、穿孔等同时存在。因此术中应严格无菌操作。如肠内容物过多，可先行术中结肠灌洗，或人工排出过多的肠内容物后再行造瘘术。一旦发生了感染，多需换药以及全身用抗生素治疗。如已形成脓肿，则应作切开引流。

(十) 造瘘口狭窄

造瘘口狭窄是人工肛门术后常见的并发症，发生率约为6% ~ 15%，可发生于术后早期及晚期。早期发生狭窄的原因主要是造瘘时腹壁切开的腔穴过小所致，因此必须扩大腹壁的腔穴，重新造瘘。而晚期狭窄，多与造瘘肠管的浆膜与皮肤缝合处发生浆膜炎，使疤痕挛缩有关，另外如已发生肠管回缩、坏死，使造瘘口二期愈合，发生疤痕挛缩致使狭窄。Gvilc认为造瘘外置肠管的浆膜受到粪便的刺激易产生浆膜炎，肉芽组织增生，产生疤痕挛缩，致使狭窄。为预防狭窄的发生，可于术后一周起，每日以食指扩张数次，以避免疤痕的形成。治疗造瘘口狭窄，首先必须了解狭窄的程度，一般如能通过一食指，则粪便可以通过，不需处置，如不能通过食指者，则需要手术治疗。作者主张沿造瘘口周围作环形切开，然后以左食指伸入造瘘口内作引导，右手持电刀向深部游离，然后提起狭窄的造瘘口，在形成疤痕的深部重新固定结肠与皮缘数针，再切除疤痕，形成新的造瘘口。仅将疤痕做放射状切开的方法不甚理想，易发生再次狭窄。此外作者认为造口时如腹壁切除过多，腔隙过大，使结肠与皮肤之间缝合的张力过大时，一旦有粪便污染，易使缝线脱落，使结肠离开皮肤，而导致二期愈合会形成瘢痕狭窄，因此造瘘口不易过大。

(十一) 造瘘口脱垂

术后一部分患者可发生造瘘口处结肠脱垂，严重影响器具的使用，并极易造成周围的炎症，给患者带来痛苦。其发生的原因主要是游离度较大的结肠易形成脱垂，而活动度小的结肠不易脱出，如降结肠。为预防此合并症的发生，作者主张应切除大部分乙状结肠，而将降结肠或少部分乙状结肠直接拉出造瘘口，减少在腹腔中残存更多的乙状结肠，避免乙状结肠在左下腹屈曲，可以减少结肠脱垂。此症一旦发生，多需手术治疗，可经腹切除过多的乙状结肠，适当作固定或重新造瘘。

(十二) 造瘘口旁疝

此合并症多发生于经腹腔造瘘者，多由于腹壁切口过大或腹壁与结肠固定缝合不周密，致使小肠疝入结肠旁，突向皮肤所致。近些年来，采用经腹膜外造瘘者，有时因为预防狭窄使腹膜外的组织切除过多，腹壁的腔隙过大，也可造成小肠的疝入。预防的方法为，腹壁的切口不宜过大，结肠与侧腹壁要严密固定。有的学者认为，经腹直肌行结肠造瘘，往往可以减少旁疝的发生。一旦发生，如不发生嵌顿，很少出现疼痛，仅在直立时，左下腹有隆起的包块，轻者可保守治疗，置腹带压迫，重者需手术修补。

(十三) 造瘘口周围皮炎

造瘘后，由于粪便的污染，以及使用一次性粪袋，医用胶的刺激，均可以发生造瘘口周围的皮炎，可采用氧化锌软膏等预防，也可采用一些对皮肤无严重刺激的器具。如皮炎严重，经常感染，患者痛苦者，可改行其他部位重新造瘘。

六、造口用具的进展及现状

由于Miles手术在世界各地不断被应用，人工肛门患者越来越多，所以人造肛门的器具也有了很大的改进。上个世纪40年代初期，开始出现造口袋，当时是采用皮革或橡胶材料制成的，体积大而笨重，仅仅是能够收集粪便，对皮肤无保护作用。50年代发明了以贴胶粘贴的轻便的一次性的薄塑料袋，每次排便后，需取下袋子再重新贴上新袋，极易造成皮肤的炎症，对皮肤有较大的损伤。60年代应用印度胶环来保护造瘘口周围的皮肤，但其黏性差，且繁琐，而且由于它有一定的毒性，故也不适于长期应用。70年代初期，开始应用美国、丹麦等国家生产的保护胶片，使造瘘器具有了很大的进步，这种保护胶片的特点是粘合剂中含有保护皮肤的药物，对皮肤无严重的损伤，封闭严密，不泄露臭味，与皮肤相贴的一面有一层丝织品，使皮肤感觉良好，另外体积轻巧便于安装。80年代又在此基础上发展为两件式的造瘘袋。主要为一件是适透环，按造瘘口的大小剪开其中央的部分，然后粘贴于造瘘口周围的皮肤上，外面再接上另一件造瘘袋，每次只需更换造瘘袋，而贴在皮肤上的适透环只需每半个月左右更换一次。这种两件式的造瘘器具有许多优点，目前在国外已经普遍应用。而我国只在极少部分发达地区应用。使用两件式人工肛门袋可明显提高造瘘术后患者的治疗及护理质量，由于适透环与皮肤粘贴紧密，肠内容物及水分不能渗透到造口周围的皮肤，同时两件式器具之间连接严密，封闭良好，排出物可以直进入造瘘袋中。另外，此种器具不用腰带，给患者减少了麻烦，而且是封闭严密、无臭味，患者可以任意进食并能参加各种社会工作及活动。同时由于适透环只需2周左右更换一次，平时只需更换造瘘袋，就避免了一次性造瘘袋反复粘贴的缺点，减轻了患者的精神压力，改变了相当一部分患者因厌恶人造肛门，拒绝手术的想法，提高了手术率。但是这种两件式的造瘘袋价格比较昂贵，在我国尚难以普及。如果能生产出对皮肤无任何刺激、封闭又严密、价格比较便宜的两件式造口袋，将是Miles术后患者的福音。我国有些学者正致力于这方面的工作，可望不久的将来能够问世。

七、人工肛门患者的结肠灌洗法

人工肛门患者术后排便的方法大致有两种：一种是自然排便法，如前所述这种方法需用造瘘袋收集。另一种方法为结肠造口灌洗法，这种方法并非是清洁洗肠，而是通过温水刺激肠蠕动，以达到短时间内彻底排出粪便的一种方法。其方法及器材为：在一个水袋中装入500～1000ml 37℃～40℃温水，患者最好先坐于便池上，在人工肛门处粘贴一袖状引流袋，此袋的末端开放置于便池中，在人工肛门处插入塑料的小型漏斗(尖端一定要圆滑，且大小应与造瘘口相当，镶嵌紧密)。用一导管将水袋及漏斗相连接。此时即可灌洗，灌洗液缓慢(灌洗时间不得少于10min)灌入肠内。完全灌入后15～20min左右开始排泄。灌洗速度以不引起腹部的不适感为宜。如此灌洗可以清除结肠中90%以上的肠内容物，每天应在固定的时间内进行，以养成良好的排便习惯，具体可由患者自己安排在合适的时间进行，最好是在餐后进行，可借助进食后刺激肠蠕动来缩短灌洗排便的时间。开始练习灌洗时，最好在医护人员的指导下进行。另外一定要用特制的漏斗，而不可用导管及灌肠器，以免引起肠穿孔。

对于下列情况者应视为该方法的禁忌证：

- 全身状况：视力障碍、严重关节炎、瘫痪、衰老者；
- 造瘘口狭窄、位置不合适、造瘘口回缩、有造瘘口旁疝者等；
- 无良好的个人卫生设备者，或对灌洗不理解，有严重恐惧感者。另外有冠心病及其他心脏病者也应视为相对禁忌证。这种结肠灌洗法的作用是明显的，大量的文献报道，采用这样的灌洗法，大约有1/2～1/3的患者两次灌洗的间隔期无粪便排出，不需用肛门袋，减少了麻烦，提高了患者术后的生存质量。结肠灌洗法的严重合并症是引起结肠穿孔，一旦发生，后果严重。所以一定要掌握正确的方法，使用合适的用具。另一担心是长期的结肠灌洗是否会引起水或电解质平衡的紊乱，是否会引起菌群失调造成二重感染。目前尚无更多报道，是今后实施过程中应严加注意的问题。

第四节　肛管癌的腹股沟淋巴结清除术

国内外的解剖学家及外科学者们对肛管直肠淋巴引流途径及肛管直肠癌淋巴转移规律的研究结果指出，腹股沟淋巴结是肛管癌的淋巴引流途径中的一站，也是肛管癌的转移部位。因此，对于肛管癌，除应按腹会阴联合切除术的其他操作进行外，还应该行腹股沟淋巴结清除术。

一、腹股沟淋巴结清除的适应证

适用于肛管部的腺癌（罕见）及鳞癌。其他适应证同标准的根治术。

二、手术范围

（一）体位及切口

患者取仰卧位，双下肢外展约 15 度。

切口可取直切口，也可取“S”形切口，或采用腹股沟上下分别作顶端相对的弧形切口。直切口：在腹股沟韧带的中内1/3交界处作一直切口，上自腹股沟韧带上 5cm，下达卵圆窝下 5cm。“S”形切口：上方起自腹股沟韧带中外 1/3 处，腹股沟韧带上 5cm 左右，然后下行 3cm 左右，在腹股沟韧带上 2cm，与之平行向斜下走行至内1/3处改为直行向下达卵圆窝下5cm左右。

（二）淋巴结清扫

切开皮肤后，向上下左右游离皮瓣，在皮下脂肪中找到大隐静脉的入口处，即卵圆窝部，然后自下向上清除卵圆窝周围脂肪及淋巴结，注意不要损伤大隐静脉的各分支，向上直达切口的最上方，上内达腹股沟韧带上方约5cm，外下亦应达腹股沟韧带的下外5cm处，深度直达阔筋膜。腹股沟浅组淋巴结至此清扫结束，腹股沟深组淋巴结已在腹部操作中予以清除。清洗创面后，于皮下放置胶管引流一根，然后缝合皮肤。

（三）腹股沟淋巴结清除的并发症及防治

腹股沟淋巴结为肛管部癌的淋巴转移途径，文献报道为 8% ~ 40% 左右。但由于腹股沟淋巴结位于皮下，术前很易检查到，可以初步确定该部是否已发生了转移，因此我们的做法是，只有术前触到肿大的较硬的可疑转移的淋巴结时，才同时作腹股沟淋巴结清除，否则可暂不做清除，而视病情经过，待术后出现可疑转移的淋巴结时，再作二期清除。另外一原因是该部淋巴管丰富，清除后易造成淋巴管瘘，如处置不当，久治不愈。为预防该合并症的发生，我们认为在做淋巴结清除时，必须一一结扎残留组织的断端，因小的淋巴管很难发现，必须结扎才能减少淋巴瘘的发生，如果术后一旦发生了淋巴瘘则应该作引流，否则将造成淋巴囊肿，进而可以发生感染，则将更难处置。经引流久治不愈者，可酌情放射治疗1 ~ 2次，每次约 200 ~ 300rad，有利于淋巴管的闭锁，往往可很快治愈。

第五节　腹会阴联合根治术的体会、经验及教训

一、腹会阴联合根治术在肛管直肠癌治疗中的意义

从大肠癌的发病情况，尤其是我国大肠癌的发病情况来看，大肠癌中约有 2/3 位于直肠，1/3 位于结肠（此点与欧美国家不同），而直肠中位与低位者较多见，约 1/3 在腹膜返折以上，2/3 左右位于腹膜返折以下，即指诊可达范围内。对于大肠癌术式的选择，主要应该根据原发灶所在位置来决定。早在近100年前，Miles 认为所有可手术的直肠癌、肛管癌均为腹会阴联合切除术的适应证，但是随着对直肠肛管癌的临床病理学特征、生物学行为等的不断深入了解，以及对术后生存质量的要求，学者们认识到对于上段直肠癌完全可以行保肛手术，而不须作腹会阴联合切除术，只对于中下段直肠癌需行腹会阴联合切除术。我国近二三十年来，对于中段直肠癌术式的选择进行了广泛而深入的研究。相当一部分学者主张尽量行保肛手术，尤其是直肠吻合器问世以来，使 Dixon 手术的适应证有所扩大。但是问题的另一方面也必须引起注意，即目前在我国大肠癌外科领域中，有一种盲目追逐欧美的扩

大保肛的倾向，因此使术后复发率有所增加，生存率未能得到明显提高。我们认为应根据我国的具体情况及每个患者的不同情况决定术式。我国的直肠癌中约有2/3左右存在于腹膜返折以下，而且绝大多数为进展期癌，早期癌极为罕见，另外还应该根据直肠癌壁内逆向浸润的规律来决定术式。我院的研究结果表明逆向浸润的平均距离为2.4cm，下切端必须超过3.0cm，才可最大限度的减少术后复发。所以我们主张腹膜返折以下的直肠癌中大部分为腹会阴联合切除术的适应证，而对于中下段直肠癌，只有那些病变较早的进展期癌及早期癌中的一部分才可考虑行保肛手术。另外从保肛手术来看，我们认为一个成功的保肛手术，应该是使患者术后有一个较好的排便功能以及具有较长的生存期。而为了避免行腹壁人造肛门，勉强行保肛手术，使术后生存期得不到保证或使术后不具良好的排便及控便功能，实属得不偿失。作者在临床工作中经常遇见保肛手术后并无复发，但术后不能很好控制大便，致使会阴部经常受粪便的污染，难以忍受而强烈要求改行腹会阴联合切除术的病例。分析其手术操作方面的原因，作者认为勉强行保肛手术很难像腹会阴联合切除术那样切除足够的下切端肠管及清除足够的直肠周围的淋巴脂肪组织，AW 及 EW 即直肠系膜全切除 (TME) 不足。另外，为了保肛必须保留足够的肠系膜，因此往往使得系膜血管周围已扩散的癌细胞清除不足，导致复发，此点是应该引起大肠癌外科医生注意的问题。

其次从腹会阴联合切除术本身的特点来看，尽管原位肛门改变为腹壁人造肛门不易被患者所接受，但是该手术的根治彻底性较好，可以使患者有较长的生存期。而且近20余年来学者们对于腹壁人造肛门的术后护理，以及造口器械的改进、排便功能训练等有很多的研究报道，并取得了很好的效果及经验，使腹会阴联合切除术后患者的生存质量也得到了一定程度的改善。

综上所述，我们认为腹会阴联合切除术在直肠癌手术治疗中有重要的意义，绝对不能完全被保肛手术所代替。而只能是在中段直肠癌中选择一部分实施保肛手术，绝大多数的中、下段直肠癌的手术治疗还应以腹会阴联合切除术为主。

二、扩大淋巴结清除的意义

肛管直肠癌扩大根治术研究现状是：一般认为肛管直肠癌的生物学行为较好。但是由于特殊的解剖特点，即位于狭小的骨盆腔内，与周围的组织紧密相连，且具有较复杂的血液循环及复杂的淋巴引流途径，致使肿瘤易侵犯周围组织，并且易出现血行转移及淋巴转移，因此手术不易彻底，往往由于手术范围的不足而造成周围受浸润组织及淋巴结转移癌的残留，引起复发。因此手术效果不能令人十分满意。

多年来，很多学者为提高肛管直肠癌的手术效果，进行了多方面的努力，其中最重要的就是肛管直肠癌扩大根治术的研究。

(一) 肛管直肠淋巴引流的研究

肛管直肠淋巴流向的研究始于19世纪末，自1895年 Gerota 研究以来，经过许多学者的陆续研究，基本取得了一致的结果，肯定了肛管直肠的上方、侧方及下方的淋巴引流途径。

1. 上方途径

自直肠乙状结肠交界至肛门部，整个肛管直肠壁内及肠旁 (肠旁1cm以内) 存在着一些淋巴结，这些淋巴结汇集相同高度的肠壁粘膜下层及浆膜下层淋巴管内的淋巴液，与下位肠壁内及肠旁淋巴结输出淋巴管汇合后，逐次向上穿出肠壁后，经过沿直肠上动脉走行的淋巴管，达该部淋巴结，再向上引流至沿肠系膜下动脉走行的淋巴管，达到该部淋巴结，最后达肠系膜下动脉根部淋巴结。这是被绝大多数学者所公认的主要的上方淋巴引流途径。也有人认为，除此之外尚存在其他途径。高桥用色素注入的方法进行了研究，指出上方存在一条亚流，即从肠系膜下动脉干向背侧方向，引流至腹主动脉旁淋巴结。

2. 侧方途径

是腹膜返折以下直肠及肛管的重要引流途径。该部粘膜下层及浆膜下层中的淋巴液引流至肠旁淋巴结后，沿直肠中动脉走行于肛提肌上，汇入直肠中动脉起始部淋巴结，再引流至髂内动脉旁及闭孔淋巴结，最后经髂总动脉旁淋巴结，到达腹主动脉旁淋巴结。此途径已为很多学者的研究所证实，且认为侧方途径尚可分为三个亚流，即①经前列腺、膀胱达闭孔淋巴结，再达髂内淋巴结；②沿直肠中动脉达髂内淋巴结；③沿骶中动脉达髂总动脉分叉处淋巴结。

3. 下方途径

肛管及肛门部皮肤的淋巴引流除向上方及侧方引流外，尚可循下方途径引流。学者们对此的看法也比较一致，认为出自该部的淋巴管经会阴部及股内侧部的皮肤直接达腹股沟浅组淋巴结，经过腹股沟韧带的深面到达腹股沟深组淋巴结，其输出的淋巴管注入髂外动脉旁淋巴结，最后经髂总动脉旁淋巴结达腹主动脉旁淋巴结。但是至今对该部引流的特点，尚存在许多不明之处。

上述三方向引流途径的研究，均是采用色素注入的方法，以胎儿及婴儿为对象，对于是否也适用于成人，已经通过对直肠癌的淋巴转移规律的研究得到了证实。

(二)肛管直肠癌扩大根治术的理论依据——淋巴转移规律的研究

癌组织在向周围侵犯、生长过程中，有可能侵入淋巴管，造成淋巴转移。基于这种认识，自Gerota对肛管直肠淋巴流向的研究以来，许多外科学家，根据淋巴流向的研究结果，对肛管直肠癌淋巴转移规律进行了研究，从而为肛管直肠癌的扩大根治术提出了理论依据。

1908年Miles据他所理解的淋巴引流途径指出，对于肛管直肠癌应进行三方清扫，即在腹主动脉分叉处的高度切断直肠上动脉，向下进行淋巴清扫(上方清扫)；充分切断肛提肌(侧方清扫)，充分清除坐骨直肠凹内的结缔组织(下方清扫)。到三四十年代，Dukes、Grinnell等人认为，对于上方清扫应在肠系膜下动脉根部结扎，并自此向下进行淋巴清扫，这样便扩大了上方清扫范围。1951年Sauer及Bacon认为侧方转移主要是沿直肠中动脉及髂内动脉进行的，主张对直肠中动脉及髂内动脉旁淋巴结进行清扫。但是到了五六十年代，Freidin及Grinnell等人又指出，即使进行了侧方清扫效果亦极差，认为无侧方清扫的必要。这种观点在欧美国家中影响较深，至今为止大多数学者均认为无侧方清扫的必要。与此相反，1940年日本学者久留胜将仙波的淋巴流向的解剖学研究结果应用于临床，指出三方清扫均属必要，尤其强调了侧方清扫的必要性，与欧美学者成了鲜明的对照。在日本随着肛管直肠癌发病率的增加，对于其淋巴转移规律的研究也不断深入，绝大多数学者支持久留的观点，主张积极进行三方清扫，认为这样手术可提高生存率。但是对于淋巴转移的不同方向、不同站别的特点及淋巴转移与诸临床病理学因素的关系等的研究很少。上方肠系膜根部淋巴结转移率如何？该部清扫的价值如何？这些都是不十分清楚的问题。关于侧方转移，日本的多数学者认为，侧方转移率在12%～24%之间，积极主张行侧方清扫。但Grinnell的研究结果表明，侧方转移率仅为1.9%，不主张清扫。此外侧方主要清扫哪些部位的淋巴结？一些学者认为，上方发生转移的病例才会发生侧方转移，但是有少数学者认为极少数病例可不伴有上方转移而发生了侧方转移，或不伴有上方及侧方淋巴转移，即出现下方转移。另外对于发生下方转移的原发病灶的部位，多数学者的研究结果表明，非肛管癌几乎不发生下方转移，下方转移率大约在5.9%～42%之间。

国内对于肛管直肠癌的淋巴流向研究甚少，仅见于1979年王云祥的报道。我院将其研究结果应用于临床，自1981年起在国内首先对肛管直肠癌淋巴转移情况进行了系统研究，找到了国人肛管直肠癌淋巴转移的规律，为扩大根治手术提供了理论依据。国内的一些医院也相继开展了这项工作。我们的研究结果表明，肛管直肠癌的淋巴转移遵循三方向的淋巴引流途径，也可分为上方转移、侧方转移及下方转移。211例的研究结果表明转移率为43.6%，且全部转移者几乎均有上方转移，说明上方是任何部位肛管直肠癌的转移途径，而且第二站(直肠上动脉根部)淋巴结转移率为14.2%，第三站(肠系膜下动脉根部)淋巴结转移率为10.9%，因此我们主张对全部肛管直肠癌进行上方淋巴结清扫，而且必须达肠系膜下动脉根部，否则将会有一部分病例残留转移淋巴结，影响生存率。211例中有16例发生了侧方转移，其原发灶均位于腹膜返折以下，占该部的11%。所以对于腹膜返折以下的癌，不论采用任何术式都应行侧方清扫，而行腹会阴联合切除术时更应认真仔细地进行侧方清除。而对于腹膜返折以上的癌，不进行侧方清除也不至于影响其根治彻底性。对于下方转移问题，我们与国外的观点是一致的，即认为下方仅为肛管癌的转移途径。如在该部触到肿大淋巴结时宜同时进行清除，否则可随着病情变化，待出现肿大淋巴结疑有转移时，进行异时清除。

与肛管直肠癌淋巴转移及扩大根治术有关的临床病理学因素：许多研究结果表明，肛管直肠癌在沿上述三方途径转移过程中，其转移的程度如何是受许多临床病理学因素影响的。

首先，年龄对淋巴结转移的影响很大。学者们的研究结果表明：由于青年期直肠癌(我国多数学者认为是30岁以下的患者)多发生于腹膜返折以下，很容易侵犯周围组织，并且可发生上方及侧方淋巴转移，另外其大多数为浸润型，且组织类型中多为低分化腺癌及黏液癌，多呈浸润性生长，很容易侵犯神经脉管造成转移。另外，青年期直肠癌在临床上往往误诊时间长，给它向周围浸润及淋巴道转移造成时间上的条件。因此，我们认为对于青年期直肠癌更应积极进行扩大根治术，否则将造成癌的残留。

其次，很多学者的研究指出，淋巴转移与病理学因素有关。肿瘤侵犯肠管的周径越大，其侵犯淋巴管造成转移的机会越多。另外，侵犯周径往往与侵犯深度成正相关，即侵犯周径越大，侵犯越深，当然侵犯脉管造成转移的机会就越多。在癌肿的肉眼分型中，有浸润倾向的浸润溃疡型与缩窄型者，镜下见多呈浸润性生长，侵犯脉管，造成转移的机会增多。在组织分型学中，低分化腺癌及粘液癌，因其多呈单个的癌细胞或比较小的癌巢，弥散于间质中，且其间质较少，故很容易向纵深浸润，造成转移。癌浸润深度除反映病程的长短外，还可提示淋巴转移的程度。因为肛管直肠癌的壁内淋巴管网主要存在于粘膜下层及浆膜下层中，形成两个主要的淋巴丛，而肌层中则很少有淋巴管。当肿瘤未浸透肌层时，往往仅侵犯粘膜下层中的淋巴网，一旦浸透肌层达浆膜下层时，则可侵犯粘膜下层与浆膜下层两个淋巴网，这样造成淋巴转移的机会势必增多。作者认为从这种意义上说，直肠的肌层可以视为防止淋巴道转移的一道屏障。上述这些病理学因素的形态学基础是癌的生长方式，后者是癌的生物学特性的最重要的表现，它决定着其他的病理学特点。淋巴转移之所以受上述病理学因素的影响，就是因为不同的大体分型及不同的组织学类型的癌，其生长方式不同。作者的研究结果表明，呈浸润性生长者其淋巴结转移率明显高于呈推进性生长者。因此，对于那些具有高转移倾向因素的患者，对扩大根治手术更应持积极态度。

(三) 扩大淋巴结清除术的适应证

根据作者淋巴转移规律的研究结果，作者认为对于肛管直肠癌只有进行扩大根治术，才能最大限度地减少淋巴结转移癌的残留。而且根据作者对50例直肠癌扩大根治前后全身免疫指标（免疫球蛋白及E玫瑰花环试验）测定的结果表明，扩大根治术不会影响全身的免疫功能。我们认为对于局部免疫功能，局部淋巴结仅对某一器官起作用，即直肠周围的淋巴结往往只对直肠起作用，既然器官已经切除，那么局部淋巴结的作用也就不大了。另外淋巴组织分布于全身各处，而最重要的是存在于脾脏及扁桃体，因此在直肠癌扩大根治术时，仅仅清除了直肠周围的淋巴结，决不会影响其局部免疫功能。基于对淋巴转移规律及这种全身及局部免疫功能的认识，作者认为能行扩大根治术者都应进行这种手术。对于进展期癌，其具体适应证如下：①全身状态好，能耐受手术者；②局部病变无严重周围器官浸润，以至不能彻底切除者；③无第三站以远淋巴结转移者；④青年人，呈浸润型，术前活检为低分化腺癌或粘液癌，侵犯较深较广者。

(四) 扩大根治术的意义

目前，国内外绝大多数学者认为对于肛管直肠癌进行扩大根治手术是很有必要，但也有少数学者持不同态度，认为对于无淋巴结转移者没有必要进行这种手术，认为扩大根治术会使患者术后的免疫功能下降及增加并发症。但如上述，作者的研究结果表明，扩大根治不会影响全身的免疫功能。另外，作者认为如果术中能有办法确定某个淋巴结无转移，当然没有必要清除之，但事实是至今为止尚没有办法确定，也就是说手术中判定是DukesA、B期，还是DukesC、D期还是有困难的，术中肉眼判定与术后病理诊断并非完全符合。因此，作者主张应清除正常淋巴结，积极进行扩大根治术，这样才不至于残留转移淋巴结造成复发，影响生存率。目前国内的一些学者也纷纷对此进行了研究，并且也开展了扩大淋巴结清除术，使肛管直肠癌的疗效有明显的提高，术后的5年生存率已接近国际先进水平。我院211例扩大根治术的5年生存率达到68.0%，明显高于一般根治术的45.1%，尤其是有淋巴结转移的Dukes C期病例的5年生存率提高更为明显，由一般根治术的31.5%提高到55.2%。辽宁、北京、上海、四川、山东等医院也有类似的报道。与日本几个主要医院的5年生存率60% ~ 70%相比较，差异无显著性意义。

总之，由于对肛管直肠癌淋巴转移规律的认识及扩大淋巴结清除术的开展，使肛管直肠癌的手术治疗效果获得了较满意提高，尤其是明显减少了腹会阴联合切除术后盆腔内的复发！由于神经损伤造成术后排尿及性功能障碍的发生，是其致命的缺点。但是由于保留神经扩大根治术的开展，使其得到一定的改善。

第六节 保留盆腔植物神经的直肠癌扩大根治术

近二十余年来，随着对直肠癌转移规律认识的不断深入及扩大根治手术的开展使得直肠癌手术的治疗效果不断得到提高，这一点学者们已经取得共识，但是由于手术范围的扩大，造成术后排尿及性功能障碍的发生率也明显增加。许多资料表明，这一点是直肠癌扩大根治手术的致命缺点。文献报告表明，直肠癌扩大根治手术排尿功能障碍发生率约为66%～74%，性功能中的勃起功能障碍的发生率约为60%～66%，射精功能障碍的发生率为90%～95%，严重影响了患者术后的生存质量。为此日本学者在20世纪70年代初，我国的一些学者自80年代以来，根据直肠的神经解剖，提出保留盆腔植物神经的扩大根治术[318~320]。

一、保留盆腔植物神经的直肠癌扩大根治术的操作

(一) 手术要点及技巧

术前准备、麻醉、切口均同Miles手术。

操作：剪开乙状结肠内外侧腹膜后，显露出肠系膜下动脉，自其根部上1cm～2cm处开始向下清除脂肪及淋巴组织(均与Miles手术相同)。

在腹主动脉的前面游离出下腹神经，以吊带牵引加以保护，再自上而下清除腹主动脉及下腔静脉周围的脂肪淋巴组织(图18-21)。

在左右髂总动脉分叉处，下腹神经分为左右二支，分别牵起保护，清除双髂总、髂外动脉旁及腹股沟深组淋巴结及脂肪组织(图18-22)。

左右神经分支向下走行于髂内动脉的前内侧，将其提起加以保护，清除髂内、闭孔及痔中动脉旁的淋巴及脂肪组织。

达S2高度时，在髂内动脉的外侧游离出发自S2～S4的骨盆内脏神经并加以保护，仔细清除该神经周围的淋巴及脂肪组织。并可见骨盆内脏神经与下腹神经共同组成的片状的骨盆神经丛，清除其内部及周围的淋巴脂肪组织。

清除骨盆神经丛后面的骶前淋巴脂肪组织，游离骨盆神经丛前内侧的直肠后壁(方法同Miles手术)。

靠近直肠，在Denonvilliers筋膜的前面游离直肠前壁(同Miles手术)。

保存骨盆神经丛发出的前列腺、膀胱及精囊分支，近骨盆侧壁切断直肠侧韧带，游离直肠的侧壁(同Miles手术)。

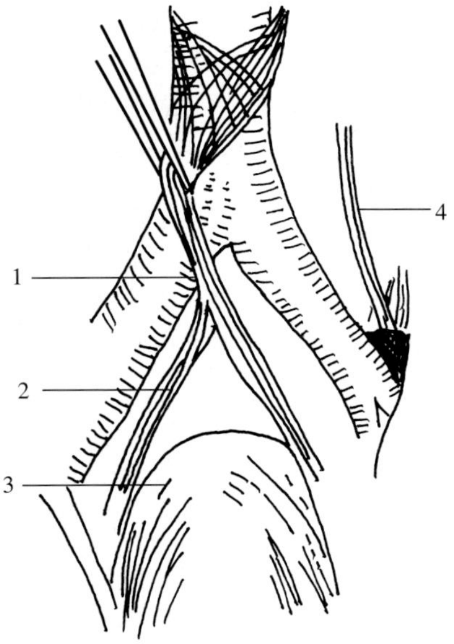

图18-21 提起盆腔植物神经

1. 骶前神经 2. 下腹神经 3. 直肠 4. 左输尿管

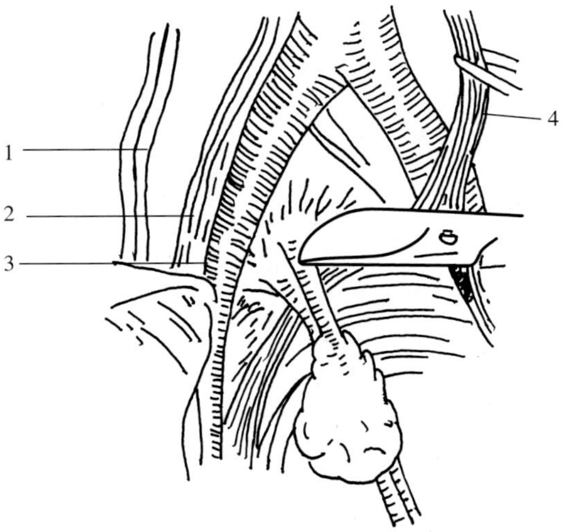

图18-22 将神经牵开，清扫腹主动脉分叉处及骶前淋巴结

1. 右输尿管 2. 右髂总静脉 3. 右髂总动脉 4. 骶前神经

(二) 保留神经的扩大根治术的效果

由于功能性扩大根治术既进行了扩大淋巴结清扫，同时又保留了盆腔的植物神经，所以理论上是一个即能改善术后患者的生存质量，又不至于影响生存期限的理想术式。国内外的许多学者的观察研究结果表明了这一点。如日本学者的研究表明，该手术可使术后的排尿障碍发生率下降至 13%，勃起功能障碍下降至 11%，而射精障碍可降至 20% 左右。

国内四川、辽宁、黑龙江等省自1988年起开展此工作，并且已坚持多年，取得了较好的疗效。大约术后约 2 ~ 3 天可自行排尿，残余尿量为 20ml 左右。约 80% 的患者的排尿及性功能大致同术前。

我院自1988 ~ 2003年完成功能性直肠癌扩大根治手术 136 例，术后平均导尿时间为 60 小时，最大尿意尿量 400ml，残余尿量 28ml。

术后的勃起功能情况：经对98例术后患者问卷调查发现，勃起功能正常或接近正常者占79.5%，而能正常射精及不充分射精者占74.5%，与未保留神经者相比差异具有显著性意义。

可见行保留盆腔植物神经的扩大根治术，可使术后排尿及性功能得到明显改善。

二、保留盆腔植物神经手术的适应证

最初日本学者指出该手术的适应证仅为DukesA及DukesB 期患者，但近些年来有所改变。我们认为只要熟悉植物神经的解剖，术中按部位仔细进行手术操作，先保护好神经，再进行侧方淋巴结清扫，不论有无淋巴转移，均不至于因保留神经而影响根治的彻底性，进而影响生存率。所以我们认为，该手术的适应证应该是 Dukes A、B、C 的病例。国内刘宝善教授有同样的报告，其术后局部复发率为12.8%。Dukes A、B、C期的复发率分别为4.1%、20.5%及33.3%。指出与未行保留神经的Dukes A、B、C期的局部复发率 (分别为4.8%、14.9%及23.5%) 相比较差异无显著性。术后Dukes A、B、C期的五年生存率，分别为77.6%、52.6%及33.3%，与非保留神经的 Dukes A、B、C 期的五年生存率 76.2%、54.9% 及 32.3% 相比较差异亦无显著性。

可见保留盆腔植物神经的扩大根治术是治疗直肠癌最理想的术式。

第七节　低位前切除术 (Dixon 手术)

在扩大淋巴结清扫后可选择一部分病例行保肛手术。

一、保留肛门功能手术适应证的选择依据

保留肛门功能手术适应证的选择依据，最重要的是肿瘤所在的部位，其他还应该考虑肿瘤的病理及生物学特征。也就是说应该使保肛手术之后具有良好的排、控便功能，同时还要不增加复发率。根据国内外许多学者的研究结果，认为肿瘤下缘以下应切除3.0cm的正常肠管，还要考虑到肛提肌的完整性。Dixon手术的适应证主要适用于肿瘤下缘距肛缘 7.0cm 以上的肿瘤，其次还要考虑到有否合并其他系统疾病及患者的临床特征来决定是否行根治性保肛手术。对术前检查认为恶性程度较高者 (粘液腺癌、低分化腺癌、浸润较深等)，应规定在 8.0cm 以上的直肠癌及乙状结肠下部癌，如病期较早，病理分化较好者，适应证可向肛侧下延到 6.0cm 以上者。近 20 余年来，吻合器及双吻合技术的问世及广泛应用，可使得 Dixon 手术的适应证的范围稍有扩大，可选择 6.0cm 以上者进行手术，特殊病例可适当改变其适应证 (7.0cm 或 5.0cm)，但也一定要避免无原则保肛的倾向。

二、手术要点

(一) 与 Miles 相同之处

麻醉、体位、切口、探察、无瘤技术、直肠前后左右壁的游离等均同 Miles 手术。

(二) 游离直肠系膜

在清扫淋巴结、直肠前、后、左、右壁游离后，继续向下游离直肠系膜。按TME原则应切除肿瘤下缘以下 5cm 的直肠系膜。作者认为应根据不同的病例具体分析，如一律按 5cm 切除，将会使保肛手术适应证缩小。

(三) 切断直肠

首先在拟切断直肠处的上方置大直角钳。直肠冲洗可以用含有5-Fu的生理盐水、25%碘伏溶液或0.1%

的洗必泰溶液进行，这样有利于杀灭及清除残留直肠内的癌细胞及残便、细菌等。在预定切断线下 1cm 处再置大直角钳一把，两钳之间切断直肠，其远端供吻合用。切断近端乙状结肠，判定好待吻合的乙状结肠切断线处的血供良好后，置大直角钳，并在其下方切断之。要求距肿瘤上缘应在10.0cm以上，其近端供吻合用。

(四) 远切端做术中冰冻检查

根据许多学者的研究结果表明直肠壁内逆向浸润距离很少超过2.5cm，且大多数限于1.0cm之内，但极个别者可达很远，所以为了保证术后切端阴性，作者主张一定要做此项检查，以防特殊情况的发生而导致纠纷。作者最近有 2 例患者属特殊病例，一例下切端已切除达4.0cm，冰冻汇报可见癌细胞，再切除1.0cm后冰冻汇报未见癌细胞后进行的吻合。另一例共做3次术中冰冻，下切端切除7.0cm (该例为直、乙交界癌) 后汇报未见癌细胞后进行吻合。

(五) 结直肠吻合

重建方式有 2 种，一种是做端端吻合，另一种是做端侧吻合，作者推荐采用前者。吻合方法可采用手法吻合及器械吻合两种方法。

1. 手法吻合

采用两层四列缝合的方法，首先缝合后壁浆肌层，可采用结节缝合，对齐两把大直角钳后，一并打结的方法，这样有利于吻合，再按后壁全层，前壁全层及前壁浆肌层的顺序进行吻合。缝线的间距不可大于3.0mm，作者不主张采用Gambee一层缝合的方法。

2. 器械吻合

近年来许多医院都开展了国产及进口吻合器进行器械吻合的方法，尤其是双吻合技术的应用，使保肛手术的操作大大简单化(图 18-23，24)。

如使用双吻合技术，则在下端钳于残留直肠的大直角钳的下方置 55mm 的直线闭合器，切除其上方的多余直肠，近端结肠置33mm的吻合器的抵钉座 (作者主张尽量用直径较大的器械，可减少术后吻合口狭窄)。近端结肠吻合口处的多余肠脂垂等要切除，如遇周边尚有血管时，应在吻合口的外侧以细丝线缝合结扎，以防吻合后出血。然后自肛门插入吻合器的主机，旋出吻合钉，将两端对齐、靠紧 (作者的经验是其松紧度应该是指示窗内指针达中下 1/3 交界为宜)，击发后，吻合完毕。取出吻合器后，检查两切除肠管环的完整性。只要严格掌握适应证，按常规操作，尚未发现吻合不全的病例。

(六) 固定缝合肠管

固定直肠及吻合口并放置引流管，一般情况下，吻合后，吻合口位于原腹膜返折以下，所以宜首先将盆底腹膜的前叶固定于前壁吻合口之上，然后再将内侧的结肠系膜缝合固定于右侧腹膜。将肠管轻轻拉向右侧，同时提起左侧腹壁，显露出骶前腔及吻合口，彻底冲洗、止血后，于骶前腔内经腹膜外放置双管作术后引流，再缝合固定肠管左侧与左侧后腹膜。

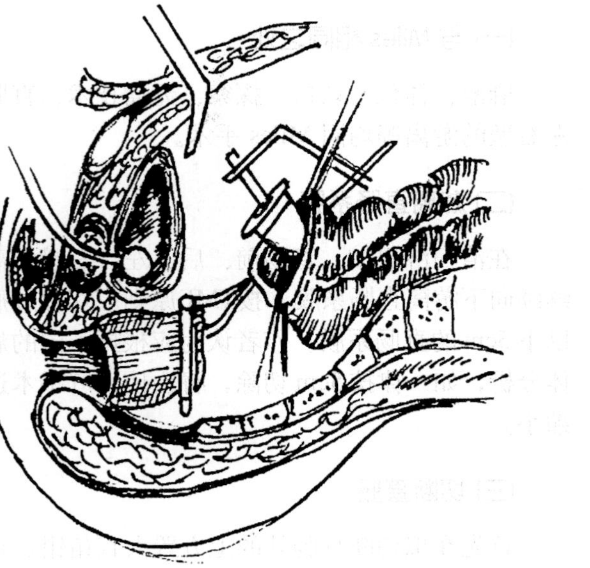

图 18-23 吻合器吻合

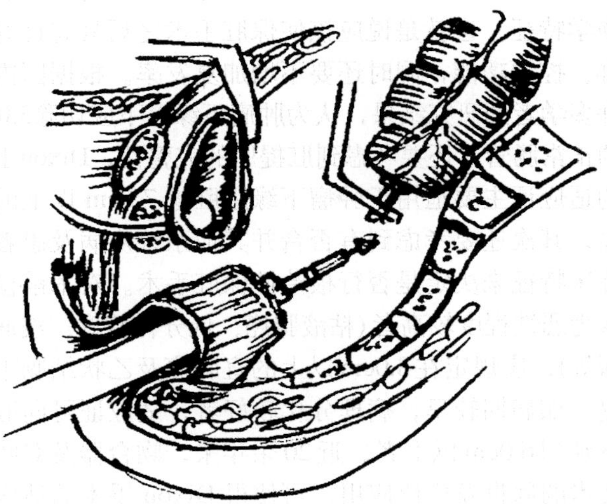

图 18-24 吻合器吻合

(七) 关腹

清洗腹腔，清点器械无误后，一定将小肠按顺序，还纳于腹腔，并尽量将大网膜覆盖于其上，逐层关腹。

三、术中易发生的技术错误

吻合口部血运判定至关重要。一要观察边缘血管的波动，二要观察肠管的颜色及蠕动。

吻合口张力过大。因该手术需保留一定的血管，所以有时由于血管弓发育的原因，致使吻合口处的张力过大。此时应切断相应的主干血管，但一定不要影响血供。

下切端切除不足造成癌残留，这是极为严重的失误。所以作者主张术中下切端一定要作冷冻切片检查，以保证切端阴性后再行吻合。

四、国内外争论问题

近20余年来国内外一直对保肛手术的适应证进行讨论，其中争论的焦点之一即为肿瘤下缘究竟要切除多少正常肠管才是安全的。截至今日许多研究结果表明，Miles提出的5.0原则已经不适用，而多主张3.0原则。其理论依据是：直肠癌壁内逆向浸润的距离很少超过2.0，当然也应具体病例具体分析对待。此外，近20年来Heald提出的“TME”原则被引入中国，引起了国内诸多学者对其内涵的广泛争论。目前取得共识的是：均认为“TME”是手术时必须遵循的原则，它对于减少术后局部复发具有重要意义。但对于“TME”是否就是保肛手术、TME中要点之一的系膜切除平面要低于肿瘤下缘5.0cm等问题尚存很大的分歧意见。国内一些医院的外科医生误认为“TME”就是保肛手术，有了“TME”，再加上吻合器及双吻合技术的应用，几乎所有的直肠癌均可以行保肛手术。我们的观点是：“TME”仅仅是直肠癌手术时必须遵循的原则，而绝不等于就是保肛手术，而且手术时应根据这一原则切除直肠周围的系膜及正常肠管后决定能否行保肛手术。反对勉强行保肛手术，否则不仅将会增加复发，同时术后排便功能不能保证，绝非理想的保肛手术。作者曾对8例手术后因吻合口过低，术后功能过差，不堪忍受，虽没有吻合口复发，但强烈要求改行Miles手术的患者进行了二次手术。近10余年来吻合器，尤其是双吻合技术在我国的一些大医院已经广泛应用，它的优势逐渐显示出来。其中之一就是可以适当地扩大保肛手术的适应证，如目前肿瘤下缘距肛缘6.0cm者，应用吻合器也可以行保肛手术，而且术后多半功能良好。但是目前对保肛手术的观点还存在分歧，作者认为目前保肛手术已经绝非手术技术问题(吻合器的广泛应用后更是如此)，而是对其认识、观念的问题。我们认为应用吻合器时也必须按原则进行，如果下切缘切除不足勉强保肛，必将增加术后局部复发的机会。对此国内一些学者持不同的看法，认为应该尽量保肛，一旦局部复发再次手术。有人指出保肛手术率是衡量一个医院直肠癌治疗水平的标准等等，对此作者不能苟同，因为与其他恶性肿瘤一样，直肠癌也要强调根治原则，第一次手术至关重要，一旦复发做第二次手术，操作相当困难，而且绝大多数仅为姑息治疗，效果不佳。总之，在目前“TME”原则、双吻合技术广泛应用的情况下，也非常有必要强调适应证的掌握，规范手术治疗。

五、术后处理及并发症防治

手术后外科医生最担心的、最易发生的并发症即吻合口漏。对此我们前面已经阐述过，术中血运判定及正确操作至关重要，此处不再重复。此外术后保持吻合口周围的清洁，排空肠内容物相当重要。我们的常规作法是在骶前腔吻合口周围放置引流管两枚或一枚套管引流，术后一定保持其通畅；第二天起以少量生理盐水冲洗，使其不被凝血块等堵塞；术后第三天起反复冲洗引流管，每天直至流出的冲洗液比较澄清为止，以保持吻合口周围的清洁。另外术后前五天每日扩肛1～2次，减少肠腔内的压力，并排净肠内容物，使肠腔内相对清洁，这样有利于吻合口的愈合。一般情况下，术后五天拔除一枚引流管，另一枚逐渐向外提，约7～8天拔除第二枚引流管。如此处理一旦吻合口瘘发生，也可以作为治疗手段。

术后营养支持很重要。有条件者应该给予全静脉营养(TPN)治疗一周左右，然后改为肠内营养，约10天左右进全流、半流食。

其他处置同Miles手术。

术后约70%左右的患者出现应激性溃疡，术后3日内应给予预防药物。

(哈尔滨医科大学第三临床医学院　董新舒)

第十九章　保留盆腔自主神经的直肠癌根治术

行直肠癌根治性切除术时，常常清扫侧方淋巴结。侧方淋巴结的清扫极易伤及盆腔自主神经。如术中不予特别的措施予以保护，直肠癌扩大淋巴清扫术后出现的排尿及性功能障碍的发生率分别为7%～70%和40%～100%，而腹会阴联合切除术（abdominoperitioneal resection, APR）术后发生永久性阳痿较前切除术（anterior rersection, AR）更为常见。因此，直肠癌扩大淋巴清扫术中保留盆腔自主神经已成为直肠癌临床外科的新追求。在欧美国家，由于更加注重功能保护，侧方淋巴结清扫开展得较少。在日本，在扩大手术清扫范围的同时亦注重盆腔神经的保护。Dukes C期直肠癌侧方淋巴结清扫时开展保留全盆腔自主神经的手术日益普遍，术后排尿及性功能较好，且未增加局部复发率。中山大学附属第一医院比较分析了两组DukesA～C期的60岁以下男性直肠癌患者，发现术中将盆腔自主神经游离并加以保护，患者术后勃起功能障碍、射精功能障碍的发生率明显低于另一组不游离盆腔自主神经而常规分离切除者，两组局部复发率无差异。

第一节　盆腔自主神经的分布与走行

盆腔脏器交感神经的节前神经元在脊髓的胸腰部，主要有三条通路到达盆腔脏器：①在腹主动脉分为左右髂总动脉的分叉处前面形成上腹下丛，分两支进入盆丛，经盆丛分布到盆腔器官，这是盆内器官交感神经的主要来源；②沿肠系膜下动脉的分支分布到左半结肠和直肠；③沿交感干行至骶部，经骶神经节发出纤维至盆内脏器。

盆腔的副交感神经来自骶丛的盆内脏神经，构成盆丛后分布到盆腔内脏器。盆腔自主神经的位置、形态与结构主要有上腹下丛（骶前神经丛）、盆丛、腹下神经、盆内脏神经以及盆丛发出的分支。

一、肠系膜下丛

肠系膜下丛位于肠系膜下动脉根部，丛内有肠系膜下神经节，来自脊髓腰1～3交感神经节前纤维在此交换神经元，副交感神经束来自脊髓骶2～4侧角，在直肠两侧形成盆丛，在盆丛分出的部分纤维上行，经上腹下丛（骶丛）到肠系膜下丛，然后与交感神经纤维一道沿肠系膜下动脉的分支分布于左半结肠和直肠上段。

二、腹下神经丛（上腹下丛、骶前神经）

腹下神经丛一部分纤维来自胸11到腰2的交感神经，于腹主动脉前进入肠系膜下丛，再从肠系膜下丛分出纤维，与来自腰3～4交感神经节发出的左右腰内脏神经在腹主动脉前髂总动脉分叉处到骶骨岬前方中线稍偏左处形成上腹下丛。上腹下神经丛长约4cm，宽约1cm，为一略呈三角形的扁片网状结构，位于直肠上动脉的右侧腹后壁腹膜的后方、上腹膜下筋膜的前方。由骶神经丛的两下角各发出一支束状的腹下神经也称骶前神经或射精神经。剪开后腹膜可见略呈白色的网状条索状物（图19-1）。腹下神经丛的交感神经纤维来自腰神经节的节后纤维，支配射精的纤维主要集中在第1～3腰交感干神经节内，切除双侧此段腰交感干，大多数永久性失去射精功能。

三、盆神经丛（下腹下丛、骨盆神经丛）

盆神经丛位于腹膜返折稍下方，直肠与髂内动脉之间（图19-2），盆神经丛为一薄片状四方形网状结构，左右各一，前后长约4cm，上下长约3cm。与直肠仅隔以直肠深筋膜，相贴较近，而与盆侧壁之间则有一定距离，直肠中动脉从其中间穿过。盆神经丛由上腹下丛发出的射精神经、骶交感干的分支（骶内脏神经）和由脊髓骶2～4骶神经合并成的盆内脏神经构成。前两者为交感神经，后者为副交感神经。

四、腹下神经（骶前神经、射精神经）

腹下神经左右二支，由骶丛的两下角发出，呈束状约3 mm粗细，在盆腔壁层腹膜外、盆腔脏层筋膜浅面沿髂内血管内侧下行，于腹膜返折下方直肠侧后

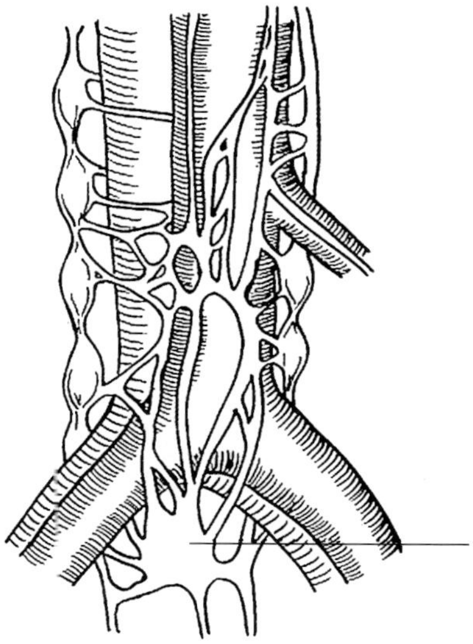

图 19-1　腹下神经丛的走行和形态

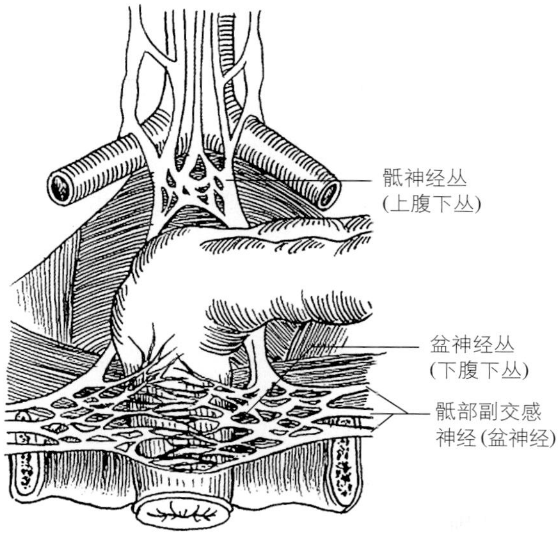

图 19-2　盆神经丛的走行和形态

方进入盆神经丛的后上角。在行直肠手术时，此两条神经容易受到损伤。这两条神经切除后，排便、排尿功能不发生影响，但不能射精。

五、盆内脏神经(勃起神经)

盆内脏神经是阴部丛的脏支，为副交感神经，主要由第 2 ~ 4 骶神经前支分出的副交感节前纤维。每个骶神经根发出盆内脏神经支数不等，粗细不同。S2 分支较细，S3、S4分支较粗，盆内脏神经沿盆隔上面前行，入盆丛后下角。盆内脏神经中司勃起的神经纤维在 3 支盆内脏神经中是最粗的神经支，盆丛若在手术中被破坏，该支的功能亦多丧失。一般以后正中线第 3 骶椎上缘平面以下 2.3 ~ 2.6cm 之间，和正中线旁开 2.5cm，这个区域为盆内脏神经的位置。该神经紧贴直肠侧韧带外侧，若切断侧韧带过于偏外时，该神经有可能受损，术中应注意保护。

六、盆丛的分支(图 19-3)

(一) 肠支

肠支分为上、下群。

上群起自盆丛的前下角，有2 ~ 3支，于腹膜返折下方 2cm 以内分离于肠壁，有一支沿直肠上动脉上行到肠系膜下丛，分布于左半结肠。

下群主要起自盆丛的下缘，经耻骨直肠肌上缘穿入肛管壁，分布于内括约肌及直肠肛管壁。

(二) 膀胱支

膀胱支自盆丛前上角和前缘分出，在膀胱基底部形成膀胱丛，然后分布到膀胱、输尿管、输精管和精囊腺。一般认为膀胱的交感神经只是血管运动性纤维，膀胱的充盈和排尿功能主要是副交感神经的作用，所以临床上切除上腹下丛后，对排尿不发生影响，而双侧切断盆内脏神经，则逼尿肌瘫痪，出现尿潴留和尿失禁。

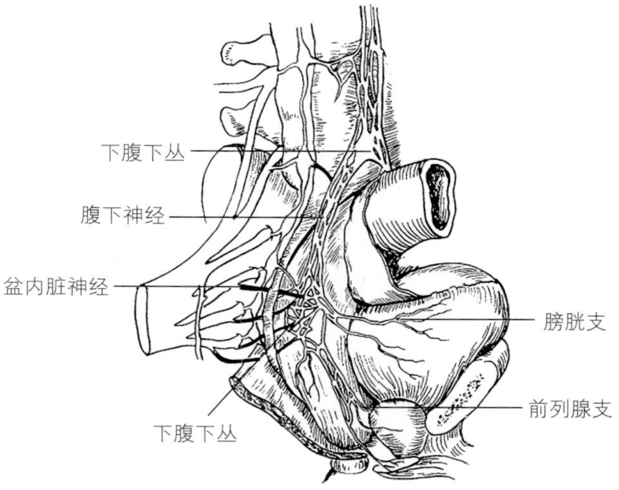

图 19-3　盆丛的分支

(三) 前列腺支

前列腺支在直肠支与膀胱支之间，起自盆丛前下角，分数支分布于前列腺，精囊腺、输精管，阴茎海绵体及尿道海绵体。交感神经兴奋使精囊及输精管收缩，发生射精，副交感神经引起阴茎海绵体血管扩张，使阴茎勃起。

(四) 子宫阴道支

子宫阴道支起自盆丛的上缘、前缘，子宫支分布于子宫及输尿管，阴道支随阴道动脉下行，分布于阴道壁、阴蒂海绵体、前庭腺、前庭大腺和尿道。盆腔自主神经受损，女性性快感亦大大降低，术中也应注意保护。

第二节 保留盆腔自主神经的手术方式和手术适应证

保留盆腔自主神经 (pelvic autonomic nerve preservation, PANP) 的直肠癌根治术首先应该保证肿瘤的根治性，在此前提下尽可能保留盆腔的自主神经，以保护患者的排尿和性功能，提高生存质量。关于保留盆腔自主神经的手术方式多数以日本学者北條庆一分型法为主。

一、完全保留盆腔自主神经

完整保留上腹下神经丛、双侧腹下神经、盆内脏神经、盆丛以及发出的除直肠支外的各器官支。手术适应证为：直肠癌DukesA；高中分化腺癌直肠固有筋膜未被侵犯、直肠旁淋巴结无明显转移。肿瘤若侵及直肠固有筋膜或直肠旁淋巴结已有转移时，盆丛多被侵犯，一般不适于此手术。

二、部分保留盆腔自主神经

部分保留盆腔自主神经的方式有多种，各学者的分类方法亦有不同，大致可分为以下三类：

(一) 保留单侧盆腔自主神经

保留单侧盆腔自主神经是指完整保留一侧的主动脉丛、腰交感干、上腹下丛及一侧的腹下神经、盆内脏神经、盆丛以及除直肠支以外的其他神经分支。

此手术适用于肿瘤已侵出直肠固有筋膜，但偏于一侧，仅一侧的盆神经丛被侵及，此时可尽量保留健侧盆丛，上腹下丛多能完整保留。如上腹下丛被侵犯，以保证根治性为目的，也可完全切除上腹下丛，但需特别注意保留单侧或双侧的盆内脏神经、盆神经丛及传出支。

(二) 保留盆内脏神经

如前所述，在盆腔自主神经中，副交感成分 (盆内脏神经) 占有更重要的作用。保留单侧或双侧的盆内脏神经，一般可维持排尿和勃起功能，因此应予重点保护。保留的神经范围包括一侧或两侧骶2 ~ 4的盆内脏神经。盆神经丛的后下角、前上角及两者之间的条索状神经纤维及盆神经丛的传出支，此术式一般能适应大部分DukesB、C期的病例。在进行彻底的侧方淋巴结清扫同时也能保持一定的排尿功能和性功能，但手术操作较为复杂，术野显露难度亦较大。

(三) 保留骶 4 盆内脏神经

从解剖学角度而言，构成盆丛的盆内脏神经以骶3 ~ 4 比较恒定，且较粗大。实验表明骶 4 对排尿功能最为重要，由于骶 4 盆内脏神经位置偏外，被侵犯的机会最小，因此 Dukes C 期肿瘤即使侵犯较广泛，但只要骶 4 盆内脏神经未被侵犯，仍可将骶 4 盆内脏神经连同经盆丛的相应传出神经保留。

在盆腔脏器切除术中保留盆腔自主神经，不仅适应于Dukes A期直肠癌，也适应Dukes B、C期病例。手术中结合肿瘤的部位、局部浸润的情况、肿瘤浸润部位以及与神经、神经丛的关系等多因素分析，选择单侧保留还是保留双侧，或选择性保留盆内脏神经和盆丛，或仅仅是保留骶4盆内脏神经 (即只保留排尿功能)。一般情况下，对姑息性手术病例则尽量避免损伤盆腔所有的自主神经。

第三节 保留盆腔自主神经的手术要领

在盆腔脏器切除术中保留盆腔自主神经的关键是解剖层次清晰，术野干净，熟记神经的分布和走行。

围绕直肠的有两层筋膜，内层筋膜为盆腔脏筋膜，是腹后壁的腹膜下筋膜的延续。它包裹直肠后壁的筋膜称之为直肠固有筋膜，在直肠前壁包裹直肠的筋膜为Denonvillier筋膜，此两筋膜在直肠侧方融合。在直肠固有筋膜的深面为盆筋膜壁层，盆腔脏筋膜与壁筋膜均较薄，两层筋膜在直肠后间隙有疏松结缔组织相连，较易分离。壁层筋膜覆盖盆壁肌肉表面且与骶骨及尾骨骨膜相粘，难以分离。直肠全系膜切除就是在壁层筋膜和脏层筋膜之间进行锐性分离。腹下神经、盆神经丛都在此两层筋膜内。盆内脏神经壁层筋膜后从骶前孔发出，穿出壁层筋膜进入盆神经丛。在直肠癌切除游离直肠的过程中，一定要在脏壁层筋膜中进行，可清楚地显露神经丛和神经，并加以保护，这就是盆腔脏器切除术中的盆腔自主神经保护要领。

一、腹下神经丛和腹下神经的保护

在腹主动脉右侧 1.5cm 左右剪开后腹膜，在后腹膜深面向左侧游离，清除疏松结缔组织和淋巴结，至肠系膜下动脉时，远离动脉根部 1 ~ 2cm 处结扎肠系膜下动脉，以保护肠系膜下动脉神经丛。在腹主动脉分叉处自右向左剥离腹后壁腹膜，提起乙状结肠系膜，在分叉处下方可见灰白色条索状结构，此为上腹下神经丛，不要解剖和分离神经丛，神经丛的两个下角发出束状的约3mm粗细的腹下神经。可稍加游离腹下神经。并可用细导尿管提吊牵引，以便显露。牵引腹下神经后可清楚看到神经干走行，分离直肠侧后壁时予以充分的保护，一般情况下右侧腹下神经不易损伤，左侧由于乙状结肠系膜和直肠上段系膜主要偏左侧，牵引乙状结肠时，容易将左腹下神经也一并提起，稍不注意极易锐性剪断左腹下神经，术中应予以充分的注意。

二、内脏神经的保护

在第二骶椎高度以下，直肠侧韧带的深面，相对于直肠侧壁髂内动脉附近的外侧可见骶2 ~ 4的盆内脏神经。在处理直肠侧韧带、游离直肠侧后壁时，应在盆筋膜的壁层的浅面进行，尤其在靠近会阴部时切勿将筋膜从骶骨掀起，并避免广泛分离肛提肌。一般情况下，盆内脏神经不易损伤，术中如能完好地保留盆丛，盆内脏神经就不易损伤。

三、盆神经丛的保护

盆丛位于直肠壶腹的两侧、腹膜返折以下到肛提肌的间隙中。借结缔组织紧贴髂内动脉和骨盆侧壁，与直肠有一层致密的直肠筋膜 (直肠固有筋膜) 相隔。该筋膜与盆丛连接较紧密，与直肠壁则较远，在处理直肠侧韧带时应远离盆壁而靠近直肠，一般在直肠侧壁外 1 ~ 2cm 范围处理直肠侧韧带是安全的。另外在盆丛中有直肠中动脉穿过，在结扎处理此动脉时应注意盆丛的保护。

四、盆丛传出支的保护

直肠癌手术时对盆丛传出支的保护重点是保留膀胱支和前列腺精囊的分支。在分离直肠膀胱间隙时，要保存前列腺包膜，需在 Denonvilliers 筋膜的后面游离直肠前壁，并应注意在精囊后方分离结扎血管时保护其表面次级的神经丛。分离直肠前侧壁时应尽量保持精囊包膜的完整性，避免损伤次级的神经丛。

（中山大学附属第一医院 汪建平）

第二十章　盆腔脏器联合切除术

第一节　概述

全盆腔脏器切除术 (total pelvic exenteration, TPE) 在20世纪40年代由Brunshwig开始用于进展期及复发性子宫颈癌、子宫内膜癌的手术治疗。Appleby于1950年施行于进展期直肠癌患者，由于将输尿管移植于乙状结肠造口导致严重的泌尿系逆行感染及高氯酸血症，病死率高达 17%～23%。此外，粪便、尿液经同一造口排泄使造口的护理极为不便，生活质量很差，以至在直肠癌的外科治疗中开展不广泛。1960 年Bricker在全盆腔脏器切除术中倡导采用回肠膀胱替代输尿管乙状结肠吻合，大大降低了手术合并症及病死率，其报告共行全盆腔脏器切除术312例，包括43例直肠癌，5 年生存率达到 30%。

随着对直肠癌肿瘤生物学行为认识的进展，日本学者自 20 世纪 70 年代中期开始广泛应用全盆腔脏器切除术和后盆腔脏器切除术治疗直肠癌，特别是局部进展期直肠癌。局部进展期直肠癌 (locally advanced rectal carcinoma, LARC) 包括两种：①约有 5%～10% 的原发直肠癌确诊时病变广泛，往往累及盆内脏器或结构，但尚未发生远处转移；② 3%～32% 的直肠癌患者根治术后将出现盆腔内局部复发，其中50%的复发肿瘤可能侵犯子宫、膀胱、前列腺等盆腔脏器。对于这类直肠癌，传统的前切除手术、腹会阴联合切除术等术式都无法达到根治性切除的目的。而随着病变的发展，癌肿刺激可以压迫局部神经血管，84% 的患者会有难以忍受的下肢或会阴部的剧烈疼痛；由于癌肿自行破溃出血或合并感染，可产生直肠肛门刺激症状并引起会阴部出血和大量分泌物，患者生活质量极差；由于癌肿压迫泌尿生殖道，导致排尿障碍、尿路梗阻、尿毒症等。单纯放射治疗仅能短暂缓解疼痛，盆腔介入治疗效果同样令人失望。不经手术切除的患者平均生存时间仅 7 个月左右。面对局部进展期直肠癌患者，广泛存在一种消极、放弃、无所作为的悲观情绪，对其有效的治疗途径既是长期困扰外科医师的难题，也是人们不懈寻求的目标[321~323]。

大量的临床资料表明，与一般的直肠癌不同，局部进展期直肠癌有其独特的生物学行为。一般进展期直肠癌手术时淋巴结转移率为 50%～70%，而局部进展期直肠癌虽然瘤体较大、局部浸润范围广泛，但淋巴结转移率却相对低得多，仅为25%～40%，约2/3的患者不发生淋巴结转移。局部进展期直肠癌可以长期生长于盆腔内并浸润膀胱、前列腺、输尿管等盆内脏器，但却较少有远处转移的倾向，即使手术后再次复发亦多在局部复发。北京大学第一医院外科曾收治一例盆腔巨大复发直肠癌行TPE后反复多次复发，先后共行 5 次手术，均证实为局部复发，直至 4 年后患者死亡也未发生任何远处转移或腹腔种植转移。因而虽然这种相对较晚期的直肠癌治疗上有一定困难，但如果能将原发病灶连同受侵脏器整体切除，在理论上应该能达到根治的要求，并且有一定比例的患者可获得长期治愈。

盆腔脏器广泛受累、瘤体很大的局部进展期直肠癌，能否切除？切除能否达到根治要求？对于原发进展期直肠癌患者，虽然盆腔内脏器广泛受侵，但由于直肠两侧以及后方有直肠固有筋膜 (脏层盆筋膜)，前方有膀胱、子宫等作为天然屏障，因此绝大多数肿瘤与盆壁间仍有正常间隙，整体切除率很高。而复发进展期直肠癌，作为侧方与后方的屏障已然被破坏，肿瘤常与盆壁粘连密切，切除难度明显大于原发病例，但仍然有相当比例的患者可达到根治性切除。据尸解报告50%的患者直至死亡时肿瘤仍可切除。由于肿瘤已经侵出直肠壁侵及邻近脏器，LAR，APR等传统术式难以切除这种瘤灶，即使强行剥离勉强切除，也是经瘤切除，不符合根治原则，必然导致复发或因损伤邻近脏器导致严重的手术合并症，应遵循整块切除的肿瘤根治之基本原则，避免剥离癌瘤与受累脏器或组织间的粘连，切除相邻 1cm 以上的正常组织，以保证切缘的安全。据加藤报告，外周切距小于2mm时局部复发率为 55.6%，2～4mm 时为 23.5%，4～6mm 是为 9.1%。直肠位于狭小的盆腔内，与周围结构、器官关系甚为密切，前壁与前列腺、膀胱三角区、阴道后壁间的间隔不足4mm，肿瘤一旦突破直肠固有筋膜极易浸润上述脏器，遵循整块切除的原则，施行TPE是唯一的选择。报告表明直肠癌盆腔脏器联合切除的根治性切除率可大于80%[324~325]。

由于TPE跨专业（涉及泌尿外科、妇产科甚至骨科），技术较复杂，肿瘤较大而盆腔狭小，空间有限，显露较差；盆腔内血管丰富，如骶前静脉丛、阴茎背静脉丛、前列腺静脉丛、膀胱静脉丛及盆壁侧方静脉丛均邻近肿瘤，尤其是复发直肠癌初次手术后的瘢痕纤维化及复发肿瘤的浸润导致正常的解剖层面消失，实际操作十分困难，术中易发生出血，术后并发症发生率较高，手术风险高；术后因双造口生活质量有所下降，因此应该在TPE的价值与风险之间进行权衡[326]。

究竟TPE的术后远期效果如何？是否值得冒如此大的风险？TPE虽然是一种复杂高风险手术，但随着医疗技术、手术操作的改进及经验的积累，TPE仍是一种安全的术式。据近文献报告施行手术死亡率＜5%，北京大学第一医院报告为2%，合并症发生率虽然高达40%以上，但绝大多数为粘连性肠梗阻及会阴伤口感染，一般经保守治疗可缓解。据日本学者报告5年生存率均在50%以上，北京大学第一医院报告5年生存率为23.7%。在严格掌握适应证的情况下TPE可以取得较好的效果。TPE为这种传统手术治疗无望的患者提供了一种有效的选择，并已经成为治疗局部进展期直肠癌唯一有效并可能获得根治的手段[327~331]。

第二节　适应证

对于已获病理诊断的局部进展期直肠癌，只要肿瘤侵及膀胱、前列腺、后尿道或输尿管，而无远处如肝、肺、骨等多发转移证据，无腹水的患者，均应积极手术探查，争取行全盆腔脏器切除术以达到根治目的。对年老体弱、有心肺功能障碍、明显营养不良、已有广泛淋巴转移、血行转移和腹膜种植的患者，则应列为禁忌证。一侧下肢进行性水肿或坐骨神经痛的患者，多提示肿瘤已侵犯患侧血管神经，不宜手术；而当骶骨受侵范围超过骶2水平或肿瘤已侵及对侧骨性骨盆者应视为手术禁忌证，仅一侧骨性骨盆受侵不是手术禁忌证。笔者曾对一例复发直肠癌侵及一侧骨性骨盆及髋关节的患者进行全盆腔脏器切除联合半骨盆切除术，术后近10年仍健在。肾盂积水不应视为手术禁忌证，笔者曾有3例患者因直肠癌侵及膀胱输尿管后发生双肾盂积水乃至无尿尿毒症，行全盆腔脏器切除术后肾功能均顺利恢复，提示因尿路受侵梗阻引起的肾功能损害以至尿毒症并非绝对禁忌证，及时手术解除梗阻，肾功能常能恢复。

由于全盆腔脏器切除术手术范围大、手术时间长、难度大、风险大，合并症发生率和死亡率均较高，对适应证范围内的患者，应在术前进行充分的评估，以准确判断全盆腔脏器切除术的可能性，便于术前充分准备。术前肛门指诊、CT、MRI和直肠腔内超声检查（endorectal ultrasound, ERUS）等均很有意义。直肠指诊根据肿瘤是否固定等可以初步判断肿瘤有无浸润邻近组织结构或器官。肿瘤位于前壁时，男性患者应注意了解肿瘤与前列腺的关系、能否触及前列腺等，女性患者应了解肿瘤与阴道后壁及子宫颈的关系；肿瘤位于后壁或侧壁时应注意肿瘤是否与骶前或者侧盆壁固定；若是APR术后复发肿瘤、会阴部可触及包块时，应注意肿块硬度及压痛范围等，如此可获得肿瘤与盆腔内脏器、结构间关系的重要信息，但不够准确。ERUS、CT、MRI均可直接显示受侵脏器与结构，对于明确直肠外病变范围极有价值，而MRI矢状位扫描图像对于显示骶骨有无受侵更具优势，可作为术前常规检查。北京大学第一医院资料表明CT、MRI诊断盆腔脏器受侵准确率可以达到70%、90%，而文献报道CT、MRI和ERUS诊断直肠周围器官组织浸润准确性分别为72%、79%、72%，其中ERUS的灵敏度达到95%、特异性达到86%。静脉肾盂造影亦应作为术前常规检查，以便了解泌尿道有无梗阻及肾功能状况。膀胱镜检查在肿瘤侵及膀胱粘膜时才能有所发现，适于有血尿或排尿困难的患者明确膀胱受累范围。所有准备施行全盆腔脏器切除术的病例，最理想的是在术前取得病理诊断。对于原发直肠癌病例，内镜活检钳活检可较易获得病理诊断，但对复发病例多需要Trocut针穿刺活检获取。

第三节　术前准备

一、一般准备

包括纠正营养不良、水电解质紊乱等，进行常规肠道准备。

二、备血

2000～3000ml对于原发直肠癌病例配血2000ml，复发病例配血不应少于3000ml。

三、肠梗阻的处理

合并急性肠梗阻者，宜先造口缓解肠梗阻，待情况平稳后再限期手术，一般在术后2周再次手术。

四、合并肾盂积水的处理

合并肾盂积水者，术前应进行肾盂穿刺造瘘以解除尿路梗阻，受损肾功能恢复后，再进行全盆腔脏器切除术。

第四节　手术方法

一、手术切除范围[332~336]

全盆腔脏器切除术的切除范围包括直肠肛门、乙状结肠及泌尿生殖器官，包括膀胱、前列腺、输尿管下段、子宫、阴道、卵巢等，并依据直肠癌根治的要求进行彻底的侧方淋巴结清扫。骶3水平以下的骶骨或髂内血管受侵时也应在切除范围之列。对于女性患者，如肿瘤侵犯了子宫或者阴道可行后盆腔脏器切除术。高位直肠癌可保留肛门行保留肛门的全盆腔脏器切除术。

二、手术操作要点

(一) 手术切口

患者取截石位，一般选用下腹正中或左下腹旁正中切口，并在术前确定好两个造口的位置将人工肛门设于左侧，尿路造口设在右侧，尿路造口的位置稍高于人工肛门。

(二) 仔细探查

经探查证实无肝转移、腹膜种植或大网膜种植后，仔细探查肿瘤的位置及与周围脏器粘连浸润的情况。

(三) 确定肿瘤侵犯膀胱、前列腺或者尿道后，决定施行全盆腔脏器切除术

北京大学第一医院63例患者术后病理资料分析表明膀胱、输尿管下段、前列腺、骶前组织、盆侧壁组织和子宫阴道等盆腔组织脏器的受侵率分别为54%、31.7%、38.9%、41.3%、34.9%和33.3%。对于癌肿是侵犯邻近脏器还是因炎症或术后瘢痕与之粘连，术中鉴别有时亦十分困难，术中取活组织快速冰冻病理切片有促进肿瘤扩散的危险，活检阴性也不能排除肿瘤浸润的可能，而且有引起脏器穿孔造成严重并发症的危险。因此一般认为术中如果发现癌肿已侵犯Denonvilliers筋膜或粘连紧密而质脆，结合术前影像学检查高度怀疑膀胱、前列腺或输尿管等盆腔脏器受侵时，则应行全盆腔脏器切除术而不应剥离肿瘤与邻近脏器，以免肿瘤扩散而影响预后。

(四) 游离乙状结肠

从肠系膜下动脉根部水平至骶骨岬，切开乙状结肠系膜根部两侧腹膜，剪开腹膜后疏松组织、即可见位于精索（卵巢）血管内侧的输尿管。以两侧输尿管为界，向内游离，乙状结肠系膜与腹主动脉前面的上腹下神经丛完全分离开。

(五) 结扎肠系膜下血管

向上游离至肠系膜下动脉根部后切开表面腹膜，辨认与腹主动脉前面的神经丛、左侧输尿管的关系后清扫肠系膜下动脉根部周围淋巴结并在降结肠动脉以下低位结扎、切断肠系膜下动脉，并在肠系膜下动脉根部水平结扎肠系膜下静脉。

(六) 于末端回肠、盲肠水平以下切开盆腔腹膜显露两侧髂总血管

在女性患者，靠近盆壁结扎、切断圆韧带，切开阔韧带，确认两侧输尿管后结扎、切断卵巢血管，再于盆腔内距肿瘤边缘2cm切断两侧输尿管下段并结扎远端，近端插入8号导尿管。应尽可能多保留输尿管长度，以便泌尿系重建。

(七) 肿瘤后方剥离

沿直肠系膜根部两侧，将乙状结肠根部两侧切口向下延长至膀胱两侧。在骶骨岬前方分离出两侧腹下神经，并与侧方直肠固有筋膜分离开，直至侧韧带水平。向前下牵引直肠，显露出直肠固有筋膜与骶前筋膜间的疏松结缔组织—直肠后间隙，沿此间隙直视下锐性分离直肠后方，向两侧分离至侧韧带后方，向下分离至骶4水平处。此时可见较强韧的直肠骶骨筋膜，用电刀切开，即至肛提肌平面。若曾行APR术，则直接切开盆底腹膜，进入骶前间隙。

(八) 侧方淋巴结清扫

从髂总血管分叉处向下沿髂血管开始剥离，再由外向内沿髂外动脉髂内血管走行，将髂总血管分叉处至腹股沟韧带区内，腰大肌前淋巴组织，髂内、髂外血管，髂总血管周围脂肪淋巴组织清除。游离髂外静脉下缘，用静脉拉钩牵开该静脉，即可见闭孔间隙内脂肪淋巴组织，将其自髂腰肌表面剥离，即可显露出自内上向外下行走的闭孔神经，予以保护并沿其将闭孔间隙内脂肪淋巴完全清除。清扫后之闭孔神经长度应为4～6cm。清扫中若有闭孔动脉应结扎，以免回缩后止血困难；若瘤体较大，可在肿瘤切除后清扫(图20-1)。

(九) 肿瘤侧方游离

向前下延长腹膜后切口，直至切开膀胱侧方腹膜。剪开膀胱外侧与盆壁间的疏松组织，结扎切断输精管、膀胱血管，游离至前列腺侧方，然后切断直肠侧韧带，使膀胱直肠侧方完全游离(图20-3)。

(十) 肿瘤前方剥离

将两侧腹膜切口向前下方延长，将膀胱与耻骨联合、耻骨支分离，进入游离膀胱前腔(Betzius间隙)，其内为疏松结缔组织容易分离。在男性患者分离至前列腺远端膜部尿道，前列腺侧方有前列腺静脉丛，前方有阴茎背静脉丛，在分离膜尿道与前列腺接合处时极易损伤出血，分离中应特别注意，或先用粗线缝扎。通过触摸导尿管确定尿道部位后用直角钳将其分离，拔除导尿管后予以切断，结扎其远端。若为女性，则尽可能向远端分离，以便切除全部尿道(图20-4)。分离尿道时注意勿损伤直肠壁，以免污染、种植或丧失保肛机会。

(十一) 会阴部手术

会阴部手术男性患者同APR术，女性患者应将肛门、阴道、尿道一并切除。如果患者肿瘤部位较高，肿

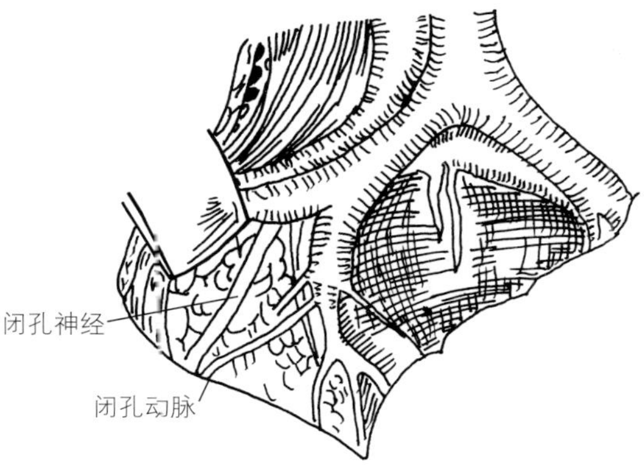

图20-1　清扫闭孔间隙淋巴结。于臀上动脉水平以远结扎切断髂内动脉可以减少淋巴清扫时的出血，同时应根部结扎、切断膀胱上动脉及直肠中动脉(图20-2)。

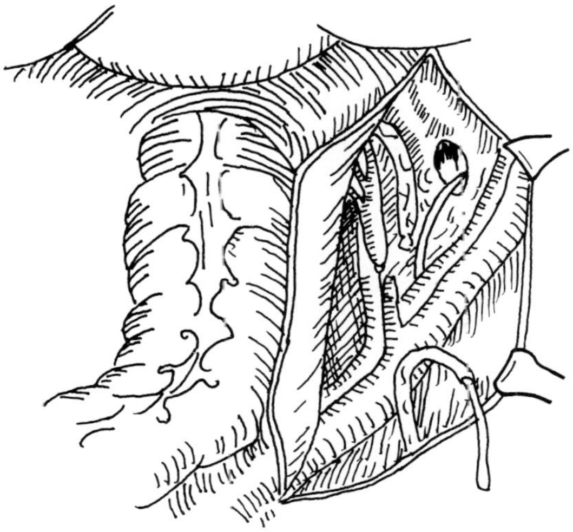

图20-2　清扫侧方淋巴结切断髂内动脉

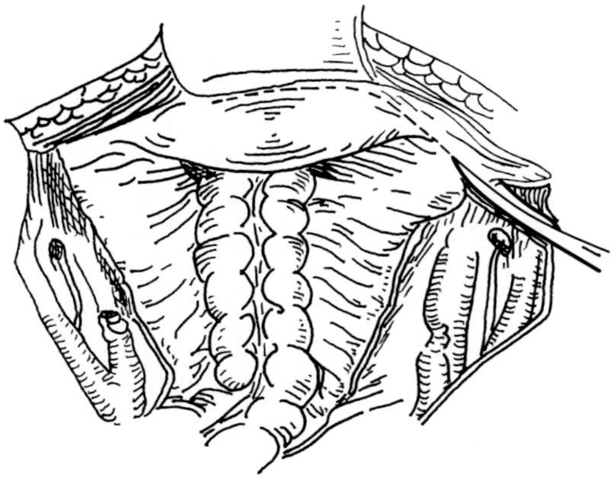

图 20-3 切开膀胱侧方腹膜

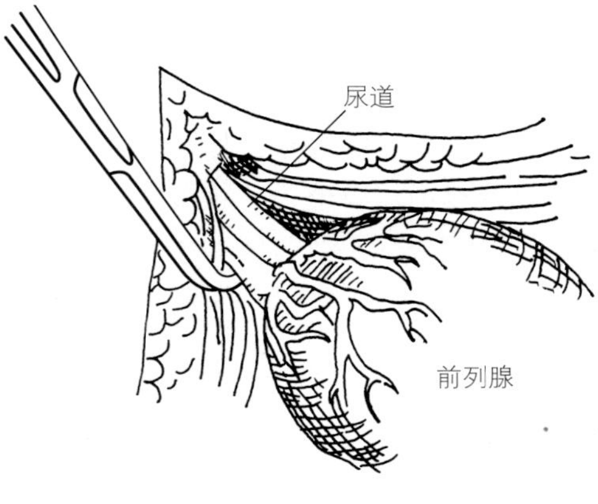

图 20-4 游离、切断膜部尿道

瘤下缘距肛提肌 3cm，则有可能保留肛门，于肿瘤远端至少2cm处切断直肠，其方法同LAR术。若肿瘤属低分化，并有明显淋巴结转移迹象者，远侧切除长度不宜少于 5cm。实际操作中在尿道或尿道阴道横断后，盆底的显露得到戏剧性改善，超低位的吻合也不困难。

(十二) 回肠膀胱

距回盲瓣 10cm 处截取一段带血管蒂的回肠用作代膀胱，其长度应是骶骨岬至腹壁皮肤的距离，一般长15～20cm，肠管截断前应确认其血液供应无障碍，其系膜长度需足以容许肠管远端穿过腹壁。将远近侧回肠断端在代膀胱回肠前行两层对端吻合，缝闭回肠系膜的裂隙并注意不要影响代膀胱回肠系膜内的血管供应。用链霉素溶液浸泡、生理盐水洗净代膀胱回肠的肠腔以备吻合。代膀胱回肠与输尿管吻合有两种方式：①将两侧输尿管融合成一管腔后，再与代膀胱回肠近侧断端间断对端缝合 (图20-5)，第一层用5～0可吸收线全层间断缝合，第二层用3-0丝线间断缝合浆肌层；②将两侧输尿管分别与代膀胱回肠近侧肠壁吻合 (图20-6)，吻合前先将输尿管内的8号导尿管自代膀胱回肠壁戳口引入肠腔，经肠腔内用5～0可吸收线间断缝合输尿管肠壁全层，共约 8～12 针，两输尿管吻合口相距2cm，然后将两根8号导尿管经回肠远端引出，用作输尿管吻合口支架，最后将回肠近端缝闭。将代膀胱回肠远端经右下腹拉出造口并将回肠膀胱与侧腹壁固定以防内疝发生，在回肠膀胱内放置引流管，将两根 8 号导尿管分清左右连同引流管与腹壁皮肤固定。若末端回肠因术前放射治疗有放射性肠炎宜用横结肠代膀胱；若末端小肠曾行广泛切除宜用升结肠代膀胱。术后7～10天拔除引流管、术后10～14天拔除输尿管支架管。若支架管拔除有困难，可于齐造口处剪断，待自行脱落后取出，不可强行拔除以免输尿管吻合口撕裂。

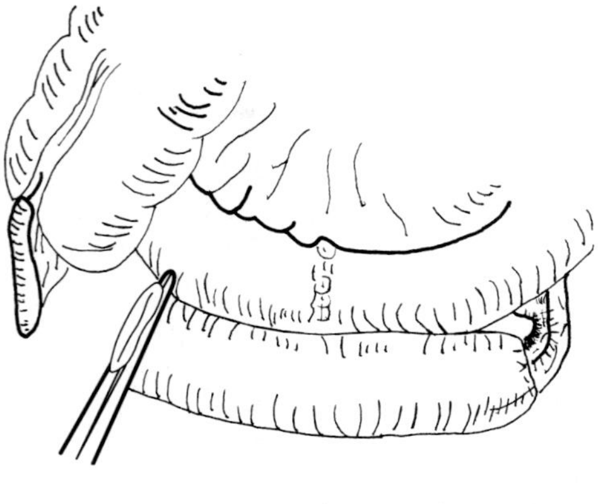

图 20-5 回肠膀胱、输尿管融合后吻合

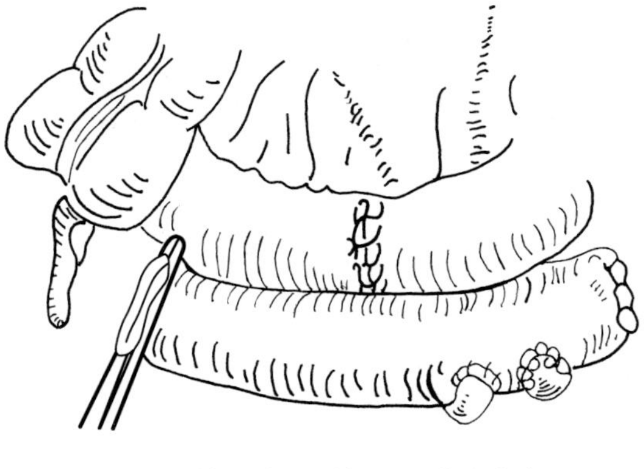

图 20-6 输尿管分别与回肠膀胱吻合

(十三) 处理盆底

一般可用带蒂大网膜或肌瓣，填塞或缝于盆壁四周替代腹膜关闭盆底。无网膜可用者，可用可吸收网织补片修补，以防小肠坠入盆腔影响术后放疗。无条件者盆底开放。

第五节　并发症

全盆腔脏器切除术创伤大、时间长、操作复杂，特别是术后复发的病例操作上更是困难，容易发生一些合并症，文献报道手术并发症发生率高达25% ~ 44%。北京大学第一医院自1989年至2003年共施行全盆腔脏器切除术63例，手术时间为6 ~ 13小时，术中输血最多为6000ml，术后平均住院时间为34天，术后并发症发生率为42.9%，但手术死亡率仅为1.6%，总体而言仍是一种安全的手术。全盆腔脏器切除术主要的并发症包括[335~336]以下几种情况。

一、术中大出血

由于局部进展期直肠癌常形成所谓"冰冻"状态，界面不清，尤其是复发病例由于初期手术使骶前无血管间隙不复存在，剥离较困难，肿瘤与骶前组织之间形成严重的粘连，分离粘连的过程中可能引发致命性骶前大出血，所以在施行全盆腔脏器切除术时应遵循以下手术原则：①分离骶前先中后侧；②先显露处理盆腔侧方血管；③出血时先压迫，移出瘤体后再止血。手术中大出血部位常位于骶外侧静脉和髂内静脉的分支处，骶骨中轴线附近出血相对较少，先从中线分离再向两侧延伸。此外，分离两侧时先暴露髂血管，再沿其仔细耐心地锐性分离常常可预先发现这些静脉并进行预防性结扎或缝扎，从而减少大出血的发生，最终通过该间隙并顺利完成手术。若盆壁、骶前组织粘连严重，只要不是骨性组织受侵，用剪刀通过耐心地剥离也都可分离开，虽然界面不清但骶前血管由于肿瘤长期压迫也多发生闭塞，分离过程中出血较预料的少得多。由于肿瘤体积较大，与盆壁粘连固定，显露十分困难，一旦发生出血止血十分困难，在显露不良的情况下强行钳夹缝合止血常加重血管的撕裂，导致难以控制的大出血。因此，这种情况应先准确压迫暂时止血，同时进一步分离肿瘤，争取尽快将肿瘤切除，此时的术野较开阔，显露很好，止血容易成功。止血方法有多种，应根据不同情况来选择。若出血发生在侧方骶外侧静脉或其分支，多可缝扎止血；若遇远侧骶椎椎体发出的椎体静脉出血，由于静脉外膜与骨面融合，撕裂静脉缩入骨孔，缝扎止血往往无效，以纱条填塞止血简单有效，尤其是患者失血较多，循环不稳情况下更为实用。笔者在实际手术当中遇到6例，纱条填塞止血均获成功。

二、会阴伤口不愈合

全盆腔脏器切除后将在盆腔遗留残腔，残腔感染后会阴部伤口会全部裂开，经久不愈，是全盆腔脏器切除术后最常见的合并症，北京大学第一医院63例患者有18例发生。其原因是全盆腔脏器切除后盆腔遗留残腔巨大，而腔壁缺乏软组织覆盖，创面大、渗出多而易感染。对于过大的残腔可以采用大网膜填塞、可吸收网修补、臀大肌或大腿肌肌瓣填塞等方法处理，其中以大网膜填塞较常用。笔者经验是大网膜具有抗感染、吸收力强、充填体积大的优点，效果较好。方法为将大网膜延长至足够长度后置入盆腔或缝于盆壁形成一膈膜，防止小肠坠入盆腔内。大网膜由上腹向盆腔转移过程中，需沿小肠系膜根部一侧经过，以免压迫小肠。若没有适当的大网膜可供利用，可用可吸收网修补盆底来替代膈膜的功能，一般能维持60 ~ 90天。但小肠瘘时有发生，其原因不明，可能与网片长时间压迫小肠有关。肌瓣填塞具有填充体积大、血循环丰富的优点，填充效果良好，但手术范围过大而延长手术时间。

三、回肠代膀胱的并发症

包括尿路狭窄、泌尿系逆行感染、尿瘘、肾功能不全等，北京大学第一医院63例患者中发生严重泌尿系感染3例、尿瘘3例、回肠输尿管吻合口狭窄1例。

四、其他

包括小肠梗阻、肠瘘等，要注意及时发现、及时处理，一般为非致命性，多经胃肠减压等保守治疗缓解。北京大学第一医院63例患者中发生肠梗阻13例、肠瘘2例，其中对2例肠梗阻和2例肠瘘患者进行了再次手术处理，其余均保守治疗治愈。

第六节　疗效评估

对局部进展期直肠癌以往多不主张手术切除治疗，文献报道80%的患者施行直肠癌全盆腔脏器切除术可以获得根治性切除，5年生存率为32%。最近Hideyuki报道T3直肠癌施行全盆腔脏器切除术后5年生存率可达65.7%，10年生存率为58.8%，T_4肿瘤亦能达到39%，而T3N2直肠癌的5年生存率为50%，充分显示了全盆腔脏器切除术在局部进展期直肠癌治疗中的有效性。北京大学第一医院63例患者5年生存率为23.7%，其中28例原发癌患者5年生存率为38.5%。手术远期疗效与淋巴结转移和膀胱受侵情况相关，据报道淋巴结转移阳性患者5年生存率达60%，而淋巴结转移阴性者5年生存率达80%。北京大学第一医院资料表明淋巴结转移阴性组5年生存率为34.4%，而淋巴结转移阳性组为0（最长存活45个月），其中腹股沟淋巴结转移者预后极差，5年生存率同样为0，表明腹股沟淋巴结转移意义等同于远处转移；无膀胱侵犯组5年生存率为43.6%，有膀胱侵犯组仅为11.1%。此外，TPE术后的双造口对患者的生活质量影响较大，并发症相对也多，对于癌灶距肛门8cm（女性6cm）以上的患者行保留肛门的全盆腔脏器切除术可以获得同样效果。北京大学第一医院对7例患者施行了该种手术，术后均保留了较好的排便功能，与Fuhrman报告的结果相似，复发率与预后和经典的全盆腔脏器切除术比较没有明显差别。原发直肠癌和继发直肠癌接受TPE治疗后无论在合并症还是生存时间上存在明显差别，北京大学第一医院63例TPE的资料表明：28例原发癌组术后并发症为32.1%，35例复发癌组为51.4%；盆腔局部复发率在原发癌组为15.4%，复发癌组为48%；原发癌组5年生存率为32%，复发癌组为16%。后两者在统计学上均有显著差异，提示对于可能侵及盆腔脏器的原发直肠癌应争取第一次手术治疗时即行TPE，以保证手术的根治性，延长患者的生存时间。

（北京大学第一医院外科　万远廉　吴　涛）

第二十一章　直肠癌的姑息性手术

第一节　概述

尽管我们在早期诊断方面的努力已经使结直肠癌的发病率有所减少，但在所有的初诊患者中仍有20% ~ 25% 为转移性癌。一旦发展到局部晚期或远处转移，患者将出现局部疼痛、出血、穿孔、梗阻的症状，严重影响其生活质量。在处理这些患者时，许多平常有效的治疗方法都显得无能为力。许多晚期结直肠癌患者最终将死于该病。局部晚期直肠癌的治疗目的是缓解局部和全身的症状如腹部或盆腔疼痛、脓毒症、出血等，改善患者剩余生命的质量。单纯的姑息性切除术是指因为原发肿瘤的局部浸润而未能彻底切除或存在无法切除的远处转移。直肠癌根治性手术常规包括：包含肿瘤的肠段、邻近的系膜和区域淋巴结，但作为姑息性手术不必遵循这些肿瘤学原则。

关于非治愈性直肠癌的最佳治疗方案的选择仍然是有争议的，主要取决于患者的具体情况。对于局部晚期的直肠癌，姑息性切除只是最常见的姑息性手术方式之一。因为姑息性切除的患者可以得益于最大程度地减少继发的疼痛、潜在的肠梗阻，甚至肠穿孔的隐患。局部晚期或远处转移的直肠癌患者的其他姑息治疗方式包括肿瘤切除术、盆腔清除术、结肠造口粪便转流术，局部切除和介入治疗可用于全身情况欠佳且期望生存期有限的患者。

复发性直肠癌的再手术一直是肿瘤外科的难点。直肠癌术后复发往往与第一次手术未能彻底切除有关，复发灶所在的部位特殊，容易浸润扩散至邻近的重要脏器或组织及远处转移，加上第一次手术后的解剖结构改变、肠粘连等，给再次手术带来困难，直接影响手术的彻底性。因此复发性直肠癌的再手术80% ~ 90%为姑息性手术，复发时间距手术日越短再手术根治的机会越小；复发的次数越多，治疗的效果越差。

第二节　姑息性手术

一、解救性 (salvage procedure) 腹会阴联合切除术或低位前切除术

伴不能切除的远处转移的直肠癌患者的治疗对外科医生是一种挑战。局部切除 (经肛门切除) 只适用于肿瘤较小的患者，而这些患者是罕见的。较大的肿瘤，排便频数或大便困难，引起肠梗阻，出血，并浸润扩展至邻近结构如骶骨，将导致患者严重的疼痛。尽管对这些患者原发病灶的手术切除是非治愈性的，低位前切除 (LAR) 或腹会阴联合切除 (APR) 可以提供姑息治疗的可能性，为术后放疗与化疗提供条件。Longo等报告103例直肠癌患者，其中30例患者有肿瘤局部侵犯，18例区域淋巴结转移和55例远处转移者。这些患者分成两组，一组行姑息性切除而另一组作粪便转流性结肠造口或其他治疗而不包括肿瘤切除。切除组行姑息性切除，低位前切除一期吻合术或低位前切除末段结肠造口术，或行腹会阴联合切除术的患者，1年、2年的存活率为65% 和 20%；相对应的未行切除术组的1年、2年生存率为20% 和0。后者未行切除进而产生一系列的盆腔并发症如盆腔脓毒症，较姑息性切除组需要更多的麻醉药物以缓解盆腔疼痛。姑息性切除术的手术死亡率是4.3%。同时作者也注意到未行切除组在发现时已有50% 存在远处转移或盆腔内播散。这些患者病期更晚，也是这两组生存率差异的原因之一。Moran等报告了125例局部晚期的直肠癌，其中95例行姑息性切除、低位前切除或腹会阴联合切除术。外科切除的患者较单纯转流性结肠造口术的患者的中位生存期显著延长，分别是 14.8 月和 6.4 月。手术切除者术后五年生存率为 11%。

浙江省肿瘤医院结直肠癌科自1990年1月至2000年12月对收治的217例直肠癌根治术后复发患者不同治疗方法的疗效进行回顾性分析，其中单纯手术切除 (Ⅰ组) 72 例，手术切除加放疗 (Ⅱ组) 48 例，单纯放疗 (Ⅲ组) 58 例，未治疗 (对照组) 39 例。Ⅰ、Ⅱ、Ⅲ组和未治疗组的中位存活期为25、27、14和4个月。

Ⅰ、Ⅱ组的1、3年存活率显著优于Ⅲ组($P < 0.01$)。

主张对已有转移的直肠癌进行积极的手术切除或综合治疗，其理由归纳为：

- 局部晚期的直肠癌会使患者日渐衰弱，并降低其生活质量；
- 手术切除原发病灶之后患者死亡的原因主要是远处转移引起(肝功能衰竭或肺转移导致的肺炎)而不是盆腔的疾病；
- 行低位前切除术后吻合口复发的机会不大；
- 保留肛门括约肌功能的手术改善了患者的生活质量；
- 与肿瘤切除手术有关的死亡率较低；
- 行切除手术的患者较那些非手术切除患者有更好的生存率优势。

二、盆腔脏器清除术或腹骶切除术

腹骶切除术(abdominosacral resection)被归类于盆腔脏器清除术之一，是Brunschwig于1948年首先报告的。盆腔脏器清除术包括远端结直肠、膀胱、下段输尿管、内生殖器官、区域淋巴结、会阴部、盆腔腹膜的整块切除和骶骨的去除。运用盆腔脏器清除术或腹骶切除术作为局部晚期直肠癌患者的扩大切除可以获得22.9%的五年存活率，相比之下，同样的手术作为姑息治疗的目的其五年存活率为0。作为根治性手术，盆腔脏器清除术的主要适应证为直肠癌累及盆腔邻近结构、出血、结肠-膀胱瘘或结(直)肠-阴道瘘，肿瘤继发感染或剧烈的疼痛。Law等介绍了24例T_4患者行盆腔脏器清除术的治疗经验，其中15例在初诊时就表现为局部晚期，9例行低位前切除，2例行腹会阴联合切除术，4例行Hartmann's术。五年存活率为64%。第一次行盆腔脏器清除术是1940年，在The Ellis Fischel State Cancer Center进行的，他们的最初目标只是作为局部晚期患者的姑息性切除。他们回顾分析报告该手术的死亡率为9%，与其他组包括骶骨、部分骨盆切除报告的结果类似。作为根治性手术，其高手术死亡率仍然是争议的焦点。而且，手术后约45%的患者长期处于病态并影响其生活质量，大多数患者需要住院治疗、再手术治疗或经历伤口感染或慢性疼痛。在决定行盆腔脏器清除术或腹骶切除这样的术式作为根治性手术之前，必须综合考虑患者病情、医生的经验和专业技能。

三、转流性结肠造口术

直肠癌晚期局部不能切除或已有转移的患者，治疗上很让医生为难。当患者因为恶性肿瘤引起肠梗阻时，在紧急的情况下有必要行转流性结肠造口术，为稍后行原发灶的根治性切除或姑息性切除创造条件。许多外科医生认为，对晚期直肠癌的姑息性手术限于做结肠造口术。该手术的适应证通常是剖腹探查明确为晚期的患者，进行肿瘤组织整块切除困难，或在紧急情况下，尤其是较预期生存期短的患者。对于局部晚期的患者，APR甚至盆腔脏器清除术作为姑息性切除与行转流性结肠造口术相比，前者可延长生存期。值得注意的是如果患者存在肝转移，行转流性结肠造口术或APR或盆腔脏器清除术，其总的生存率没有差异。结肠造口术可以缓解患者的梗阻症状，但因为肿瘤侵犯到骶骨，患者仍持续或很快发生疼痛，粪便的转流常不能防止肠内粘液的继续排泄。Bordos等对姑息性APR的患者、以根治为目的的APR患者和仅行结肠造口治疗的患者进行比较，行姑息性APR的患者由于疼痛、里急后重、出血等症状的缓解，与单纯行转流手术的患者比较显著改善了生活质量。姑息性切除比之单纯的结肠造口术更有利于控制盆腔疾病，包括疼痛、脓毒症和脓肿。这已经得到多数外科医生的认可。目前还没有可用于客观地评价晚期直肠癌患者的生活质量的研究，但是，作为期望生存时间少于1年的Ⅳ期患者，大多数或许更希望避免结肠造口。在行紧急转流手术后，每个患者必将分别开始考虑根治或姑息性手术。转流术可能是缓解症状最简单的方法，尤其在患者全身情况差、癌性疾病、广泛肝转移的情况下。

四、腹腔镜手术

多个研究报告表明：可切除的结直肠癌患者运用腹腔镜治疗仍存在争论。但在Ⅳ期直肠癌患者腹腔镜手术的作用却很少有争议，因为其主要的目的是姑息而非根治。这些患者采用腹腔镜手术的适应证包括结肠造口的形成、分期和切除。Milsom等报告30例Ⅳ期结直肠癌患者，其中16例行腹腔镜下切除，11例转流性造口术，3例中转开腹，未有手术并发症，也无生存期的差异。尽管大多数的腹腔镜切除手术与剖腹探查切除手术的研究都是以根治为目的，腹腔镜手术的优点已经很明显，包括疼痛轻、较快恢复进食、住院时间短、提高生活质量。因此患者可以尽快回到工作岗位开始每天的活动。行腹腔镜手术的患者还能较早开始放疗或化疗。腹腔镜手术的相对禁忌证包括曾经多次手术史、肿瘤巨大且固定者。

五、内镜下激光治疗

文献报道内镜采用 ND：YAG (neodymium yttrium aluminum garnet) 激光切除术是治疗食管、胃、结肠和直肠良恶性肿瘤的有效方法。尤其适用于需要姑息治疗的直肠癌患者，如晚期梗阻性病灶特别是转移性直肠癌，因为严重伴发病 (如高危心脏疾病)，外科切除手术不是理想的选择。ND：YAG激光可以通过纤维内镜用于局部晚期病灶的止血和缓解梗阻。术前24小时肠道准备并口服抗生素，术时静脉应用抗生素。Eckhauser 等报告 24 例Ⅳ期结直肠癌患者，其中 17 例呈梗阻性病变，7 例表现持续出血并需要多次输血治疗。患者经过数周 (平均 3 个周期) 的激光治疗即可使出血停止，肠腔再通，症状改善，提高了生活质量，其中位生存期为15个月。该报告无并发症发生。但另有文献关于直肠阴道瘘和激光引起的穿孔需要作次全结肠切除的报告。这一治疗因为不作切除手术，不需造瘘，对患者生活质量影响小，死亡率低。内镜下激光治疗对于局部肿瘤浸润引起的疼痛没有缓解作用，也未能延长生存期。然而，该方法便于门诊治疗，不需要全身麻醉，大多只需静脉镇静下进行。也可应用CO_2激光，但仅限于中下段直肠肿瘤。

六、金属支架

1991年首次报道结肠腔内支架用于治疗梗阻性结直肠癌。在此之前，腔内支架已经用于食管恶性肿瘤所致吞咽困难的治疗、胆道系统的支撑和在血管外科中用于治疗动脉阻塞性疾病。腔内支架可作为结直肠减压的手段应用于Ⅳ期有肠梗阻症状的患者，那些被认为无法切除的患者，合并严重的伴发疾病可能无法耐受手术治疗的患者。放置支架还可以把急诊手术转变为择期手术。几乎所有结直肠的病变部位都能放置支架，但更多的经验报告是在乙状结肠或直、乙状结肠，因为这些部位的肿瘤最易引起肠梗阻。低位直肠的病变就不大适宜放置支架，因为支架的两端至少需要 1.5cm 范围的重叠。支架可以通过内窥镜或荧光镜透视下放置。内窥镜用于直肠以上的部位，该部位应用牵开器无法达到，因具有提供支撑组织的优点便于放置支架。有报道在放置支架前经内窥镜用ND：YAG激光挖通梗阻病变部位。荧光镜透视检查大多用于直肠病灶。可弯曲的引导钢丝插入并通过病灶，支架通过一个特殊的装置放置。为了疏通肠管，必要时可以使用多个支架。目前使用可扩张或自行扩张的支架，也可用气囊扩张支架，尽管扩张会增加穿孔的危险。支架的位置可以在内窥镜直视下、荧光镜透视检查下放置，这些检查也可用于排除穿孔。一项71例患者应用腔内支架治疗结直肠癌性梗阻的研究，报告缓解梗阻、改善症状的成功率为 90%。应用支架较其他技术如 ND：YAG 激光或气囊扩张，作为这些患者的初次治疗具有明显的优点，即随着肿瘤的生长，患者再出现梗阻时，通过这些支架很容易给予进一步支架治疗或激光切除术。有报道轻微的并发症如少量直肠出血、疼痛和粪便嵌塞，通常经支持治疗得到缓解。较严重的并发症如支架移行，可能重做也可能导致失败。所幸的是穿孔的危险已经很低了。大多数患者在放置支架后的24小时内体征改善，此后恢复进食。文献中对大多数放置支架的患者的随访是短期的 (＜ 1 年)，因此很难确定这些支架长期开放的情况，但是这些患者常规每三个月复查一次。

七、术中放疗

术中放疗是在手术中直视下进行放射治疗，其最大的优点是提高肿瘤组织的照射剂量，对癌灶具有有效的杀伤作用，同时可将正常组织推移到治疗靶区以外，减少了正常组织的不必要照射。术中放疗与常规放疗及外科相结合，可以提高直肠癌的局部控制率，改善患者的生活质量。术中放疗可作为局部晚期的原发癌和复发结直肠癌综合治疗方案的一个组成部分。Gunderson等报告在术中放疗的照射野内，44例中有1例局部复发 (2%)，与之相对的照射野外有 8 例复发 (18%)。Hashiguchi 等报导对无远处转移的局部复发直肠癌术中放疗可提高生存率，缓解疼痛。

术中放疗的主要适应证：①手术未能切除的肿瘤；②手术后有残留病灶；③高危复发区域 (切缘阳性或附近有微小转移灶、癌性粘连较重者)。

研究显示手术完全切除者加做术中放疗无实际意义，对生存率无益处。术中放疗通常作为外照射的一种针对癌灶的加强剂量，常与术前或术后常规外照射相配合。如 Schild 报告局部晚期结直肠癌有肿瘤残留者，实施或没有做术中放疗的患者，其5年生存率分别为76%和26%。该组患者术中放疗剂量15Gy，术后外照射45～50Gy。术中放疗最常见的并发症包括外周神经病变和输尿管狭窄。外周神经病变包括盆腔疼痛、麻木或虚弱感，多见于盆腔侧壁病灶者。输尿管旁残留肿瘤进行术中放疗的患者中约63%发生输尿管狭窄。手术切除联合术中放疗对于Ⅳ期患者是有益的，它需要包括放射肿瘤学专家、肿瘤学家和外科医生组成的多学科专业队伍，共同制定综合治疗方案以确保这些患者治疗的安全性。

八、术前放化疗配合肿瘤切除术

在美国临床肿瘤学会(ASCO)第40届年会上，Besancon大学医院的Bosset医生报道了欧洲癌症研究与治疗机构(EORTC)的一项随机试验的初步结果。比较术前放疗(45Gy，5周)和化放疗(放疗的同时给予5-Fu350mg/m^2/d，第1～5天，第1、5周)加或不加术后化疗对T_3、T_4期直肠癌患者($n = 1011$)的疗效。化放疗组较单纯放疗组的病理完全反应率显著升高(14% vs 5.3%；$p < 0.0001$)。与此类似，法国消化道癌症基金会的一项研究也提示术前化放疗组pCR率显著高于放疗组(10% vs 3%)。按照最新研究结果，在新辅助治疗中获得完全缓解预示着较好的临床结果。这些研究强烈提示，T_3、T_4期直肠癌患者术前应用新辅助放化疗可降低分期，有利预后。对于局部晚期或无法切除的直肠癌，只要还未发现肝、肺等远处转移，宜行术前放化疗，可提高切除率，减少局部复发率，可以使一部分原来只能作姑息性切除的患者获得根治的机会。浙江省肿瘤医院对35例低位局部进展期直肠癌(T_3、T_4者)采用新辅助治疗，其方案为：采用常规分割治疗，放疗总剂量46GY，每次2GY，每周5次。全身化疗两个疗程，每次予以奥沙利铂130mg/m^2，第一天静脉点滴；CF 200mg/m^2，第1到第3天静脉点滴；5-Fu 500mg/m^2，第1到第3天静脉点滴。新辅助治疗结束后4～6周进行手术。经新辅助治疗后，原本难以切除的直肠癌均予以手术切除，肿瘤平均缩小34.4%，65.7%的病例T分期下降，淋巴结阴转率为55.6%，病理完全缓解为7例。根治切除34例，其中腹会阴联合切除18例，保肛手术16例，保肛率为45.7%。姑息性Hartmann术1例。随访至今，肝转移2例，根治切除术后无1例局部复发。保肛患者肛门功能良好。但对于已有远处转移的晚期直肠癌患者不一定能从这种治疗中获益。

九、射频消融术

射频消融(radio-frequency ablation, RFA)是一种安全有效的高温物理方法，已有报道应用CT引导下经皮射频治疗肝脏和前列腺原发或转移肿瘤。对复发的局部晚期无法切除的结直肠癌，在CT引导下采用单极探针经皮穿刺将探针定位于肿瘤组织，利用射频热效应造成肿瘤组织凝固性坏死、液化而达到治疗目的。Ohhigashi等报告对于肿瘤肿瘤直径小于4cm的不能切除的肿瘤RFA可缓解症状，而肿瘤直径大于4cm者则不能获得同样的结果。肝脏的射频治疗的经验告诉我们，必须使用适当的牵开器械，仔细避免周围脏器的热损伤，如膀胱、输尿管、血管和腰骶神经丛。尽管该技术治疗直肠癌报告较少，但由于它在恶性肿瘤累及骨骼的治疗中已显有效，故可作为局部晚期直肠癌浸润骶骨患者的姑息治疗。

十、疼痛的处理

在Ⅳ期的结直肠癌患者，疼痛的处理常常成为一个主要的问题。按照WHO癌痛的“三阶梯治疗”原则，尽可能让晚期癌症患者避免疼痛的折磨，是我们医务人员的职责。我们常用阿片类镇痛药加上非甾体类镇痛药给这些患者治疗。当局部晚期的病灶侵犯骶骨和骶丛时，如阿米替林等药已经成功地应用于治疗神经病理性疼痛。麻醉师也可以通过硬膜外途径将麻醉药直接注射到中枢神经系统。对于疼痛非常剧烈的患者，可以采用神经切除的方法，如已有应用脊髓前侧柱切除术。该手术要求全身麻醉下，患者俯卧位，行椎板切除，切开硬脑膜，分离脊髓索的前外侧1/4，其中包含脊丘脑束，导致脊髓前侧柱切除以下数个平面对侧部位疼痛和温度感觉的丧失。现在此手术能经皮进行，创伤少而且不需全身麻醉。在那些应用药物治疗或其他技术如硬膜外或鞘内止痛法未能控制疼痛的患者可考虑这些手术。埋植式止痛泵可以皮下传送止痛药物已经越来越多地用于治疗癌症相关的慢性疼痛。埋植式鞘内药物传送系统已经用于治疗顽固性疼痛并成功地控制疼痛，尤其在曾经进行了综合的药物止痛治疗的顽固癌痛患者，该方法仍能显著减轻疼痛并改善生存。

第三节 姑息性手术的选择

直肠癌需要选择姑息性手术主要有以下几种情况：

一、患者术前或术中发现有肝转移

结直肠癌肝转移的发生率很高，据文献报道结直肠癌首诊时肝转移率为 15% ~ 25%，结直肠癌原发灶根治术后肝脏转移率为 20% ~ 40%。当临床上发现结直肠癌时，已有 20% ~ 40% 的病例发生同时性肝转移，其中5% ~ 10%的病例可得到根治性切除的机会，而切除后 5 年生存率可达到 20% ~ 40%。因此如果条件允许，首选直肠癌与肝转移灶的同时或分期切除手术，切除的范围应以根治为原则，即切除原发灶和所有的转移灶。对于肝脏多发转移无法切除者，原发直肠癌如能切除则争取较彻底的切除，术中术后针对肝转移行介入化疗和局部治疗，还可采用射频等热治疗、冷冻治疗、无水酒精瘤内注射等局部治疗，它可以使肿瘤细胞变性，蛋白凝固，并阻断瘤体周边血供，同时还可辅助全身化疗和生物治疗等。对于肝转移灶无法切除，同时原发灶难以切除或无法彻底切除者，手术则以安全、微创、减症和改善生活质量为目的。

二、直肠癌伴急性肠梗阻、肠穿孔急诊手术

这些患者大部分仍可获得根治的机会，只是在急诊时不适合做根治术，只能进行探查、肠减压、腹腔冲洗、引流和肠造口术，以挽救生命、缓解症状、改善全身情况为目的。也可采用内镜下激光切除直肠内部分肿瘤，或放置支架，暂时解除梗阻，为进一步的治疗作准备。

三、局部晚期的直肠癌患者

这些患者在临床上尚未发现远处转移，主要表现为局部晚期，临床上估计无法切除或切除不彻底而难以达到根治。这些患者首先考虑新辅助治疗即术前放化疗，以期达到缩小肿瘤、降期、提高切除率、减少局部复发或延迟复发的目的。对于手术无法切除或有明显的残留者，有条件的配合术中放疗可能取得控制疾病、减轻症状的姑息效果。

四、直肠癌伴发严重合并症的患者

如患严重的心脏疾病、糖尿病、高血压或重要脏器功能失代偿，无法耐受根治性手术，可以考虑经肛门局部切除、内镜下激光切除、放置金属支架等，局部切除与放疗（体外照射和 / 或腔内照射）相结合也可能获得较好的局控率。

大多数Ⅳ期的结直肠癌患者预后不佳，但是目前仍有众多的姑息治疗方法可供选择。当治愈不再可能时，就直接针对缓解症状进行治疗。现有的资料已经表明：毫无疑问手术切除可能有较好的姑息作用。尽管姑息治疗主要依靠手术切除，然而个体化、多学科的治疗策略，包括外科的和非外科的综合治疗形式，可能是当前最佳的选择。

（浙江省肿瘤医院 李德川）

第二十二章　直肠癌复发再次手术

直肠癌术后复发直接影响直肠癌的治愈率，复发后能否再次手术是患者获得较好预后的关键。局部复发直肠癌 (local recurrent rectal cancer, LRRC) 易侵犯盆腔内脏器和结构，许多患者就诊时癌体较大，但往往不发生肝肺转移，所以对局部复发直肠癌，应积极行根治性手术切除。

一、复发率及复发时间

局部复发是指根治性手术治疗后，在原发肿瘤所在部位手术术野内肿瘤再次生长。姑息性手术后残留癌灶继续生长和异时性原发癌不属于复发范围。

直肠癌根治性切除术后的局部复发率平均高达20%，个别报告复发率高达 40% ~ 50%。国内莫善兢、郁宝铭等报告的直肠癌根治术后局部复发率分别为19.2%、14.02%，高桥等报告局部复发率为8.4%。Acordino 等报告的直肠癌前切除术后局部复发率为15.8%。Heald等报告直肠癌前切除术后的局部复发率为 4%。我院报告直肠癌根治术后局部复发率为11.7%。

多数报告术后 1 年内复发为 40% ~ 50%，2 年内复发为 50% ~ 80%，我院报告 180 例术后复发均在 2 年内，可见直肠癌术后最初 2 年为直肠癌术后复发的高危险期。

二、复发因素[342~350]

LRRC受肿瘤自身的生物学特性及治疗手段等两大因素的影响。肿瘤的生物学特性决定了术后复发转移的趋势，手术等治疗手段可直接影响术后局部复发。

(一) 肿瘤的生物学特性

1. 肿瘤组织分化程度

多数报告分化差的癌肿如低分化癌、未分化癌、粘液腺癌、印戒细胞癌局部复发率明显高于分化好的癌，如高、中分化管状腺癌、乳头状腺癌。可能分化差的癌细胞增殖分裂迅速、多呈浸润性生长、细胞易脱落种植，分化差的癌局部复发往往发生较早。

2. Dukes 分期

肿瘤的分期与局部复发关系密切，一般情况下局部复发率随肿瘤分期的升级而增高，B、C期患者的局部复发率明显高于 A 期患者，C 期患者的直肠癌根治切除术后局部复发率远远高于A期和B期患者。Wilson 报告 900 余例直肠癌患者 Dukes 分期 A 期的局部复发率为 8% ~ 11.4%，B 期为 13% ~ 21%，C 期为 41% ~ 63%。Adrian L 等人对 10 余年间连续观察的 157 例直肠癌根治性切除患者的统计分析显示，五年的局部复发率 I 期为 0%，Ⅱ期为 5.9%，Ⅲ期为 8.9%，同样说明了存在淋巴转移确实增加直肠癌根治手术后局部复发的危险。

3. 肿瘤大体类型、大小及浸润深度

总体来说，肿瘤大体类型Borrmann Ⅰ、Ⅱ型局部复发低于Ⅲ、Ⅳ型。部分学者认为肿瘤的大小与局部复发关系不大。国内学者对 138 例直肠癌根治术标本进行了病理分析，其结果显示：肿瘤小于3.0cm、侵犯肠周不超过1/4者与淋巴结转移、局部复发关系不大；而肿瘤大小超过4.0cm、侵犯肠周管径大于1/2者，淋巴结转移、局部复发逐渐增多；提示肿瘤大小、侵占肠壁周径与局部复发有一定关系。文献报告，腹膜返折以下的直肠癌，约50%的病例发生直肠外、周围结缔组织镜下浸润，55.6%的癌周静脉受累；而伴有肠壁外软组织浸润者为50%左右，术后易早期发生局部复发；当癌周静脉受侵时，至少有近1/3的病例手术后2年内出现肝转移。由此可见，肿瘤肠壁外软组织浸润及癌周脉管侵犯与复发转移有直接关系。

4. 部位

肿瘤部位越低发生局部复发的可能性就越大，Morson 调查 1596 例根治性直肠癌患者局部复发率低位为14.5%、中位为8.3%、而高位直肠癌仅为5.2%。局部复发率较高，其原因可能是狭窄的盆腔限制了低位直肠癌的切除范围及操作，或瘤体在手术中受到反复挤压，及低位直肠缺乏浆膜这一阻挡肿瘤细胞的天然屏障有关。

(二) 手术操作因素

手术切除范围是否充分、淋巴结清扫是否彻底、无瘤操作技术是否到位直接关系着术后局部复发及预后。

1. 远端肠管切除长度

保肛切除术后吻合口复发十分常见，其主要原因在于远端肠壁切除不够，William等大量研究表明95%以上的直肠癌向远端肠壁扩散的距离不超过2cm，超过2cm多属Dukes C期或分化不良的病例。如果为了单纯追求保肛而对病例选择不当，使远端肠管切除长度不足2cm，或Dukes C期或肿瘤分化程度较低，切除范围即使超过2cm，其切除范围也相对不足，局部复发的机会将会增加。我院直肠癌壁内逆向浸润距离平均2.4cm，最远为5cm，所以远端肠管切除3cm为宜，对于低分化腺癌、粘液腺癌远端切除＞5cm为宜。

2. 直肠癌系膜切除不够

Heald等1982年提出直肠全系膜的概念，提倡直肠系膜全切除，并报道此术后的局部复发率降至4%。郁宝铭报道按TME原则行LAR的局部复发率为6.71%，而未按TME原则行LAR的局部复发率为12.33%。直肠癌约有30%以上病例直肠系膜中存在脱落癌细胞的沉着，而且还有20%的直肠系膜存在癌细胞播散，当游离直肠系膜时按照传统的操作方法进行钝性分离，实际上不但系膜切除不全，更重要的是癌细胞可能被残留、播散和种植，成为复发的祸根。况且实际工作中，很难说每一位医生均能做到TME原则。

3. 肿瘤外周切除范围不够

外周切除范围不足是造成残留癌的另一因素。Quirke等报告肿瘤外周切除残留癌与切缘阴性的局部复发率分别为62%～94%与4%～6%，手术切缘与肿瘤浸润边缘之间的距离与复发率有极为密切的关系，当此距离＜1mm时局部复发率可高达80%；1mm～3mm时复发率为33.3%～43%，而距离＞4mm时复发率明显降低＜13%。加藤的报告显示了同样的结果，其距离＜2mm时局部复发率55.6%，而4～6mm复发率仅为9.1%。因此对于肿瘤侵及浆膜或肠壁全层受累的肿瘤其外周切除距离应该＞1cm，侵及邻近脏器时若仅为肿瘤剥离后切除，则难以避免局部复发。临床上很多医生担心损伤输尿管下段，所以直肠癌侧盆壁清除不够，从而导致复发。

4. 侧方淋巴结清除

下段直肠癌侧方淋巴结转移发生率约为10%～20%，传统手术未予清扫也是局部复发率高的另一重要原因。我院资料显示腹膜返折以下直肠癌侧方淋巴结转移率13.9%。文献报告清除侧方淋巴结后局部复发率下降17.5%，5年生存率提高7%～24.3%，尽管在5年生存率方面侧方淋巴结清扫的作用尚有争议，但确实是降低局部复发率的一个有效手段。

5. 其他

术中无瘤术观念不强，无瘤操作不细致和术中挤压揉搓都可能导致肿瘤细胞在肠腔内脱落种植或从浆膜外脱落引起腹腔、盆腔内种植或经静脉引流导致血行转移，术中若不注意加以防范则均将促使术后复发。尽管有人认为，无瘤操作技术对生存率无影响，但作者认为其仍是降低局部复发不可忽视的技术。近年来，为了满足患者的要求，保肛手术的适应证普遍放宽，也是一种潜在的危险因素。

三、复发类型

局部复发可表现为肠管本身、肠旁组织、临近器官浸润及淋巴结转移、腹膜种植等，大致可分为肠腔内复发和肠腔外复发。

最常见为肠腔外复发，包括：①肿瘤切除区域、引流部位及其淋巴结复发；②盆腔内复发；③会阴部复发；④阴道壁复发；⑤膀胱、前列腺、精囊复发；⑥腹壁切口及引流口种植复发。

其次是肠腔内复发，包括：①吻合口粘膜内复发及肠管壁内复发；②吻合口周围的肠道内复发。另外可见Hartmann术后直肠残端复发。上述复发类型可合并存在形成腹腔内广泛区域性复发。

四、复发的临床表现

50%～80%的病例于首次术后2年内复发，复发高峰时间在术后6～12个月内，其临床症状缺乏特异性，早期多无明显症状。大多数局部复发的患者初期症状为会阴部不适，如坐立时会阴部压迫不适。随着病灶的发展，早期不适的症状转为疼痛，可为持续或有明显的时间性，局部疼痛也可向腿部放射，部分患者肿瘤侵犯骶神经根、坐骨神经可发生神经性腿痛。侵及膀胱时可出现血尿，侵及阴道时可出现阴道不规则流血。LAR术后复发可出现与原发癌相似的症状，如便血、便频、大便困难、腹痛、腹胀等。

由于直肠癌术后复发，早期症状不明显，因而若要早期发现复发病灶，术后严密的随访至关重要。一般而言，术后2年内每2～3个月复查一次；术后3年每半年复查一次。复查以体格检查及监测肿瘤标记物如CEA、CA19-9、CA-50，物理检查如胸片、超声为主，若有异常则需进一步做纤维结肠镜、CT、PET-CT、MR以及穿刺活检等检查。

(一) 自我检查

随访过程当中的自我检查能够发挥其独特的优势，帮助医生早期发现复发肿瘤。患者自身的腹部和腹股沟区触摸，发现包块或肿物有相当重要的意义。特别是进行Miles术后的患者会阴部及造瘘口周围的肿物对于发现复发很有帮助。

(二) 临床体检

根据随访时间患者可定期到门诊进行系统而有针对性的体格检查。体格检查简单方便又能节约医疗成本，是随诊的首要检查项目。临床医生可根据术式、病理情况等进行针对性的检查，如Dixon术后的肛诊，Miles术后的会阴部及造瘘口旁，女性的妇科系统检查等。如直肠吻合口处可触及硬结、隆起或吻合口区增厚变硬；会阴切口瘢痕处有硬结；阴道触及明显的肿块或硬结，均应考虑为局部复发，并进行相应的进一步检查。

(三) 物理检查

1. 钡剂灌肠

传统的X线钡剂灌肠检查，对较小的病变，尤其是小于2cm的吻合口复发或异时性多原发肿瘤的显示较困难。而气钡双重造影技术已大大提高了早期结直肠癌和小腺瘤的发现率，可清晰显示结直肠结构和病理改变。对于大于1cm的肿瘤发现率可达95%；但对于小于0.8cm的扁平腺瘤和早期复发癌，双重对比造影检查仍难以发现。该项检查患者痛苦小，所以容易被患者接受。术后定期检查可以发现一些较早期复发病例，同时还能够发现异时性原发癌灶。

2. 纤维结肠镜

对于怀疑吻合口复发者或异时性原发结直肠癌，通过纤维结肠镜检查有助于明确诊断。但大多数吻合口复发是在粘膜以下或肠壁外，纤维结肠镜观察粘膜多无发现，钳取活检常难以达到肿瘤组织，结果多为阴性，但即使如此也不应轻易排除复发的可能，而应进一步检查。

3. 超声检查

一般认为腹部超声检查作为术前、术后辅助检查是有意义的。其对肝转移灶的发现，可获得与CT相似的效果。但超声检查对小于1cm病变，尤其对腹膜后即盆腔局部复发的较小病灶往往不如CT准确。对于保留直肠或阴道的患者可采用腔内超声，了解肿瘤本身、周围组织及周围淋巴结的情况。炎性及瘢痕表现为高回声，复发常表现为低回声，对于局部复发，超声的灵敏度为75%～90%，腔内超声为80%～85%，而特异度为70%～90%，尤其是在了解病变肠壁侵犯深度方面优于CT。

4. CT、MR

CT、MR可以直接显示复发肿瘤的大小、部位、范围，但MR可以进行矢状面成像，当怀疑局部复发时行盆腔矢状面成像，以进一步明确肿物与周围组织尤其是与膀胱、前列腺、骶骨的关系。CT可发现＞1cm的局部复发灶，准确率达69%～88%。MR对于软组织的分辨要比CT更为优越，并且能清晰的显示盆腔侧壁情况及局部淋巴结增大，nMR准确度为75%～90%，灵敏度一般认为是90%。一般情况下肿瘤在T1及T2加权像呈现较低的信号，而良性病变特别是囊性病变T2加权信号较强，但并非都如此，由于MR同样是依照组织的密度差而进行成像，故在区分粘连是癌性还是炎性、纤维增生或放疗后反应时MR并未比CT表现得更为优越。近来磁增强造影剂如Gd-DTPA的应用能使MR对恶性肿瘤的分辨有所增强，应用造影剂后恶性肿瘤常表现为强化不均(良性病变为均匀增强或存在界限清晰的边缘)，在一定时间内信号强度迅速增高，现这种方法已经在临床上应用并取得良好的效果，在鉴别术后软组织阴影的性质上，是一种很有价值的检查手段。

5. PET-CT

正电子扫描计算机成像的原理与传统的根据机体的组织密度差异成像的原理不同，是利用癌细胞中^{18}F-FDG运转和磷酰化为^{18}F-FDG-6-磷酸盐的发生率比正常细胞高的特点进行扫描而成像。PET-CT在局部原发肿瘤检查和定位，良恶性组织的区分，评价肿瘤的分期和复发，区分肿瘤手术后的改变和复发以及评价治疗反应上有良好的应用前景[351]。

6. 穿刺活检

对于指诊发现的可疑肿块，可在指诊引导下经肛门或阴道或会阴皮肤行肿物穿刺活检，常用穿刺针为直径1.0～1.2mm的Trocar（穿刺器），必要时在局麻或腰麻下进行。该针对穿刺深度超过粘膜下的病灶可获得足够的组织行组织学诊断。如有可能，在超声或CT引导下行经皮穿刺，明确肿物性质。

7. 其他检查

当怀疑泌尿系统受侵时，可行X线静脉肾盂造影检查。有血尿者应行膀胱镜检查。术前应常规行胸片排除肺转移；出现骨痛等相应症状的患者需要行全身骨扫描。

（四）肿瘤标记物

1. CEA

CEA是Gold和Freedman发现的从结肠癌组织中提取的一种糖蛋白。CEA是存在于原始胚胎组织中的糖蛋白，在正常成人肠粘膜中不存在，得名癌胚抗原。Thomson等报道的CEA免疫分析在结直肠癌患者阳性率为97%，但另一些文献报道这样高的阳性率是由于多数被调查患者已有广泛的转移灶造成的。这些患者中，CEA不仅经常能检测到而且血中浓度很高，尤其是存在肝转移时。但癌灶仅限于粘膜和粘膜下层而未侵及浆肌层时，其阳性率仅为30%～40%。CEA在发现早期肿瘤方面的作用也是有限的。CEA在乳腺、肺、胃和其他实质性脏器肿瘤中发现率约为50%。大量吸烟、肝硬化、胰腺炎、尿毒症、消化道溃疡等疾病中CEA均高于正常。

CEA水平的检测有助于判断结直肠癌的预后。如果肿瘤已被完全切除，术前升高的CEA在几天之内降至正常水平。CEA回落到中等水平却仍高于正常，提示肿瘤切除不完全。正常后又升高提示肿瘤的复发。很多文献报道，术前和术后血清CEA水平对判断肿瘤是否已被完全切除和发现术后复发是很有意义的。术前CEA检测亦可预示着高表达的患者比低表达的患者有较高的复发率，因此我们可以对术前CEA高表达的患者，术后尽早系统复查。

2. CA19-9

CA19-9是抗人类结直肠癌细胞系Sw1116产生的单克隆抗体。然而该抗体不是特异性的，可在一些正常组织中存在，最明显的是胰腺、胆囊和胃肠道粘膜。CA19-9在结直肠癌的阳性率仅为30%～50%，且多存在于晚期患者。目前尚没有证据显示在提示肿瘤复发方面CA19-9优于CEA。

3. CA-50

CA-50是一种糖蛋白抗原，由Holmgren等借助单克隆抗体发现的一种肿瘤标记物。其结构与CA19-9非常相似，以神经节苷脂和糖蛋白的形式存在。在没有其他一些相关疾病，如肝硬变、胆汁淤积和急性胰腺炎等时，其特异性达100%，敏感性与CEA相似。在临床上两者相结合有望提高诊断准确性。

五、手术治疗

及时、合理的外科手术治疗局部复发，是进一步提高患者生存率的主要途径，应首先考虑。应通过对局部复发的类型、复发肿瘤的生物学特性和肿瘤浸润范围等因素进行综合分析，确定有无治愈性切除的机会；根据肿瘤复发的部位，确定能否施行广泛的整块切除以保证肿瘤的安全切缘。但如果出现以下情况：①全身状态差，不能耐受手术打击；②局部复发伴远处多发转移、腹水者；③局部复发侵犯双侧骨盆者，不能手术治疗，除此之外均应积极手术治疗。手术切除的患者，其远期效果仍明显优于非手术者。据文献报道，局部复发病灶的切除率在60%～70%之间。经手术切除的局部复发患者，5年生存率可达14.8%～51.2%，而未行手术切除治疗的患者，5年生存率为0～4%[352~358]。

术式的选择应在术前全面检查和术中探查的基础上综合分析而决定。

（一）局部切除

局部切除适用于会阴浅表部位孤立较小的局部复发病灶或盆腔内孤立的复发肿物。外周切除范围不应小于2cm。会阴部复发肿瘤需根据肿瘤位置、大小与周边固定情况决定是否开腹做引导行局部切除术，从而避免引起小肠、输尿管的副损伤。若女性患者，经阴道可探查肿瘤边界，可不开腹而经阴道引导行局部切除术。盆腔复发肿物切除应注意输尿管和血管及闭孔神经的损伤。

（二）Hartmann术后直肠残端复发切除术

由于患者当时伴梗阻或全身情况不适合行Miles术，因此行Hartmann术。术后直肠残端复发再手术操作基本同Miles术，手术操作要点是首先找到直肠残端的上方，并充分游离。由于位置往往较低，所以尤其要注意膀胱及双侧输尿管下端的走行，避免损伤。

(三) LAR 术后改行 APR

如果早期发现LAR术后复发，肿瘤局部不固定、范围局限、未侵出肠壁者一般可考虑行ARP术，甚至个别吻合口位置高、病期较早者仍可行保肛手术。APR切除范围包括部分乙状结肠、直肠及全系膜、以会阴中心腱中点尾骨尖双侧坐骨结节为界的会阴切除、复发的癌灶及外周 2cm 范围。由于是二次手术，原手术创面多数形成疤痕或纤维性粘连，使手术分离有一定困难，应十分小心，游离双侧输尿管并保护之，游离骶前腔隙避免骶前大出血。LRRC 患者往往是最后一次手术治疗机会，应注意肿瘤外周切除范围，力争根治。

(四) 盆腔脏器联合切除术

直肠癌根治性切除者由于行 TME 或 Miles 手术时在骶前及骨盆侧方进行了广泛剥离，如果术后盆腔局部复发，肿瘤常与骶骨及盆侧壁粘连，甚至广泛侵及这些结构，将肿瘤从骶骨表面剥离后切除极可能是经瘤切除。为保证切缘无癌组织残留，对于已侵及周围结构与脏器的局部复发直肠癌，可选择盆腔脏器联合切除术。女性患者因有子宫作为屏障，膀胱受累机会较少，常行后盆腔脏器切除 (PPE)。男性患者前列腺、膀胱、输尿管被浸润，需行全盆脏器切除 (TPE)。肿物侵及骶尾骨且其高度不超过 S_2 时，可合并切除骶尾骨。对于肿瘤侵及一侧输尿管下段的，可行患侧输尿管下段切除，并将其吻合于对侧输尿管，从而可以避免输尿管造口带来的痛苦。TPE 术中为了保证侧方切缘的安全，必须清扫侧方淋巴结，并整块切除受累脏器，距瘤体的外周切距为 2cm。

1. **后盆腔脏器切除术** (posterior pelvic exenteration, PPE)

当肿瘤侵犯阴道后壁、子宫颈、子宫下段或者宫体的肌层时，为了根治需行 PPE。行 PPE 术时盆底切除的范围要相应扩大；除切除APR术内容外，尚应切除子宫、附件、阔韧带、阴道后壁和上段阴道。

手术操作要点：

- 上方淋巴结清扫与直肠后方游离同 Miles 术。
- 前方游离：切断并双重结扎卵巢悬韧带，继续切断结扎子宫圆韧带，向下方打开子宫阔韧带，将直肠两侧腹膜切口向下延伸至膀胱子宫陷凹前方，沿膀胱子宫陷凹向下游离2～3cm，使膀胱与子宫颈阴道前穹窿分开。
- 进行侧方淋巴结的清扫，清除闭孔内淋巴组织，避免损伤闭孔神经。
- 侧方游离：仔细解剖输尿管，充分显露子宫动脉并钳夹、切断、结扎，尽量贴近盆壁切断直肠侧韧带，向下充分游离至肛提肌平面。
- 切开阴道前壁：于子宫颈下方横行切开前穹窿和阴道前壁，注意输尿管走行，向两侧切开侧穹窿，断端出血以缝扎止血为主。此过程当中应避免缝针过深，以免损伤输尿管及膀胱，造成肾盂积水或尿漏。
- 会阴部操作及人工肛门的造设，同Miles术。在切断阴道两侧壁时，应自下向上逐次切断缝扎，以减少出血，向上与腹部操作时已横行切开的阴道前壁处会师，可将后盆腔脏器整块切除。
- 阴道断端可缝合重建能容下两指间隙的阴道管腔。如不能缝合在一起，可敞开阴道，注意断端止血。术后2～3个月阴道粘膜上皮会爬上肉芽组织形成新的阴道后壁。

2. **全盆脏器切除术** (total pelvic exenteration, TPE)

LRRC若侵及膀胱、前列腺、后尿道或输尿管则应行 TPE。TPE 切除范围包括远端结肠、直肠、输尿管下段、膀胱、内生殖器、腹膜、引流区域淋巴结及盆腔腹膜。TPE 术步骤本书已有叙述。但由于是直肠癌术后复发而需行 TPE，这时腹腔的解剖结构变化及复发肿瘤与周围组织、脏器形成严重的粘连，特别是大剂量腹腔及盆腔放疗后的患者，往往广泛粘连使手术难度大大增加。所以手术操作应注意以下几点：

(1) **冰冻病理的判断**：正确判断肿瘤与周围脏器的关系至关重要。术中依靠肉眼判定困难时，则有必要行组织病理学检查。例如：癌是真正的浸润到周围组织器官，还是因炎性反应而引起的粘连愈合，此时要依靠剥离面的冰冻病理。若有癌细胞，则行合并切除，反之，就没有合并切除的必要。

(2) **淋巴结的清扫**：TPE术为创伤很大的手术，切忌行姑息性大手术，因此淋巴结清扫的操作必不可少。尽管二次手术淋巴结清扫有一定困难，但沿动脉壁和静脉壁表面进行剥离完全可以做到。若出现血管破裂，可用无损伤线缝合，切忌钳夹结扎。清扫上方及侧方淋巴结时避免损伤闭孔神经。

(3) **直肠及盆腔脏器的游离**：由于是复发肿瘤，其游离解剖不必一定遵循先从直肠后壁，再向侧壁游离，应根据具体情况先易后难的原则。如癌体较大、骶前腔无缝隙或侵及骶前筋膜，先解剖盆腔脏器前方及侧方，甚至会阴组同时手术，最后处理骶前。即使发生出血，标本可以迅速切除，有操作空间进行压迫止血或实施其他止血方法。一般可以结扎双侧髂内动脉，从而减少术中出血量。

(4) **输尿管的处理**：LRRC 行 TPE 手术时输尿管位置不清，因此术前在膀胱镜下留置双侧输尿管支架便于术中寻找并予以保护。开腹后，先寻找双侧输尿管，以细纱条或细导尿管悬吊并游离可保护好输尿管。游离输尿管时宜用剪刀锐性分离，因为在极少数情况下电刀灼伤可以带来术后输尿管瘘。另外游离不能过分单薄，尽量保留输尿管的营养血管，以免带来不必要的输尿管坏死。输尿管造口的技巧性操作是减少术后并发症的关键。有效的输尿管吻合应预防输尿管狭窄及尿液返流而引起肾盂肾炎等。输尿管造口有直接悬吊于腹壁或结肠代膀胱、小肠代膀胱等方式。吻合于结肠时，可将输尿管断端做成乳头状，入肠腔内约 0.5cm 长与结肠粘膜吻合，近段输尿管可潜行于肠壁结肠带内浆肌层之间，长约 4cm。此法可有效控制尿液返流、预防输尿管狭窄。回肠代膀胱时，在上述操作的基础上，可将代膀胱的回肠做成“9”字型，减少回肠膀胱中的残余尿量，有效预防尿路逆行感染，弥补回肠无神经反射及逼尿肌功能的不足。

(5) **骶前出血的预防**：复发病例骶前大出血是 LRRC 再次根治时受限制的主要因素之一。复发病灶侵及骶骨，广泛粘连于盆壁，行根治性切除势必会带来骶前静脉网的破坏而大出血。因此术前给予充分估计及备血是很有必要的。由于癌性粘连中的静脉脆弱，不易结扎，且钝性分离可带来不必要的血管撕裂损伤，因此剪刀或电刀尤其是后者更适用于此操作，也遵守了无瘤术的原则。骶前大出血常位于骶外侧静脉和骶内侧静脉的分支处，因此，由髂血管开始仔细的用电刀分离前进，预先发现静脉逐一处理，可有效预防骶前大出血。一旦发生出血，切忌慌乱，更不要在血泊中盲目钳夹，可采取以下方法：①大出血通常使用大油纱布填塞压迫止血的效果好，术后3～7天拔纱布；②如出血点明确也可缝扎止血，缝合针要细，缝合要确切，一般小 8 字缝合，切忌大 8 字造成更大的撕裂，导致更严重的出血；③如骶前创面出血，有时也可采用图钉按压止血。

(6) **盆底的处理**：LRRC由于原手术当中已切除部分盆底腹膜，加上癌灶浸润、瘢痕粘连等，所用于修补的腹膜往往不足。而再次手术时，行PE术导致的盆腔残腔，可导致会阴部伤口感染不愈、粘连性肠梗阻、小肠瘘等诸多并发症。再次手术时应距癌灶约1～2cm远，既能保证根治性，又能多留盆底腹膜。一般膀胱底部的腹膜尽量多保留，可以用来修复盆底。当腹膜缺损过多时我们可将小肠排列完整后以大网膜包绕并置于盆腔。大网膜可有效预防肠粘连，抗感染，又有填充体积大、吸收力强等优点。现在临床上已有不少复合型材料可代替腹膜，尚需要更多的临床实践。

3. 保肛 TPE (Sphincter Preserving TPE, SPTPE)

TPE 术后肠道腹壁造口给患者带来不便，部分经过筛选的患者可行 SPTPE。万远廉开展了此术式，并取得了较好的效果。局部进展期盆腔恶性肿瘤若距肛门8cm以上，中低度恶性，无明显淋巴结转移征象者，SPTPE 是一种较为合理的术式，但要严格把握其适应证，以根治性切除为根本。欲行 SPTPE，术前需做出充分的评估，术中准确判断。术前肛诊是最有效的方法之一，可明确肿瘤距肛门的距离及其与周围前列腺、膀胱、妇科系统、盆壁的固定关系，尽量要求肿瘤有良好的活动性。常规行CT或MR进一步了解肿瘤侵犯范围，最终根据术中探查决定是否行该手术。包括肿瘤在内的直肠膀胱完全游离，尿道横断后可最后确定能否保留肛门。理论上 SPTPE 广泛剥离了盆腔结构，盆内神经特别是支配肛门括约肌的神经严重受损，保肛后肛门的功能可能会受影响。万远廉报道，多数患者术后经过一段时间的功能恢复，肛门的功能还是较满意的。

4. TPE+ 骶尾骨或半骨盆切除：

在行 TPE+ 骶尾骨切除时，在保证 1～2cm 的癌灶边缘基础上，骶骨切除可达到S_2水平，这样能保证良好的骨盆稳定性，甚至有更高切除到 S_1 水平的报道。当膀胱得到保留时，我们至少要保留一侧的 S_1、S_2神经根，以预防神经源性膀胱。TPE+半骨盆切除创伤过于巨大，术后患者的生活质量差，文献也只能见到个案报道，因此对于开展该手术应持审慎态度。

(五) 姑息性切除术

局部复发病灶导致梗阻、出血和穿孔、骨盆侧壁严重受侵、无法根治性切除的复发患者，合理实施姑息性手术治疗，包括行减瘤术、造口术，有一定价值，但对生存率无改善。姑息性手术可明显缓解疼痛和纠正功能障碍，从而延长患者荷瘤生存期及改善生活质量。但 TPE 在姑息手术当中的应用应严格掌握适应证，实施过大范围的姑息性切除是弊大于利的。

（哈尔滨医科大学附属肿瘤医院 王锡山）

第二十三章　直肠癌的术后护理

一、手术后观察与护理

(一) 了解手术情况

了解患者术中麻醉方式，手术情况及手术过程有无意外，放置引流管种类及部位。

(二) 生命体征监测

术后应严密监测生命体征，及时发现病情变化。直肠癌根治术创面大，出血较多。术后应每30分钟测量一次心率、血压及呼吸等生命体征。4～6次后改为每小时1次。平稳后延长间隔时间。

(三) 体位

全麻术后去枕平卧8小时，头偏向一侧，防止呕吐引起误吸。24小时后如病情平稳，给予半卧位，以利于伤口引流。

(四) 胃肠减压

胃管一般放置48～72小时，应持续胃肠减压。定时冲洗胃管，保持通畅，直至肛门排气或结肠造口开放。

(五) 伤口引流管护理

妥善固定引流管，防止受压、扭曲、阻塞，保持通畅。详细记录引流液的颜色、性质、量。密切观察术后有无活动性出血情况发生。如术后二十四小时内每小时引流量超过100ml，颜色鲜红，应及时报告医生，给予有效的处理。

(六) 留置导尿管护理

直肠手术会阴部创面大，可能损伤盆腔自主神经，需术后1～2周拔除尿管。留置尿管期间应保持尿管通畅及无菌，每日更换无菌尿袋，行会阴冲洗。拔管前夹闭尿管，定时开放，训练膀胱功能。拔除尿管后观察有无排尿困难、尿潴留，必要时重新置管。

(七) 并发症的观察及护理

直肠癌术后并发症有骶前出血、吻合口瘘、术后感染、急性肠梗阻、尿潴留、造瘘口水肿和出血等。术后密切观察生命体征的同时，做好引流管的观察与护理，并注意患者排气排便情况。有无恶心、呕吐和腹胀等。尿管拔除后，观察排尿情况。造口换药应轻柔，观察造口有无出血、水肿和坏死等情况。术后7～10天禁忌灌肠及使用开塞露，特别是保留肛门的直肠癌前切除手术，以免引起吻合口瘘。

(八) 疼痛的护理

患者在麻醉作用消失后，手术切口开始疼痛。术后24小时疼痛最为剧烈，之后疼痛会逐渐减轻。可由麻醉师留置镇痛泵，或在术后给予镇痛药物，即可取得良好的止疼效果。同时帮助患者采取舒适体位，提供安静环境，指导患者采用解除疼痛的方法，如分散注意力，松弛疗法，皮肤刺激法等。

(九) 饮食

术后需严格禁食，给予静脉补液。待患者肠蠕动恢复、肛门排气后，停止胃肠减压，可进流食，一周后进半流食，二周左右进普食。宜进清淡易消化、高蛋白、高维生素、高热量和营养丰富的食物，以保证充足的营养，增强机体抵抗力和组织修复能力。

(十) 术后活动的方法

术后活动的优点在于增加肺活量，减少肺部并发症；改善全身血液循环，促进伤口愈合；减少下肢静脉淤血所致血栓形成；有利于胃肠道功能恢复，减少腹胀；减少尿潴留。

患者术后如无禁忌，应早期活动，根据病情的轻重和患者的耐受程度，逐渐增加活动范围及活动量，术后前几日可在床上翻身，并做四肢活动。之后可协助患者离床活动，先在室内扶床活动或缓慢步行，再酌情到室外活动或户外散步，每次活动不能过累，以患者舒适满意为宜。

二、结肠造口的护理

直肠癌低位前切除术后，为了保护吻合口，可行横结肠造口或回肠造口。直肠癌经腹会阴联合切除后，腹壁将做永久性造口。这些造口均为人工通道，将肠内容物引流至体外。肠造口可分为单管式、双管式及袢式三种。理想的永久性肛门应该是单管式，双管式及袢式造口一般为暂时性肛门。

(一) 肠造口部位的选择

肠造口位置的选择极为重要，确定造口部位之前，要明确手术切口的部位及造口种类，并且一定要得到患者的积极配合，以适应坐、卧、站等不同体位。医护人员应依照患者的身体体格、生理状况、生活习惯和造口种类等来考虑选择一个合适的造口位置，以减少并发症，减轻患者的心理负担，使患者方便自我护理，提高患者的生活质量。

选择肠造口位置的基本原则是：

- 患者能够看到造口，便于自我护理，对于肥胖者更为重要。
- 造口部位应避开疤痕凹陷、皮肤皱褶、骨骼突起处及腰部，使造口袋便于装戴。
- 造口部位最好选择在腹直肌内，其优点是能够预防造口脱垂及造口旁疝的形成。

(二) 造口患者的心理护理

肠造口虽然是治疗疾病过程中采取的保持生理功能的措施之一，但在患者的身体外形和自尊方面都是一个很大的刺激，初期患者多难以接受。

肠造口患者最常存在的问题是害怕出现异味，担心别人嫌弃，不愿参加社交活动。医护人员应及时了解患者的内心世界，安慰、鼓励患者，并做好解释工作。根据患者的自理程度和情绪反应逐步教会造瘘口的自我护理方法，且详细说明自我照顾的注意事项，使患者能从事正常的工作及娱乐，消除患者的心理压力。

肠造口患者和配偶关心的问题就是能否继续性生活。一般患者术后几个月可以恢复性生活。若男性手术范围大伤及神经时，应告诉患者利用其他表达爱的方式，并对其配偶进行宣教。

肠造口患者有很大的心理压力，除了医护工作者的关心，更需要家属、亲友和朋友的支持、鼓励。尤其是配偶的关心至关重要。配偶应给予充分理解，满足患者需求，增加患者生活信心。也可通过参加造口联谊会、造口俱乐部等活动，使同种患者相互交流，提高其生存质量。

(三) 肠造口术后的观察与护理

肠造口一般于术后 1 ~ 2 天开放。开始时大便稀薄，次数较多，嘱患者尽量取左侧卧位，以利粪便排出，并防止粪便泄漏污染手术切口。

正常肠造口粘膜红润有光泽，有如口腔粘膜，富有弹性。如肠造口粘膜苍白，提示患者血红蛋白过低。颜色青紫、暗红发灰甚至发黑提示造口缺血，缺血坏死一般发生在术后24 ~ 48小时，因此开放造口后头两日应注意观察造口的血运。出现以上情况或有出血现象时应立即报告医生并采取相应措施。

肠造口术后 2 ~ 5 日可见造口水肿，粘膜颜色更红，一般不用处理，一周后便逐渐缩小，色变淡。如严重造口水肿，可采用高渗盐水湿敷。造口胶板剪裁时圈位要大一些，以免损伤肠粘膜。

术后肠造口用碘仿纱条围绕，目的是防止造口感染及造口边缘出血。一般72小时拆除，拆除前注意不能使用汞剂，以免产生碘化汞。

注意肠造口的排气、排便情况。乙状结肠造口通常在术后4 ~ 5天开始恢复排气。如无排气或进食后无排便，并出现腹部胀痛和呕吐等症状，可能为肠粘连，应暂禁食，并协助其翻身，加强床上活动，以促进肠蠕动。

肠造口周围有疤痕者需防止发生造口狭窄，应及时扩肛(用食指带上指套涂上润滑油后徐徐插入至第二关节处，在造口内停留 5 ~ 10 分钟，预防性扩肛每周 2 ~ 3 次，治疗性扩肛每日 1 ~ 2 次)，一般手术一周后进行。由医护人员示范后教会患者自己做。

造口周围的皮肤应完整、无损、健康，如出现皮肤发红、水疱、红疹、糜烂等皮炎现象时，应给予及时的处理。

(四) 造口器材选择

- 造口用品必须具有轻便、透明、防臭、防漏和保护周围皮肤的性能，患者佩戴合适。
- 要根据肠造口的位置及经济能力综合考虑。
- 术后早期的造口器材应选择末端开口、不带碳片的透明造口袋，便于护士观察造口的颜色及排气情况，同时方便护理，即使卧床患者也能掌握末端开口的开关，增强患者的自信心。出院后可根据个人的喜爱及具体情况选择。

(五) 造口袋使用方法

每次更换造口袋底板时，要测量造口大小，以使底板剪裁合适，一般底板大于造口 2～3 mm 为宜。底板剪裁过小，会摩擦造口粘膜，造成出血。过大则排泄物与皮肤接触，刺激造口周围皮肤，易引起粪性皮炎。如不慎剪裁过大可用皮肤防漏膏将露出的皮肤遮盖。

更换底板时，左手压着皮肤，使皮肤与底板分离，然后用右手取下底板，动作要轻柔，若直接从皮肤撕下底板，则易损伤皮肤，引起损伤性皮炎。

更换造口袋时，用脱脂棉或软手纸轻轻擦掉粪便，避免使用粗糙手纸用力擦拭，以免损伤肠粘膜，导致出血。粘贴造口袋前，要用生理盐水或温水清洁造口及周围皮肤，待皮肤晾干后贴上造口袋。不宜使用强碱制品清洁皮肤，因刺激性强的液体会使皮肤干燥受损。

底板粘贴要得当，不留皱折，以防排泄物由皱褶缝隙中流出刺激皮肤。

造口袋各部分如胶板、袋子和夹子之间应扣紧，妥善安装后检查是否连接牢固，以防粪便渗漏。

更换造口袋时，应评估造口周围皮肤状况，如对使用的造口用品有变态反应时，应立即停止使用，更换其他造口用品，并采取相应的措施处理。

(六) 造口患者的饮食

- 摄入的食物以营养均衡、易消化、低纤维为宜。注意定时定量规律进餐，限制饮酒，避免高脂饮食。根据个人特点，逐渐掌握饮食调整的方法。
- 进食时应充分咀嚼食物，做到细嚼慢咽，以利于消化。
- 应饮用足量的水分，选择新鲜蔬菜和水果，注意食用适量的膳食纤维。
- 避免进食以下易引起腹部不适的食物：

易引起胃肠胀气的食物，如：豆类、牛奶、萝卜、啤酒、碳酸类饮料、坚果类等。

易产生臭气的食物，如：洋葱、葱、蒜、萝卜、韭菜、八角等。

易引起便秘的食物，如：玉米、芹菜、果皮、干果、高纤维食物、油炸食物等。

易引起腹泻的食物，如：辣椒、咖喱、牛奶、冷饮、酒类等。

(七) 肠造口并发症的观察及处理

1. 肠造口出血

出血一般发生于术后24小时。多数是肠造口粘膜与皮肤连接处的毛细血管及小静脉出血，用1‰肾上腺素药棉压迫或云南白药外敷即可止血。如大量出血，可能是肠系膜小动脉未结扎或结扎线脱落。应拆开皮肤粘膜缝线，寻找出血点加以结扎或电凝止血治疗。

2. 肠造口缺血坏死

这是术后早期严重的并发症，发生在术后24～48小时。主要是由于手术中损伤造口肠袢边缘动脉、提出肠管时牵拉张力过大或扭曲，肠系膜血管受压导致供血不足，或腹壁开口过小、缝合过紧，影响肠壁血供。缺血坏死分为三度：

(1) **轻度**：造口边缘暗红色或渐成黑色，不超过造口粘膜外1/3，无分泌物增多和异常臭味。此时应将围绕造口的碘仿纱布拆除，解除所有压迫造口的物品，以外用呋喃西林溶液或生理盐水清洗，频谱仪局部照射，每日两次，每次30分钟，照射后用呋喃西林溶液持续湿敷。

(2) **中度**：造口粘膜外中2/3呈紫黑色，有分泌物和异常臭味，但造口中央粘膜仍呈红色或淡红色，用力摩擦可见粘膜出血。处理同前，待正常部分和坏死部分的表皮组织出现明显界线后，才能着手消除坏死组织，所造成的缺口可用膏状或粉末状护肤剂适当填补，并可促进创口的二期愈合。

(3) **重度**：造口粘膜全部呈漆黑色，有多量异常臭味的分泌物，摩擦粘膜未见出血点，这时造口为严重缺血坏死，宜再行急诊手术，切除坏死肠段，重做肠造口。

3. 肠造口感染

这是最常见的合并症之一，往往是皮肤切口感染，可发生在皮下或较深的腹壁层内，开始潮红肿疼，继而形成脓肿，部分自行破溃流脓，愈合后形成疤痕，可导致造口狭窄。亦有由脓肿演变为瘘管，长期不愈。发现早期感染要清洗和湿敷，加强抗炎治疗。形成脓肿应早期切开引流，如已形成瘘管则应做瘘管切除或重做肠造口。

4. 肠造口水肿

术后2～5天可见造口粘膜水肿，一般不必处理，一周后慢慢消失。如果水肿加重，呈灰白色，则应检查造口血运是否充足，并用呋喃西林溶液或生理盐水湿敷，必要时加用生物频谱仪外照射。

5. 肠造口狭窄

主要是由于腹壁开口过小或感染后形成瘢痕所致，轻度狭窄可用“筛指法”每日扩肛两次直到能插入食指第二节为止。重度狭窄则需切除疤痕组织，重新缝合肠壁与皮肤边缘。

6. 肠造口回缩或内陷

由于结肠游离不充分产生牵拉、造口周边缝线不牢或过早脱落，可造成肠造口回缩或内陷。如果腹腔内有炎症、瘢痕粘连或体重突然增加，更易发生此现象。回缩或内陷使得造口低于皮肤表面，造成粪便横流，污染手术切口。严重的回缩导致肠段缩回腹腔内造成腹膜炎。轻者可用凸面底板，并用胶状或片状的皮肤保护剂填于凹陷部位，然后再装上肛袋，佩戴专用腰带，重者只能重做肠造口。

7. 肠造口膨出或脱垂

主要是切口过大、腹内压升高、肠管固定腹壁不牢及腹壁肌肉软弱所致。双腔造口膨出呈牛角状，单腔造口肠脱垂可长达几十厘米，给患者带来极大不便，有时连造口袋也难戴上。轻者用弹性腰带对肠造口稍加压，重者则要切除膨出或脱垂的肠段，许多时候要重做肠造口。

8. 肠造口内外疝

可由筋膜开口过大、腹壁肌肉薄弱及持续性腹压增加引起。这种合并症需要再次手术。

9. 肠造口肉芽肿

为良性组织，通常发生在粘膜与皮肤接触处，可以是1～2粒或围绕造口边缘，主要是由于坚硬造口物品刺激或缝线引起。可用硝酸银点烧，使肉芽坏死脱落，逐渐变小。

10. 皮肤粘膜分离

肠造口开口处肠壁粘膜部分坏死、粘膜缝线脱落及腹压过高、伤口感染等，易导致皮肤与肠造口粘膜分离。处理方法为用生理盐水彻底清洗分离处，填塞海藻类敷料或亲水性粉剂，用亲水性敷料或防漏膏覆盖，之后再贴上造口袋，避免粪便污染，以利伤口愈合。表浅的伤口每两天换药 1 次，较深的伤口则每天换药 1～2 次。

11. 肠造口周围皮肤炎症

可能是粪便刺激所致的粪性皮炎，也可能是过敏引起过敏性皮炎。表现为潮红、充血、水肿，皮肤糜烂甚至形成溃疡，局部剧痛。此时应用生理盐水清洗皮肤，涂抹皮肤保护剂，严重者可先贴上溃疡帖以保护皮肤，再贴上造口袋。如为造口用品过敏，应更换其他品种的造口袋。

(八) 结肠灌洗法

结肠造口灌洗是根据重力及虹吸原理，将一定容量的液体由造口处灌入结肠，刺激大肠加快蠕动，液体带动大便一起排出体外的一种排泄方法。结肠造口灌洗能刺激肠蠕动，减少肠道积气和粪便，减轻或消除人工肛门的异味，明显减少排便次数，降低造口周围皮肤刺激反应的发生率，从而减轻患者的心理负担。据观察，连续灌洗10次左右，排便习惯基本上能人为控制。患者在灌洗结束后24～48小时内，无粪便排出，可以不戴造口袋，盖一块纱布即可，或配合使用造口栓，便于参加社会活动和娱乐，提高患者的生活质量。灌洗最初1～2次应在医生、护士指导下完成，以后可由患者自己或在家属协助下进行。

1. 灌洗方法

- 准备一套灌洗设备，包括带有胶管和水流调节器的灌洗袋、灌洗圆锥头、底盘、袖式引流袋、腰带、夹子和润滑剂等。
- 将 36～38°C的温水 500～1000ml 灌入灌洗袋内，袋子高度为水液面至肠造口处40～60cm，安装好灌洗器材后，患者坐在马桶上并将引流袋尾端置于马桶内，润滑灌洗锥头，排出管子中空气，将灌洗锥头轻轻插入造口内。
- 打开管夹使水缓慢流入肠道内，一般以匀速流量入水10～15分钟，当患者感到腹胀时应减慢流速或停止灌入。水灌完2～3分钟后，再取出灌洗锥头。待30～40分钟粪便排干净后，清洁造口并戴上造口用品。

2. 灌洗注意事项

灌洗应于手术康复、放化疗结束3～6个月后开始进行。

灌洗适用于全身一般情况好，肠道功能正常，乙状结肠或降结肠永久性单腔造口的患者，且家庭卫生条件能满足灌洗的要求。

凡可能发生结肠穿孔的情况均不能灌洗，如放疗后、炎症性肠道疾病、结肠憩室及巨大造口旁疝。高龄、心脏病、慢性腹泻、关节炎、瘫痪和帕金森的患者也不宜行结肠灌洗。

每日定时灌洗，以利于养成良好的排泄习惯。时间要充裕，最好安排在进餐后，因食物可刺激肠蠕动，促进排便。

灌洗应使用专用的设备，不能用灌肠管或导管代替灌洗漏斗，以防止结肠穿孔的发生。

三、出院指导

- 生活要有规律，注意劳逸结合。6周内不要提举超过5千克的重物，进行中等程度的体育锻炼(如散步)，以增加耐受力。肠造口患者应避免活动过度使腹压增加，而引起造瘘口的结肠粘膜脱出。
- 饮食要有规律，合理进食。造口患者要根据自身情况和饮食习惯，不断摸索，掌握饮食种类和量，以尽快养成定时排便的习惯。
- 如果体温大于38摄氏度、腹痛、腹胀、停止排气排便、伤口红肿渗液，要及时就医。
- 如无特殊情况，1月后来医院复查。一年内三个月复查一次；一年后半年复查一次；三年后一年复查一次。
- 要定期体格检查，建议每半年体检一次。

（北京大学临床肿瘤学院 北京肿瘤医院 尹跃华）

第二十四章　直肠癌手术并发症及处理

第一节　直肠吻合口瘘

吻合口瘘是直肠癌前切除术后早期主要并发症之一。国外报道其发生率为1%～39%，国内5%～14%。无临床症状而影像学检查证实的吻合口瘘，发生率可达50%以上。低位吻合术后瘘的发生率明显高于高位吻合术，近年来吻合器的应用及TME概念的普及，使低位直肠癌前切除率明显提高，吻合口瘘的发生率也随之上升。吻合口瘘对直肠癌患者围手术期死亡率、远期存活率、肿瘤复发率及远期直肠功能都有影响。Vanderstoll等报告1766例直肠癌前切除病例的病死率为4.2%，其中37.8%死于吻合口瘘。Walker报道1722例结直肠癌切除患者发生吻合口瘘者总体5年生存率仅为44.3%，而无瘘者则可达64.0%，统计学分析结果吻合口瘘是直肠癌术后复发及癌症相关死亡的独立危险因素。Nesbakken等研究结果表明，直肠癌低位前切除术后发生吻合口瘘者在吻合口瘘治愈后肛管直肠的远期功能有明显损害。

一、吻合口瘘的原因

(一) 局部因素

1. 吻合口位置

近年来研究表明吻合口距肛缘的距离是直肠癌切除术后发生吻合口瘘的危险因素。吻合口位置越低，瘘的机会越高。Vignali报道1014例直肠吻合器吻合病例，吻合口距肛缘7厘米以内者，术后瘘的发生率为7.7%，而7厘米以上者发生率仅1%。最近Law等报道622例直肠癌前切除手术，高位行TME手术者1.3%术后发生吻合口瘘，中低位行TME者瘘发生率为8.1%。低位吻合容易发生瘘的可能原因为：①低位吻合解剖操作困难，即便使用吻合器，其难度仍较高位直肠癌大。②低位吻合远侧直肠血供差。③吻合口张力大。④低位吻合操作困难，盆腔污染机会多，术后局部炎症感染造成吻合口瘘。

2. 吻合口血供

吻合口肠管无血管区域过长或吻合口血肿均可影响局部血供。另外，低位或超低位吻合，直肠上动脉和经侧韧带的直肠血供完全切断，残端直肠与盆腔其他脏器间的交通支也已切断，故吻合口远端直肠血供不良，吻合口瘘的发生率升高。

3. 吻合口张力

腹膜返折平面以下直肠缺乏浆膜层的保护，因而对张力的耐受性差，如近端肠管游离不够松弛，勉强拉拢对合，则吻合口张力大；术前肠道准备欠佳，术后大量粪便自上流下，积聚在直肠内牵拉吻合口，都对吻合口产生张力。研究表明，游离结肠脾曲与不游离脾曲相比，瘘的发生率明显降低。

4. 吻合技术

Fielding等统计84位外科医生所做结直肠吻合手术，吻合口瘘发生率从0.5%到30%不等，说明手术技术也是影响瘘的关键因素。手法缝合时若肠断端口径的差异太大、缝合过密，断端脂肪血管剥除范围过多都会影响血供；如两断端脂肪、血管保留太多以致缝合时对合欠佳而有较多脂肪血管组织夹在吻合口中，缝合不严密等，都容易引起吻合口瘘。在应用吻合器进行吻合时需特别注意吻合器的质量，熟悉吻合器的性能和操作要点，包括两断端对合切割时一定要将周围组织结构牵开，确保无其他组织结构被夹入吻合口内，退出吻合器时必须先放松尾端螺旋，使钉钻座与吻合器秆松开，以免撕脱吻合口。

5. 局部感染

术前肠道准备不充分，术中污染，术后引流不畅使盆腔积液和吻合口周围感染是发生瘘的重要因素。为此术后宜留置引流管以保持盆腔内无积液或积血。如用负压吸引压力不宜过高，引流管的侧孔也不宜过大，以免肠壁组织吸入后拨管时反而引起损伤。

6. 其他

远端梗阻或近端肠管蠕动过强导致吻合口张力增加，也增加瘘的危险。

(二) 全身情况

如低蛋白血症、贫血、营养不良、老龄、肥胖、长期应用激素、尿毒症、糖尿病、凝血机制障碍及术时低血压等也有一定关系。另外，男性患者因盆腔狭小，操作更加困难，瘘的危险较女性更高。

二、临床表现

直肠吻合口瘘多见于术后5～7天，Moran报道术后3～24天(平均10天)均可发生。常表现为不明原因发热，经常伴心率加快、全身乏力等中毒症状，个别病例可表现为急性心肺功能异常，如气短、胸闷等。根据瘘的范围可分为局限性瘘和扩散性瘘，前者局限于盆腔腹膜外，无腹部体征；后者指瘘出物直接流入或形成脓肿破溃入腹腔，表现为全腹腹膜炎。瘘发生后，常伴直肠刺激征，在低位吻合者，直肠指诊有时在早期就可检出瘘。

引流情况：引流量减少后突然增加，或术后始终无减少，颜色由血性转为浑浊脓性，或含有粪便样肠内容物，有时有气体逸出。

辅助检查：血常规WBC及中性粒细胞均增高。可行腹平片了解有无腹腔内游离气体，B超及CT了解有无局部积液，扩散性瘘者腹腔穿刺可抽出粪液或其他感染性液体。必要时可用泛影葡胺等造影剂帮助了解瘘口情况。

三、治疗

(一) 手术治疗

以下情况应立即手术治疗：

- 吻合口位于腹膜返折以上；或虽位于腹膜返折以下，但引流不畅，以及扩散至腹腔形成弥漫性腹膜炎者。
- 估计瘘口大，短期难以自愈者。
- 全身中毒症状明显。
- 全身状况差，如高龄、营养差、心肺功能不佳难以耐受长时间肠外营养者。
- 引流管已拔除，局部处理困难。手术应开腹彻底冲洗腹腔及盆腔，结肠无功能造口，术中对造口远端结肠腔进行清洁灌洗，以保证术后不再有粪液自瘘口中逸出。放置腹腔及盆腔引流。经肛门检查吻合口而不做修补。横结肠造口一般于吻合口瘘愈合后3～6个月，再手术回纳。

(二) 非手术治疗

对临床上无上述全身症状及腹膜炎表现，仅表现为引流管中出现粪便的病例可暂不手术而采用保守治疗：

- 加强盆腔冲洗吸引，保持引流通畅。
- 全身营养支持治疗以提高患者愈合能力。
- 根据漏出物量及性状适当调节引流管的位置，2周左右瘘口愈合，分次向外退管，常需2周以上拔管。
- 对保守治疗无效且出现全身症状者，应改行手术。

(三) 抗生素治疗

吻合口瘘早期应用抗生素有助于促进炎症局限和吸收，建立通畅引流，全身状况稳定后可停用。

四、预防

- 纠正贫血、低蛋白血症，改善营养状态。诊断和处理其他合并症如糖尿病等。
- 良好的肠道准备及术前应用抗生素。术中发现肠道清洁度不满意者可于术中经阑尾清洁灌肠或加做近侧横结肠无功能性造口。
- 术中分离结扎系膜血管，清扫淋巴结时注意保留血管弓，使吻合端肠壁血供保持良好。
- 充分游离乙状结肠及游离脾曲使吻合口无张力。
- 充分的术中和术后扩肛。
- 良好的吻合技术和合理使用吻合器技术。
- 术中检查吻合口，充气测漏，及时修补。
- 关腹前必须复查确保止血严密，并于盆腔内留置引流管，至无液体吸出后去除，通常于48～72小时后可去除。
- 保护性造口：仍存有争议。Marusch报道了482例直肠癌低位前切除病例，其中148例同时做了保护性造口，334例未做保护性造口。结果两组病例术后吻合口瘘的发生率并无显著差异，但保护性造口降低了需要再手术的吻合口瘘的比例，减轻了吻合口瘘后病情的严重程度。目前相对一致的意见是对低位吻合(距肛缘<6～7cm)，同时有其他瘘的高危因素（如男性，术中出血多，污染重等)者可考虑行保护性近端结肠临时造口。也有人建议经肛门置入粗软的硅胶支撑物来做为临时的粪便通路，以减少吻合口瘘。

（北京大学第三医院　马朝来）

第二节　直肠癌术后吻合口出血

直肠癌术后吻合口出血是直肠癌术后的较少见并发症之一，随着手术方式和手术器械的改进，吻合器也逐渐在直肠癌保肛手术中广泛应用，传统的手工吻合在临床上日趋减少，故目前直肠癌行保肛手术后吻合口出血已日渐减少，但是在临床上仍可见到这种并发症，严重时可能导致生命危险，故我们应当了解和重视该并发症的表现、原因及治疗。

一、直肠癌术后吻合口出血的临床表现

直肠癌术后吻合口出血既可发生于术后早期，如术后一周之内，也可发生较晚，有的甚至发生于术后一月之后。但是在术后早期发生的吻合口出血往往较紧急，出血量大，严重者会危及生命，需要立即处理，甚至二次手术止血。

发生于术后早期的出血，可在实施管状吻合器吻合后，出血表现在从肛门口有鲜血流出。此种急性出血常常需要紧急处理。但也可发生在术后一周之内，尤其是某些较大量的出血，往往在术后当日或几日。患者会表现出肛门刺激症状：肛门下坠，频繁便意，可有便血出现，多为暗红色血块，可伴鲜血；肛查可见指套明显血染，扩肛后会有凝血块及鲜血流出，直肠镜检查可见到有吻合口活动出血点或渗血点。少量出血时患者的生命体征变化不明显，但出血较多时患者生命体征随着出血量的增加，逐渐表现出循环不稳定的表现：心率加快，脉压减小，躁动，口渴，大汗，此时尚为代偿期；如未及时发现，患者的病情会逐渐进入失血性休克失代偿期，患者血压开始下降，神智逐渐淡漠，微循环出现紊乱。

发生于术后较晚时间的吻合口出血多见为吻合口炎症所造成的少量出血，多见于术后两周甚至一个月后，患者可有较明显的直肠刺激症状，每日大便次数多者可达10～20次/日，同时会有大便带血或血便，生命体征往往无明显变化。直肠镜检查可见到吻合口炎症的表现。也有患者因为吻合钉或是吻合口缝线刺激造成便频，粘膜受损出血，出血量往往不多。

二、直肠癌术后吻合口出血的原因

直肠癌术后吻合口出血的原因较多，往往和手术操作有一定关系。根据临床经验总结，术后较早期出血的原因可能如下：

(一) 吻合器应用不当

使用双吻合器进行保肛手术时，应用线型缝合器切断直肠时残端钉合不全或不紧密，造成术后残端出血。此时，出血往往较小，切缘用电凝止血多可止住。必要时用丝线缝合残端即可止血。

(二) 近端结肠周围处理不当

肠管两切端尤其是近切端肠管的肠脂垂上的血管处理不当，未正确结扎，这样造成吻合时吻合器切割肠脂垂供应血管从而使吻合口术后出血。加之进行吻合时吻合器闭合不严密，指示针未达到较紧密的位置时就过早的进行了吻合，致使术后粘膜下出血。还有一种情况是吻合时吻合钉正巧钉在肠壁的粘膜下血管上造成术后吻合口的出血。再者吻合口近端肠管的边缘动脉有可能伸入了吻合口内而被切割，这样也可能引起吻合口出血。

(三) 吻合口附近浆膜下血肿形成

手工缝合时在第一层全层缝合完成后往往作浆肌层的第二层缝合。此时由于浆膜下小血管受到缝合针的损伤形成血肿，较大的血肿会导致局部的出血。这些血管在手术当时可能无明显出血，但随着术后患者血容量恢复和血液循环的改善，当时受刺激而痉挛未出血的小血管开始逐渐出血。对于手工吻合的情况下，常见的出血的原因类似，也是缝合及吻合不严密，或是血管处理不当，造成残端或吻合口的血管在术后逐渐开放造成出血。

(四) 术后迟发性出血

常见原因如下：

- 吻合口炎症，如吻合钉或是吻合口缝线周围的炎症破坏小血管造成出血。
- 吻合器保肛术后，吻合钉暴露于距肛门口很近的肠腔，部分患者有明显的直肠刺激症状，便频增多达10～20次，损伤肠道粘膜，也会有少量的吻合口出血。比较而言采用手法吻合者，丝线对粘膜的刺激症状较金属吻合钉稍轻，患者便频历时短，出血较少。

三、直肠癌术后吻合口出血的治疗

直肠癌术后吻合口出血大多经保守治疗可以控制，不需要再次手术。但较大的出血应积极采取措施，纠正休克和低血容量，同时做好手术准备。采用积极的手术治疗，止血措施得当会使绝大多数直肠癌术后吻合口出血患者得到治愈。

(一) 尽快明确出血的诊断

大多数急性直肠出血表现为吻合后肛门有鲜血流出，诊断并不困难。吻合后的手术台上肛门指诊一般不会引起任何并发症，手术者多能明确诊断。极少情况下在术中台上行结肠镜检以明确出血的诊断。

(二) 非手术治疗手段

无论何种治疗，首先采取的治疗是非手术的治疗手段，尽可能保证循环的稳定：补充血容量，补充循环血量的损失，同时适量应用止血药物，如：促血小板聚集药物、促凝血剂、抗纤溶剂等。对于出血量大，血红蛋白下降较大的必要时可以输血，经保守治疗后小量的出血多可以停止。

(三) 关腹前发现的吻合口出血

对手术结束前吻合完成后出现的吻合口出血，可在确定出血部位后实施必要的缝合止血，大多数类似出血均可经过缝合止血。但对出血量较大，缝合不满意的情况下，可以将吻合口拆除重新吻合。

(四) 止血

对于术后早期吻合口活动性出血和保守治疗无效的吻合口出血，主张应该在检查后及时给予局部处理，首先应该在扩肛后清除肠腔内的积存血块，行直肠镜检查，在观察到的吻合口渗血处或出血处以凝血酶纱布压迫止血。为了保证压迫止血的确实性，可将凝血酶纱布缠绕在橡胶管周围以增加对局部的压迫，通过直肠镜观察到出血后，通过镜管送入，尽量减少对吻合口及肠道造成新的损伤。国外文献有应用双腔球囊填塞及Foley导尿管压迫止血成功的报道。

如果通过直肠镜观察到了有明显的搏动性出血，那么经肛门缝扎吻合口出血点以止血会比较合适，这种情况对于吻合口较低的患者更容易操作一些，患者经肛镜行局部加固缝合后多可以制止出血。

(五) 再次手术止血

如果以上措施无效或是吻合口出血量大而且较急，不允许有其他处理的时间，此时可能需要重新开腹手术止血。进腹后，在吻合口附近加固止血缝合数针后多可以制止出血。但也有报道因为吻合口过低而无法施行加固缝合，进腹后只能行Hartmann手术以止血的病例。

(六) 术后出血

对于发生于术后较晚出血，多是因为术后吻合口炎症或是吻合口缝线或吻合钉刺激造成的少量出血，可予以适当的保守治疗方法：服用通便药减少对吻合口的刺激，抗炎处理，应用止血药物等，多可以停止出血。

四、直肠癌术后吻合口出血的预防

对于直肠癌术后的吻合口出血重在预防它的发生。我们应当注意在手术当中的某些操作，尽量避免可能会导致出血的情况，降低这种并发症发生的几率。

预防术后吻合口出血主要从可能导致出血的几大原因着手。在使用双吻合器进行保肛手术时，应用线型缝合器切断直肠后，如果残端有可见渗血的（可能由于钉合不全造成），仍需要缝合残端几针以彻底止血，预防将来的出血。在吻合时应该注意肠脂垂血管的处理，应采用在肠脂垂的根部缝合结扎（吻合口的外部）的方法以防止其供应小动脉造成的出血。再者吻合口近端肠管的边缘动脉不能伸入吻合口内而被切割，不然也容易引起吻合口出血。在应用管状吻合器时，应当注意吻合时指示窗内的指针一定要超过60%，防止过松，这样可以避免吻合过松造成的出血问题。因此，在使用双吻合器实施肠吻合后建议外科医师行肛门指诊，了解吻合口情况，及时发现吻合口的活动出血。

如果是手工进行的吻合，需要注意的要点与以上也有类似，注意血管的处理，防止留下术后可能造成出血的隐患；注意每层的吻合都应当严密，防止有漏针和过松地方，以预防术后的出血发生。缝合时注意不要误伤邻近的血管。

（北京大学临床肿瘤学院 北京肿瘤医院 范 铁）

第三节 直肠吻合口狭窄

一、概述

直肠癌术后吻合口狭窄指直肠癌行保肛术后由于诸多原因所致肛管直肠吻合口段肠腔缩窄，肠内容物排出受阻，发生排便困难，甚至出现肠梗阻表现。由于直肠吻合口狭窄判断标准不一，故其发生率的报道不一，国内报道为3.3%～9%，国外报道为0.6%～22%不等。美国结直肠外科医生协会 (American Society of Colorectal Surgeons, ASCRS) 的一项调查显示，3594例直肠癌术后患者中，352 例 (10%) 发生吻合口狭窄。需要指出的是大多数患者发生的是轻度狭窄，没有明显的症状，而是在检查时被发现的。但由于部分直肠吻合口狭窄使患者生活质量大大降低，甚至威胁生命，因此必须引起足够的重视。

二、原因及机理

直肠吻合口狭窄通常是影响吻合口愈合的诸多因素造成的。在吻合口愈合后期，胶原纤维溶解酶减少，胶原纤维合成亢进，局部组织构象改变，吻合口肉芽组织过度增生，疤痕挛缩，应力应变关系发生改变，组织强度增加，失去弹性，最终导致吻合口发生狭窄。主要原因包括：

(一) 吻合口瘘

研究表明发生吻合口瘘者，0.5%～30%继发吻合口狭窄，甚至使吻合口失去功能，需永久性造口。吻合口瘘裂开超过周长50%以上者，愈合后常继发大量组织纤维化，导致吻合口狭窄。

(二) 吻合口缺血

常见造成吻合口缺血的原因有：行直肠全系膜切除 (total mesorectal excision, TME) 术或高位肠系膜血管结扎者；吻合口血肿致使局部压力增高；吻合口存在高张力；术中失血过多或休克未及时有效补充血容量；术前伴随有糖尿病、动脉硬化、凝血机制障碍者等均可造成组织低血流灌注，影响吻合口修复。

(三) 局部感染

吻合口瘘、合并肠穿孔的手术及术中污染等，均可使盆腔吻合口周围感染，产生炎症。

(四) 手术操作及吻合器使用不当

吻合前两断端肠壁周围脂肪、血管组织未清除，过多组织夹在吻合口中间；吻合器口径过小，肠壁组织内翻过多；放置抵钉座时使用暴力，引起肠壁和粘膜组织损伤等原因，均能引起吻合口过度增生反应。这均可能是吻合器的吻合口狭窄率高于手工缝合的原因。

(五) 吻合口狭窄

肠功能恢复延迟或行结肠造口者，无成形粪便通过吻合口，对吻合口不能起扩张作用，也易致吻合口狭窄。

(六) 低位吻合

行超低位前切除术或Bacon术式者，吻合口常位于或低于肛门括约肌，若术后因炎症或创伤而使肛门括约肌处于持续的收缩状态，将迫使吻合口在收缩状态下愈合，易产生狭窄。吻合口越低则狭窄的几率越高。

(七) 放射治疗

术后盆腔放疗将引起放射性吻合口炎，肠管血液粘滞度增加及微血管闭塞，引起纤维过度增生。

(八) 其他

肥胖、特异质患者、糖尿病和营养状态均有可能是直肠吻合口狭窄的危险因素。

三、临床表现和诊断

(一) 病史和临床表现

直肠癌患者行保肛术后，均可出现不同程度排便习惯改变，只要无进行性排便困难，应视为正常。但当出现排便次数明显增多，排便不畅和排便困难，大便变细变形，甚至出现腹胀腹痛、恶心呕吐等不完全性机械性低位肠梗阻症状，肛门指诊示吻合口处有唇样疤痕狭窄圈，吻合口狭小、质硬且失去弹性，便后狭窄部位以上肠腔内仍然有粪便淤积，应警惕有吻合口狭窄。吻合口狭窄常发生于术后6～8周，吻合口位置越低，狭窄局部症状出现越早，而肠梗阻和全身症状的出现则相对较晚。

(二) 辅助检查

1. 内窥镜检查

直肠镜、乙状结肠镜或纤维结肠镜检查可见吻合口肠腔狭窄变小，近端肠管扩张，可明确吻合口狭窄的部位、形状、程度及粘膜特征，行组织病理检查将有助于明确病变的性质，以资鉴别诊断。

2. 钡灌肠

气钡灌肠双重造影检查有助了解狭窄的范围、类型及程度。

3. X 线平片检查

对怀疑吻合口狭窄且合并肠梗阻者，行盆腔及腹部X线平片检查，可了解及判断是否发生肠梗阻以及肠梗阻的原因、部位、性质和病变程度，为治疗方案的选择提供依据。

4. 直肠排粪造影

排粪造影检查有助于鉴别吻合口狭窄抑或术后盆底肌群功能障碍。

5. 其他

盆腔CT、经直肠B超检查等对鉴别诊断均有一定价值。

(三) 诊断

目前直肠吻合口狭窄的诊断还没有统一标准，有人提出以不能通过直径为 17mm 的乙状结肠镜管即为吻合口狭窄。但大多数学者认为应以临床表现为主要依据，根据病史、临床症状及局部检查发现吻合口狭窄即可考虑诊断，但应排除局部复发。

诊断直肠吻合口狭窄后，还应明确狭窄的分类。

1. 按狭窄形态分类

(1) **环状狭窄**：吻合口疤痕环绕直肠肛管周径发生，构成一环形，由周围向内缩小，直肠横径多小于 2cm。此类狭窄最常见。

(2) **线状狭窄**：吻合口肠腔仅部分缩窄，呈瓣状，未波及肠腔全周。

(3) **管状狭窄**：狭窄病变区域沿直肠肛管纵轴发生，上下累及范围超过 2cm。

2. 按狭窄部位分类

(1) **低位狭窄**：指狭窄段位于齿状线以下，即肛门部狭窄。

(2) **中位狭窄**：指从齿状线到距肛缘 7cm 内的直肠下段发生狭窄。

(3) **高位狭窄**：指距肛缘 7cm 以上的直肠中上段发生狭窄。

四、治疗

(一) 非手术治疗

1. 药物及食物治疗

对较轻或没有明显症状的吻合口狭窄可通过给予通便剂、软化剂、灌肠及增加食物纤维来进行治疗，通过有规律的排便来完成，这提供了最自然的扩张方法。

2. 扩肛法

(1) **手指扩肛法**：在治疗轻度至中度的中低位直肠肛管吻合口狭窄时，手指扩肛法常是最简便且有效的治疗方法，术后3～4周即可开始，每周一次，每次半小时，持续 6 个月，可指导患者在家自行完成。若无效，可观察12个月再决定是否其他治疗。因为这期间有 16%～42% 患者吻合口狭窄可自行缓解。

(2) **机械扩肛**：如 Hegar's 金属扩张器和乙状结肠镜，适用于中高位吻合口狭窄、难治性低位吻合口狭窄。但临床上，有部分患者因疼痛而无法耐受这种治疗，尤其是经过术前或术后放疗的患者。机械扩肛后还常会导致大便失禁的发生，且有肠穿孔的可能。

(3) **气囊扩张法**：可采用 Foley's 导尿管气囊或内镜球囊充气后进行扩张，安全有效。

3. 局部治疗

可采用坐浴、药物灌洗和理疗等，以消除局部炎症促进吻合口愈合，减少疤痕形成。

4. 其他

狭窄发生早期，于纤维结肠镜明视下，于狭窄部注入肾上腺皮质激素类药物，以抑制胶原纤维过度生长，据报道有一定效果。

(二) 介入治疗

经肛门置入可自行膨胀开的金属支架，是一种无创伤、安全而有效的新疗法。但费用较高，支架有脱落的可能。

(三) 手术治疗

经上述保守治疗，直肠术后吻合口狭窄大多能得以控制，手术治疗仅适用于：中度吻合口狭窄，经非手术治疗 3 个月以上无效者；重度狭窄或伴有肠梗阻者。但应以既能解除狭窄，又能尽量保留肛门括约肌功能为基本原则。

1. 狭窄疤痕组织切开松解术

麻醉后取截石位，经肛门用手术刀或电刀，在狭窄部后正中线上作一纵行切口，切开疤痕，也可同时在不同方位作2～3个纵行切口，直至狭窄完全松解为止，应注意止血，对于低位吻合口狭窄者勿损伤肛门直肠环。但此方法有导致疤痕迅速形成和再狭窄出现的趋向，因此术后应持续给予数周的扩肛。

2. 直肠成形术

即类似于幽门成形术，经肛门纵行切开吻合口狭窄部达固有肌层后横行缝合，可保持直肠肛管管腔不缩窄。

3. 吻合口切除术

对于吻合口广泛疤痕挛缩或重度狭窄者，经上述治疗无效，症状严重者，可经肛门用激光或电刀进行狭窄环切除；也可采用 EEA 吻合器，经腹直肠低位切除吻合口狭窄部，同期吻合；或采用改良 Bacon 术，经腹会阴切除狭窄肠管后，近端结肠拖出与肛管吻合。

4. 结肠造瘘术

对于重度直肠肛管吻合口狭窄合并肠梗阻，且伴有盆腔感染或高龄、有严重基础病、一般情况较差，无法耐受吻合口切除术者；合并有吻合口瘘者，可行暂时性结肠造瘘术，以解除梗阻、转流粪便、旷置远端肠管和改善全身状况，为二期手术创造条件。对低位吻合口重度狭窄，已丧失控制排便功能者，仅能选择永久性结肠造瘘术。

5. 其他

有经骶尾部入路直肠后部切开术、挂线疗法等。

吻合口狭窄的治疗，应具体根据狭窄的范围、程度、部位和原因，权衡各种治疗的利弊，选择最佳方法，尽量避免采用经腹等创伤大的术式。实际上，目前有关直肠癌术后吻合口狭窄的处理基本是个案报道，各种治疗是否长期有效还未见有循证医学的资料。

五、预防

针对上述引起直肠癌术后吻合口狭窄的原因进行预防，常可达到事半功倍的效果。

- 充分作好直肠癌围手术期准备，改善术前全身状况，创造手术吻合口愈合的良好局部条件。
- 减少术中污染，关腹前彻底冲洗盆腔，防止盆腔吻合口周围感染，对发生感染者，充分引流，及早控制炎症。
- 减少吻合口张力，尽量保证吻合口有充足的血流灌注量，防范吻合口瘘的发生。对发生瘘者，早期发现早期治疗，促进吻合口早期愈合。
- 正确使用吻合器，选用合适口径的吻合器，操作轻柔，避免使用暴力，减少肠壁组织的损伤，注意清除吻合口两端的脂肪组织，调节适当吻合间距，避免肠壁内翻组织过多，对预防吻合器引起的吻合口狭窄是关键的措施。
- 术后及早恢复胃肠蠕动功能，早进食，可早恢复排便对吻合口的机械性扩张作用。
- 对于有可能发生吻合口狭窄的高危患者，术后3周即应常规行肛门指诊，了解吻合口情况，发现有狭窄倾向者，应即时行手指扩肛，要求能通过食指中节，最初每日1次，以后根据情况逐渐延长间期。若超过术后3个月才发现吻合口狭窄，疤痕多已形成，此时再行扩肛则效果较差。

（北京大学临床肿瘤学院 北京肿瘤医院 周永建）

第四节　骶前静脉出血

骶前静脉出血 (presacral bleeding) 是直肠癌手术较为常见并较为危险的并发症之一，严重者可危及生命。文献报道其发生率2.9%，死亡率高达13%，是临床医生常感难以处理的棘手问题，是患者术中死亡的主要原因。本节就其相关方面予以阐述[359]。

一、骶前静脉丛的解剖学

骶前静脉丛位于骶前筋膜前方与直肠深筋膜之间的直肠后间隙内，由骶中静脉、骶外侧静脉、骶椎旁静脉、骶前静脉横干、骶椎椎前穿通静脉及骶前孔脊支静脉共同组成 (图 24-1)。

骶中静脉弯如蚯蚓，大部分走行偏左，也可偏右，常与骶中动脉伴行。长度4.5～16cm，直径0.2～4.5mm。骶中静脉成干率约 96%，以一支为最多见，两支的少见，极少情况缺如。约半数以上汇入左髂总静脉，近30% 汇入下腔静脉，约 10% 汇入左髂内静脉，少数情况下汇入右髂内静脉。骶中静脉起始部与直肠后壁的关系主要有三种类型：①骶中静脉以三个属支起于直肠后壁，然后合成一支骶中静脉在骶骨前方上行。该型较为多见，约占 80%。②以一个属支起于直肠后壁中央，沿骶骨前方上行。此型约占 15%。③两支骶中静脉者，分别起于直肠后壁左右两侧，各沿骶中动脉两侧上行。此型少见。

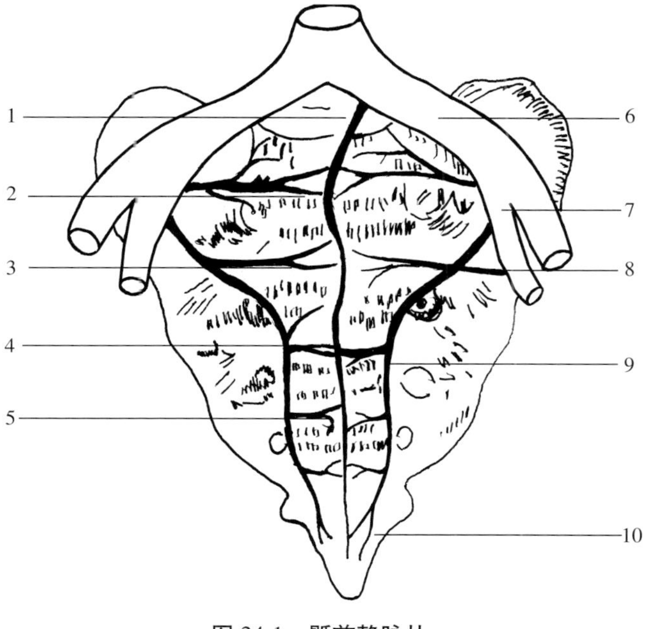

图 24-1　骶前静脉丛

1. 骶中静脉　2. 骶 1 横干静脉　3. 骶 2 横干静脉
4. 骶 3 横干静脉　5. 骶 4 横干静脉　6. 骶外侧静脉
7. 左髂内静脉　8. 骶外侧静脉干　9. 骶椎旁静脉
10. 尾静脉

骶外侧静脉由骶椎旁静脉和骶前静脉横干汇合组成，位于骶前孔外侧盆壁上，直接汇入同侧髂内静脉。长度 0.2～4.5cm，直径 1～10mm。

骶椎旁静脉起源于尾静脉，两侧行径大致相同，向上行于骶前孔内侧缘。长度 2～10cm，直径 0.8～12mm。

骶前静脉横干是横行于骶前筋膜前面的一些短干，一般每一锥体前面有一支，但也有变异。长度 0.4～6.1cm，直径 0.2～8.0mm。

骶椎椎前穿通静脉从骶骨椎体前面穿出后汇入骶前静脉横干或骶中静脉。直径0.2～4.0mm。S1、S2椎体有 10～16 支。S3～S5 椎体依次递减。椎体越小，支数越少，到 S5 椎体时仅 3～5 支。

骶前孔脊支静脉穿出骶前孔后向外侧壁走行，位于骶神经纤维束内下方，有筋膜和脂肪组织将其隔开。在骶外侧壁汇入骶外侧静脉或直接汇入同侧髂内静脉。长度 1～4cm，直径 1～8mm[360~362]。

二、骶前出血的解剖学基础

骶前静脉丛是上下腔静脉之间的一个巨大侧支通道。骶前静脉丛与腰升静脉、直肠静脉丛、椎内静脉丛相互联系、交通。骶前静脉丛可通过以下途径与椎内静脉丛形成广泛吻合：①经骶椎椎前交通静脉形成吻合；②经骶前孔脊支静脉形成吻合。骶管内网状静脉丛愈接近骶管上端愈粗大密集，硬膜外腔前方静脉丛密集，吻合丰富，后方略稀疏。骶前静脉丛内无静脉瓣，与下腔静脉系统之间的血流方向呈可相互往来的双向特性，故骶前静脉丛组成了体内的一个巨大血池 (blood pool)。一旦骶前静脉损伤，包括盆腔静脉丛、椎内静脉丛等下腔静脉系统血液可经上述静脉途径向损伤静脉倾泻大量血液，难以通过减少某一器官或局部的血供而控制出血。

在手术麻醉后，血池容纳了更多血量。当取平卧截石体位时，位于远侧的骶前区静脉正处于该血池的最低位置。其损伤后的出血率受血池的最大静水压影响。血池的最大静水压应有以下三部分组成：①下腔静脉轴水线 (经第四腰椎体前缘的水平线) 至远侧骶椎骨盆面的深度，经测量 100 张成人骶椎侧位片，其值为 (8.1 ± 1.3) cm。②正常下腔静脉压，其值为0.78 ~ 1.18kpa (8 ~ 12cmH_2O)。③术时取双下肢举起的截石体位时升高的下腔静脉压，经 10 例测量，其值为 (3.1 ± 1.7) cmH_2O。综上所述，血池的最大静水压可增高至 17 ~ 23cmH_2O，约为正常下腔静脉压的 2 ~ 3 倍。以下腔静脉远侧骶前区的静脉行程作为外周阻力的出血率模拟结果表明：一支口径仅为 2 ~ 4mm 的细小静脉断裂后，其两个断端的总出血量每分钟达110 ~ 1044ml。尽管这一实验并不完全符合出血患者的实际情况，但足以提示外科医生骶前出血确能达到严重致死的程度。

骶前静脉丛紧贴骨面、血管壁薄、弹性差，故损伤后难以止血。

骶椎椎前交通静脉的外膜在骨孔边缘处与骨膜相融合形成粘固结构，从而固定于骨孔缘处。该静脉损伤后，表现为大量的持续性骨面涌血。静脉断端常常深陷于骨孔内，难以钳夹和结扎，处理不当，可以致命。

骶前静脉丛长度及口径变异大，除了先天发育因素外，某些疾病，如肝硬化门脉高压症，痔上静脉丛侧支循环建立，下消化道血液可经侧支循环汇入；心力衰竭患者，全身静脉淤血等病理因素均可导致骶前静脉丛充盈、扩张、血管长度拉长、直径变大。直肠癌患者常有不同程度的便秘，排便不畅，增加腹腔内压，亦可造成骶前静脉丛淤血、扩张。

骶前静脉丛数量和汇入也存在变异，S1横干有 2.9% 缺如，S2 横干有 8.8% 缺如。S1 横干 3.0% 为 2 支，6.1%为3支。骶椎椎前穿通静脉在S1、S2椎体有 10 ~ 16 支。S3、S4、S5 椎体依次递减。椎体越小，支数越少，到 S_5 椎体时仅 3 ~ 5 支。S1 横干两端呈干状汇入同侧髂内静脉占51.5%，呈毛细状汇合后汇入骶中静脉占 45.5%，与 S2 横干汇合后汇入同侧髂内静脉占8.8%；S2横干两端汇入同侧髂内静脉占50%，汇入骶椎旁静脉占 44.1%。

上述特点构成了骶前静脉丛损伤大出血的解剖学基础。

三、骶前出血的原因

- 术者对盆腔局部的解剖不熟悉，分离直肠后壁时过分远离直肠、贴近骶骨面，损伤骶前筋膜。骶前筋膜起自肛管直肠交界处上方的直肠深筋膜，止于第四骶椎椎体，是大口径的骶椎椎前交通静脉存在的常见部位。该筋膜可以十分菲薄，也可以非常肥厚粗壮，如从骶椎上的附着处撕脱，常同时撕裂其深面的骶椎椎前交通静脉，引起出血。
- 癌肿较大，向直肠后壁浸润并累及骶前筋膜时，如强行分离切除肿瘤，由于解剖层次不清，可以损伤骶前静脉。
- 患者过于肥胖或盆腔狭窄，难以直视下分离，用力钝性分离可造成骶前筋膜撕裂，引起出血。
- 术者用手在直肠后进行盲目分离，手指顶到纤维束带强行分离。
- 在骶前行钳夹止血时，将骶前筋膜掀起撕裂，或缝针刺破骶前筋膜。
- 手术过程中，用纱布擦拭蘸血时，过分粗暴，不够轻柔，擦破菲薄的静脉壁造成出血。
- 行腹会阴联合直肠癌根治术时，会阴组术者用手或钳伸入肛门、直肠后侧进行盲目分离，用力不当将骶前筋膜从其远侧骶骨附着处撕脱。
- 会阴部分离层面不当，过深地沿尾、骶骨面上行，以至掀起或撕裂骶前筋膜，损伤骶前静脉。
- 自会阴切口拉出远端直、乙状结肠标本，或因标本相对较大以及用力过度撕破骶前静脉。

四、骶前出血的处理

出血一旦发生，应迅即用湿纱布或手指压迫止血。骶前出血的治疗是对一个外科医生技术和心理素质的全面考验。此时术者可以稍停片刻，一方面稳定自己的心情，另一方面充分判断骶前出血的原因、部位、出血血管的解剖来源及血管的破损程度，以便采取相应的治疗措施。严禁在惊惶失措中盲目钳夹、电凝，将本可以通过简便易行的方法处理的限局性小出血变为难以控制的广泛性大出血。对于肿物可切除患者，应尽快去除标本；如肿物难以切除，也应调整灯光，尽量设法在盆腔深部获得良好视野。如果破损静脉较为细小，可考虑采用止血钉和医用胶法。

止血钉法：既将金属钛钉 (图24-2) 和明胶海绵钉入骶椎锥体前涌血的疏松骨实质内，达到压迫静脉止血的目的。本法简单、有效，并已证实金属钛钉对人体无害。

医用胶治疗：医用胶原用于胃肠吻合术，治疗各种肠瘘以及预防胰瘘等。该药是无色的透明液体，当其接触到组织液、血液等阴离子物质后迅速固化。扫描电镜下观察其胶膜与创面镶嵌紧密，由直径2～3μm的细小纤维缠绕构成网络，红细胞不易通过，有明显的促进血液凝固、收缩效应。医用胶具有快速高强度粘合作用，能够把软组织紧密粘合，粘合时间6～14秒，粘合后局部即可形成保护膜，维持5～7天后自行脱落。外科医生利用上述特性将其用于骶前出血的治疗。一旦发生骶前出血，术者应立即用纱布垫将出血点压住，吸尽血液，判断出血点所在位置，快速而准确地将纱布垫抽出，改用小纱布压迫，再次清除残留血液，将压迫手指依次试探放松，察看有无出血，寻到确切的出血点后改用单指压迫，以求缩小受压面积，有利于准确地在一点上止血。将压迫手指周围纱布剪除，助手协助使用吸胶器具抽吸医用胶，必须擦净出血点周围残血，立即将医用胶挤于纱布及其周围软组织上，此时会产生60℃左右热量，手指切勿因受烫而松开，按压约一分钟后，即可牢固地将纱布、指套、软组织、被损血管粘合于一体，确认医用胶完全固化无粘性后，剪开压迫手指指套，将手指从指套内轻轻抽出，修剪残留手套，尽可能减少异物。亦有一些外科医师习惯将医用胶注射至数块叠瓦状排列的明胶海绵上，待助手迅速取出最后一块纱布时，术者随即将涂有医用胶的明胶海绵压迫在出血部位，按压约1分钟使之粘合牢固。此方法简便易行，局部残留异物少，对盆腔及切口刺激小，效果较为确切，避免了盆腔感染的发生。如为骶椎椎前穿通静脉或骶前孔脊支静脉破裂，可使用纱布做成“花生米”，在吸引器的配合下，准确地压住出血点，然后用一次性注射器将医用胶穿过“花生米”或其边缘注入骶骨骨孔静脉内，继续压迫数分钟，撤出“花生米”，不再出血即可，之后在出血点的局部用医用胶粘上小片腹膜[364~365]。

如果出血静脉相对粗大，破损面积较大，可考虑采用肌瓣介导电烙或涤纶片覆盖的方法。

肌瓣介导电烙治疗：用手指暂时压迫出血点，吸引器吸净积血以保证指端能正确压迫出血点。取一块1.5cm × 2.0cm大小腹直肌肌片，用止血钳夹住，压住出血点以替代手指。同样吸净积血，证实肌肉片已压住出血点。用高频电凝(100～150W)通过止血钳直达肌肉片，持续电灼约1分钟，直至肌肉片和其下的骶前组织“冒烟”，肌瓣呈灰白色半焦痂状，周围积血冒泡似沸腾状。暂时放松肌肉片上的压力，观察有无再出血。如有出血，可再电灼。确认无出血后，撤去止血钳。受电灼的肌肉片如已粘着在骶前组织上，不予触动；如肌肉片脱落，一般不会再出血。临床经验显示，对于骶前出血，止血钳钳夹容易撕裂静脉，反导致更严重的出血。如直接电烙，血管及血液遇高温电刀即刻炭化，被血流冲移，无粘附止血作用。现用止血钳夹住一块肌肉压迫出血点，既可暂时止血，又可进行间接凝血。肌肉组织介于止血钳和骶前组织之间，出血的骶前静脉通过肌肉的传导也受到电凝的作用。肌肉片在这里不是作为止血剂，而是一个柔软并含水的电极。在电凝作用下，经肌瓣的缓冲降温，温度逐渐升高到沸点，使出血处血管和血液在一定温度下缓慢变性凝固而不炭化，达到止血目的。本方法操作简便，取材容易，省时，效果较为可靠，不影响进一步操作。

涤纶片覆盖：将一片约10cm × 5cm涤纶片覆盖于骶前筋膜，用三条接骨钢板组成一三角形压于其

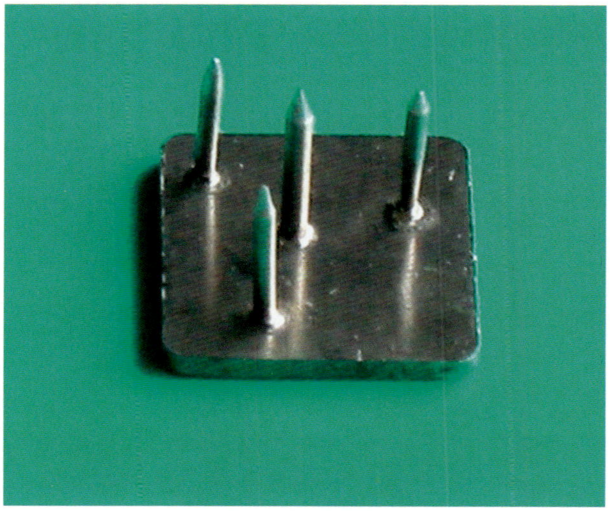

图 24-2　金属钛钉

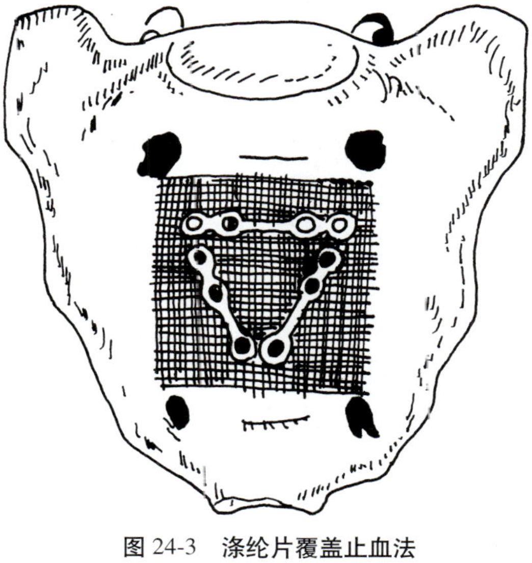

图 24-3　涤纶片覆盖止血法

上，再用螺丝将钢板固定于骶骨上(见图 24-3)。亦有外科医生剪取与骶骨骨盆面大小一致的涤纶片覆盖于骶骨面上，其上用纱布压迫暂时控制出血。将涤纶片上缘用图钉固定于骶岬下骨面，然后自上而下逐渐显露涤纶片，钉入不锈钢图钉，使涤纶片可靠固定、压迫于骶骨上。

如果多处骶前出血或骶前广泛渗血，通过上述治疗难以控制，可考虑采用纱布填塞的办法。

纱布填塞：术者应在助手纱布压迫减少出血的同时，果断施行腹会阴直肠癌联合根治术。移除标本后，吸尽积血，寻找出血部位，在盆底出血部位垫2层20cm × 15cm 凡士林纱布，其上填塞宫纱，如果不够紧密，可以再填塞1 ~ 2块。凡士林纱布、宫纱的尾端从会阴部引出。术后第三天开始从浅至深逐块取出宫纱、凡士林纱布。全部填塞物可在2 ~ 3天内分次取完。在抽取最后一块凡士林纱布时，一定要小心轻柔。遇到阻力，不可勉强，可试行转换角度、变换方向，以避免再次撕破创面。完全抽出后，注意观察纱布有无沾有新鲜血液，有无脓性分泌物，并确认会阴伤口无新鲜血液流出。本方法虽有增加感染的可能性，但疗效可靠。

另外，有外科医生认为，双侧髂内动脉结扎是治疗骶前出血的主要手段之一，它能够迅速缓和出血，从而赢得抢救时间。对此许多学者存有异议。因为骶前静脉系统缺乏静脉瓣，是人体除肺静脉、腔静脉、及门静脉之外的第四个静脉系统。骶前静脉丛属于该系统的尾端部分，其相互沟通的静脉网伸展于整个椎管内外，引流脊髓膜、神经根、椎旁肌肉的血液，在手术中又处于最低位，一旦损伤，即变为整个脊椎静脉系统出血。结扎双侧髂内动脉，尽管减少了盆腔脏器供血，但是静脉血池的静水压依然作用于受损静脉，血液经多条静脉途径依然流向损伤的静脉，并不能显著减少流经骶前静脉的血液。笔者根据自身临床经验体会，结扎髂内动脉对于控制骶前出血无明显效果。

五、骶前出血的预防

- 游离乙状结肠系膜后，宜将乙状结肠及其系膜向上提起，用锐性分离法沿着直肠上动脉近肠管侧进行分离，向下即可进入骶前间隙。
- 分离骶前间隙应注意保持良好的照明及显露，在直视下锐性分离，尽量避免用手指钝性分离和盲目锐性分离钳夹。
- 骶前分离应始终准确地在骶前筋膜与直肠深筋膜之间进行。
- 在骶前打结时，应采用一手固定在打结处的方法，避免因牵拉而撕破骶前筋膜。
- 直肠后壁癌肿，如侵犯骶前筋膜，较为固定时，应放弃根治手术。如果术中判断浸润范围不大，可应用电刀姑息性切割分离。骶前筋膜侧残留少许癌组织，可在术后追加放射治疗。
- 会阴部游离达尾骨时，勿紧贴尾骨向上游离，以免掀起骶前筋膜引起出血。

（北京大学临床肿瘤学院 北京肿瘤医院 赵 军）

第五节 排尿功能异常

一 、常见临床表现和诊断

排尿功能异常是直肠癌手术后最常见的并发症，它主要包括尿潴留、尿失禁和排尿困难。

(一) 尿潴留

尿潴留为尿量超过正常膀胱容量 (400 ~ 600ml)而不能自主排尿。它可表现为无尿排出，也可能为排尿无力、尿线中断、尿急、尿频、尿意不尽、尿失禁、夜尿、多尿等。其中部分患者出现膀胱扩张而没有不适症状，应注意检查膀胱区浊音界是否存在扩大。尿潴留可以导致尿路感染以及肾功能异常，因此必需将其与其他手术后膀胱功能失常如膀胱颈不能节制引起的真性尿失禁等相鉴别。通过超声检查可以测定膀胱中的残余尿量，另外导尿也可以直接计尿量证实尿潴留的诊断。确定尿潴留后，应该作尿培养检查排除尿路感染。

(二) 尿失禁

表现为尿液淋漓不尽，不能控制，部分需要自制阴茎套接尿。它分真性和假性两种，直肠癌手术后真性尿失禁分为压力性尿失禁和急迫性尿失禁。压力性尿失禁是因为腹腔内压增高导致尿液不受控制而流出，急迫性尿失禁与膀胱不稳定、容量小和顺应性差有关。可应用尿流动力学检测记录急迫性尿失禁的参数，并排除尿潴留和尿路感染的可能。

(三) 排尿困难

直肠癌手术后的排尿困难表现为排尿无力，尿液不能顺利排出，它主要与膀胱本身受损或支配膀胱的神经受损有关。

直肠癌手术后排尿功能异常的发生率在各单位并不一致，约 10% ~ 60%，但永久性障碍不到 5%。

二、原因[366~368]

(一) 尿潴留的一般原因

1. 麻醉

一般采用脊椎麻醉者手术后出现尿潴留的比例较高，这可能与麻醉导致骶管阻滞，抑制了膀胱反射过程。麻醉平面消退至骶 2 以上排尿即可恢复正常，而且应用利多卡因较布比卡因恢复快。

2. 年龄

年老者手术后尿潴留的发生率更高。其真实的原因是老年人手术前的尿流动力学检查显示部分患者存在膀胱功能不全，而且手术后会加重导致尿潴留，其中部分为前列腺肥大所致的流出道梗阻，部分为膀胱无力。

3. 手术时间

一般手术时间长于 120 分钟者更易发生尿潴留。这可能与手术时间长则相应输液和麻醉性阿片类镇痛药使用更多有关。

(二) 直肠癌术后尿潴留的特殊重要的原因

直肠癌手术后膀胱后方失去支撑，膀胱尿道角发生改变，膀胱颈开放受阻。

手术中损伤了盆神经因此导致短暂或永久性的膀胱功能障碍；手术中完全切断盆腔的交感神经和副交感神经的主干如腹下神经以及盆丛，可能导致永久性的功能障碍；而对其牵拉损伤或切除部分神经的分支可能导致短暂的功能障碍。

部分局部进展期癌可以侵犯膀胱等器官，手术中可能全部切除或部分切除这些器官或组织，因此可以导致手术后排尿功能异常。通过对患者手术前后的膀胱造影和尿流动力学检查，显示部分患者手术后膀胱丧失神经支配，而手术前膀胱功能正常，这间接证明一小部分患者手术中副交感神经的损伤可能是导致永久性尿潴留的原因。尿流动力学研究表明：直肠癌手术后膀胱失去神经支配的表现是膀胱的扩张性降低、逼尿肌收缩无力、膀胱颈没有节制功能。因此手术中盆腔神经受到的影响不仅决定手术后尿潴留的严重程度，也可导致尿失禁和排尿困难。

(三) 尿失禁及排尿困难的原因

因直肠癌侵犯膀胱行膀胱部分切除术后导致膀胱容量缩小也可导致尿失禁，同时还可出现尿频、尿急、夜尿等症状；另外手术对盆壁和膀胱等器官位置的影响导致它们之间的平衡被打破，可以导致压力性尿失禁。在长期排尿功能异常的患者中，以尿失禁为主要表现，其他为膀胱下坠感、尿急等，与盆腔植物神经受损有关。

三、处理方法

(一) 手术前

为了对各种偶然的意外情况有所准备，医生应尽可能获取患者的信息。如果患者手术前出现排尿异常的症状，说明直肠癌可能直接累及膀胱或神经。而体检应该包括全面的泌尿生殖系统检查，对男性患者进行直肠指检，对女性患者进行双合诊。同时有关的实验室及放射学检查也是必需的，如尿常规分析、尿培养及细胞学、CT或MRI等。如果怀疑膀胱粘膜受侵，应考虑膀胱镜检查并活检。老年患者可考虑行尿流动力学检查。有了以上资料，可以请泌尿肿瘤专科医生会诊，并根据患者的情况，决定手术方式。如膀胱受侵可以考虑行膀胱部分切除术、全切除术以及原位肠代膀胱术，神经受侵可以考虑手术前放疗，充分考虑手术中神经切除的可能性，并应充分与患者交待病情。

(二) 手术中预防

19 世纪 80 年代提出的保留盆腔植物神经手术 (nerve preserve operation, NPO) 经过 20 年的发展，现已被广泛接受，资料显示其局部复发率及五年生存率和以前的传统手术没有区别，而手术后排尿功能障碍和性机能障碍的发生率大大降低。而目前被很多国家认为是中低位直肠癌手术金标准的直肠全系膜切除术

(TME)，由于在手术中采用锐性分离方法切除直肠系膜，可以更好地保留盆腔自主神经，明显降低手术后排尿障碍的发生率，最近的报告显示其术后排尿功能障碍仅 8%。

(三) 手术后处理

1. 尿潴留的处理

以前直肠癌手术后的尿潴留发生比例较高，因此手术后常规经尿道留置导尿管，甚至长达 7 天以上。但前瞻性临床试验表明，手术后留置导尿仅 1 天组出现尿潴留的比例为 25%，尿路感染率仅为 20%，而留置导尿 5 天组尿潴留的比例为 10%，同时尿路感染率上升至 42%；多变量分析结果显示低位直肠癌和淋巴结转移增加尿潴留的风险，因此对大多数患者应采用持续留置导尿一天比较合理，而低位直肠癌可适当延长留置导尿管的时间。有些文献认为对手术后尿潴留采用间歇无菌导尿术比较合理，原则是使膀胱的容量保持 500 毫升或更少，它比留置导尿引起的尿路感染率要低，而且患者更满意。等患者的盆腔植物神经功能恢复，膀胱残余尿量恢复正常后停止间歇导尿。另外Meta分析显示经耻骨上膀胱引流比经尿道留置尿管感染率低，而且患者的疼痛和不适感减轻，这些证据也不支持手术后留置导尿。尿流动力学检查显示流出道梗阻、前列腺肥大者可考虑行经尿道前列腺切除术。

2. 尿失禁的处理

急迫性尿失禁可以采用抗胆碱能药物治疗，对膀胱部分切除后所致之尿失禁应记录膀胱容量，并观察是否存在随意性的膀胱收缩，对前者可采用保守疗法扩大膀胱容量，顽固的病例可以考虑应用肠代膀胱扩大膀胱容量，后者也可应用抗胆碱药。

压力性尿失禁可以采用三环类抗抑郁药物和 a 激动剂有一定效果，而采用生理疗法使盆壁有规律地主动收缩和放松也有一定的效果，对以上疗法无效者可以采用手术纠正解剖异常，吊带手术是目前应用最广泛的手术方式，对直肠癌术后压力性尿失禁有极佳的5年治愈率。

尽管直肠癌手术后排尿功能异常的发生率较高，但随着手术技巧的提高其发生率在降低，而且永久性排尿功能异常的比例在 5% 以下，即使部分患者在手术后 3 个月仍存在排尿功能异常，通过非手术治疗手段，约 75% 的患者在手术后 3 年排尿功能可以恢复正常[369~370]。

（北京大学临床肿瘤学院 北京肿瘤医院 叶盛威）

第六节 肛门失禁

一、概述

肛门失禁 (anorectal incontinence) 作为直肠癌术后的一项重要并发症是指术后不能够随意控制肛门排出大便或气体，无法控制夜间排便。直肠癌的手术治疗自 1908 年由 Miles 建立腹会阴联合切除术以来，大大改善了直肠癌的治疗效果，并成为经典的术式。但该手术方式对术后患者的生存质量影响很大，手术必须作腹部的永久造口。大便无法随意控制所导致的肛门失禁是必然的，给患者造成很重的精神、心理和社会负担。近五十年以来，直肠癌新的手术方式重点在于最大限度的保留肛门括约肌功能和植物神经。这些术式中具有代表性的包括经腹前切除术 (Dixon，1939)、直肠拖出式切除术 (Bacon，1939)、经腹肛管切除肛管内结肠肛管吻合术 (Parks，1966)。术式的选择也要根据肿瘤的位置、大小，侵犯程度和患者的身体状态，各种术式残留的直肠多少不同，并且对于括约肌的功能保留，消化道的重建方式也不尽相同。因此术后肛门失禁的发生情况也存在差异。

二、解剖及生理基础

(一) 肛门对于排便的控制主要由三部分组成

- 肛管直肠的完整性，最大容积，张力和顺应性。
- 盆底肌肉，耻骨直肠肌，肛门内外扩约肌的完整性。
- 直肠肛管等部位正常的粘膜感觉及完整的神经反射弧。

(二) 排便过程

盆底肌肉在固定肠管的同时也起到了类似闸门的作用，维持肛门自制。静息状态内外扩约肌自主性的收缩持续维持紧张状态。过去部分学者曾提出肛门自制的功能主要依赖外括约肌，但试验表明外括约肌的随意性收缩并不能维持较长时间。目前观点认为内扩约肌属于平滑肌，可以自主节律的收缩，并且能维持较高的肌张力，肛门静息压力 (canal mean resting pressure, MRP) 的 80% 是依靠肛门内括约肌维持。有不少学者认为，由耻骨直肠肌的持续性收缩所形成的肛直角 (anorectal angel, ARA)约为 92 度，对排便控制十分重要。腹压增高时角度变小增强了耻骨直肠肌机械瓣膜的作用，排便时ARA变钝有利于粪便排出。粪便正常状态下储存在结肠，当容积和压力达到一定状态，直肠壁扩张，此冲动通过盆神经、下腹神经一直上传至大脑皮层引起便意和排便反射，肛门内外括约肌同时松弛，即所谓的直肠肛管抑制反射 (rectoanal inhibitory reflex, RAIR)。直肠的顺应性指直肠内的压力改变所引起的直肠容积变化，它直接反映了直肠的储粪功能，顺应性降低时则出现便频甚至失禁。当直肠达到压力极限时，导致粘膜伸展，刺激粘膜下Meisner神经丛，神经丛冲动再传至Auerbach神经节引起排便反射，并使直肠容积增加，直肠顺应性增高，从而获得更多的“储便时间”。由此可见，直肠癌术后内外括约肌的保留，相应的神经支配情况，盆底肌肉的破坏情况，新生直肠肛管 (neorectum) 的顺应性、容积、神经反射弧的受损程度都是影响术后肛门节制粪便的重要因素。

三、直肠癌手术对肛门功能的影响

直肠癌保留肛门括约肌的根治手术仍然不同程度损坏了肛门的控便功能，术后会出现排便次数多、急便、失禁症状，成为前切除综合征 (anterior resection syndrome)。Dixon 术式是目前应用最广泛的直肠癌根治术，直肠前切除吻合口位置较高，对于肛门控便功能的影响相对较小。Bacons 术式吻合口位于齿状线下 1 ~ 2cm对于肛门括约肌及其支配神经、盆底肌均有较大影响，并且直肠被全部切除，术后肛门控便功能较差。Parks 术式较好地保留了肛门内外括约肌、盆底肌、肛门直肠环，切除了全部直肠，术后对于肛门控便的保留也十分有限。

总体来说直肠癌前切除术与肛门功能保留相关的因素可能包括吻合口水平，肛管被切除的长度，“新直肠” (neorectum) 的容积，术中是否注意保留骨盆自主神经，术中吻合器械的使用和吻合方式等。有实验结果表明，低位的结肠肛管吻合同高位的吻合相比，术后吻合口瘘和肛门失禁的发生率均明显增加，但目前这一观点还存在争议。Gamagami等人对125例患者的临床观察表明，当肛管被切除的长度小于1cm时，80%的患者术后完全能够保持控制排便功能。而当切除长度在1 ~ 2.5cm的患者，术后两年能够完全控制排便的患者不足 50%。结肠肛管吻合形成的“新直肠”容积下降，储便功能下降，相对顺应性下降导致肛门自制功能下降。研究表明术后肛门失禁同肛管平均静息压力 (mean resting pressure, MAR) 下降有关，静息压力下降的原因为肛门内括约肌扩张，而造成肛门内括约肌扩张的原因首先为吻合器插入时造成了内括约肌的损伤，这一点可以通过术后直肠腔内超声证实，此外也可能是术中损伤了支配肛门内括约肌的神经。

四、术后肛门失禁的治疗

(一) “J”型结肠储袋 (J–pouch)的应用

1986年Lazorthes等提出了结肠储粪袋的概念。目前的多项临床随机对照研究 RCTS (randomize control trails) 发现，在接受低位前切除患者中，“J”型结肠储袋的使用同直接结肠肛管端端吻合相比，显著降低术后的便频次数，肛门自制能力上升。术后 1 年随访显示，前者排便平均少于3次/日的例数占到86%，而后者只有 33%。

对于“J”型结肠储袋的生物学机制的研究还在进行中。生理学评估的结论显示：采用结肠储粪袋的患者排便阈值容量 (threshold volume) 和最大耐受容量 (maximum tolerable volume) 均显著上升。普遍的观点认为，吻合后肠管的容积同控制排便功能有很强的相关性，而端端吻合的术式无论是降结肠－肛管吻合还是乙状结肠－肛管吻合，由于肠管直径的限制都会造成肛管平均静态压力和最大挤压压力 (maximum squeeze pressure, MSP) 的下降。而采用“J”型结肠储袋后 MRP 和 MSP 都得到了显著提高，因而有利于肛管顺应性的恢复。此外，ULAR及LAR术后“J”型结肠储袋的大小选择也一直是争论的焦点。Williams 和 Seow-Choen等人的研究显示，5cm的“J”型结肠储粪袋发生并发症的几率最小，且能发挥最佳的作用。

(二) 回盲部间置术 (ileocecal reservoir reconstruction)

“J”型储粪袋的出现使得局部肠管的顺应性增加，肛门失禁及便频的问题受到控制。尽管“J”型储粪袋增加了局部的体积，但是“J”型储粪袋在重建的过程中由于肠管的折叠，并且在游离的过程中失去了内外部交感和副交感神经的支配作用可能会造成阶段性的功能不良。因此低位前切除术后排便困难的问题不能通过“J”型储粪袋得到很好的解决。Von Flute等人提出回盲部间置术：将回盲部接近2cm的肠管逆时针旋转180度，置于结肠和肛管之间。这部分肠管本身具有储粪功能，并且排除了肠管折叠对于神经的损伤。此外，手术的范围可以局限于盆腔，而不需要进行脾区及左半结肠的游离。他们对接受这项手术的20例患者进行研究发现，16例患者术后排便和排气控制良好，2例患者出现轻度便频。且并发症的发生并不高于低位前切除术及腹会阴联合切除术。

(三) 会阴部人工肛门重建术

1. 电刺激骨薄肌成型术

1986年Baeten 首先进行了持续电刺激骨薄肌成型术，目前作为治疗肛门失禁的一种治疗方法已成为研究热点，并且在国外较多应用于直肠癌Miles术后肛门的重建。其操作步骤包括首先行骨薄肌成型术将骨骼肌包绕肛管周围，并同时埋置电池、刺激器、电极。其后逐渐训练对刺激器的操作，将近80%患者术后控便功能较好。但该手术费用昂贵，操作复杂，并存在外源性植入物引起感染的问题。

2. 人工肛门括约肌植入术

该手术方式同人造尿道括约肌原理相同，1996年开始应用于临床治疗直肠癌术后严重的肛门失禁患者，可以达到较好的控制干稀便、气体排泄的效果。相对骨薄肌成型术具有简便安全的特点。

其他重建肛门外括约肌的术式如臀大肌代括约肌术、掌长肌代括约肌术、重建内括约肌的术式包括结肠套叠术等在临床并未得到广泛应用。

五、其他

据报道低位前切除术后发生吻合口瘘也会造成肛门失禁的发生率增加。术后吻合口瘘瘢痕愈合后局部肠管的容积顺应性进一步下降是其主要原因。因此前切除术后通过粪便转流控制吻合口瘘的发生也是预防肛门失禁的一个重要环节。

（北京大学临床肿瘤学院 北京肿瘤医院 姚云峰）

第七节 性功能障碍

正常人的性功能受交感、副交感和体神经协调活动所控制。随着患者及家属对术后生活质量 (quality of life, QOL) 越来越关注，外科医生也在不断提高手术技巧和改进手术方式。直肠癌术中防止性功能损伤，改善术后性功能障碍 (sexual dysfunction, SD) 变得越来越重要，虽然现状仍不令人满意，但实施保留盆腔自主神经 (pelvic autonomic nerve preservation, PANP)的全直肠系膜切除术 (total mesorectal excision, TME)，可以完全或部分保留盆腔自主神经，极大地减少了性功能损伤，降低患者术后性功能障碍的发生率，使患者的生活质量得到明显提高。

行直肠癌根治性切除术时，常常清扫侧方淋巴结。侧方淋巴结的清扫极易伤及盆腔自主神经。如术中不予特别的措施予以保护，直肠癌扩大淋巴清扫术后出现性功能障碍率为40% ~ 100%，逆行射精为14% ~ 69%，文献报道传统的直肠癌手术术后完全的或部分的勃起功能在5% ~ 65%，而射精困难在14% ~ 69%，损伤腹下神经丛或盆内脏神经是术后性功能障碍的最主要原因。

骶神经丛中的腹下神经损伤导致男性丧失射精功能，盆内脏副交感神经前列腺支损伤是勃起障碍或阳痿的主要原因。术中损伤血管神经丛，如部分切除盆腔神经丛，电烧直肠周围组织，牵拉神经，组织缺血，炎症水肿都可导致损伤，影响性功能。解剖表明双侧骨盆神经丛在直肠后方及直肠前列腺间隙存在交通支，直肠两侧相互交叉的神经丛在手术时极易损伤，腹会阴联合切除术较易损伤神经血管丛，对勃起功能的影响更为严重，Miles术后发生永久性阳痿较Dixon术更为常见，Enker报告在APR术近57%性功能得到保留，而低位前切除 (LAR) 手术达到85%。除了自主神经的损伤，腹部大手术对性功能也有很大影响。如造瘘口会使患者比配偶更有心理负担，从而影响其性功能，其中女性患者更易受到影响。但总的来说女性患者的资料非常少，一方面问卷的回收率非常低，另一方面女性性功能缺乏较为客观的指标。所以保肛手术对患者的生活质量、性功能恢复显得尤为重要。

Maurer分析了以下几个因素对性功能的影响，包括年龄（60岁以上及以下），术后间隔的时间（六个月之前及之后），手术方式，肿瘤的部位（高、中、低），肿瘤距肛缘的距离，吻合口距肛缘的距离，肿瘤的大小（$<$ 5cm及$>$ 5cm），肿瘤的TNM分期，手术并发症，术后局部复发，术后的辅助化疗、放疗。多因素回归分析表明患者年龄$>$ 60岁，术后6个月内，及低位直肠癌显著地影响了术后性功能。传统手术和TME手术相比术后性功能减退的极为明显，其中对性的兴趣、性生活、勃起、性交、性高潮、射精的6项中的5项有极显著性差异（$p < 0.001$），而TME组只有勃起能力和性交能力下降（$p < 0.05$）。

尽管TME在年轻的患者取得了较好的效果，术中仔细操作，保留了双侧神经，但是勃起功能也不能完全保证。日本的一组长期68例患者调查显示：术后88%的男性勃起功能有不同程度的减退，由于缺乏术前的资料，仅有44%患者能够充分勃起完成性交，其中7%硬度正常，37%微软，68%的男性完全不能射精，总共64%的男性对术后的性功能状态不满意。

除了防止神经血管丛损伤以外，患者的年龄、性别、术前的性功能状态都与术后的性功能障碍有着直接的关系。

长期以来由于直肠癌手术会造成盆腔自主神经的损伤导致性功能障碍，直肠癌术后性功能障碍的发生比例一直较高，其中老年患者的发生比例更高，但年轻患者的表现更明显。主要由于老年患者术后恢复较慢，同时恶性肿瘤使生活质量下降，所以其性功能状态往往被医生及患者忽视。

调查显示：年龄的增加会使性活动减少，阳痿的发生逐渐增高，但60岁以上老人有70%人保持性活动，其水平与年轻人相差不明显。同时性活动有明显的主观性，研究术后性功能障碍是相对障碍还是绝对障碍缺乏客观依据。患者的配偶的感觉常常没有患者自己感觉的那么好。

对患者手术前后的性功能状态进行详细的评估是十分重要的，大多数术后性功能障碍研究使用自制的调查表，而勃起功能障碍国际指数问卷调查表（international index of erectile function, IIEF）是国际公认的全面完整的问卷（见附表），其多参数标准调查表能够较客观地反映患者的性功能状态。有5个方面共15个项目需要调查，分别是：①勃起功能包括勃起的次数，勃起的硬度，阴茎硬度足够插入配偶阴道，维持勃起的次数，维持勃起的能力。②性交满意度包括性交的频率，性交的满意程度，性快感的程度。③达到性高潮的情况包括射精的次数，达到高潮的次数。④性欲包括性欲的次数，性欲的强烈程度。⑤总的满意度包括患者自身总的满意度及配偶的满意度，勃起的信心。

国内郭应禄教授将其改进，其问题1为：最近四周内您在性活动中有多少时候阴茎能够达到勃起？总能或几乎总能勃起为5分，多数能勃起（远多于一半）为4分，有时能勃起（约一半）为3分，少数达到勃起（远少于一半）为2分，没有或几乎没有勃起为1分。问题2为：最近四周内您在性刺激而有阴茎勃起时有多少时候感到阴茎硬度足够插入配偶阴道？总是或几乎总是为5分，多数时能够（远多于一半）为4分，有时能够（约一半）为3分，少数时能够（远少于一半）为2分，没有或几乎没有为1分。对问题1和问题2两项得分均≥4分者被认为勃起功能良好。

直肠癌手术后性功能障碍多因自主神经损伤引起，躯体神经（阴部神经）不易受损伤，所以阴茎皮肤的感觉正常，其运动纤维支配的球海绵体肌、坐骨海绵体肌及尿道周围其他横纹肌收缩功能正常。故患者性机能大部分存在。已出现性功能障碍者，特别是阳痿患者，可采用酚妥拉明等药物阴茎海绵体注射，或昔多芬治疗。年龄较轻、性欲极强的患者，可考虑阴茎假体植入术。

实施保留盆腔自主神经的全直肠系膜切除术，在保证肿瘤彻底根治的前提下，极大降低了术后性功能障碍的发生率。直肠癌手术中需要保护的神经及手术要点分别为：①清扫肠系膜下动脉周围淋巴结其血管结扎切断处应距根部1.5cm，以免损伤肠系膜下动脉根部及腹主动脉前的肠系膜下丛中的上腹下神经丛；②在直视下锐性分离，防止造成骶前的腹下神经丛和两侧的腹下神经及骶2～4发出的盆内脏神经的损伤；③分离直肠前壁时，应在Denonvilliers筋膜两层之间进行，避免损伤直肠前方精囊和前列腺包膜附近的盆内脏副交感神经传出的前列腺支。同时Heald也特别强调，传统直肠癌根治术中靠手法钝性分离，极易造成盆腔自主神经的损伤和骶前静脉破裂大出血，而TME术式在直视下锐性分离盆腔自主神经最易损伤的骶前和精囊部位，层次清楚，对防止术后局部复发和保留性功能是极为重要的。

总之，在盆底血管神经丛紧临侧盆壁与Denonvilliers筋膜的汇合处，轻微的神经损伤都会导致严重的后果，即使熟练的外科医生也不可能保留全部的神经，所以保留性功能仍是直肠外科医生面临的最大挑战。

勃起功能障碍国际指数问卷调查表

项目	分值
1. 勃起的次数	0 5
2. 勃起的硬度	0 5
3. 阴茎硬度足够插入配偶阴道	0 5
4. 维持的勃起次数	0 5
5. 维持勃起的能力	0 5
6. 性交的频率	0 5
7. 性交的满意程度	0 5
8. 性快感的程度	0 5
9. 射精的次数	0 5
10. 达到高潮的次数	0 5
11. 性欲的次数	1 5
12. 性欲的强烈程度	1 5
13. 总的满意度	1 5
14. 配偶的满意度	1 5
15. 勃起的信心	1 5

0——没有试过性生活；1——几乎没有；2——少数几次 (少于一半的时间)。

3——有时 (大约一半的时间)；4——多数时能够 (远多于一半)；5——几乎总是。

（北京大学医学部首钢医院 金 斗）

第八节 直肠阴道瘘

直肠阴道瘘 (rectovaginal fistula, RVF)是一种位于直肠与阴道间，由上皮组织构成的不正常通道。已报道的直肠癌术后RVF发生率可从0.9%至9.9%，并不属于罕见的并发症。目前外科医师对治疗直肠癌术后吻合口瘘等并发症已积累了相当的经验，但是对直肠癌术后RVF的诊疗观念还比较陈旧，相关的研究也不够深入。因此，重视和了解直肠癌术后RVF的现代化诊断、治疗以及预防，对提高我国直肠癌的治疗水平有重要意义。

一、RVF的解剖学基础

(一) 直肠系膜的概念

在直肠周围和盆壁之间存在着一个直肠后间隙，盆筋膜分脏层和壁层，脏层由腹膜下筋膜向下进入腹膜返折以下，其前叶包绕直肠周围脂肪、血管和淋巴管构成直肠系膜，其两侧为髂血管，尾侧为肛管括约肌侧方和尾处脏层，和壁层筋膜相融合。Denonvilliers筋膜位于男性精囊腺以及前列腺或女性阴道后壁与直肠前壁间的间隙，这层筋膜从腹膜返折至尿生殖膈，是直肠腹膜返折以下的前间隙。行TME术操作时应在此间隙内进行，避免损伤阴道后壁，造成直肠阴道瘘。

(二) Denonvilliers 筋膜

Denonvilliers 筋膜即通常所谓的直肠阴道隔 (图24-4)，构成了直肠与阴道间一层并不完整的分隔。解剖研究发现，该结构由纵型平滑肌、胶原和弹力纤维构成，较周围组织致密；亦有研究表明该层结构与阴道联系更紧密，因此较容易从直肠分离。目前对于术中 Denonvilliers 筋膜的处理仍存在争议。部分学者认为行TME时应在Denonvilliers筋膜后方的直肠固有筋膜层面进行 (盆筋膜脏层) 分离，即可获得直肠系膜的完整切除。另一些学者则认为，理想的全直肠系膜切除应包括 Denonvilliers 筋膜的切除，并认为该筋膜前方的间隙更容易分离。有研究表明在DukesC期的直肠癌患者中，经Denonvilliers筋膜前切除较Denonvilliers筋膜后方切除可获得更低的局部复发率 (6.5% vs 21%)。

二、RVF的病因学

直肠癌术后发生RVF的病因较为复杂，目前比较确切的相关因素有盆腔手术时的直接损伤，低位前切除术后吻合口瘘导致盆腔局部感染，术中联合脏器切除包括膀胱、子宫及附件时造成的相关损伤等。术前患者的基本状况也是影响RVF发生的重要因素，如伴

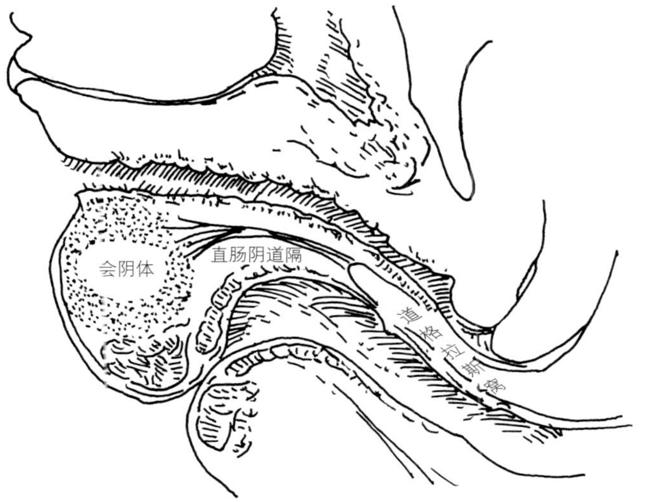

图 24-4　直肠阴道隔

注：该图引自Aigner F, Zbar AP, Ludwikowski B,Kreczy A, Kovacs P, Fritsch H. Threctogenital septum: morphology, function and clinical relevance. Dis Colon Rectum. 2004

发糖尿病、重度营养不良、贫血、高血压、慢性心肺疾病等基础病变，以及合并炎性肠病，接受术前放化疗等因素，与直肠癌术后 RVF 的发生均有一定关系。

(一) 直肠癌根治术中低位吻合引发的直接损伤

直肠癌前切除术后RVF大部分发生在直肠癌行低位前切除术（LAR）时，并与使用环型吻合器有关。Khubchandani 等对 300 名美国结直肠外科医师协会(ASCRS)成员进行的调查，报导了57例行LAR术后出现 RVF 的患者 (直肠癌占 82%)，其中使用环型吻合器的为 53 例 (93%)。Chihiro 等比较了不同部位和不同吻合方式下直肠癌术后RVF发生率的差异，结果显示：在行 LAR、超低位前切除（vLAR）或内括约肌切除(ISR)的患者中，RVF的发生率分别为7.4%、17.9% 和 42.9%，其中 LAR 组与 vLAR 组间并无统计学差异。使用单吻合器 (SST)，双吻合器 (DST) 及手缝吻合组进行比较，RVF发生率则分别为4.8%、15.2%和33.3%。16 例 RVF 患者中明确病因者有 8 例，其中吻合器直接损伤阴道后壁2例 (切割环内可见阴道后壁组织)。据此可见，吻合口暴露不清或对阴道后壁游离不充分，错误击发吻合器或盲目缝合，导致部分阴道壁卷入吻合部位，针或吻合钉穿透阴道后壁，将造成RVF的发生。

(二) 感染

吻合口瘘是直肠癌术后尤其是LAR术后常见的并发症。在阴道直肠间隙发生的吻合口瘘将形成局部脓肿，压迫并穿透阴道后壁，形成RVF。Chihiro报道的16例RVF患者中，有6例被确诊为由吻合口瘘引起。Peeters 等荷兰结直肠癌协作组成员进行的研究表明：行保护性造瘘以及留置盆腔引流与减少直肠癌TME术后吻合口瘘的发生密切相关。但现有资料分析表明，RVF 发生率与是否行保护性造瘘并没有相关性。

(三) 联合脏器切除

对于局部进展期直肠癌，术中常需要行联合子宫/部分阴道壁切除。L. Ruo 等报道了64例联合部分阴道壁切除的LAR术，RVF发生率为3.1% (2/64)，与单纯LAR术相比有类似的发生率。Chihiro则报道了直肠癌术中联合部分阴道壁切除，RVF 发生率高达 47.6%；而在联合切除子宫、封闭阴道残端的患者中，并未发生RVF。这类患者发生RVF的原因可能是部分阴道壁切除后，缝合部分组织水肿，血运较差，在发生吻合口瘘等合并症时，阴道后壁容易被脓肿等穿透引起RVF。我们从临床实践中还可以发现，直肠癌患者术前曾经接受盆腔手术特别是那些子宫已切除的患者，再次因直肠癌行LAR术时由于解剖结构的改变，阴道壁显露不甚清楚易导致误操作，这也是诱发RVF的重要原因之一。此外这部分患者通常局部复发率较高，由复发肿瘤浸润导致的恶性瘘管也将导致 RVF。

(四) 术前放疗

目前，对中低位直肠癌，多数学者主张实施术前放疗或放化疗相结合的新辅助治疗。美国 NCCN 的指南也已将术前放疗的应用写入直肠癌的诊疗规范当中。术前放疗的广泛应用，对直肠癌手术后RVF的发生可能也有一定的影响。

Starzewski等的研究表明，术前放疗可使直肠壁发生组织学改变，表现为嗜酸粒细胞和浆细胞的炎性浸润。根据我们的临床经验，经过术前放疗后，在术中直肠组织常可见水肿或脆性增加，一定程度上增加了手术的难度。术前放疗对吻合部位愈合的影响还不清楚，但考虑到上述因素，应将采用术前放疗的患者列为 RVF 的高危人群。因此术前放疗后应根据患者情况，在一定时间的恢复后，再行手术治疗。

(五) 其他原因

炎性肠病是可诱发RVF的独立病因，直肠癌患者合并该病史者即使未行手术都存在发生RVF的风险。直肠癌术后合并吻合口狭窄，患者排便困难导致排便时压力增高，压迫血运较差的吻合口瘢痕部位，也将增加发生RVF的风险。Heald曾报道一例直肠癌LAR术后3年时发生的迟发RVF，分析其病因为长期便秘，粪块压迫吻合口致组织坏死并导致RVF。既往慢性盆腔炎症或盆腔手术史、产伤史等都可能导致盆腔局部结构改变或组织粘连，导致术中解剖困难，增加术后发生RVF的风险。合并糖尿病、高血压等慢性内科疾病，也对RVF的发生也有一定影响，但目前没有确切的资料证实。

三、RVF的诊断

(一) 病史

直肠癌术后RVF发生时间可从术后1天至90天不等；平均发生时间有报道为手术后12天，亦有报道为20天。北京大学肿瘤医院近期发现的一例患者，RVF发生在术后一个月。RVF最常见的症状为：起初患者常常主诉经阴道有少量粪样液体流出，并有气味，进而出现阴道排气并有粪排出。对于某些瘘口较小的患者，肠蠕动时阴道内排出异味可能是唯一的症状，另一些患者可能会出现低热，慢性阴道炎，或由于感染引起性交疼痛不适。瘘口较大的患者，常会从阴道排出大量成型便。对于直肠癌术后RVF的患者，应重视对不典型症状的询问。此外，应特别关注是否发生大便失禁，这对于了解低位RVF是否合并括约肌损伤有重要意义。记录手术相关资料，术后并发症等应关注RVF相关信息如吻合方式，联合脏器切除范围，吻合口瘘等。既往病史应询问炎症性肠病，放疗史，糖尿病史，产伤史等。

(二) 体格检查

首先可从检查会阴部开始，行肛诊明确肛门括约肌是否完整，并触诊了解是否有瘢痕、窦道、肿块或有波动感的隆起，了解是否存在吻合口狭窄。可疑的溃疡、肿块或肿胀的粘膜应取活检。位置较低的RVF通常直视下即可确定位置及瘘口的大小。高位的瘘口小的RVF则需要进行阴道镜或直肠镜检查定位。部分学者提倡阴道内灌水，直肠内充气后观察阴道内气泡的方法来明确瘘的发生。类似的方法还有使用美蓝灌肠，阴道内填充棉球观察是否染色改变等。

(三) 影象学检查

直肠腔内超声 (endoluminal sonography) 检查可确定RVF的位置，影像具体表现为瘘管区域低回声或无回声，该检查的重要性在于可以很好地评估括约肌完整程度。Sudol-Szopinska等的研究表明：使用过氧化氢增强的直肠内超声在术前瘘口定位方面更为精确。

近年来直肠内MRI亦被广泛使用对RVF进行评估，Stoker等的研究证实，直肠内MRI对RVF评估的准确程度与直肠内超声近似。Dwarkasing等进行的研究则认为，直肠内MRI应被推荐用于对RVF分类及了解直肠周围脓肿，并优于其他检查(图24-5，6)。对于既往接受过术前放疗史的RVF患者，可选择使用阴道镜加瘘口造影以除外合并发生的小肠瘘。

四、RVF的分类

目前RVF的分类方法并不统一，部分学者曾提倡根据直肠内瘘口的位置分类将RVF分为高，中，低位。目前常用的分类方法(见表24-1)根据瘘口在阴道内的位置，大小和病因将RVF分为单纯型(simple type)与复杂型(complex type)。单纯型瘘常常定义为：发生于阴道的中低位，直径小于2.5cm，由创伤或感染因素引起的瘘。复杂型瘘则定义为：发生于阴道高位，直径大于2.5cm，由炎症性肠病、放疗或肿瘤引起的瘘；此外还包括修补失败的复发瘘。通过该分类方法可以明确RVF的治疗原则，单纯型RVF通常可先尝试保守治疗，修补通常采用各种瘘管切除术就可获得满意的效果；而复杂型RVF则很难通过保守治疗而治愈，手术治疗较单纯型更困难，需要使用包括带血管蒂皮瓣或肌瓣的移植等修补技术。

近年来一些新的治疗方法打破了以上分类的界限。例如高位瘘曾经因为经阴道或直肠修补困难，需要开腹手术而被视为复杂型瘘。但目前已有通过腹腔镜技术成功修补高位瘘管的病例。因此，部分学者认为，那些瘘口比较小的高位瘘(直径<2.5cm)，也可以视其为“单纯性”，并可首选腹腔镜下修补。

五、RVF的非手术治疗与转流性造口

目前出现RVF后我们通常采用的措施是行转流性结肠造口术，然后期待其自行愈合。实际上，单纯行转流性造口处理，RVF自行愈合率较低。Rex等曾报道发生RVF后仅行转流性造口，自行愈合率只有

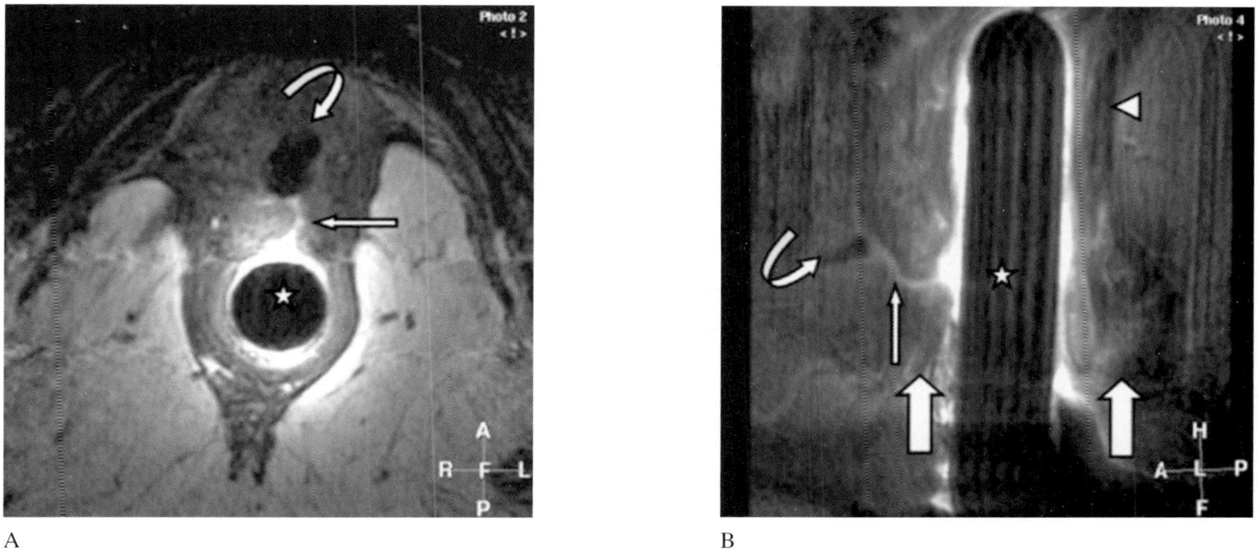

图24-5 **A**. 矢状T2像图像：肛管阴道瘘显示高信号（细直箭头），合并直肠阴道隔内多发小脓肿（箭头）。同时可见核磁线圈（星型）。**B**. 横断 T2 像图像：显示了肛管阴道瘘（细直箭头）合并直肠阴道隔内多发小脓肿（箭头）。同时还可见阴道（弯箭头）、耻骨直肠肌（粗直箭头）、核磁线圈（星型）。

注：该图引自Dwarkasing S, Hussain SH, Hop WC, Krestin GP. Anovaginal fistulas: evaluation with endoanal MR imaging. Radiology 2004; 123-128.

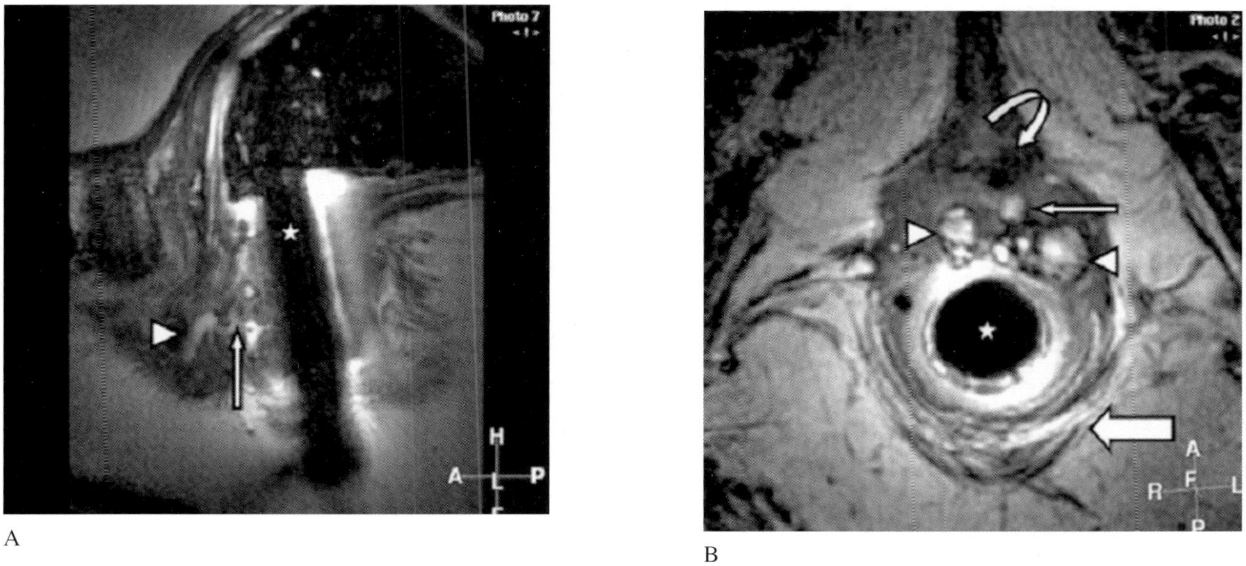

图24-6 **A**. 横断T2像图像：肛管阴道瘘（直箭头）显示为高信号线型异常显像，肛管内可见瘘管内口及核磁线圈（星型），阴道内可见气泡信号（弯箭头）。**B**. 矢状 T2 像图像：显示了肛管阴道瘘（细直箭头）与肛门括约肌复合体（粗直箭头）下缘的关系，还可见阴道（弯箭头）、耻骨直肠肌（箭头）及核磁线圈（星型）。

注：该图引自Dwarkasing S, Hussain SH, Hop WC, Krestin GP. Anovaginal fistulas: evaluation with endoanal MR imaging. Radiology 2004; 23: 123-128.

35.3% (6/17)；而经过非手术治疗后，RVF自行愈合率可达 71% (10/14)。Chihiro 等进行的研究表明，直肠癌术后 RVF 仅行转流性造口，自行愈合率只有 42.9% (6/14)，平均愈合时间为6个月；这部分自行愈合的患者，病因全部是吻合口瘘并发脓肿；而那些因阴道壁损伤的患者则无法从造口中受益。笔者认为，那些发生单纯型RVF的患者，当病因明确为吻合口瘘并发脓肿时，可先行非手术治疗并观察，并不需要行转流性

表 24-1 直肠阴道瘘的分类

单纯型	复杂型
阴道中低位	阴道高位
直径＜ 2.5cm	直径＞ 2.5cm
	炎症性肠病
创伤或感染	放疗或肿瘤
	修补失败复发瘘

造口。而那些病因为阴道壁损伤、部分阴道壁切除或病因不明的患者，应行转流性造口并需要择期手术修补。

非手术治疗包括肠外营养，使用1 ~ 2周广谱抗生素，充分引流吻合口瘘周围脓肿，阴道局部冲洗，坐浴等。部分学者提倡使用低渣饮食配合纤维素类药物，后者可双向调节粪便性质，减少水样便或致密的粪块对瘘口的刺激。近年来有尝试使用尼龙补片及纤维蛋白胶封堵单纯型RVF的成功报道，但这些方法目前缺乏大规模临床实践，还需要循证医学的证据。

六、RVF 的手术治疗

(一) 术前准备

修补RVF的时机选择还存在争议，部分学者认为应在 RVF 发生后 6 ~ 12 周后行修补术。考虑 RVF 病因及临床处理复杂，应根据患者具体情况制订个体化治疗方案。注意在局部感染或炎症被控制后再考虑手术修补，手术时机应等待炎症或感染完全消退，不可因患者的要求而强行修补。因此术前需明确局部脓肿等情况，给予引流，灌洗，广谱抗生素等局部治疗。手术前肠道准备可选用机械性肠道灌洗，或术前48小时进清洁流食，服镁剂配合清水灌肠等。

(二) 手术原则

修补RVF的关键在于直肠前壁的重建，恢复直肠及肛管部位的“高压力区”。应充分游离瘘口旁组织、认真辨认周围组织层次，完整切除瘘管及周围瘢痕，谨慎止血后分层行无张力缝合，并保持组织间充足的血供。如果无法保证充足的血供，则应在阴道与直肠间填充血运丰富的组织以确保缝合部位的愈合。常用的填充物有球海绵体脂肪垫、大网膜等。

(三) 手术方式

直肠阴道瘘的修补方式种类繁多，术者应参考外科医师以及妇产科医师、整形科医师的经验进行操作，必要时可多学科联合手术。根据RVF的诱因和分型，肛门括约肌受累情况等决定术式 (见表 24-2)。通常普外科医师尤其是结直肠外科医师将经肛途径作为首选修补方法。

低位单纯型瘘如合并括约肌损伤可选择会阴体切开手术。会阴体切开术的修补要点在于全部切除括约肌内的瘘管与瘢痕，并对括约肌进行重建。未合并括约肌损伤的低位单纯型瘘，可选择经会阴瘘管切除术，该手术在修补瘘管的同时，还可同时利用提肛肌填充直肠阴道间隙，避免复发。

目前对于低位RVF，更多医师倾向于使用经直肠移动瓣修补技术 (图24-7)。该术式最早由Noble于1902年提出，该术在瘘管周围分离出一个包括直肠粘膜层、粘膜肌层和部分内括约肌的游离瓣，切除瘘管部分后，将直肠游离瓣重新缝合，直肠壁恢复连续性；阴道内的瘘管则敞开引流。该术式可分为经会阴和经肛两种入路。经会阴切口暴露较好，可同时行括约肌成型。而经肛入路的优点则在于：①无会阴部切口，疼痛少愈合好。②不损伤括约肌，术后不影响排便功能。③避免术后锁眼畸形。已有资料显示经会阴入路修补术成功率高于经肛修补术，但研究样本多为炎症性肠病或产伤等，因此直肠移动瓣技术的入路选择，仍有待商榷。

中位单纯型瘘，经阴道或经肛行分层修补是简单有效的方法。Rahman等报道了经阴道单纯修补成功率可达到 100%，Chen 等则报道了经肛修补成功率可达到 94%。近年来还报道了经阴道修补 RVF 的改良术式，在经阴道修补的同时在直肠阴道间隙置入提肛肌，亦获得成功。

高位 RVF 通常需要开腹手术进行修补,包括瘘管切除修补以及再吻合术，Rex 等报道再吻合术成功率

表 24-2 RVF 修补方法的选择

瘘的类型	决定术式因素	可选术式
低位单纯型	合并括约肌损伤	会阴直肠切开术 / 经会阴直肠移动瓣修补术
	未合并括约肌损伤	经肛直肠移动瓣修补术 / 经会阴瘘管切除术
中位单纯型	术者习惯	改良经阴道瘘管切除术 / 经肛直肠移动瓣修补术
复杂瘘	瘘口位置	各型皮瓣转移修补术

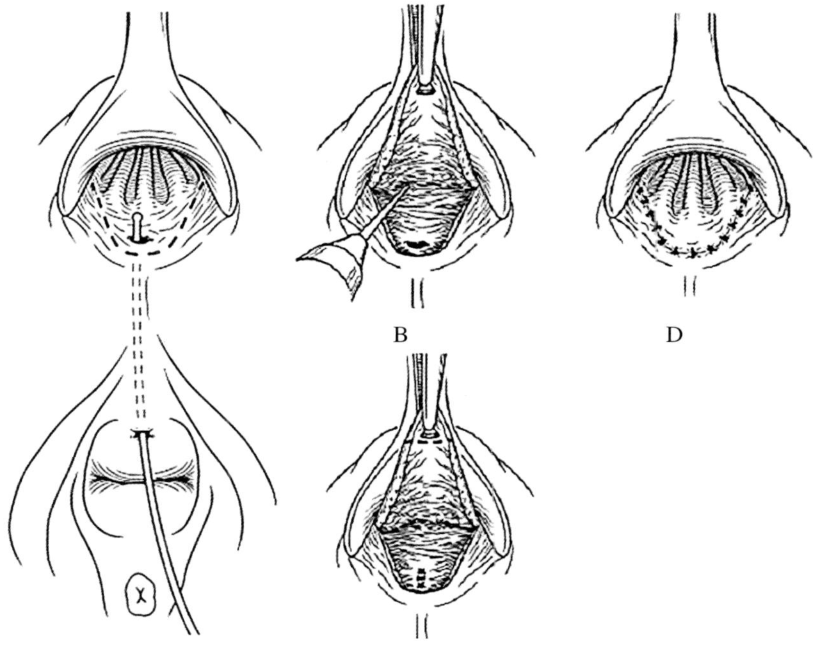

图 24-7　经直肠移动瓣修补技术

A. 分离包括粘膜、粘膜下层及环形肌纤维的“U”型移动瓣，瓣的顶端越过RVF。

B. 充分游离移动瓣，使之张力减小，可使用电刀分离以充分止血。

C. 3-0 可吸收线缝合直肠肌层的缺损，切除直肠内瘘管内口及周围瘢痕。

D. 3-0 可吸收线缝合固定移动瓣，覆盖 RVF 内口，阴道侧瘘口敞开引流。

注：该图引自Neil Hyman MD. Advancement flap repair for complex anorectal fistulas. Am J Surg 1999; 178: 337-340.

可达 100%。近年来，Saravanan 等报道了腹腔镜下修补高位RVF的成功病例，但该技术在患者选择上相对严格，对患者瘘口大小、腹腔条件等均有限制，同时需要很高的腹腔镜操作技巧。

组织瓣转移修补技术：复杂型瘘通常瘘口较大，瘘口周围炎症或瘢痕比较严重，直接修补将导致张力过大，组织无法得到充足血供而修补失败。因此在直肠阴道间隙内填充各种带血管蒂的组织瓣或皮瓣是理想的方法。对于中低位瘘，常用的组织瓣有球海绵体肌、提肛肌、臀肌皮瓣、单/双侧股薄肌皮瓣等。高位瘘通常在经腹修补术后填充大网膜或折叠下翻的腹直肌等。以上方法均有成功报道，但Zimmerman等进行的研究表明：是否植入组织瓣对于经肛移动瓣修补术后复发率等并没有影响。该类技术通常需要与妇产科及整形科医师联合手术。

(四) 术后处理及并发症

RVF修补术后的处理目前仍存在争议，部分学者提倡使患者大便质软，便次较多为佳。标准的恢复方案应包括术后 2 ~ 3 天的无渣饮食，6 ~ 8 周的低渣饮食，术后即开始持续使用 8 ~ 10 周粪便软化剂等。并不推荐超出围手术期范围的抗生素使用。术后前 4 周可每周复查1次以除外感染并了解愈合情况。术后4 ~ 6周经检查证实愈合良好后，可进行性生活。目前尚缺少关于RVF修补术后并发症的详细报道，除了修补失败之外，常见的并发症有血肿、局部感染等，可对症处理并行局部治疗。

七、低位直肠癌术后 RVF 的预防

对低位直肠癌术后RVF的预防应注意：①针对直肠癌术后RVF发生的病因，我们应在术前详细了解既往内科疾病史、手术史、术前的放疗和化疗病史等。②术前的体格检查应包括对重要脏器的功能、内分泌代谢系统情况全面的分析评价。③对存在高危因素的患者采取预防性措施。Tohru 等介绍了在 LAR 术中使用阴道挡板配合使用弯头残端闭合器预防 RVF 的经

验。④术中认真细致的操作，寻找正确层次并充分游离直肠至盆底。尽量做到直视下吻合，低位吻合前要认真区分阴道壁与直肠的间隙，术者可使用食指于吻合部位推开阴道后壁再击发吻合器。⑤在联合部分阴道后壁切除的患者，可考虑预防性地在直肠阴道间隙植入大网膜等，以确保充足血供，并对炎症脓肿形成屏障。⑥合理放置引流管，预防吻合口瘘、脓肿形成等，对预防 RVF 也有重要意义。

综上所述，尽管RVF是低位直肠癌术后较少见的并发症，一旦发生会严重影响患者的生活质量。处理不当，将长期拖延患者术后的康复及术后的辅助治疗。我们应增强对RVF的防范意识，通过术中谨慎的操作，对RVF预防性的处理从而尽可能减少RVF的发生。一旦出现RVF，应根据瘘的类型和患者情况，制订个体化治疗方案。对于大部分患者来说，应选择手术修补，从而尽早获得高质量的生存期。

（北京大学临床肿瘤学院 北京肿瘤医院 顾晋 王林）

第二十五章　直肠癌的放射治疗

第一节　概论

直肠癌是世界上发病率最多的肿瘤之一，随着疾病分期的进展其相应的治疗方法不同，放射治疗在不同的分期中所起的作用是不一样的，除了在个别早期患者和姑息治疗中可单独应用外，更多的时候是单独或联合化疗配合外科起辅助治疗作用。

直肠癌的辅助治疗是当前直肠癌治疗中争议最多的问题之一。问题是哪些患者需要放射治疗？从术前、术中、术后放疗中能得到什么益处？放疗是否联合化疗？联合化疗应用什么方案？目前这些问题不但欧洲与美国的治疗方法不同，在欧洲内也不一样，甚至同一个国家不同研究机构也不一样，在我们国内也同样存在着很大差别。

经过近30年的研究，从可利用的资料中至少得到两个结论：①放疗联合5-Fu比单纯放疗有效，美国NCI (1990)和德国 GCS (1999)推荐 UICC Ⅱ ~ Ⅲ期患者，术后联合应用放化疗作为标准治疗；②术前放疗有效，可使肿瘤明显缩小，在不能根治切除的T_4和局部区域复发的患者，术前常规分隔放疗联合化疗或术中放疗是标准治疗方法。

目前直肠癌的放疗常应用在以下几个方面[371~375]：

- 如果肿瘤是 T_3 和 / 或 $N_{1\sim2}$，给予术后联合辅助治疗。
- 如果超声诊断肿瘤T_3或T_4，先术前联合治疗，再外科手术，最后术后辅助化疗。
- 对复发或临床不能切除的肿瘤，先术前放疗，在手术时可应用术中放疗。
- 经选择的 $T_{1\sim2}$ 患者局部切除后可有或无联合治疗。
- 放疗单独应用于拒绝手术或临床不适合手术者。

第二节　放射治疗技术

一、常规放疗的盆腔野设计

开始治疗的照射野包括原发肿瘤和局部淋巴结，随后使用缩野技术，根据临床需要使用较小的照射野给原发肿瘤较高的剂量。在直肠癌的辅助治疗时，为了尽可能避免更多的小肠被照射，用膀胱充盈和俯卧位技术使小肠移出盆腔，减少受照的体积，通常使用三野（后野加两侧野，两侧野加 30°楔形板）或四野(BOX 野)，照射范围如图 25-1 所示，前后野的宽度应包括盆腔入口 1 ~ 2cm 的边缘，上界通常在骶骨岬上 1cm 水平，下界根据肿瘤的位置不同有所变化，肿瘤位于直肠上1/3，下界在闭孔下缘，位于直肠中部可酌情下移约平坐骨结节下缘，位于直肠下 1/3 (距肛缘＜5cm) 包括肛门口，前切除术 (Anterior Resection, AR) 术后应包括会阴部。使用侧野治疗盆腔，可减少小肠和膀胱的照射体积，由于直肠和盆腔组织正好位于骶尾骨前，因此侧野的后界是固定的，应在骶尾骨前缘后1.5 ~ 2cm；对于局部进展期患者应避免肿瘤沿神经根扩散而复发，整个骶管应包括在内。在低位直肠癌(下 1/3)，侧野的前界应包括阴道后壁和前列腺，在女性患者能通过阴道内放置造影液浸泡的棉塞来核实。

在直肠癌患者髂内和骶前淋巴结是高危转移部位，这些淋巴结不是标准直肠癌手术切除的部分，因此它们应包括在最初的照射野内，给 45Gy 的照射剂量。髂外淋巴结不是初始淋巴结引流部位，不必包在照射野内，除非有髂外淋巴引流的器官被侵犯如前列腺、上段阴道、膀胱、输尿管。

盆腔照射时常使用俯卧位，Koelbl 发现患者接受术后放疗使用俯卧位与仰卧位相比减少小肠的治疗体积，在一些研究中也证实了使用一些小肠固定方法有好的效果[371]。

腹会阴联合术后，在定位时使用辐射不能穿透的标记物 (如铅)来标明会阴瘢痕的轮廓，会阴的照射能有效地降低会阴复发率，在腹会阴联合术后会阴复发

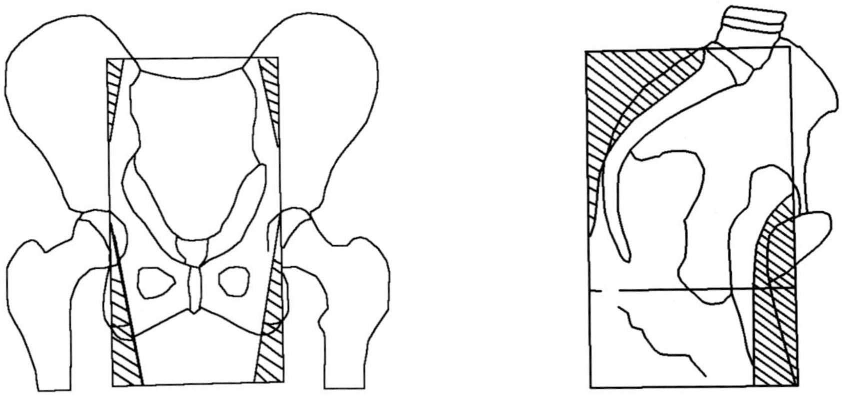

图 25-1 直肠癌辅助治疗的前后及侧野示意图

的范围为 8% ~ 30%。Mayo Clinic 在术后辅助放疗时包括会阴在内照射剂量给40Gy，5年会阴失败率2%，相比会阴不被照射，会阴失败率23% ($P = 0.01$)，尽管这结果并不是来自随机分组，但多因素分析表明会阴照射是唯一与会阴失败有关的显著因素。在所有会阴被照射的患者中会出现暂时的急性中度到重度会阴不适，使用 3 野技术 (后野和两侧野)能减轻这种反应，后野的照射并不增加慢性并发症反应。会阴处分野与照射野内复发增加有关，应该避免。

包括瘤床和区域淋巴结的大野剂量应给45Gy/5周以上，之后使用缩野给原发瘤床和邻近淋巴结加量，照射野的范围通过灌钡、CT扫描、银夹标记来确定，一般剂量不应超过50.4Gy，除非小肠被完全排除在照射野外。

盆腔的分程照射与肠慢性并发症的增加有关，正发生肠炎的患者不应该接受盆腔放疗，盆腔放疗后罕见骨盆骨折，只要恰当的使用照射剂量和技术，仅有1% 的患者有明显的长期慢性盆腔器官毒性反应。

与治疗相关的小肠副作用，与照射野内小肠体积有关。Miller综述了小肠损伤的发生率和临床结果，在接受联合化放疗的患者，照射野内小肠的体积限制了使用5-Fu的剂量增加。定位时为了确定小肠的位置，必须进行小肠造影，特别是患者接受根治盆腔放疗定位时应常规使用，没固定的小肠通常是移动的，在确定小肠位置和体积时 CT 扫描比传统的方法更精确。

在直肠癌手术时采取一些措施有助于术后治疗计划的设计和减小放疗毒性反应，如盆腔底部的重建和腹膜覆盖，应用可吸收的网状悬带使小肠从盆腔完全排除，对肿瘤侵犯程度的详细描述，在瘤床和残存部位放置银夹等[376~378]。

二、三维治疗计划

新技术三维适形放射治疗 (3D-CRT) 的应用正在普及，三维治疗计划最重要的贡献在于在治疗体积的所有层面做计划来确定靶区和正常组织的体积，而不是用传统的计划方法仅在一个中心平面和定位片子上。美国麻省总医院 (MGH) 分析表明三维治疗计划技术与常规治疗计划相比降低治疗野内的小肠体积，目前正等待着三维适形治疗计划与常规治疗计划的随机结果。图 25-2 为直肠癌 3D-CRT 的示意图。

3D 计划设计时，3D 的 CT 扫描容许提供多野治疗，这能更精确地确定治疗野，并精确地监测放疗剂量及所包括的治疗体积和照射组织，这种技术使我们能更好地理解放射治疗并发症，如急性放射性炎症与小肠的照射剂量和体积有明显关系。用 3D 的 DVH 分析已证明采用俯卧位3 ~ 4野照射的模式明显减少小肠的受照体积。强调放射治疗 (IMRT)的初步研究表明：≥95%等剂量线的小肠绝对体积在11 ~ 185cm^{2}范围，与常规照射相比明显减少。在制定3D或IMRT计划时小肠和盆腔内其他器官的位置和移动必须先给标记出来，这样才能通过DVH图来确定它们的剂量－体积关系，由此挑选出最优的治疗计划。

3D治疗计划的最大优点是能够在任何治疗体积水平确定肿瘤靶区和正常组织，这使医师能够精确识别并最小化治疗区小肠的量，减少肠道毒性，在临床实践中 3D-CRT 的应用容许更大的常规照射剂量集中在肿瘤区，而同时使小肠的高剂量区最小化。

临床靶体积定义的不严密依然是高精确放疗的障

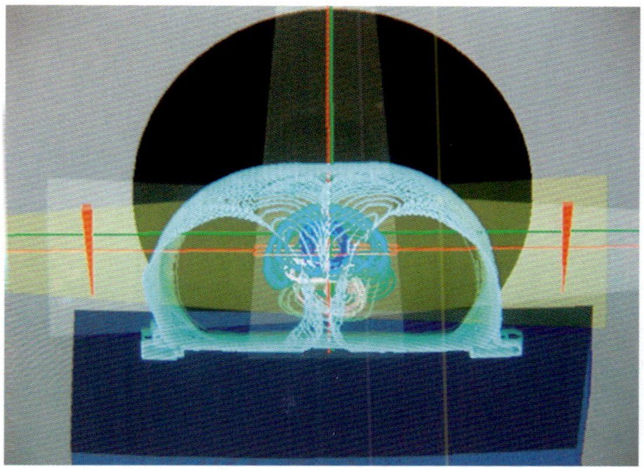

A

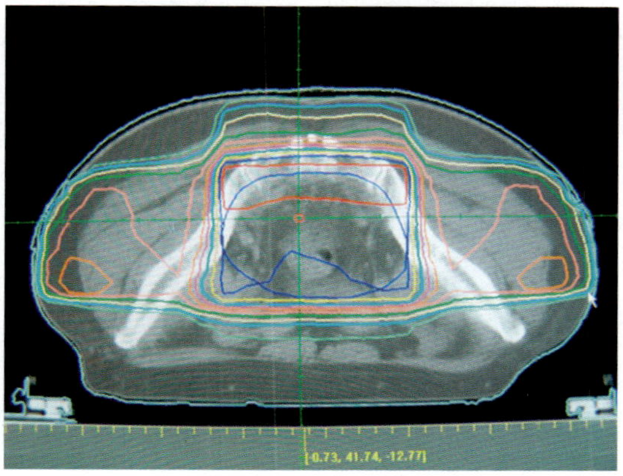

B

图 25-2　直肠癌 3D-CRT 的示意图。A. 照射方式；B. 剂量分布

碍，功能成像和新颖的生物分析可以促进从临床靶体积到真正生物靶体积的转移，如果放疗能达到很好效果的话，靶体积的正确勾画是非常重要的。

Ciernik 报道 PET/CT 显示了很好的融合精确性，使用 PET 可使 GTV 增加 25% 或更多，在 33% (7/21) 的盆腔癌患者中，与 PET 相比 19% (4/21) 的盆腔癌患者 GTV 减少≥ 25%，与单独 CT 相比，在 3D-CRT 联合 PET/CT 增加了体积描述的标准化，PET/CT 具有减少定位不准的能力，使非靶器官的照射剂量最小化，通过结合肿瘤的代谢和生物学特征，将有可能改变现在 3D-CRT 的临床治疗结果[378~390]。

三、超分割放疗计划

为了增加癌细胞的杀死，而不增加小肠损伤，改变照射分次计划，超分割放疗使用每日两次照射，每次 1.1 ~ 1.6Gy，两次放疗的间隔要大于 6 小时以上，其总量不小于常规放疗的剂量，主要限制是急性正常组织毒性反应，晚期反应应该是相同或更可能小于常规分次计划。

使用盆腔每日两次放疗的资料有限。在RTOG的Ⅰ/Ⅱ期研究中，54例进展期膀胱癌接受每日两次1.2Gy盆腔 50.4Gy 放疗，随后加量到 60 ~ 69Gy，实际的 3 ~ 4 级并发症发生率在 2 年是 11%，与常规分次治疗的发生率无明显差异；在 Janjan 研究标准联合治疗期间，在缩野追加时使用超分割放疗增加手术并发症的发生率；Movsas指出限制在缩野追加时使用超分割放疗；而 Myerson 主张在 3D-CRT 时使用 1 周 1 ~ 2 次的超分割缩野追加放疗。RTOG R-0012的Ⅱ期随机研究在比较超分割放疗与常规分割联合5-Fu时，指出超分割放疗特别是在联合治疗时仍有待研究[382]。

MD Anderson 的 45 例局部进展期直肠癌采用术前同步缩野加量技术 (总量 52.2Gy)，联合 5-Fu，患者俯卧位标准盆腔 3 野 45Gy 照射，在最后 5 天同步加量 7.5Gy，包括肿瘤周围的 2 ~ 3cm 的体积，1.5Gy/次，间隔 6 小时，86% 的患者疾病降级，保肛手术完成率为 79%，病理 CR 达到 31%。欧洲也在研究加速超分隔放疗计划，Coucke[385]对 20 例Ⅱ ~ Ⅲ期患者采用每次1.6Gy，每天2次，48Gy，术后单独放疗，发现急性毒性可接受，进一步研究发现当此计划应用于术前时同样能耐受；瑞士的 Allal 对 50 例 $T_{3\sim4}$ 或 N_1 直肠癌患者采用术前放疗，每次1.25Gy，每天2次，50 Gy/4 周，临床 CR 率 34%，病理 CR 率 14%，急性毒性可接受，然而8%的患者出现晚期副作用形成瘘或输尿管狭窄，由于分次计划的改变可能会增加并发症，这样的治疗仍有待研究。

第三节　直肠癌的单纯放射治疗

单独放疗主要应用于经选择的早期患者和晚期不能手术切除的患者，放疗的目的是根治或姑息，放疗技术包括腔内放疗和普通外照射。

早期肿瘤 (3% ~ 5% 的直肠癌) 包括小的、外生性的、可活动的肿瘤，没有不良的病理学特征(如：低分化、侵犯血管淋巴管、胶质状组织、肿瘤穿透肠壁等)，适合局部治疗。对选择合适的早期直肠癌患者，腔内放疗有较高的局部控制率和长期生存率，适用于这种技术的患者条件被Papillon[387]列在表25-1，在确定患者是否适合这种技术时，腔内超声有助于确定肿瘤侵犯肠壁的程度。

表25-1 直肠癌腔内放疗的选择条件

必要条件
肿瘤容易用直肠镜治疗(距肛缘≤10cm)
指检肿瘤没有超出肠壁
肿瘤最大不超过3cm × 5cm
没有明显侵犯肛管
参考条件
病理分化好或中等
向外生长型

腔内放疗可在门诊进行，肛管局部麻醉后，在X线透视下将3cm直径的适形器进入直肠，放射肿瘤专家核实适形器的位置和范围，治疗计划通常为每次30Gy的4次治疗，在2周完成。短程X线的能量是50KVP，剂量率是10Gy/分钟，如果肿瘤的大小超出适形器的范围，必须使用几个重叠野。

大多数研究认为腔内放疗对直肠癌有高的疾病控制率，Papillon治疗207例患者并随访5年，局部失败率11%，11%的患者死于癌，13%的患者死于间接的疾病，远处转移仅为3%；Cleveland Clinic在1973～1984年治疗62例，中位随访30个月，局部复发11例(18%)，这11例中3例同时有远处转移，另8人用其他治疗方法去除复发；Mayo Clinic也报道类似的好结果，5年局控率89%。在22例直肠超声诊断T_1N_0患者，Gerard用腔内放疗没有局部失败；Aumock[391]加上外照射对$T_{2\sim3}$，局部控制率T_1为100%，可移动的T_2为85%，T_3或活动受限的T_2为56%。

单独使用放疗的技术变化包括外照射、后装和腔内照射的单独应用或联合应用。某些临床不可切除或局部进展期病变的患者，如手术切除将损害重要结构，常选用单独放疗。在大多数情况下，患者接受盆腔外照射后用腔内放疗或后装加量。外照射的剂量因放疗目的不同使用的大小也不一样，通常以根治为目的的二维放疗给60～65Gy/6～7周、三维放疗给65～75Gy/7～8周，抑制肿瘤生长为目的给40～50Gy/4～5周，缓解症状为目的给20～40Gy/2～4周。

Princess Margart医院Brierley[392]报道对拒绝手术或不能切除或临床不适合手术的患者单独外照射(40～60Gy)，整个5年存活率是27%，依原发肿瘤活动度分为可移动的47%、部分固定的27%、固定的4%，数据表明对于肿瘤活动或半固定的临床不适合手术的直肠癌患者，应积极治疗。

盆腔放疗对晚期患者提供有效的姑息治疗，80例有转移的患者接受盆腔放疗，94%的患者盆腔症状完全缓解，2年盆腔无症状控制率82%；Princess Margaret医院报道了类似的姑息结果，84例接受大于45Gy放疗，在放疗完成6～8周后症状缓解率为：疼痛79%、出血79%、神经痛52%、肿块缩小71%、排便50%、排尿22%、其他42%；在Thomas Jefferson大学的研究，完全或部分症状缓解达到：疼痛65%、出血100%、肿块缩小24 %～64%，姑息持续时间8～10个月[393~395]。

Coatmeur[396]对124例患者(103腺癌，21例绒癌)进行了单独的接触性放疗或联合腔内短程放疗，肿瘤局部控制T_1是83%，T_2是38% ($P = 0.004$)，局部控制率在可移动肿瘤明显高于活动性差的肿瘤(76%与55%，$P = 0.03$)，39 (31%)例患者局部失败，进行手术补救治疗，最终的局部控制率T_1达93%，T_2达69% ($P < 0.05$)，5年无病生存率T_{1a}和T_{1b}分别是82%和78%，T_{2a}和T_{2b}分别是40%和25%，治疗结束后75%的患者具有很好的括约肌功能，此方法对大于3cm (T_2)的肿瘤不满意。Lavertu[397]使用50 kV的X线对35例患者行腔内照射放疗，总剂量20～155Gy，分1～5次，29例根治患者中有23例获得局部控制，6例姑息治疗中有3例获得局部控制，根治患者的10年局部控制率是76%，5年生存率是65%，10年生存率是42%。Gerard[398]联合腔内和外照射放疗，T_1N_0患者局部控制达到85%～90%，没有严重的毒性反应，T_2患者80%、T_3患者60%的局部控制率，具有适度的毒性，5年生存率60%，表明单独放疗适用于T_1N_0患者(接触性放疗)或$T_{2\sim3}$不能进行手术的患者(联合腔内和外照射)。Begum[399]对拒绝手术、手术禁忌或局部进展期和/或转移疾病的直肠癌患者，使用高剂量率后装联合外照射放疗，治疗1周后97%的疼痛和直肠出血减轻，治疗结束后达到很好的姑息作用，100%的会阴部疼痛和直肠出血减轻，87%的直肠分泌物减轻，93%的里急后重减轻。

第四节 直肠癌的局部切除和放疗

对选择的、具有最少数不利因素的早期直肠癌患者，局部切除治疗能替代根治切除，可以避免腹部结肠造口术，大大改善患者生活质量。经肛门局部切除并发症发生率低，预后也较好，并有确保组织病理学的能力，因此局部切除常选用此方法。T_1患者具有较好病理特性的可以进行单独的局部切除术，而T_2患者需要辅助放化疗，现有的资料并不支持使用局部治疗和药物辅助治疗进展期(T_3或T_4)肿瘤。现在选择的局部切除患者与传统的根治切除相比，局部复发率和生存率是类似的，局部切除以后，需要密切观察患者复发情况，对于局部复发的患者尽管还不清楚长期的结局，但多数能通过根治切除补救。

局部切除的方法有：经肛门切除、经括约肌切除术(York-Mason术)和经骶切除术(Kraske术)。局部切除后平均局部复发率随肿瘤的T分期而增加，T_1 5%、$T_2$14%、$T_3$22%。局部切除可联合进行术前和术后放疗，放疗前局部切除的优势是病理特征如切缘、肠壁穿透的深度、组织学特征能很好的了解，对手术切缘干净、没有不利病理特征的T1期患者有极低的局部失败率(5%~10%)和阳性淋巴结(小于10%)，不要求辅助治疗，然而一旦存在不利的病理特征(分化差、血管淋巴侵犯、发现肿瘤印戒细胞)或肿瘤进入或穿透肌固有层，局部失败率至少17%，直肠系膜和/或盆腔淋巴结阳性至少10%~15%，如果没有考虑进一步的根治手术或患者拒绝进一步手术治疗时，应积极地进行术后放疗或放化疗。术后放疗先用三野或四野技术作全盆腔照射45Gy/25次/5周，然后根据切缘是否干净和有无预后不良因素再用小野局部加量10~20Gy(可以是外照射或后装)，放疗期间可同时配合化疗，5-Fu225mg/m^2/天，每周5次。有些研究者使用术前放疗随后局部切除，这种方法仍有待研究。

Hager[400]报道95例直肠癌局部切除的结果，其中59个低危患者，分为肿瘤侵犯粘膜下(1组)和浸润肌层(2组)，局部复发在1组3/39(8%)，在2组3/20(15%)，5年存活率在1组90%，2组58%，这些资料有力地支持早期病变可以成功地单独手术治疗而不需要进一步的辅助治疗。

Hershman[401]采用局部切除的方法治疗100例患者，13例患者进行了单独局部切除，87例患者进行了放疗(术前33例、术后25例、单独根治性放疗29例)，10例局部复发，6例复发患者进行了补救性的外科治疗，平均随访33个月，全部生存率是77%，尽管患者多数是年龄较大、同时存在并存疾病，然而癌症特性存活率是96%，更重要的是只有9例行结肠造口术，无结肠造口术的患者存活率是91%。

来自Ⅰ~Ⅱ期研究表明在被选择的患者中5年实际存活率80%(70%~94%)，在大多数研究，$T_{1\sim3}$期患者局部切除后在4~6周给盆腔放疗45~50Gy，一些患者接受外照射或后装加量，并接受5-Fu化疗，尽管不是随机的研究结果，但这些存活数据与$T_{1\sim2}N_0$患者单独根治手术的结果相似。

在局部切除研究大于4年的随访中(MGH，MSKCC，CALGB8984，Princess Margaret，RTOG 89~02)，T_2的局部失败率14%~24%，术后所有患者都应该接受5-Fu为基础的辅助化疗和放疗，对于局部切除和术后辅助治疗的患者，要求密切随访5年以上，局部失败有补救的可能，多数研究报道至少一半的患者经过APR补救能获治愈[402~405]。

局部切除功能恢复一般是好的，术后并发症和死亡率是可接受的，由于在局部切除时盆腔淋巴结不进行病理检查，因此不可能精确地与根治手术的分期及结果相比较，需要随机研究以确定这种方法与根治切除在局部复发率和死亡率方面是否有可比性。

第五节 可切除直肠癌的辅助治疗

尽管大多数直肠癌的治疗以手术为主，但局部复发仍是肿瘤学家面临的主要问题。自1990年美国国立健康研究院(NIH)推荐所有的Ⅱ或Ⅲ期直肠癌患者接受术后化疗和放疗以来，近20余年来全世界许许多多的患者接受了这种治疗。通常对可切除直肠癌患者有两种常规治疗：一种是手术，如果肿瘤是T_3和/或$N_{1\sim2}$，采用术后联合治疗；第二种是对超声T_3或临床T_4患者，术前联合治疗随后手术和术后化疗，与术后辅助治疗相比，该种方式的优势包括较少的急性毒性，提高括约肌的保留几率。

盆腔复发可由肿瘤的直接侵犯(T 分期)或区域淋巴结的扩散(N 分期)引起，并可根据 TN 分期这两种情况来判定局部复发的危险性。在任何 T 分期内，增加 N 分期与局部复发危险性增加有关，类似的趋势也可以在任何 N 分期内增加 T 分期观察到。在最近的 3 个直肠癌辅助研究(NCCTG 794751，NCCTG 864751 和GI INT 0114)分析中，发现生存率和疾病复发与TN和NT分期有关(T分期之内的N亚分期和N分期之内的T亚分期)，即使在 N_2 患者中(阳性淋巴结≥4)，T 亚分期也影响 5 年 OS ($T_{1\sim2}$69%，$T_3$48%，$T_4$38%，$P<0.001$)，高危(T_3，N+；T_4)和低危($T_{1/2}$，N+；T_3，N_0)患者的 5 年和 7 年生存率有显著性差异，高危组局部复发的危险更大[406~408]。

文献报道盆腔局部复发率不尽相同，部分反应了外科技术和外科手术类型的差异，但是多种其他变量也可以影响这个结果，在术后常规病理学报告中可以明显看到一些不利的肿瘤生物学因素，包括肿瘤分化程度差或淋巴血管侵犯。国际协作组的回顾性研究发现，T_3N_0 或 $T_{1\sim2}N_{1\sim2}$ 患者在辅助化疗和放疗后，5 年的局部复发率 T_3N_0 或 T_NN_1 患者是 6%～8%，T_3N_1 患者是 11%，T_3N_2 或 T_4N_N 患者是 15%～22%。

在两个欧洲的术后放化疗研究中局部复发率明显不同。瑞典研究中，外科类型没有涉及，单独手术后 5 年局部复发率是 27%；在荷兰研究中，所有的外科手术采用的是 TME，2 年局部复发率是 8.2% (5 年是 10%～16%)。

最近的一项荟萃分析(包括了许多以前的研究)发现术前放疗减少接近 50% 的局部复发危险几率，术后放疗减少接近33%。最近的随机研究提示使用现代放疗技术的影响可能更大，在已发表的瑞典研究中，局部复发率减少 60%，在荷兰研究中是 71% (8.2% 与 2.4%)，在 GITSG 研究中，危险性减少 54% (由 24% 降到 11%)[409~411]。

在很多研究中，根治手术的定义是不清楚的，这可能是导致报道局部复发率差异较大的原因。A . Martling 的研究肿瘤清除被判断为“完全的”、“不确定的”或“不完全的”，1550 人的Ⅰ～Ⅲ期肿瘤被包含在研究中；手术 5 年内，局部复发、远处转移或任何部位复发的危险性分别是17.8% (276/1550)、26.9% (417/1550)、36.3% (562/1550)；肿瘤完全切除的患者中，5年内局部复发率是16.3%，而不确定或不完全切除的患者分别是 28.6% 和 34% ($P<0.001$)；完全切除与不确定或不完全切除相比，远处转移的危险性是 24.5、47.6 和 41% ($P<0.001$)；复发的危险性在手术时完全切除患者是 33.3%，未确定或不完全切除患者是59.5%和61% ($P<0.001$)；多因素分析表明，手术判断为完全切除患者与未确定患者(危险性2.1；$P<0.001$)或不完全切除患者(危险性2.7；$P<0.001$)相比，癌症复发的危险性明显增加；手术评估为完全切除的患者中，病理诊断 89 例患者 (5.7%) 是不完全的或不确定的，而手术评估为不确定或不完全切除的患者中有 98 例 (6.3%) 病理诊断为完全的；在外科和病理学家对切除情况不一致的病例中复发的危险性比意见一致的病例要高 2 倍 ($P<0.001$)，在外科和病理学家一致认为不完全或不确定的病例复发的危险性要高 3 倍 ($P<0.001$)；整个 5 年生存率是 51.7%，外科完全切除、不确定或无完全切除患者的生存率分别是 55.3%、23.0% 和 10% ($P=0.050$)；由此看来外科或病理学家的不完全切除报告预示着复发的危险性增加，生存率减少。Jones等[412]发现外科评价为“根治”与“非根治”切除术，对术前放疗或单独手术患者来讲，是一个预测局部复发的独立因素；Goldberg 和 Nicholls[413]研究了396例患者，也发现外科或病理学家不完全切除的报告增加了局部复发的危险性，减少生存。

关于辅助放疗是否影响生存率一直是人们争论比较多的问题，最近 Meagher 和 Ward 的综述[414]做出辅助放疗不影响整个生存的结论，部分原因是由于一个荟萃分析认为辅助放疗对整个生存没有改善，另一个原因是因为荷兰的研究结果。在这个荟萃分析中发现辅助放疗改善癌症相关的生存 20%，但由于有与放疗有关的死亡率，所以对整个生存的确没有影响。

进一步分析 CCCG 的荟萃分析更能说明放疗与生存的关系，这个荟萃分析包括22个随机研究，共8790个患者，14个术前放疗组6350人，8个术后放疗组2157人，283个无放疗的对照患者。由于在以往众多的研究中剂量范围变化很大，且分次、治疗时间也不统一，为便于对照，采用生物有效剂量 (biologically effective dose , BED)来划定剂量差别，根据时间校正线性平方模式计算：

生物有效剂量 (BED) = $n \times d\,(1+[d \div \alpha / \beta]) - \gamma / \alpha \times (T-Tk)$

n=分次数目，d=每次剂量，$\alpha/\beta=10Gy$，$\gamma/\alpha=$修复率(0.6Gy/每天)，

T=总治疗时间(天)，Tk=增殖延迟(7天)。

分析中发现辅助放疗确实减少了局部复发率，有限地减少直肠癌的死亡，这种减少在BED≥30Gy的术前放疗组最明显。

荟萃分析表明放疗对局部复发的降低有益，即使放疗并未改善长期生存。所以，放疗对局部控制的改善可以更好地提高患者的生活质量。

在这个荟萃分析中包括了许多以往的研究。多因素分析提示：辅助放疗将明显改善患者存活。在瑞典研究中，回顾性分析发现，用老的二维放疗技术(只使用AP野)治疗的患者，非住院死亡率是15%，而使用现代四野技术治疗的死亡率只有3%。因此，虽然与外科有关的死亡率在放疗和单独手术患者之间有明显差异，但这主要是由于使用传统技术的患者有比较高的死亡率，与此一致的是最近荷兰的报道发现在术后放疗患者与单独手术的患者之间的死亡率没有明显差异。

提高辅助放疗技术将进一步改善治疗组的生存率。在瑞典术前放疗研究中，辅助放疗可明显改善5年生存率，从48%提高到58%。随着技术的改进，由前后野到多野方法，特别是使用3D、IMRT的精确治疗计划，辅助放疗的并发症和死亡率会明显减少，与放疗有关的并发症和生活质量资料将作为预后研究的一个很重要课题。

Ⅲ期患者最大的危险是局部复发和死亡，尤其是低位直肠癌患者有较高的局部复发危险性，辅助化疗使得患者远处转移减少。O'Connell 等[415]的研究表明现在标准的5-Fu连续静注联合放疗，70%的患者存活5年，比5-Fu间断静注联合放疗提高10%以上。在3个早期研究中，5-Fu间断静注联合放疗5年生存率是52%～58%。

现在的T_3期直肠癌患者的标准治疗是辅助放疗和5-Fu化疗的联合治疗方式。尽管随机的Ⅲ期术前和术后联合治疗的对照研究资料不足，术前治疗仍是T_3疾病的选择，并且可以考虑作为T_4疾病的标准治疗，因为它有减少Ⅳ期直肠癌的全身疾病和使肿瘤放射增敏的潜在作用[416~417]。

5-Fu为基础的全身化疗结合放疗进一步减少局部复发，提高生存约为10%～15%。NSABP R-02研究报道，术后单独化疗局部复发率13%，术后联合治疗，局部复发率将进一步减少到8%（$P=0.02$）；INT 0114的研究表明7年局部复发率是17%，生存率是56%，高危疾病（$T_3N_{1\sim2}$或T_4）与低危患者（$T_{1\sim2}N$和（或）T_3N_0）相比有较低的生存率(45%与70%)。

在近些年的研究中，有许多因素的变化将有可能改变NIH推荐的模式，这包括：

- 外科技术的改进，可明显减少患者的局部复发；
- 意识到辅助放疗的并发症被低估，特别是在肠功能方面；
- 放疗技术的改进减少了并发症，并使辅助放疗的死亡率最小化；
- 通过优化全身化疗减少了远处复发的危险性，提高总生存率。

正在进行的一些研究将能更好的确定最佳的联合方法和放化疗时间，既要考虑毒性又要考虑生存目的。为了获得最佳的结果，直肠癌治疗的联合方式需要联合外科医生、病理学家、临床肿瘤学家、放射肿瘤学家共同配合完成。

一、可切除直肠癌的术前放疗

术前治疗(更多是放化联合，也称为新辅助治疗)已被接受作为直肠癌的标准辅助治疗，术前治疗的潜在优势包括术前杀死肿瘤细胞，减少手术引起细胞散落的几率，小肠在腹部的可移动性使得被照射的几率更低，照射体积不要求包括会阴，因此术前放疗引起的早、晚期毒性较少，更多的患者可接受全盆腔放疗，另外由于术前肿瘤细胞氧合状态比术后更好，可以改善肿瘤的放射敏感性，引起肿瘤降级或缩小，提高根治切除(R_0)的几率，对低位直肠癌的保肛有潜在的好处。缺点是可能对早期($T_{1\sim2}N_0$)或未检查到转移的患者治疗过度，图像技术改进将能更精确地选择患者，降低过度治疗患者的数量。

一般来说，术前联合治疗组≥3级急性毒性发生率是15%～25%，病理CR率是10%～30%，临床CR率是10%～20%，局部复发率是0～10%。

技术上术前放疗在不同的研究机构采用的方法不同，主要是总剂量和单次分割剂量的差别。目前常用的有两种方法，一种是大分割短程放疗5×5Gy，1周后手术；另一种是5～6周常规(1.8～2.0Gy)分割放疗，总量45～50.4Gy，可能的话联合化疗，4～6周后手术。另外还有其他治疗模式，如北京肿瘤医院采用30Gy/10次/2周，放疗期间有或无化疗，放疗后1周手术[416~422]。

(一) 术前短程放疗

术前放疗的目的是改善可切除直肠癌的效果，在70～80年代此项研究最多，Pablman对此进行了总结，用较高剂量25 Gy/5次明显降低局部复发率，长期生存率改善不明显，或仅对某些亚组的存活有好处。瑞典的直肠研究 (1987～1990年) 是第1个随机研究表明整组患者对预后有影响，1168个可切除直肠癌随机分为两组，单手术或25 Gy/5次，放疗后1周内手术，术前治疗明显降低局部失败率 (27% 比 12%，$P < 0.001$)，改善 5 年生存率 (48% 比 58%，$P = 0.004$)，因此整个大样本量的研究支持这样的观点，即更好的局部控制可以改善生存。由于短程放疗治疗时间短，可以更早地手术，费用低，患者方便，因此在很多机构对可切除的直肠癌采用这种方法。

尽管术前放疗有以上诸多好处，然而由于放射和肿瘤生物学上的不足，也受到置疑。首先，术前放疗的主要目的之一就是保肛，在放疗后 1 周进行手术，肿瘤明显缩小 (降级) 是不可能的，近年采用对放疗和手术间隔延长的研究，低位直肠癌患者随机在放疗后2周内手术或6周后手术 (39Gy/13f)，放疗后长的间隔与明显的肿瘤反应 (71.7% 与 53.1%，$P = 0.007$)、肿瘤降级 (26%与10.3%，$P = 0.005$) 和保肛 (76%与68%，$P = 0.27$) 有关，因此对于低位直肠癌患者不主张采用这种术前放疗方法。

其次，单次高剂量 (5Gy) 的应用能引起更多的急、慢性毒副作用，有些患者放疗引起腰骶神经丛疼痛导致行走困难或持续疼痛。尽管由于放疗技术的改进使得术后并发症没有增加，但荷兰的研究表明放疗增加感染几率，术中失血增加，并使会阴伤口愈合的并发症增加。

最后，由于整个治疗时间短，放疗为短程、高强度，不能联合合适的化疗，因此不能通过化疗的增敏作用提高局部肿瘤疗效，也不能对隐性远处转移病灶连续治疗。

最近 Dutch CKVO95-04 研究报道随机 1805 人临床 $T_{1\sim3}$ 期单独手术 (全直肠系膜切除 TME) 或短程高剂量术前放疗随后TME，尽管放疗明显降低局部复发 (8%对2%)，但两年生存无差异 (82%)，更长期的随访5年局部失败在单手术组是高的 (12%)，而术前放疗组仍明显降低 (6%)。目前正在进行术前短程放疗结合TME和术前、术后联合治疗对可切除的Ⅱ～Ⅲ期直肠癌的研究[423~426]。

有一些随机前瞻性研究低剂量术前放疗，单次5Gy 到 25Gy/10 次与单手术组相比，表明术前放疗没有改善长期生存。Princess Margaret的研究将直肠癌患者随机分为两组，术前接受单次 5Gy 和单手术，尽管对所有患者长期生存无影响，但回顾分析发现对Dukes C期患者术前放疗组有改善长期生存的作用。RTOG研究低剂量术前放疗，分为术前 5Gy 或手术两组，术后对两组所有发现肿瘤穿透肠壁和淋巴结侵犯的患者给45Gy盆腔放疗，在两组局部复发、存活和无远地转移方面没有显著差异。综合分析低剂量术前放疗的资料，认为低剂量放疗不应该再用在直肠癌的术前放疗。

中等剂量 (30～40Gy) 的术前放疗也在随机前瞻性研究中进行，Boulis[427]使患者随机接受术前盆腔和腹主动脉区放疗 34.5Gy/15 次或单手术，在 T_2 患者局部无复发和存活无差异，对临床 T_3T_4 患者，术前放疗组97%的患者有根治性切除而手术组仅68% ($P<0.05$)，T_3T_4 患者有更好的 5 年存活 ($P < 0.005$) 和局部无复发率 ($P = 0.08$)； 大样本的EORTC 用同样的剂量和照射野研究发现尽管中等剂量的术前放疗使局部复发明显低于单手术组，但对长期生存无影响[428]。

12个对临床可切除直肠癌术前放疗 (无化疗) 的随机研究，都使用低到中等剂量的放疗，总的来说绝大多数研究表明局部复发降低，在 5 个研究中达到显著性差异，但只有瑞典直肠癌研究组是唯一报道整个治疗组有改善长期生存的作用[429]。另11个术前放疗随机研究并没有报道有改善长期生存的作用。两个荟萃分析报道有预后结果，Camma[430]报道降低局部复发、有存活优势，而结直肠癌协作组报道却不是这样。

(二) 术前常规联合治疗

回顾性资料表明术前联合治疗与无化疗的术前放疗相比增加病理降级，提高保肛率，与术后联合治疗相比有更低的急性毒性反应。常用的治疗方案为全盆腔常规 (1.8～2.0Gy) 分割放疗40～45 Gy /4～5周，局部缩野加量到 45～50.4Gy，联合 5-Fu 750mg/m^2 在放疗的第 1、5 周连用 5 天，或 5-Fu 225mg/m^2 放疗期间每天应用，治疗结束 4～6 周后手术。

Bedrosian[431]回顾性分析了使用新辅助放化疗治疗的 219 例 T_3 或 T_4 直肠癌患者，在术前 193 例 (88%) T_3 期患者中 99 例 (47%) 有临床 N_1 分期，术后病理完全

缓解 (CR) 率是 20%，64% 的患者 T 分期降级，69% 临床N_1患者转为淋巴结阴性，平均随访40个月，83% (182 例) 无病存活，4.1% (9 例) 局部复发。Brown[432]分析89例Ⅱ期和Ⅲ期直肠癌患者接受新辅助放化疗，21例 (24%) 患者病理CR，Ⅲ期比Ⅱ期患者病理CR的机会更少。病理CR患者与病理非CR患者相比接受术后辅助化疗更少 ($P = 0.004$)，癌症特异和无病生存率在两组没有统计学差异。

(三) 术前放疗与保肛手术

新辅助治疗的一个主要目的就是对低位直肠癌提高保肛率。术前治疗的优点就是使原发肿瘤缩小，当肿瘤位于接近齿状线时，肿瘤体积的缩小使得原不可能保肛的手术成为可能，然而如果肿瘤直接侵犯肛门括约肌，即使肿瘤 CR 保肛也不可能。

术前放疗最重要的争论之一就是是否肿瘤缩小的程度足以提高保肛率，进而如果术前放疗是有效的，应选择哪种放疗方案 (常规和短程高强度)。

Scandinavian 关于 1316 患者短程放疗的两个报告指出，术前放疗和手术间隔至少 10 天时降级最明显；荷兰 CKV095-04 研究间隔 1 周没有降级，其他短程放疗的随机研究没有涉及保肛问题，也没有观察间隔时间对降级的影响；法国LyonR90-01随机 201 人$T_{2\sim3}NxM_0$接受 39Gy/13 次，2 周内手术和 6 ~ 8 周后手术，病理CR率和保肛率在长间隔组明显增加；因此当术前放疗涉及保肛时推荐常规剂量和放疗技术，包括使用多野技术放疗到总量45 ~ 50.4Gy，1.8Gy/次，手术应在完成放疗后4 ~ 7周进行，常规方案允许两个重要事件发生，首先是放疗急性副作用的恢复，其次是为肿瘤降级提供足够的时间[433~436]。

有 7 项研究报道临床可切除的直肠癌患者接受前瞻性临床研究，术前评估拟行APR手术的患者，使用常规剂量和放疗技术，3项使用单独放疗，4项使用联合治疗，在NSABP的研究保肛率仅23%，在LYON的研究保肛率为44%，5 项研究保肛率约为70%[437~447]。

放疗结合化疗的益处为控制远处转移，并促进肿瘤降级进一步提高保肛切除率，术前放化疗的Ⅱ期研究 (45 ~ 50.4Gy+5-Fu 方案) 报道病理 CR 率 20% ~ 26%，而单放疗组仅 6% ~ 12%，使用术前放化疗 60% ~ 80% 的低位直肠癌能完成保肛手术。Bosset[448]报道 60 个T_3M_0患者术前 45Gy 放疗结合 5-Fu 化疗，5 年盆腔无病存活率 92%，保肛率 58%；同样 MKSCC 报道新辅助治疗后 80% 远端直肠癌可行保肛切除。

对低位直肠癌患者，高剂量术前放疗具有增加肿瘤反应和提高括约肌保留机会的优势。Gerard[449]对88 例$T_{2\text{-}3}N_xM_0$的低位直肠癌患者，随机分为术前外照射放疗 (EBRT，39 Gy/13 次/17 天) 和同样EBRT 使用接触 X 线 (85Gy/3 次) 加量，使用接触 X 线加量组可明显提高临床CR率 (24% 比 2%)，在接触X线加量组括约肌保留率明显增加 (76% 比 44%，$P = 0.004$)，平均随访 35 个月，两组并发症、局部复发率、2 年生存率没有差异，表明使用内照射加量可以改善肿瘤反应和提高保肛率，对治疗毒性和早期临床结果无不利影响。

Gentile[450]评价直肠癌在术前治疗后的分期降级，52 例Ⅱ ~ Ⅲ期中下段直肠癌接受术前放疗 (45Gy/ 25 次/5 周) 有或无化疗 (连续 5-Fu)，44 例T_3期，8 例T_4期，86% (45 例) 患者降级，9.6% (5 例) 肿瘤减至pT_0N_0，13.5% (7 例) 无反应，77% 患者 (40 例) 低位切除 (AR)，23% (12 例) APR 切除，认为术前治疗能有效的获得分期降级，多数患者可以保留括约肌。

Minsky 综述 5 个临床可切除直肠癌的报道，外科认为需要APR，所有患者都应用常规剂量术前放疗，2个联合化疗，多数保肛方法使用结肠－肛门吻合的低位切除术，保肛率23% ~ 85%，局控率83% ~ 100%，肛门功能极好 71% 或好和比较好的 85%[451]。

(四) 括约肌的功能

保肛手术后括约肌的功能十分重要。术前联合治疗对括约肌功能有不利的影响，在上述 7 个前瞻研究中 4 个报道约 75% 的患者有好到极好的括约肌功能，在术后 1 年内括约肌功能可持续得到改善[452]。

为评价术前放化疗对肛门括约肌功能的影响，Fritzmann[453]采用直肠灌注测压法在辅助治疗前和治疗完成 4 周后对括约肌功能进行分析，102 例uT_3/uT_4期直肠癌患者进行 45Gy (5x1.8Gy) 放疗，包括 2 周期 5-Fu/CF的化疗，46例伴有5例次局部热疗，102例患者的平均最大静止压力明显减少，从97减少到89mmHg ($P = 0.02$)，平均最大的挤压压力没有明显差异 (178与 176mmHg)，低位患者的 (肿瘤距肛门边缘≤7.5 cm) 差异有显著性意义 (92 与 79mmHg)，局部热疗对括约肌功能没有影响，术前放化疗削弱了括约肌功能尤其在低位肿瘤。

Bretagnol[454]采用问卷方式对 209 例保留括约肌的

直肠癌切除术患者进行调查，评定括约肌的功能，随访 5.4 年，24 小时的大便次数小于或等于 3 次，能够自主控制，被认为功能是好的，24 小时大便次数 4 次或 4 次以上，或大便不能控制，被认为功能是不好的，括约肌功能被评为好的占56%，不好的占44%，单因素分析表明肛肠吻合口的位置 ($P = 0.001$)、放疗 ($P = 0.03$) 和随访 > 24 个月 ($P = 0.009$) 与功能状态有关，多因素分析表明，只有肛肠吻合的位置独立地影响肠功能，在吻合口位置距肛门边缘超过6cm、3 ~ 6cm 之间和低于 3cm 的患者，括约肌功能好的分别是占 76%、53% 和 35%。直肠癌保留括约肌切除术后，约一半患者括约肌功能不好，而后者仅仅与肛肠吻合的高度有关，这表明在放疗时需要保留一小部分直肠。

二、可切除直肠癌的术后放疗

术后辅助治疗的优点在于选择患者时可考虑病理因素，在术前放疗组有 22% ~ 37% 的患者肿瘤局限在肠壁内而接受了术前放疗，另外 8 ~ 14% 的患者在手术时发现有远处转移。采用的放疗方法为全盆腔5 ~ 6 周常规 (1.8 ~ 2.0Gy) 分割放疗，总量 45 ~ 50.4Gy，可能的话联合化疗，对局部有肿瘤残留的患者可缩野加量到60Gy。

MGH 回顾性分析辅助术后放疗在局部复发高危患者的作用，对穿透肠壁或侵犯局部淋巴结的患者，放疗后局部复发降低，其他研究表明使用术后放疗在改良的Astler Coller B_2 ~ B_3，C_1 ~ C_3 (相当于$T_{3\sim4}$，淋巴结阳性) 术后放疗能降低局部复发 20% 以上。另有一项研究报道表明术后放疗与对照相比局部复发率有一些差异，分别为 16% 和 25% ($P = 0.06$)，在其随后的研究中患者随机接受放疗或放化联合治疗，初步结果表明有或无放疗对生存无影响，但降低局部复发率 (6.7% 和 11.3%，$P = 0.045$)[455 ~ 457]。

表 25-2 直肠癌随机术后放化疗研究

研究组	局部失败 (%)	远处转移 (%)	五年存活 (%)
GITSG (1986)			
单独手术	24	34	44
手术 +RT	20	30	52
手术 +CT	27	27	50
手术 +RCT	11	26	59
NSABP R-01 (1986)			
单独手术	25	26	48
手术 +CT	21	24	58
手术 +RT	16	31	50
Mayo/NCCTG (1991)			
手术 +RT	25	46	48
手术 +RCT	14	29	57
Tveit 等 (1997)			
单独手术	30	39	50
手术 +RCT	12	33	64
NSABP R-02 (2000)			
单独手术	13	29	65
手术 +RCT	8	31	66

注：RT：放疗，CT：化疗，RCT：放化疗

一些随机研究已证实术后联合5-Fu为基础的化疗与单手术或术后单放疗相比减少局部复发率和改善生存率 (表25-2)，根据GITSG和MaYo/NCCTG的结果，1990年NCI建议对所有Ⅱ ~ Ⅲ期直肠癌都给术后联合

放化疗，1999 年德国 GCSCC 推荐术后Ⅱ ~ Ⅲ期患者用于联合放化疗。美国胃肠研究组和NCCTG的研究清楚地表明术后放化疗在高危直肠癌患者中可减少局部复发并改善生存率，随后NCCTG的研究在分析联合甲基 -CCNU 的毒性时发现甲基 -CCNU 并不改善存活，因此不再用于直肠癌的辅助治疗[458~459]。

术后接受联合治疗的患者单药5-Fu连续静滴比间断静滴有 10% 的存活优势，在 INT 0144 和 NCCTG 直肠癌术后辅助治疗中验证了这种优势的存在。

在整个化疗过程中都连续灌注5-Fu是否比间断应用 5-Fu 更有效，在 2003 年 ASCO 大会上 INT 0144 回答了这个问题，研究随机把Ⅱ ~ Ⅲ期直肠癌 1917 人分为3组。1组：放疗前后各静点5-Fu2周期，放疗期间 5-Fu 连续应用；2 组：放疗之前、中、后均连续应用 5-Fu；3 组：放疗之前、中、后均静点 5-Fu。初步结果表明 3 组 3 年无复发率结果相近 (68% ~ 69%，$P = 0.45$)，总存活率 81% ~ 83% ($P = 0.21$)，毒性也无显著差异，每组均小于1%的致死性毒性，因此，目前对Ⅱ ~ Ⅲ期患者术后接受的治疗大多数研究不包括盆腔 45 ~ 50Gy 放疗期间 5-Fu 连续或静点，及加或不加 LV 的 4 周期维持化疗。

加 5-Fu 为基础的化疗到盆腔放疗中能减低局部复发率约10%，同时也增加整个5年存活率约10% ~ 15%。NSABP-R-02 研究比较术后单独化疗与术后放化疗在局部进展期直肠癌的差异，表明术后放化疗明显降低局部复发 (13% 到 8%，$P = 0.02$)，但对无复发生存和整个生存无明显影响，在 NSABP-R-01 研究中，单手术局部复发率高达 25%，而现在由于手术技术的改进和联合化疗，局部复发率降低至 13%，加上放疗后进一步降低为8%，从而进一步证实了放疗在术后应用的价值，NSABP-R-02 发现放疗对年龄小于 60 和腹会阴联合手术的患者有潜在好处。

INT 0114 比较5-Fu间断输入、5-Fu + 甲酰四氢叶酸钙 (LV)、5-Fu + 左旋咪唑、5-Fu + LV + 左旋咪唑，在肿瘤局部控制、长期生存无明显差异，然而胃肠道毒性在叶酸组较高，所以并不推荐 5-Fu 联合 LV 和左旋咪唑；德国 FOGT2 比较放疗 50.4Gy 与放疗联合 5-Fu + 左旋咪唑、5-Fu + 左旋咪唑 + 叶酸、5-Fu + 左旋咪唑 + α-干扰素，在干扰素组毒性最高，长期结果还未有报道。INT 0114 报道了术后放化疗更长期的随访结果，中位随访7.4年，7 年局部复发率16%，存活率56%，高危患者 (T_3N_+或 T_4)比低危 ($T_{1\sim2}N_+$或 T_3N_0) 有更低的存活 (45% 对 70%)[460~461]。

Lee[462]的报道对术后放疗或化疗的时机作了阐述，术后 5-Fu375mg/m2/d+CF20mg/m2/d，每 4 周 1 周期，共 8 周期，患者随机在化疗第 1 和第 3 周期的第一天开始放疗，中位随访 37 个月，证明无病存活在术后早放疗组得到改善 (4 年无病存活 81% 与 70%，$P = 0.043$)，整个存活无差异 (84% 与 82%，$P = 0.387$)，强调了术后早放疗的重要性。

三、哪些患者不需要术后放疗

I 期的患者不应该考虑辅助治疗，回顾性资料表明Ⅱ期的 T_3N_0 患者中有一部分不需要辅助治疗，在 MGH、MSKCC的研究中表明T_3N_0预后好的患者单独手术组，其10年实际局部复发率＜10%。Willett分析 117 个 T_3N_0肿瘤患者行切除应用新辅助放疗或辅助放化疗，25例患者的病理特征为：高到中等分化、浸润周围脂肪间隙≤2mm，没有脉管或淋巴侵犯，其10年局部控制和无复发存活分别是95%、87%，在88例有不良病理学特征的患者，分别是71% 和55%；但 INT 0114研究分析病理特征时指出辅助放化疗对Ⅱ期切除 13 个以上淋巴结阴性的患者明显改善局部控制和存活。因此，在随机研究完成之前，放疗联合5-Fu对所有的Ⅱ期患者仍是标准治疗[463~469]。

四、术前与术后放化疗的比较

对可切除直肠癌的术前放化疗，并不仅仅是因为有术后放化疗的成功经验，而且还有我们在前面提到的其他优势，唯一完成的随机研究是瑞典1980 ~ 1985 年的对比研究，术前是 25Gy/5 次，术后是常规 60Gy (40Gy 后休息 2 周)，术前放疗明显降低局部复发率 (12%与22%，$P = 0.02$)，然而5年生存率无差异 (42% 与 38%)。

前瞻性随机比较 T_3 期直肠癌患者术前、术后放化疗的研究，德国 CAO/ARO/AIO 94 已达到预定的 800例，手术技术被标准化，包括低、中位直肠癌的 TME手术，观察指标包括局部和远处控制、5年总生存和无复发生存率、根治 (Ro) 切除率、保肛率、放化疗毒性、手术并发症、生存质量。结果表明新辅助治疗明显减少 5 年局部复发率 (术前辅助放疗 5 年局部复发率为 6% 与术后放疗 5 年局部复发率为 13%，$P = 0.006$)。有高的保肛率、5 年生存率两组结果相近、5 年无病生存率两组也接近 (术前 68% 与术后

65%，$P=0.32$)。

NSABPRO-03 对 116 例患者比较术前和术后放疗，中位随访 1 年，术后并发症在两组类似，然而无病生存的保肛患者在术前组比术后组明显高 (44% 与 34%)[470~475]。

荟萃分析表明超过 30Gy 有效生物剂量的术前放疗可减少超过一半的 (50% ~ 60%) 局部复发危险性，而术后放疗减少危险性为 30% ~ 40%，且使用的剂量一般比术前放疗要高，有充分的证据表明术前放疗比术后放疗更有效，强有力的证据表明术前放疗可以提高10% 的生存率，没有证据表明术后放疗改善生存，也有人提出术后放化联合可以延长生存期。

第六节　局部进展期直肠癌的放射治疗

在局部进展期直肠癌外照射或结合化疗起到姑息和适当延长生存的作用，根治的可能很小。在不可切除的直肠癌患者，术前放疗 45Gy 或更高的剂量，放疗后可切除的患者约 50% ~ 75%，切除后局部失败率约 36% ~ 45%，但长期局部控制仅达到 25% ~ 35%，加上术中放疗也许能改善这种结果。

在大多数情况下考虑根治手术和术中放疗的患者都给术前化疗和外照射放疗，理论上术前放疗能使肿瘤缩小，提高切除可能性，常用的方法是外照射 45 ~ 50Gy/5 ~ 6 周，1.8Gy/ 次，常联合 5-Fu 化疗，外照射后有3 ~ 5周的恢复期，重新评估患者的局部病变和远处转移情况，为手术作准备，通常仅在无远处转移时行积极的手术切除和术中放疗[476~481]。

对于原发可切除的T_3直肠癌，联合治疗明显改善局部控制和长期存活，对于T_4或肿瘤复发患者要获得这样的结果很困难，肿瘤的异质性和缺乏统一的可切除标准可导致研究结果的差异，对所有局部进展期直肠癌患者都应该接受术前联合治疗 (45 ~ 50.4Gy+5-Fu)，根据肿瘤生长情况是否固定，术前治疗后能有 50% ~ 90% 的切缘阴性，但 24% ~ 55% 的患者将发生局部复发。Mayo Clinic的随机前瞻研究对局部不可切除直肠癌 65 人用外照射 (35 ~ 40Gy) 有或无 5-Fu 治疗，结果无进展存活、中位无症状控制时间、整个存活在 5-Fu ＋放疗组都比较好。

针对 T_4 肿瘤应用常规分割术前放疗的主要目的是使肿瘤变小，由临床不能切除转变为可切除状态。Minsky[482]比较术前放疗 (50.4Gy) 联合或不联合 5-Fu/ 高剂量 LV，表明不可切除的肿瘤经术前放疗后，90% 转变成为可切除，而接受单纯放疗的患者仅为 64%，病理 CR 率在联合治疗组为 20%，单放疗组为 6%，说明连续应用 5-Fu 提高放疗引起的肿瘤降级。几项术前联合放化疗的Ⅱ期研究表明全部和完全切除率分别是 79% ~ 100% 和 62% ~ 94%，总 3 年生存率为 69%，5 年生存率为 51% (表 25-3)，所有这些研究都证实了术前放化疗方案使T_4期肿瘤缩小，并获得根治性切除的可能性，因此，尽管对放疗的剂量及联合化疗还有不同的观点，但对于这种联合治疗并无争议，在有些患者，可使用更积极的治疗达到肿瘤控制，包括术前联合放化疗或术中放疗。

表 25-3 局部进展期直肠癌 T_4 的术前放化疗研究

研究	病例数	RT(Gy)	CT	可切除比例 / 完全切除(R0) (%)	pCR(ypT0N0) (%)	局部失败 (%)	远处失败 (%)	整个存活 (%)
Chan (1993)	46	40	5-Fu 20mg/kg/d PVI d1 ~ 4，15 ~ 18 MMC 8mg/m^2/d1	100/89	4	16 (2 年)	41 (2 年)	73 (2 年)
Minsky (1993)	20	46.8+Boost50.4 (6 人 IORT 16Gy)	5-Fu 200 ~ 375mg/m^2/5d LV200mg/m^2/5d 静点 2 周期	95/85	20	26	30	69 (3 年)
Marsh (1996)	18	45+Boost50.4 ~ 55.8	5-Fu 250 ~ 375mg/m^2/d PVI (RT 期间)	94/94	28	–	–	60 (4 年)
Videtic (1998)	29	54 (中位剂量)	5-Fu 225mg/m^2/d PVI (RT 期间)	79/62	13	–	–	–
Rodel (2000)	31	50.4+Boost 到 55.8 ~ 59.4	5-Fu1000mg/m^2/d PVId1 ~ 5，d29 ~ 33	94/84	3	23	26	51 (5 年)

注：RT：放疗，CT：化疗，IORT：术中放疗，pCR：病理完全消除，PVI：连续静脉灌注

目前尚没有公认的关于局部肿瘤进展的定义，许多关于术前放化疗治疗局部进展疾病的报道包括了一些可切除的T_3期肿瘤，组织病理学的pT_4疾病的定义包括：肿瘤直接侵犯其他器官或组织和/或累及腹膜表面。评估直接侵犯周围器官必须在实施新辅助放化疗(neoadjuvent Chemoradiotherapy, nCRT)前完成，原因是如果nCRT后由于放疗后组织增厚，评估常常更困难，这将导致难以区分肿瘤侵犯还是放疗后改变。此外，许多T_4期肿瘤的术前nCRT研究报道，完全的病理反应率只有5%～10%，因此如果手术不能切除nCRT前肉眼可见的肿瘤区域，这些区域很可能包含镜下残留肿瘤，对预后将是危险的。多数nCRT计划常规使用放疗联合5-Fu，5-Fu常常在放疗的第1周和第5周期间每天应用，或选择在整个放疗过程中持续静脉滴注。研究中发现当T_4期肿瘤患者盆腔侧壁受累时，手术切除机会较少[483~487]。

Sanfilippo[488]报道45例T_4期肿瘤患者手术前nCRT，45Gy放疗联合持续静脉滴注5-Fu，13例(29%)患者探查到远处转移，21例(66%)患者行多脏器切除和11例(34%)患者行盆腔清扫术，组织病理学CR见于2人(6%)，对于切除的患者局部复发率、远处转移率和整个生存率分别是20%、44%和69%，10例复发的患者中9例是在放射野内。该研究首先说明T_4期肿瘤患者有相当高的远处转移危险性，在nCRT后，为了确保在根治手术切除前没有远处转移必须对肿瘤进行CT扫描重新评估；第二，由于90%的局部失败是在放射野内并具有较低的pCR率，说明需要改善nCRT进度表。使用5-Fu为基础的CRT方法尽管有更多的患者具有阴性CRM、病理降级或缩小，然而在整个局部进展疾病组pCR率常常只有5%～10%。有两种选择可以提高术前放疗的效果，一种途径是逐渐提高放疗剂量，另一种是通过增加放疗期间的化疗剂量或使用新的化疗药物，发挥化疗与放疗的相互作用，而后者更为重要。

Gohl[489]报道113例临床T_{4a}直肠癌患者，32例有术前nCRT，全组根治切除率(R0) 89% (101/113)，实施或不应用nCRT的患者其根治切除率无显著差异(91%比89%)，R0切除后，3年局部复发率是12.7%，nCRT减少了局部复发的危险性0.4 ($P = 0.211$)，根治切除的患者，3年癌症相关生存率是72.9%，有nCRT的患者是89.4%，而无nCRT的患者只有66.7%。

第七节 术中放疗

术中放疗(intra-operative therapy, IORT)的经验主要是来自原发局部进展期肿瘤或盆腔单个复发肿瘤的治疗，作为术前外照射的加量和对手术的进一步补充。外照射受到正常组织耐受性的限制，特别是小肠，术中放疗可以克服这个限制，在直视下照射存在的肿瘤(R_2)、阳性切缘(R_1)或肿瘤的高危区，因不至于损伤周围正常组织，对肉眼可见残留区能给更高的照射剂量，除了剂量限制性结构(如小肠)被控制外，IORT单次高剂量的高生物学效应也有潜在的改善治疗与增加毒性的作用，外周神经痛和输尿管狭窄被认为是最重要的剂量限制性因素，动物和临床资料表明IORT引起外周神经痛的剂量在15Gy以上，输尿管狭窄在12Gy以上。经典的IORT是由线性加速器的电子束来实现，但类似的效果也能通过高剂量率的后装(afterloading)来实现，后装常应用高剂量率(HDR)技术，类似于使用的电子线。

手术时应首先探查是否有远处转移的存在，如无转移应尽量完全切除肿瘤，对可疑的区域或残存肿瘤由外科和放射治疗科大夫共同决定术中放疗，对有粘连或肿瘤残存的部位采用大小合适的电子束照射野，照射剂量根据手术切除的大小和范围，从10Gy到20Gy。IORT的治疗结果和推荐剂量取决于患者是否有原发不可切除或复发的病变，或是否切缘是阴性，以及是否有显微镜下或肉眼肿瘤残留。

对原发不可切除肿瘤，MGH报道术前放疗后实施IORT，在切缘阴性患者，局部失败率从无IORT的18%降低到有IORT的11%，在切缘阳性患者局部失败率从83%降低到43% (肉眼残存)、32% (显微残存)，5年生存率在切缘阴性的患者为63%，切缘阳性者则达32%，这些结果强调了术前放疗的重要性，术中尽量达到切缘阴性，如果不能达到切缘阴性，那么显微残存也好于肉眼残存。

Mayo Clinic用IORT (10～20Gy)联合术前、术后外照射(50.4～55.4Gy)、有或无化疗的方案治疗56例原发局部进展期患者和123例复发结直肠癌进行研究，3年局部控制率和存活率在局部进展患者分期为

84%和55%，在复发组患者则分别为75%和39%。与以往的研究对比，局部进展患者的局部复发，特别是行R_0、R_1切除的患者，有IORT比无IORT降低65%，生存率改善12%。对原发肿瘤患者“有利”的预后因素包括：阴性切缘、仅有显微镜下肿瘤残留、伴随有化疗、术前外照射（而不是术后）。因此，目前的治疗可选择的顺序是术前放疗加化疗，随后尽量切除肿瘤和选择IORT[490~496]。

近来MSKCC、Eindhoven、Heidelberg均报道使用HDR-IORT，也证实联合使用是合适、安全、有效的，对原发肿瘤的3年局部控制率达到82%，复发的5年局部控制率39%。Nuyttens对37例患者进行外照射放疗、手术和高剂量率术中放疗（HDR-IORT）10Gy，局部复发12例（32%），5例复发（14%）的患者是在HDR-IORT野内，3年局部失败率在原发肿瘤和复发肿瘤分别是19%和52%（$P = 0.0042$）。

尽管术中放疗结合外照射和手术切除可以改善局部控制并可能延长生存，但长期随访证明总生存率小于20%，需要更好的方法达到肿瘤局部控制和预防远处转移，联合5-Fu及LV可以改善肿瘤局部控制。目前主要问题是肿瘤不能完全切除的患者有高的局部复发率和高的全身失败率（＞50%），未来的方向是使术前治疗达到最优化，最大限度地使肿瘤缩小，能够完全切除肿瘤，包括结合或维持有效的化疗方案[497~199]。

第八节 复发直肠癌的放射治疗

大量的研究资料表明在直肠癌切除术后，局部复发是个主要问题，盆腔是直肠癌局部复发最常见的部位，在肿瘤穿透肠壁、与周围组织粘连和转移到淋巴结的患者中，局部失败率最高。在一项回顾性分析研究中，具有这种病理特征患者的局部复发率为30%～49%，根治术后约20%的患者发生远处转移，最常见的转移部位是肝、肺、腹膜，发生在脑和腹股沟淋巴结的转移并不常见。根治术后的直肠癌患者，80%的局部复发出现在术后两年内，因此在术后两年内应密切随访。

肿瘤局部是否复发对预后有明显影响，有报道根治术后无复发的5年生存率为85%，有局部复发的降低为23%，局部复发与肿瘤侵犯肠壁的程度和是否有淋巴结转移有关，德国Erlangen大学的回顾性资料表明770例根治术后无术后放疗，局部复发率为14%，5年生存率71.2%，当肿瘤＞pT3a/b和淋巴结阳性时，生存率明显下降（表25-4），已证实肿瘤对周围脂肪间隙的侵犯程度及生物、解剖因素（如淋巴、血管、神经的侵犯）、肿瘤分级、切除的情况、肿瘤在直肠上、中、下的位置对局部复发都有影响。

表25-4 根治术后（R_0）不同肿瘤分期的5年局部复发率和5年全部生存率

	5年局部失败率（%）	5年全部生存率（%）
所有患者（n = 776）	14	71.2
UICC Ⅰ期		
pT_1pN_0（n = 60）	1.7	94.9
pT_2pN_0（n = 145）	6.5	87.9
UICC Ⅱ期		
$pT_{3a/b}\ pN_0$（n = 128）	4.4	87.8
$pT_{3c}\ pN_0$（n = 60）	14.8	74.4
$pT_{3d}\ pN_0$（n = 43）	18.0	67.2
$pT_4\ pN_0$（n = 20）	10.6	63.5
UICC Ⅲ期		
$pT_{1\sim4}\ pN_1$（n = 183）	18.3	66.8
$pT_{1\sim4}\ pN_2$（n = 137）	32.3	35

$pT_{3a\sim d}$ = 侵犯肠周深度＜1mm（a），1～5mm（b），＞5～15mm（c），＞15mm（d）

目前对于直肠癌术后局部复发率的报道差别很大，从小于5%到大于30%，很可能与手术的经验和技术有关。德国SGCRC近年证明在不同研究机构和不同的外科医师之间局部复发范围达5%～55%，并认为外科医师本身对局部复发就是个重要的预后因素，所以不但要考虑肿瘤特征，还要考虑外科医师的作用，如果应用现代外科技术包括TME，术后局部复发应该小于10%～15%。

一项临床荟萃分析认为术前放疗生物有效剂量(BED)与局部复发有明显的关系，局部复发率与生物有效剂量高度相关($p<0.0001$)，所有局部复发减少的研究组生物有效剂量都≥30Gy，20～29.9Gy的研究组肿瘤局部复发率无明显减少，<20 Gy的无明显好处，BED≥30Gy的术前放疗局部复发减少57%，明显大于术后放疗的37%[500~504]。

对于原发可切除的T_3期直肠癌，联合治疗明显改善局部控制和生存，对于肿瘤复发患者要获得这样的结果很困难，除了不常见的吻合口处复发，所有术前估计是不可切除的复发患者都应该接受术前联合治疗(45～50.4Gy+5-Fu)，尽管50%～90%的患者切除可达到切缘阴性，但仍然有24%～55%将会出现局部复发。在INT 0114研究中，局部复发的患者23%生存5年，尽管补救治疗的详细方案还没有提出来，但资料表明对于复发患者积极的局部治疗是合理的。

复发疾病相对于原发肿瘤，完全切除的机会更小，MGH研究的40个患者，5年局部控制率为35%，阴性切缘高于阳性切缘(56%对13%)，全部5年存活率是27%，阴性切缘为40%、阳性切缘为12%；MSKCC报道类似结果，74个患者5年局部控制率为39%，阴性切缘为43%、阳性切缘为26%，5年存活率为23%。而Mayo Clinic报道除了接受外照射与没有接受外照射的患者相比有高的5年局部控制率(63%与34%)和存活率外(20%与12%)，切缘状态没有其他影响。

在Rush-Presbyterian医院26例结直肠癌局部盆腔复发患者接受外照射和术中放疗，3年无复发率和总生存率是15%和25%，18个术后肉眼残留患者中的11人出现局部失败，8例出现显微镜下癌残留的患者中有4例出现局部肿瘤复发，局部复发在外照射剂量小于40Gy的患者中明显高于大于40Gy的患者(73%与36%)。Mayo Clinic报道外照射、手术、术中照射治疗复发的结直肠癌116人，5年存活率18%，局部复发40%，分析106例单独姑息手术、姑息手术＋外照射、姑息切除＋术中照射有或无外照射、姑息切除＋后装治疗的患者，有术中放疗的患者明显改善远期生存，与生存相关的预后因素包括术后残存的肿瘤量、术中放疗的使用、患者的症状、肿瘤与周围结构的侵犯程度、患者的一般状态。北京肿瘤医院对25例直肠癌术后复发患者采用3D-CRT治疗，中位剂量65Gy(50～76Gy)，结果表明肿瘤反应有效率45%，1年生存率55.6%，疼痛及便血症状缓解率100%[505~507]。

在美国麻省总医院(MGH)总医院39例局部复发的直肠乙状结肠癌患者术前给予外照射，随后术中放疗，9个患者因肿瘤不可切除或转移、或肿瘤完全切除，切缘阴性者不行术中放疗，39例患者5年存活率29%，无病存活率21%，肿瘤的局部控制与术中放疗前手术切除肿瘤的情况有关，在肿瘤被完全切除、部分切除的患者局部控制率分别是62%和18%。

Wiggers[508]对33例局部复发的直肠癌患者采用术前放疗、肿瘤扩大切除和术中放疗等(电子束照射或高剂量率短程治疗)多种治疗方法，目的是达到R_0切除，3年生存率60%，局部复发率73%，联合化疗作为放射增敏剂可增加20%的R_0切除率。

复发患者与原发患者不同，有一部分患者有放疗史，复发前有盆腔放疗史的患者治疗结果更不满意，在Mayo Clinic的研究5年存活仅13%，4年局部控制率为34%[509]。Juffermans[510]对有放疗史、局部疼痛、复发不可切除的54例结直肠癌患者再次给予放疗和热疗，再次放疗的总剂量是24～32 Gy，每次4 Gy，每周2次，3～4次热疗，每周1次，最大的毒性2级，在中位时间6个月内，72%的患者有较好的效果，一般状态改善、肿瘤较小、第一次放疗和再次放疗时间间隔较长的患者有更好的预后。

第九节　直肠癌放疗的毒副作用

在原发肿瘤未切除或复发的患者很难分清治疗相关的并发症和肿瘤相关的并发症，大多数研究认为直肠癌盆腔放疗的毒副作用发生率为15%～50%，在进展期患者(复发不可切除)毒副作用的发生率较高。伤口延期愈合、感染增加、瘘管形成、神经损伤等并发症都可以是肿瘤复发、手术、放疗或两者结合的结果。

术中放疗时相关毒性的发生随术中放疗剂量大于20Gy而增加。

随着局部控制和存活的改善与辅助联合治疗相关的是急性毒性的增加。盆腔放疗的常见并发症包括无力、腹泻、恶心、皮肤红斑或脱毛。术前放疗后会阴部伤口感染的发生率10%～20%，术后放疗的急性毒性发生率4%～48%，需要住院或外科干预的严重毒性发生率3%～10%，一般认为术后放疗与术前放疗相比有更多的并发症，术后放疗的主要问题是小肠梗阻(5%～10%)、伤口恢复延迟而使放疗延迟(6%)、疲劳(14%)。当使用2野放射技术时，术前和术后放疗的并发症和死亡率在老年患者更高，先进的放射技术是非常重要的，要求强制性实行多野放射治疗。在联合辅助放化疗后，急性血液和胃肠道毒性为5%～50%，迟发的放疗毒性包括放射性肠炎(4%)、小肠梗阻(5%)和直肠梗阻(5%)[510]。表25-5为直肠癌盆腔放疗常见的早、晚期反应。

表25-5　直肠癌盆腔放疗的毒副作用

早期反应	晚期反应
皮肤改变	皮肤改变
腹部不适	男性精子减少或不育
直肠激惹	女性不育
阴道干燥	阴道干燥和狭窄
尿痛	肠损伤
性欲下降	膀胱损伤
脱毛	
疲乏	

Bosset[511]比较常规术前放疗和术前放化疗的毒副作用，术前放疗组(A组，398例)患者接受45Gy/25次/5周放疗，术前放化疗组(B组，400例)，在第1、5周有2个5天的5-Fu + LV化疗，≥2级急性腹泻在A组和B组分别为17.3%和34.3%($P < 0.005$)，其他副作用没有变化，B组的副作用略有增加，B组有6例术前死亡，2例死于毒副作用，2个组有8例(1%)患者手术后30日内死亡，说明术前放化疗比术前放疗的急性毒性反应略有增加。

APR是治疗低位直肠癌的标准治疗，但它与较高的并发症和死亡率有关。Luna-Perez对137例距肛缘0～8cm的直肠癌患者进行APR治疗，72例患者接受术前放疗、22例术后放化疗、21例术前放化疗和22例单独APR，平均术中出血739 +/-547mL，37.2%的患者进行了输血，12.4%的患者发生严重并发症，34.3%具有较轻的并发症，14.6%发生会阴部伤口感染，影响这些并发症的主要因素是：是否选择术前放疗，选择或不选择化疗，患者的年龄超过55岁。手术死亡率是0.7%[512]。

Valero[513]回顾性研究103例直肠癌患者，53例进行了术前放疗(54Gy)联合化疗(A组)，50例单纯手术治疗(B组)，在A组中有17例患者(32%)出现并发症，B组中有19例患者(38%)出现并发症，其中会阴部伤口感染的发生率在A，B两组相近，结-肛吻合口瘘的比例在A组高些，A组有更多的低位切除术，作者认为直肠癌的术前放化疗没有增加术后并发症，增加了括约肌保留的机会。CAO/ARO/AIO-94比较了术前、术后放化疗(RCT)的毒性反应，RCT的急性毒性较低，≥3级以上毒性的不足15%，最常见的毒性是腹泻，术后组3级腹泻12%，术前组是11%，两者中均有1%发生4级腹泻，皮肤红斑、恶心和白细胞减少是次常见的毒性，全部患者有不足3%的患者≥3级的白细胞减少或恶心，术后并发症的发生率在两组相近，肠瘘的发生率两者均为12%，术后出血的发生率相同(3%)，伤口愈合延迟6%(术后)和4%(术前)[514~515]。King[515]评价156例患者短程术前放疗并直肠全系膜切除术，3个月以后的晚期3～4级毒性发生率是13%(20例)，其中13例(8%)是胃肠道毒性、3例(2%)发生在泌尿系统、3例(2%)有血栓栓塞和1例(1%)肌肉骨骼，多因素分析表明腹会阴联合切除术与发生3～4级毒性的低危险性有关($P < 0.02$)。

盆腔放疗有可能对生殖功能产生影响，造成性功能低下或不育，Piroth[516]对所有的患者使用三维计划，采用俯卧位，用3野BOX放疗，总剂量50.4Gy/28次，所有患者平均每次生殖腺的剂量是0.057Gy，28次以后，累计平均生殖腺剂量是1.60Gy(0.98～3.19Gy)，文献报道如果生殖腺剂量超过1.5Gy，将明显增加不可逆转的精子减少，因此1.60Gy将有可能导致精子显著减少，治疗前应该和患者讲清楚这种可能性。Dueland从性激素水平说明了盆腔放疗对性功能的影响，25例男性直肠癌患者(平均年龄65岁)接受盆腔46～50Gy/23～25次/5周放疗，在治疗开始前、放疗进行到第10次和第25次时测定血清睾丸激素、FSH和LH，放疗5周导致血清FSH 100%增加、LH 70%增加和睾丸激素水平25%降低，35%患者血清睾丸激素水平低于正常底线，治疗结束睾丸的平均放射剂量是8.4Gy，在平均剂量3.3Gy (第10次) 后，即可见到睾丸激素水平下降。

为了减轻小肠和其他正常组织的放射损伤，除优化放疗技术外，放射保护剂的应用也有一定的作用，Amifostine是大家熟知的放射保护剂，它是一种通过消除自由基而减少放射损伤的巯基化合物，已证明在进展期直肠癌的每次盆腔放疗前静脉给药能减轻急性放射反应，而不减少肿瘤的损伤[517~518]。欧洲的Ⅱ～Ⅲ期直肠癌术后放化疗结合 Amifostine 与单独放化疗的Ⅲ期研究结果已在2003年ASCO上报道，随访3个月，Amifostine明显降低≥2级胃肠道毒性 (5.6%与22%，$P = 0.0112$)； Myerson[519]对局部进展期直肠癌进行结合 Amifostine 的放疗剂量线性研究，表明结合 Amifostine 500mg/m^2 患者对放疗 54Gy 有很好的耐受性。

随着新治疗技术的出现，特别是三维适形和调强放疗在临床中的应用有可能进一步优化放射治疗计划，三维治疗计划最重要的贡献是能够在任何治疗体积水平确定肿瘤靶区和正常组织，这使大夫能够精确识别并最小化治疗区正常组织的量，达到肿瘤治疗的最大化、正常组织损伤的最小化，减少治疗的毒副作用。

第十节　新药与放疗的联合应用

随着新药的出现，目前已有报道这些新药联合盆腔放疗治疗直肠癌的Ⅰ、Ⅱ期研究结果，这些新药包括乐沙定 (Oxaliplatin)、开普拓 (CPT-11)、Iressa、卡培他滨 (Capecitabine)又名希罗达 (Xeloda)、UFT、雷替曲塞 (Raltitrexed) 等，Ⅲ期的研究需要确定是否这些药物能提供比 5-Fu 在联合治疗中更好的效果。

草酸铂 (Oxaliplatin) 是第三代铂药类，美国 FDA 批准作为转移性结直肠癌的二线用药，它与肿瘤细胞的DNA结合阻止其复制和转录的正常进行，有潜在的辐射增敏作用。Ⅱ期研究局部进展期直肠癌盆腔放疗结合2次 5-Fu + Oxalipltin 130mg/m^2 的肿瘤反应，病理CR率38%，每周 Oxalipltin 60mg/m^2 的方案也有可喜的反应率，且毒性反应尚可接受；ECOG1297在2003年 ASCO 上提出 Oxalipltin 每周 85mg/m^2 联合 50.4Gy 术前盆腔放疗和标准的连续5-Fu灌注，局部进展期直肠癌患者能很好地耐受，12例中有7例患者出现病理CR或PR。Gambacorta用术前联合放化疗治疗48例可切除的 T_3 直肠癌患者，盆腔放疗 50 Gy/25 次 / 5 周，联合 Raltitrexed 3mg/m^{2}和Oxaliplatin 60～130mg/m^2 在第1、19和38天给药，9例患者 (18.7%) 发生3级急性毒性反应，没有人出现4级毒性反应，47/48例 (98%) 患者进行了手术，42例为保留括约肌手术，其中19例患者肿瘤距肛缘＜3cm，联合 Raltitrexed和Oxaliplatin 放化疗可以产生高的肿瘤反应率，整个肿瘤的T和N分期降级率是 73%，病理 CR (pT_0) 或肿瘤显微病灶 (pTmic) 见于 28 例患者[520~524]。

开普拓 (CPT-11) 是一种植物碱，通过阻止拓扑异构酶Ⅰ的功能抑制DNA复制、转录和修复，能作为辐射增敏剂使用。Mitchell 的Ⅰ期研究在 2003 年 ASCO 上报告，72 个 $T_{3\sim4}$ 或复发直肠癌患者接受术前放疗 54Gy，每周联合 CPT-11 ＋5-Fu 225mg/m^2/d，CPT-11 最大耐受剂量 (MTD) 为每周 50mg/m^2 ，腹泻为剂量限制性毒性，病理CR率25%，另有9人仅发现有显微镜下肿瘤残留；Mehta[525]采用类似的方法对32例T_3期直肠癌患者研究，56% 的患者要求化疗减量或放疗暂停，71% 的患者达到明显病理降级。

雷替曲塞 (Raltitrexed) 是一种胸腺嘧啶脱氧核苷酸合成酶的抑制剂，在进展期结直肠癌活性类似与 5-Fu 和LV，与 5-Fu 及 L-OHP 有增效作用，近年来开始研究与直肠癌术前放疗结合的疗效，在Ⅱ～Ⅲ期直肠癌联合放疗 45Gy，反应率高达 80%。

健择 (Gemcitabine) 是一种新的胞嘧啶核苷衍生物，它的主要细胞毒性是进入体内能被磷酸化形成三磷酸盐，同脱氧三磷酸盐直接竞争结合进DNA，导致 DNA 链中断和 DNA 修复抑制，健择在多药方案中有令人鼓舞的结果，21例转移性结直肠癌患者用健择联合 5-Fu+CF，8 例达到 PR，1 例达到 CR[526~530]。

5-Fu口服制剂药效作用类似与5-Fu连续滴注。在转移性结直肠癌的两个大的随机研究表明患者口服 UFT 加 CF 与连续滴注 5-Fu 有类似的反应率和生存率，而且口服方便，并有明显少的肠道和血液毒性。美国 MD Anderson 医学中心曾对 UFT 加 LV 联合术前 45Gy 放疗的耐受性和早期有效性进行研究，治疗15例Ⅱ～Ⅲ期直肠癌患者，UFT联合放疗的MTD是

350mg/m²/d+LV90mg/d，腹泻是剂量限制性毒性，14个切除的标本中有3例患者标本上为病理CR，西班牙的Ⅱ期研究也支持UFT/LV联合盆腔放疗，病理降级率约60%[531~533]。

希罗达 (capecitabine) 是另一种口服的氟尿嘧啶，在肿瘤细胞内希罗达被胸腺嘧啶磷酸化酶激活转变成有活性的5-Fu，在许多肿瘤细胞内胸腺嘧啶磷酸化酶的活性明显高于正常组织和细胞 (Miwa M，Ura M，Nishida M，等Eur J Cancer34：1274-1281，1998)，这样使得更多5-Fu在肿瘤组织内堆积，有证据表明放射治疗有诱导这种酶的上调能力。在放疗期间希罗达的最优剂量是825 mg/m²，每天2次口服，希罗达对很多肿瘤有好的单药疗效，口服希罗达提供了一个更便利的放射增敏方法。手－足综合征是希罗达最常见的毒性反应，严重的见于7%～15%的患者，严重腹泻在放疗期间虽不常见，但值得关注，白细胞减少很常见，但轻微且是可逆的。Dunst[534]报道36例直肠癌患者，用希罗达联合放疗辅助或姑息性治疗，MTD为1000mg/m²，每天2次，3级手－足综合征为剂量限制性毒性；Dunst[535]的Ⅱ期资料在2003年ASCO会上报道45例可评估患者明显降级72%；Kim[536]报道Ⅰ/Ⅱ期研究45例局部进展期直肠癌患者，术前希罗达825mg/m²，每天2次，联合盆腔常规放疗50.4Gy，此方案患者能很好地耐受，整个病理降级84%，病理CR31%。NSABP R-04正进行比较希罗达与5-Fu连续静注在术前放疗中的作用。

EGFR (表皮生长因子受体) 是一种有络氨酸酶活性的细胞内受体，影响下游多个分子途径 (包括凋亡、增殖、抑癌基因、DNA修复、放射反应) 的上游调节物。在45例局部进展期直肠癌患者中分析治疗前EGFR的表达，发现EGFR的高表达与RT＋5-Fu/LV的反应差有关。

ZD1839 (Iressa) 是EGFR的单克隆抗体抑制剂，初步研究表明可与化疗或放疗起到协同抗实体瘤的作用，副作用是疱疹、腹泻、疲乏，进一步的研究正在进行中[537~539]。

VEGF (血管内皮生长因子) 是一种与多种肿瘤新生血管形成有关的因子，直肠癌的VEGF高表达水平与淋巴结转移和复发增加有关，在动物模型应用抗VEGF单克隆抗体表明促进人结直肠癌细胞的凋亡。Hurwitz[540]的Ⅲ期资料应用Genentech，一种多克隆VEGF抗体，结合CPT-11、5-Fu/LV对转移性结直肠癌有令人鼓舞的效果，明显改善患者的中位存活、无进展存活，每2周5mg/kg Genentech能很好地耐受，副作用可使血压升高，但用药物容易控制。

第十一节　对放化疗反应的预测因素

大量的研究表明对术前放化疗有反应的患者能改善保肛和存活，但在治疗前如何筛选出这些患者是个难题，不少研究者试图从肿瘤细胞的分子水平来找到解决办法，如检测肿瘤标本的生物学标记物，像增殖指数、异倍体DNA含量、p53、R-ras、Ki-67、EGFR等，希望发现某些规律来预测肿瘤对术前治疗的反应，近来的研究表明肿瘤内低水平thymidylate合成酶 (在DNA合成中起重要作用的酶) 与结直肠癌患者的生存改善有关[541~543]。

有研究报道染色体18q (DCC基因位置) 的丢失与结直肠癌无病生存率较低的趋势有关 (P = 0.08)，其他研究表明18q或17q的缺失有不好的预后。胸腺嘧啶核苷是化疗药5-Fu的重要靶物质，研究中发现在对5-Fu没有反应的肿瘤中比有反应的肿瘤中有明显高的胸腺嘧啶苷活性；有非整倍体和高增值指数 (测量S期与G_2M期的比例) 的患者预后较差的[544~549]。

突变ras癌基因的存在与潜在的恶性度增加有关，在Ⅲ和Ⅳ期患者可降低生存率。p53是否能作为一个预后或放化疗反应的预测指标，是目前正在积极研究的课题，有研究指出p53的过表达与淋巴结阳性患者预后较差有关。微小卫星不稳定性 (MSI) 的存在与预后较好有关，可以预测哪些患者可以从辅助治疗中受益。

为确定直肠癌患者生存与肿瘤分子标记物之间的关系，Reerink[550]对行术前放化疗的34例原发不可切除直肠癌患者在治疗前取组织活检，对标本进行p53、p21、bcl-2和Ki-67免疫组化分析，盆腔照射45～56Gy，联合应用5-Fu，发现组织的p21表达与生存率明显相关 (P = 0.005)，对治疗有反应的肿瘤患者生存与p21表达也有相关性，p21表达可预测患者的预后，未发现p53、bcl-2或Ki-67与治疗反应有关。Stift[551]对12例低位直肠癌患者进行研究，肿瘤和邻近的正常组织标本在放疗前、放疗第3周后和术后获得，在正常的粘膜层可见到放疗导致超过70%的细胞有p53堆积，而在直肠癌细胞，12个肿瘤中有11个肿瘤组织中未见到因放疗而引起的p53表达的改变。Marijnen[552]的研究认为在未接受放疗的患者，肿瘤细胞凋亡的高水平与更好的局部控制有关（$P = 0.04$），与更好的癌症特异生存有关（$P = 0.02$），放疗可以增加凋亡细胞的中位数，由10.8提高到21.5个细胞/mm^2（$P = 0.004$），但不能预测远期生存，肿瘤细胞的浸润性由自发凋亡的细胞数决定。

在未来几年肿瘤的分子或组织微分析有可能区分不需要辅助治疗的低危患者和能从辅助治疗中得到好处的高危患者。

第十二节 小结

由于外科、放疗和化疗的进展，需要收集新的资料来进一步证实辅助治疗的作用，手术治疗方法包括切除范围广泛的根治切除到保肛术(局部或低位切除)，对中、低位直肠癌采用TME手术，正是由于手术的优化，局部控制率明显增加，局部复发率大于20%的观点不再被接受；放疗技术的进展，包括根据肿瘤的放射生物学特性优化分次剂量、IORT、3D-CRT和IMRT将进一步允许对复杂结构的靶体积治疗，减少正常组织的照射、增加治疗比，另外化疗方法和新药的应用，包括5-Fu的连续静注、Oxaliplatin、CPT-11结合进联合方案中的应用，也将对治疗产生积极的影响。

根据以往的经验，目前总的方法是对Ⅱ ~ Ⅲ期直肠癌患者术后放化疗，短程高强度术前放疗适用于可切除的直肠癌患者，而无论什么样的辅助治疗与手术结合都需要考虑肿瘤的位置、分期、治疗目的和患者个体的危险因素，表25-6总结了目前的标准和经验治疗方法。

未来的目标是识别和选择合适的理想化治疗患者，因此临床病理学、分子生物学特征以及精确的术前图像和分期方法(如腔内超声、MR、PET)将是非常重要的。

表 25-6 根据直肠癌肿瘤分期、临床病理特征和治疗目的：标准和经验辅助治疗

	标准治疗	经验治疗
UICC Ⅰ期		
$T_{1\sim2}N_0$，G1/2，＜3cm	局部切除	局部切除 + R (C) T(尤其是 pT_2 或 pT_1 有淋巴、血管侵犯)
T_2N_0，有可能保留括约肌	低位切除 (AR)	
T_2N_0，不可能保留括约肌	腹会阴切除 (APR)	术前 R (C)T ＋ AR 肛结肠吻合
UICC Ⅱ期		
T_3N_0	AR/APR+RCT+CT	R (C)T ＋ AR/AP 肛结肠吻合 低位肿瘤 +CT 只作 TME 切除 +/-CT(尤其在 pT_3 有小的直肠周围侵犯＜ 5mm)
T_4N_0	RCT+AR/APR/ 切除肿瘤 +CT	热疗＋ RCT ＋手术＋ IORT ＋ CT
UICC Ⅲ期		
$T_XN_{1\sim2}$	AR/APR+RCT+CT	R (C) T ＋ AR/ 低位肿瘤 AR 结肠吻合术 +CT
局部复发	RCT+AR/APR/ 外照射	热疗 +RCT+ 手术 +IORT+CT

注：RT 为放疗，CT 为化疗，RCT 为放化疗

（北京大学临床肿瘤学院 蔡勇 徐博）

第二十六章　直肠癌的化学治疗

结直肠癌是最常见的恶性肿瘤之一。2001年美国结直肠癌的发病率为51.8/10万，死亡率为20.0/10万，且60%以上位于结肠。国内结直肠癌的发病率也有逐年上升的趋势，且与国外稍有不同的是中国人中直肠癌占60%以上。迄今为止，直肠癌术后的患者5年生存率在50%左右。术后局部复发和远处转移是影响患者生存期的主要原因。如何预防复发，提高手术治愈率，是直肠癌手术期综合治疗的主要课题。术后出现复发和转移的患者以及失去手术机会的直肠癌患者，采用以化疗为主的综合治疗是主要手段。长期以来，以氟尿嘧啶类药物为主体的化疗方案治疗结直肠癌延续了近四十年的历史，奥沙利铂和伊立替康的出现提高了化疗疗效，而分子靶向药物进一步提升了结直肠癌的治疗效果。在化疗领域，直肠癌与结肠癌之间无明显区别，但与其他治疗手段特别是放疗的合理结合对直肠癌尤为重要，特别是手术前后的放化疗，是提高手术根治率、保肛率，防止术后局部复发、转移的重要环节，也是提高患者生活质量的重要保证[553~554]。

第一节　晚期直肠癌的化学治疗

近10余年来，通过大量的临床研究，结直肠癌的化疗取得了巨大进展，并且在此领域，规范化治疗方案逐步形成。由于晚期结、直肠癌的生物学行为相似，人们在临床实践中不将两者分开进行研究，目前所得出的临床研究结果也是基于两者共有，故本节内容涉及的实际上是结直肠癌的化疗。

一、氟尿嘧啶类

包括5-Fu、口服氟尿嘧啶类药物 如优福啶(UFT)、卡培他滨(capecitabine)、TS-1等及叶酸类的胸苷酸合成酶抑制剂。

(一) 5-Fu

在长达40年的时间里，晚期结直肠癌的化疗方案以此药为主，其间发现合用生化调节剂可改善5-Fu的疗效，而且5-Fu的作用与给药方法相关。

1. 5-Fu的生化调节

体外实验发现外源性地供给大量的醛氢叶酸(leucovorin，CF或LV)，可使5-Fu的活性代谢产物——氟尿嘧啶脱氧核苷酸与5, 10-CH_2-FH_4及胸苷酸合成酶(Tmps)在靶细胞内形成结合牢固的三联复合物，对Tmps的抑制作用明显增强，从而提高5-Fu的抗肿瘤效用。其后进行了一系列的临床研究，最近一项Meta分析包括了19个试验，共计3300例患者。其比较了5-Fu/CF联合与单用5-Fu的疗效，结果显示，静脉推注5-Fu联合CF的疗效比单用5-Fu提高1倍(21% vs. 11%，$P < 0.0001$)，中位生存期明显延长(11.7月 vs 10.5月，$P = 0.004$)，因此5-Fu/CF的联合应用已成为进展期结直肠癌的常用化疗方案及联合方案中的基本用药。代表方案为Mayo方案：

CF　20 mg/m^2，静脉推注，d1 ~ 5
5-Fu　425 mg/m^2，静脉推注，d1 ~ 5
} q4w

CF作为5-Fu的生化调节剂可以协同增效已无异议，但其临床应用的剂量范围从20 mg/m^{2}到500mg/m^{2}不等，高、低剂量组间的疗效无明显差异。一般认为以200 mg/m^{2}较为合适，也是最常推荐的剂量[555~556]。

2. 5-Fu的持续灌注(continuous intravenous infusion)

5-Fu为时间依赖性药物，半衰期短(10 ~ 20分钟)，小剂量长时间持续灌注可使毒性减低，提高给药的总剂量。随机临床试验比较持续灌注与静脉推注5-Fu的疗效，结果显示前者疗效比后者为佳(22% vs 14%)；中位生存期延长(12.3月 vs 11.3月)。持续灌注5-Fu的剂量和时间各不相同，以一周疗法和双周疗法最为常用。但在结直肠癌的化疗中最常应用的是双周疗法，即常以LV5-Fu2或de Gramont方案表示的[557]，采用CF与5-Fu推注和持续灌注相结合的48小时方案。具体用法为：

$$\left.\begin{array}{lll}\text{CF} & 200\ \text{mg/m}^2\text{，静脉滴注 2h，d1，2} \\ \text{5-Fu} & 400\ \text{mg/m}^2\text{，静脉推注，d1，2} \\ \text{5-Fu} & 600\ \text{mg/m}^2\text{，持续静脉灌注，d1，2}\end{array}\right\}\ \text{q2w}$$

随机Ⅲ期对照临床研究比较 de Gramont 方案与Mayo方案治疗结直肠癌的疗效，结果显示无论是疗效(32.6% vs 14.4%)、中位生存期 (62 周 vs 52.8 周)，还是3/4度不良反应的发生率 (11.1% vs 23.9%)，均以de Gramont 方案为优。其后对 de Gramont 方案又进行了许多简化和调整，目前常用的两种调整方案为：

A：

$$\left.\begin{array}{lll}\text{CF} & 400\ \text{mg/m}^2\text{，静脉滴注 2h，d1} \\ \text{5-Fu} & 400\ \text{mg/m}^2\text{，静脉推注，d1} \\ \text{5-Fu} & 2400 \sim 3600\ \text{mg/m}^2\text{，持续静脉灌注，46h}\end{array}\right\}\ \text{q2w}$$

B：

$$\left.\begin{array}{lll}\text{CF} & 400\ \text{mg/m}^2\text{，静脉滴注 2h，d1} \\ \text{5-Fu} & 2400 \sim 3600\text{mg/m}^2\text{，持续静脉灌注，46h}\end{array}\right\}\ \text{q2w}$$

调整方案的目的是为了方便应用，且提高了持续灌注的5-Fu剂量，减少了静脉推注的剂量，以减轻毒性提高疗效。目前上述三种双周方案都成为与奥沙利铂和伊立替康联合的基本方案，也是目前标准的结直肠癌一线化疗方案。

另一个含 5-Fu 持续灌注的方案是 AFO 方案：CF 500 mg/m^2，静脉滴注2h，5-Fu 2600mg/m^2，持续静脉灌注24h，每周一次，连用6周，休息2周。EORTC40952研究比较了 AFO 与 Mayo 方案的疗效，结果显示 AFO 组的中位无进展生存期 (FTP) 延长 (5.6 月 vs 4.0 月，$P = 0.02$)，但总生存期无明显改善。

左旋咪唑作为5-Fu的生化调节剂曾一度被推荐用于结直肠癌的化疗，后经大宗的临床随机对照研究表明，与单用5-Fu相比，联合方案无论是疗效还是生存期皆无优势。目前已不推荐应用于临床[558~559]。

(二) 口服氟尿嘧啶类药物

1. 优福啶 (UFT)

优福啶是由FT207和尿嘧啶以1：4的比例组成的复合物，后者可抑制二氢嘧啶脱氢酶 (DPD)，阻止5-Fu的降解，同时口服 CF 可起双重生化调节作用。此药在国内已应用多年，服用方便，价格适中，临床试验表明疗效与静脉应用 5-Fu/CF 相似，但更为安全、方便。近年在欧美开始上市。日本学者曾对比日本患者和美国患者 (非随机)应用此药的疗效，发现两组结果相当，但美国人更易发生腹泻，考虑可能与药物在体内的分布稍有差异有关，但样本量较小。Ⅲ期临床试验表明 (n = 760 例)，UFT 与 Mayo 方案比较一线治疗晚期结直肠癌，UFT 300 mg/m^2/d；CF 75或90 mg /d，共口服 28 天，每 35 天重复。UFT vs Mayo 的中位生存期分别为 12.4 月 vs 13.4 月 ($P = 0.63$)； RR：11.7% vs 14.5% ($P = 0.232$)，mTTP：3.5月 vs 3.8月 ($P = 0.011$)，中性粒细胞减少和感染较少见 ($P < 0.05$)，但胆红素升高的发生几率稍高，说明UFT与5-Fu/CF (Mayo方案)相比疗效相当，安全性好，口服方便，现已被推荐作为晚期结直肠癌的一线化疗及辅助化疗方案。

2. 卡培他滨 (capecitabine，xeloda，希罗达)

卡培他滨是新一代的口服选择性氟尿嘧啶甲氨酸盐类抗肿瘤药，是5-Fu的前体药物。口服以原型自胃肠道吸收，经过一系列代谢过程可在肿瘤细胞内转变为5-Fu，主要是通过三个步骤：①通过主要位于肝脏内的羧酸酯酶催化转变为 5'- 脱氧 -5- 氟胞嘧啶 (5'-DFCR)； ②5'-DFCR通过位于肝和肿瘤组织中的氟胞嘧啶脱氨酶催化转变为 5'- 脱氧 -5- 氟尿嘧啶 (5'-DFUR)； ③最后5'-DFUR通过在肿瘤组织中表达上调的重要催化酶——胸腺嘧啶磷酸化酶 (dThd-Pase，TP)的催化转变为 5-Fu 而发挥抗肿瘤作用。

卡培他滨在体内的一系列转变使其具有相对的肿瘤选择性。临床试验表明，作为一线方案治疗晚期结直肠癌 (n = 1207)，卡培他滨与 Mayo 方案相比，疗效为26% vs 17% ($P < 0.0002$)，中位疾病进展时间为4.6 月 vs 4.7 月，总生存期为 12.9 月 vs 12.8 月，而毒性明显降低。更多的Ⅲ期临床试验结果也与此类似，即近期有效率升高，而生存益处不明显，但安全性好，特别是对那些预后差、体力状况差、耐受性差的患者较为适用。不良反应主要表现为手足综合征和腹泻。推荐剂量为 2000 ~ 2500 mg/m^2/d，连服 14 天，休息 7 天。由于其疗效可靠及安全性好，目前已与多种药物联合治疗进展期结直肠癌，并成为推荐的一、二线治疗方案[561]。

3. TS-1

TS-1 为 FT207、CDHP 及 乳清酸钾(OXO)三者按照 1：0.4：1 组成的复合物。CDHP 抑制 DPD 的作用

为尿嘧啶的200倍。OXO可阻止5-Fu被胃肠道组织磷酸化，从而减少腹泻的发生。目前资料主要来源于日本，但样本量小。常见推荐剂量为80～120mg /d。主要毒性反应为腹泻及骨髓抑制。

(三) 叶酸类的胸苷酸合成酶 (Tmps)抑制剂

此类药物可直接抑制Tmps，不需要经代谢活化，不易迅速分解。包括雷替曲噻 [Raltitrexed (Tomudex，ZD-1694)]，洛拉曲克 [Nolatrexed (Thymitag，AG-337)]。近期一项Mata分析包括了4个Ⅲ期、5个Ⅱ期临床试验，共计1300例结直肠癌患者，应用Tomudex作为一线治疗方案与Mayo方案进行对照研究。结果表明，其疗效与5-Fu/CF方案相当，主要毒性反应为腹泻、骨髓抑制及肝功能损害。推荐剂量为3 mg/m^2，每3周一次。但应注意剂量的调整和对肾功能的评价，以避免严重不良反应。洛拉曲克的推荐剂量为750 mg/m^2，d1～5，每3～4周重复。但目前尚需扩大临床验证，还未作为标准治疗用药。

二、拓扑异构酶Ⅰ抑制剂—— CPT-11 (Irinotecan，开普拓)

CPT-11为喜树碱的半合成可溶性衍生物。在体内被快速水解为有活性的代谢产物SN-38，其抗癌效应是喜树碱的100倍。CPT-11为特异性的拓扑异构酶Ⅰ抑制剂，通过与拓扑异构酶Ⅰ和DNA形成稳定的复合物，特异性地破坏DNA的双链结构。CPT-11作为一线化疗方案治疗结直肠癌的有效率为15%～32%，二线治疗时其疗效大于17.7%～27.0%，与5-Fu/CF方案疗效相似。一项Ⅲ期临床试验比较CPT-11单药和最佳的支持治疗 (BSC)，结果显示CPT-11较单纯BSC治疗有2.6倍的临床益处。在5-Fu治疗失败后的转移性结直肠癌患者中，大规模临床Ⅲ期验证试验 (V301和V302) 的结论为：CPT-11的疗效明显优于BSC及5-Fu持续灌注。2000年CPT-11成为美国FDA继5-Fu之后第一个批准用于转移性结直肠癌一线治疗的化学药物。目前，其与5-Fu的联合应用也是最常用的一、二线治疗转移性结直肠癌的方案之一。主要毒性反应为迟发性腹泻和骨髓抑制、脱发、乏力、恶心呕吐、乙酰胆碱综合征，剂量限制性毒性为迟发性腹泻和骨髓抑制。

迟发性腹泻多发生在化疗后第5～8天，严重者可危及生命，故应及时治疗，尽快应用止泻药洛哌丁胺 (又名易蒙停)。首次稀便出现后应立即服用易蒙停4mg，以后每2小时服2mg，大便停止后继续服用12小时。如经上述治疗48小时后，腹泻仍未控制，则开始应用抗生素，并适时停用易蒙停，改用其他止泻药治疗。必要时可应用生长抑素八肽 (又名奥曲肽)。乙酰胆碱综合征是指用药后出现的流泪、出汗、唾液分泌过度、视力模糊、腹痛、腹泻 (24h内) 等表现，可给予阿托品0.25mg～0.5mg皮下注射，一般不得超过1mg/d。

三、奥沙利铂 (Oxaliplatin，OXA，L-OHP，草酸铂)

L-OHP是继顺铂 (DDP)、卡铂 (CBP) 后的第三代铂类抗癌药。其与DNA形成的顺式－二氨基－铂复合体较DDP及CBP与DNA形成的复合体具有更强的抑制DNA合成的能力和细胞毒作用，而且与DNA的结合速率比顺铂快10倍以上，与顺铂的抗癌谱也不完全相同。L-OHP与DDP、CBP之间无交叉耐药，且与5-Fu合用有协同作用。与DDP、CBP相比，其特点是：①消化道反应少；②对肾功能影响小，有轻度肾功能损伤者也无需减量；③无耳毒性和心脏毒性；④血液毒性低；⑤关键毒性是周围神经毒性，而且与累积剂量呈正相关关系。表现为与寒冷有关的末梢感觉异常和感觉迟钝，严重者可出现咽喉部异常感觉或喉痉挛，个别患者出现呼吸肌麻痹及运动神经障碍。推荐剂量为：130～150mg/m^2，每3周1次。单药有效率为16%～27%，对5-Fu耐药者仍有10%的疗效。目前L-OHP与5-Fu类药物的联合方案已成为结直肠癌最常用的一、二线标准治疗方案。

四、联合化疗方案

目前常用的联合化疗方案都是CPT-11或L-OHP与5-Fu类药物的联合方案。

表 26-1 联合化疗、Bevacizumb 联合 IFL 及单 Cetuximab 作为一线或二线治疗 mCRC 的疗效

试验	患者人数	有效率 (%)	中位 PFS（月，除非特别提示）	总生存期（月）
伊立替康一线治疗				
Saltz				
IFL	231	39[a]	7.0	14.8
FU/LV iv	226	21[a]	4.3	12.6
伊立替康	226	18[a]	4.2	12.0
Douillard				
FOLFIRI	198	34.8[b]	6.7	17.4
FU/LV	187	21.9[b]	4.4	14.1
Koehne				
FOLFIRI	214	54.2	8.5	20.1
FU/LV	216	31.5	6.4	16.9
奥沙利铂一线治疗				
De Gramont				
FOLFOX	210	50.7	9.0	16.2
LVFU2	210	22.3	6.2	14.7
Goldberg				
FOLFOX	267	45	8.7[c]	19.5
IFL	264	31	6.9[c]	15.0
IROX	264	35	6.5[c]	17.4
Grothey				
FUFOX	118	48.3	7.9	20.4
FU/LV iv	124	22.6	5.3	16.1
卡培他滨一线治疗				
Van Cutsem				
卡培他滨	301	18.9	5.2	13.2
FU/LV	301	15.0	4.7	12.1
Hoff				
卡培他滨	302	24.8	4.3	12.5
FU/LV	303	15.5	4.7	13.3
Bevacizumb 一线治疗				
Hurwitz				
IFL/Bevacizumb	402	44.8	10.6	20.3
IFL	411	34.8	6.2	15.6
伊立替康二线治疗				
Cunningham				
伊立替康	189	NA	NA	9.2
BSC	90	NA	NA	6.5
Rougier				
伊立替康	133	NA	4.2	10.8
FU	134	NA	2.9	8.5

续 表

试验	患者人数	有效率(%)	中位 PFS（月，除非特别提示）	总生存期(月)
奥沙利铂二线治疗				
Rothenberg				
FOLFOX	152	9.9	4.6[c]	NA
FU/LV	151	0	2.7[c]	NA
奥沙利铂	156	1.3	1.6[c]	NA
Cetuximab 二线治疗				
Saltz				
Cetuximab	57	8.8	1.4	6.4

除非特别提示，氟尿嘧啶均为静脉给药。

[a] 为经确认的有效率

[b] 为自愿治疗者

[c] 为疾病进展时间

注：BSC = 最好的支持治疗；FU = 氟尿嘧啶；FOLFIRI = 氟尿嘧啶/醛氢叶酸联合伊立替康；FOXLFOX = 氟尿嘧啶/醛氢叶酸联合奥沙利铂；FUFOX = FU/LV静脉给药，每周一次，6周重复，联合奥沙利铂；IFL = 氟尿嘧啶静脉推注联合伊立替康；IROX = 伊立替康联合奥沙利铂，3周重复；LV = 醛氢叶酸，LVFU2 = 静脉推注及静脉滴入氟尿嘧啶/醛氢叶酸，2周重复；mCRC = 转移性结直肠癌；NA = 结果未得出；PFS = 无进展生存期。

(一) CPT-11 联合 5-Fu 类药物

IFL：(Salts 方案)
- CPT-11 125 mg/m^2，
- CF 20 mg/m^2，$d_{1\sim5}$
- 5-Fu 500mg/m^2，

} 1/w × 4，q6w

FOLFIRI：
- CPT-11 180 mg/m^2，d_1
- CF 400 mg/m^2，d_1
- 5-Fu 2.4 ~ 3.6g/m^2，46h

} q2w

AFO：
- CPT-11 80 mg/m^2，
- CF 500 mg/m^2，2h
- 5-Fu 2300mg/m^2，24h

} 1/w × 4，q6w

IFL方案与Mayo方案及单药CPT-11比较，共666例患者，疗效分别为33%、18%、17%，中位PFS分别为6.9月、4.4月、4.2月，FDA已批准其为一线治疗方案。

Douillard[560] (V303) 应用FOLFIRI对照FOLF进行研究，n = 387，有效率41% vs 23% ($P < 0.0001$)，中位PFS 6.7月 vs 4.4月 ($P < 0.0001$)，中位生存期17.4月 vs 14.1月 (表1)。虽然中位生存期无统计学差异，但FOLF组中治疗失败的患者又进入FOLFIRI组，所以生存期的比较无差异，但总体来看FOLFIRI组疗效明显优于FOLF组。

从表26-1可以看出CPT-11联合5-Fu/CF方案的近期客观疗效及生存期方面都比5-Fu/CF有明显优势。2000年3月美国FDA已批准其为治疗晚期结直肠癌的一线化疗方案。

CPT-11除与上述5-Fu/CF的联合应用取得良好疗效外，近期与卡培他滨的联合应用也取得了比较满意的结果。Patt报告一项Ⅱ期临床研究结果，n = 52例，中位年龄 58 岁，方案：CPT-11 250mg/m^2 d_1，Xeloda 2000mg/m^2/d，$d_{1\sim14}$，三周重复，总有效率为45%，TTP 为 7.1 个月。主要不良反应是中性粒细胞减少和腹泻 (与 CPT-11 和 5-Fu/CF 联合方案相似)。

(二) L-OHP 联合 5-Fu 类药物

从表26-1可以看出，FOLFOX 及FUFOX较LV5-Fu2及Mayo方案在有效率及无进展生存期方面有明显改善，而总生存期方面无明显差异。但两对照组的患者在疾病进展后因为又接受了含L-OHP的后续联合化疗，所以生存期方面的影响未能显现，也有可能病例数尚未达到可以显现生存期差异的样本量。目前 FOLFOX 及 FUFOX 也已被FDA 批准应用于晚期结直肠癌的一、二线治疗。

目前 L-OHP 与 5-Fu/CF 联合的常见方案多为 FOLFOX 方案，最常用的有以下几种形式：

FOLFOX4	L-OHP	85 mg/m^2	静脉滴注	d_1
	CF	200 mg/m^2	静脉滴注 2h	$d_{1,2}$
	5-Fu	400 mg/m^2	静脉推注	$d_{1,2}$
	5-Fu	600 mg/m^2	持续静脉灌注	$d_{1,2}$
FOLFOX6	L- OHP	100 mg/m^2	静脉滴注	d_1
	CF	400 mg/m^2	静脉滴注 2h	d_1
	5-Fu	400 mg/m^2	静脉推注	d_1
	5-Fu	2.4 ~ 2.6g/m^2	持续静脉灌注	48h
FOLFOX7	L-OHP	130 mg/m^2	静脉滴注	d_1
	CF	400 mg/m^2	静脉滴注 2h	d_1
	5-Fu	2.4 ~ 2.6g/m^2	持续静脉灌注 48h	
改良 FOLFOX	L-OHP	100 mg/m^2	静脉滴注	d_1
	CF	200 mg/m^2	静脉滴注	d_1
	5-Fu	2.4 ~ 2.6g/m^2	持续静脉灌注	48h

几种方案之间的疗效无明显差异。减少静脉推注的 5-Fu 剂量，目的是减少骨髓和消化道毒性。改良 FOLFOX 方案的目的是应用方便、疗效好、毒性低。另外，为了减少L-OHP的外周神经毒性，人们在连续用药方面进行了调整。OPTimox 方案 (stop and go) 就是先用 FOLFOX7 6 周期，然后用 LV5-Fu2 维持 12 周期，再继用FOLFOX7方案。临床试验结果显示此方案可以延长患者的 TTP 时间，同时减少了外周神经毒性。

Cassidy J 报告了Xeloda联合L-OHP方案 (XELOX 方案)作为一线治疗应用于 96 例晚期结直肠癌患者的研究，结果为RR 55% (53/96)，31%的患者病情稳定。TTP、OS 分别为 7.7 月和 19.5 月。结果表明其疗效与 FOLFOX4 方案相当，而毒性反应较轻，应用也更方便。最常见的不良反应是急性神经毒性，占 85%，但多为Ⅰ ~ Ⅱ度，Ⅲ度者不足 20%，无Ⅳ度神经毒性。所以 XELOX 方案也是一个很有应用前景的治疗方案。

Ⅰ / Ⅱ期临床试验发现 CPT-11+ L-OHP 每三周方案 (IROX) 的疗效与 IFL 方案相似。N9741 是第一个评价 CPT-11+L-OHP 联合方案的随机对照Ⅲ期临床试验。这一临床试验将其与FOLFOX4、IFL进行对比观察，共计 795 例患者入组，均作为一线方案治疗晚期结直肠癌患者。结果显示 FOLFOX4 方案的有效率 (45% vs 35%) 和无进展生存期 (8.7 月 vs 6.5 月) 优于 IROX方案，而IFL方案与之无明显差异。此试验结果导致2004年美国FDA批准FOLFOX4方案为晚期结直肠癌的一线治疗方案。但对于 N9741 的研究结果不能认为是 L-OHP 联合 5-Fu/CF 就优于 CPT-11 联合 5-Fu/CF，因为在N9741治疗方案的设计上，两药联合的5-Fu/CF的用法有所不同，以及FOLFOX4与IFL两组患者的后续治疗都是更多的患者接受CPT-11治疗。这样既影响了近期疗效，同时也对生存期的判断有影响。为此人们又针对这些问题进行了另外的临床试验。

GERCOR Tournigand 等进行的 V308 Ⅲ期临床试验的试验设计为：晚期结直肠癌患者随机分为二组，

一组先用 FOLFIRI 作为一线治疗方案，失败后进入 FOLFOX6二线治疗，另外一组先用FOLFOX6作为一线治疗方案，失败后进入 FOLFIRI二线治疗。两组结果详见表 2。

从表26-2中直观所见并做统计分析可以发现，两组间疗效及生存指标皆无统计学差异。另Gtother进行的Ⅱ期临床研究，即 L-OHP 联合卡培他滨 (CapeOX) 对照 CPT-11 联合卡培他滨 (Cape/Iri) 的结果也显示，两组间生存期的差异无统计学意义。说明 2 个方案可以互为一、二线。合理选择哪种方案作为一线治疗需根据患者的个体情况而定，包括体力状况分级、骨髓储备功能、消化道及肝、肾功能状态。但最好能够续贯治疗。Meta分析显示，如果晚期结直肠癌患者在整个病程中能够全部接受以三药分别组成的方案作为一、二线治疗，那么中位生存期可以达到22 ~ 24个月左右，较单一方案治疗的生存期15 ~ 16个月延长近半年时间。且随着靶向治疗药物的出现，晚期结直肠癌的治疗又有了很大进步。

表 26-2　V308 Ⅲ期临床随机对照研究结果

	FOLFIRI/FOXLFOX6 n = 109	FOXLFOX6/FOLFIRI n = 111
TTP (二线治疗后) (m)	14.2	10.9
OS (二线治疗后) (m)	21.5	20.6
RR (CR+PR)		
一线 (%)	56	54
二线 (%)	4	15

第二节　晚期结直肠癌的靶向药物治疗

在晚期结直肠癌的治疗中，分子靶向药物的应用取得了可喜的成绩。目前已有两种药物被批准应用于结直肠癌患者。

一、Bevacizumb (Avastin)

Avastin 是一种针对血管内皮生长因子 (VEGF) 的重组人源化单克隆抗体，能够识别并阻止 VEGF 与其受体结合，从而抑制肿瘤新生血管的形成，抑制肿瘤的生长和转移。Kabbinavar 等报道一项Ⅱ期临床试验结果：104 例转移性结直肠癌患者接受不同剂量的 Avastin (5mg/Kg，10mg/Kg) 与 5-Fu/CF 合用，并与 5-Fu/CF比较。证实5mg/Kg Avastin组的有效率和TTP均明显改善。主要不良反应为血栓形成、出血及高血压。为此，Hurwitz等进行了随机Ⅲ期临床研究，比较 IFL 联合 Avastin 治疗组与 IFL 联合安慰剂组，其有效率为 45% vs 35%，中位有效持续时间为 10.4 月 vs 7.1 月，TTP 为 10.6 月 vs 6.2 月，中位生存期分别为 3.1 月 vs 2.5 月。血栓的发生率分别为 19.3% 和 16.1%，3 度高血压的发生率分别为10.9%和2.3%。目前，Avastin 已被美国FDA批准联合一线治疗应用于转移性结直肠癌患者 (与5-Fu/CF或FOLFOX、IFL、FOLFIRI联合)。现正进行随机Ⅲ期临床试验以验证该联合方案应用于Ⅱ、Ⅲ期结直肠癌术后患者的辅助治疗的疗效。

二、Cetuximab(C-225)

C-225 是人鼠嵌合性 IgG1 单克隆抗体，对 EGFR 有高度亲和力。BOND试验的对象为既往CPT-11化疗无效或失败的晚期结直肠癌患者，分别接受 C-225 + CPT-11 (n = 218) 和C-225单药 (n = 111)。两组间的有效率、中位进展时间、中位生存期分别为23% vs 11%，4.1 月 vs 1.5 月，8.6 月 vs 6.9 月。而且在试验中发现，有皮肤损害的患者比无损害的患者疗效要好 (联合组 20% vs 6%，单药组 13% vs 0)。C-225 的主要不良反应为皮疹，表现为痤疮样皮疹，发生率 67%。其机制可能是影响EGFR参与维持皮肤完整性的功能。此外，过敏反应 (3/4 度占 4%)、发热 (13%) 也有发生。由于多个报道显示其疗效与 EGFR 的表达无明显相关性，提示今后需要寻找能预测其疗效的可靠指标。

三、其他 EGFR 抑制剂

ABX-EGF是人源化的IgG单抗，它能紧密地结合到EGFR上，阻断了受体被EGF或TGF-α活化。Ⅱ期临床试验表明单药对转移性结直肠癌患者有一定疗效。40例经标准化疗无效的EGFR阳性的患者接受5次以上的ABX-EGF治疗，10%PR，55%SD。最明显的不良反应为Ⅲ度以上的皮疹，进一步的临床研究结果还需等待。

EMD72000是靶向EGFR的人源化单抗，有更长的半衰期，因此在临床应用中已开始评价其2周或3周一次的给药方式。临床应用于结直肠癌尚需时日。

吉非替尼(Gefitinib，ZD1839)、Tarceva(OSI-774)都是口服的小分子化合物，可抑制EGFR-TK(TK-酪氨酸激酶)的活性，目前刚开始试用于结直肠癌患者，已报告的资料较少。

四、PTK-787

PTK-787是血管内皮生长因子受体的酪氨酸激酶抑制剂，目前正在进行临床Ⅲ期试验，现需等待其结果。

五、其他

Cox-2抑制剂已被应用于家族性腺瘤样息肉病患者的预防性治疗。近期有报告说，因其可使患者心血管方面疾病的风险性增加，其中罗芬昔布(Lofencoxib)已被收回。Celecoxib仍在应用于临床。在结直肠癌患者应用Celecoxib结合IFL，有效率可达28%(n = 18)；与单药卡培他滨比较，联合Celecoxib，TTP有所延长，同时减少了手足综合症的发生，Ⅲ期临床试验正在进行中。

近期有研究发现反应停(Thalidomide，又名沙利度胺)具有抗肿瘤活性，其作用机制包括抑制肿瘤坏死因子、纤维母细胞生长因子、VEGF、白介素、干扰素的作用，并下调细胞表面粘附因子等。Govindarajan等报道在20个未治疗过的转移性结直肠癌患者中应用反应停联合CPT-11，有效率达40%，且并没有增加毒性，但也有报道未能证实有效。

相信随着肿瘤分子生物学的深入研究，可供临床研究和应用的分子靶向药物越来越多，对这些新药还需进行严格的临床观察和评价，以循证医学的原则进行严格筛选，以开辟结直肠癌治疗的新选择。

第三节　直肠癌术后辅助化疗

直肠癌根治术后的辅助化疗是直肠癌综合治疗的一个重要组成部分。辅助化疗的机制在于用化疗控制根治术后或放疗后的残留病灶。术后机体的肿瘤负荷小，远处微小转移灶或局部残留灶对化疗的敏感性较高，同时辅助化疗也有利于减少耐药癌细胞克隆的形成。而且，直肠癌放化疗密不可分，化疗还有放疗增敏的作用。放化疗的合理联合应用可以显著提高根治术后直肠癌患者的无癌生存率和总生存期。

5-Fu联合醛氢叶酸(CF，LV)构成了结直肠癌辅助化疗的标准方案之一。临床试验表明，接受5-Fu/CF六个月疗程辅助化疗的患者与不接受任何治疗的Dukes B、C期结直肠癌患者相比，辅助化疗可降低22%的死亡率及35%的复发率，3年无病生存率显著提高。近期临床研究还进一步证实，术后辅助化疗对具有高危复发因素的DukesB2期患者也确有疗效。其中高危因素包括：术前肠梗阻，肠穿孔，周围脏器受累，DNA异倍体增加，脉管癌栓，血管神经受侵等。

放疗可以降低直肠癌术后的局部复发，如果加上以5-Fu为基础的化疗则可以进一步降低局部复发率约10%，5年生存率比单纯手术增加10%～15%。

与晚期直肠癌的挽救化疗类似，在直肠癌术后的辅助化疗中，5-Fu持续静脉灌注方案要优于Mayo方案，特别是与术后放疗的合用。一些医生认为对做直肠全系膜切除的直肠癌患者不必做辅助化疗，但对这部分患者要做仔细的分析，特别是术后的病理报告和详细的淋巴结检查，只要是T_3，T_4或有淋巴结转移者，仍建议进行辅助化疗。

GITSG (Gastrointestinal Tumor Study Group) 和 NCCTG (Mayo/North Central Cancer Treatment Group) 随机临床试验表明术后局部放疗加5-Fu静脉注射，可以明显地提高局部控制率并延长生存期。这一模式是T_3、T_4及(或)N_1、N_2患者术后辅助化疗的标准方案之一。

卡培他滨的疗效与5-Fu/CF相当而又方便、安全，且于放疗之间联合应用更方便、有效，现在也已被推荐为直肠癌术后的辅助化疗和放疗增敏药物。推荐剂量为1000mg/m²/次，每日2次，$d_{1\sim14}$，与放疗合用时可减少至625 mg/m²/次，每日2次，此对$T_{3\sim4}N_0$或大于65岁的老年患者较适合。

MOSAIC在结肠癌术后辅助化疗的临床Ⅲ期试验中显示了L-OHP联合5-Fu/CF的FOLFOX4方案在无病生存期方面的优势，使其也成为了直肠癌的术后辅助化疗方案。NCCN治疗指南提示，对T_3/T_4N_0或$T_{any}N_{1\sim2}$期的患者术后可采用FOLFOX或5-Fu/CF化疗并可以联合放疗。

在选择术后辅助治疗方案前要全面评价患者的病期，对于手术后病理报告示淋巴结清扫小于12枚者应视为高危因素，而应施行挽救治疗。但也应该避免过度治疗，引发不必要的合并症。

在术后辅助化疗的时间上，建议应尽早进行。对有淋巴结转移者，应进行2周期辅助化疗，其后放化疗结合，然后再继续进行辅助化疗，总共进行6个月。一般2周方案应进行12个周期，3周方案应进行6个周期。如果术前已进行放化疗，那么术后只要进行辅助化疗即可。

第四节　直肠癌的术前辅助化疗

术前辅助化疗也称之为新辅助化疗，其目的是提高手术根治率，减少术后局部复发率，同时又可提高低位直肠癌的保肛率，改善患者的生存质量。

术前放疗已被证实对改善直肠癌根治率、保肛率和降低局部复发率有明确的疗效，与化疗药物联合特别5-Fu持续静脉灌注或口服卡培他滨可以增加放疗疗效，NCCN已推荐用于T_3/T_4N_0或任何T、$N_{1\sim2}$期的患者。对于已有肝或其他部位转移的患者，如果无禁忌证，可以应用FOLFOX或FOLFIRI化疗，亦或联合Avastin，适当控制转移灶后再进行原发灶的切除。如有可能，还可以同时或异时切除转移灶，使患者生存期延长。

我院采用术前放化疗及介入化疗的联合方法，治疗20余例直肠癌、低位直肠癌（≤6cm）患者的保肛率＞35%，而未进行术前治疗的患者，保肛率为0。而且术后切除标本可见肿瘤缩小、变平、变软。免疫组化显示肿瘤细胞分化增殖指数降低。王振学等报道，术前CF 20mg/m²，5-Fu 750mg/m²，CPT-11 70 mg/m²联合短程中剂量（25～30Gy）的放疗，12例术前检查皆为T_3以上的患者，经放化疗以后，全部可接受手术治疗。还发现术前放化疗可使癌灶缩小，分期降低，并使癌细胞向远端及后方的浸润明显缩小，从而提高了保肛率。

总之，直肠癌的治疗是以综合治疗为主，对于局部进展或远处转移而可以进行根治手术的患者，应采取合适的术前治疗。放化疗的联合应用是目前公认的治疗模式，但合理选择适应患者群，将直接影响到治疗效果。同时应注意疗程的合理性。应在不增加围手术期风险的基础上尽量减少肿瘤负荷，提高保肛率、根治率。

（北京大学临床肿瘤医院　北京肿瘤医院　沈　琳）

第二十七章　直肠癌动脉造影与介入治疗

一、概述

结直肠癌是胃肠道肿瘤中常见的恶性肿瘤，在欧美居恶性肿瘤第二位，在我国居第四位。发病年龄以40～50岁多见。在我国结直肠癌患者中多为直肠癌，占56%～70%。

20世纪90年代迅速发展起来的肿瘤介入医学成为继内科、外科、放疗之后治疗肿瘤的第四大临床技术，具有微创、安全、有效的特点，显示了强大的生命力。传统的经静脉给予化疗药由于全身的毒副反应较大，限制了用药剂量，特别是对于术前化疗的患者，由于化疗降低了机体的免疫力，影响患者的术后恢复；而经导管局部肿瘤供血动脉的区域灌注化疗，可以使肿瘤区域的药物浓度显著提高，局部药物浓度可高于全身400倍以上，高于静脉给药浓度的2～6倍，高于周围正常组织的5～20倍，而局部药物浓度增加1倍，对肿瘤细胞杀伤力可增加10倍，且毒副作用明显下降。直肠癌的血管造影和介入治疗兼具诊断和治疗的双重作用，故对于无远处转移的局限性直肠癌患者，经导管局部区域灌注化疗的疗效明显高于全身静脉化疗，对外科手术切除率和患者生活质量的提高有重要的意义。近年来由于采用多学科综合治疗，尤其是术前、术后介入化疗及放疗的应用，提高了手术切除率、保肛率及五年生存率。

二、介入治疗的适应证

- 手术前诊断性血管造影。
- 手术前经动脉导管灌注化疗、栓塞，可使肿瘤质地变脆，活动度增加，易于分离切除，有助于减少术中扩散和出血。
- 手术前动脉导管灌注化疗，提高手术切除率及保肛率。
- 手术后动脉导管灌注化疗预防复发及转移。
- 手术后局部复发或有肝脏等器官转移，不适宜再次手术者，可与放疗、全身化疗相结合。
- 进展期直肠癌不适宜手术切除者。

三、介入治疗的禁忌证

- 一般状况差，预计生存期少于3月。
- 有严重心、肝、肾功能衰竭者。
- 造影剂过敏者。
- 有严重骨髓抑制，不适宜化疗者。
- 病灶广泛、腹水、全身多处转移出现恶液质者。
- 有严重细菌或病毒感染者。

四、直肠癌动脉造影与介入治疗操作方法

(一) 介入治疗用设备、器械、药品和栓塞剂

1. 设备方面

一台图像质量优良的血管造影机是必须的，要求血管造影机的功率不小于1250毫安，带数字减影功能。近几年国内许多大医院购置三维立体大平板血管造影机，对诊断、治疗尤其是外科手术切除的范围有很大帮助。

2. 治疗用器械

18G穿刺针，0.035英寸超滑导丝，导鞘，4-5F导管 (小单弯导管，眼镜蛇导管，有时使用RH等多用途导管)。

3. 介入治疗的造影剂和用药

为消灭离子型造影剂的副反应，非离子型造影剂已经作为临床首选，尽管如此仍有过敏病例发生，所以术前的碘过敏试验必不可少。动脉灌注用的化疗药物从5-氟脲嘧啶 (5-Fu)、甲酰四氢叶酸钙 (CF)、表阿霉素 (EADM)和顺铂 (DDP) 等药物中选择。

4. 栓塞剂

由于肠管动脉属终末血供，所以一般不作栓塞治疗，但为了减少手术中出血和个别肿瘤出血，肿瘤靶血管供血动脉的栓塞必须进行时，建议使用明胶海绵颗粒作为栓塞剂。

(二) 介入治疗动脉导管化疗的操作方法

- 采用 Seldinger 穿刺法行股动脉穿刺置入导管

鞘。

- 初诊患者应先行猪尾导管于腹主动脉造影（肠系膜下动脉选L_1水平造影）显示肠系膜下动脉（发自腹主动脉$L_{3\sim4}$水平）及髂内、髂外动脉各血管走行。
- 然后再换用Cobra或小单弯等导管选择送入肠系膜下动脉行选择性血管造影。肠系膜下动脉与腹主动脉的夹角小，腹主动脉向下逐渐变细，只要明确解剖部位，选择合适导管，插管多无困难。
- 髂内动脉的插管方法，可将导管置于腰动脉或对侧髂总动脉等处成襻后，再将导管超选择进入对侧髂内动脉脏支（尤其适用于置入导管侧）。
- 插管成功后，在导丝引导下将导管置于肿瘤靶动脉处并造影（图27-1，2）。

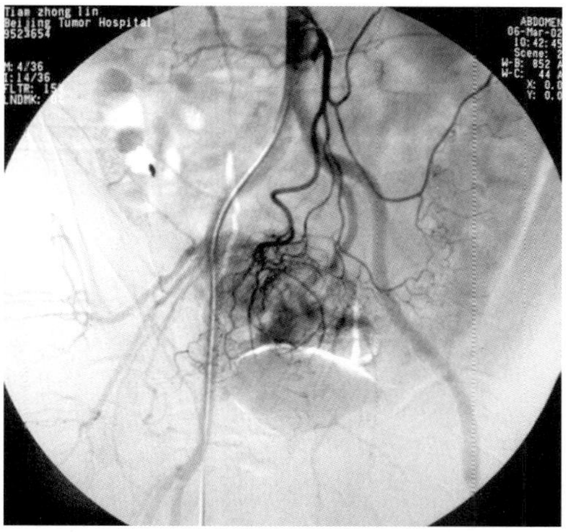

图 27-1 肠系膜下动脉造影

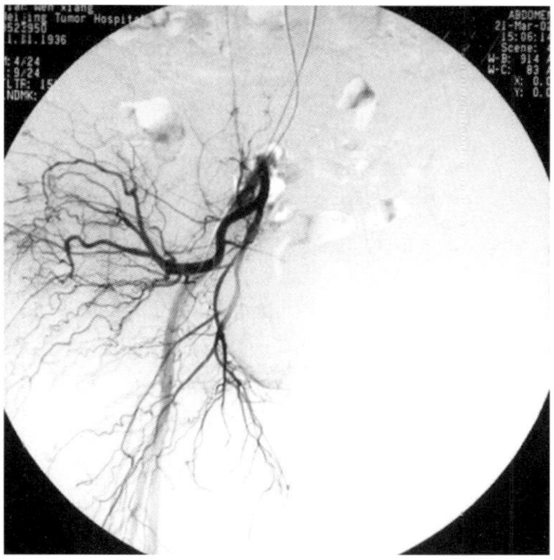

图 27-2 右髂内动脉造影

（三）动脉造影

肿瘤的血管造影可表现肿瘤供血动脉增粗、分支增多、走行迂曲、血管排列紊乱及动静脉瘘形成等，实质期肿瘤染色明显、可显示肿瘤的形态、大小及周围血管组织浸润等情况。肠系膜下动脉多供血直肠上动脉区域，髂内动脉脏支多供血直肠中动脉区域，外科术前造影多以肠系膜下动脉为主进行造影及灌注化疗，必要时可行明胶海绵栓塞治疗，术后复发多以髂内动脉脏支为主进行造影及灌注化疗，典型病例见图27-3，4，5。

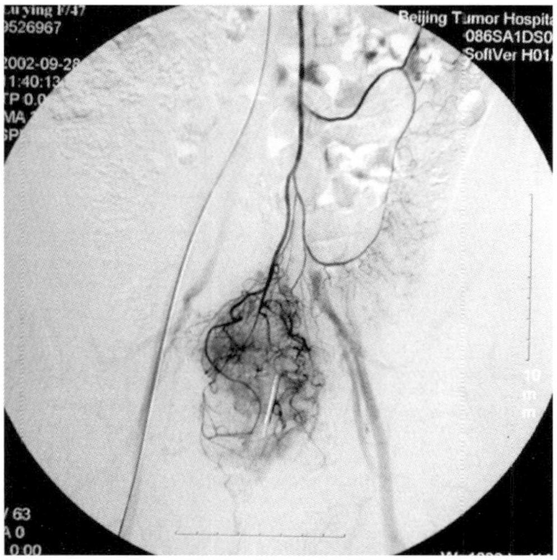

图 27-3 女，直肠癌术前灌注化疗行肠系膜上动脉造影；右股动脉穿刺后送入小单弯导管行肠系膜下动脉造影，动脉早期可见供应直肠的动脉增多。

（四）药物选择

5-氟脲嘧啶（5-Fu）是近四十年来作为用于直肠癌有效的基本化疗药。四氢叶酸（CF）生化调节5-Fu或5-Fu持续动脉灌注，提高了化疗的有效率，但总生存期仍保持在12个月左右。5-氟脲嘧啶（5-Fu）600～1000mg/m^2、甲酰四氢叶酸钙（CF）200mg/m^2，此外阿霉素（ADM）40～60mg/m^2、表阿霉素（EADM）40～60 mg/m^2、顺铂（DDP）60～80 mg/m^2、丝裂霉素（MMC）6～10 mg/m^2、羟基喜素碱（HCPT）15～20 mg/m^{2}也可应用于直肠癌化疗。上述药物可采用2～4种联合应用，药物剂量应根据体表面积、患者身体状况等具体情况而定，联合用药酌情减量。草酸铂（OXA）或伊立替康（开普拓，CPT-11）和5-Fu为基础的联合化疗方案近几年已成为晚期结直肠癌治疗的一线方案，在介入治疗中的应用也取得了较好的疗效，可使总生存期延长至20个月左右。CPT-11

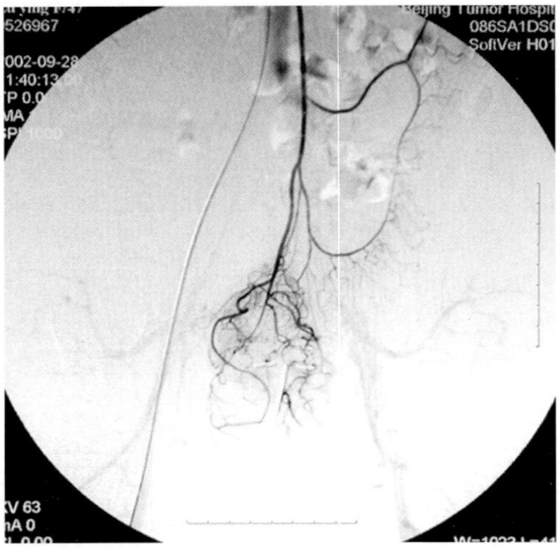

图 27-4　同一病例，晚期可见肿瘤血管扭曲，粗细不均，开始见到肿瘤染色。

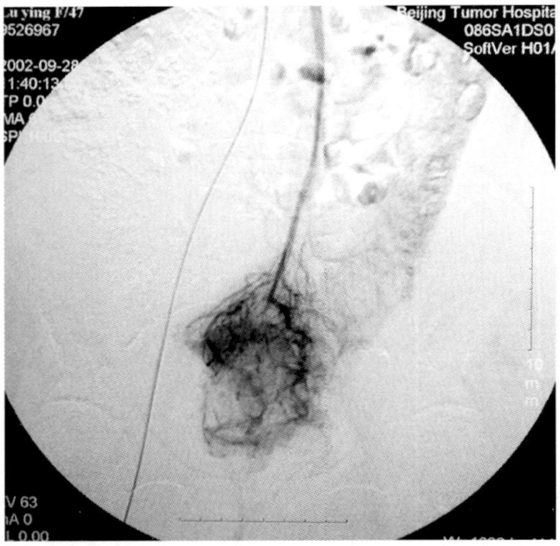

图 27-5　同一病例，造影实质期显示大片肿瘤染色，肿瘤的大小、范围显示地很清楚。

150～180 mg/m^2+ 氟脲嘧啶脱氧核苷 1g 或草酸铂 135 mg/m^2+ 氟脲嘧啶脱氧核苷 1g 灌注化疗 3～4 周/周期。在结直肠癌的治疗中分子靶向药物已在晚期病例中取得了可喜的结果。2004 年 2 月 FDA 批准了 Avastin (Bevacizumab，阿瓦斯丁) 和C225 (Cetuximab，西妥昔单抗)用于晚期结直肠癌的治疗，该类药物联合化疗可使中位生存期更长，在介入治疗中的应用尚需进一步临床观察。

五、注意事项及处理

- 术中给予地塞米松 10mg，恩丹西酮类止吐药 8～16mg；
- 术后穿刺处压迫止血 15 分钟，穿刺侧下肢制动，卧床休息 24 小时；
- 术后观察穿刺处有无渗血、生命体征、大小便情况及有无肢体麻木、背痛等症状；
- 术后抗炎、水化 (DDP用量大于50mg/次) 3天；
- 术后复查心电图，术后1周查血常规及肝肾功能等；
- 每 3～4 周灌注一次；
- 术后根据情况可行放疗或手术治疗；
- 应用草酸铂 (OXA) 者注意术后一周勿接触凉水，防止末梢神经炎症状及药物累积剂量（＜800/mg/m^2)；
- 应用伊立替康 (开普拓，CPT-11) 者，术后注意腹泻等胆碱能症状，如出现立即给予洛哌丁胺、654- Ⅱ等药物对症处理；
- 注意术后骨髓抑制，严重者给予粒细胞集落刺激因子等升血治疗。

六、并发症

术中及术后常见的有恶心、呕吐、腹痛、发热等症状，对症处理均可以缓解。极个别患者可出现血管损伤、血栓形成、肿瘤破溃、坏死、出血、穿孔等，此外高浓度化疗药可引起严重的胃肠道反应，这就要求术中操作手法轻柔，化疗药物稀释后缓慢灌注。

(北京大学临床肿瘤学院 北京肿瘤医院　杨仁杰　朱　旭)

第二十八章　直肠癌肠造口的处理

造口一词源于希腊文，stoma 原意是“出口”或“孔”。据说古希腊战事频繁，士兵腹部外伤肠穿孔很多，仅极少数能幸存，这种由穿孔继而形成的肠瘘，称之为自然性肠造口。而现代造口术是有目的有计划进行。肠造口术最常用于直肠癌患者，尽管近年结直肠外科进步，持别是Heald倡导全直肠系膜切除术和双吻合器的应月，许多直肠癌患者都施以前切除术(Dixon 手术)，而替代直肠癌腹会阴切除术 (Miles 手术)。但是，Raab (2002) 估计约 5% ~ 10% 中 1/3 段直肠癌和 30% ~ 40% 的下段直肠癌仍然需作 Miles 术，亦即是说，仍有相当多直肠癌患者需做腹壁肠造口 (俗称腹壁人工肛门)。在我国尤其如此，因为我国直肠癌80%位于直肠中下段，且中晚期较多，实行Miles手术的比例仍很高，加强对肠造口处理是不容忽视的。

第一节　肠造口和造口康复治疗发展史

一、结肠造口

公元前 4 世纪 Praxagoras 第一个施行了肠管减压术，他将结肠切开，排空内容物减压后封闭，并无肠造口。在当时条件下，其结局可想而知。

1797年Finit医生为一例乙状结肠癌伴完全性肠梗阻患者于脐上正中行横结肠造口，术后肠梗阻缓解，但患者已有肝转移，术后28天死于恶病质。1839年法国 Amussat 医生报告结肠造口 29 例，其中 21 例为先天性肛门闭锁，8例是成人恶性肿瘤。术后4例婴儿、5例成人存活。Amussat认为手术死亡主要原因是腹膜炎，因此他主张在左腰部腹膜外行降结肠造口术。1850年英国 Luke 医生首先施行左侧切口行乙状结肠造口术。1855 年德国 Thiersch 医生为了保护远端吻合口，给患者作了预防性横结肠造口术，但患者不幸死于腹膜炎。1879 年德国 Schede 医生为结肠肿瘤患者行双管腹膜外结肠造口术。那时侯结肠造口都是“襻式”，双口的，容易发生造口肠脱垂，而且不能完全使粪便改道。

1881 年 Schitsinger 和 Madelung 医生发明了单腔造口术，亦即将近端结肠作人工肛门，远端结肠缝闭后送回腹腔。这就是末端结肠造口术的开始。

造口术对于安全地早期结肠吻合起着重要作用。19 世纪后期一些外科医生行一期肠吻合，但伴随许多并发症和很高的死亡率。J.von Mikulicz 医生观察到吻合口漏是致死亡的主要原因，提出了分期吻合的方法，后来称之为“Mikulicz”手术 (其实此方法早在一个世纪前已有人应用)。第一步是将患病肠段切除，作一个双腔造口；第二步是在切除成功两周后用一个夹(称之为 Mikulicz 夹) 将肠远近切缘夹紧，使之慢慢形成一个瘘管或“吻合”，上下两段肠子相通，恢复连贯性，形成的瘘管，自然愈合或仅简单缝合即可。用 Mikulicz 方法最初 100 例使肠切除术死亡率由 50% 降至12.5%。Mikulicz开创了肠切除吻合的先河，并赢得了崇高的声誉，他提到的基本原则直到今天亦适用于左半结肠癌伴梗阻的患者。

由于造口术的成功促进了直肠切除术的发展。1793 年 Faget 为一例直肠坐骨窝广泛化脓的患者施行直肠切除术，这是第一例直肠切除。1826年Lisfranc报道了第一位直肠癌切除术，5年后他又报道他施行9例直肠癌切除中，6例获得成功。1883年Vincent Czermy施行了第一例联合直肠癌切除术。因为对高位直肠癌不能经骶部完成切除，而必须把患者转过来经腹部完成直肠切除，并作结肠末端造口。

Charles Mayo 和 Sir Ernest Miles 两位著名的外科医生有相似的经验，认为肿瘤复发皆因没有切除直肠周围淋巴结组织所致。Mayo (1904) 和 Miles (1908) 分别介绍了他们腹会阴联合切除直肠的技术，早期围手术死亡率非常高，但术后的远期生存率都提高很多。随着这些进展，更证实结肠造口在治疗直肠癌中的地位。Miles将腹部会阴部两个手术融于一期完成治疗直肠癌，并作永久性乙状结肠末端造口，其手术原则一直沿用至今。

19世纪至20世纪，经过外科医生种种改进，结肠造口术基本上改变不大。乙状结肠和降结肠末端造口仍然用来治疗直肠癌和严重的憩室炎、放射性直肠炎、大便失禁和广泛的肛周炎。适应证有了小小改变，但手术技术基本保持不变。医生试图研究可控性结肠造口、造口栓和皮下装置，然而没有取得重大穿破。但是造口患者的生活却发生了巨大变化，肠造口治疗和造口用品的日渐发展，使造口人的生活已经和正常人没有什么区别。

二、回肠造口

当结肠造口技术逐步走向成熟和稳定的时候，回肠造口术才开始萌芽。早在1776年Pillore医生首次施行盲肠造口。但回肠造口术却在一个世纪以后才施行。1879年Baum医生(德国)为一例右结肠癌伴梗阻的患者施行了回肠造口，他把这个造口术作为切除手术的第一步，不幸的是，在第二步切除肿瘤并作肠吻合后，发生吻合口瘘，患者在术后第9天死亡。Brown医生创立了回肠造口术治疗溃疡性结肠炎被广泛应用40年之久。虽然回肠造口难于护理，但那时候还是溃疡性结肠炎最好的治疗方法。1932年Mayo医院用回肠造口术治疗溃疡性结肠炎，其死亡率是32%。曾经有几种方法试图提高回肠造口人的生活质量，但收获甚微。Mayo医院的Rakin医生提出不在原来探查切口，而在右下腹另开切口做回肠造口；Drasted医生建议做一个有皮瓣的回肠造口来防止回肠液引起浆膜炎。这种方法在短时间内广为接受。但是，最后由于皮瓣缩窄导致回肠造口梗阻，这种方法被放弃了。

直到20世纪50年代回肠造口术未有突出进展。Crile和Turnbull医生一起研究了回肠造口的缺点，认为回肠浆膜炎是由于回肠液中具有腐蚀性的物质引起的，浆膜炎导致造口水肿和后来的狭窄，其处理方法包括再水化、肠道休息和导管插入造口解决肠管阻塞。

伦敦伯明翰大学的Bryan Brooke医生在回肠造口手术方面取得举世瞩目的成就而被人们称为“Brooke回肠造口术”。1952年他发表一篇题为“回肠造口及其并发症的处理”的文章中，他用一句简单的话来高度概括回肠造口的手术治疗和造口人的生活：“更简单的方法就是在手术时把回肠末端翻转出来，将粘膜与皮肤缝合，这样就避免了并发症。”这句话，连同一个简图，就将回肠造口从慢性炎症和常常发生溃疡的无功能的造口变为我们今天看到的有功能的“玫瑰蕾”(回肠造口)。1942年Crile也提出粘膜与皮肤缝合的回肠造口术，他当时还不知道Brooke在伦敦已使用这种方法。

如何收集回肠造口引出的粪便？Nils Kock发明了“Kock储存袋”，William Barnnet发明了“Barnnet储存袋”，都力图使回肠造口达到可控性造口，但事实上很难达到目的。

三、肠造口康复治疗发展史

从上述可以了解到肠造口术的产生和逐步完善。但真正提出肠造口治疗技术是一门新的学科是一位美国医生—— Rubert B.Turnbull Jr. (卢培 · 坦波)，他被誉为造口治疗之父。他认为肠造口治疗是一种特别的护理，除了注意肠造口技术外，应格外注意造口患者的腹部造口护理、预防和治疗造口的并发症，开展造口患者及家属的心理咨询，为患者提供各种康复护理。1958年国际造口协会(IOA)在加拿大的多伦多开会，有5位造口治疗师参加，讨论成立其他协会。在坦波医生建议下，1968年成立美国造口治疗师协会，随后此协会改为国际造口治疗师协会(IAET)。中国造口协会于1996年4月在沈阳成立，喻德洪教授为主席，挂靠在上海长海医院。其实，在此之前，上海率先成立上海肠造口协会(1988年)，随后相继在兰州、天津、北京、杭州、贵阳、南昌、上海蒲东新区、广州、沈阳、潍坊、大连、湖北、广西、重庆、南京、桂林、河南、浙江、十堰、辽宁、山东、佛山、扬州、江苏、石家庄、西安、青岛和温州等33个城市及地区成立了造口联谊会。造口联谊会的诞生和工作，得到广大造口患者拥戴，给造口患者生活带来新的起点和新的希望。

世界上第一个造口治疗师(enterostomal therapist, ET)是Norma Gill (诺玛 · 基尔) (1958年)；第一所造口治疗师学校是Rubert B. Turnbu11 Jr. (卢培 · 坦波)医生倡议和策划成立的(1961年)。

目前，据不完全统计全世界已有6000多名造口治疗师，有40多个造口学校。美国专职造口治疗师(ET)必须是经2年护理专业学习后，再经造口治疗学校培训2～3个月才能上岗。

国内1988年喻德洪教授率先在上海举办了第一期造口治疗师培训班，面向全国招生，至1997年共办7期，培训了医生护士共400余名，广东省于1996年举办了一期省级的肠造口治疗师培训班，随后于1998～2004年连续举办了七期国家级的造口治疗师培训班(属国家级继续教育项目)，培训医护人员共300余名。综上所述，肠造口和造口康复治疗已经经历了一段很长的历史，造口治疗学是一门新兴的学科，随着造口术的发展和人们对生活质量要求越来越高，肯定有广阔的发展前景。造口治疗师的需求也越来越多，职责包括造口护理、大小便失禁护理和复杂伤口的护理，涉及多学科的知识；又由于肩负临床护理、会诊、教学、科研和心理咨询等等，可能导致更专业化，要求更高。让我们为发展我国造口康复治疗，促进造口护理与国际接轨做出更大的贡献。

第二节　直肠癌肠造口的分类

与直肠癌相关的肠造口可按肠部位、目的、术式、位置以及可控制性等分类。

一、按造口肠段分类

- 回肠造口
- 盲肠造口
- 横结肠造口
- 乙状结肠造口

二、按目的分类

- 暂时性造口
- 永久性造口

三、按术式分类

- 单腔造口
- 双腔造口
- 襻式造口

四、按位置分类

- 腹壁造口
- 会阴造口 (即原位人工肛门)

五、按控制性分类

- 节制性 (可控性) 造口
- 非节制性造口

第三节　肠造口康复治疗全过程

一、术前心理辅导

患者对肠造口 (人工肛门) 或尿道造口 (人工膀胱) 常常难以接受，容易产生恐惧、焦虑、悲观、抗拒、甚至绝望的心理，所以术前进行心理辅导，减轻患者的心理压力，对于促使患者配合治疗、促进术后康复、提高生活质量都有重大意义。术前心理辅导可以多种方式方法进行。

(一) 主动关心患者

医护人员主动关心患者及其家属，耐心倾听他们的述诉，争取患者的认同感和信任感，进而使患者了解造口的目的和必要性、造口方法和种类、造口常用器具和护理方法。

(二) 提供资料

提供有关的书籍、图片、模型、录像等，并加以解释。

(三) 造口者探访

请已做造口的患者与之交流。事实上，有的医院已组织恢复好、心理健康、又热心为病友服务的造口者定期到医院进行探访，以现身说法的形式，向患者讲述自己当初如何克服造口康复过程中的困难、重新投入新的生活和工作的经历，消除病者心理障碍，增强治疗的信心。

(四) 社会支持

即家庭、朋友、邻居和其他人所提供的多种形式的支持和帮助，特别是家庭支持是社会支持中最基本的支持形式，良好的家庭支持可以影响患者的行为。当家庭成员提供照护时，可以增强患者的自尊和被爱的感觉，起到互相协调，共同面对疾病的作用。社会支持对于在疾病期满足情感需要、保持生活能力是非常重要的。

二、术前定位

术前选择造口位置对造口者是非常重要的，因为患者一旦接受造口手术，造口将会伴随他们一段时间甚至余生。一个位置选择得当、结构完美的肠造口可以使患者以后的生活过得更有信心。粘贴牢固的造口袋、健康的造口周围皮肤和良好的自理能力都是加速患者康复并返回社会的重要因素。如果造口位置不当，导致术后护理困难，或是引起一些并发症如脱垂、造口旁疝、皮肤问题等，无疑会加重患者的痛苦。造口治疗师术前应根据患者腹部的形状、皱褶及特征，与患者一同选择一个最合适、最易贴袋的造口位置。

(一) 理想的造口位置应具备以下特点

- 患者能自我看见，便于自己护理；
- 有足够平坦的位置粘贴造口袋；
- 不会有渗漏情况；
- 贴上袋后不会发生不适应的情况；
- 不影响生活习惯、衣服穿着；
- 造口位于腹直肌内，因腹直肌有肌鞘固定，造口开口于此可减少造口旁疝的发生。

(二) 肠造口应避开的部位

肠造口应避开陈旧的疤痕、皮肤皱褶、肚脐、腰部、髂骨、耻骨、手术切口、肋骨、腹直肌外、现有疝气的部位、慢性皮肤病 (如牛皮癣) 的部位，因为这些部位不利于粘贴造口用品。

(三) 定位前评估的内容

1. 手术类型

在定位之前，必须掌握患者的术式及术后造口的类型。肠造口的位置通常根据造口的功能而定。通常回肠造口、回肠导管术 (泌尿造口) 位于右下腹部；乙状结肠造口位于左下腹部；横结肠造口位于左或右上腹部。

2. 患者的文化程度、职业特点、宗教背景及身体状况

例如电工要佩带腰带装电器工具、有无身体残缺等。

3. 患者的合作性

定位需要患者配合。在不同的位置情况下 (如坐下、站立及躺卧) 来检查腹部是否有皱褶。

(四) 定位步骤

- 环境准备，选择能保护患者的隐私、保暖、光线充足的地方。
- 争取患者配合。向患者讲述造口定位的目的和重要性，使患者能配合。
- 观察患者。嘱患者平卧、松腰带，身体放松，观察胸部和腹部轮廓，注意陈旧疤痕、肚脐、腰围线和骨骼边缘位置。

4. 选择造口位置

(1) 操作者应根据造口的类型来选择相应的站立位置以便于操作，如定回肠造口时站在患者的右侧，定乙状结肠造口位置时站在患者的左边。

(2) 寻找腹直肌，嘱患者去枕平卧，操作者用一手托住患者头部，嘱患者抬头，眼看脚尖，操作者另一只手通过触诊摸到腹直肌位置，并用油性笔以虚线作标记。

(3) 选位：

Ⅰ乙状结肠造口

方法一：在左下腹部脐与髂前上棘连线的内三分之一腹直肌内，选择平坦合适的造口位置。

方法二：脐部向左作一水平线，长 5cm，与脐部向下作垂直线长 5cm 围成包括在腹直肌内的正方形区域，选择平坦合适的造口位置。

Ⅱ回肠造口和回肠导管术 (泌尿系造口)

方法一：在右下腹部脐与髂前上棘连线的内三分之一腹直肌内，选择平坦合适的造口位置。

方法二：脐部向右作一水平线，长 5cm，与脐部向下作垂直线长 5cm 围成包括在腹直肌内的正方形区域，选择平坦合适的造口位置。

Ⅲ横结肠造口

在左或右上腹以脐部和肋缘分别作一水平线，两线之间包括在腹直肌内的区域选择造口位置。

注意初步选择好位置后用油性笔作“X”或“O”标记。

(4) 评估初选择的造口位置，并调整至最佳：嘱患者坐起检查能否看清楚腹部标记并注意标志位置是否在皮肤皱褶的部位，以做出相应的调整。坐位是各种体位中最易出现皮肤皱褶的体位，定位时不可忽视坐位情况。然后嘱患者站起向下看是否看清楚标记，直至满意为止。

(5) 标上定位标志：备皮后用酒精清洁该位置，划上标志。

方法一：用不脱色的笔划一个直径约2cm的实心圆，用透明薄膜 (将薄膜裁剪成直径约2.5～3cm的圆形) 覆盖。此方法目前国内许多医生尚未能接受，认为不符合无菌原则，因他们在术前消毒时要将粘贴的薄膜撕去，影响了标志的清晰度。

方法二：用龙胆紫或不脱色的紫色笔涂上一个直径约2cm的实心圆，再用3%的碘酊固定。此方法虽标记不易褪色，但术前患者沐浴时如大力擦洗会影响标志的清晰度。

(五) 特殊情况

- 找出某些外科医生的手术习惯，如切口的位置。
- 术前确难找到理想的位置，最好请手术医生一起探讨。
- 肠梗阻腹胀的患者，腹直肌难以辨别，造口位置最好交由手术医生确定。
- 身体肥胖、腹部凸出显著患者，造口位置一般定在上腹部，以免突出的腹部挡住患者的视线，影响日后自我护理造口。
- 坐轮椅的患者，必须让患者坐在轮椅上来评估造口位置。
- 患者有装义足使用带子或一些类似的器材者，须让患者穿戴义足后才能评估造口位置。
- 腹壁同时有两个造口 (泌尿造口和乙状结肠造口) 时，一般泌尿造口定在右下腹；乙状结肠造口定在左下腹。泌尿造口和乙状结肠造口不宜平齐，至少相距2～3cm，便于粘贴两个造口袋。
- 新生儿腹平面小，且往往手术切口又多，故难以定位。
- 小儿因很难预见他们日后的身体生长情况，所以造口位置暂定，待其长大后需要重新更换。

三、术后评估

肠造口患者手术后早期，护理人员除了需要密切观察患者的生命体征、引流管、伤口等情况外，还需要观察和评估造口的功能及周围皮肤的情况。

(一) 造口的观察和评估

1. 造口的活力

肠造口的活力是根据造口的颜色和外形来判断的。造口实际上是正常肠粘膜，所以正常造口的颜色就像嘴唇的颜色一样，呈鲜红色或牛肉红色，表面平滑且湿润。如果造口颜色苍白，表示患者的血色素低；造口暗红色或淡紫色可能是术后早期缺血的表现；若外观局部或完全变黑，表示肠管发生了缺血坏死。检查时用手电侧看是否有透光，观察有否呈红色。水肿是术后正常现象，造口常变得肿胀、发亮、或呈半透明状态。水肿的造口一般在术后6～8周内逐渐回缩至正常。

2. 造口的高度

造口高度可记录为平坦、回缩、突出或脱垂等。手术时大多数造口是将肠管外翻将肠粘膜和腹壁皮下组织间断缝合在腹部表面，作用是预防肠粘膜种植在皮肤上，如果通过粘膜和腹壁真皮层缝合可能会出现粘摸种植情况。尽管造口的高度能够从平坦到突出，但理想的高度应为1～2cm，这样在粘贴造口用品时能较好地将肠造口周围皮肤保护周密，防止排泄物对肠造口边缘皮肤的不良刺激；若肠造口高度过于平坦，贴上造口用品后，其开口处与造口底板齐平，常易使排泄物由肠造口旁渗透入皮肤，底板失去了保护肠造口周围皮肤的作用，造成皮肤的损伤；相反，造口过长会造成上袋困难或使用两件式造口用品时底环摩擦肠管，致使造口糜烂，甚至坏死。另外，造口过长时，肠管悬吊在腹壁上像男性阴茎随患者活动而摆动，给他带来很大的心理压力。

3. 造口的形状及大小

造口的形状可记录为圆形、椭圆形或不规则形。造口的大小可用尺子或造口量度圈测量。圆形造口测量直径，椭圆形造口将测量长和宽，不规则的可用图形来表示。造口底板的裁剪应根据造口情况而定。

4. 造口的位置

记录造口的位置可用右上腹、右下腹、左上腹、左下腹、伤口正中或脐部等术语来描述。

5. 理想造口的特征 (表 28-1)

6. 造口的类型

手术的方式不同，造口的类别随之变化，所以术后应根据手术记录确认造口的类型 (如结肠造口、回肠造口、泌尿造口等)。

7. 造口的模式

造口的模式是根据造口的形成结构来描述，例如单腔造口 (end stoma)、襻式造口 (loop stoma)、双口式造口 (double-barrel)、分离造口 (divided stoma)。单腔

表 28-1 理想肠造口的特征

特征	理想	原理	变化
高度	约 1 ~ 2cm	病者容易看见和容易排空流出物	凹陷造口需要附加凸面用品
开口位置	在造口的最高点 (正中)	容易排空流出物进入造口袋	如果开口在皮肤水平，造口袋粘贴容易渗漏
颜色	红	血运好	暂时性颜色改变可能是正常的，如贫血、婴幼儿啼哭时
形状	圆形	所有造口底板均有圆形刻度，使病者容易测量造口大小，裁剪造口底板	如果造口不规则，病者需要根据造口形状来裁剪底板
造口部位	位于腰线下的平坦部位	皮肤皱褶、骨头隆凸、缝线、脐部或伤口缝合处可能影响造口袋的粘贴；位于腰线下容易在衣服下隐藏	

造口是把肠道切断，近端拉出腹腔，在腹壁上缝合形成一个末端功能性单腔造口，其远端肠道可能切除 (Miles 术) 或闭合留在腹腔 (Hartmann术)；襻式造口 (双腔造口) 是腹部作一切口，整段肠襻被拉出腹腔，用支架管作支撑预防肠管回缩，并沿肠管行横切，使近端形成一个具有排泄功能的开口，远端则没有排泄功能，造口外观仍为一个肠造口。远端开口由于能分泌粘液也叫粘液瘘管，可能有粘液从病者肛门排出；同时由于肠道并没有完全切断，肛门直肠并没有切除，因此会有部分液状粪便会由近端开口处渗入远端开口处，经肠慢慢蠕动排至肛门口，使病者会感到肛门口有搔痒、灼热感，偶有粪便经原肛门排出。双口式造口是肠道完全切断后，肠道的近端末端及远程起始端均被拉出并“肩并肩”的被固定于皮肤表面。这两个造口一同置入一个造口袋中。分离造口是两个造口完全分开，近端造口是功能性造口，会排出粪便，故须选择适当的造口用具收集排泄物。远端造口仅分泌粘液，只须覆盖纱布吸收粘液即可；由于肛门直肠并未切除，故病者仍会有便意感，偶而会有肠粘液由肛门排出。

泌尿造口可能会放置输尿管支架，因此，它们的停留或开放情况也应描述。

(二) 皮肤粘膜缝线的评估

检查造口周围粘膜皮肤连接的缝线和评估是否有皮肤粘膜分离、感染或皮肤对缝线材料敏感等情况。正常造口粘膜在表皮下层，没有张力。

(三) 造口周围皮肤的评估

正常造口的周围皮肤是健康和完整的，与相邻的皮肤表面没有区别。若造口周围皮肤损伤，则表现有红斑、损伤、皮疹或水泡。

(四) 观察造口的排气情况

肠造口手术后观察肠道功能恢复的最主要的指征是造口有气体排出，即表示肠蠕动开始恢复。所以手术后初期不能使用有碳片的造口袋，以免妨碍观察。

(五) 造口功能恢复的评估

1. 泌尿造口

泌尿造口术后即会有尿液流出，在最初2 ~ 3天，尿液呈淡红色，之后会恢复正常黄色。造口同时会伴有粘液排出，这是由于肠道粘膜的杯状细胞分泌粘液所致。

2. 空肠造口

空肠造口通常在手术后48小时会开始排泄，最初流出物呈透明或深绿色水样状，24 小时出量约2400ml，需注意观察患者的水电解质情况。因手术会造成患者对水、电解质和营养成分的吸收不同程度下降，吸收量的改变将根据近端肠道的长度和功能而定。

3. 回肠造口

回肠造口一般在术后48 ~ 72小时内开始排泄。最初流出物是粘稠、绿色和有光泽。但这种情况不能证实肠蠕动的恢复，因为最初排出的可能是远段小肠储存的排泄液体。一旦肠蠕动恢复，造口可能进入高出量阶段。这时期每天出量超过 1000ml 并保持每天在 1500～1800ml 之间。所以要特别注意监测患者的水电解质情况。

之后，随着近端小肠对液体吸收增加和肠“适应”，造口的出量逐渐减少并且大便呈轻到中度褐色、牙膏样。排出量从当初的每 24 小时 1500～1500ml 降到 500～800ml 之间。

4. 结肠造口

结肠造口起初的排出量依结肠造口所在的位置而定，结肠的吸收率在10%左右。远端结肠造口比近端结肠造口的排出量粘稠且量少。

(1) 横结肠造口：横结肠造口常常在手术后 3～4 天开始排泄。进食后排出物从糊状到柔软。横结肠造口位于上腹部，一般是襻式造口多见。支架管通常停留 5～7 天。

(2) 降结肠和乙状结肠造口：降结肠或乙状结肠造口恢复肠蠕动的时间较慢，一般术后 5 天后才恢复功能。如果术后5天仍然没有排气和排便，要评估影响的因素，如使用麻醉剂。刺激肠蠕动的方法可用 20 号导尿管轻轻插入造口，并注入石蜡油或开塞露10～20ml。

一旦正常功能恢复，降结肠和乙状结肠造口通常是柔软成形大便。大便性质与手术前相同。肠造口排便量和粘稠度是受肠道的切除长度、近端肠道的情况、药物的使用和饮食因素的影响。随着时间的推移，肠道吸收逐渐增加，排出量减少，大便性质变得更粘稠。

四、造口及造口周围皮肤常见并发症及处理

肠造口术虽然看似简单，但如果术中处理不当或术后护理不当，将会出现多种并发症，增加了患者的痛苦，有些并发症甚至需要再手术治疗，影响了患者的生活质量。因此，及时处理好造口及造口周围皮肤并发症尤为重要。

(一) 造口并发症

1. 肠造口缺血坏死

肠造口缺血坏死是肠造口手术最严重的早期并发症，往往发生在术后24～48小时。肠造口缺血外观是局部或完全变成紫绀，若及时给予适当处理，淤血的肠造口组织可能会恢复正常，如继续变化，肠造口颜色则会变黑，最后导致组织坏死。造口完全变黑坏死，则需要及时行造口重建术。

(1) 主要原因有以下几点：①可能手术中损伤结肠边缘动脉，提出肠管时牵拉张力过大，扭曲及压迫肠系膜血管导致供血不足。②肠造口腹壁开口太小或缝合过紧而影响肠壁血供。③造口底板裁剪过小或过于坚硬。

(2) 护理措施：

Ⅰ避免或去除一切可能加重造口缺血坏死的因素：肠造口缺血坏死的原因主要是因血液供应不足所致。因此要去除及避免一切可能加重造口缺血坏死的因素。如有碘仿纱应拆除；拆除腹带，避免因腹带的加压而加重造口缺血；不要粘贴两件式造口用品，因两件式造口底盘的扣环会压迫到肠造口周围皮肤的表面微血管而影响血液循环；量度好造口的大小，造口袋底板裁剪要恰当，避免造口袋底板裁剪过小而使造口受压，影响造口的血液回流。

Ⅱ评估造口的活力：正常的造口粘膜颜色呈粉红色或牛肉红色，有光泽，类似于口腔粘膜，富有弹性，轻轻摩擦不易损伤出血，大力摩擦可见鲜红出血点。坏死皆因缺血所致，所以术后要严密观察造口粘膜的颜色变化，及时向医生报告造口缺血的进展情况。检查时以小手电筒斜侧照射肠造口粘膜，观察粘膜是否呈红色、有无透光。用手按压肠造口粘膜，放开时观察有无恢复红色现象。坏死的深度和广度可以通过一条玻璃试管插入造口，电筒垂直照射观察。如在短时间造口全变为黑色时且坏死到了筋膜面，就需要再次进行剖腹探查术，切除坏死的肠道和重建造口。术后早期最好使用一件式透明造口袋以便于观察。

Ⅲ心理护理：患者非常担心和恐惧需要行第二次手术。护士应多关心和安慰患者，同时每天将造口粘膜的变化情况告知患者，消除患者的恐惧心理。

2. 皮肤粘膜分离

(1) 原因：①手术缝合不恰当；②造口结构差；③组织愈合差；④肠造口粘膜缝线脱落。

(2) 护理措施：用棉签轻轻探查后用生理盐水冲洗，再予海藻类敷料或用亲水性敷料粉剂 (如溃疡粉) 填上后用防漏膏遮挡后再贴上造口袋。一般2～3天更换一次，直至完全愈合。

3. 回缩

回缩是造口内陷低于皮肤表层，可能发生在术后或随访期，容易引起渗漏，导致造口周围皮肤损伤，

增加护理的难度。

(1) **原因**：①肠游离不充分，产生牵拉力；②肠系膜过短；③造口周边缝线固定不足或缝线过早脱落；④造口周边愈合不良；⑤襻式造口的支架过早拔除；⑥体重急剧增加。

(2) **护理措施**：①情况不严重的病例可使用凸面猪油膏底板，严重病例可能需要手术治疗；②皮肤有损伤者，可用皮肤保护粉或无痛保护膜；③如是乙状结肠造口而皮肤有持续损伤，可考虑用结肠灌洗法；④减轻体重。

4. 狭窄

狭窄是造口缩窄或紧缩。表现为造口皮肤开口细小，难于看见粘膜，或造口皮肤开口正常，但指诊时肠管周围组织紧缩，手指难于进入，俗称“箍指”。而有的造口外观正常，但指检不能完全进入。所以检查时不仅是限于观察造口外观的大小，而且要注意造口内部的容积、肠壁的弹性及比邻组织。

(1) **原因**：①造口周边愈合不良，血液回流不良，造口粘膜皮肤缝线感染；②筋膜或皮肤疤痕组织收缩：手术时皮肤开口小；手术时腹壁内肌肉层开口太小；克隆氏病复发；肿瘤压迫肠管(造口周围或造口边缘有肿瘤)；非一期愈合而形成疤痕组织收缩。

(2) **护理措施**：①程度较轻者，可用手指或扩张器扩宽造口，但要小心不可再损伤造口。扩宽造口的方法：带手套用小拇指(开始时先用小拇指，慢慢好转后改用食指)粘润滑剂轻轻进入造口，停留3～5分钟，每天一次，需要长期进行。此法只是姑息疗法，最好还是需要手术治疗。②泌尿造口发生狭窄，可能需要放入自留导尿管，对因狭窄引起尿潴留、感染、尿逆流的，应照X光片检查肾脏是否肿大。③降结肠或乙状结肠造口狭窄者要观察是否便秘，因便秘时粪便容易阻塞造口，可遵医嘱服用泻药。同时应做好饮食指导，避免进食容易引起便秘的食物。④对因造口狭窄引起肠梗阻者，应及时入院进行手术治疗。⑤若情况严重，需要外科手术治疗。

5. 脱垂

脱垂是指肠管由造口内向外脱出，长度可由数厘米至10～20cm，多发生于襻式造口，可能会引起水肿、出血、溃疡、肠扭结、阻塞或缺血坏死。发生脱垂的患者会处于极度尴尬状态，并带来一些严重的心理问题(因脱垂的肠管在腹部蠕动像男性生殖器；有时肠管渗血，又像女性的月经来潮)。所以这一并发症给患者带来心理上的打击远超过生理功能上的影响。当造口脱垂逐渐加重时，将明显影响造口袋的戴用，给患者的生活护理带来困难。

(1) **原因**：①肠管固定于腹壁不牢固。②腹壁肌层开口过大。③腹压增加。④腹部肌肉软弱。

(2) **护理措施**：①选择正确尺寸的造口袋，可容纳脱垂的肠管。最好选用一件装造口袋，必要时用一件式大袋，尽量避免使用两件式造口袋，因其底环容易损伤脱垂的肠管，另外在套袋时也可能会损伤肠管。②选用质地较软护肤胶。③指导患者准确量度造口大小及掌握正确的粘贴方法，减少换袋次数，尺寸要恰当(应与肠管直径最大为标准，不能单纯量度底部，以免套袋时会损伤脱垂肠管，套袋时可先在底部贴猪油膏补片或涂保护膜)。④指导病者肠梗阻和肠坏死的症状和体征。⑤将脱垂的肠管从造口回纳腹腔内。造口回纳腹腔后仍有可能脱出，如襻式造口的远程脱垂，回纳后可用奶嘴塞住肠口，再将奶嘴固定在造口底板的底环上，近端仍可排出大便。但单腔造口则不能采用此法，一定要手术治疗。⑥心理上的支持。⑦反复回纳无效的严重病例需要手术治疗。

6. 肉芽肿(granuloma)

肉芽肿为良性组织，通常发生于粘膜与皮肤接触处，或多或少地围绕着造口的边缘生长。

(1) **原因**：大部分由于缝线引起，也可能因坚硬造口物品(如底板)刺激造口边缘所致。

(2) **护理措施**：①检查造口周围是否有缝线仍未脱落，指导病者正确量度造口大小，避免底板经常摩擦造口边缘，引致肉芽增生。②较小的肉芽用硝酸银点灼，先变白后转黑，最后坏死脱落，使肉芽变小，一般3天一次；对较大肉芽肿需要电灼。③要区别肉芽肿和增生。肉芽肿有粘膜，增生是皮肤增厚且患者会觉得很疼痛。

7. 撕裂

造口粘膜会有白色或黄色撕裂痕迹，会引致出血，严重病例会引致肠壁穿破而致瘘管形成。但因造口无神经末梢分布，往往发生撕裂而患者不知道。

(1) **原因**：①由于更换造口袋的技巧不过关。②多发生在脱垂的造口。③用硬草纸抹洗造口。

(2) **护理措施**：①重新评估病者的换袋技术。②重新评估患者的造口袋底板是否柔软及尺寸是否准确。③轻度损伤，可涂保护粉或亲水性敷料粉剂。④若有流血则用止血敷料(如海藻)。⑤脱垂病者避免穿着过紧衣物。⑥一旦撕裂部位形成瘘管，则需要手术治疗。

(二) 造口周围皮肤并发症

1. 尿酸结晶

表现为白色粉末结晶体粘附在造口或造口周围皮肤；多由于受感染或尿液呈碱性所致；也可由于摩擦而引起。

(1) **原因**：细菌将尿素转化为晶体粘附造口及造口周围。

(2) **护理措施**：①先用白醋 (醋与水按容积比为1:3) 清洗后再用清水清洗，每天一次。②酸化尿液：服用大剂量维生素C，每天4g使尿液呈酸性。③补充足够的水分：每天饮水2000 ~ 3000ml。④正确使用造口袋：使用有防逆流装置的泌尿造口袋，晚间要接床边袋。

2. 粘膜移位

肠粘膜移位至造口周围皮肤生长。由于粘膜有粘液分泌，使造口周围皮肤潮湿，引致底板脱落。

(1) **原因**：①手术时将造口缝于表皮，而没有缝于真皮层。②使用较坚硬、尺寸过小的底板，造成造口边缘经常受压，粘摸随损伤部位向外扩展生长所致。

(2) **护理指施**：①指导病者更换造口袋时动作要轻柔，避免加重造口损伤。②重新量度造口外形及尺寸。③对较细小的粘膜移位可用保护粉，严重者可使用海藻敷料。

3. 造口旁疝

造口旁疝是肠造口术后常见并发症之一，国内报道发病率为10%左右。造口旁疝是由于一部分肠管经由筋膜缺口穿孔至皮下组织，患者会有局部坠胀不适感，因旁疝的形成，引致造口袋粘贴困难，同时也影响了患者的穿衣和美观，给生活带来极大的不便。

(1) **原因**：①造口位于腹直肌外。②筋膜切口过大。③腹部肌肉软弱，例如年老或过胖的人。④腹部造口周围经过多次手术，腹壁薄弱。⑤持续性腹压增加，例如慢性咳嗽。

(2) **护理措施**：①术后6 ~ 8周应避免做增加腹压的工作，如提举重物。②重新选择适合造口袋，如用较软底板。③重新指导患者换袋技巧，如利用镜子帮助。④指导肠梗阻的症状和体征。⑤停止灌洗。⑥减轻腹压，如慢性便秘要药物治疗、咳嗽时用手按压造口部位。⑦减轻体重。⑧解释原因，心理辅导。⑨情况较轻，可佩带腹带扶托，严重者需行手术修补。

4. 过敏性皮炎

(1) **原因**：对造口袋粘贴部位过敏或对整个造口袋过敏。

(2) **护理措施**：①询问过敏史。②若过敏严重及原因不明，可能需做Patch试验。③更换另一系列造口用品。④贴袋前可外用类固醇药物 (一天一次或一天两次)，涂药10分钟后，再用清水洗，抹干后贴袋。⑤若情况没有改善者，可能需要由皮肤科医生诊治。

5. 粪水性皮炎

是肠造口术后常见的并发症之一，由于粪水经常接触皮肤而引起造口周围皮肤的糜烂。

(1) **原因**：①造口位置差。②回肠造口没有形成一个适当的乳头突起。③造口护理技术不恰当。④皮肤皱折造成的溢漏。

(2) **护理措施**：①检查刺激原并去除原因。②治疗皮肤问题。③重新指导患者选择造口用品。④指导患者正确的安装技术。

6. 放射性皮炎

(1) **原因**：放射治疗损伤造口周围的表皮细胞及微细血管，使造口缺血或粘膜及皮层纤维化，失去弹性。

(2) **护理指施**：①撕离造口袋及清洗皮肤时动作要轻柔。②尽量减少使用对皮肤有刺激的物品，如油脂类、有机溶剂。③放射治疗时，须用铅板覆盖在肠造口处。④尽可能减少更换造口袋次数。⑤造口周围皮肤有破损时，需用亲水性敷料 (如溃疡贴、多爱夫等) 或海藻敷料粘贴后再粘贴造口袋。

7. 念珠菌感染

念珠菌是正常肠胃微生物。

(1) **原因**：造口袋渗漏或患者经常大量出汗，底板遮盖部位潮湿而没有立刻清洗更换；或由于底板使用时间过长；若造口周围皮肤一旦受损，便容易受念珠菌感染。

(2) **护理措施**：①抗念珠菌药物如nystation powder。②保护粉涂上易受感染部分，使皮肤干燥。③重新评估换袋技巧。④指导换袋技巧。

8. 毛囊炎

毛囊炎是由于毛囊损伤，受细菌感染所致。

(1) **原因**：不小心清除造口周围皮肤的毛囊所致。

(2) **护理措施**：①用剪刀、指甲钳或电动剃刀来清除造口周围皮肤的毛发。②重新评估及指导病者撕离造口袋的技巧。

9. **机械性创伤**

机械性创伤可引致皮肤发红、损伤及疼痛。

(1) **原因：**因撕离造口袋时过急或过分用力，引致皮肤表层被撕开。

(2) **护理措施：**①重新评估病者换袋技巧。②撕离造口袋或清洗造口周围皮肤时，动作要轻柔。③使用全猪油膏底板。

10. **增生**

由于表皮细胞长期接触渗出物引致皮层增厚；增厚部分表现为不规则或可能突出于皮肤几毫米以上，色素沉着，呈深棕色、灰黑色或灰白色，有时会很痛。

(1) **原因：**可能由于底板开口尺寸过大，引致皮肤外露，经常接触排泄物所致。

(2) **护理措施：**①重新量度尺寸，评估技巧。②用凸面底板压平。③损伤部位可用保护粉。④若增生严重，影响造口袋的粘贴及持续疼痛，需外科手术切除增生，然后再进行皮瓣移植。

11. **脐周静脉曲张**

造口周围皮肤呈紫蓝色。

(1) **原因：**多因肝疾病而引起门静脉压升高，造口周围皮肤呈紫蓝色。

(2) **护理措施：**指导患者换袋及清洗时动作要轻柔，避免硬底板；发生轻微出血时按压出血点，或用硝酸银点灼止血；若持续出血，则要结扎出血部位。严重病例行手术结扎或重新更改造口位置。

12. **肿瘤转移**

(1) **原因：**由于肿瘤转移至造口或造口周围皮肤。造口可能会有出血、溃疡或硬块形成，会引致阻塞、造口出血或肠管狭窄。

(2) **护理措施：**①使用较软底板，防止损伤并易于粘贴。②若造口出血，则需按压或使用止血敷料。③造口袋要防止气味外泄，减少换袋次数，避免损伤流血。④若造口被肿瘤严重阻塞，可能需要手术重新建造口。

没有两个造口是完全相同的，造口治疗师 (ET) 和护士要根据每个造口者出现的并发症情况，及时给予恰当的护理措施。

五、肠造口者的饮食指导

肠造口者不能像正常人一样能完全控制排便的过程。所以饮食问题也是他们最关心的问题之一。有的患者认为限制食物的摄入可以减少排泄量，以减少造口所带来的不便。这往往会导致更多的问题产生，如癌症患者手术过分地限制食物的摄入会令身体的恢复减慢，使机体处于不良的状态影响伤口愈合。其实肠造口手术后仅仅是排便的部位和习惯改变而已，肠造口者原消化吸收功能没有丧失。因此，肠造口者不必为饮食而烦恼。只需要在平时生活中稍加配合注意，就能和正常人一样享受美味食品。

(一) 少进食易产气的食物

因为肠造口没有括约肌来调节粪便的排出，因此患者需要佩带造口袋来收集由肠道所排出的废物。肠道产气过多，在造口袋内积聚会使造口袋鼓起而有损患者的外表形象。同时如与家人或朋友在一起时，造口排气 (放屁) 的响声将令患者尴尬而使患者产生自卑感。豆类、卷心菜、芥菜、黄瓜、青椒、韭菜、豌豆、萝卜、洋葱、番薯、巧克力、苹果、西瓜、哈蜜瓜、碳酸饮料、啤酒等食物和饮料均能增加肠道内气体。某些行为如嚼香口胶、吸烟、进食时说话也能使肠道内气体增加。

(二) 少进食易产生异味的食物

不良气味的产生通常来自于脂肪痢或肠道的细菌将某些特殊的食物发酵，产生弱酸性且令人不适的气味。如果患者佩戴的造口袋不具防臭功能，应少进食易产生异味的食物。玉米、洋葱、鱼类、蛋类、大蒜、蒜头、芦笋、卷心菜等食物容易产生臭味。而减少排泄物有臭味的方法是可以多喝去脂奶或酸奶。

(三) 避免进食容易引起腹泻的食物

肠造口者腹泻是指大便稀薄或水样，对造口及其周围皮肤刺激很大。同时大量腹泻会引起电解质紊乱和脱水，因此应引起重视。在尝试某种新食物时，最好不要一次进食过多。容易导致腹泻的食物如咖喱、椰子奶、酒精、绿豆、菠菜、过分油炸的食物、含高浓度香料的食物 (花椒、八角、蒜头等)、啤酒等。如出现腹泻症状，宜进食低纤维、少油炸的食物，也可进食一些炖苹果、苹果酱、香蕉、奶油花生酱、燕麦卷等可容性纤维食物，使粪便成形。同时喝含钠、钾高的溶液来补充丧失的水分以及电解质 (如果汁、去油的肉汤等)。严重腹泻时应到医院检查。

(四) 进食粗纤维食物应适量

粗纤维食物能促进肠蠕动，增加粪便量。对少数造口排便困难者，多吃粗纤维食物能帮助粪便的形成，减轻排出困难。但是一般造口者，大量粗纤维的饮食形成大量粪便，需经常排放粪便或更换造口袋，给造口者外出活动带来不便，而且大量粗纤维的饮食会导致一些造口堵塞。注意进食粗纤维的食物时要有充足的水分。粗纤维的食物有玉米、芹菜、番瓜、红薯、包心菜、麦片、叶类蔬菜等。

(五) 化疗期间注意加强营养，提高机体免疫力

许多大肠癌患者造口术后需要进行化学治疗。化疗中患者的味觉、嗅觉发生改变，导致厌食、恶心、呕吐、腹泻、腹胀等不适使许多患者营养摄入不足，造成水和电解质失衡。宜少量多餐，保证营养的摄入。不能进食者应通过静脉补充营养。

第四节　造口器材的运用

一、造口袋的种类及使用方法

自从世界上施行首例造口术之日起，对造口护理用品便有了需求。1935 年美国首次研制出回肠造口袋。1940年造口用品是大的橡皮袋，使用不方便。1955年一件式造口袋产生(塑料橡胶袋)，有臭味、有响声、易过敏。1978年两件式造口袋产生，皮肤粘合性好，对皮肤刺激减少，是造口护理上的一个突破。

在我国，由卫生部门委托橡胶厂生产出扣带式造口袋并一直沿用至今已有30多年。随着社会发展，科技进步，目前中国造口用品市场上已出现了多种高度精致的造口护理产品。现代造口用品能保护皮肤，迎合美学要求，造口袋隐蔽性好，舒适。

(一) 造口袋的种类

目前使用的造口袋主要有：从功能上分为开口袋、闭口袋、防逆流引流袋；从结构上又分为一件装和两件装；从材料上分为透明和不透明的造口袋。

1. 一件式造口袋

便袋与护肤胶块 (底板) 连在一起，护肤胶块 (底板) 粘贴于造口周围皮肤，便袋就能收集粪便。一旦撕下就不能再重复使用。一件式造口袋又分为一件式闭口袋和一件式开口袋。

(1) **一件式闭口袋**：便袋内有粪便超过 1/3 满时，需及时更换造口袋。适合于大便成形，一天排便1 ~ 2次的乙状结肠造口或降结肠造口患者。一天更换1 ~ 2个为宜，如更换次数过频会因经常撕除底板易引起皮肤损伤，使皮肤发红、溃烂。

(2) **一件式开口袋**：当造口袋有粪便或气体时可将开口松开，直接排放气体和粪便，排空后造口袋仍可继续使用，可每天更换一个或直至粘贴的护肤胶块 (底板) 与皮肤之间有渗漏时才更换。一般一件式造口袋可佩戴3 ~ 5天才更换，根据排泄物的份量决定每天排放的次数。

2. 两件式造口袋

便袋与护肤胶块 (底板) 分离，底板可与两件式闭口袋配对，也可与两件式开口袋配对。排放排泄物时，不用撕下底板仅将造口袋取下，进行排放清洗或更换新袋子。底板一般5 ~ 7天更换一次，底板与皮肤之间如有渗漏应即更换。两件式闭口袋适用于大便成形者，每次有粪便可弃置，也可清洗干净后重复使用。两件式开口袋适用于回肠造口、结肠造口者，当造口袋有粪便时将开口松开排放，也可将造口袋取下进行排放清洗，晾干后再重复使用，直至陈旧或破烂才弃置。

3. 透明造口袋

透明造口袋适用于造口手术早期，医护人员可以不用打开造口袋或撕下造口袋即能观察到造口的情况，及时发现并发症，如肠造口粘膜的血运情况，造口排泄物的性质和量等。

4. 不透明造口袋

不透明造口袋适用于康复者，减少视觉刺激、减少配偶的刺激，利于康复。

(二) 换袋方法

肠造口是在患者腹壁上人为开口，并把一段肠管拉出腹腔，将开口缝于腹壁，用于排泄粪便的方法。肠造口与正常人的排泄途径不同，由于没有括约肌，粪便的排泄失去控制，没有规律，所以术后需使用造

口袋收集排泄物，避免术后早期腹部伤口因排泄物的污染而感染，同时也可保护造口周围皮肤免受排泄物刺激而溃烂。因此，正确粘贴造口袋十分重要。

1. 一件装和两件装造口袋的基本更换方法

(1) **备物**：一件装造口袋 (闭口袋或开口袋) 一只或两件装造口袋一套 (底板和造口袋)、剪刀、造口量度表或尺子、温水、抹手纸或柔软小毛巾。

(2) **除袋**：将底板连同造口袋除去，撕离时要用另一只手按着皮肤，以免扯伤皮肤。

(3) **清洗**：极大部分的患者都对造口护理心存恐惧。不敢碰摸它，不知道该用什么消毒液来清洗。其实造口仅仅是一个新的肛门。只是将肛门排便通道转移至腹壁，每次清洗时只需用柔软草纸/抹手纸初步清洁后，再用柔软草纸或抹手纸蘸温水清洁造口及造口周围皮肤，抹洗顺序应从外到内。术后伤口如已完全愈合者，可进行沐浴。禁用消毒剂或强碱性肥皂清洗，因刺激性强的液体会使皮肤干燥而易损伤皮肤。清洗造口时用力要轻柔，造口表面有很多毛细血管，如果在清洁的过程中过度用力，很容易使毛细血管受损，导致轻微出血的情况。如有少量出血可用草纸按压出血点片刻，或在出血点涂上少许皮肤保护粉后再按压；如出血不止应用肾上腺素外敷按压，并查明原因。如果血从造口流出，应及时到医院请造口治疗师或医生检查。

(4) **抹干**：可用抹手纸或柔软小毛巾抹干造口周围皮肤。如用抹手纸抹干，应先将抹手纸搓软，以免造口损伤造口。同时注意勿用粗糙质硬的纸张去擦拭。

(5) **裁剪**：量度造口的大小。用造口量度表或尺子量度造口的大小，然后将尺寸用笔划在造口底板上。用剪刀尖部沿记号剪下 (一般比测出的造口大2mm)，如裁剪过大，排泄物接触的造口周围皮肤容易破损、溃烂；裁剪过小，造口会受摩擦出血或肉芽组织增生。

(6) **粘贴**：粘贴造口底板时，把底板保护纸撕下，依造口位置贴下，轻压周围使造口底板能紧贴在皮肤上。注意底板粘贴要平紧，不留皱折，预防排泄物由折口流出刺激皮肤。

(7) **套上造口袋**：两件式造口袋最后将造口袋套好。

(8) **夹上夹子**：如是开口袋，应将夹子夹好。

(9) **注意**：现在市面上绝大部分厂家新生产的造口用品是不能溶于水的，所以每次更换下来的造口用品最好用报纸或胶袋装好放在垃圾桶，不能将其丢在厕所用水冲走，避免堵塞厕所。

2. 特殊情况的粘贴方法

(1) **襻式造口支架管拔除前**：襻式造口形状不规则，有的上宽下窄像菜花状，且多数是横结肠造口，很接近肋骨，加上支架管的阻碍，往往造成贴袋困难，最好选择一件式造口袋。粘贴前先将造口底板的保护纸撕断2～3处，然后再轻轻贴回。把支架管轻轻移向一边，造口袋从支架管移开的一边放入，然后再轻轻把支架管移向另一边。当造口袋的底板完全套入造口的周围后，再次抹干造口周围皮肤，然后才把底板的纸片逐张撕开，用手轻压造口周围的底板，让造口底板能紧贴在皮肤上。

(2) **造口位于切口正中或距切口 2cm 内**：造口位置在切口正中或距切口2cm内时，如造口袋粘贴不好容易引起伤口感染。粘贴时先清洁伤口，予亲水性敷料 (如多爱夫超薄片，可吸收渗液、保持伤口湿性愈合、防水)或带防水薄膜的伤口敷料贴贴在伤口上，再粘贴造口底板。

(3) **造口周围皮肤凹凸不平**：造口周围皮肤凹凸不平时，可根据凹陷程度裁剪小块猪油膏保护片填补凹陷，然后再粘贴造口底板。

(4) **造口周围皮肤有炎症**：当造口周围皮肤有炎症时，渗出液可影响造口底板的粘贴。如皮肤渗液少，用温水清洁造口及造口周围皮肤抹干后，予亲水性敷料薄装贴上，然后粘贴带有猪油膏的造口底板。如皮肤渗液多，可用亲水性敷料或海藻敷料铺在伤口上以吸收渗液，然后再粘贴造口底板。

(三) 开口式造口袋的清洁

1. 一件装造口袋的清洁

打开造口袋的夹子，将粪便排放后用冲洗器装水从开口处伸入冲洗造口袋。

2. 两件装造口袋的清洁

先将造口袋的胶环与底板胶环分开后，打开造口袋的夹子排放粪便，然后用清水清洗，造口袋清洗后可重复使用，清洗时不能用刺激性大的碱性物 (如肥皂粉)清洗，可用刺激性较弱的清洗液 (如小儿沐浴液)清洗。造口袋清洗干净后放在阴凉处干。避免放在阳光下晒干，因为造口袋的胶纸暴晒后会硬化。

(四) 造口用品的保管方法

为了保证造口护理用品的质量，保管时应注意：

- 保存温度要适宜，高于40℃或低于10℃均不利于造口袋的保存。
- 避免储存在阳光直接照射或过于潮湿的地方。
- 避免过度受压。
- 注意保存时间不能太长。
- 底板保护膜撕脱后不宜保存。

二、结肠造口灌洗

结肠造口灌洗是一种在适当的时间定期将适量的温水，由结肠造口慢慢灌入肠内，促进结肠加速蠕动，将大肠内的粪便排出体外的操作。

(一) 结肠造口灌洗的目的

- 促进肠造口的规律排便。
- 刺激肠蠕动和治疗便秘。

(二) 结肠造口灌洗的优点

1. 减少臭味

通过灌洗，使大便彻底排出，减少了细菌的活动，可保持24～48小时内无大便排出，消除或减轻了臭气和积气。

2. 增强社交信心和自尊

结肠造口灌洗训练成功，患者仅在灌洗过程中排便，从而养成定时排便的习惯，其他时间可不用佩戴造口袋，大大地增强了患者社交的自信心。

3. 减少皮肤刺激

因无粪便泄漏，降低了造口周围皮肤的刺激。

4. 节省造口袋的费用

结肠造口灌洗后，患者可不用粘贴造口袋，只需用纱布或柔软干净的布料覆盖造口即可，在一定程度上节省了购买造口袋的费用。

(三) 结肠造口灌洗的缺点

- 结肠造口灌洗需要一定的操作技能。
- 每次灌洗时间花费1小时左右。
- 会出现不适症状，有的患者灌洗后会出现腹痛、腹胀等不适。

(四) 结肠造口灌洗的适应证

1. 生理方面

- 永久性降结肠或乙状结肠单腔造口者才能适合进行结肠造口灌洗。
- 患者的肠道功能正常。

常规灌洗对于有规律性排便的患者效果最好，而对于经常有腹泻或者不规则排便者效果最差。

2. 心理方面

- 患者必须要接受这种灌洗方法。
- 患者必须有学习的能力，能完成整个灌洗过程。

3. 环境方面（家庭条件）

- 患者家里最好有独立卫生间或房间，以方便患者进行隐蔽性操作。
- 要有充足的时间去完成灌洗过程。

结肠造口灌洗虽然有许多优点，操作也简单，但患者选择行结肠造口灌洗前应经医师或造口治疗师检查评估后方可执行，以排除结肠造口灌洗的禁忌证，防止发生意外而危及生命。

(五) 结肠造口灌洗的禁忌证

1. 年龄

①婴儿：婴幼儿进行灌洗易发生肠穿孔的危险。②儿童：儿童好动，静坐不能太久，不合作，如要进行灌洗年龄最好＞7岁，能领悟灌洗方法和步骤，并且能独立完成。③高龄老人：可能难以有足够的体力和精神去完成这项操作。

2. 结肠情况

①**暂时性结肠造口**：一般不宜进行规则灌洗（如升结肠或横结肠造口多为暂时性造口），因为当患者开始适应灌洗的方法时可能又将进行造口回纳术。

②**造口脱垂或造口周围旁疝**：灌洗可能加重脱垂或引起肠穿孔和排泄的效果较差。

③**结肠持续性病变会增加肠穿孔的危险**（如广泛的憩室炎、放射性结肠炎、结肠炎等），不宜进行灌洗。

④**化疗期间**：多种化疗药物有胃肠道毒性，容易引起胃肠功能紊乱如腹泻等。

⑤**盆腔或腹部放射治疗期间**：容易引起放射性肠炎。

3. 全身系统疾病

①关节炎、帕金森病、瘫痪。②潜在体液过多并发症，如心脏病或肾脏疾病。③预后差或临终患者。

4. 其他方面

①缺乏卫生设备。②对灌洗无兴趣者。

（六）结肠造口术后何时开始灌洗

- 结肠造口灌洗通常在造口开始排便、排气和患者进食后肠道功能正常恢复后执行。一些医院于结肠造口术后第10天执行，有的在术后6周左右进行。一般如无禁忌证，最好于术后6～8周肠道功能完全恢复后进行。
- 化疗和放疗后3～6个月以后：化疗、放疗易引起肠道功能紊乱如腹泻、腹痛、精神疲倦等不适。

（七）结肠造口灌洗物品

各造口用品公司均生产有结肠造口灌洗器材。一般包括以下产品：①带有胶管和水流调节器的灌洗袋；②灌洗圆锥头；③底盘、袖带、腰带、夹子；④量杯、温水、润滑剂、温度计、草纸、清洗擦；⑤造口用品：造口袋如迷尔袋或纱布。

（八）灌洗过程

- 备物：准备好结肠造口灌洗物品。
- 环境准备：独立卫生间/房间、清洁水源、排粪盛器如厕缸/桶。
- 讲述灌洗的目的及过程。
- 灌洗溶液的准备：备温水（36～38℃）约1000ml，连接好灌洗装置（集水袋与灌洗圆锥头连接），将水注入集水袋内。
- 排气：打开流量控制器排尽空气。
- 调整水压：压力不宜过大，灌洗袋的液面离肠造口的高度约45～60cm。不管患者站或坐位，一般灌洗袋口底端与患者肩部平齐即可。如水压过高，会使灌洗液冲过回盲瓣进入小肠，粪便排不干净，影响灌洗效果。
- 造口准备：①撕下粘贴的造口用品/遮盖物，先清洁造口及造口周围皮肤。②装上袖带并把底端放进厕所或污桶内。③安装好腰带。
- 润滑灌洗锥头并轻轻插入造口，并用手轻压固定灌洗圆锥头预防灌洗液逆流（第一次灌洗时，造口治疗师应用食指探查肠造口，了解肠造口的方向，同时也指导病者自探）。流速过快会引致结肠痉挛。
- 打开调节器让灌洗液流入肠腔中，一般控制流速在60ml/min左右，流速过快会引致结肠痉挛。灌洗量成人一般600～1000ml。
- 灌洗完毕把调节器关紧，拔除灌洗圆锥头。
- 粪便排出过程约需要20～30min。粪便排出约15min后，大部分排泄物已经排出，灌洗者可将袖袋尾端扎紧起来活动，再过10～15min后粪便才能排泄干净。
- 确定粪水完全排出后，除去袖袋，清洁造口并戴上造口用品/遮盖物。
- 清洁好灌洗物品。

（九）结肠造口灌洗规则

每次灌洗要在同样时间的±2～3小时进行。

开始灌洗的第一周连续每天灌洗。灌洗后应留意下次排便时间，第二周开始可根据排便情况试行隔天灌洗。如每次灌洗后48小时才有大便排出，则表明应48小时灌洗一次。

大约6周内，每次灌洗后患者仍需佩带合适的造口袋，预防在灌洗间隔时间内有粪便流出。

（十）指导患者掌握灌洗方法的程序

- 第一天，造口治疗师执行灌洗过程，指导患者观看整过灌洗的步骤、方法。
- 第二天，患者在造口治疗师的协助下完成灌洗过程。
- 第三天，患者独立完成整个灌洗过程，造口治疗师评估。

如果患者仍未能掌握及独立完成灌洗过程，造口治疗师仍应继续指导，直至患者完全掌握方可回家执行。同时回家自行灌洗的第一周造口治疗师应与患者保持电话联系。便于及时给予指导。

（十一）灌洗过程存在问题及解决方法（见表28-2）

三、造口栓的使用方法

造口栓是特殊泡沫压缩在非亲水性薄膜内制成的泡沫栓，带有碳过滤器。当插入造口后，造口栓膨胀

表 28-2 灌洗过程存在问题及解决方法

存在问题	可能原因	解决方法
腹痛	1. 灌洗液流速过快 2. 灌洗液过冷	1. 调好流速 2. 灌洗液加温 3. 必要时停止灌洗
大便无回流	1. 灌入水量太少 2. 灌入水被大肠吸收(机体缺水)	1. 等待下次灌洗时间 2. 佩戴造口袋 3. 增加口服液体
腹泻	1. 敏感 2. 消化道问题 3. 感染	1. 放松、休息 2. 调节饮食 3. 药物治疗
灌不进水	1. 灌洗圆锥头异位 2. 大便干结堵塞	1. 校正灌洗圆锥头位置 2. 去除干结大便

阻塞粪便的排出同时气体经过碳过滤器，去除异味。造口栓具有节制、除臭、无声音、外形薄、隐蔽性好的优点。

1. **适应证**

①降结肠或乙状结肠单腔造口。②柔软成形粪便。③造口者有学习愿望、且经济允许。

2. **禁忌证**

①脱垂的结肠造口。②结肠造口直径>45mm。③水样便。

3. **造口栓的操作方法**

①清洗干净造口及周围皮肤，予抹布或卫生纸抹干。②将造口栓皮肤粘膜面的隔膜纸撕掉。③插入造口栓。④用手轻压造口栓皮肤粘膜面，确保粘贴稳固。

4. **造口栓的使用时间**

逐渐训练要求结肠适应造口栓，患者无不适感。结肠造口灌洗和非灌洗者均可使用。开始时每天使用1～2小时，穿戴时间慢慢增加至一天12小时。造口栓使用时间的长短根据个人的情况如饮食、大便稠度和气体量而定。

①非结肠造口灌洗者使用造口栓的指导：一般术后6周后才开始使用(表28-3)。

②结肠造口灌洗者：开始使用造口栓每天使用1～2小时。穿戴时间慢慢有规律增加至12小时以上，直至两次灌洗间隙都使用造口栓。

5. **造口栓的拔除方法**

①使用排放袋：当使用灌洗系统者拔出造口栓柱

表 28-3 非结肠造口灌洗者使用造口栓的指导

日期	停留时间	备注
第1～2天	每天使用1～2小时	建议佩戴两件式造口袋
第3～4天	尽量延长至6小时	患者感觉不舒服，造口栓易滑出 其余时间佩戴造口袋
第5～6天	＞6小时	有粪便经造口渗漏的感觉 其余时间佩戴造口袋
第7～12天	＞12小时	掌握更换造口栓时间：当造口栓膨胀到最大尺寸时，感觉不舒服，有压迫感

头时，首先将排放袋贴到造口处。这样排放袋才可以及时接住随造口栓柱头拔出时漏出的便液。非灌洗者可先将一件式开口袋 (如 G-100) 沿造口栓周围皮肤贴上，再拔除造口栓柱头。

②用手按压造口栓皮肤粘贴面边缘皮肤，慢慢剥开粘贴面。

③拔出造口栓柱头：在拔出造口栓柱头时动作尽量放慢，才能完整拔出。

(中山大学肿瘤医院 万德森 郑美春)

第二十九章　特殊类型直肠癌

第一节　早期直肠癌

一、概念

早期直肠癌传统的定义，是指直肠原发的、局限于粘膜层及粘膜下层的癌肿，不论有无淋巴结转移。对于早期直肠癌尤其是粘膜内癌的病理诊断，西方和日本的病理医师常有不同的标准。日本诊断为粘膜内癌的病例，西方病理医师常诊断为重度非典型增生。WHO为此制定了统一的标准：结直肠肿物只有穿透粘膜肌层、侵入粘膜下层，才定义为癌；原来的粘膜内癌现在称为上皮内瘤变 (intraepithelial neoplasia)。为此，早期直肠癌新的、更为准确的定义应该是：直肠原发的、局限于粘膜层及粘膜下层的癌肿，不论有无淋巴结转移[562]。

尽管如此，但上皮内瘤变与早期直肠癌仍具有相似的临床表现、诊断方法、治疗手段，特别是二者在术前通过病理学活检很难鉴别。因此我们将把上皮内瘤变与早期直肠癌一并在本节中加以讨论。

二、分型

(一) 大体分型

- 隆起型 (Ⅰ 型)：肿瘤呈息肉状向腔内突出。可分为有蒂型 (Ip 型) 与亚蒂型或广基型 (Is 型)。本型较为多见，约占 90%。
- 扁平隆起型 (Ⅱa 型)：似斑块状隆起，呈分币状。
- 平坦型 (Ⅱb 型)：肿瘤与周围粘膜持平，无隆起，也无凹陷。
- 凹陷型 (Ⅱc 型)：肿瘤局部呈浅的凹陷。
- 混合型 (Ⅱa + Ⅱc 型)：呈盘状，边缘隆起，中央凹陷。

(二) 组织学分类

腺癌约占75% ~ 80%。粘液腺癌约占10% ~ 20%。未分化癌预后较差。其他类型少见。

(三) 早期直肠癌的内镜分型

分型不一，多采用日本早期胃癌分型相似的分型标准。

- 隆起型 (Ⅰ 型)：其中包括有蒂型 (Ip 型)、亚蒂型 (Isp 型) 和无蒂型 (Is 型)。
- 表面型 (Ⅱ 型)：其中包括表面隆起型 (Ⅱa型)、表面平坦型 (Ⅱb 型)、表面凹陷型 (Ⅱc 型)。
- 混合型：即 Ⅱa ＋ Ⅱc 型。

三、临床表现

由于早期直肠癌病变局限于粘膜下层，常无明显的症状。或仅有腹痛、腹泻、便血、排便习惯的改变等常见的肠道症状。也可出现便意频繁、肛门坠胀、里急后重及排便不尽感等直肠刺激症状[563]。

四、诊断

早期直肠癌临床症状不明显，因此患者本人以及临床医师容易将其误诊为菌痢、肠炎、痔疮等疾病。如何进行常规、全面而合理的临床检查以免误诊或漏诊是关键所在。早期直肠癌的诊断主要依靠内镜与活检，其他检查可协助了解患者的全身情况，具有一定的筛查意义。

(一) 大便潜血检查

至今仍不失为一种实用的筛检手段，主要用作无症状人群结直肠癌的筛查。由于并非全部直肠癌均伴随出血，更不是只有癌才引起消化道出血，因此本方法对无症状的早期患者只做初筛手段。阳性者应进一步行内镜检查。

(二) 直肠指检

是诊断中晚期直肠癌最重要的方法之一，对早期直肠癌意义不大。

(三) 内镜检查

包括内镜和超声内镜检查。就目前而言，内镜检查是对早期直肠癌诊断最有效、最安全、最可靠的检查方法。超声内镜可直接对直肠癌进行TNM分期。内镜配合活组织检查可获得对于早期直肠癌准确、可靠的诊断。

(四) 影像学检查

钡剂灌肠检查、CT检查、MRI检查等对早期直肠癌的诊断意义不大。

(五) 肿瘤标记物

目前为止尚无针对早期直肠癌的肿瘤标记物。公认的癌胚抗原 (CEA) 在早期直肠癌的诊断方面缺乏价值，对于早期直肠癌随诊的意义非常有限。

五、治疗

近年来，早期直肠癌的临床病理生物学行为表明，一部分直肠癌不施行传统的开腹根治术即可达到治愈的目的。早期直肠癌的治疗方法一般应根据肿瘤的部位、大小、形态特征、肠壁浸润深度及淋巴结有无转移等进行综合的判断和选择。其选择原则是：能选用微创手术，就不选用局部切除；能选用局部切除，就不选用开腹手术。在保证根治切除的基础上，尽可能缩小手术范围，减少手术创伤。合理治疗方法的选择，对提高早期直肠癌患者的生存率及生存质量有重要意义。早期直肠癌治疗大体分以下几种：

(一) 内镜下粘膜切除术 (endoscopic mucosal resection, EMR)

适用于传统意义上的粘膜内癌(现称高级别上皮内瘤变)。上皮内瘤变不存在局部淋巴结转移的问题，所以内镜下采用高频电流完整切除即可达到根治的目的。对于粘膜下层早期直肠癌的内镜治疗尚存争议。因为粘膜下层有丰富的血管和淋巴结，所以粘膜下层癌的内镜治疗需严格选择适应证。病理证实有如下之一：①切缘有癌组织；②癌组织浸润粘膜下层深层；③ 癌组织分化程度差；④淋巴结或静脉内有癌栓。建议行补救性手术[564]。

(二) 经肛内镜微创手术 (transanal endoscopic microsurgery, TEM)

TEM可适用于切除体积较大、位置较高的病变，可用作EMR切除术后切缘阳性病例的补充手术。TEM适应于距肛缘6厘米以上的早期癌。TEM可获得较好的手术视野，术后并发症较少。但也有人报道可引起直肠穿孔、直肠阴道瘘及术后出血等并发症。J.Kayser对于83例早期直肠癌进行经肛内镜微创手术，局部复发率为 14.8%。

(三) 局部切除术 (local resection)

其适应证为：肿瘤距肛缘＜ 8cm；肿瘤直径＜ 3cm，尤以隆起型为优；肿瘤活动性较好；病理类型适宜 (高、中分化，无脉管癌栓，无印戒细胞成分)。局部切除术的5年生存率为70% ~ 100%，局部控制率为96%。术后放疗不能提高生存率和控制率。术后辅助放射治疗仅适用于切缘阳性又无法或拒绝再次开腹手术的患者，其局部复发率为 50%。局部切除术可分为经肛、经骶、经括约肌切除术。

(四) 经肛局部切除术 (transanal excision, TAR)

主要适应于腹膜返折部以下的肿瘤。若癌灶未侵及粘膜下层 (即高级别上皮内瘤变)，可考虑行粘膜下切除，切缘距肿瘤 1 ~ 2cm，细丝线缝合创面。若肿瘤已侵达粘膜下层，应全层盘状切除，全层间断缝合肠壁。

(五) 经骶局部切除术 (transsacral excision, TSR)

TSR适合于肿瘤较大且经TAR不能完整切除的病例，或局部切除术后病理学检查需作根治性切除的病例。取臀部后正中切口，上起自骶尾关节上3cm，下至肛缘上 2cm，经骶尾关节切除尾骨，必要时可切除左侧或右侧部分骶骨。切开直肠后筋膜，即可显露直肠，切除肿瘤。TSR 手术创伤相对较大，可引起缝合不全及直肠狭窄等术后并发症。

(六) 经括约肌局部切除术 (transsphincteric excision, TE)

适用于位置较高，并须全层切除肠壁的病变。切口由肛门后正中线向上至尾骨，然后转向骶骨左侧，逐层切开皮肤、皮下组织及括约肌。切开括约肌时应注意标记，便于对位缝合，保障括约肌功能。根据肿瘤部位切开肠壁，距肿瘤边缘1～2cm全层切除肿瘤，分层缝合肠壁和切口。并发症发生率为14%～21%，包括瘘、感染、伤口延迟愈合、括约肌纤维化等。

（七）开腹根治手术

适用于体积较大、位置较高、病理类型高度恶性或高度怀疑伴随腹腔淋巴结转移而不适于行局部切除的病变，也适用于局部切除术后切缘阳性或复发的病例。手术方式同直肠癌中晚期手术。

（八）保守治疗

治疗对象应选择病理类型适合的患者（高中分化，无脉管癌栓，无印戒细胞成分）。Gerard J.P对101例早期直肠癌患者进行腔内放射治疗，局部复发率为7%[565~567]。

六、随访

近年来随着内镜技术的发展和普及，确实提高了直肠粘膜早期病变的发现，使早期直肠癌的诊断率越来越高。早期直肠癌常见于腺瘤恶变的患者，只有肿瘤全部切除并对标本进行仔细的病理学检查，方能进行合理的治疗。目前对肿瘤的生物学行为还不十分清楚，定期随访复查显得非常重要。这不仅能了解癌灶治疗情况、复发情况，还有助于发现新生腺瘤。术后3～6个月随访内镜，以后每年1次，连续3年，再后每2年一次。这将有助于提高治愈率，减少复发率和转移率。提高患者的生存率和生存质量。

（北京同仁医院　申哲珠）

第二节　梗阻性直肠癌

结直肠癌并发肠梗阻是常见的外科急腹症之一，亦是老年人低位肠梗阻最常见的病因。7%～29%的结直肠癌伴有不全或完全性肠梗阻。梗阻性结直肠癌患者5年生存率小于20%，明显低于一般结直肠癌患者。梗阻性直肠癌病例约占所有梗阻性结直肠癌的11.6%～30%。相对于结肠癌来说直肠癌的发病率虽然较高但其出现梗阻症状的比例却相对较低。

一、梗阻性直肠癌的病因

梗阻性直肠癌形成的病因多种多样。肿瘤增殖可以引起肠腔狭窄、闭塞；肿瘤破溃造成局部组织炎症水肿可致原有狭窄加重导致梗阻；有时发生癌转移的肠周淋巴结可以压迫受累肠管造成肠腔狭窄梗阻。以上与肿瘤相关的因素通常造成临床常见的机械性肠梗阻。而肿瘤侵犯神经、脉管内瘤栓形成等因素尚可引起较为少见的血运性及动力性肠梗阻。其他非肿瘤性因素如营养不良、药物因素、医源性操作包括钡灌肠、局部放疗等亦可在原有病变的基础上诱发及加重肠梗阻的表现。本节主要讨论临床上常常需要外科干预的机械性梗阻性直肠癌。

二、梗阻性直肠癌的病理生理

直肠发生梗阻后，由于回盲瓣的作用使得病变近端结肠形成一个闭袢，肠腔内粪便稠厚，逆蠕动频繁有力，腔内压力不断升高，细菌载荷量增大，毒性增强，并可影响到肠管正常的胶原代谢。肠壁水肿和肠管静脉回流障碍互为因果，当病情发展到严重的绞窄性肠梗阻时，由于肠腔内压的不断增加肠壁坏死故而极易造成肠穿孔，并继发严重的腹膜炎。亦有研究显示梗阻性直肠癌不同于梗阻性结肠癌，因梗阻部位与回盲瓣相隔肠管范围较大，故而结肠内压力升高相对较缓，后期回盲瓣功能多已丧失，故盲袢综合征出现的几率相对较低。

肠梗阻对患者的全身影响包括酸碱平衡失调及电解质紊乱、贫血、感染中毒、休克和呼吸循环功能障碍等。而高龄患者往往合并有一定的基础病变如糖尿病、高血压、冠心病、慢性支气管炎、肺气肿等，肠梗阻可以加重上述基础病变的临床表现，同时在某些情况下这些基础病变也可以掩盖梗阻性直肠癌的症状，延误疾病的诊断和治疗。

三、肿瘤部位及病理类型

直肠癌的发病以低位直肠最多，但中位及高位直肠癌发生梗阻的比例高于低位直肠癌。这可能与低位直肠癌易于被早期检出有关。腺癌占大多数（约80%），其次是未分化癌等。Dukes A期病例较少，B期占15%～30%，C期、D期约占60%。

四、临床表现

一般恶性肿瘤的特征，在此不再赘述。梗阻性直肠癌早期多有直肠刺激症状，大便变形变细。在梗阻症状出现前常有腹胀、腹痛、便秘、脓血便，直至发展到停止排便排气。病程多为数天至三个月之间，个别患者可达一年。当出现急性完全性梗阻时，病情演进迅速，如不及时处理会出现肠缺血绞窄、穿孔、感染性腹膜炎等严重的并发症[568~570]。

五、诊断[571~574]

具有典型肠梗阻症状的患者在除外既往腹部手术史引起的粘连性肠梗阻以及嵌顿性疝后，均应首先考虑为肿瘤所致梗阻。老年患者症状体征均不典型。首先要考虑患者病情的缓急，而后按照由简至繁的顺序安排检查。切不可因繁冗的检查而耽误危重患者的抢救。

（一）直肠指诊

是诊断直肠癌最简单最有效的方法。考虑其检查范围的局限性，在出现阴性结果时还应结合其他的检查手段。

（二）内镜检查

不但可以获得直观的影像信息还可以在必要时获得组织学诊断，有着其他检查不可替代的优越性。

（三）影像学检查

1. 腹部平片及钡灌肠

腹部平片和钡剂灌肠的确诊率分别为97%和94%。临床上钡灌肠检查有可能使不全梗阻转变为完全性肠梗阻，在急性梗阻时有致肠穿孔的危险，应慎用。也有学者认为只要病情允许可对高位直肠癌做急诊低压稀钡灌肠，常能准确显示梗阻部位。

2. 腹部CT

CT判断完全性肠梗阻比较可靠的征象是：存在扩张狭窄移形段，其近端肠管扩张明显，远端肠管空虚萎陷。当出现肠壁增强延迟，肠管周围及腹腔间隙内有较多的渗出性积液等征象时提示绞窄性肠梗阻的可能。CT还可同时了解腹腔内重要脏器的情况，如显示可能存在的肝转移、盆腔转移等，可指导治疗方案的确立。

3. 腔内超声

采用腔内探头对梗阻性直肠癌的分期，特别是肿瘤局部浸润及肠周淋巴结的检出具有重要意义。

六、治疗[575~577]

梗阻性直肠癌的治疗并无固定模式，目前国外多倾向于病变一期切除吻合。而根据患者的具体病情、医疗条件和医生经验能力为患者设计个体化的治疗方案是目前肿瘤治疗的趋势。

（一）梗阻性直肠癌的一般治疗

包括：禁食，胃肠减压，纠正水、电解质和酸碱平衡紊乱，改善贫血、低蛋白血症和营养不良，对症处理各种内科伴发疾患。其目的是改善患者的一般状况增加患者耐受进一步检查或手术的能力。

（二）根治性手术治疗[578~586]

梗阻性直肠癌手术组5年生存率明显高于未手术组，手术是目前最为有效的治疗手段。值得注意的是在术中应严格遵守无瘤原则。

1. 手术时机的选择

慢性不全性梗阻患者约占70%，可通过适当的非手术疗法使症状得到缓解。而后进行完善的检查和术前准备，择期手术治疗。如经8～12h积极保守治疗后症状仍无改善或进行性加重则应立即手术。约30%的患者表现为急性完全性梗阻，此时病情危急，一经确诊，应抓紧手术准备，对于高危患者，尤其是近端肠管明显扩张或出现肠管缺血穿孔征象的，应立即急诊手术挽救患者生命。否则一旦发生肠穿孔和粪性腹膜炎，不但处理困难而且患者预后极差。

2. 术式选择

手术是解除梗阻最有效的方法，也是根治癌肿的唯一方法。选择恰当的术式可以最大限度的改善患者的预后，提高患者的生存质量。

根治性术式分类多样。根据肿瘤是否被一期切除可分为Ⅰ期手术和Ⅱ期手术。多篇报道显示肿瘤Ⅰ期切除5年生存率明显高于Ⅱ期切除。Ⅰ期手术又根据是否同时进行消化道重建分为：肿瘤Ⅰ期切除肠管吻合(如直肠癌位置过低可行经腹会阴联合切除、人工假肛术Miles术)，及肿瘤一期切除、近端肠管造瘘、Ⅱ期重建消化道两种术式。有研究显示只要肿瘤被Ⅰ期切除，同期还是择期二次手术重建消化道，其5年生存率并无显著差异。Ⅱ期手术即为Ⅰ期减压梗阻肠道挽救患者生命，待其病情平稳、一般状况改善后再行Ⅱ期手术切除肿瘤，重建消化道。还有一种所谓的Ⅲ期手术因反复手术大大增加了并发症及围手术期死亡率，因而目前鲜有使用。

(1) Ⅰ期手术：早前的观点认为直肠癌梗阻，处理比较复杂，如Ⅰ期手术切除吻合，吻合口漏发生率高达5%～22%，一旦发生吻合口漏，病死率高达25%～45%，故多主张行Ⅱ期手术。其后随着围手术期处置水平的提高、手术操作技术的进步、术中肠道处理及抗生素的合理应用，Ⅰ期切除吻合的安全性大大提高。Irvin、Wolmerk等一致认为Ⅰ期与Ⅱ期手术的死亡率相近，而Ⅰ期手术的5年生存率明显高于Ⅱ期手术。且Ⅱ期手术可能使患者失去肿瘤根治的机会，其两次手术累积的并发症和手术死亡率甚至高于Ⅰ期手术。故而现在多数学者主张应在情况允许时尽量争取Ⅰ期手术。

Ⅰ期肿瘤切除吻合(Dixon术)：一期切除吻合的适应证包括：①全身情况较好无严重合并症；②麻醉过程顺利、估计患者能耐受进一步手术；③腹腔污染不明显、术中结肠减压灌洗满意、肠管水肿轻；④切除病变肠管后，远近端肠管血供良好。

Ⅰ期肿瘤切除、结肠全切、回肠直肠吻合术：自Hughes于1966年报道了结肠次全切除治疗梗阻性结直肠癌以来，国内外学者进行了大量关于此术式的探索。研究发现末端回肠在直肠癌发生梗阻时受影响小，回直肠吻合后愈合快、吻合口瘘发生率低。此法避免了术中进行的费时且容易污染腹腔的肠道准备，平均手术时间缩短近1小时，手术风险降低。患者具备下列情况时，该术式应为首选：①除直肠癌肿外，在其近端结肠还存在多原发癌、多发梗阻、多发性息肉或其他病变者；②近端结肠盲肠严重扩张，粪便稠厚，难以达到清洁肠道目的，或是盲肠浆膜层出现缺血剥裂者；③所剩结肠难以与直肠无张力吻合者。

该手术牺牲了结肠，所以在一定程度上打乱了正常的肠道生理。有研究显示患者术后仍可耐受正常饮食，必要时使用收敛剂和止泻药物可在术后6个月后控制大便到2～3次/日的水平。但亦有术后出现严重腹泻等并发症的报道。因此采用此术式仍需慎重。

经腹会阴联合Ⅰ期肿瘤切除人工假肛术(Miles术)：随着吻合器的应用，特别是TME手术理论及技术的推广，中低位梗阻性直肠癌手术的保肛率被大大提高了。郁宝铭报道90年代后低位及超低位直肠癌的手术保肛率达到71.26%，而局部复发率仅为6.45%。当然，梗阻性直肠癌因为局部水肿炎症、解剖境界模糊等原因使得保肛手术变得相对困难。

Ⅰ期肿瘤切除近端肠管造瘘、Ⅱ期吻合术(Hartmann术)：如遇高龄且全身情况差、并发症多，术前未行充分的肠道准备者，术中发现肠壁水肿或扩张显著，Ⅰ期吻合困难时可考虑行Hartmann术，或吻合后加做近端预防性造口。该法无论从术式还是从适应证选择方面都介于Ⅰ期和Ⅱ期手术之间。一些学者认为手术虽然Ⅰ期切除了肿瘤，但术者常常因为考虑到患者承受手术打击的能力有限而放松了对根治性手术的要求；而Ⅱ期尝试重建消化道时又往往由于腹盆腔粘连、直肠残端萎缩回收等原因使得手术困难重重，且增加造瘘并发症的可能，因而实用性有限。另一部分学者认为Hartmann术综合了Ⅰ期和Ⅱ期手术的优点：既Ⅰ期完整切除肿瘤，克服了Ⅱ期手术延误病情的缺点，又避免了Ⅰ期手术吻合口瘘的发生。因此值得推荐。

(2) Ⅱ期手术：Ⅰ期近端肠管造瘘、Ⅱ期肿瘤切除吻合术：该手术无法Ⅰ期切除癌灶，增加了肿瘤的局部播散转移，两次手术产生累积的并发症和病死率，故其效果明显差于Ⅰ期手术。但对于病情极其危重，即将或已然出现肠管坏死、穿孔的患者来说，急诊手术的目的是进行肠管减压，内容物转流，挽救生命，其次才能考虑癌症的治疗。因而这一术式所具有的手术时间短、手术创伤小的特点在特定条件下也有其优势。

(三) 姑息性手术治疗(近端肠管造口术)

对于一般状况极差、多脏器功能不良、已处于中毒休克期的患者或是当手术中发现癌肿已为晚期，存在广泛淋巴结转移、腹膜转移、重要脏器转移，癌肿局部固定已不能切除时，应行姑息性单纯造口术。包括横结肠造口，乙状结肠造口等，一般都行桥式双腔造口。

(四) 内支架治疗[587~590]

目前自扩展金属支架 (self extact metal stent, SEMS) 在梗阻性直肠癌的治疗中得到了广泛的应用。近 90% 的患者在置入支架后24小时内症状得到缓解。这就为医生改善患者一般状况，进行满意的肠道准备提供了时间，增加日后 I 期手术成功的机会。内支架治疗还可作为一种姑息治疗手段，适用于预期寿命小于12个月的晚期患者。此法避免了不必要的开腹造瘘，从而省去了困难的造瘘护理，避免了造瘘并发症，改善了终末期患者的生存质量。金属内支架治疗无绝对禁忌证。相对禁忌证包括：无法通过检查明确梗阻部位者，高度穿孔危险者，梗阻直肠难以通过导丝者。

(五) 其他治疗方法[591~593]

如激光再通梗阻肠腔法、经肠镜引导逆行放置减压管法、鼻肠管减压法、光动力治疗、肿瘤局部注射、Nd:YAG 激光、冷冻治疗等。这些方法因其不同的并发症、可能需要重复治疗及疗效不确定等因素使其应用受到了限制。

七、梗阻性直肠癌治疗中的若干问题

(一) 吻合口瘘的预防和治疗

吻合口瘘是梗阻性直肠癌外科手术治疗的严重并发症，是引起手术死亡的主要原因之一。国外报告结直肠癌吻合口瘘发生率在4% ~ 25%。为防止吻合口瘘的发生，应注意以下几点：①重视改善患者的全身情况，如纠正内稳态失衡及低蛋白血症，预防性使用抗生素。②术中充分减压，清洁肠道。③在保证良好的血供的前提下充分游离肠管，务必达到无张力吻合。④关腹前彻底清洁术野，防止腹盆腔感染。⑤于最低位放置腹腔引流管，引流时间要超过危险期。⑥术后扩肛，必要时留置肛管排气保证远端通畅。⑦术后加强支持治疗，外科营养，必要时应用生长激素。一旦发生吻合口瘘，可禁食，加强肠外营养支持，保证局部引流通畅，必要时经引流管进行冲洗，瘘常可在2 ~ 4 周内自愈。对于难以自愈者，必要时行近端肠管造瘘治疗。

(二) 术中肠道处理

直肠癌合并梗阻时，肠腔内充满粪便，细菌大量繁殖。手术所致切口感染、吻合口瘘发生率均高，围手术期死亡率达 16% ~ 38%。因此在术前没有条件进行充分肠道准备的情况下，术中进行肠腔减压及灌洗就显得极为重要。

目前较为普遍的方法是 Dudley 于 1980 年首先采用的顺行结肠减压灌洗法。灌洗管多用Foley尿管从回肠末端或切除阑尾后从阑尾残端插入，通过回盲瓣。引流管常用大口径的塑胶管套入近切端肠腔内，并以粗线结扎，防止灌洗液漏出污染腹腔。首先自灌洗管注入大量0.9%氯化钠溶液，冲洗结肠，待从引流管排出液体基本清亮后，再灌入含有甲硝唑的0.9%氯化钠溶液。待基本排尽后，拔除灌洗管和引流管，处理待吻合肠段进行一期吻合。此法的优点为：①封闭冲洗减少了腹腔污染机会；②彻底减压和灌洗能减轻肠壁水肿，有利于肠壁恢复血供，并大大减少肠管内的细菌含量及肠腔内积聚的感染性肠液，是减少伤口感染及吻合口瘘的重要因素。成功的肠道准备可使吻合口瘘发生率控制在 7% 以下。

(三) 围手术期外科营养支持[594~595]

术后早期应用肠内营养被证实是可行而且必要的。膳食纤维、谷氨酰胺等具有营养肠粘膜、改善肠壁血液循环调节免疫的功能从而维持消化道的屏障作用。此外，早期使用肠内营养还可以加速肠功能、肠蠕动的恢复，有利于预防术后麻痹性及粘连性肠梗阻。针对梗阻性直肠癌患者特别是老年患者的代谢特点，肠外营养应在供给适当热量的前提下满足低脂、低糖、适量蛋白的要求。

(四) 高龄梗阻性直肠癌的处理[596~597]

直肠癌梗阻多见于全身情况差、术前合并症多的老年患者，故手术风险高，并发症及死亡率增加。在对高龄患者的临床处置中是保守治疗还是积极治疗仍存在相当争议。近来多篇文献显示，无论将高龄界定于 65 岁、70 岁、还是 80 岁，与对照组相比术后 5 年生存率均无统计学差异。年龄本身不是影响预后的因素，也不应直接影响治疗方案的确立。高龄患者造口护理困难，易出现并发症，且患者常常伴有严重的心理压抑和社交障碍。这方面也是值得我们给予相当关注的。

(五) 腹腔镜手术的应用[598]

1990 年美国的 Jacobs 进行了世界首例腹腔镜右半

结肠切除术，此后腹腔镜手术创伤小、视野清晰、住院时间短的优势逐渐显现出来。但急诊条件下该技术处理梗阻性直肠癌的效果仍需进一步研究。

八、预后

梗阻性直肠癌患者的预后明显差于一般直肠癌患者。这一方面是由于梗阻性直肠癌存在较高的围手术期死亡率，另一方面有观点认为梗阻性直肠癌多已侵犯肠壁全层，加之近段肠管的强烈蠕动和可能并发肠穿孔等因素均可使癌细胞的扩散转移加速。大规模回顾性研究多将梗阻性结直肠癌作为一个整体进行考虑。单纯完全梗阻与无并发症者手术死亡率分别为5%和3%。在排除围手术期死亡病例后以五年生存率为标准发现，无并发症组最佳60%，合并梗阻组次之20%～30%，而梗阻合并肿瘤原位穿孔者预后最差[599~603]。

九、结语

梗阻性直肠癌的病情复杂。对待可以通过保守治疗而控制、缓解症状的患者不应盲目手术。应进行充分的准备，化急诊手术为择期肿瘤根治手术。而对于病情危重者，处置不可拖沓，应采取积极态度。在进行必要的准备后，立即行手术治疗。而手术成功的关键在于合理地选择手术方式、正确的手术操作以及必要的围手术期处理。

（北京大学临床肿瘤学院　北京肿瘤医院　冷家骅）

第三节　穿孔性直肠癌

穿孔性直肠癌定义为伴有肠壁穿孔，肠内容物进入游离腹腔或穿孔后形成局部脓肿的直肠癌。穿孔易发生在老年患者，且与肿瘤浸润深度、合并肠梗阻有直接关系，而与肿瘤的组织学类型无明显相关性。其发生率国外文献报道为3%～10%，而梗阻同时合并穿孔的发生率可能约占到全部结直肠癌的2%左右。1993年有作者统计国内、国外五组资料（包括直肠癌在内）共8028例结直肠癌患者，481例并发穿孔，发生率为5.99%。穿孔可发生于任何部位，包括肿瘤区域或其近侧结直肠。其中左半结肠最多，乙状结肠下段尤为常见，其次为盲肠，横结肠肝曲及脾曲最低。由于直肠癌并发穿孔是较为常见而且危险性极高的并发症之一，应引起临床重视[604]。

一、穿孔类型

常分为三种类型：

急性穿孔：即游离穿孔，较常见，发生原因为远端肠管癌性梗阻，近端扩张的结肠产生粪性溃疡而致穿孔。造成的结局是严重的粪性腹膜炎。

亚急性穿孔：漏出粪便形成脓肿或炎性肿块，此种情况最常见。

慢性穿孔：最为少见，结直肠癌已与邻近器官粘连，慢性穿孔造成各种结肠瘘。

1990年Welch综合分析见于文献报道的651例结直肠癌合并穿孔的相关类型：其中游离穿孔型244例（37%）、脓肿型305例（47%）、结肠瘘型102例（16%）。此后统计了794例结直肠癌穿孔的位置：其中升结肠181例（23%），横结肠105例（13%），降结肠508例（64%）。后续又总结报道了391例结直肠癌穿孔病例：肿瘤处321例（82%），在肿瘤近端68例（18%），且处理不当预后不良，近期手术死亡率达到34%（10%～56%）。

二、临床表现

详细的病史询问是非常重要的。穿孔性直肠癌患者往往因其癌肿已非早期，故病史中常常有结直肠癌相应病期的症状出现，可供参考。包括：

便血：多为红色或暗红色的黏液血便、或脓血便，有时伴有血块、坏死组织。

大便习惯改变：由于肿块及其产生的分泌物可产生肠道刺激症状，出现便意频繁，排便不尽感，里急后重等症状。

肠道狭窄及梗阻现象：大便形态变细，排便困难，便秘，腹部不适，腹胀及疼痛。由于粪便堆积，在梗阻上段乙状结肠部位，有时在左下腹部，可扪及条索状肿块。

肛门疼痛及失禁：肿瘤浸润肛管可引起局部疼痛，如累及肛门括约肌可引起肛门失禁，有时可触及腹股沟区肿大淋巴结。

其他：晚期肿瘤浸润其他脏器及组织，可引起该处病变症状；侵犯骶神经丛可使骶部及会阴部疼痛；侵犯膀胱，前列腺，可引起膀胱炎、尿道炎、膀胱直肠瘘、尿道直肠瘘；肝转移可引起肝肿大、黄疸、腹水等症状。

全身症状有可能出现贫血等恶病质症状。

三、诊断

直肠癌合并穿孔在症状上常无特异性，因此使诊断有一定的困难。Badia等报道36例患者，其中2/3的患者有前驱症状，1/5患者有气腹。诊断本病时，应注意结合患者病史，有下列情况者要考虑穿孔的可能：

- 有慢性的腹部隐痛，伴有腹胀，突然腹痛加剧，并出现弥漫性腹膜炎征象者。
- 腹膜炎伴有气腹或腹部触及肿块者。
- 腹穿抽得粪臭而混浊的液体者。
- X 线检查发现腹部游离气体者。
- B型超声发现腹腔内有积液，且见局部结肠壁增厚大于 1cm 或假肾征者。
- CT尤其是适形三维重建发现直肠肿物合并腹部游离气体或局部积液者。

四、治疗原则[605~608]

对于直肠癌合并穿孔患者现主张采用外科手术治疗。过去有人认为只要并发穿孔均属晚期，因为穿孔后癌细胞的脱落会发生广泛种植、扩散，预后极差，所以通常不考虑做肿瘤切除，而实施简单的近端结肠造口加腹腔引流术。目前研究发现，针对此类患者仅行此种手术，虽然简单，但并非最佳方案。因为直肠癌合并穿孔患者，其梗阻近侧的结肠肠管均高度扩张，可能出现缺血性结肠炎，进一步发展将导致坏疽形成。结肠的粘膜及粘膜下层对缺氧较敏感，因此首先受损。但肌层及浆膜层尚可能外观正常，忽视此种病理生理改变，处理不当，术后肠内细菌可继续侵入粘膜下层引起感染，并再次发生肠壁坏死。同时，近年来发现在病理分期相同的情况下，结直肠癌合并穿孔与未穿孔患者的远期生存率基本相同，提示穿孔后种植转移的可能性很小。这可能是穿孔后的一段时间内为炎症过程，有可能延迟或阻碍了癌细胞的种植或扩散，导致癌肿并发穿孔的早期并未立即出现癌细胞的扩散。因此针对合并穿孔的患者应在完善处理腹膜炎的同时，尽可能行肿瘤切除，亦有得到根治的可能。所以术者应根据穿孔的部位、腹腔污染程度、结肠血液循环和全身情况选择不同的术式。对于游离穿孔并发弥漫性腹膜炎的患者首先需要着重纠正全身情况，如抗休克，控制感染，纠正水电解质失衡，补充血容量等，随即施行急诊手术。手术既需要彻底清除腹腔内污染，充分引流腹腔，还要考虑到癌肿的切除或根治性切除。开腹后，首先缝闭穿孔，清除腹腔污染，和择期常规手术一样，根据肿瘤浸润、扩散的范围切除足够的肠管和相应的系膜，清除1～3站淋巴结。对于右半结肠穿孔的患者，如果患者为弥漫性腹膜炎，肠管炎症水肿明显，应行右半结肠切除，回肠造瘘术；如果为局限性腹膜炎，肠壁水肿不重者，可行一期回肠－结肠吻合；直肠癌左侧结肠梗阻合并肿瘤附近穿孔，近侧肠管炎症水肿明显，腹腔污染重，患者情况差，宜行Hartmann术；对年龄较轻，一般情况良好，肠壁水肿不重者，可考虑一期切除吻合，但术中必须作结肠灌洗，彻底清除肠腔内积粪，切除炎症较明显的扩张肠管再行吻合。对肿瘤无法切除者应选尽量靠近肿瘤近端的结肠作造口，同时尽量清除远端肠腔内积粪，以免粪便胀破穿孔修补处，继续污染腹腔。

五、预后

Welch 统计结直肠癌合并穿孔的手术死亡率为34%，根治性切除术后的 5 年生存率 35.7%。Badia 等报道术后近期死亡率为14%，1年生存率为52%，5年生存率为 40%。这些文献报道穿孔性直肠癌与无并发症的直肠癌几乎有相同的 5 年生存率。因此以往估计穿孔后肿瘤细胞会经肿瘤灶溢入腹腔，提示预后不良的证据并不充分。这些患者的预后更多的决定于患者的全身状况、败血症的严重程度、肿瘤细胞的分化程度和穿孔时是否有淋巴结及远处转移。因此，穿孔性直肠癌外科治疗的原则应是在良好、有效地处理腹腔炎症的同时，尽可能进行肿瘤切除，绝不能认为直肠癌已发生穿孔均属晚期患者而放弃积极的治疗。

（北京大学第一医院　张　隽　刘荫华）

第四节　青年人结直肠癌

结直肠癌是最为常见的恶性肿瘤之一，多见于中老年患者，青年人的发病率较低，约占同时期结直肠癌患者的0.4%～35.6%，平均7%。与西方人比较，中国人结直肠癌患者中青年人比例较高，小于30岁的约占15%。随着生活水平的提高和饮食结构的改变，结直肠癌的发病率呈上升趋势，青年患者亦有逐年升高的趋势。青年人结直肠癌患者就诊时多处于中晚期，且分化差、术后5年生存率低。与中老年人结直肠癌患者相比，青年人患者在临床病理特征和预后方面尚有许多争议。早在1939年Bacon和Sealy就对青年人结直肠癌的特殊性表现了极大的关注，至今已有大量文献对青年人结直肠癌进行了研究，故本节专门介绍。

一、青年人结直肠癌的发病情况和临床特点

国内外绝大多数作者将青年人结直肠癌的标准定义为小于40岁。在性别分布上，青年人结直肠癌患者不同性别的发病率无明显差异。国外有作者比较了不同种族间青年人结直肠癌患者的发病情况，发现黑人青年患者的发病率明显比白人高，这可能与饮食习惯、生活方式及肿瘤生物学特性有一定关系。

2004年Cifford等分析6425例青年人结直肠癌大宗资料发现，22.7%的青年人结直肠癌有家族史，16%的青年人结直肠癌有炎性肠病、家族性腺瘤性息肉病等病史。在家族史和癌前病变方面青年人患者明显多于老年患者，青年人结直肠癌可能与遗传的联系比较密切，Paraf等提出与老年结直肠癌患者比较，青年人结直肠癌患者具有遗传的不稳定性，两者的差异不是取决于组织学特性，而是取决于肿瘤发生的基因机制。

发病部位上，直肠和乙状结肠是青年人结直肠癌最常见的发生部位。据统计，发生于盲肠、升结肠和结肠肝曲为22%，横结肠为11%，结肠脾曲和降结肠为13%，直肠和乙状结肠为54%。

青年人结直肠癌的临床症状与中老年人结直肠癌相似，但往往症状不典型，最常见的症状为便血和腹痛，其次是体重减轻和排便习惯的改变，包括便秘、大便次数增多、粘液便、大便变细等。应特别注意有不少青年人结直肠癌呈隐匿性生长，临床上早期无任何症状，常难以发现。对于有家族史和癌前病变的人群，尤其是青年人，当出现排便习惯和大便性状改变时，应严密随访，加强筛查，以便早期发现病变，减少误诊和漏诊。

由于患者、医源性或疾病本身的复杂性等原因，青年人结直肠癌易被延误诊断甚至误诊，这在一定程度上可解释为什么青年人结直肠癌分期大多较晚。青年人对疾病耐受性强，对一般的腹部疼痛和不适容易忽视，未认识到严重疾病的可能或由于生活、工作压力大或太过繁忙易延误诊断。而大多数的误诊主要由于医务人员疏忽或认识不足所致，常满足于结直肠肛门良性疾病如痔、肠炎或痢疾等的诊断而未进一步行直肠指诊、钡灌肠及肠镜检查。75%的直肠癌可在直肠指诊时被发现，而直肠癌延误诊断的病例中85%是由于未作直肠指诊。

青年人结直肠癌的治疗与中老年结直肠癌相似，以外科手术为主。由于青年人结直肠癌患者在确诊时晚期病例所占比例较高，因此为提高其切除率和改善治疗效果，应强调早期诊断和综合治疗的重要性。同时，由于青年人患者对排便、泌尿和性功能的要求较高，因此特别要重视保留功能手术的实施，在保证肿瘤根治性原则的前提下，尽可能行保肛手术、保留盆腔自主神经的直肠癌根治手术及腹腔镜微创手术，最大限度保留功能和减少创伤以提高其生活质量。

二、青年人结直肠癌的病理特征

青年人结直肠癌在肿瘤分化程度和组织学类型方面与老年患者存在明显差异。青年人患者中粘液腺癌、未分化癌、印戒细胞癌的比例明显高于中老年患者。青年人患者中粘液腺癌为21%，而同时期所有年龄段结直肠癌患者中粘液腺癌为10%～15%。青年人患者中印戒细胞癌占3%；未分化癌占27%，而同时期中老年患者中未分化癌为2%～29%。85%的青年人未分化癌属于Dukes'C或D期，而老年未分化癌仅有15%属于Dukes'C或D期。众所周知，粘液腺癌和印戒细胞癌主要向四周浸润生长，向肠腔发展以前就可能存在肠段周围的浸润和远处转移，具有较强的侵袭性，且青年人结直肠癌中未分化癌比例相对较高，这可以解释为什么某些青年人结直肠癌患者病程短、发展快

和5年生存率低的原因。这是青年人结直肠癌与老年人结直肠癌的一个主要不同之处。因此青年人结直肠癌的恶性程度更高，表现在分期晚，组织病理分化及预后差等。

青年人结直肠癌的症状较隐匿，病情发展迅速，大多数患者确诊时已属中晚期。据统计，青年人结直肠癌的病理分期为：Dukes A 期占12%；Dukes B 期占22%；Dukes C 期占41%；Dukes D 期占25%。青年人结直肠癌常较老年人结直肠癌分期晚，青年人结直肠癌 Dukes C 或 D 期为66%，明显高于老年人结直肠癌的32% ~ 49.2%。

三、青年人结直肠癌的预后

国外大宗资料分析表明，青年人结直肠癌的5年生存率较低，为33.4%。其中 Dukes A 期患者为94%；Dukes B 期患者为76.5%；Dukes C 期患者为39%；Dukes D 期患者为6.8%。而同时期所有年龄段结直肠癌患者的5年生存率为61.1%，明显高于青年人患者。对处于同一分期的青年与老年患者进行比较发现，Dukes A 和 B 期的青年人结直肠癌患者比相同分期的老年人患者的预后好，这可能与青年人对手术和辅助治疗的耐受性较好有一定关系。而 Dukes C 或 D 期青年人结直肠癌患者比相同分期的老年人患者的预后差，这可能与青年人结直肠癌的肿瘤生物学特性和病理恶性程度较高有关。由于大多青年人结直肠癌分期较晚，所以青年人结直肠癌总的5年生存率较低。

而中山大学附属第一医院对比分析了151例小于40岁和465例65岁以上的结直肠癌患者的临床病理和随访资料，认为年龄不是影响结直肠癌患者预后的因素，年轻不是结直肠癌患者预后不良的标志。有文献报道，直肠癌患者女性的预后优于男性。多因素分析也显示，性别是影响预后的显著因素。但是，造成上述现象的确切原因不清楚。一般认为是由于在免疫方面男女之间对手术的反应存在显著的差异，这种差异很可能体现在对预后的影响。

一般而言，青年人直肠癌患者的预后主要取决于肿瘤的临床病理特征。影响青年人结肠癌预后的因素包括患者的术式、肿瘤的根治度、肿瘤的病理类型、肿瘤直径、肿瘤侵犯深度、淋巴结转移、远处转移等。与老年人结直肠癌患者相比，青年人患者有一些特性：青年人结直肠癌分期较晚、病理恶性程度高。如果能早期发现和早期诊断，积极的进行综合治疗和保功能手术，是提高青年人结直肠癌5年生存率和生活质量的重要措施。

（中山大学附属第一医院　兰　平　吴小剑）

第五节　老年人直肠癌

老年患者的年龄界定目前尚不统一，国外有以70岁为界，也有以80岁为界。目前国内多数观点是以60岁为界，超过60岁就认为是老年患者。

一、发病率

全世界平均直肠癌的发病率男性为11.9/10万，女性为7.7/10万，男性明显高于女性。目前，结直肠癌的发病率每年以2%的速度上升，主要归咎于生活方式、环境和饮食的变化。

直肠癌的发病率有明显的地域分布差异性，高发地区是北美、西欧、澳大利亚和新西兰；中发地区如东欧、南欧、拉丁美洲；低发地区如非洲、亚洲和南美。我国山东、天津、上海和香港的发病率显示，直肠癌发病率男性分别为7.43/10万、9.31/10万、6.19/10万和12.59/10万，女性分别为6.97/10万、7.34/10万、5.59/10万和9.21/10万。除香港女性直肠癌属较中等发病地区外，上述三个地区均属低发地区。

结直肠癌年龄组发病率从20岁到90岁呈稳定上升态，90%病例发生在50岁以上。国内以40 ~ 60岁最多。我国结直肠癌发病较年轻，较欧美报道的提前12 ~ 18年。

二、病理特点

老年人直肠癌以高分化腺癌最多见，其次为乳头状腺癌、中分化腺癌等。而青年人以粘液腺癌、低分化癌居多，其次为高分化、中分化腺癌和印戒细胞癌等。

青年直肠癌侵犯和穿破肠浆膜以及继发性淋巴结

转移的发生率均高于老年组，两组之间有显著不同。为此，常导致腹腔内广泛转移，手术根治率低。

三、临床表现

若以症状和阳性体征出现的多少衡量，老年人直肠癌的表现是脓血便、里急后重、便秘、腹泻、腹痛、腹胀、体重下降、肠梗阻、食欲下降和贫血。归纳起来直肠癌的表现可以分成以下几个类别：

直肠刺激症状：腹泻、里急后重、便不尽感。

病变溃破感染症状：出血、粘液、脓血便、大便次数增多。

肠壁狭窄梗阻症状：腹胀、腹痛、大便困难、粪便变稀变形。文献报道直肠癌并发肠梗阻者约占15%。

晚期全身表现：晚期可以出现疼痛、肝大、黄疸、腹水、贫血等，以及恶病质。

四、诊断

老年结直肠癌患者起病隐匿，症状不典型，易误诊为习惯性便秘、痢疾、痔、慢性阑尾炎等。为此对老年人出现大便习惯改变、便秘、腹胀、慢性腹痛、脓血便者应给予高度重视，及时行肛诊、钡剂灌肠、纤维结肠镜等有关检查，以便达到早期诊断、早期治疗的目的。

五、治疗

直肠癌治疗目前仍以手术为主，手术后根据肿瘤的病理类型、浸润深度、侵犯范围，辅以化疗和放疗等综合治疗。

老年人的结直肠癌的治疗也不例外。但是，老年患者多存在不同程度的伴随疾病，其中高血压、慢性支气管炎、心脏病、慢性肾功能不全、贫血、糖尿病、低蛋白血症等多见，甚至还有同时合并两种以上的伴随疾病，限制了手术的实施。为此，老年人直肠癌手术切除率较青、中年人低。

(一) 外科治疗

老年人各组织器官功能衰弱，并存病多，而并存病往往是增加手术危险性的主要因素，因此做好围手术期并存病的合理处理，可有效降低手术死亡率。对老年人应详细询问病史，常规行全面检查以及时发现并存疾病，与内科协作合理处理所发现的并存疾病。

1. 手术适应证

老年人直肠癌仍以手术为主，除外肿瘤晚期、广泛转移失去手术意义或合并严重疾病不能耐受手术。单纯高龄不是手术危险因素，与手术希望率无关，肿瘤病期和并存疾病才是老年人手术死亡的主要原因。

2. 围手术期处理

同其他患者一样，老年直肠癌患者术前应进行完善的肠道准备，加强患者的营养。同时，有针对性的纠正各个器官功能的不足，降低围手术期死亡率和并发症率。

(1) 并存心血管疾病的围手术期处理：心血管疾病是最常见的并存疾病，主要有高血压、冠心病、心律失常等。

(2) 心功能不全：应积极内科治疗，待病情稳定1个月后方可手术。

(3) 心肌梗死：对心肌梗死患者至少稳定6个月后才能手术，但是癌症患者应限期手术，为此应该由心内科、麻醉科、外科医生术前一起讨论，共同制定围手术期治疗方案。

(4) 心动过缓：可以先安装心脏起搏器后再手术。

(5) 高血压病：高血压病是高龄患者围手术期心肌梗死的促发因素。收缩压的升高与心肌缺血呈正相关。无症状重度高血压 (收缩压＜ 25.3kPa) 并非择期手术的危险因素，不应延迟手术，不过手术后仍有引起心肌缺血、心肌梗死的可能，术后应动态监测血压和心电图；有症状的中度高血压、无症状的重度高血压 (收缩压＞ 26.7kPa) 必须进行有效的内科治疗，血压控制 1 周后再考虑手术。术前适当用镇静剂以防止情绪不稳定诱发高血压，围手术期加强心肌保护。气管插管前用芬太尼 5 ~ 10 微克 / 公斤体重，以减轻插管反应性高血压；麻醉后适当扩容以防止诱导后期低血压。术中维持适宜麻醉深度，若此时血压仍上升，可用硝酸甘油静点，既可以降低血压，又可以改善冠脉血供，防止心肌缺血；术后充分止痛、吸氧、保温并动态监测血压、心电图，及时发现和处理高血压和心肌缺血。

(6) 并存糖尿病的围手术期处理：糖尿病患者手术前空腹血糖应严格控制在 6.6 ~ 8.9mmol/L，并且稳定 1 周后方可手术。

术前 3 天开始正规胰岛素控制血糖，不用林格乳酸盐溶液，手术前测血糖 1 次，手术中每 2 小时测血糖、尿糖各一次，胰岛素一般先用术前量的1/2，手术中根据血糖情况调整用量。在补充胰岛素的情况下给予一定量葡萄糖（4～6g：1U）和氯化钾是保证患者正常代谢和手术顺利进行的有效方法。

手术后动态监测血糖、尿糖（每日3～5次），每日给葡萄糖150～200克。常规全胃肠道外营养，脂肪乳剂占总能量的50%。1/2量胰岛素加入营养混合液中，余1/2量用微量注射泵持续定量注射，并根据血糖、尿糖调整用量。另外，糖尿病患者抗感染能力差，常规术前30分钟用广谱抗生素和抗厌氧菌药，术式也力求简单有效。

(7) 并存呼吸系统疾病的围手术期处理：老年人呼吸系统疾病主要为慢性支气管炎、肺气肿、肺心病。手术前应该常规拍胸片，做呼吸功能测定、血气分析，并嘱咐患者禁烟，鼓励患者深呼吸，咳嗽排痰，必要时术前3天即用抗生素治疗。全麻对呼吸道、肺的刺激使呼吸道分泌物增多，肺活性物质减少，几乎所有患者存在双肺弥散的容量性肺不张和肺顺应性降低，食管下端括约肌张力减退易引起误吸导致肺不张、肺炎。故拔管前应吸尽呼吸道分泌物，手术后常规雾化吸入，早期床上或下床活动，并做好口腔卫生，定期行痰细菌培养及查找真菌。呼吸功能明显降低者手术后即应转入ICU治疗，待呼吸平稳、血气分析恢复正常后转回病房。

(8) 并存肾功能不全的围手术期处理：术前常规观察尿量、尿素氮和肌酐值。肌酐值轻度升高也应视为肾功能不良，应作相应处理。

手术后少尿多为肾前性、肾性少尿。肾前性少尿主要为低血容量、低心排量，其特点为尿钠极低，高浓缩尿（尿钠＜20mmol/L，尿渗透压＞500mmol/L）。长时间（30～60分钟）肾脏低灌注量即可发生肾衰。故手术中、手术后应常规颈静脉插管检测中心静脉压、动态监测脉压、心率、尿量、尿相对密度、尿钠、尿渗透浓度、尿素氮、肌酐等指导输液，若血容量补足情况下仍少尿，可用利尿合剂（多巴胺每分钟1～3微克/公斤体重，并用利尿剂）。

(9) 并存其他疾病的围手术期处理：肝功能不良，应给予护肝治疗，避免使用肝毒性药物，有腹水者可输白蛋白、利尿剂等，消除腹水，尽量使肝功能分级达到或接近Child A级，并稳定1周后方能手术。

此外对贫血、低蛋白血症等术前应该予以纠正，使血红蛋白大于9克/升，白蛋白大于30克/升。术前一周及术后常规静脉营养支持，改善患者营养状态；伤口延迟拆线。

3. 麻醉

在麻醉时要考虑到老年人肝功能减弱，药物蓄积和毒性反应随之增加，故多主张高效低毒、安全性大、副作用小、消除快的药物，且不主张多种给药。患者麻醉完全清醒后方能拔管，拔管前彻底清除气道分泌物，拔管后继续鼻导管给氧，以减少肺部手术后并发症。

4. 手术方式的选择

对于老年人术式的选择十分重要，对于可切除的直肠癌应该积极切除病灶，预防或解除梗阻，延长寿命，而不在于根治，更不主张扩大根治。

不能切除者，采用近端造口和捷径手术，对于位于腹膜返折以上的直肠癌可采用前切除术（AR），有条件者使用吻合器以缩短手术时间；对于腹膜反折以下者可采用Hartmann手术，比创伤大、耗时长的腹会阴联合切除术（APR）更优越。

一般不主张附加手术，但是对于有肝转移、卵巢转移者，只要条件允许仍可以联合切除。不能切除的肝转移可以行局部无水酒精注射、化疗泵动脉栓塞化疗。

老年人对手术生存质量的要求尤为重要，因为老年患者自身生活和护理能力较差，而家庭成员又多为职业型，很少能及时完善地照顾老年患者的精神生活和日常生活。所以对老年直肠癌患者的手术治疗，只要病情允许，应尽量作保留肛门括约肌功能的根治手术，以提高患者手术后的生存质量。即使有远处转移的晚期患者，也要积极争取做保肛手术。

一方面是由于理论上明确了以下几点：直肠癌逆行扩散罕见，即使浸润也多在0.5～1.0cm以内，罕有超过2cm者。目前认为安全的远端切缘距离＞2cm。中国抗癌协会结直肠癌专业委员会建议直肠癌远端切除3cm。这为保肛手术打下了坚实的理论基础。

另一方面由于直肠吻合器、荷包缝合器及双吻合器的广泛应用和手术入路、手术方法的不断改进，使一些以前认为肠管连续重建有困难的病例能够顺利进行吻合。

由于腹腔镜手术的微创特性，对于老年人、高危、合并其他重要器官功能不全的患者可以采用腹腔镜下（或手助腹腔镜下）直肠癌切除术。患者痛苦少，无明显并发症。特别适合于尚未穿透肠壁，周围无广泛转移，不需要广泛清扫的直肠肿瘤。

但是，最近来自日本的个案报道：老年腹腔镜直肠切除患者术中发生急性心肌梗死导致死亡。推测气腹和头低位是诱发因素。应当引起重视。

5. 手术后处理

针对老年人的特点，手术后应着重对呼吸系统、心血管系统、泌尿系统进行有针对性的处理，如定期翻身拍背、鼓励咳痰，雾化吸入，必要时导管吸痰。手术根据中心静脉压测定值指导输液，以防止过量输液导致肺水肿、心衰。骶前引流管一般于进食排便后引流管无异常发现时拔出，以防肠瘘。

(二) 辅助化疗

老年人直肠癌化疗应较谨慎，通常10天内有病毒感染、急性感染、严重营养不良、呕吐以及电解质紊乱，白细胞计数少于3500/mm^{3}或血小板计数少于8万/mm^3，肝肾功能异常，曾行腰椎、骨盆放疗者，不宜行化疗。

3. 辅助化疗的方法见第二十六章

(三) 辅助放疗

从年龄上看75岁以上的老年人接受放射治疗的比率较小。研究发现75岁以下的患者的死亡情况有了明显的改善，这一改善的原因与手术前放疗替代手术后放疗、全系膜切除技术的应用、及外科医师队伍的专业化有关。

六、预后

尽管老年人结直肠癌一般分化程度较高，病程进展较慢，但是因为老年人反应迟钝，就诊时间晚，故晚期病例多见。加之老年患者并存疾病较多，使得根治性切除率相应较少，也造成老年人的围手术期死亡率高于其他年龄组。为此，有报道老年患者的治疗效果较差 的案例(与30～60岁年龄组比较)。

（卫生部中日友好医院 王文跃）

第六节 直肠癌肝转移的治疗

肝转移是直肠癌主要的死亡原因之一，约有50%的结直肠癌最终发生肝转移。同时性肝转移约占15%～25%，异时性肝转移为25%左右。未经治疗的肝转移癌中位生存时间为5～9个月。20%～35%的患者转移局限在肝脏。在原发肿瘤切除以后出现转移的患者中，近半数的患者局限在肝脏。

肝转移一直被认为是直肠癌的晚期表现，手术并非有效的治疗方法，可以采用支持治疗或化疗，但疗效令人失望。近年来直肠癌肝转移的治疗观点发生了重大变化，手术治疗的作用越来越重要，同时，化疗效果不断提高，患者的生存有了重大改观。

全身化疗不仅可以延长生存，而且可以提高生活质量，化疗已经成为直肠癌肝转移的标准治疗方法。近年来出现了以伊立替康和奥沙利铂为代表的新药，这些药物的出现确立了化疗在直肠癌肝转移治疗中的地位。同时，包括经肝动脉、门静脉和腹腔化疗在内的新用药途径被深入研究，有望近一步提高疗效。尽管单独化疗不能治愈疾病，但是化疗可以使患者的中位生存期延长到12个月以上，甚至达到18个月以上。

手术切除被认为是唯一的可能治愈的方法。结合术前或术后化疗，可以进一步延长生存时间，或将不能切除的病灶变得可以切除。直肠癌肝转移的治疗已经成为一种综合治疗技术。化疗可以使不能手术切除的肝转移病灶变得可以切除，而且强效化疗药物的出现降低了手术后的复发可能。不仅如此，随着化疗药物的发展，手术治疗肝转移的适应证也不断扩展，以往被认为不能手术的病例现在变得可以切除，甚至切除以后复发的患者再次手术切除也逐渐被认为可以有效地延长生存时间，对某些病例甚至可以治愈疾病。

一、化疗

(一) 以CPT-11为基础的化疗

对5-Fu化疗无效病例，CPT-11 (开普拓) 的Ⅱ期临床试验资料显示有效率达到13.3%～21.7%。Ⅲ期临床试验的资料也证实了CPT-11的有效性，在一项279例5-Fu/CF化疗无效病例中，患者分别接受350mg/m^{2}的CPT-11化疗或支持治疗，两组患者的1年生存率分别为36%和13% ($P = 0.001$)。另外一项267例患者参加的Ⅲ期临床试验中，患者随机接受CPT-11 (350mg/m^2)

或5-Fu/CF化疗，两组患者的1年生存分别为45%和32%（$P = 0.03$），中位生存时间分别为10.8和8.5个月。因此对于5-Fu治疗失败的患者，CPT-11治疗是有效的。进一步设想，CPT-11与5-Fu/CF联合是否可以进一步提高疗效？De Gramont比较了CPT-11/5-Fu/CF、5-Fu/CF、CPT-11三种化疗方案的疗效，三组的中位生存期分别为14.8、12.6和12个月。另一项比较研究同样证实了CPT-11/5-Fu/CF对5-Fu/CF比较的优势，两组病例的中位生存期分别为17.4和14.1个月(见表29-1，2)[616~617]。

(二) 以奥沙利铂为基础的化疗

奥沙利铂(oxaliplatin)对转移性结直肠癌的治疗作用有系列的深入研究，这就是著名的FOLFOX 1-7方案(表29-3)。在这些研究中，其中有5个方案作为转移性结直肠癌的二线治疗。与传统的5-Fu/CF方案比较，疗效有明显提高。总的来说，在以上6个方案中，病例数相对较少，大宗病例的研究进一步证实了FOLFOX方案的效果。821例经IFL (CPT-11/5-Fu/CF)治疗失败的病例，进一步接受FOLFOX4、奥沙利铂单药或5-Fu/CF二线治疗。三组患者的客观有效率分别为9.9%、1.3%、0；疾病无进展间隔时间分别为4.6个月、1.6个月和2.7个月。

(三)卡培他滨

有关卡培他滨(Xeloda，希罗达)单药应用的文献很多，但是多数是小样本的研究，可信度不高。大宗病例的Ⅲ期临床试验主要有2个[622~623]。这两个试验都证实了卡培他滨优于5-Fu/CF。Twelvs研究方案中，卡培他滨的剂量是每天2500mg/m^2，分两次口服。两者患者在疾病无进展期方面是相似的，但是卡培他滨组有效率高于5-Fu/CF组，这种差异有统计意义。就生活质量方面而言，卡培他滨组明显优于5-Fu/CF组。同样的结论也在Hoff的研究中得到证实[624]（见表29-4)。

卡培他滨与其他药物的联合应用可以进一步提高疗效，这为转移性结直肠癌的治疗提供了新的途径和希望。基于以往的化疗方案，出现了卡培他滨可以与伊立替康或奥沙利铂联合治疗方案。综合多数文献，这些方案的有效性得到了证实，有效率达到37.5% ~ 71%。用卡培他滨替代5-Fu，是否会进一步提高疗效？这仍然需要前瞻性的随机资料来证实。

二、手术治疗

手术是唯一可能治愈的手段。50年前，Lortat-Jacob首次进行了肝转移灶病例的肝右叶切除手术。随着外科技术和技巧的发展，肝转移癌已经成为肝切除手术的常见适应证，已经有许多大宗病例的研究报道，肝转移性癌切除手术的死亡率在5%以下。25% ~ 30%的手术病例可以存活5年以上，而未手术病例鲜有活过3年者。目前，外科医生越来越激进，开始是仅仅对孤立的小转移灶进行手术，渐渐地，手术适应证扩大到大肿瘤、单叶的多发肿瘤、多叶的肿瘤、甚至合并肝外转移的病例。只要能彻底手术切除，一些病例甚至可以进行再次手术切除。肝移植仍然是结直肠癌肝转移的手术禁忌证，因为免疫抑制药物将增加肿瘤复发的机会[625~629]。

(一) 手术适应证

1. 转移灶的数目和分布

一般认为，肝转移灶的数量在3个以下、直径小于5cm是切除手术的适应证。实际上，多数患者无法达到以上要求，适合手术的病例不超过1/10。在某些多因素分析研究中，所切除的转移病灶数量是一个明显的预后因素，然而这并没有得到其他研究的证实。从最近的文献分析，1 ~ 3个不同转移灶的病例在生存方面并没有差异。Scheele[630]曾经报道5个转移病灶在完全手术切除以后仍然可以生存5年以上。也就是说是否适合手术，不应该是转移灶数量，而应该考虑肿

表29-1　CPT-11作为二线药物治疗转移性结直肠癌的Ⅲ期临床试验

研究者	病例数	方案	1年生存率(%)	中位生存期(月)
Cunningham[611]	279	CPT-11+支持治疗	36	N/A
		支持治疗	13	
Rougier[612]	267	CPT-11	45	10.8
		5-Fu (de Gramont region)	32	8.5

表 29-2　CPT-11 联合一线用药治疗转移性结直肠癌的Ⅲ期临床试验

研究者	病例数	方案	有效率 (%)	有效持续时间 (月)	中位生存期 (月)
Saltz[614]	683	A组	39	7.0	14.8
		CPT-11　125mg/m^2 Ⅳ			
		5-Fu　500mg/m^2 Ⅳ			
		CF　20mg/m^2 Ⅳ			
		每 6 周为一周期，			
		每周一次用药，			
		连续 4 周			
		B 组	21	4.3	12.6
		5-Fu　425mg/m^2 Ⅳ			
		CF　20mg/m^2 Ⅳ			
		每 4 周为一周期，d1~5			
		C 组	21	4.2	12.0
		CPT-11　125mg/m^2 Ⅳ			
		每 6 周为一周期，			
		每周一次用药，			
		连续 4 周	P = 0.01	P = 0.04	P = 0.4
Douillard[615]	387	A 组	49	6.7	17.4
		CPT-11　80mg/m^2 Ⅳ			
		5-Fu　2.3g/m^2 CI 24h			
		CF　500mg/m^2 Ⅳ			
		每周用药一次			
		CPT-11　180mg/m^2 Ⅳ			
		5-Fu　400mg/m^2 Ⅳ，600mg/m^2 CI 24h			
		CF　200mg/m^2 Ⅳ			
		每 2 周用药一次			
		B 组	31	4.4	14.1
		5-Fu　2.3g/m^2 CI 24h			
		CF　500mg/m^2 Ⅳ			
		每周用药一次			
		5-Fu　400mg/m^2 Ⅳ，600mg/m^2 CI 24h			
		CF　200mg/m^2 Ⅳ			
		每 2 周用药一次	$p < 0.01$	p = 0.01	p = 0.31

CI：持续静脉注射；Ⅳ：静脉注射

瘤的分布是否可以做到完全切除。因此转移灶的数目不应该作为手术的绝对禁忌证。多数的研究报告认为，转移灶分布一叶还是全肝并不影响预后。因此只要肝功能许可，切除 3 个以上的转移灶是可行的。这特别适合于大小相似的转移病灶分布在一叶，手术后无病灶残留者。

肝转移灶的手术切除要求有一定的正常组织边界，简单的“挖除”手术复发率很高。而且不规则的肝切除有可能损伤邻近的大血管和胆管而导致肝功能衰竭，所以对小的、局限病灶主张行规则的肝段切除。多因素分析的结果显示，规则的肝切除有明显的预后优势，但是对于此结果同样存在争论。对于同时切除

表 29-3 以奥沙利铂为基础的化疗方案

研究者	病例数	方案	具体用法	有效率(%)	中位无进展生存期 / 总生存(月)	3/4 级毒性反应(%)
de Gramont[616] 1997	113	FOLFOX1 二线治疗	OX 130mg/m^2 每 2 轮用药 CF 500mg/m^2 2h d1 5-Fu 1.5~2.0g/m^2 CI 22h d1~2 每 2 周一轮	29.2	6/11	
de Gramont[617] 1997	46	FOLFOX2 二线治疗	OX 100mg/m^2 d1 CF 500mg/m^2 2h d1 5-Fu 1.5~2.0g/m^2 CI 22h d1~2 每 2 周一轮	46	7/17	神经毒性 9
Andre[618] 1998	30	FOLFOX3 二线治疗	OX 85mg/m^2 d1 CF 500mg/m^2 2h d1 5-Fu 1.5~2.0g/m^2 CI 22h d1~2 每 2 周一轮	20	26/57	神经毒性 9
de Gramont [619] 2000	420	FOLFOX4 一线治疗	OX 85mg/m^2 d1 CF 200mg/m^2 2h d1~2 5-Fu 400mg/m^2 IV d1~2 5-Fu 600mg/m^2 CI 22h d1~2 每 2 周一轮	49.5	9/16.2 6.2/14.7	神经毒性 18.2 粒细胞减少 41.7 腹泻 11.9
			CF 200mg/m^2 2h d1~2 5-Fu 400mg/m^2 IV d1~2 5-Fu 600mg/m^2 CI 22h d1~2 每 2 周一轮	28.6		
Maindrault-Goebel[620] 1999	60	FOLFOX6 二线治疗	OX 100mg/m^2 d1 CF 400mg/m^2 2h d1 5-Fu 400mg/m^2 IV d1 5-Fu 2.4~3.0g/m^2 CI 46h 每 2 周一轮	27	5.3/10.8	神经毒性 0 粒细胞减少 5.3 腹泻 5.3
Maindrault-Goebel[621] 2001	48	FOLFOX7 二线治疗	OX 130mg/m^2 d1 CF 400mg/m^2 2h d1 5-Fu 400mg/m^2 IV d1 5-Fu 2.4g/m^2 CI 46h 每 2 周一轮	42	6/16.1	神经毒性 16 粒细胞减少 24 腹泻 7 总 46

多个转移灶者，所有病灶都需要有足够的切缘。对于非解剖边缘切除的大病灶可能有难度[631~633]。

2. 手术切缘

多数文献认为手术切缘必须达到10mm。能否达到这个标准，患者将在生存时间方面存在显著差别，不足10mm者预后不良。根据Hughes[634]的资料，显微镜下10mm以上切缘病例，5年生存率为45%；而切缘小于10mm者，5年生存率为23%，因为很多资料缺乏切缘情况的记录，以上差异没有统计上的显著性。但是近年来的研究对以上要求提出了质疑，严格按照以上标准进行切除在很多情况下是不适合的。一些研究认为切除边缘在10mm以上、10mm、0 ~ 9mm者在生存

表 29-4 卡培他滨对结直肠癌的化疗

研究者	病例数	方案	有效率(%)	P 值
Twelvs[623]	602	5-Fu/CF	17.9	0.013
		卡培他滨	26.6	
Hoff[624]	605	5-Fu/CF	15.5	0.005
		卡培他滨	24.8	

率方面没有显著性差异。最近有人提出2mm的切缘可能已经足够，但是同样在很多情况下，无法满足这个要求。例如靠近主干大血管的病灶，切除边缘可能是0。但是必须记住切缘真正的阴性是肝转移病灶手术的基本要求。需要注意的是：在手术中外科医生判断切缘已经足够，而病理科医生需在显微镜下报告为阳性。所以只要情况允许，手术中至少应该在“预计”的阴性切缘外再切除 2 ~ 4mm 的肝组织[635~637]。

3. 转移灶的大小

小的转移灶理所当然的预后比大转移灶好。但是大的转移灶仍然有可能从手术中获益。转移灶的大小是病程的一个体现。病灶越大存在的时间越长，大小不同的转移灶是不同时间癌细胞在肝脏内扩散的结果。超过 5cm 的转移灶在手术切除以后明显不及小病灶，提示大肿瘤对生存的影响。在这种情况下，可能需要进行扩大切除，是否行这种手术有肿瘤的大小和转移灶的数量决定。特殊情况下，某些大病灶的预后可能很好。

4. 可能的手术禁忌证

尽管如此，肝转移灶的切除仍然是有禁忌证的。存在肝门淋巴结的转移是一个重要方面。在 126 例进行彻底切除的病例中，28% 存在肝门淋巴结转移。无肝十二指肠韧带淋巴结转移者的 3 年和 5 年生存率分别为 48% 和 22%，而存在转移者分别为 3% 和 0。近来法国的1200例研究显示肝门淋巴结转移者5年生存率为 12%。提示对于肝门淋巴结转移的患者，进行转移灶切除，仍然有可能获益。但这一结论没有被广泛接受[638]。

肝外转移灶的存在显著降低长期生存。所以肝外转移被认为是手术禁忌证。但是在某些情况下，手术切除可能是必要的姑息治疗手段，如腹腔内肿瘤复发导致的肠梗阻等情况。在以下情况时，可考虑手术治疗：肿瘤直接侵犯膈肌，容易切除的肺转移，如果冰冻切片是阴性的，则手术切除的生存效果与非肝外转移相同。最近的资料显示，如果结直肠癌的肺转移切除后 35% 的患者可以存活 5 年以上[639]。

5. 再次手术切除的问题

在肝转移病灶被切除以后，最终将有65%的患者将出现转移。出现另一叶转移者占1/3。其中约20%仅仅局限在肝脏，所以有可能进行再次手术。只要患者的全身状况允许，再次甚至多次手术切除是可行的。在一项290例再次切除手术中，5年生存率26%，中位生存期为30个月。如上所述，复发间隔期越长，预后越好。再次手术通常比初次手术困难，因为粘连严重或因为肝脏功能或结构导致出现困难。但是文献报告的再次手术并发症和死亡率与初次切除手术相似。与初次手术一样，存在肝外疾病和切缘问题者预后不良。

(二) 影响预后的因素

1. 原发肿瘤的部位

有文献研究认为原发肿瘤的部位是一个独立的预后因素。Rougier[640]认为右半结肠的原发肿瘤预后不及左半结肠和直肠。Younes[641]分析右半结肠癌的肝转移的特点时证明了这一点。尽管 Jatzko[642]认为直肠癌预后不及结肠，右半结肠的肿瘤分期很晚或直肠的复发率高，但是在绝大多数的研究中，原发肿瘤的部位对于进行肝转移灶切除的生存时间没有影响。

2. 原发肿瘤的分级分期

曾经有文献报告高分级的原发肿瘤预后不及低分级肿瘤。但是绝大多数的文献认为，原发肿瘤的分级并非是一个肝转移灶切除以后的独立预后因素。切除手术后，预后与原发肿瘤分期的关系同样存在争论。多数的文献认为原发肿瘤分期早，切除病灶后预后好。这方面同样有文献认为转移灶切除的预后与原发肿瘤的分期关系不大。也就是说，虽然原发肿瘤的分期与分级可能与预后相关，但并非一个强烈的预后因素。

3. CEA

有文献认为肿瘤标志的水平是一个肝转移灶切除以后的独立预后因素。一项基于 1568 例肝转移灶切除的研究进行单因素和多因素分析，结果显示：患者的 2 年和 5 年生存情况与转移灶的大小、数量、原发肿瘤的分期、无病生存期、切除边缘和肿瘤标志水平有关[638]。

4. 同时性转移还是异时性转移

异时性肝转移预后明显好于同时性转移，提示同时性转移者肿瘤的恶性程度很高。但是经过1800例多中心的回顾性研究显示，同时性或异时性转移灶在手术切除以后在生存期方面并没有显著性差异。其他的研究也未能证实，同时性或异时性转移在手术切除以后在生存时间方面存在显著性差异。所以在这方面仍然是存在争论的[639~644]。

5. 年龄

年龄可能是一个影响手术后患者生存的因素，但是这种关系并不明确。年龄本身并非手术的禁忌证。高龄患者手术后生存的降低，多因为合并症的存在，及其所带来的并发症。65岁以上患者，转移灶切除以后5年生存率仍然达到20%。不应该单纯因为年龄因素将患者排除在手术适应证以外，即使存在合并症，只要患者的一般状况许可，仍然应该积极手术治疗。

6. 总结

患者能否接受手术以及手术切除范围取决于患者状态、肿瘤的分期和肝功能。手术适应证是：手术切除全部病灶同时并能保证有足够的正常切缘，术后能保留足够的残留肝以确保术后不会出现肝功能衰竭，患者肝外转移病灶可同时切除。术前要进行严格的检查，以确定患者是否能够承受手术治疗，明确转移病灶的数量以及解剖位置，明确原发肿瘤的状况，排除同时伴有肝外病灶不可切除的患者。患者的一般情况应足以承受全麻和可能出现的术中出血。对于绝对禁忌证还没有定论，一般认为是有无法控制的原发病灶、广泛的肝转移所剩余肝脏的在切除以后不能维持正常的肝功能。多数学者认可，切除正常肝脏的70%是可以耐受的，需要注意的是指正常肝脏，而非硬化的肝脏。相对禁忌证包括手术困难的部位，如尾状叶或侵犯下腔静脉者。肿瘤侵犯门静脉同样限制了手术的可行性。双叶转移或大转移灶是相对禁忌证。总之，只要存在手术的可能就应该积极手术治疗，因为切除手术是唯一能够可能的治愈方法[644~649]。

三、其他治疗方法

(一) 经肝动脉化疗

经肝动脉化疗是基于以下理由：肝脏有双重血供，而直径超过1mm的肿瘤主要由肝动脉供应。经肝动脉给药，药物主要被肝脏摄取，周围血液的药物浓度低，因而可以提高对于肝脏局部治疗或预防的作用，同时降低毒副作用。基于Kemeny[650]的研究，单纯存在肝转移的病例，经肝动脉使用FUDR的效果比外周静脉用5-Fu效果好。Meta分析显示这种治疗方案比后者平均提高生存4个月。

经肝动脉化疗也存在局限性，只有肝脏获得了足够浓度的药物，而血液中的药物浓度并不高，其他部位转移灶效果很差。治疗1年后50%～70%的病例出现了其他部位的转移，而且多数是少见部位，如皮肤、脑、骨、肾上腺。因此有人提出将经肝动脉化疗和全身化疗结合应用来治疗肝转移和预防肝外的转移。Lorenz[649]证实结合全身化疗可以延长疾病进展期和总生存期。另一项研究证实经肝动脉化疗联合全身化疗后虽然总的肝转移有效率和生存期不改变，但是肝外疾病进展有所减少。另一项结合FCF全身化疗的研究证实，客观有效率为60%，疾病无进展期9个月，中位生存期18个月。经肝动脉化疗的另一个限制是胆道毒性，风险随着剂量和化疗时间的延长而增加。Rougier[648]观察到FUDR经肝动脉化疗1年后，35%的患者出现肝炎，25%出现胆道硬化。另外两个研究作为肝转移灶切除以后辅助治疗的作用，在肝转移灶切除以后经肝动脉FCF (5-Fu加甲酰四氢叶酸钙) 方案化疗，与单纯手术切除比较，没有明显受益，但副作用明显增加。总体说来，经肝动脉化疗在治疗方面没有满意的效果。

(二) 射频消融

BUS或腹腔镜引导下的射频消融 (radio frequence, RFA) 是不能手术切除的肝转移灶治疗的重要方法，文献报告有效率在70%左右。射频所用的针很细，对肝脏的损伤很小，其并发症的发生率小于10%。到目前为止，射频治疗主要用于不能切除肝转移的治疗。射频治疗可以结合手术或单独用于治疗，在这些病例中，手术切除主要转移灶，其他的转移灶采用射频消融。用这种方法，文献报告1年、2年的生存率分别为80%和60%。有人认为这种方法比单独采用化疗效果好，后者的1年、2年生存率分别为60%和30%。尽管有不少资料显示了其疗效，但是这种局部消融方法对肝转移的确切作用仍然是不明确的。与化疗相比，射频消融在文献中报告的良好效果可能是因为病例选择方面的偏倚造成的。美国FDA在2001年批准了此项技术用于不能手术的肝肿瘤的姑息治疗[651~652]。

近年来分子靶向药物的出现，如Bevacizumab (抗VEGF单抗)、Cetuximab (抗EGFR单抗) 与伊立替康为主方案合用使进展期转移性结直肠癌的中位生存期达到20个月。其他，诸如喜树碱等一系列药物在结直肠癌肝转移中的应用。也显示了初步的良好效果，但仍有待于进一步证实。

（北京大学临床肿瘤学院 北京肿瘤医院 季加孚）

第七节 多原发结直肠癌

多原发结直肠癌（multiple primary colorectal carcinoma, MPCC）是指一个体同时或先后发生两个或两个以上的原发性结直肠癌，是结直肠癌的一种特殊临床病理类型，它分为同时多原发结直肠癌（synchronous carcinoma, SC）和异时多原发结直肠癌（metachronous carcinoma, MC）。一般认为结直肠癌的预后要好于其他消化道器官的癌症，随着结直肠癌发病率的增高及术后生存期的延长，多原发结直肠癌的病例亦见增多。

一、诊断标准

多原发恶性肿瘤的诊断标准目前国际上通常采用1932年Warren及Gates所制订的标准：①每个肿瘤必须是恶性；②每个肿瘤具有独特的病理形态；③必须排除其互为转移性。这是多原发恶性肿瘤的诊断标准总则，对任何不同脏器组合排列方式的恶性肿瘤都具有适用价值。但是对于成对器官如乳腺、肺等以及像结直肠这样有相当长度的连续性脏器则有其更为严谨的诊断标准细则。

早在1880年Czerny首先报道了多发性结直肠癌，但直到1958年Moertel才对多原发结直肠癌包括同时性及异时性结直肠癌的诊断作了较为具体的阐述，提出了当前通用的多原发结直肠癌诊断标准：①每个癌灶经病理检查证实为恶性。②癌灶间有正常肠粘膜的肠壁间隔（一般以≥5cm为限）。③癌与正常粘膜间应有异型细胞及异型腺体所构成的移行带。④每个癌灶均为浸润癌（即除外原位癌）。⑤需除外一癌灶系另一癌灶的转移或复发。⑥不包括家族性腺瘤病或溃疡性结肠炎患者中的多原发癌。⑦在不同结直肠部位同时或诊断相距不足6个月发生两个以上的癌称为同时多原发结直肠癌；两癌诊断相距6个月以上，癌灶距首发癌切除术后的吻合口5cm以上且吻合口正常者称为异时多原发结直肠癌。

二、发病情况

多原发结直肠癌在临床上虽已较常见，但目前尚无精确统计。同时和异时多原发结直肠癌的发病率报道分别在2%～8.1%和0.6%～10.6%之间，如此之大的结果差异可能由多种原因造成，定义中首发癌后第二癌诊断归属的临界时间各报道不完全一致，从6个月到3年不等；此外，病例年龄组、数量、观察期限和随访时间的长短都将影响最终结果。Bulow等随访501例40岁以下结直肠癌患者长达41年，在前10年仅12例发生异时结直肠癌，此后陆续又有32例发生异时结直肠癌（总发病率8.8%）。另外一组14年内141,945例经组织学证实的原发结直肠癌患者平均被随访4.72年，同时和异时多原发结直肠癌分别诊断出3,402（2.4%）例和1,526（1.1%）例。有资料显示多原发结直肠癌的发生呈现上升之势。

多原发结直肠癌的发病年龄与单发癌发病年龄多数报道无区别，甚至在肿瘤大小、分化程度和生长部位上同单发癌亦无区别。但有发现同时多原发结直肠癌比单发结肠癌或异时多原发结直肠癌首发癌患者要年长，且男性比例偏高，比单发癌更频繁发生远位转移。

异时原发结直肠癌与首发癌诊断的时间间隔长短不一，变化较大。报道显示2年之内发生的早期异时多原发结直肠癌可达40%，但有学者认为早期异时多原发结直肠癌是忽略了的同时多原发结直肠癌。异时多原发结直肠癌的间隔可达首发癌后的41年，中位间隔是9年。北京大学肿瘤医院1999年的统计结果显示55%异时原发结直肠癌于首发癌切除后的3年内发生，41%于8年后发生，最长者达20年，因此术后早期（3年内）的检查尤显重要。

三、发病因素

结直肠癌的真正病因尚不明确，多原发结直肠癌的形成病因更为复杂，至今仍在研究探讨之中。但已知其发生与下列因素有一定关系。

（一）遗传因素

遗传性非息肉病性结直肠癌患者易发生本病，其家族成员中可有20%的发生率，常表现为同时多原发结直肠癌。

(二) 结直肠腺瘤癌变

结直肠腺瘤与多原发结直肠癌发生有着极其密切的关系，在结直肠癌形成与演变过程中，腺瘤-腺癌顺序已为多数病理及临床工作者所熟知。

(三) 术后化疗

术后化疗易引起该病，结直肠首发癌切除术后，为提高5年生存率，防止转移和复发，多数患者术后常规进行化疗。但化疗药物本身也是致癌物质，可抑制身体细胞免疫，因此化疗后有可能引起多原发结直肠癌，特别是烷化剂、PCB (甲基苄肼) 等药物与放疗合用后，这已为动物实验及临床研究所证实。

(四) 机体免疫机能降低

免疫功能测定提示，多原发癌患者T及B淋巴细胞和补体C均较正常者低，这是癌症患者机体免疫监视系统遭受抑制所造成的。结直肠发生第一癌后，荷瘤机体及手术、放疗、化疗等可进一步摧毁机体的免疫机能，使易患性增加，在致癌因素的作用下，更容易发生新的结直肠肿瘤。

(五) 残留结肠内胆盐浓度升高所致

右半结肠癌切除了盲肠和部分回肠，胆盐不能重吸收回到肝脏而大量从肠道排出，胆盐的肠肝循环受到破坏，一方面使胆汁中胆盐浓度下降，胆盐和磷脂所形成的微胶粒就会不足，进而影响胆固醇的溶解度，其结果是胆固醇呈过饱和状态而析出结晶形成胆固醇结石；另一方面血中胆盐减少而结直肠内胆盐浓度升高，这些因素作用于残留的结肠和直肠，使异时多原发结直肠癌发生的频度增高。

四、好发部位与病理组织类型

多原发结直肠癌可发生于结直肠任何部位，但有明显的部位分布趋向性，以直肠发生率最高，其次为盲肠、升结肠及乙状结肠。而病理组织类型与单发癌相似，即以腺癌为主，其他类型少见。

五、诊断

(一) 术前探测诊断

同时多原发结直肠癌的术前探测诊断不仅有助于制定一个适当的外科战略，还将使随访计划更趋于合理。首先对结直肠癌要有高度的警惕性，对所有结直肠癌患者及时给予钡灌肠造影或/和纤维结肠镜检查，有助于同时多原发结直肠癌的检出。钡灌肠造影易受肠内粪便、气体重叠等影响有较大局限性，特别对于直径小于1cm的癌灶与息肉容易漏诊。纤维结肠镜能直视结肠腔，对于结肠内的息肉和较小的癌灶均可发现，但纤维结肠镜检查也有一定局限性：①对于结肠肝区、脾区、乙状结肠肠袢迂曲如操作不熟练、不仔细，容易造成漏诊；②较大癌肿引起肠腔狭窄时纤维结肠镜不易通过，可能漏诊结肠狭窄近侧癌灶；③腺瘤癌变早期的活组织病理检查易出现假阴性结果。然而钡灌肠造影和纤维结肠镜检查同时应用能够相互补充、取长补短，提高诊断的阳性率，是目前检查、诊断多原发结直肠疾病的最常用手段，必要时辅以B型超声、CT扫描、血清CEA检查、便潜血检查和便潜白蛋白检查等从而有助于提高术前同时多原发结直肠癌的确诊率。

(二) 补漏手段

术中仔细探查或加以术中结肠镜检查，再辅以术后剖开标本和术中冰冻切片是补漏的一个重要手段，对于提高同时多原发结直肠癌确诊率非常重要。由于术前钡灌肠、纤维结肠镜检查还有可能漏诊多原发结直肠癌，特别是对于肠腔狭窄术前近端结肠无法进入者，因此必须术中从回盲部开始仔细探查直至直肠。纵然小心触摸、认真辨别，仍有可能遗漏小的癌灶与息肉。因此必要时可行术中经结肠切口结肠镜检查，尤其适于较小的癌肿和肥胖患者。在结直肠癌手术结束前，将取下标本剖开检查视为常规。

(三) 术后定期复查及随访

研究表明严格的术后复查和随访对早期诊断肿瘤复发和多原发结直肠癌具有重要意义。据报道异时多原发结直肠癌在术后3年内发生者可高达82%，因此术后3年内的复查尤显重要。首先应仔细询问病史，注意发现阳性体征，尤其不能忽略直肠指检；其次应检查CEA，CEA虽然特异性不是很高，但其持续升高仍具重要参考意义；其次是纤维结肠镜和钡灌肠的检查，前两项3年内应每3个月检查一次，之后每半年一次，肠镜和灌肠3年内应半年各查一次或交替进行，之后逐渐延长间隔时间。有研究表明部分非家族性结直肠癌显示微卫星不稳定(microsatellite instability, MSI)阳性，统计显示MSI阳性组异时多原发结直肠癌的发生率显著高于MSI阴性组，统计分析表明MSI和腺瘤共存是异时多原发结直肠癌发生的显著独立性危险因素。更多的研究表明肿瘤的MSI分析和微卫星点的复制错误检测或许有助于探测末端结肠和直肠散发癌中异时多原发结直肠癌的发生。另有研究发现产生异时多原发结直肠癌的显著危险因素是初次手术时同时存在的腺瘤或癌以及存在复发异时腺瘤。因此，MSI阳性和有腺瘤共存的结直肠癌患者应当给予更严格的监视。

(四) 漏误诊原因及其对策

多原发结直肠癌因漏误诊而延误治疗及预后不良者时有发生。究其原因主要有：①对多原发结直肠癌认识不足，仅满足于一个癌灶的诊断，而遗漏了另一个原发癌；②因远段癌灶过大或为浸润性癌，导致肠腔狭窄堵塞，或患者病情危重，影响或不能进行术前钡灌肠及结肠镜检查；③忽视“一指三检查”(即直肠指诊、乙状结肠镜检查、纤维结肠镜检查及钡灌肠检查)；④检查前肠道准备不佳，影响了检查效果；⑤术中探查结直肠不全面、不细致，或方法不正确等影响了探查效果；⑥术前病理取材不当或因技术因素而出现假阴性；⑦术中未对切除之标本进行大体肉眼检查；⑧患者第一癌切除术后又出现腹痛、腹胀、血便、腹部包块等，被误认为是肠梗阻或“癌复发”，而忽视了多原发结直肠癌的存在。因此，只要对上述原因加以防范，就可提高多原发结直肠癌的诊断率，减少漏误诊现象的发生。

六、治疗

多原发结直肠癌不同于结直肠癌的转移、复发或晚期癌，其预后相对较好，应采取积极治疗措施。手术切除是治疗首选，切除范围应根据癌肿部位、范围、间距、病理类型、Dukes分期、伴发腺瘤的部位及数量、有无并发症、有否家族遗传史、患者的全身状况、肿瘤能否根治切除及术后的生活质量等因素综合考虑选择术式。对于异时多原发结直肠癌，一经确诊，凡具备根治性切除条件者，均应实行规范的结直肠癌根治切除术。同时多原发结直肠癌的情况相对较为复杂，如肿瘤位于同一根治切除肠段，可按常规行规范化的根治术；如两肿瘤位于相邻肠段，可按根治性切除原则，扩大切除范围；位于不同肠段的肿瘤，可行两个肠段的根治性切除术或次全结肠切除术，对伴有散在、多发腺瘤或有家族遗传史或分别位于左半和右半结肠的同时多原发结直肠癌，如身体条件许可，以根治性结肠次全切除术为佳，一则治疗彻底效果好，二则手术合并症少。

其他治疗如化学治疗、放射治疗等与单发癌相同。

七、预后

一般来讲，多原发结直肠癌发展缓慢，预后较好。有报告称其5年生存率与单发癌无显著性差异，分别是：同时多原发结直肠癌为60%，异时多原发结直肠癌为62%，单发癌为54%。其他有多篇报道与此有相似结论，甚至按Dukes分期比较，5年生存率亦相似。但也有报告认为生长于直肠的第二癌预后比同位置同分期的单发癌预后差，且仅仅发现第二癌的分期影响异时多原发结直肠癌的预后。当然还有更糟糕的结果报告，全部多原发结直肠癌未修正的5年生存率仅为21%。北京大学肿瘤医院1999年的统计结果显示同时和异时多原发结直肠癌首发癌根治术后的5年生存率分别为71%、73%，10年生存率分别为53%、63%，均无显著性差异，二次癌术后的5年生存率尚达39%。因此通过完全术前检查、仔细术中探查和术后定期监查以求早期诊断，加之积极的根治切除和必要的化学治疗、放射治疗完全能够提高多原发结直肠癌的生存率。

(北京大学临床肿瘤学院 北京肿瘤医院 王宏志)

第三十章　其他直肠恶性肿瘤

第一节　直肠间质瘤

直肠的肿瘤即前面所述之直肠癌主要来源于粘膜上皮，而来源于间叶组织包括脂肪、肌肉、粘膜相关淋巴组织、血管内皮等的肿瘤相对少见。北京大学临床肿瘤学院总结1995年1月至2002年6月间入院的直肠间叶组织来源肿瘤共12例，占全部直肠肿瘤的2.1%，包括恶性神经鞘瘤、黑色素瘤、平滑肌瘤、平滑肌肉瘤等。我们进一步检查发现，其中大多数为直肠间质肿瘤。文献报告中也提到同样的问题，即原来被认为是平滑肌或血管来源的肿瘤最后被证实为间质瘤。

间质瘤这一概念的提出和接受有一定的过程和实际意义。所谓“间质瘤”，即笼统上所讲的胃肠道间质肿瘤 (gastrointestinal stromal tumors, GISTs)，统指原发于胃肠道和腹腔的间质细胞肿瘤，约占全部胃肠道肿瘤的1%。直肠间质瘤约占 GISTs 的 5%，占直肠间叶组织肿瘤的80% 左右。原来认为直肠非上皮性肿瘤种类繁多，来源复杂，对其诊治多依靠直接手术，术后缺乏有效的辅助治疗手段。近年发现占直肠间叶组织肿瘤绝大部分的 GISTs 特征性地表现为 CD117 (c-Kit) 染色阳性，从而可被肿瘤靶向药物格列卫 (Gleevec) 特异性地结合，抑制其功能，有 80% 的患者取得良好的临床效果，大大改变了其治疗策略[672]。

一、直肠间质瘤的发生机制

c-Kit是一种酪氨酸激酶跨膜受体蛋白，由位于染色体 4q11 ~ q12 的 c-Kit 前致癌基因编码，其配体为干细胞因子(stem cell factor，SCF)。SCF 与 c-Kit 在细胞膜外相互作用，使后者成为二聚体；同时 c-Kit 蛋白细胞内的酪氨酸残基在SCF作用下发生磷酸化，激活 c-Kit。该信号向下游传递，使细胞底物磷酸化，刺激细胞增殖，增强细胞存活能力。几乎所有的GISTs 都表达 c-Kit 蛋白，而且突变的 c-Kit 基因也多保留了表达 c-Kit 蛋白的特性[673~674]。

二、直肠间质瘤的临床特点

我们资料中直肠间质瘤患者男女性别差异不明显，年龄可在 27 ~ 69 岁，中位年龄在 59.5 岁。临床无特异性症状，早期表现为便血、直肠肿物、大便习惯改变，肿瘤增大后会出现大便形状改变，甚至侵犯周围组织出现会阴部疼痛不适。约近 1/ 3 的患者没有临床症状，这些患者多数是在做常规体格检查、内镜检查、影像学检查发现的。由于肿物多距离肛门较近 (2 ~ 9cm)，直肠指诊时多可触及肿物。因此，直肠指诊是一个不可忽视的检查方法。

直肠 GISTs 侵袭性较弱，故可生长到较大体积。本组中 1 例患者肿物直径超过 12 厘米，但仍然包膜完整，边界清楚，未侵犯临近脏器。文献报告10 % ~ 40 % 的肿块已浸润周围组织，因而切除后复发率很高，可达 40% ~ 80%。在切除肿瘤时，肿瘤包膜破裂容易造成种植。复发多发生在局部或肝脏，也发生在腹、盆腔、肺、纵隔等，淋巴结转移很少见[675~677]。

三、直肠间质瘤的影像学检查

目前直肠间质瘤的影像学检查方法很多，主要包括普通 X 线检查 (钡灌肠)、超声 (常规超声、腔内超声、超声造影)、纤维内镜、超声内镜、CT、MRI、选择性血管造影 (DSA) 及正电子发射断层扫描 (PET) 等。需要根据各种检查方法的特点和敏感性进行选择。

(一) 常规 X 线检查

常规X 线检查主要是钡灌肠检查。直肠间质瘤多呈膨胀性生长，向腔内外突出，表现为粘膜隆起，有时会有粘膜破坏和溃疡形成，发生坏死者会有窦道出现。影像学上主要表现为粘膜受压推移，肠腔狭窄，或呈现为充盈缺损，表面可有粘膜破坏或溃疡形成，偶见液气平面。

(二) CT 检查

CT平扫发现肿瘤多呈圆形或类圆形，少数呈不规则形。良性肿瘤多体积较小，密度均匀，边缘锐利，极少侵犯邻近器官，可有钙化表现。恶性者多大于 5cm，边界有时会不清楚，可与邻近器官粘连，有时呈分叶状，密度不均匀，肿瘤易出现坏死、囊变和出血而呈混杂密度(图 30-1)。增强扫描多呈均匀中度或明显强化，静脉期较为明显。较大肿瘤出现坏死、囊变者常表现为肿瘤周边实体强化明显。

(三) MRI 检查

间质瘤的MRI表现相对较为复杂。体积较小的良性肿瘤 T1 加权像信号可与肌肉相似，T2 加权像呈均匀等信号或稍高信号，边界清晰；体积较大者，可以由于瘤体内坏死、囊变和出血，而在 T1 或 T2 加权像均表现为不均一。需要视具体情况进行分析。

(四) 选择性血管造影检查

肿瘤较小时血管造影表现：肿瘤边界清楚，供血动脉稍增粗，肿瘤周围血管呈抱球状。肿瘤增大或为恶性时，供血动脉明显增粗，血管增多紊乱、中断，可呈乱发或蜘蛛网状，部分血管边缘模糊。有时肿瘤中心造影池明显，有时则血管减少或缺失，可能由于肿瘤中央坏死液化所致。

(五) PET

是目前在功能水平上检测肿瘤的最佳方法，能够显示肿瘤的活性程度，尤其在鉴别肿瘤良恶性方面颇有前景。国外有利用 PET 观察间质瘤治疗效果和发现转移病灶者，较为敏感。目前 PET 检查的费用较为昂贵，但颇有前景。

总之，上述影像检查手段对间质瘤而言并无特殊性。需要注意的是，在手术切除前判断切除可能性以 CT、MRI、超声为佳；而在治疗前后观察疗效则以CT、MRI、超声尤其是 PET 较好，一方面了解肿瘤负荷的变化，还可以了解肿瘤活性程度的损减与否。

四、直肠间质瘤的病理表现

直肠间质瘤的细胞形态分为梭形细胞型、上皮样细胞型和混合型。梭形细胞型最为多见，约占90% 以上。但是单纯从形态上无法区分直肠 GISTs 和平滑肌来源肿瘤、神经鞘瘤等。在个别情况下，上皮样细胞型间质瘤可与低分化腺癌混淆。要确定诊断，免疫组织化学检测是必需的[678]。

最具有诊断价值的是 CD117 表达阳性。CD117 阳性表达和光镜下的细胞特征是诊断 GISTs 最主要的依据。CD34 表达阳性对于诊断非常有益。仅极少数 CD117 阴性表达的肿瘤可以被诊断为 GISTs，此时多有 c-Kit 基因的突变或 PDGFR α 基因的改变。绝大多数的 GISTs 表达 Vimentin 和 CD34，也有部分呈肌源性或神经源性表达，表现为SMA、S-100等阳性表达。nestin 可呈阳性，阳性率也仅有 8 % ~ 12%，而平滑肌瘤和神经鞘瘤患者则呈阴性，很少表达desmin。本组中 Vimentin和CD34的阳性率分别为100%和83.3% (5/6)，2例S-100呈灶状阳性表达，4例NSE阳性，未见SMA 表达阳性者 (图30-2，3，4)。

GISTs 生物学行为的判断标准不一。但大多数学者认为 GISTs 并无真正良性，均有发生转移可能，但可区分为高度恶性、中度、低度恶性和极低度恶性。既

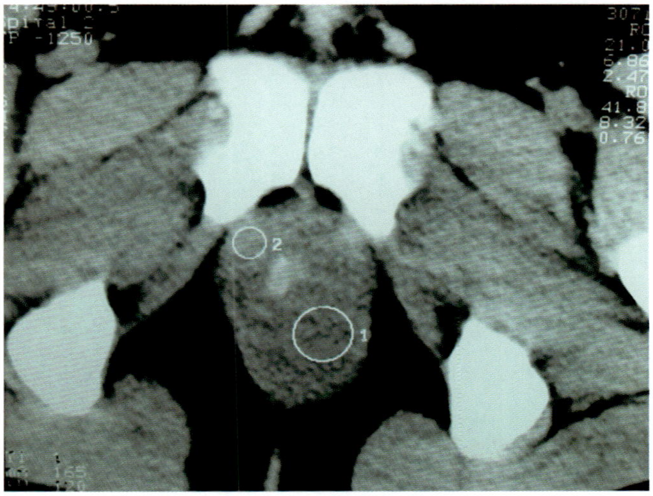

图 30-1　显示下段直肠左侧壁外生性占位，平扫密度不均匀

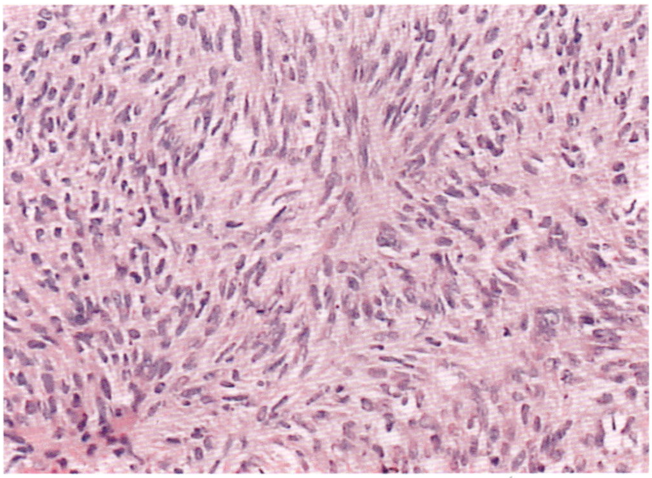

图 30-2　显示梭形肿瘤细胞成条束状排列，为直肠间质瘤最常见的细胞类型。

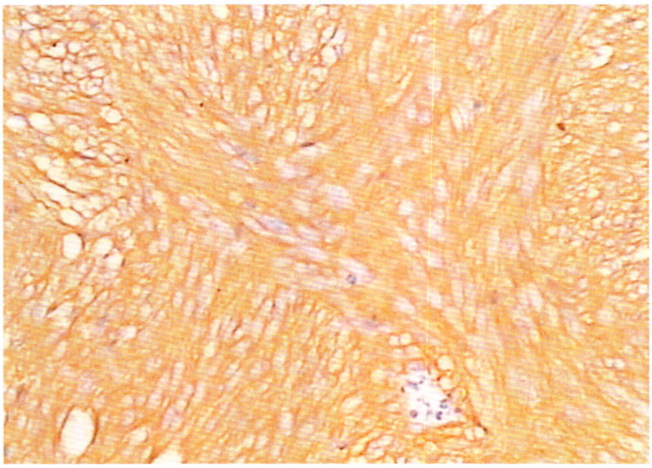

图 30-3 显示 CD117 阳性染色，主要在细胞胞浆

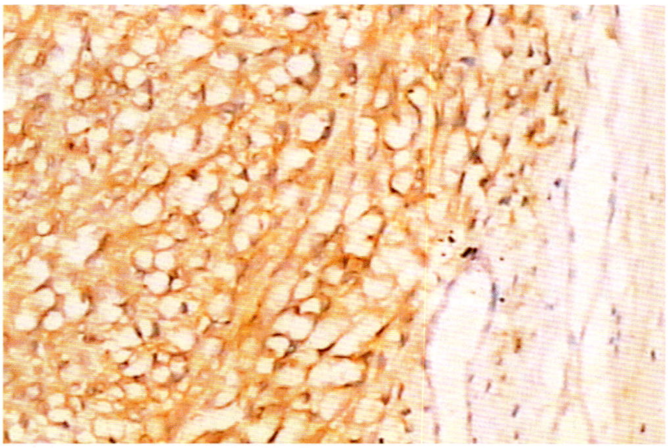

图 30-4 显示 CD34 阳性染色，主要位于细胞胞浆

往肿瘤直径超过 5 厘米、有新鲜的肿瘤坏死以及非手术造成的广泛出血、细胞成分丰富、细胞异型性明显以及分裂像多见者被认为是高度恶性。近来 Miettinen 认为仅肿瘤大小和有丝分裂像的数目有价值，而肿瘤坏死、多孔性、肿瘤血管分布等价值并不大，CD117染色强度亦无价值。但如果肿瘤周围组织存在 c-Kit 的基因突变，则高度恶性可能性大 (见表 30-1)。

表 30-1 胃肠道间质瘤恶性程度的分类

病变性质	核分裂像	肿瘤直径
高度恶性	＞ 10/50 HPF	任意
	任意	＞ 10 厘米
	＞ 5/50 HPF	＞ 5 厘米
中度恶性	＜ 5/50 HPF	5 ~ 10 厘米
	6 ~ 10/50 HPF	＜ 5 厘米
低度恶性	＜ 5/50 HPF	2 ~ 5 厘米
极低度恶性	＜ 5/50 HPF	＜ 2 厘米

五、直肠间质瘤的治疗

(一) 手术治疗

外科手术仍然是包括 GIST 在内的直肠间叶组织肿瘤最有效的治疗方法。特别是那些肿瘤局部转移的病例，手术切除可以得到较好的治疗效果。有些患者虽然肿瘤较大，但只要临床肛门指诊肿瘤可以推动即有较大的切除可能性。本组绝大多数患者接受了手术治疗。5例患者经肛门切除肿瘤；1例经骶骨入路切除肿瘤；2例接受腹会阴联合切除，其中1例因卵巢转移行双侧卵巢切除术；Dixon手术2例，分别同时行卵巢切除和阴道壁切除；改良 Bacon 术 1 例。

研究发现，切缘阳性或不能切除者中位生存期仅为9到12个月。肿瘤体积大、恶性程度高者即使完全切除也容易复发。肿瘤复发的中位时间约为7个月到2年，二次手术后则难免复发。以前对无法手术切除和手术后复发转移肿瘤无有效治疗手段。而目前格列卫在局部进展期间质瘤的应用往往能使肿瘤缩小，利于手术完整切除。我们有一例年轻患者，肿瘤距肛缘3厘米，肿瘤的直径为 5 厘米。该患者在口服格列卫 3 个月后，肿瘤直径明显缩小到2.5厘米，经肛门局部完整切除，随访18个月未见复发。文献报告服用格列卫的患者罕有完全缓解者。即便有效，肿瘤仍保持一定活性。因此，目前采用格列卫对间质瘤进行新辅助化疗的主要目的还是提高手术切除率[679]。

(二) 药物治疗

口服药物格列卫是一种酪氨酸受体抑制剂，能特异性结合c-Kit。临床研究发现其对直肠GIST有较好的疗效。在一项II期临床试验中，有效率超过80% (40.1% PR，41.5% SD)。北京大学临床肿瘤学院沈琳等报告30例胃肠道间质瘤患者采用格列卫治疗 (200 ~ 600mg/日) 的有效率为 58.3%。

格列卫治疗尚无统一剂量标准，400mg/日较安全且疗效肯定。有研究发现，在上述剂量无效或者进展的患者提高药物剂量，仍然可以显效。我国目前也在进行临床研究，剂量较欧洲研究剂量偏小，但疗效肯定。格列卫的常见副作用为水肿、恶心呕吐、腹痛、乏力、皮疹或皮肤潮红以及出血，多为轻、中度。总体看，该药安全性较好[680]。

(三) 其他治疗方法

直肠间质瘤出现肝转移后，可以考虑行选择性血管造影，血供丰富的肝转移灶可进行栓塞治疗。对原发肿瘤的介入治疗尚未见报告。

其他诸如放射治疗、免疫治疗尚无证据说明其有效性，临床一般不予采用。

六、直肠间质瘤的预后

由于直肠间质瘤本身发生率较低使其预后研究对象很少。本组中6例患者随访66个月的中位生存时间为23个月，但患者数目太少。多以整个胃肠道间质瘤的生存情况进行评价和估计，既往文献报告中位生存率为 31 个月。

目前认为有关间质瘤的预后因素包括诊断时的病期、肿瘤大小、核分裂像计数、外科手术、c-Kit和PDGFA的基因突变、是否使用格列卫以及使用方法等[681]。

（北京大学临床肿瘤学院 北京肿瘤医院　武爱文）

第二节　直肠肉瘤

一、发病率及致病因素

肉瘤是指来源于胚胎中胚层的一大类恶性肿瘤，可以分为骨肉瘤、Ewing's肉瘤、外周原始神经外胚层肿瘤及软组织肉瘤，其中软组织肉瘤最常见，在直肠中也是如此。肉瘤的常见发病部位为肢端 (59%)、躯干 (19%)、腹膜后 (15%) 及头颈部 (9%)，发生于直肠的肉瘤较少见。仅就消化道而言，肉瘤的常见部位依次为胃 (50%)、小肠 (30%)、结直肠 (15%)、食管 (5%)。发生于结直肠的肉瘤约占全部结直肠肿瘤的 0.1%[682~683]。

直肠肉瘤的病因与其他恶性肿瘤一样并不清楚，目前所知的有关因素包括：创伤、病毒感染、环境中的致癌剂、放射治疗、免疫缺陷及遗传因素等。但要确定真正的病因十分困难。外照射是比较明确的致病因素之一。有数据显示因为乳腺癌、宫颈癌、卵巢癌及淋巴系统肿瘤接受放射治疗的患者发生肉瘤的几率增加50倍，且与放疗剂量密切相关。目前认为有可能参与肉瘤发生发展的癌基因包括：MDM2、N-myc、c-erbB2 及 ras 家族成员，在某些类型的肉瘤中这些基因的过表达常伴有较差的预后。细胞遗传学分析发现在某些肉瘤类型中存在染色体易位，可导致融合性癌基因蛋白的过表达，如 Ewing's 肉瘤 (EWS-FLI-1 融合)、透明细胞肉瘤 (EWS-ATF1融合)、粘液样脂肪肉瘤 (TLS-CHOP融合) 等。与肉瘤有关的抑癌基因有Rb基因及 p53 抑癌基因，他们的突变或缺失可以导致骨或软组织肉瘤的发生[684]。

二、组织学分类

直肠肉瘤包括一大类恶性肿瘤，其组织学分类比较复杂。参照世界卫生组织1994年颁布的软组织肿瘤组织学分类，直肠肉瘤的分类大体如下：

表 30-2　直肠肉瘤的组织学分类

肿瘤名称	组织来源
纤维肉瘤	纤维组织
恶性纤维组织细胞瘤	纤维组织细胞
脂肪肉瘤	脂肪组织
平滑肌肉瘤	平滑肌组织
横纹肌肉瘤	横纹肌组织
血管肉瘤及淋巴管肉瘤	血管及淋巴管内皮细胞
Kaposi 肉瘤	血管及淋巴管内皮细胞
恶性间皮瘤	间皮组织
神经母细胞瘤	神经组织
神经纤维肉瘤	神经组织
Ewing's 肉瘤	骨外骨组织

三、临床表现

肿物小时常无症状，多在直肠指诊或结肠镜检查时意外发现肠壁上小肿物，表面粘膜完整，外观正常，肿物位于粘膜下或肠壁，可呈不规则结节形。肿物长大时可出现症状，主要表现为：肛门下坠或疼痛、排便障碍及便秘、鲜血便、直肠指诊可触及粘膜下肿物。其与直肠癌的差异是前者首发症状以大便困难、肛门不适多见，而后者多以便血为主。随着肿物生长、扩展、破溃，两者的症状可十分相似[685~686]。

四、诊断[687~690]

(一) 直肠指诊

直肠指诊可以触及不同质地肿物，可呈结节状或分叶状，多位于粘膜下，可活动也可固定。如肿物较小，粘膜光滑完整，退出指套无血染；如已有溃疡形成，则不易与直肠癌鉴别。对于男性患者应与前列腺增生或前列腺肿瘤鉴别，防止误诊误治。

(二) 影像学检查

治疗前的影像学检查对于确定肿瘤范围、肿瘤分期、引导活检、辅助诊断、评价治疗效果及检测复发有重要意义。应常规行胸片检查以排除肺部转移的存在。对于高度恶性或肿物大于5cm者还应考虑行胸部CT。盆腔增强CT可以确定肿瘤大小及其与重要脏器的关系。必要时可行MRI检查。MRI软组织分辨率较高，可以判断肿物是否侵犯大血管，并对区别良恶性有一定帮助，如脂肪瘤与脂肪肉瘤、血管瘤与血管肉瘤等。另外MRI可以清楚的判断肿物内是否有坏死存在，对于判断化疗的效果有一定意义。

(三) 活检

1. 内镜下咬取活检

是最常用的活检方式，尤其是肿物较大伴有粘膜破坏时，内镜下可以看到肿物并直接进行咬取活检，可获取较大组织块，允许进行组织学判断及免疫组织化学检查，确诊率较高。但是当肿物较小，粘膜完整时获取病理有一定困难。

2. 穿刺活检

细针穿刺活检可用于直肠肉瘤的诊断，尤其是肿物相对较小而粘膜完整时。但是因为细针穿刺活检获得组织较少，为细胞学水平的诊断，因而对穿刺者及细胞学诊断者的要求较高。带针芯的穿刺活检可以克服由于获取组织少导致病理诊断困难的缺点。可以获取组织条以进行组织学判断、免疫组化检查、电镜检查、细胞遗传学分析及流式细胞仪检查。有报道指出其确诊率可达93%。

(四) 病理学诊断

对于直肠肉瘤的病理诊断，除了常规HE染色切片和光学显微镜观察外，往往还需要进行免疫组织化学检查。世界卫生组织于2002年颁布的最新的软组织肉瘤分类中，免疫组织化学结果已经被整合到软组织肉瘤的诊断标准之中。免疫组织化学检查结果不但可以辅助诊断肉瘤，而且可以辅助进行肉瘤分类。常用的免疫组织化学指标包括：间叶分化标记，如波形蛋白 (Vim)；上皮标记，如细胞角蛋白 (CK)、上皮细胞膜蛋白 (EMA)；肌肉分化标记，如结蛋白 (Des)、肌红蛋白 (Mg)、肌动蛋白 (Actin)；血管内皮细胞标记；神经标记；纤维组织细胞标记等。其中最典型的例子就是c-kit (CD117) 对于胃肠道间质瘤的诊断具有决定性的意义。

(五) 组织学分级及预后

直肠肉瘤的组织学分级被认为是其最重要的预后因素之一。如要确定直肠肉瘤的组织学分级，必须获取足够的肿瘤组织标本并由经验丰富的病理学家进行固定、染色和判断。用以区分不同分级的指标包括：瘤细胞分化程度、瘤细胞丰富程度、瘤细胞异型性大小、核分裂数的多少和有无坏死及坏死的程度。对于每个肿瘤都应在组织学诊断的基础上给出组织学分级的诊断。不同分级的肉瘤转移倾向不同：低度恶性者为5%～10%，中度恶性者为25%～30%，高度恶性者为50%～60%。在2002年AJCC的分期系统中制定了4个肉瘤分级：高分化 (G1)、中分化 (G2)、低分化 (G3) 及未分化 (G4)，其中G1、G2相当于低度恶性，G3、G4相当于高度恶性。还有学者根据坏死程度或核分裂数及坏死程度制定了其他分级系统，也有所应用。

五、治疗[691~695]

各期肉瘤的整体五年生存率为50%～60%。大约80%的患者在最初诊断后的2年至3年间出现远处转移，这也是大多数患者的最终死亡原因。目前，多学科综合治疗已经可以使一部分肉瘤患者的疗效得以改善。较成功的是切缘阴性的手术切除加瘤床的放疗可以使四肢肉瘤患者获得90%的局部控制率。然而，较高的局部控制率仍然无法控制远处转移及死亡的发生。直肠肉瘤相对于四肢肉瘤有更高的远处转移的倾向，因而预后更差。

(一) 手术

长期以来，根治性切除被认为是治疗直肠肉瘤的唯一有效方式。手术的原则是获得切缘阴性的完整切除，同时清除局部淋巴结。手术切除后的切缘状态是肿瘤局部复发的独立预后因素，切缘阳性患者局部复发风险明显增高，因此应强调切缘阴性的完整切除。因为肉瘤细胞丰富、质地较脆，用力牵拉可以导致瘤组织破裂，增加肉瘤细胞脱落种植及转移的几率，因此术中应注意操作轻柔，可用纱垫或无菌塑料袋包裹瘤体，减小种植几率。如瘤体与周围组织粘连而并非浸润，可以切断粘连争取彻底切除。如已侵犯其他脏器，应同时将受侵脏器一并切除。如肿瘤有假包膜，不可将假包膜作为切除界限，应距假包膜3cm以上进行切除，以免肿瘤残留。术中除已发现病灶外还应仔细探查其他部位有无转移灶存在，小的转移结节可用电灼烧毁，大的结节予以摘除。对于无法取尽或分离时肉瘤破裂者，可在腹腔放置塑料管，术后予以化疗药物灌注。

(二) 放疗

不同类型的肉瘤对于放疗的反应不一，但目前认为中低分化的肉瘤患者应进行围术期辅助放疗以加强局部控制。迄今仍未确定最佳的放疗形式(外照射或近距离照射)、放疗时机(术前、术中或术后)及放疗野。一般而言，术前放疗剂量为50Gy，分25次给予。术后放疗应根据肿瘤组织学分级、切缘情况及不同中心的习惯确定。通常60～70Gy的剂量已经足够。手术瘢痕及引流部位应该包括在放疗野内以使近皮肤处获得次全量的放射治疗。术中放置于瘤床的金属夹可于术后帮助确定切除范围并制定放疗计划。

对于术前放疗目前仍有争议。支持者们认为：在综合治疗过程中较早地给予放疗可以促进放疗、化疗及外科医师间的合作，避免了因为术后伤口并发症导致的放疗延迟或取消；术前瘤床血供较好，乏氧细胞少，放疗效果较好；术前放疗野相对较小；术前放疗有可能使肿瘤缩小，从而有利于手术切除。而反对者认为：术前放疗使术中切缘性质的判断相对困难；术后切口并发症增多。

(三) 化疗

直肠肉瘤类型繁多，对化疗的反应也并不一致。目前只有阿霉素、甲氮咪胺、异环磷酰胺三种药物可以获得20%以上的有效率。有报道指出应用高剂量的异环磷酰胺或者联合应用阿霉素可以获得20%～60%的有效率。较重的化疗副反应使化疗的应用受到一定限制。随着集落刺激因子的出现，由于中性粒细胞减少导致的副反应已经得到良好控制，但是血小板减少尚无良好解决方式。另外应用阿霉素还可出现心脏毒性、骨髓毒性、疼痛性手足综合征及上皮毒性等。

(四) 综合治疗

直肠肉瘤患者应该接受包括手术、化疗、放疗在内的综合治疗。综合治疗的目的在于获得治愈或者改善症状。

1. 术后化疗

对于术后是否应用化疗目前仍有争论。肉瘤Meta分析合作组对来自14项研究的1568例局部可切除肉瘤患者术后接受阿霉素为主的辅助化疗的疗效进行总结，发现接受术后化疗的患者术后至复发或转移的时间及无病生存率均较对照组有显著提高，但是整体生存率的差别只有4%，没有统计学意义($P = 0.12$)。术后化疗的真正意义尚有待于大宗病例的前瞻性随机分组研究予以证实。

2. 术前化疗

术前化疗在理论上有很多优点：①较早的针对潜在的微小转移灶进行治疗；②有可能使肿瘤缩小，便于手术；③可以同时在影像学及术后病理学上对化疗效果进行评估，有利于指导术后化疗的应用。然而同术后化疗一样，目前并没有确切的数据显示术前化疗可以改善长期生存。一项对496例接受术前化疗的低中分化肉瘤的回顾性研究显示，只有14%的患者获得完全病理缓解，其10年局部复发率为11%，而那些只有<95%病理坏死的患者10年局部复发率可达23%。病理完全缓解患者的10年生存率为71%，其他患者10年生存率只有55%($P = 0.001$)。因此，术前化疗如能获得完全病理缓解可以改善患者生存[696~698]。

3. 同时放化疗

同时放化疗因为同时进行局部及全身控制，在理论上具有改善无病生存的优势。另外，同时应用放化疗可以缩短高危肉瘤患者的治疗时间。序贯放化疗一般需要6～9个月的时间，而同时放化疗只需要2～3个月。在可行性上同时放化疗也比较容易实施，并具有可以接受的毒副反应。

4. 肉瘤复发及转移的治疗

大部分直肠肉瘤患者会在治疗完成后2～3年内出现局部复发或远处转移。常见的转移部位包括：肺

(20%)、骨 (7%)、肝脏 (4%) 及淋巴结 (< 4%)。对于局部复发及远处转移的早期发现及治疗有可能延长生存。局部孤立性复发应行切缘阴性的完整切除。多次复发者可行多次手术切除。必要时可以辅助术后放疗强化局部控制。对于肺转移患者，如果无病生存期较长、转移数目有限 (< 4 个)、无支气管内侵犯，可行根治性切除，有望改善长期生存。有报道指出其五年生存率可达 15% ~ 40%。有利的预后因素包括：切缘阴性、年龄< 40岁、低或中度恶性。然而大多数肉瘤转移患者为多发转移，唯一可选的治疗方式为化疗，但有效率十分有限。与化疗效果有关的指标包括：行为状态指标、既往化疗有效史、年龄、是否有肝转移、肿瘤组织学分级以及无病生存时间等[699~703]。

六、随访

大多数直肠肉瘤复发发生于治疗结束后的头两年内。因此治疗结束后应进行严密随访，并重视随访过程中的体格检查及影像学检查。CT是十分重要的判断原发部位及腹腔或盆腔其他部位复发的有效手段。有的外科医生认为对于复发的患者尤其是第二次复发以后的患者，早期检测并不能改善生存，因此建议对于无症状的患者只以无创检查进行随访。

（北京大学临床肿瘤学院 北京肿瘤医院 顾振东）

第三节 原发性直肠恶性淋巴瘤

恶性淋巴瘤是来源淋巴结或节外淋巴组织一组异质性肿瘤。近年来，原发性结外恶性淋巴瘤的发病率逐年升高，其中原发性消化道淋巴瘤是节外淋巴瘤常见好发部位，仅次于咽淋巴环。新的WHO淋巴瘤分类在分型中更重视肿瘤细胞类型及原发部位，认为同一细胞类型的淋巴瘤在不同原发部位其生物学行为、临床表现、治疗及预后差异性很大。原发性直肠淋巴瘤 (primary rectum malignant lymphoma, PRML) 在淋巴瘤及直肠肿瘤中均较少见，但近年来不断有散发病例报道。因其临床表现缺乏特异性，其形态学及细胞学表现呈复杂性和多样性，临床医师及病理学者对其认识不足，故其诊断较为困难，容易误诊，同时其治疗又不同于一般直肠肿瘤，有必要对其特征作系统阐述。

一、流行病学概况

原发消化道恶性淋巴瘤绝大多数为非霍奇金淋巴瘤 (NHL)，霍奇金淋巴瘤 (NHL) 极为罕见。国内胃肠NHL 占胃肠道恶性肿瘤的 10 %~ 4%，约占全部 NHL 病例的 5% ~ 10% 左右，其中原发性胃淋巴瘤最为多见，约占半数以上，文献报道在 55% ~ 65%。其次为原发小肠淋巴瘤占 25% ~ 35%。第三位为原发结直肠淋巴瘤，占消化道的 15% 以下，主要以盲肠及升结肠为常见，占 70% 左右，原发直肠及食管淋巴瘤非常少见，原发直肠淋巴瘤在胃肠道淋巴瘤中仅占1% ~ 3%，这种节段性分布差异可能与消化道各段淋巴组织成分含量不同相关。

在所有直肠恶性肿瘤中，直肠腺癌占95% 以上，直肠非上皮来源的恶性肿瘤如：平滑肌肉瘤、恶性黑色素瘤、类癌、淋巴瘤等仅占5%。项志民等总结1359例直肠恶性肿瘤中，上述少见类型恶性肿瘤共60例，其中淋巴瘤仅 1 例，认为淋巴瘤在直肠恶性肿瘤发病率占 0.1%。

在所有报道的原发直肠淋巴瘤中，各组年龄段均可发病，其中大部分为30岁以上中青年，男性略多于女性[653~659]。

二、病因学调查

目前确切致病原因尚不明确。一般认为，结直肠癌发病与高脂肪饮食、低纤维素饮食、不良排便习惯、及体内某些基因的缺陷有关，但这些因素是否与肠道淋巴瘤发生相关尚无确切根据。慢性感染与淋巴瘤发病近年来日益受到重视，已有充分依据表明幽门螺杆菌 (HP 菌) 感染与胃粘膜相关 (MALT) 淋巴瘤密切相关，胃 MALT 淋巴瘤有 75% ~ 90 % HP 菌检测阳性，某些中高度恶性类型部分可能来源于 MALT 淋巴瘤的转化，其与 p53 基因失活，p16 基因缺失和 t (8, 14) 有关。而直肠淋巴瘤均无HP菌检测阳性相关报道；人类免疫缺陷病毒 (HIV) 感染者其NHL发病率是正常人群的60倍，其NHL发生最易受累部位在中枢神经系统，其次为胃肠道，人类T细胞白血病病毒 I 型 (HTLV- I)

与肠道T细胞淋巴瘤密切相关性已得到证实。有很多报道提示免疫功能异常是胃肠淋巴瘤发生的危险因素，其中慢性溃疡型结直肠炎与结直肠淋巴瘤发病有很密切的相关因素，可能是二者都伴有原发免疫缺陷及慢性感染因素存在，但不排除后者在确诊前常误诊为前者的因素干扰；免疫抑制剂应用增加也是近年来胃肠NHL发病率增长的重要因素。

三、临床特征

恶性直肠淋巴瘤起病较隐匿，症状缺乏特异性，与一些直肠常见疾病相类似。首发症状常表现大便习惯改变：腹泻、便秘、里急后重、肛门坠胀感、血便、粘液便，首诊常被误诊为痔疮、直肠炎等疾病。较少见的临床表现有下腹疼痛、肠梗阻症状，与直肠癌相比，肿块多向肠周及腔外生长，直肠狭窄症较少见。自发病到确诊平均病程约为1年左右，有最长一例报道病程迁延2年半时间才得以确诊。有直肠疾病症状伴有全身症状如不明原因持续或反复发热、乏力、盗汗、贫血、体重减轻，特别是有长期不明原因低热患者应警惕此病可能。

四、辅助检查

(一) 实验室检查

血象注意有无贫血，粪便常规注意有无粘液、红细胞，潜血试验能了解有无消化道出血，生化检查常无特异发现，LDH及β_2-MG增高常提示肿瘤已有广泛侵犯，肿瘤标志CEA、CA19-9、CA72.4检测有助于与直肠癌鉴别。

(二) 直肠指诊

直肠指诊操作简单，对帮助低位直肠淋巴瘤的诊断有重要价值。肛指时可触及直肠壁呈环状增厚的柔软肿物，此点与直肠癌不同之处在于后者质地脆硬，粘膜粗糙或糜烂、活动度差，与炎症病变的不同之处在于后者水肿明显，活动度较好。偶有肿物表面伴有溃烂时指套染血，此在直肠癌较常见。指诊结合经验能得出良恶性印象的初步判断，为进一步检查指导方向。

(三) 影像学检查

影像学检查发现异常率高，超过85%以上，但很少能得出定性诊断。

1. X-线检查

腹部平片可以了解有无低位肠道梗阻存在。气钡双对比灌肠造影可见肠腔内病变呈扁平盘状或多发息肉状充盈缺损，轮廓边缘光滑，密度均匀，大小不一，肠壁局部或全周增厚。

2. B超

腹盆腔B超见直肠壁增厚，均匀低回声，边界清楚但不整齐，中心呈强回声的气体反射，呈靶环征或假肾形，同时了解腹腔及盆腔淋巴结受累情况。

3. CT扫描

与直肠癌鉴别的特征表现有：①淋巴瘤为多发弥漫性浸润，累及肠段较长，肠壁较厚，但由于病变区缺乏纤维结缔组织反应增生，使其肠腔变窄不明显，一般没有肠梗阻的表现。而直肠癌则相对较局限，常常伴有肠腔的狭窄及肠梗阻的表现。② 淋巴瘤很少外侵，受累肠段周围脂肪界面清晰，很少有毛刺直接向周围脂肪浸润，常不侵犯局部的淋巴结，而是腹腔或盆腔多发广泛的淋巴结受累，有时可融合成团。直肠癌则常常透过肌层直接向周围浸润，常伴有病变周围淋巴结肿大，直径多小于3厘米。③肿块的密度较均一，很少伴有缺血坏死的低密度区，常不伴有溃疡，少数表现为表浅的溃疡，溃疡的边缘平滑，结直肠癌常伴有局限性较大的边缘不规则的溃疡，中心有坏死区常见，可能是二者供血差异较大所致。

4. MRI检查

不作为常规检查手段，但在了解肿瘤与直肠周围组织浸润关系，特别是肿物或淋巴结与大血管的粘连程度有特别优势，在术前或放疗前对确定局部治疗范围提供重要参考依据。

5. 超声内镜(EUS)检查

由于病灶主要起源于粘膜下层，常规内镜常不能直视病灶浸润范围及组织类型，EUS不仅能观察直肠壁表面改变，而且能发现病灶周围情况，能准确判断病灶在肠周及邻近组织浸润程度。直肠淋巴瘤EUS声像特点为：病灶呈低回声，受累直肠壁明显增厚，肠壁层次结构消失；病灶边界清楚，大部分为连续性，少数为多中心；易延长轴生长。

6. FDG-PET显像

CT及MRI均不能区别肿瘤活性组织及纤维组织，在治疗后残存肿瘤组织FDG摄取增强，而纤维瘢痕组织摄取明显低，故FDG-PET显像在评价疗效及判断预后方面有独特优势。

(四) 直肠镜检查

直肠镜检查是诊断本病的常用方法，可直视病灶，形态特点主要表现为三种类型：

1. 弥漫型

此型最多见，病变肠壁明显增厚、变硬，失去正常光泽，粘膜皱褶肥大如脑回状或形态不规则，也可见弥漫性颗粒状或簇状小结节样不平，常伴有糜烂甚至浅溃疡。此型要警惕全结肠受累，所以应行结肠纤维镜检查以防止漏诊。

2. 隆起型 (息肉型)

息肉样肿块基底广，表面粗糙不平，可伴有糜烂、浅溃疡。

3. 溃疡型

溃疡型极少见，肠镜下常认为是弥漫浸润型，病理可为大而深的溃疡，具有恶性特征，溃疡周边较整齐、隆起呈围堤状，周围可见巨皱襞或脑回状粘膜皱褶等，亦可似良性多发溃疡。多形性 (如溃疡伴周围粘膜紊乱变粗)、复合性 (多发病灶既有弥漫型又有溃疡型或息肉型)、多发性 (尤其是跳跃式多发溃疡) 病灶是结直肠淋巴瘤的共同特点[660~662]。

(五) 穿刺活检

穿刺活检是手术前取得病理学诊断的唯一手段，只要取材充分，大部分通过形态结合免疫组化即能确诊。有时直肠镜下高度怀疑恶性淋巴瘤，但活检病理报告炎症细胞浸润而未见淋巴瘤细胞，这是因为PRML 虽然在组织学上有一定特征，如组织细胞和淋巴细胞异型、病理核分裂相、组织结构破坏等，但因取材过浅、组织块太小、组织钳夹时挤压等而不能确诊。直肠镜下活检对淋巴瘤诊断相对直肠癌则较困难，因本病发生于粘膜下层，故活检时要作病灶周围多处取材，深部活检直达粘膜下组织，如果活检取材标本量少，周围正常组织背景仍较局限，镜下形态可能与腺样结构较少的低分化腺癌和无腺样结构的未分化癌不易区别，需要免疫组化进一步鉴别。由于病变的特殊性及取材的局限性，直肠淋巴瘤的诊断往往需要多次穿刺活检得以确诊，特别注意对于高度可疑病例不能通过一两次活检阴性就轻易排除诊断，以免造成漏诊；同时反复的深层活检导致局部出血、肠穿孔、直肠瘘的风险大大增高，在穿刺前需要向患者解释清楚，穿刺后密切观察，在并发症出现时应及时处理。近年来，随着PCR检测IgH重链基因重排及流式细胞仪技术的应用，直肠淋巴瘤诊断率大有提高。

(六) 剖腹探查术

由于近些年影像诊断技术及内窥镜检查技术水平的迅速提高，剖腹探查已经不是消化道肿瘤的常用手段。但是在高度怀疑直肠恶性占位病变，但术前各项检查不能明确诊断的患者，特别是在多次尝试内窥镜及穿刺活检仍不能取得满意的病理结果时，若患者没有明确的手术禁忌，可以考虑施行剖腹探查术。术中宜先作冰冻切片，若冰冻切片倾向于淋巴瘤诊断，原则上不建议继续扩大手术。

五、病理检查

与所有淋巴瘤的诊断一样，诊断的关键是病理诊断，根据病理类型决定治疗原则和治疗方式，同时也对疗效及预后产生重要影响，病理判断的失误直接产生误诊、漏诊，其结果不是使患者失去最佳治疗机会，就是盲目治疗使患者蒙受不必要的痛苦。肿瘤标本取材来源可以有：肠镜直接钳夹取材，超声或CT引导穿刺活检，探查手术切除标本。肿瘤大多是起源于肠壁粘膜下层的淋巴网状细胞，绝大多数为非霍奇金氏淋巴瘤，以B细胞来源为主，T细胞来源较少。病理亚型按 WHO 分类新标准 (2001) 有：B细胞粘膜相关性淋巴瘤 (MALT)、弥漫大B细胞型淋巴瘤 (DLBL)、肠病性T细胞淋巴瘤、滤泡型淋巴瘤 (FL)、套细胞淋巴瘤 (MCL，包括淋巴瘤样息肉病LP)、Burkitt淋巴瘤、间变大细胞淋巴瘤 (ALCL) 等。在近年来不断散发病例报告中，以前3种亚型较为常见。

(一) B细胞粘膜相关性淋巴瘤 (MALT)

肿瘤为结外边缘区B细胞来源，最常见于胃肠道，大部分发生于胃，少见肠道。本病被认为是胃肠粘膜在反复感染后，HP作为抗原刺激，粘膜发生反应性淋巴组织增生，刺激T细胞活化并产生系列细胞因子，最终造成滤泡边缘区记忆B细胞基因突变、克隆性增殖形成MALT 淋巴瘤，是一组低度恶性淋巴瘤，预后较好。

(二) 弥漫性大B细胞淋巴瘤

细胞淋巴瘤 (diffuse large B cell lymphoma , DLBCL) 是广泛存在淋巴结内及结外的淋巴瘤，在实际工作中发现胃肠DLBCL比较多见。DLBCL病因不明，可能与免疫缺陷有关。它可以为原发性，也可以由其他淋巴造血系肿瘤转化而来，大部分发生于胃，小肠也不少，少数发生于结直肠，中高度恶性，预后较差。

(三) 肠道T细胞淋巴瘤

肠道T细胞淋巴瘤最常见的部位为回盲部、小肠，偶见于结肠。本瘤有高热，过去被认为是肠道恶性组织细胞增生症，20世纪80年代以后证实为肠道T细胞淋巴瘤。本瘤恶性度高，预后极差[663~664]。

六、诊断与鉴别诊断

(一) 诊断标准

活检或手术后病理报告符合淋巴瘤诊断后，确定原发为肠道淋巴瘤的仍采用1961年Dawson[665]提出的五项标准：①初诊时全身表浅淋巴结无病理性肿大；②外周血白细胞计数与分类正常；③纵隔淋巴结无肿大；④肝脾无肿瘤浸润；⑤病变主要局限于胃肠道，可有腹盆腔引流区淋巴结受侵，而腹部无其他肿块。该标准主要是区别于原发结内或结外其他器官的淋巴瘤的胃肠道受侵，也称为继发性胃肠道淋巴瘤，常出现在侵袭性淋巴瘤和复发难治性淋巴瘤，病情长期未得到有效控制，表现为多部位受侵，发生消化道浸润时常累及胃、小肠、结肠多局灶性散发，但消化道症状出现较晚，相比全身症状表现不甚突出，随全身治疗好转后病灶消退。

(二) 分期标准

有关胃肠道淋巴瘤的临床分期目前尚无统一标准。尽管1971年Ann Arbor分期标准被广泛应用于淋巴瘤分期的临床工作中，但它不适合对原发胃肠道淋巴瘤进行分期，因为它不能描述区域受侵与肠系膜淋巴结及腹膜后淋巴结之间的关系。根据Ann Arbor分期时大部分病例表现为局部病变Ⅰ E期或区域性病变Ⅱ E期，其余为Ⅳ E期。而Musshoff根据预后对此进行了改良：Ⅰ E期为肿瘤局限于消化道，Ⅱ E期分为Ⅱ E1和Ⅱ E2，Ⅱ E1期指肿瘤邻近淋巴结受侵（胃周或肠周淋巴结），Ⅱ E2期指侵及非相邻部位的腹腔淋巴结。Ⅲ E期为肿瘤累及横膈两侧，Ⅲ SE期为脾脏受累，Ⅳ E期为肿瘤累及骨髓及其他非淋巴器官。

(三) 鉴别诊断

绝大多数直肠淋巴瘤临床确诊前都经历了漫长的诊治过程，初诊多被误诊为其他常见直肠疾病，甚至在手术后病例误诊的报道也不少见。究其原因可能是本病临床表现缺乏特异性，与肠道一些其他疾病相类似，加之发病率极低，临床认识不足，容易被忽视。未作指诊、直肠镜检查及穿刺活检是造成漏诊的主要原因。有的虽然作了病理检查，但形态上与淋巴组织反应性增生或直肠癌及其他未分化癌不容易区别。结合临床和病理需要与下列疾病相鉴别：

1. 直肠炎症

分为感染性因素和免疫性因素，由感染原因所致的炎症常继发于肠道或肛周感染后，较常见，病程短，腹泻、里急后重、肛门坠胀感症状突出，指诊及直肠镜显示直肠壁水肿明显，无肿物及溃疡病灶，粪便中白细胞检出率高，抗生素治疗有效。免疫性因素的炎症常见溃疡性结肠炎的直肠受累，较少见，反复腹泻，脓血样稀便，病程长年迁延不愈，季节性复发，结肠镜下特征性溃疡灶可确诊，抗免疫治疗有效。

2. 淋巴组织反应性增生

由直肠的急慢性炎症引起，直视下直肠粘膜下肿胀，不规则隆起，结节性增生，活检后光镜下可见到反应性滤泡，但生发中心为外套淋巴细胞环绕，滤泡之间有较多浆细胞浸润，增生细胞多样性，淋巴细胞无异型，免疫组化为多克隆性。

3. 直肠癌

临床表现症状相似，指诊、钡灌肠及肠镜均很难区别于淋巴瘤，但活检或手术标本与淋巴瘤病理差异很大，直肠癌组织起源于直肠粘膜上皮细胞，向粘膜下、肌层、肠周浸润、粘膜下组织内淋巴细胞浸润较少，免疫组化能标记出上皮细胞来源。

4. 恶性黑色素瘤（简称恶黑）

好发于皮肤，发生于粘膜者少见。肛管直肠是粘膜恶黑好发部位，恶黑组织排列可似癌也可似肉瘤，细胞从小细胞（似未分化癌或恶性淋巴瘤）到多核巨细胞，其形态谱宽大，大红核仁、粘膜上皮侵犯、瘤旁上皮交界处变化是诊断原发性粘膜恶黑的最确切的依据。HMB45 Vimentin 、S2100 、Cytokeratin 和LCA作为诊断恶黑常用抗体。

其他直肠少见恶性肿瘤如直肠小细胞癌、平滑肌肉瘤等在形态上也难与淋巴瘤区分，需要结合免疫组化予以鉴别[666~668]。

七、治疗[669~671]

(一) 手术治疗

多数学者认为，原发直肠淋巴瘤的首选和最重要的治疗方法是手术治疗，能否早期诊断后争取手术根治性治疗是治疗成功的关键因素，这对于Ⅰ、Ⅱ期患者尤其重要。手术的意义在于对病理亚型、肿瘤范围及临床分期更加明确；其次，术后能防止病情复杂化，如出血、穿孔、梗阻的出现；再次，手术能最大程度消除肿瘤负荷，对于Ⅲ、Ⅳ期患者，姑息术后辅助放化疗，可以使患者生存率明显提高。

(二) 化学治疗

原发直肠淋巴瘤也是一种局部表现的全身性疾病，化疗在PRML中起着举足轻重的作用。其主要作用表现在：

- 化学治疗是Ⅲ、Ⅳ期患者主要治疗手段，绝大多病例临床确诊时已非早期，多有盆腔或腹腔淋巴结受累，无手术指征，可选用CHOP方案化疗6个周期，对化疗后未达到CR者，可采用放射治疗。
- 可作为术后或放疗后辅助治疗，尤其对姑息性手术患者。
- 可作为术前或放疗前新辅助治疗，通过术前化疗，可明显缩小肿块，提高切除率，减少残留及术中播散，进而提高生存率。目前可选用化疗方案较多，国内一般采用CHOP或MACOP方案。

(三) 放射治疗

肠道淋巴瘤放疗一直存在争议，反对放疗的学者认为放疗后胃肠反应严重，腹泻、极度食欲不振使患者体质迅速下降，且极易造成肠粘连，为以后治疗增加难度。但考虑直肠淋巴瘤发生在盆腔的特殊解剖部位，手术根治率低且局部复发率较高，结合近几年报道的放疗病例，作者认为放疗是直肠淋巴瘤必不可少重要辅助治疗措施之一，副反应一般都在患者的耐受范围。放疗的一般总剂量为4500cGy，若仍有肿瘤细胞残留，则局部可再追加500～1000cGy。然而单纯放疗者多数很快复发，有报道分期较早的病例行根治术后辅助化疗及直肠局部放疗可取得较高的远近期疗效。有一组小样本(3例)报道较晚期病例未行手术治疗，作全盆腔放疗5000cGy后，连续CHOP方案化疗6周期，再于直肠肠腔内植入放射源近距离放疗(后装放疗)，治疗结束后评价完全缓解，3年随访均无病存活，这对手术在直肠恶性淋巴瘤治疗中的作用是否像在直肠癌治疗中具有一样的重要地位提出质疑。

八、护理与康复

(一) 心理护理

直肠淋巴瘤患者造瘘术后排便改道，生活上有诸多不便，同时由于对放化疗知识缺乏了解，因此容易产生焦虑、恐惧等不良情绪，应在治疗前做好耐心解释工作，使患者及家属有充分的思想准备及适应过程。

(二) 饮食护理

给予高蛋白、高热量、低脂肪、少渣易消化的食物，保证液体的充分摄入及营养要素的平衡，避免过热、生冷及辛辣以及纤维素过多的食物，以免引起肠蠕动亢进。少吃豆制品、葱、蒜等易产气食物，以减少大便次数，便于直肠或造瘘口清洗处理。

(三) 会阴、造瘘口周围皮肤护理

保持局部皮肤清洁、干爽、通风透气、无异味，对预防局部感染、保障治疗顺利完成、提高患者生活质量及信心有很大帮助。

(四) 放化疗并发症的护理

包括对放射性直肠炎、放射性膀胱炎、放化疗后消化道反应、骨髓抑制应加强护理，减轻患者痛苦，提高患者耐受性及其对治疗的依从性。

九、预后

大部分恶性淋巴瘤对放化疗较敏感，且部分属于低度恶性，故直肠淋巴瘤的预后较直肠癌佳。但原发直肠淋巴瘤较原发于胃的淋巴瘤预后差，治愈率及中位生存期均小于后者，这可能与直肠淋巴瘤出现症状较晚，确诊时已属较晚期有关。另外，多数直肠淋巴瘤侵袭性较高，低度恶性所占比例较小也是原因之一。目前，国内外报道肠道淋巴瘤的五年生存率，低度恶性组在60%～70%以上，高度恶性组大约在30%

左右，中位生存期24个月。具体预后要参考诸多因素，首先是病理及免疫组化分型最为关键，T 细胞来源类型无论在病程进展、临床表现、并发症及预后方面均险恶于 B 细胞来源的类型，形态为弥漫型、大细胞类型要比滤泡型、套细胞型及粘膜相关型预后差，表现在治疗缓解率低及缓解后复发率高。其次临床分期，确诊时病灶大小，浸润范围及浸润深度都对预后有明显影响。另外，治疗策略也相当重要，治疗方式的选择对患者生存及生活质量也产生重要影响。这也对临床诊治上加强对此病的认识，争取尽可能的早期诊断及规范化治疗提出更高要求。

（北京大学临床肿瘤学院 北京肿瘤医院 朱 军）

第四节 直肠类癌

类癌 (carcinoid) 起源于具有胺前体摄取和脱羧作用 (amino uptake and decarboxylation, APUD) 的神经内分泌细胞，具有嗜银性，属于 APUD 肿瘤 (亦称神经内分泌肿瘤、嗜银细胞肿瘤)，发生机理尚不清楚。1888年 Lubarsch 首次报道类癌临床病例。1907 年 Oberndorfer 首先使用“类癌”一词，意即“癌样”。类癌临床上很少见，人群患病率约0.7/10万。它可发生于全身多个系统，但最常见的是胃肠道，而胃肠道又以小肠、阑尾和直肠多见。我院收治的类癌主要见于阑尾和直肠。

一、临床表现与诊断

直肠类癌多发生于 40 ~ 60 岁的成人，青少年少见，男性稍多于女性，生长缓慢。有报道，1例患者体检发现直肠有“黄豆”大小粘膜下结节，6年后行局部切除术，见直肠粘膜下结节直径 0.6cm 大小，病理诊断为类癌，浸润肌层。直肠类癌一般无症状，常于普查中，或因其他主诉行直肠指检或肠镜检查而偶然发现。仅于瘤体较大、表面糜烂、形成溃疡时，可有便血、粘液便、里急后重感、腹泻、排便习惯改变、肛门直肠疼痛、肛门肿块脱出、肛门瘙痒等症状，与直肠腺癌类似，但其发生率较腺癌低。晚期患者可表现出乏力、体重降低、腹痛等。

类癌细胞可分泌5-羟色胺、5-羟色胺酸、组胺等物质，引起皮肤充血、腹泻、肝脏肿大、哮喘样呼吸困难、心脏病变等类癌综合征的表现。类癌综合征多见于前肠 (呼吸道、胸腺) 和中肠 (小肠、右半结肠)，而后肠 (左半结肠、直肠) 类癌极少发生。

直肠指检和直肠镜检查是直肠类癌最简单和最有效的检查方法。肿瘤多位于齿线上 4 ~ 13cm。早期表现为粘膜和粘膜下结节 (或息肉样突起，一般无蒂)，质硬，黄色或灰白色，表面粘膜光滑。结节常与粘膜相连紧密，因此粘膜不易在结节表面滑动，肿瘤较大者，表面粘膜常有糜烂，也可发生溃疡。

直肠类癌常同时或异时并有其他部位的原发恶性肿瘤，故发现直肠类癌后应对胃肠道及其他部位进行必要的检查。

活体组织检查可明确诊断，并可与腺癌进行鉴别。肿瘤组织除行常规 HE 染色外，还可行银反应染色，以及神经元特异性烯醇酶 (neuro-specific enolase, NSE)、嗜铬粒多肽A (chromogranin)、胰多肽等免疫组化和免疫电镜检查。尿 5- 羟吲哚乙酸 (5-hydroxyindoleacetic acid, 5-HIAA) 为 5- 羟色胺的代谢产物，是目前最好的检测类癌的生化指标。也可检测血清5-羟色胺、促胃液素等激素水平。但直肠类癌激素水平较少升高。

内镜超声 (EUS) 检查可以提供有关肿瘤大小、轮廓、边界、内部回声、浸润深度、周围淋巴转移的情况。B 型超声、CT、PET 等影像学检查有助于了解类癌原发灶及转移情况。生长抑素受体闪烁成像检查，对类癌原发灶及转移灶的定位具有很高的灵敏度。

二、治疗

(一) 手术治疗

直肠类癌的治疗一直以外科手术为主，其手术方式包括广泛的肿瘤根治术和微创的局部肿瘤切除术两大类。前者主要有经腹、会阴直肠切除术 (abdominoperineal resection, APR) 和直肠前切除术 (anterior resection, AR)；后者主要包括经内镜肿块切除术 (endoscopic polypectomy, EP) 和经肛门肿块切除术 (transanal excision, TE)。大部分直肠类癌患者经微创的局部切除术即可治愈。但有15% 的患者可能发生转移，对于这些具有恶性倾向的患者，多主张采用广泛的肿瘤根治术。正因为类癌特殊的生物学特征，以及直肠的特殊位置和功能，有关直肠类癌的手术范围至今还一直存在争议。

直肠类癌是否具有恶性倾向是选择手术方式的关键。目前，判断直肠类癌有无恶性倾向的依据主要有以下几个方面：

1. 肿瘤大小

有研究显示，肿瘤直径≤1.0cm时，只有3%的患者发生了远处转移，直径1.1～1.9cm时远处转移率为11%，而直径≥2.0cm时远处转移率为74%。目前，比较公认的是：肿瘤直径≤ 1.0cm 和≥ 2.0cm 是预示类癌是否具有恶性倾向的两个明确的指标，而1.1～1.9cm则不能确定为判断标准。

2. 浸润深度

类癌局限于粘膜或粘膜下层为 T_1，侵犯固有肌层为 T_2，穿透肠壁为 T_3，侵及周围组织为 T_4。有研究显示，T_1、T_2、T_3 期患者术后 5 年生存率分别为 100%、81% 和 70%；肿瘤直径＞ 2.0cm 并有远处转移的患者中，88% (52/59) 的患者肿瘤已侵及肌层。因此，认为肿瘤侵及肌层也是直肠类癌具有恶性行为的重要依据。

3. 病理学类型

根据组织形态特征，直肠类癌可大致分为典型和非典型两类。典型类癌表现为细胞形态一致，极少有核分裂相 (每高倍镜视野少于 2 个)，呈实性巢状或小梁状生长，无局部浸润表现；非典型类癌表现出局部浸润生长或细胞具有明显多形性。有研究显示，典型类癌和非典型类癌的5年生存率分为100%和50%；不典型类癌发生远处转移的几率高达77%，而17例典型类癌患者中，只有 1 例发生了远处转移。

4. 有无局部或远处转移

内镜、超声、CT、PET、生长抑素受体闪烁成像等检查有助于判断直肠类癌有无局部或远处转移。

由于类癌本身的多形性和异质性，必须综合考虑原发灶大小、浸润深度、病理学类型以及其他有关因素，准确评估肿瘤的生物学特点，从而制定个体化的治疗方案。若肿瘤直径≥ 2.0cm 或组织病理上为非典型类型，或肿瘤浸润深度≥T_2，或已有局部淋巴结、远处转移，则被认为具有恶性倾向或恶性。若肿瘤直径＜1.0cm，浸润深度为T_1，为典型的组织病理学类型，无淋巴结或远处转移，则认为肿瘤无明显恶性倾向。

对无明显恶性倾向的类癌患者可行微创的局部肿瘤切除术。呈息肉样生长且有蒂的类癌可先行EP，若发现有肿瘤残留可考虑进一步行TE。对宽基底的息肉样类癌应首先考虑 TE。

直径 1.0～2.0cm 的类癌患者可选择 TE。虽肿瘤直径＜ 1.0cm，但已浸润固有肌层 (T_2) 的典型类癌可考虑TE，但理论上患者有较高的复发危险性。具有恶性倾向、直径＜ 2.0cm 的类癌若远处已有转移，可考虑局部切除，以解除出血或梗阻等局部症状。

对肿瘤直径＞ 2.0cm 的患者或具有恶性倾向且疑有直肠周围淋巴结转移，但无远处转移的患者应尽可能行保留肛门括约肌的扩大的直肠切除术 (AR)。因施行APR，需行永久性的结肠造口，而且即使行APR也还有很高的复发和转移率，因此应谨慎施行 APR。对无远处转移的患者，扩大手术结合辅助治疗对患者有益。对已有远处转移的患者，单纯扩大手术 (AR 或 APR) 常不能提高患者生存率，但手术有助于预防局部并发症如出血、梗阻的发生。

直肠类癌转移多见于肝脏，一旦发生肝转移，则预后不良，其5年生存率仅为7%。但经过合理的治疗仍能有较长时间的缓解。肝转移灶可通过手术切除，也可选择经肝动脉栓塞、灌注化疗。

(二) 生长抑素治疗

有报道，用奥曲肽 (octreotide，即善得定 sandostatin) 治疗直肠类癌伴肝转移的患者，发现其对类癌综合征的消除和肿瘤的消退有明显作用。此外，应用奥曲肽还可预防因麻醉和手术而发生的类癌危象。麻醉和手术可激发类癌细胞释放有生物活性的物质，使患者发生显著低血压和支气管痉挛。

(三) 化疗和放疗

直肠类癌对化疗和放疗均不敏感，但对中晚期或广泛转移而不能切除的患者可采用 5-Fu、阿霉素、干扰素 -α 等联合化疗。

(四) 对症支持治疗

噻庚啶等药物可对抗5-羟色胺的作用，抗组胺类药物可减轻皮肤充血。当患者发生腹泻、哮喘时可予止泻、平喘药物治疗。同时应补充蛋白质、维生素及微量元素，维持水电解质平衡。但应避免食用奶类等可引起腹泻的食物。

(五) 中医中药及免疫治疗

可选用化痰、祛痰、软坚散结的中医中药进行辅助治疗。干扰素、白介素-2等药物对控制类癌生长，延长患者的生存期有一定作用。

三、预后

局部生长的肿瘤若及时手术，预后良好。有报道，108例直径＜2.0cm的直肠类癌，经肛门切除或电灼，5年后无1例复发。

另有报道，直肠类癌患者5年生存率无转移者为92%，有局部淋巴结转移者为44%，而存在远处转移者仅为7%。

（北京大学第一医院　严仲瑜　高随宽）

第五节　直肠鳞癌与腺鳞癌

一、直肠鳞癌

原发于结肠和直肠的鳞状细胞癌非常罕见，其发病率为每1000例恶性结直肠肿瘤中有0.1～0.25例[704~707]。在Prener和Nielsen[708]的研究中，鳞状细胞癌占直肠恶性肿瘤的比例为0.08%(5/6691)，其中男性为0.06%(2/3769)，女性为0.11% (3/2902)。首例直肠鳞状细胞癌是由Raiford在1933年报道的，迄今为止文献中仅有30例报道 (表30-3)。确诊时的平均年龄为55.4岁 (34～93岁)，女性比例较高，占57.1%。

(一) 诊断

原发性直肠鳞状细胞癌的诊断必须满足以下条件：第一，必须除外其他脏器的鳞状细胞癌直接侵犯或经肠道转移到直肠；第二，在肿瘤所累及的肠壁不应包含覆有鳞状上皮的瘘管；第三，应除外原发于肛管向直肠延伸的鳞状细胞癌，肿瘤与正常鳞状上皮之间必须是没有连续性的；第四，必须有组织学证实[709~713]。

表 30-3　文献报道的直肠鳞状细胞癌病例

	年	年龄	性别	随访
Gtell 和 Williams	1943	63	男	
Wiener 等	1962	52	女	一年后死亡
Comer 等	1971	34	女	存活13年
Williams 等	1979	—	—	—
Lasser 等	1980	65	女	带瘤存活3年
		48	女	存活8个月
		54	男	存活17个月
Vezeridis 等	1983	56	男	围手术期死亡
		44	男	术后9天死亡
		61	女	4个月后死亡
		66	女	15个月后死亡
		62	女	13个月后死亡
Lafreniere 和 Ketcham	1986	60	男	存活2年
Piggott 和 Williams	1987		—	—
Prener 和 Nielsen	1988	43	女	1年后死亡
		77	女	3年6个月后死亡
		55	女	存活3年

续 表

	年	年龄	性别	随访
		55	男	14 个月后死亡
		53	男	1 年后死亡
Schneider 等	1992	43	女	存活 7 个月
		44	男	?
		69	女	存活 6 个月
Petrelli 等	1996	62	男	—
Martinez 等	1996	40	男	存活 18 个月
Glas 等	2000	70	女	18 个月后死亡
		45	女	存活 6 个月
		63	男	14 个月后死亡
		47	女	存活 16 年
		93	男	4 个月后死亡
		43	女	存活 2 年

(二) 病因和发病机理[714~718]

关于其病因学和发病机制目前尚不清楚，文献中有多种理论提出。

- 粘膜损伤所导致的储备细胞或基底细胞增殖是一种可能的机制。这些细胞在正常情况下会分化形成腺上皮，在受到放射线、慢性溃疡性结肠炎等损害时，这些细胞会发生异常分化形成鳞状上皮进而发生恶变。
- 与支气管鳞癌类似，直肠鳞癌还可能起源于因慢性刺激导致的腺上皮鳞状上皮化生。
- 这类肿瘤还可能来源于胚胎发育过程中异位存留的包含已决定或未决定外胚层细胞的胚胎细胞巢。
- 另一种解释认为，正如鳞状上皮化生在子宫内膜腺癌中很常见一样，直肠腺癌中广泛存在的鳞状上皮化生可使肿瘤的多处标本都表现为单纯的鳞状细胞癌。
- 直肠腺瘤的鳞状细胞分化。
- 文献报道的病例中有一例患者伴有曼氏血吸虫感染，一例伴有溶组织内阿米巴感染。寄生虫引起的机械刺激、慢性炎症以及寄生虫传播的致癌病毒都可能是致癌因素。
- Grinvalsky和Helwing[719]发现，肛管可以在直肠粘膜下向头侧延伸相当长的距离，确切的距离并不了解，他们推测直肠鳞癌可能起源于肛管的这些移行区细胞。此外，有作者发现在男性同性恋者中直肠鳞状细胞癌有较高的发生率，认为肛门性交可能是危险因素。另外有两例结肠重叠畸形伴发鳞状细胞癌的报道，其机制可能是继发于结肠粘膜内异位的鳞状细胞巢以及未分化的基底细胞或储备细胞。

(三) 临床表现

直肠鳞状细胞癌的临床症状与典型的腺癌相同，包括排便习惯改变、疼痛、里急后重、直肠出血以及体重下降。如同腺癌一样，这些症状出现的时间长短因人而异，从数周至数月不等。唯一可靠的区别鳞状细胞癌和腺癌的方法是组织学检查。

(四) 治疗

由于报道的病例数量以及长期随访的病例数都非常少，很难评价治疗的效果。尽管如此，现有病例报道对直肠鳞状细胞癌的治疗手段还是有一定的启示。对多数患者来说，手术切除仍然是决定性的具有潜在根治可能的治疗手段。因为缺少对照，新辅助或辅助放疗或化疗的作用无法评价。目前，已有多种治疗策略用于治疗该病。单纯手术治疗、手术联合化疗、手术联合放疗和化疗均有报道。有的病例在新辅助放、化疗后肿瘤完全消失，也有病例对放疗不敏感。对于直肠鳞状细胞癌的治疗目前比较合理的看法是：手术切除是该类肿瘤最重要的治疗手段。在局部侵袭性病例，在行保留括约肌的直肠癌切除术前，应联合进行新辅助放、化疗。这类肿瘤是否需要辅助治疗目前并不清楚，可能取决于肿瘤是否转移到区域淋巴结或病变是否完整切除[720~726]。

(五) 预后

因为这类肿瘤非常罕见，其预后很难估计。直肠鳞状细胞癌较之腺癌更常发生局部侵袭，更可能侵犯区域淋巴结，可能是由于诊断延迟所致。有作者认为结直肠鳞状细胞癌的预后较腺癌差，但生存率似乎与术中所见的淋巴结受累情况和转移情况相关。具有小细胞或未分化特征的混合型鳞状细胞癌预后尤其差[727~730]。

二、直肠腺鳞癌

直肠和结肠的腺鳞癌是极为罕见的癌，占全部结直肠恶性肿瘤的0.025%～0.18%，女性发病率稍高[731~734]。这类肿瘤兼有腺样和鳞样两种恶性成分，具有很强的转移能力，且两种成分均可发生转移。这种肿瘤由Herxheimer[735]在1907年首次描述，迄今英语文献中仅有 54 例报道。

(一) 病因

该类肿瘤的病因学尚无定论，对于其双重组织来源目前已有数种解释，包括：直肠粘膜中存在异位残留的胚胎鳞状上皮巢；腺体细胞直接转化为鳞状细胞；腺瘤的鳞状上皮化生；内胚层来源的多能干细胞具有多方向分化能力；粘膜受刺激导致异常分化以及腺癌中的细胞退化变性。最为人们接受的有关发病机制的理论是未定向的基底细胞增殖为一种或两种癌。有人注意到该类肿瘤伴发溃疡性结肠炎、高钙血症、肠息肉病、妇科肿瘤和血吸虫病等情况。

(二) 病理

这类肿瘤的病理学特征为：恶性腺样增生，伴有不同分化等级的鳞状细胞，伴或不伴角化。电镜显示同一细胞内可有两种类型的分化。

与腺癌类似，结直肠的腺鳞癌多位于直肠和远端结肠。Cagir[733]等发现58%的病变在这一区域。在已报道的病例中，肿瘤与肛管和肛管移行区的上皮没有联系，距肛缘距离均在 7 厘米以上。

(三) 临床表现

直肠腺鳞癌的临床表现与腺癌类似，包括腹痛、贫血、体重减轻、直肠出血和里急后重等。确诊的平均年龄为67岁，与腺癌相似。术前的辅助检查也与腺癌相似。

该病很少能在术前获得诊断，通常在对切除的标本进行病理学检查时才会确诊。在发现直肠病变的同时，发现肝转移的机会很高，R.D.Schlegel等[736]报道为50%。Cagir等发现85%的病例在获诊时伴有局部或远处转移，仅11%的病变局限在肠壁内。尽管转移灶可以为鳞样的、腺样的或二者兼有，有证据表明鳞样成分较腺样成分更易发生转移，更具侵袭性。

(四) 治疗

该病应首选手术切除，手术方式取决于肿瘤的位置，并遵循与腺癌相同的原则。目前已有的信息不能评价辅助化疗的效果，虽然 Schneider 等和 Cagir 等报道应用方案 (5-Fu、丝裂霉素加放疗) 取得了令人鼓舞的疗效，但这些研究是无对照的。

(五) 预后

直肠腺鳞癌生存率很低，预后比腺癌更差，多数患者在获诊后 9 个月内死亡。Comer 等报道 5 年生存率为30%。Cagir等报道平均生存时间为12个月，5年生存率为 25.4%，而腺癌为 41.6%[737~743]。

（首都医科大学宣武医院　李　非）

第六节　直肠恶性黑色素瘤

恶性黑色素瘤 (melanoma of rectum) 最多发生的部位为皮肤，其次为眼部，直肠为第三位。直肠恶性黑色素瘤临床少见，约占原发直肠肛管肿瘤的0.2%～1.2 %，占结直肠恶性肿瘤的 0.4 %～0.8%。自 1854 年第一例报告以来至2003年有记载的病例为600例。

直肠恶性黑色素瘤多见于老年人，女性多于男性，男女之比约为2∶1。此症恶性程度高，病情发展快，诊治困难，死亡率高。

一、病因和病理

直肠恶性黑色素瘤的组织来源有两种学说，一种认为起源于直肠粘膜下，在某种原因刺激下引起这些细胞增生，最终发展为恶性黑色素瘤。黑色素细胞来源于胚胎时的神经嵴干细胞、消化道粘膜。也有人认为本病起源于肛管鳞状上皮内的色素细胞，直肠的恶性黑色素瘤是肛管黑色素细胞恶变后沿粘膜下淋巴管向上扩散的结果。

根据肉眼见瘤体的颜色分为色素性恶性黑色素瘤和非色素性恶性黑色素瘤。大多数病例在瘤细胞内有明显的色素颗粒存在，肿瘤呈黑色、灰黑色或褐色。少部分病例瘤体内无肉眼可辨的色素，与直肠息肉和癌无法区分，给临床诊断造成困难。

直肠恶性黑色素瘤大体形态分为息肉型和结节型。前者呈圆形、椭圆形，突向肠腔，基底部有窄或宽的短蒂与肠壁相连，当蒂较长时肿瘤可脱出肛门外。结节型初起表现为隆起的小结节，较大时形成菜花状，肿瘤质硬而脆，易出血。

直肠恶性黑色素瘤沿直肠粘膜直接蔓延，很少侵犯周围脏器，肿瘤较大时可出现溃疡，并可在附近出现继发结节。血行转移是主要转移方式，原发灶很小即可发生肝、肺、脑、骨及皮下等处的转移。也常有淋巴结转移，可累及直肠上淋巴结、肠系膜淋巴结和腹股沟淋巴结。肠系膜淋巴结受累比腹股沟淋巴结更多见。

Park根据肿瘤有无转移，将恶性黑色素瘤分为三期：Ⅰ期肿瘤位于原位，无转移；Ⅱ期肿瘤周围的淋巴结有转移；Ⅲ期有远处转移。

二、临床表现

直肠恶性黑色素瘤的患者早期缺乏临床症状，多是在体检时被医生行直肠指诊或肛门镜检查时发现。表现为齿线附近的小结节，可以呈黑色、褐色，也可以无色。有时被误认为肛乳头肥大或血栓痔，进而延误治疗或采用错误的治疗。

当病变进一步发展后，患者主要表现有如下症状：

(一) 便血

此为最多见的临床表现。约60%～70%的患者可有便血症状，有时易与痔疮症状混淆，丧失最佳治疗时机。当肿瘤体积较大，破溃严重时，患者的便血量可以很大，需急诊处理。

(二) 疼痛

当肿瘤侵犯肛管括约肌时，患者会有局部疼痛感，有时甚至是剧痛。

(三) 排便习惯改变

肿瘤向直肠壶腹水平腔内突出时，刺激直肠壁的感受器，患者会出现肛门部坠胀不适感，便秘腹泻交替出现。

(四) 肿块

肛门部有黑色肿块脱垂，早期较小，可以自行回缩，与血栓性外痔相似。以后肿块逐渐增大，常需用手托回。肿块外形似覃伞状，蒂短而宽，也有似菜花状者。肿块质地硬，与肠壁固定。

(五) 远处转移表现

由于直肠恶性黑色素瘤的局部淋巴、血运极为丰富，因此极易发生血行转移。表现为肝、肺、脑、骨的转移。

三、诊断与鉴别诊断

因直肠恶性黑色素瘤极少见，缺乏特异性的临床症状，常常不被外科医生重视，因此会造成误诊。

根据患者的上述临床表现，并发现肛管直肠有黑色肿块，应考虑到本病。本病初诊时确诊率较低，有报道称本病初诊时误诊率可达80%左右。无色素性恶性黑色素瘤临床上少见，误诊率更高。病理诊断是确诊此病的金标准，一般主张将整个瘤体切除进行病理检查。局部钳夹活检可能会造成医源性扩散，且因标本小不易确诊，因此不宜采用。

显微镜下见到细胞内有黑色素颗粒即可确诊本病。对于无色素性黑色素瘤，可用S-100蛋白经免疫组织化学染色来鉴别瘤细胞内有无黑色素颗粒。近年来采用HMB-45抗体进行标志，对黑色素细胞辨别更具有特异性和敏感性。

由于本病临床表现缺乏特异性，有一部分直肠恶性黑色素瘤没有典型的黑色，因此极易与痔、皮赘、肛裂、肛乳头肥大、癌等相混淆，在临床上要引起重视。

为了评价手术切除的可能性及选择恰当的手术方式，术前可对病变局部及周围进行腔内超声检查(endoluminal ultrasound, ELUS)。ELUS 可以帮助判断病变的厚度及周围淋巴结有无转移。

四、治疗

长期以来在直肠恶性黑色素瘤治疗上一直存在着争议。由于本病非常少见，因此国内外文献均缺少大宗病例的报告。由于外科医生评价该病的治疗效果考虑的角度不同，结论也就不同。总的来讲缺少一个统一的治疗方案。

直肠恶性黑色素瘤的治疗主要包括手术治疗及其他综合治疗。

(一) 手术治疗

对能够进行手术切除的病例首选治疗方法为外科手术切除，在这一点上临床外科医生是达成共识了的。手术切除仍然被认为是目前治疗直肠恶性黑色素瘤最主要和最有效的方法，但是在手术方法选择上存在着较大的分歧，主要是采用局部切除、局部扩大切除、还是根治性切除 (腹会阴联合根治术) 的选择问题。

由于皮肤恶性黑色素瘤早期可经局部切除治愈，由此想到是否早期直肠恶性黑色素瘤也可经局部切除治愈，希望通过这种术式达到既治愈疾病，又使患者能够免除改道造瘘之苦的目的。Bullard等报告15例直肠恶性黑色素瘤中11例采用局部扩大切除，切缘距肿瘤边缘1～2cm，术中需冰冻证实边缘干净。作者认为局部扩大切除与根治性切除两种方法在局部复发率、全身复发率、无病生存率、总生存率方面无显著差别。Wanebo 报告对 11 例直肠恶性黑色素瘤施行局部切除，中位生存期 21.5 个月，5 年生存率为 0；22 例腹会阴联合切除者中16例淋巴结转移阴性者的中位生存期为 16 个月，3 例生存期超过 5 年，6 例淋巴结转移阳性者的中位生存期为7个月，1例生存期超过5年。作者认为在 5 年生存率上腹会阴联合根治术较局部切除治疗直肠恶性黑色素瘤效果好。

对直肠恶性黑色素瘤腹股沟淋巴结清扫少数人持积极态度，多数人认为弊大于利。认为预防性淋巴结清扫不能提高患者的生存率，反而有利于促进血行播散。若患者就诊时已有腹股沟淋巴结转移，往往说明病期已晚，多已合并远处转移，此时再进行腹股沟淋巴结清扫已无意义，无法达到根治目的，因此也就没有再进行淋巴结清扫的必要性了。

(二) 姑息性治疗

对病期较晚无法进行手术切除的患者可采用局部注射药物的方法治疗。Ulmer 报告一位 80 岁老年患者肿瘤几乎阻塞了肛门，出血及疼痛严重，伴全身多处转移。患者的病情已无进行手术切除的必要。采用向瘤内注射干扰素 β 及全身应用达卡巴嗪化疗的方法，患者的出血及疼痛症状明显改善，梗阻症状也得到缓解。

对肿瘤巨大，延误诊断的直肠恶性黑色素瘤采用生物治疗或许比手术治疗更恰当。

(三) 化疗

目前多数临床医生认为直肠恶性黑色素瘤术后辅助化疗极为重要，在预防病变复发及转移上有积极作用。另一方面对已有广泛转移不能手术及不能耐受手术的患者，化疗可以缓解部分患者的症状。

对直肠恶性黑色素瘤的化疗多采用联合化疗，也有用单一化疗药治疗直肠恶性黑色素瘤的，如单独应用氮烯咪胺、长春新碱等，有效率均较低。

联合化疗可以减少肿瘤的抗药性，提高化疗药的疗效。常用的方案为：BOLD方案 (博莱霉素、氮烯咪胺、长春新碱、环已亚硝脲)；CDV方案 (环已亚硝脲、氮烯咪胺、长春新碱)；BDV方案 (卡氮介、氮烯咪胺、长春新碱)。

对已有肝转移的晚期病例有报告应用区域化疗的方法。Koksal 等报告应用导管经胃十二指肠动脉对一例直肠恶性黑色素瘤伴肝转移者进行肝脏的区域化疗，同时加用免疫治疗，治疗自术后 4 周开始。区域化疗用顺铂50mg/m^2，每两周一次，共8个周期。皮下注射α - 干扰素 5 × 10^{6}U，每 4 周的第 1～7 天注射，共 8 个周期。皮下注射白介素 -2 9 × 10^{6}U，每 4 周的第 5～9 天注射，共 8 个周期。在化疗第 2 及第 4 个周期时，加用静脉注射氮烯咪胺200mg/m^2，每个月的第 1～5 天，共 4 个周期。术后第 10 及 12 个月 CT 及核磁检查肝脏转移灶消失。

(四) 放疗

对直肠恶性黑色素瘤可采用局部放疗的方法提高生存率。Uner等报告应用新辅助放疗对体积大、基底固定的直肠恶性黑色素瘤进行局部放疗，放疗25次，共50Gy。5周后有1例患者的肿瘤直径从6cm降到1.5cm。随后进行了局部扩大切除。术后病理检查发现肿瘤侵犯达粘膜下层，固有肌层未受累。术后第三十个月随诊时患者仍无瘤生存。作者认为对直肠恶性黑色素瘤的放疗剂量应高于对直肠癌的剂量。一般应在放疗后4～8周再进行手术。采用新辅助放疗+局部扩大切除手术可使一部分直肠恶性黑色素瘤患者免于接受腹会阴联合根治术。

(五) 免疫治疗

免疫治疗在直肠恶性黑色素瘤治疗上有着比对其他直肠恶性肿瘤更重要的作用，近年来在此方面发展也很快，已经显示出良好的应用前景。

1. 局部治疗

在肿瘤或肿瘤周围组织以卡介苗进行注射，每次0.1～0.5ml，每周注射一次。一年后改为2周注射一次，持续半年。

2. 全身治疗

α-干扰素3～10×10^6U，可肌肉、静脉、皮下注射，每周3次。白介素-29×10^6U/m^2，每8小时一次，连用5天，每2周重复。

(六) 内分泌治疗

近年研究发现恶性黑色素细胞内有雌激素受体蛋白，在相同病情情况下，女性患者的预后好于男性，而绝经后的女性即丧失这种优势，提示雌激素对恶性黑色素瘤有一定影响。研究发现黑色素瘤中有雌激素受体，对于绝经后妇女，尤其是高龄者是一种可选择的治疗方法。现在临床上已有人应用三苯氧胺和乙酸甲羟孕酮治疗直肠恶性黑色素瘤，但例数不多，效果很难评价。

五、预后

由于直肠恶性黑色素瘤临床不易早期诊断，生长迅速，容易发生血行转移，临床尚缺乏有效的理想的治疗方法，因此预后极差。早期诊断和早期手术切除加综合治疗是改善生存率的关键。

（首都医科大学附属北京同仁医院 李志霞）

第七节 直肠浆细胞瘤

一、概述

浆细胞瘤是B细胞系单克隆免疫增殖性疾病，起源于已经恶变的浆细胞。临床上浆细胞瘤有多种表现形式：①多发性骨髓瘤；②孤立性骨浆细胞瘤；③多发性骨髓瘤伴髓外浆细胞瘤；④浆细胞性白血病；⑤髓外浆细胞瘤（extramedullary plasmacytoma, EMP)。EMP占浆细胞疾病的3%～5%，可以先于、伴发或继发于多发性骨髓瘤，也可以成为孤立的散发病灶。多发性骨髓瘤伴发的髓外浆细胞瘤和原发于髓外的浆细胞瘤可以发生在人体的任何部位，其中75%的病例发生在上呼吸道、鼻腔和鼻旁窦。少部分病例起源于胃肠道，以胃和小肠多见。这种分布的原因不清楚，但发病的部位具有丰富的淋巴组织似乎是其共同特征。发病年龄以40～70岁多见，男女比例为3：2。不论是多发性骨髓瘤伴髓外浆细胞瘤，还是孤立性或原发于结直肠的髓外浆细胞瘤均罕见，好发部位依次为盲肠、乙状结肠和直肠[744]。

二、病理

髓外浆细胞瘤起源于已经转化为恶性的成熟B淋巴细胞，即记忆型B细胞或浆母细胞。经过血液循环到达特定的软组织或结缔组织内，借助其表面的粘附分子与基质细胞结合，转变为浆细胞。伴发于多发性骨髓瘤的髓外浆细胞瘤可以由骨髓瘤细胞转移定植而来。肿瘤在肠粘膜下层浸润性生长，向肠腔内突起形成单个或多发息肉样病变，肠粘膜完整或形成表浅的溃疡，也可以侵及整个粘膜固有层并穿透浆膜，引发出血、梗阻和穿孔。孤立性髓外浆细胞瘤可以转移到区域淋巴结和蔓延到邻近组织，罕有发生远处转移者，但局部病变进展较迅速。

组织学检查可见肿瘤为大量的成熟浆细胞构成，纤维成分稀少，瘤细胞内可见核内或细胞质内包涵体。通过免疫荧光技术、免疫组织化学技术和免疫固定电泳技术检测肿瘤细胞中分泌的单克隆免疫球蛋白和特征性的细胞膜抗原如IgG、IgA和IgM的重链和λ轻链，浆细胞特征性的细胞膜表面抗原和细胞质免疫表型如CD24、CD38、CD30 (Ki-1) 等，有助于提高诊断的正确率和鉴别诊断的水平[745~746]。

三、临床表现

生长于结肠和直肠的髓外浆细胞瘤的临床症状和体征与来源于上皮和淋巴系统的恶性肿瘤比较并无特异性。常见的症状为腹部绞痛、消化道出血、腹胀、便秘和排便困难、便条变细、腹部包块、贫血、疲乏等。出现肿瘤阻塞肠腔或穿孔时，具有相应的临床表现。位于直肠的浆细胞瘤进行直肠指诊时可以触及凸向直肠腔内肿物，呈息肉状或位于粘膜下，表面粘膜完整或有浅溃疡，指套可染血，肿瘤较大时可有肠腔狭窄。肿瘤发展出现并发症如肠梗阻、肠穿孔、消化道出血时，出现相应的临床表现。

辅助检查中以钡灌肠最常用，气钡双重造影可以提高阳性结果。最常见的表现为结直肠内单发或多发息肉样病变，可以有粘膜破坏形成浅溃疡或肠壁僵直的表现。肿瘤较大时可以造成肠腔狭窄。有时可以诱发肠套叠。

纤维结肠镜、乙状结肠镜和直肠镜检查可以发现病变部位，病变为单发或多发息肉样病变，粘膜表面可以有浅在的溃疡形成，或者肿瘤位于粘膜下，表面的粘膜正常。肿瘤巨大可以造成肠腔狭窄。镜下获取活体组织进行组织学检查是术前确诊本病的重要手段。由于肿瘤组织位于粘膜下，多数情况下获取的组织不够深在，难于在术前明确浆细胞瘤的诊断。对可疑病例多点多次取材，结合免疫组织化学染色等手段可以提高术前诊断正确率[747~749]。

四、诊断与鉴别诊断

结直肠浆细胞瘤的症状、体征、放射学检查以及腔镜检查结果多数情况下缺乏特征性，除了能够明确有结直肠占位性病变外，很难与低分化腺癌、结直肠原发性恶性淋巴瘤、及浆细胞性肉芽肿相鉴别。因此，结直肠浆细胞瘤对于不典型的直肠结肠占位性病变具有重要的鉴别诊断意义。对可疑病例在手术前于腔镜下多点多次取材，对浆细胞分泌的单克隆免疫球蛋白、浆细胞表面特征性抗原和细胞质免疫表型进行免疫组织化学染色、免疫荧光染色和免疫固定电泳检查可以明确诊断。多数情况下是术后才能得出正确的诊断。

结直肠浆细胞瘤需要同以下疾病相鉴别：

(一) 浆细胞性肉芽肿

浆细胞性肉芽肿是一种原因不明了的慢性炎症性肉芽肿，大体标本与浆细胞瘤鉴别困难。显微镜下由大量的成纤维细胞、纤维细胞和新生的毛细血管等构成肿块的主体，纤维束间由大量成熟的呈线状排列的浆细胞浸润，并可见淋巴滤泡形成。浆细胞内可见卢梭氏小体。而浆细胞瘤主要由无数单一的成熟浆细胞构成，纤维成分少见，卢梭氏小体少见或无，细胞内可见包涵体。免疫组织化学染色检查浆细胞性肉芽肿为多克隆性浆细胞，而浆细胞瘤则为单克隆性浆细胞，可资鉴别。

(二) 恶性淋巴瘤

某些恶性淋巴瘤内也可以有分泌单克隆免疫球蛋白 (多为 IgM) 的浆细胞浸润。除了淋巴瘤和浆细胞瘤在组织形态学上的区别外，恶性淋巴瘤细胞不表达浆细胞特征性的细胞膜表面抗原和胞浆免疫表型如CD24、CD38、CD30 (Ki-1)等为鉴别点。

(三) 低分化腺癌

某些直肠低分化腺癌在大体形态甚至组织形态学上有时不易与浆细胞瘤鉴别。但低分化腺癌细胞缺乏单克隆性免疫球蛋白表达，而细胞角蛋白 (cytokeratin) 和上皮细胞膜抗原 (EMA) 呈阳性可资鉴别。

结直肠的浆细胞瘤需要鉴别是孤立的病灶抑或是多发性骨髓瘤的髓外表现，这一点对于决定治疗方案和判定患者的预后具有重要的意义。通常采用的方法包括血液的蛋白电泳、免疫电泳、尿蛋白测定 (Bence-Jones蛋白)、免疫荧光、免疫固定电泳等技术，全身放射性核素骨扫描和骨髓穿刺检查。诊断孤立性结直肠浆细胞瘤时需要满足以下条件：①骨髓穿刺活检显示浆细胞＜5%；②全身放射性核素骨扫描结果正常；③尿中无 Bence-Jones 蛋白；④无高血钙和肾衰竭表现。如果不能满足这些条件，则患者很可能是多发性骨髓瘤的髓外表现。

五、治疗

对于结直肠浆细胞瘤的治疗尚无标准的治疗方案。但疾病类型对于治疗方案的选择具有决定性的意义。一般认为，对孤立性结直肠浆细胞瘤首选手术切除病变肠管和区域淋巴结，可以收到良好的效果，术后加用放疗、化疗效果更佳。对于多发性骨髓瘤的结直肠髓外表现应侧重于全身综合治疗，有外科手术指征如并发肠梗阻、肠穿孔、消化道出血时，则应进行手术干预。

浆细胞瘤对放射治疗敏感，一般总剂量 40 ~ 60Gy，疗程 4 ~ 6 周，患者一般耐受性良好，足以控制局部肿瘤的生长。这对于生长于直肠的不宜手术之孤立性髓外浆细胞瘤或者多发性骨髓瘤有髓外结直肠表现者，提供了另一种治疗选择。术后辅以放疗可能提高疗效。

单纯化疗对孤立性髓外浆细胞瘤不能改变其病程，也不能预防其转化为多发性骨髓瘤。对于多发性骨髓瘤化疗为首选治疗方法，术前使用可以使不易手术切除的肿瘤缩小，争取手术机会。进展迅速的病例化疗后可以进行自体骨髓移植。

六、预后

一般而言，孤立性髓外浆细胞瘤的预后在浆细胞瘤患者中的预后最佳，78%的患者生存期超过15年。由于原发于结直肠的孤立性髓外浆细胞瘤病例极为罕见，随访资料有限，不能得出准确的结论。同样由于病例稀少的原因，多发性骨髓瘤合并髓外结直肠病变的患者预后也无准确统计资料，但弥漫多发性骨髓瘤患者的 3 年存活率只有 15%，多数患者预后不良。

（北京大学人民医院 李 澍 郑晟昊）

第八节 转移性直肠癌

转移性直肠癌 (Matastatic rectal cancer) 是由身体其他部位或器官的恶性肿瘤转移至直肠所致，是直肠癌中十分罕见的一种类型。查阅国内外文献，尚没有大宗文献的报告，仅见少量个案报道。转移性直肠癌通常发生于原发肿瘤的晚期，往往是原发肿瘤通过以下途径转移到直肠的：①临近组织的浸润穿透，如前列腺癌、卵巢癌、阴道癌等；②淋巴转移：肿瘤细胞可通过淋巴管转移至直肠的淋巴管内，形成转移病灶；③血行转移：如肺癌、乳腺癌、肾癌等；④种植转移：原发肿瘤的癌细胞从原部位脱落后种植于直肠的浆膜，如胃癌等。

一、机理

(一) 临近组织的浸润穿透

常见于直肠周围的临近器官。前列腺癌随着肿瘤的生长突破 Denonvillier 筋膜 (denonvillier's fascia) 的屏障，侵至直肠前壁的浆膜，形成转移癌。卵巢癌则是由于卵巢与直肠的解剖位置较近，当原发肿瘤病期较晚时，肿瘤与直肠形成癌性粘连浸润，形成转移癌。

(二) 淋巴及血行转移

原发灶中的肿瘤细胞不断增殖浸润，在蛋白酶的作用下浸透血管壁及淋巴管，肿瘤细胞进入血液及淋巴循环，在直肠的血管和淋巴管停留时，贴附于内皮，游离出血管和淋巴管外，重新增殖浸润，形成转移灶。

(三) 种植转移

直肠上段的浆膜与盆腔腹膜返折相连续，此处的腹膜位于腹腔的最低点，原发肿瘤的癌细胞从原部位脱落后，由于重力的作用极易汇聚于此，常常侵犯直肠的前壁及侧壁。

二、临床表现

转移性直肠癌与原发性直肠癌的临床表现没有太大差别，常见的表现有：排便习惯的改变，排便困难，脓血便，发现直肠肿物等等。所有这些表现往往与其转移的途径有着密切的关系。如经血行转移，肿瘤常早期浸透肠道的粘膜，较早出现脓血便。而经腹膜种植则更易出现排便习惯及肠道梗阻的表现。因此转移性直肠癌的临床表现与其原发病变是密不可分的，例如胃癌转移至直肠时往往是通过肿瘤细胞脱落种植于腹膜返折，因此肿瘤多位于腹膜返折之上，出现直肠压迫和排便困难的症状较常见。前列腺癌往往通过直接侵犯，病变多位于腹膜返折以下，较早出现梗阻症状。

三、诊断

对于既往有恶性肿瘤病史的患者，如果出现大便习惯改变、便血等症状，一定要警惕直肠转移性肿瘤的出现。对于既往病史不详的患者，由于缺乏特异性的临床表现，大多数转移性直肠癌的确诊往往是在手术后才真正得到的，许多病例开始都被误诊为原发性直肠癌，因此术前进行详尽的询问病史、全面的体格检查、针对性的影像学检查、特异性的肿瘤标记物筛查是十分有必要的。

(一) 病史的询问

除了重视询问直肠处病变产生的症状以外，还应重视全身出现的其他症状，如：咯血、咳痰 (肺癌)、胃痛、返酸 (胃癌)、腰痛、尿血 (肾癌)。以上这些症状都不应忽视。

(二) 体格检查

在进行直肠指诊的同时还不应忘记行前列腺指诊，女性患者进行三合诊，以及甲状腺、乳腺的触诊和肺部的听诊。

(三) 辅助检查

- x线表现特点有：①偏心性结节状或分叶状充盈缺损；②偏心性或非对称性环形狭窄；③粘膜皱襞早期尚完整，尔后摺皱、杂乱、成角、固定，呈特征性的“栓缚征”，多无溃疡、龛影；④常呈多处受累。
- 经直肠或阴道的腔内超声，对于原发自前列腺和卵巢的肿瘤的诊断有帮助。
- 盆腔CT可发现直肠肿块或直肠壁增厚，亦可发现肠周肿大淋巴结，对发现盆腔内的原发病灶亦有帮助。
- 肠镜可见多数为外压性改变，少数可见粘膜破坏及溃疡性病灶。通过肠镜取病理有助于原发病灶的诊断。
- 肿瘤标记物常表现为原发肿瘤的特征性肿瘤标记物的升高，例如PSA——前列腺癌、CA-125——妇科肿瘤、CA-153——乳腺癌等等。肿瘤标记物的升高对于原发肿瘤的诊断也有很大帮助。

四、治疗

由于十分少见，国内外尚没有大宗病例的报告，因此没有标准的治疗规范。总的治疗原则要充分考虑原发癌的病期、病情及治疗情况。原发灶是乳腺癌、卵巢癌及前列腺癌等肿瘤的，对化疗、内分泌治疗和放疗比较敏感，可联合上述治疗。

(北京大学临床肿瘤学院　北京肿瘤医院　王崑)

第三十一章　直肠癌疼痛的诊断和治疗

疼痛是晚期癌症患者最常见的，当然也是最令人害怕的症状。癌症疼痛可能发生在癌症的各个阶段当中，使癌症病人本已痛苦的生活雪上加霜，给他带来焦虑、烦躁、失望以及恐惧，影响他的治疗及生活质量，有时甚至使他失去对生活的信心，给他及四周的亲人、朋友造成悲剧。对大多数患者来说，这种疼痛并不剧烈，但遗憾的是这种与癌症相关的疼痛常得不到充分治疗，从而导致不必要的痛苦。因此，癌症疼痛的治疗已成为癌症治疗的一个重要组成部分，癌痛治疗的成功将在很大程度上提高癌症患者的生活质量。

第一节　直肠癌疼痛的病因

一、肿瘤转移引起的疼痛

(一) 骨

骨转移是引起癌痛最常见的直接原因。这种疼痛的产生是因为骨转移使局部骨组织被破坏，或发生病理性骨折，骨周围组织浸润以及间接引发的肌肉痉挛，或由于压迫神经组织 (包括脊髓和外周神经组织) 而产生疼痛。

(二) 神经

外周神经组织的压迫和转移，可以在感觉缺失的部位引起钝痛，或持续的浅表疼痛，有时并发感觉过敏、感觉迟钝或撕裂痛。臂丛神经或腰骶神经丛转移可引起疼痛以及减弱相关神经根感觉和运动的传导。

(三) 软组织

软组织转移引起疼痛是由于局部组织的破坏以及对疼痛敏感组织的转移，例如肠系膜转移或骨膜转移。压迫神经及血管的转移也是产生疼痛的另一原因。皮肤和粘膜转移能引起局部疼痛并且常因感染而使疼痛加剧。

(四) 内脏

内脏转移可引起定位不明确的、持续的、位置较深的疼痛，并常伴有牵涉痛。若转移累及到组织被膜则可引起非常严重的尖锐疼痛，这种疼痛定位明确并伴有局部触痛。空腔脏器转移或梗阻则引起绞痛，这种疼痛定位不明确，且常并发有相应的疼痛。

二、与治疗相关的疼痛

诊断和常规探查、手术、化疗以及放疗等治疗手段，均可引起疼痛。化疗和放疗可引起令人痛苦的粘膜炎。令人痛苦的神经炎可以在臂丛神经或腰骶部神经丛照射之后持续数月或数年。

三、与消耗性疾病相关的疼痛

一小部分病人的疼痛与消耗性的疾病有关 (见表 31-1)。

表 31-1　与疼痛有关的消耗性疾病

便秘	骨胳肌肉疼
褥疮	活动减少
胃胀	股筋膜疼
食道返流	非一般性活动
膀胱痉挛 (导尿)	感染
血栓和栓塞	疱疹病毒感染后神经痛
粘膜炎	

四、与癌症及治疗无关的疼痛

有报告说，一小部分晚期癌症患者的疼痛与癌症或治疗无关，它的原因多为各种关节炎、心肌缺血性疾病和周围血管疾病。

第二节　直肠癌疼痛的评估

一、疼痛的评估原则

彻底的临床评估是成功治疗疼痛的基础。重要原则在表 31-2 中列出：

表 31-2　疼痛评估原则

●	接受病人的描述
●	仔细评估疼痛
	病史、体检、相关调查
●	评估每次疼痛
●	评估病人疾病的程度
●	评估可能影响疼痛的其他因素：
	躯体、心理、社会、文化、精神
●	再评估

(一) 接受病人的描述

如实接受病人对疼痛类型和严重性的描述。疼痛往往是主观的，且就是他们所说的那样，而不像其他人所想像的那样。建立医生－病人之间的信任关系是很有必要的，如果医生不相信或对病人的叙述不感兴趣，则病人可能不会报告疼痛或者夸大事实。

(二) 彻底的评估疼痛 (表 31–3)

要求病人用自己的方式和语言来描述他们的疼痛。很多信息可通过观察他们如何描述疼痛、使用何种语言、情感的表达方式、肢体语言的表现形式而获得，在这同时需要补充一些特殊的问题来清楚了解患者疼痛的特点。了解以前的用药剂量、药物的疗效、药物的副作用是很重要的。家庭成员所提供的信息有利于评估疼痛的严重性和对其生活方式的影响。

体检的结果，包括神经学检查，应准确地并用图示的方式记录下来。通过神经系统的体检，了解感觉的解剖层面，常常可以明确损伤部位。其他的相关调查可能也是需要的，但应该围绕着治疗方案的决定而进行。

(三) 评估每一种疼痛

大部分癌症患者有一种以上的疼痛，每一种疼痛都需要评估。

(四) 评估病人疾病的程度

由于癌症是疼痛最常见的病因，因此当患者出现新的疼痛或是疼痛加重时需要重新评估病人的疾病程度，这也确保了对疾病的正确治疗。

(五) 评估可能影响疼痛的其他因素

对癌症患者的疼痛评估应当是在以躯体因素的评估为主的基础上进行。但是评估内容也需包括其他能改变疼痛感受的因素。病人的疼痛感受可能具有复杂的心理作用，而这种疼痛感受可能提示疾病的复发或

表 31-3　疼痛的评估

疼痛	
位置	哪疼?
放射性	发散到别的地方?
以前疼痛史	你忍受多久了?
进展情况	变得更坏?
严重性	有多痛?
特征	象什么样子?
频率	多长时间?
间隔	疼多久?
促发因素	由什么引起?
加重因素	什么使其恶化?
减缓因素	什么使其减轻?
影响—活动	阻碍你活动?
—睡眠	影响你睡觉?
—情绪	使你不欢乐或沮丧?
既往药物疗效	
药物	服何种药?
剂量	多少?
途径	口服?
频率	多久?
间隔	多长时间?
疗效	有效吗?
副作用	
其他因素	
心理、社会、文化、精神的影响	病人对疼痛含义的理解

进展。如果病人对适合于他的止痛药治疗反应较差，则评估一下他是否具有潜在的心理或精神问题。

(六) 再评估

不断重复评估病人的疼痛与最初的评估同样重要。疼痛的治疗未得到令人满意的效果可能表明诊断是不正确的或存在其他因素，如抑郁、要求治疗等。由于癌症是一种不断进展的疾病，总会有新的或更多的疼痛出现，因而更应持续地再评估。

二、疼痛程度评估方法

(一) 口头叙述法

将疼痛程度分为无痛、轻、中、重及极度疼痛。如主诉疼痛分级 (verbal rating scale, VAS)，VAS0级即无痛；VAS1级即轻度疼痛，有痛感但可忍受，能正常生活，睡眠不受干扰；VAS2级即中度疼痛，不能忍受疼痛，要求用止痛剂，睡眠受干扰；VAS3级即重度疼痛，疼痛剧烈，可伴有自主神经紊乱或被动体态，睡眠严重受干扰，须用镇痛剂。

(二) 数字评估法 (numerical rating scales, NRS)

将一条10cm长的直线划为十等份，从左到右依次标有0、1、2、3、4、5、6、7、8、9、10，其中0代表无痛，10代表患者能想像的最剧烈疼痛，然后让患者根据自己的疼痛体验在此直线上标记。为方便对比研究，一般将NRS中的0、1~3、4~6、7~10级分别对应于 VRS 中的 0、1、2、3 级。

第三节 直肠癌疼痛的治疗

一、治疗原则

(一) 急性疼痛

癌症患者因手术、骨折或其他操作而引起的急性疼痛与那些非癌症病人的急性疼痛的处理是相同的。如果一般状况比较差，那么癌症病人恢复得就比较慢，需要更长期地服用止痛药。若急性疼痛表明了疾病的进展，此时心理因素会使病情更复杂。

(二) 突发疼痛

突发疼痛只在某种特定的环境下发生，如特殊活动或长时间站立后产生的疼痛。如果可能，对突发疼痛应采用局部治疗手段，包括癌症的治疗 (放射治疗) 和物理治疗 (手术、支持治疗)。如果疼痛较轻微且可以耐受持续服药所产生的副作用，则可以使用止痛药。如果疼痛严重，服用强阿片类止痛药可以减少病人疼痛出现的次数。

(三) 慢性疼痛

治疗癌性慢性疼痛的方法不同于急性疼痛或其他慢性疼痛。治疗的目的是减缓和预防疼痛的出现。治疗原则列于表 31-4。

表 31-4 慢性癌痛的治疗原则

治疗的目的
减缓和预防疼痛
一般原则
全面评估疼痛
与患者建立良好交流
确保疼痛的缓解
劝阻患者不要忍受疼痛
鼓励患者积极参与
治疗原则
综合各项治疗计划
明确疾病的分期
使用正确的治疗方法
运用多种治疗手段
不要总是变换治疗方法
持续的支持治疗
反复的再评估

全面彻底的临床评估是治疗成功的基础。对疼痛类型的评估将有助于治疗方法或止痛药物的选择。疾病分期的评估对疼痛原因的判断提供帮助，也有助于正确治疗方法的选择。

治疗慢性癌痛不要按照“按需”或PRN的方式给

药，这两种方式导致了不正确的治疗：医务人员不询问有关疼痛的情况，病人也没有认识到他们需服用止痛药；医务人员或病人因害怕成瘾而减少用药量，或医务人员太忙而无时间查问疼痛状况。这些都会使疼痛再发或不缓解。

很多患者认为癌症肯定要合并重度疼痛而且这种疼痛无法缓解。应该让患者知道其实疼痛能够很快并且持续得到缓解，应该鼓励他们对待疼痛的积极的态度。应避免患者忍受疼痛。允许患者参与对他们疼痛的治疗，并对治疗提供帮助。

疼痛治疗应被视为肿瘤全部治疗的一部分。能够引起或加重疼痛的其他的心理和精神问题也应得到评估和治疗，临床需要多种手段去处理慢性疼痛。疼痛的治疗总是应该与疾病的分期相平行的，能够行走与卧床病人的治疗是有区别的。

治疗应该是稳定不变的，病人需要对治疗计划有一个清楚的了解，包括任何有可能的计划改变。意外或突然出现的变化可引起焦虑。持续的支持治疗同样重要。重复的再评估对治疗的疗效和副作用的监测是很必要的。

二、治疗方案

慢性癌性疼痛的治疗方案有很多种。不同类型的疼痛有不同的治疗方法，比如对骨疼痛应用放疗，对神经性疼痛应用抗惊厥药物治疗。在实际工作中不同的治疗方法联合应用是很常见的。癌症本身的有效治疗也对疼痛的控制起到相当的作用(表 31-5)。

表 31-5 治疗方法

癌症本身的治疗
止痛药物
辅助用药
神经刺激症状的治疗
麻醉，神经松解术和神经外科手术
物理疗法
心理治疗
改变生活方式
治疗其他引起或加重疼痛的因素
躯体的，心理的，社会的，文化的，精神的

(一) 止痛药物应用原则

癌症患者急性疼痛的药物治疗与非癌症患者是相同的，而慢性疼痛的治疗效果往往不好，因而需要不同的治疗方法。治疗慢性癌痛的止痛药应用原则见表 31-6。

(二) 药物的选择

药物及其使用途径的选择要根据疼痛的类型和程度。不同类型的疼痛对不同的止痛药反应也不相同(表 31-7)。由于尽快地控制疼痛是非常重要的，因而最好在开始治疗时使用较强的止痛药，然后再根据情况逐步减弱病人的用药强度。

治疗慢性疼痛通常使用一种以上的药物。每一种药物都应单独的应用，尽量避免制成合剂。这是因为应用合剂治疗时，如果需要逐步提高一种药的剂量，则另一种的药的剂量也随之增加，很可能产生未知的毒性。

如果当前所用的止痛药无效，或病人的疾病进

表 31-6 慢性癌痛的止痛药应用原则

药物的选择
根据疼痛类型选择合适的药物
根据疼痛程度选择合适的药物
联合应用各类药物
按阶梯给药
配合辅助用药
绝对不要应用安慰剂
给药
给药要足量
个体化剂量滴定
依照药物的药理学特征计划给药
严格按计划给药，非 PRN 给药
给患者书面文字指导用药
对突发疼痛的治疗给以指导
提醒患者并处理药物的副作用
尽可能简单地应用止痛药物方案
尽可能口服给药
再评估

表 31-7 疼痛类型与治疗的选择

伤害感受性		
骨、软组织	轻度、中度	非阿片类（若需要也可阿片类）
	重度	阿片类 + 非阿片类
内脏	轻度	非阿片类（若需要也可阿片类）
	中度、重度	阿片类，阿片类联合非阿片类
神经性		
神经压迫		阿片类 + 皮质类固醇
传入神经阻滞		三环类抗抑郁药或抗惊厥药或口服局麻药
交感神经型疼痛		交感神经阻滞
其他		
颅内压增高		皮质类固醇
肌肉痉挛		肌肉松弛剂

展，应按照“世界卫生组织的止痛药阶梯原则”顺序将止痛药从非阿片类换为弱阿片类再换为强阿片类。当阿片类药物开始应用时，非阿片类止痛药应继续使用。它们的作用可以增强阿片类药物的疗效并可以减低阿片类药物的使用剂量。不论何时均应使用辅助止痛药。

止痛药物的使用并不需要太多。非阿片类药物使用阿司匹林或者非甾体类抗炎药（NSAID）。可待因是最常用的弱阿片类药，氧可酮和曲马多也是经常选择的。吗啡是强阿片类药的代表，美沙酮和氢吗啡酮亦常被应用。

在治疗慢性癌痛时不要使用安慰剂，应用它是不道德的，若被患者发现会导致其对医务人员的不信任，且在临床中也看不出它有什么效果。

三、常用药物

止痛治疗时药物及药物剂量的选择一定要合适。最常见的失误是选药正确但剂量不对。那些适合于急性疼痛的“标准剂量”不一定适合慢性癌痛的治疗，而且剂量需要个体化滴定。由于不同的疼痛对止痛药物的反应有明显的差别，不同的个体对疼痛的感受又各有不同，药物达到最佳的止痛剂量的范围相当广泛，因此这种剂量的个体化滴定是很必要的。

（一）非阿片类止痛药

非阿片类止痛药包括水杨酸、对乙酰氨基酚和一组称之为非甾体抗炎药（NSAIDs）的药物。所有的非阿片类止痛药止痛治疗时均存在天花板效应并有许多相似的作用机理、副反应和毒性。

1. 阿司匹林

阿司匹林（乙酰水杨酸）是一种天然存在的水杨酸的半合成衍生物。阿司匹林抑制前列腺素合成酶（环氧化酶），阻止炎症组织产生的花生四烯酸转化为前列腺素而发挥抗炎、止痛和解热作用。阿司匹林的成人标准剂量为600mg，每4～6小时一次，应根据疗效和毒性来调整剂量。如果超过这个标准不会产生更好的止痛效果，反而有增加毒性的危险。适用于轻到中度软组织痛和轻度、中度或重度的与癌症相关的骨痛。治疗骨痛方面阿司匹林（或其他的NSAIDs）可能比阿片类止痛药的效果更好。对阿司匹林或其他NSAID过敏的病人，则禁用阿司匹林。

2. 对乙酰氨基酚

对乙酰氨基酚是乙酰苯胺的合成衍生物。对乙酰氨基酚和阿司匹林一样具有止痛、退热的作用，但却没有抗炎作用。对乙酰氨基酚可口服或经直肠给药。成人用量500～1000mg，每4～6小时一次，直肠的用量和口服一样，但吸收较低，不完全。

3. 萘普生

萘普生是一种丙酸衍生物，为强的NSAID，口服后吸收很快。也可经直肠吸收，但达血药高峰浓度较慢。血浆半衰期为14小时。萘普生及其代谢产物全部由尿排出。常用剂量为250～500mg bid。剂量大于500mg bid时血浆浓度并不增加。最大剂量可达1400mg/d。临床上还可用于肿瘤热的治疗，效果良好。

4. 吲哚美辛

吲哚美辛是一种强的NSAID。口服或栓剂从胃肠道都迅速吸收。血浆半衰期为5小时。吲哚美辛及其代谢产物主要从尿中排出。常用剂量为75～200mg/d，分次服用。它可引起几乎每一种消化道症状。日剂量超过100mg，约50%的病人有头痛症状。与氟哌啶醇同时服用可引起严重的嗜睡。

5. 布洛芬

布洛芬是一种丙酸衍生物，超剂量应用也安全。口服后吸收迅速，2小时内达血药高峰浓度。血浆半衰期为2小时。剂量可高达1200mg/d，大多数病人能很好的耐受2400mg/d。止痛作用很强，其效力为阿司匹林的3倍。

表 31-8　阿片类止痛药的等效止痛剂量

	胃肠道外应用	口服
吗啡	10mg	30mg
丁丙诺啡	0.3mg	0.4mg 舌下
可待因	–	240mg
海洛因	5~8mg	20mg
氢吗啡酮	1.5mg	7.5mg
左啡诺	2mg	4mg
美沙酮	10mg	20mg
羟考酮	–	30mg
镇痛新	60mg	180mg
哌替啶	75mg	300mg
曲马多	80mg	120mg

(二) 阿片类止痛药

1. 作用机制

吗啡和其他的阿片类止痛药通过与大脑和脊髓内的阿片受体结合而产生疗效及副作用。这些受体一般都与内源的阿片样物质发生相互作用，这些物质包括内啡呔和脑啡呔。止痛的同时也产生副作用包括呼吸抑制、减少肠胃蠕动、瞳孔缩小、精神兴奋和身体依赖。

2. 分类

分为强和弱阿片类药物。“弱”阿片药应用于WHO止痛阶梯中的第2阶梯，被定义为“控制轻到中度疼痛的阿片药物”更合适。可待因是“弱”阿片药物的代表，低剂量的羟考酮或曲马朵也可选择。吗啡是强阿片药物的首选，二氢吗啡酮和美沙酮亦可代替之。

3. 等效止痛剂量

表31-8显示了不同的阿片药物的等效止痛药剂量。这些转换只是一些大概数值，不能将它们作为标准，每种药物的剂量应根据病人疼痛情况和副作用来个体滴定。

4. 药物过量的治疗

如果给药剂量过大或病人故意超量服用，则严重的镇静或麻醉作用会出现意识丧失、呼吸抑制等症状，后者情况更严重些。

用纳洛酮治疗药物过量。使用纳洛酮时，应用最低的有效剂量，目的是改善呼吸功能同时又不逆转止痛效果。

5. 耐受性、身体依赖和心理依赖

缺乏对耐受性和依赖性的了解，是癌痛治疗过程中阿片类止痛药用量不足的最普遍的原因。如果阿片类药物治疗有效，则耐受性、身体依赖或躯体依赖就不应成为延误治疗的原因。

(1) **耐受性**：长期应用阿片类药物治疗时，耐受性是一种正常的生理反应，病人需要增加药物剂量才能达到原来的止痛效果。经验表明，慢性癌痛病人由于疾病的进展经常出现耐受性而需要增加止痛药物的剂量。耐受性不是“节省”阿片类药物到终末期才给病人使用的原因，应使重度疼痛的病人相信，吗啡治疗范围是广泛的，并有足够的机会治愈剧痛。不同的阿片类药物间的耐受性是不同的，如若耐受性逐渐增强，可用其他药物取而代之。

(2) **身体依赖**：如果突然停药或服用拮抗剂则出现戒断症状。身体依赖其实是在长期应用阿片类药物治疗时的一种正常的生理反应。戒断症状具有下列特征：焦虑、兴奋、流涕、流泪、发热、多汗、肌肉和胃痉挛、颤抖和其他交感神经过度兴奋等表现。戒断症状的发作和持续时间取决于所使用阿片类药物的药物动力学。将以前的日剂量减至25%～50%，并按每6小时一次分开服用，这种减药方法可有效预防戒断综合征。若病人已通过手术或其他治疗使疼痛缓解，则应每日减少日剂量的15%～25%。

(3) **心理依赖和成瘾**：心理依赖是一种反常行为，表现为通过强迫性觅药行为去满足精神需求。其药物依赖是病理-心理反应，而不是生理反应。通过对大量癌症病人的研究表明，除了少数有精神障碍或者药物依赖史的病人外，大部分病人不会对阿片类药物产生心理依赖。对于已通过其他治疗使疼痛得到缓解的病人，不必因担心心理依赖而继续维持服用阿片类药物，但对有药物滥用史的病人，仍须小心管理。

6. 吗啡

吗啡是治疗中到重度癌痛的强阿片类药物，它的治疗范围广泛，可有多种给药途径。目前在许多国家使用，相对来讲价钱便宜。吗啡用来控制中到重度的慢性癌痛。

肾功损伤、严重肝功能障碍、肺疾患严重(包括急性和严重的哮喘)和中枢神经系统疾患的病人在使用吗啡时，一定要谨慎。年老和体弱或极度瘦弱的病人开始服药时应减少剂量。

吗啡的治疗范围广泛，止痛效果为剂量依赖性，无天花板效应。副作用限制了剂量的使用。治疗慢性癌痛病人时，吗啡是没有标准剂量的，需进行个体化滴定，做到既能有效控制疼痛，又能耐受其副作用。剂量的选择取决于疼痛的严重程度，疼痛的类型，药物的药代动力学变化，对药物的耐受性和社会心理对疼痛感受的影响。

吗啡的副作用见表 31-9。每个人的副作用的差别是相当大的。临床上常见的副作用包括便秘、镇静和恶心。

从不同途径应用吗啡，其效果也是不同的。大部分癌症病人或者是口服(使用即释或缓释制剂)，或者皮下注射用药。当然还有些病人需要其他途径(静脉、肌肉、直肠、脊髓)的给药。

(1) **即释(IR)口服吗啡**：口服吗啡是那些伴有中到重度疼痛，且能口服用药的病人的选择。应尽可能地给在家治疗和需要注射的病人口服用药。吗啡口服给药吸收好。口服用药30mg 相当于肌肉注射用药的10mg。

初始剂量：以目前正在应用的吗啡剂量为初始的吗啡治疗剂量(见表31-10)，如果疼痛不缓解或进一步加重，则需要逐渐增大吗啡剂量。

爆发疼痛：爆发疼痛的处理是使用一次额外的常规吗啡剂量。这种剂量与每 4 小时用药一次的剂量相同，如果担心阿片类药物的副作用，则使用此剂量的50%。如果在紧接着的4小时内，出现爆发疼痛，可早些服用下一个疗程的剂量。如果 3 小时就需要使用下一次剂量，则应调整这 4 小时一次的剂量。

突发(偶发)疼痛：仅仅是在某种情况下才发生，如进行一些特殊的活动或长时间站立后。治疗方法与爆发疼痛的处理相同。如果能预测突发疼痛，则可预防性地给出额外的治疗剂量，提前 30 或 60 分钟来防止或减轻疼痛。

如果止痛效果不理想或多次需要额外治疗剂量，则应进行吗啡剂量的滴定。若副作用很严重，应减少剂量。那些夜间疼痛厉害或由于白天用药出现镇静症状的病人，在治疗上可白天的给药剂量低一些，而夜间高一些。个体化剂量滴定的目的是使疼痛得到控制，同时又能够耐受药物产生副作用(表 31-10)。

(2) **缓释(SR)口服吗啡**：确定了稳定的吗啡治疗剂量之后，缓释吗啡便可作为治疗能够口服吗啡的慢性癌痛病人的选择。除了止痛疗效维持平稳外，其药效和副作用与即释吗啡类似。临床上，缓释吗啡制剂的主要问题是初始剂量的确立、爆发疼痛的治疗和剂量的调整。

用法：必须整片(粒)吞服缓释吗啡制剂，一定不要碾碎或嚼碎制剂，因为这样会使药物的缓释功能消失，病人服药后吗啡立即释放，只能提供四小时的止痛疗效。而且大剂量的吗啡被快速吸收，可能会导致药物中毒。

给药间隔：由于缓释吗啡制剂提供的是12小时持续释放功效，所以需每 12 小时服一次。

初始剂量：由病人目前正在服用的阿片类药物或即释吗啡的治疗剂量来确定口服缓释吗啡的初始治疗剂量(见表31-11)。对于那些未曾服用阿片类药物或服用吗啡以外的阿片类药物的患者，确定缓释吗啡初始

表 31-9 吗啡的副作用

中枢系统	镇静、瞌睡、精神错乱、困倦、头晕、躁动、神经混乱、肌阵挛、类精神病、瞳孔缩小
胃肠道	恶心、呕吐、胃排空延迟、便秘、口干、胆绞痛
呼吸系统	呼吸抑制、咳嗽反射抑制
心血管系统	直立性低血压
泌尿系统	尿急、尿潴留
皮肤	发红、出汗、瘙痒

表 31-10　吗啡片剂的给药方法

初始剂量	①病人应用胃肠外吗啡静脉注射、肌肉注射或皮下注射的总量 (mg/d) 乘以 3，然后分 6 次服用，每 4 小时一次 (q4h) 例如：吗啡15mg静脉注射、肌肉注射或皮下注射，q4h (全天共90mg/d)→这一总量乘以 3 为 270mg/d，分为 6 次口服，则 45mg 口服 q4h ②病人以前未用过阿片类药物　起始剂量吗啡 10mg 口服 q4h ③年老体弱或肾功损伤者，5mg 口服 q4h
给药间隔	严格的 4 小时一次，年老体弱或肾功损伤者或只是夜间剧烈疼痛者除外
爆发疼痛	给以常规以外的额外治疗剂量，此剂量与常规的每4小时用药一次的剂量相同，如果病人担心副作用，则用常规剂量的 50%
剂量调整	若最初的几天产生过度镇静作用，应试验性地减小50%的剂量；若在第一天或最初的几天内 (有或没有爆发疼痛) 效果微乎其微，则增加 50% (剂量＞ 15mg) 或 100% (＜ 15mg) 的剂量
爆发疼痛的治疗剂量调整	治疗爆发疼痛的总剂量 (mg/d)+ 常规总剂量 (mg/d)之和除以6，为新的常规每 4 小时的剂量

剂量最好的方法就是在一天到几天内尽快稳定即释吗啡的止痛治疗剂量。

表 31-10 所给出的剂量转换方法只是一个大概参考，并不一定适合每一位病人。刚开始应用缓释吗啡如不能减缓疼痛，或疼痛继续加重时，应当增加剂量。另外，在第一次应用缓释吗啡的同时应加用一剂每4小时给药一次的即释吗啡的剂量。因为服用缓释吗啡后，需要几个小时才能达到有效止痛的血药浓度水平。

爆发疼痛：可出现在给药的 12 小时或 24 小时之内，可按需要应用即释吗啡来控制，最好不要增加缓释吗啡的给药频率。

用来治疗爆发疼痛的口服即释吗啡与每 4 小时给药一次的即释吗啡的剂量相同，相当于12小时剂量的

表 31-11　缓释吗啡的给药方法

初始剂量	与病人服用的即释吗啡量相同 (mg/d) 例如：即释吗啡 50mg q4h →缓释吗啡 300mg/d 病人应用胃肠外的吗啡：24 小时的胃肠外吗啡量乘以 3 为日缓释吗啡的总量 例如：吗啡 20mg IV，IM 或 SC q4h (120mg/d)→缓释吗啡 360mg/d
爆发疼痛	应用即释吗啡控制 每 4 小时一次，剂量为：12 小时缓释吗啡剂量的 1/3，或 24 小时缓释吗啡剂量的 1/6 例如：缓释吗啡 20mg q12h (或 40mg q24h) 相当于 7mg q4h →治疗爆发疼痛的每次即释吗啡的剂量为 7mg 例如：缓释吗啡 100mg q12h (或 200mg q24h) 相当于 33mg q4h →治疗爆发疼痛的每次即释吗啡的剂量为 30mg 例如：缓释吗啡 300mg q12h (或 600mg q24h) 相当于 100mg q4h →治疗爆发疼痛的每次即释吗啡的剂量为 100mg
突发疼痛	与爆发疼痛的处理相同
剂量调整	爆发疼痛的治疗剂量调整：治疗爆发疼痛的总剂量 (mg/d) + 常规总剂量 (mg/d) 之和为新的常规 24 小时的剂量

注：12 小时制剂缓释吗啡的剂量为 mg/d

1/3，或 24 小时剂量的 1/6。病人需求的是稳定的缓释吗啡的治疗剂量，也需求稳定的用来治疗爆发疼痛的即释吗啡的剂量。一些病人喜欢继续服用以前的药物，例如含有可待因的制剂。同时使用多种阿片类药物不是理想的治疗，但如果它能够稳定控制疼痛，那么也可以接受这种治疗手段。

12 小时给药——每 12 小时给药一次，剂量为 24 小时给药总量的一半。

剂量的调整：如果在24小时之内不止一次应用了即释吗啡处理了爆发疼痛，那么缓释吗啡剂量的增加要根据应用的额外的即释吗啡的量来调整，进行个体化剂量滴定，达到满意的疼痛控制而又能够耐受副作用。如果使用12小时给药一次时，夜间疼痛严重而白天又出现镇静症状，那么夜间给药加量会使病人受益。例如：病人早晨服用 20mg，晚间 30mg 或早晨 200mg，晚间 300mg。

（3） **皮下注射吗啡**：皮下注射吗啡是安全有效的，尤其适用于那些在家中不能口服用药的病人。刚开始应用吗啡皮下注射如不能减缓疼痛，或疼痛继续加重时，应当增加剂量。在开始输注治疗的同时，应该给予 (IM 或 SC) 一次相当于每 4 小时一次治疗剂量 (24h 剂量的 1/6) 的负荷量。

若病人以前没有服用任何阿片类止痛药则最好使用每 4 小时间隔注射的方法取得 12 或 24 小时需要的治疗总量，它比一次给出总量24小时持续注射的方法要好，因为后者可能止痛效果不佳或出现明显的毒副作用。

突发 (偶发) 疼痛：它仅仅是在某种情况下才发生，如进行一些特殊的活动或长时间站立后。治疗方法与爆发疼痛的处理相同。如果能预测突发疼痛，则可预防性地给出额外的治疗剂量，提前 30 或 60 分钟来防止或减轻疼痛。

剂量的调整：如果爆发疼痛经常或规律地出现，紧接的下一个24小时剂量必须调整。进行个体化剂量滴定从而确定正确的吗啡剂量，达到满意的疼痛控制而又能够耐受副作用。

(4) 其他途径的吗啡

静脉注射吗啡：单次或者重复静脉注射吗啡对控制急性或重度疼痛最有效，所使用的剂量应根据病人以前使用的阿片类药物的情况而定，如果最初给药不能控制疼痛则应间隔十五到二十分钟后再次注射。

肌肉注射吗啡：当静脉途径不能使用时，可应用肌肉注射吗啡减缓急性或重度疼痛。当疼痛得到控制后，可改为口服或皮下注射吗啡而继续治疗。

直肠给药：病人胃肠道反应严重时可应用直肠吗啡栓剂，使用的剂量与口服给药的剂量相同，尽管它的吸收比口服缓慢且不太稳定。口服的缓释吗啡片剂在直肠中应用也是有效的，只是吸收比口服略差一些。在病人严重呕吐时，它可以短期应用来缓解疼痛，但不建议长期使用。

脊髓给药：吗啡药剂直接作用于硬膜外和蛛网膜下隙能够减轻重度疼痛。关于这种治疗的适应证及给药的最佳方式仍需进一步探讨。

7. 丁丙诺啡

丁丙诺啡是部分合成阿片类药物，是阿片受体的部分激动剂，在不同情况下，表现激动或拮抗作用。丁丙诺啡用来治疗重度疼痛，其舌下含服制剂常用于吞咽困难的患者。丁丙诺啡的副作用与吗啡类似，与阿片受体的亲和性可导致其与其他阿片类药物的相互作用。

8. 可待因

可待因 (甲基吗啡) 是一种阿片的天然生物碱，是最常应用的弱阿片类药物。可待因的副作用与吗啡十分相似，但程度却轻得多，特殊之处是便秘较明显。每4小时的剂量超过60mg会出现天花板效应。限制剂量应用的副作用是呕吐、恶心和嗜睡。

9. 双氢可待因

双氢可待因是可待因的合成衍生物，且与其具有相近的结构和药理特性。除了双氢可待因产生的便秘少些之外，二者的副作用相同。其缓释制剂服药方便，一天只需 2 次。

10. 芬太尼

芬太尼是一种用来治疗围手术期疼痛的合成的阿片受体激动剂。胃肠外给药后只有较短的作用持续时间 (0.5 ~ 1.0 小时)，可用来镇痛或预防突发疼痛。若病人无法耐受吗啡，需要胃肠外止痛，则可持续IV或SC注射芬太尼治疗。芬太尼已用于硬膜外镇痛。由于具有亲脂性，芬太尼起效迅速，不会在中枢神经系统产生药物蓄积或导致延迟性呼吸抑制。

芬太尼贴剂适合经皮使用，每片贴剂能持续止痛72小时。首次应用时，芬太尼的血浆浓度上升缓慢，达峰时间为12 ~ 24小时，在这段时间内应使用其他止痛剂。不同的病人对芬太尼的吸收状况也不相同。注意贴皮区域不要加热或紧压，因为这样可以明显增加它的吸收率。除去贴剂后，药物仍会因为皮下的蓄积而继续释放大约24小时。经皮贴剂的起始剂量的计算根据使用前24小时口服吗啡的量或相当于此吗啡量的其他药物用量（可参考药品说明）。芬太尼经皮贴剂有很强的止痛作用，适合于那些不能口服用药和对吗啡不能耐受或有严重肾功能损伤的病人。它引起的便秘和白天镇静的副作用比等效剂量的口服吗啡要轻得多，一些病人喜欢这样的经皮贴剂而不喜欢口服用药。

11. 美沙酮

美沙酮是一种合成的阿片受体激动剂，可用来治疗那些不能耐受吗啡的重度疼痛的病人。由于毒性很大，那些老弱或精神错乱和有明显肝肾功能损伤的病人应禁用（或慎用）美沙酮。它的副作用与吗啡近似，另外，蓄积的毒性可能产生镇静、精神错乱和昏迷。由于半衰期长，长期的持续治疗容易造成药物毒性的蓄积，所以有必要在最初几天的治疗后，减少剂量和给药频率。

12. 羟考酮

羟考酮是一种部分合成的可待因衍生物，并且与可待因具有相近的特性。它比可待因的治疗范围更广。低剂量可治疗轻到中度疼痛（WHO 止痛第二阶梯）；高剂量对重度疼痛有效（第三阶梯）。

13. 哌替啶（度冷丁）

哌替啶（度冷丁）是一种合成的阿片类药物，用来治疗急性疼痛。它的治疗极限与中枢神经系统毒性有关，不应用于慢性癌痛的治疗。给药剂量高或给药次数太频或伴有肾功能损伤的病人用药后都可能造成其代谢产物去甲哌替啶的蓄积，产生中枢神经系统兴奋、焦躁、颤振、肌阵挛和癫痫。钠洛酮可逆转由哌替啶引起的镇静和呼吸抑制，但对肌阵挛和癫痫无效，可用苯二氮卓类药物和解痉剂治疗。

14. 曲马多

曲马多是一种合成的可待因的类似物，用于治疗轻－中度的疼痛。它有双重作用：它是一种阿片受体激动剂；同时抑制了去甲肾上腺素和5-羟色胺突触前的摄入，激活下行抑制通路，后者解释了为什么曲马多较其他阿片类药物能更好的治疗神经性疼痛，同时钠洛酮只能部分逆转它的副作用的原因也在于此。它的副作用较轻微，与其他药相比，只有很少的便秘和呼吸抑制。

（三）辅助止痛药

辅助止痛药或联合止痛药从药理学角度上说，并非真正的止痛药。但单独使用或与止痛药联用时，却有助于减缓疼痛。它们具有止痛药所不具备的作用，对各种类型的癌痛均有效，特别适用于对阿片类药物不敏感的疼痛，包括神经性疼痛。

1. 皮质类固醇

皮质类固醇能抑制前列腺素的产生，能减轻由于肿瘤所引起的炎症和水肿。其对情绪、食欲的影响表明它们对中枢神经也有作用。皮质类固醇特别适用于治疗癌症并发的神经性疼痛，皮质类固醇能缓解全身骨痛，以及由肝脾肿大和淋巴结病引起的疼痛。

2. 抗惊厥药

抗惊厥药对治疗神经痛有效，尤其对那些针刺样的剧痛有效。常用于治疗神经性疼痛的抗惊厥药有：卡马西平、丙戊酸钠、氯硝西泮。止痛剂量与抗惊厥剂量相同，尽管没有明确的量效关系数据，但可逐步加大剂量直到产生效应或毒性。

3. 抗抑郁药

抗抑郁药对神经性疼痛有效，特别是对持续性的灼痛更有效。同时，也用于治疗因失眠或抑郁而加重的疼痛。在治疗神经性疼痛方面，三环类抗抑郁药（阿米替林、丙咪嗪或多虑平）要优于非三环类药物。夜间服用阿米替林的起始剂量为25～50mg，逐步增加到50～75mg，如一周内无效，应停药。由于存在个体差异，不同的病人对不同药物的反应不同，因此有时换另外一种药物治疗时可能会有效。

4. 抗焦虑药

苯二氮卓类药物，如地西泮（安定）、奥沙西泮和劳拉西泮，经常用来治疗晚期癌症病人。它们不具有单独的止痛作用，但因能治疗焦虑而有助于止痛，地西泮特别有效于治疗病人的肌肉痉挛和急性的肌肉骨骼痛。

5. NMDA 受体拮抗剂

NMDA 受体拮抗剂用于难治的神经性疼痛。

（1）氯胺酮（优洛芬）：氯胺酮（优洛芬）是一种可降解的麻醉剂，用于短时间的外科手术。亚麻醉状态剂量对缓解难治性神经痛有一定的疗效。氯胺酮为持续皮下注射给药（0.1～0.15mg/kg/h），并根据疗效进行滴定。优洛芬的副作用包括神经错乱、梦魇、幻觉和烦躁不安。

(2) **右美沙芬**：具有镇咳作用的右美沙芬，同时又是有效的NMDA受体拮抗剂，虽然在临床上用它治疗神经性疼痛很有限。

四、神经阻滞

神经阻滞包括神经阻滞术和神经外科手术，可以阻断或改变从外周到中枢神经系统疼痛的感受。神经阻滞最适合于定位明确的局部疼痛的治疗，对躯体和内脏疼痛的治疗比对神经性疼痛的治疗效果好。近来髓内阿片类药物的应用大大地减少了对一些神经阻滞疗法的需求，尤其是对神经外科手术的需求。

(一) 腹腔淋巴管阻滞

腹腔淋巴管阻滞能治疗上腹腔内脏疾病引起的剧痛，80% 病人的疼痛能立即缓解，且最多持续缓解数月。年老体弱最可能发生由于内脏和下肢血管舒张而引起的直立性低血压，且常几天内恢复。因此病人在治疗的过程中应多喝水及使用弹力袜，预防直立性低血压的发生。腹腔淋巴管阻滞的其他并发症包括局部组织、脉管和其他神经的损伤。

(二) 腰椎交感神经阻滞

腰椎交感神经阻滞能治疗盆腔内脏疼痛、骨盆或下肢交感神经疼、以及下肢截肢后的交感神经型疼痛。并发症包括：低血压 (由于内脏和下肢的血管舒张而造成) 和腰骶淋巴阻滞造成的无力和腿部麻木。

(三) 硬膜外阻滞

局部麻醉剂注射到硬膜腔内，可在几个脊髓平面上获得非常好的止痛效果。可以一次性注射给药，或者在脊髓硬膜腔上暂时或长期置留导管给药。例如：在胸－腰的连接处给药，会对下腹部和大腿止痛；在腰－骶连接处给药，会对两腿有止痛作用；在骶骨中部给药，则对会阴起到止痛作用。麻醉剂通过硬膜腔扩散，影响到脊神经根，通常对小运动肌神经或自主神经有影响。硬膜导管可埋入皮下与储药泵或持续性输注泵相连。硬膜外阻滞治疗特别适用于在短期内缓解疼痛，用药后几天或几个星期就会产生耐受性，在此阶段医务人员可以有时间找寻并考虑其他治疗方法。

五、抗肿瘤治疗 (略)

为使更多的患者得到更好的止痛治疗，就应掌握治疗慢性疼痛的止痛药应用的最佳方案，其他治疗方案在联合治疗中的作用，心理的和精神因素的重要性，以及认识到多学科治疗或全面支持治疗的优势。

治疗与癌症相关的疼痛绝非易事，它需要注意到各个方面的细节。尽管疼痛很难控制，但对它的治疗仍应持之以恒，坚持不懈，并且坚信对于绝大多数的癌症病人来说，疼痛和痛苦能够得到有效的治疗。

(北京大学临床肿瘤学院　北京肿瘤医院　邸立军)

第三十二章 腹腔镜直肠癌手术

第一节 腹腔镜直肠癌的手术适应证、禁忌证及手术的基本原则

一、适应证

腹腔镜直肠癌手术适应证与开腹手术大致相同，亦分为姑息性手术与根治性手术。对晚期伴有广泛转移的直肠癌病例行姑息性手术，包括腹腔镜姑息性切除术、肠造瘘、肠道转流术。根治性手术适用于直肠各部的癌肿，其切除范围应包括癌肿及其肠段、系膜及区域淋巴结。主要术式包括腹腔镜 TME 直肠前切除术、腹腔镜 TME 腹会阴直肠切除术。

二、禁忌证

- 不能耐受长时间气腹的疾病(如严重的心肺疾患及感染)；
- 可能导致难以控制出血的情况(如门脉高压症、凝血功能障碍等)；
- 腔镜技术受限的情况(如病理性肥胖、腹内广泛粘连、合并肠梗阻或 / 和妊娠等)；
- 晚期肿瘤侵及邻近组织和器官如输尿管、膀胱、小肠和十二指肠等。

三、手术的基本原则

腹腔镜外科医生一般应具备传统直肠癌的手术经验和能力，能否严格遵循恶性肿瘤的手术基本原则是直肠癌腹腔镜手术疗效的关键。这些基本原则包括：

(一) 手术操作的无瘤技术

包括手术探查的离心原则，由远至近，最后探查癌肿部位；刃断向心的血管和淋巴引流通道，尽量避免牵拉恶性肿瘤；用棉带将肿瘤近端 8 ~ 10cm 肠管连同系膜血管一并结扎，尽量避免对肿瘤挤压，防止肿瘤细胞在手术操作过程中扩散。

(二) 癌肿近远端肠管切除应有足够的长度

应按开腹直肠癌手术切除范围执行，如直肠癌近切缘须距离肿瘤边缘15cm以上，直肠癌远端肠段切除应在 1.5 ~ 2.5 cm 以上。

(三) 广泛清除所属淋巴引流区中的所有淋巴结和脂肪组织

系膜切除范围应超越受累肠管的淋巴引流区域，以达到根治目的。

(四) 切口与肠管的隔离及预防切口种植的措施

- 保证戳口与套管的密闭，只允许 CO_2 从套管中排出；拔除套管前应尽量排尽腹腔CO_2内气体，防止在套管拔除过程中腹腔内压将含有癌细胞的组织带向戳孔。
- 在标本移出腹腔前，以套状消毒塑料袋保护切口，再于套内牵引出病变肠管并将其包裹，防止大癌肿强行通过无保护的腹壁小切口。
- 应常规用灭菌蒸馏水加 5-Fu 分别冲洗腹腔、所有戳口及小切口，尤其是浆膜受累的病例。

(五) 术中纤维结肠镜的应用

以使肿瘤近远端断离部定位更准确，同时避免遗漏同源多发和多源发肠癌。

第二节 腹腔镜 TME 直肠前切除术及低位、超低位前切除术

一、直肠系膜的解剖学基础

直肠系膜是近年来逐渐受到重视的解剖结构，是具有重要临床意义的新概念。直肠存在着完整的系膜，由腹膜及盆筋膜脏层包绕直肠周围的脂肪、血管、淋巴和神经组织形成。盆腔腹膜返折以上的直肠前方

及部分侧面有腹膜覆盖，以下的直肠则无腹膜覆盖，而由腹膜下筋膜延续的脏层盆筋膜取代。在直肠周围和盆壁之间存在着一个盆筋膜脏层和壁层之间的结缔组织间隙，前后较为疏松，而侧方因直肠中动静脉及其分支、骨盆自主神经 (pelvic autonomic nerve, PAN) 小分支进出，所以较为固定，构成所谓的“侧韧带”。盆筋膜脏层和壁层在后中线融合而成直肠骶骨筋膜 (rectosacral fascia)；并在尾侧增厚连于肛管括约肌侧方形成肛尾韧带 (anococcygeal ligament)。腹膜返折以下直肠前方是具有一定厚度的结缔组织膜又叫 Denonvilliers 筋膜，该筋膜从 Douglas 窝腹膜融合形成开始一直延续至会阴体，富含纤维，行程中前方有来自阴道后壁、精囊腺、前列腺被膜的纤维结缔组织与之融合；后方有直肠肌层延伸的纤维结缔组织与之融合，共同达到会阴体 (图 32-1)。

Denonvilliers 筋膜与男性精囊腺、前列腺以及女性阴道后壁之间的间隙称为前列腺后腔 (retroprostatic cpace)；与直肠之间也有间隙，称为直肠前腔 (prerectal space)。然而这些间隙位于小骨盆内，因富含纤维束致使该区域手术的显露及操作稍有不慎即可伤及后方的直肠前壁和前方的阴道后壁、前列腺和精囊腺。

二、TME 的临床意义

直肠癌TME (total mesorectal excision) 的理论是建立在直肠系膜的解剖学基础之上，即盆腔脏层和壁层之间存在有一个疏松结缔组织间隙，Heald认为直肠周围直接浸润和肠周淋巴结转移或直肠血管周围淋巴结转移均在盆腔脏层筋膜范围之内。Quirke 的研究指出直肠癌局部病变均在系膜范围内，术中直肠系膜的残留与局部的复发有关，所以这一间隙是直肠癌外科切除的理想平面 (图 32-2)。日本学者高桥孝 (Takahashi) 在直肠癌临床应用解剖方面有深入研究，他提出的三间隙切除的第一间隙或内间隙 (inner space of three-space dissection, TSD)，与 TME 相当 (图 32-3)。尽管提法不同，根治术式的选择也存在争议，但其共性是主流，特点为：对传统经典术式提出挑战，强调直视下沿盆筋膜脏壁二层之间的解剖间隙锐性分离；保护自主神经；完整切除系膜，即在切除癌肿的同时一并切除隐含在系膜内的微小癌灶，从而达到根治目的。

TME概念提出并应用于临床20余年来，直肠癌的局部复发率显著降低，五年生存率明显提高，保肛率增加，患者的生活质量大大改善。大宗病例调查研究显示，传统手术的术后局部复发率为 15% ~ 45%，五年生存率为30% ~ 45%；实施TME原则的根治术，其局部复发率可低至6%，五年生存率达68%。传统手术的直肠系膜切除不完整，系膜内癌细胞的残留，是日后局部复发的主要原因。

三、腹腔镜 TME 手术适应证、优势及不足

腹腔镜TME手术适应证同开腹手术一致，适合于

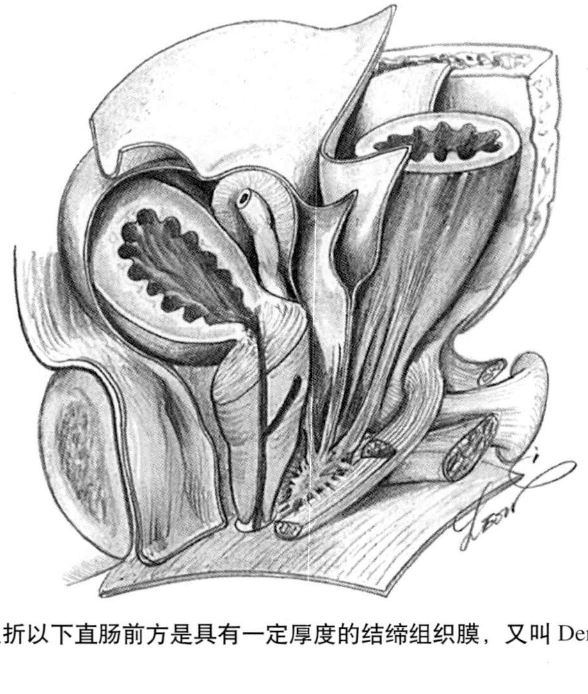

图 32-1 腹膜返折以下直肠前方是具有一定厚度的结缔组织膜，又叫 Denonvilliers 筋膜

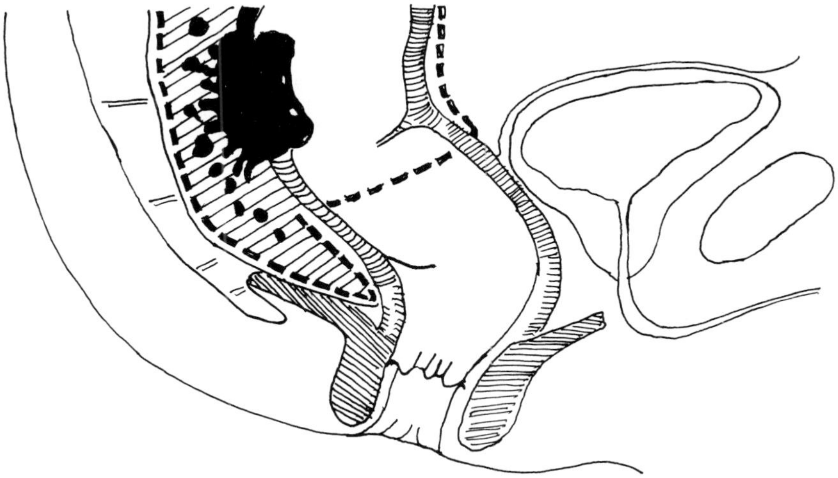

图 32-2　直肠癌局部病变，虚线所示为直肠癌外科切除的理想平面

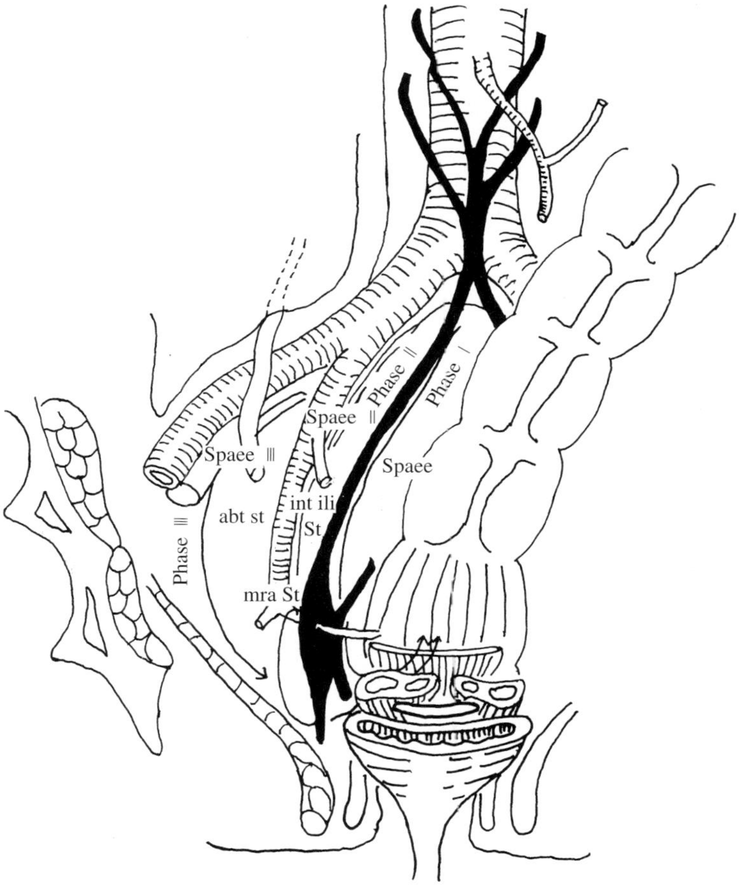

图 32-3　三间隙切除 (inner space of three-space dissection, TSD)

直肠中下段、TNM分期$T_{1\sim3}$期、癌肿未侵出浆膜层的直肠癌患者。对于癌肿较大侵及浆膜的患者，实施TME无疑对于降低盆腔局部复发率也有重要价值。而对于直肠上段和直乙交界处的直肠癌，完整的直肠系膜切除术无必要，应实施大部直肠周围系膜切除 (major circumferential mesorectal excision, MCME) 或选择性全直肠系膜切除术 (selective total mesorectal excision, STME)，以避免全部直肠系膜的切除导致结肠-直肠吻合因缺血而发生的吻合口瘘。

目前，腹腔镜TME的手术原则已广泛应用于经腹会阴直肠癌联合切除术 (abdominoperineal resection, APR)，以及高位、低位、超低位前切除术中。多研究中心同一研究小组的前瞻性临床结果表明，开腹TME与腹腔镜 TME 相比，两组手术在保肛率、肿瘤切除率、手术并发症等近期临床指标的差异无显著性。但腹腔镜 TME 作为微创新技术具有以下优势：

- 出血少、创伤小、恢复快。
- 对盆筋膜脏、壁二层之间疏松结缔组织间隙的判断和入路的选择更为准确。
- 25° 或 30° 腹腔镜可消除小骨盆内盲区，放大局部视野，对盆腔自主神经丛的识别和保护作用更确切。
- 在腹腔镜引导下应用腔内超声止血刀，可到达狭窄的小骨盆各部，沿盆筋膜间隙完整地切除直肠系膜，出血极少。

然而，腹腔镜 TME 的保肛术式尚有以下不足：

- 专业技术要求高。
- 部分病员难以承受腹腔镜器械的昂贵价格。
- 超低位前切除术中，腹腔镜器械跟不上临床需要。腔内切割缝合器械在直肠超低位断离时角度受限，操作困难。

四、腹腔镜直肠癌保肛术式适应证

腹腔镜直肠癌保肛术式适应证与开腹术式相同。近年关于直肠癌保肛术式的基础与临床研究进展较快，基本突破了距肛门 7cm 以上方能保肛的传统界限。临床研究表明，约 3/4 的低位直肠癌患者可获保肛治疗，因直肠癌细胞沿直肠壁向远端的浸润很少超过 1cm。然而，也有直肠癌肿瘤远端 3.5cm 肠壁受累的报道。这与直肠癌细胞的生物学特性、病理分期、有无淋巴回流障碍等因素相关，故保肛术式肿瘤远端的切除距离不能一概而论 。目前认为只要癌肿切除后齿状线上尚存 1 ~ 2cm 的直肠，原则上均可保肛；年龄、性别、肿瘤大小、大体类型、分化类型、淋巴转移等已不是保肛的基本限制条件。但要注意肿瘤与切缘的距离：溃疡局限型癌下缘远端 2cm，高分化、早中期、局限型癌可低至 1cm，低分化粘液浸润型癌则应 > 3cm。应结合术中切缘冰冻病理切片，一旦术中发现不宜保留肛门的因素时，应果断改变术式。

五、直肠前切除不同术式及吻合的界定

所谓前切除术，是相对早年直肠切除多经后路 (骶侧) 切除术而言。经多年的不断发展，前切除术又可进一步分为高位前切除术、低位前切除术与超低位前切除术。

高位前切除术其吻合操作均在腹腔内进行，适应于乙状结肠癌或直肠－乙状结肠交界处癌，或某些姑息性直肠切除术。

低位前切除术操作涉及腹腔及盆腔，适应于直肠上部癌。由于肿瘤邻近腹膜返折部或已累及腹膜返折，故肿瘤切除后其吻合部已在腹膜返折以下，属低位吻合。

超低位前切除术：肿瘤位于腹膜返折以下，肿瘤的切除与肠管的吻合完全在盆腔内进行，肿瘤切除后所实施的吻合往往属超低位吻合或结肠－肛管吻合。

吻合方式包括：①低位吻合：吻合口在腹膜返折以下，要求做到大部直肠周围系膜切除，远端系膜的切除应超过切缘 3 ~ 5cm，适用于腹膜返折部的直肠癌。②超低位吻合：吻合口距齿状线<2cm，仅保留了 < 2cm 直肠残端，直肠系膜已全切除，适用于癌肿下缘距齿状线 3 ~ 5cm 的直肠癌。③结肠－肛管吻合：仅保留肛管直肠环，结肠与肛管在齿状线上下水平吻合，直肠及其系膜已完全切除，适用于癌肿下缘距齿状线 1 ~ 3cm 的极低位直肠癌。

六、手术要点

(一) 腹腔镜设备

应配备标准的全套常规腹腔镜器械以及特殊型号的腹腔镜器械，包括5mm或者10mm无损伤肠钳。由于狭窄骨盆及骶前操作的风险和局限，应配备腔内超声止血刀，这样可以节省时间、减少风险、提高效率。25° 或 30° 腹腔镜是盆腔腹腔镜手术的必备器械，助手在熟练掌握后可以消除狭窄骨盆的视觉盲区，并回避

其他器械的干扰。此外器械的长度也很重要，对于超低位前切除术及APR手术，解剖的区域从膈下的结肠脾曲到骨盆底，器械应设计至少38cm到40cm的长度才能满足要求。

(二) 麻醉及体位

手术前准备同常规开腹手术，气管内插管全麻，取头低足高改良截石位 (图32-4)。建立气腹，压力12 ~ 14mmHg (1mmHg = 0.133Kpa)。分别于脐部置 1cm 观察孔 1 个、左右麦氏点及平脐左右侧腹置 0.5 ~ 1cm 操作孔共 4 个。对操作熟练及经验丰富者，可减少操作孔一个。施术者可位于手术台右侧或左侧，依施术者习惯而定 (图32-5)。

手术过程：由于TME超低位前切除术的手术过程覆盖了前切除和低位前切除，故手术过程重点介绍TME 超低位前切除。用 25° 或 30° 腹腔镜经脐部入腹常规探查，明确腹内脏器有无明显转移及腹腔种植，是否侵及浆膜。整个手术过程应严格遵循无瘤技术及恶性肿瘤的手术原则，可结合术中纤结镜进一步明确肿瘤所在部位，排除直肠/结肠多原发癌 (详见腹腔镜结直肠癌手术的基本原则)。

用超声止血刀进行腹腔内腹膜、筋膜、腹膜后间隙结缔组织、小血管的锐解剖、切割和分离。首先用Babcock钳和无损伤肠钳牵引乙状结肠，切开乙状结肠韧带、降结肠左侧腹膜、直肠侧方及前方腹膜。切开腹膜返折时应小心，如果没有充分地将腹膜层牵起，髂血管正好位于腹膜切开线的下方，可能发生意外损伤。所以切割游离或钝性分离要在直视进行，避免靠近肠管造成灼伤引起术后肠坏死和肠穿孔。在靠近肠系膜血管根部切开右侧乙状结肠系膜根部腹膜，向下越骶岬沿右直肠旁沟切开腹膜，并在Douglas窝前与左侧会合。分离乙状结肠系膜根部及直肠周围疏松结缔组织间隙，保护双侧输尿管 (图 32-6)。用棉带将肠系膜下血管连同肿瘤近端 8 ~ 10cm 肠管一并结扎，而后解剖清扫肠系膜下血管周围脂肪和淋巴结，以切割缝合器或钛夹高位断离肠系膜下血管 (图 32-7)。在直视下沿盆筋膜脏、壁二层之间的疏松结缔组织间隙锐性分离，断离直肠侧韧带，保持直肠系膜光滑外表面的完整性，避免损伤盆筋膜壁层，并保留自主神经丛 (图 32-8)。前界应沿 Denonvilliers 筋膜潜行向下，清除此间隙中的脂肪及结缔组织，清楚显露精囊腺、输精管壶腹、前列腺或阴道后壁 (图 32-9)。直肠后方应沿骶前间隙分离并超过尾骨尖，剪开直肠骶骨筋膜、肛尾韧带、部分耻骨尾骨肌，断离直肠系膜于远端肛尾附着处，完全切除直肠系膜。盆壁应达到“肌化”状，仅留壁层盆筋膜覆盖，清晰显示壁层盆筋膜覆盖的肛提肌，保留肛门内外括约肌复合体 (图 32-10)。 预切部直肠应见纵肌层“裸化”，对低位大癌肿宜采用肛内指引法“裸化”，然后用切割缝合器于肿瘤下缘2.5 ~ 5cm处断离直肠(图32-11)。延长左麦氏点穿刺孔切口至3.5cm左右，作为肿瘤取出口。经肿瘤取出切口放入套状消毒塑料袋保护切口、隔离肿瘤，经套内取出肿瘤及近端结肠 (图32-12)。 切除肿瘤上缘肠管8 ~ 10cm，由近端结肠置入吻合器钉砧头，荷包缝合后还纳腹腔，缝合切口，重建气腹。在腹腔镜直视下经肛门放入29~ 33 号吻合器，穿刺锥经直肠远端闭合线中点刺

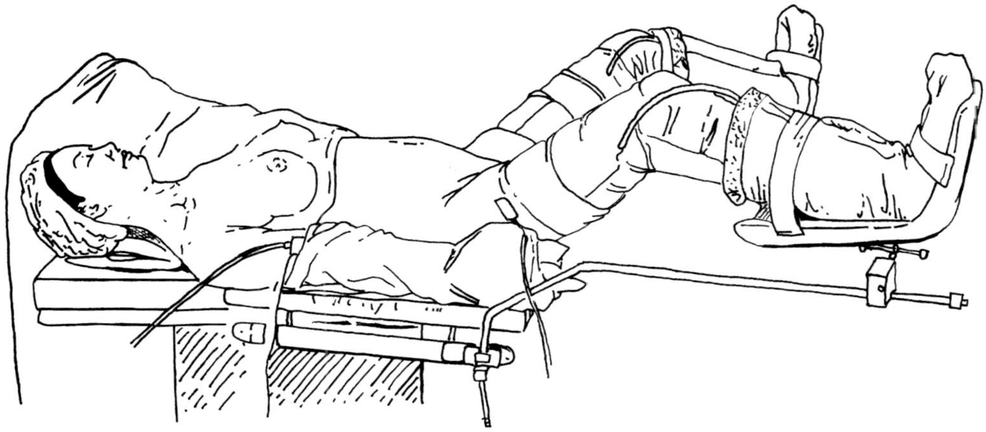

图 32-4 头低足高改良截石位

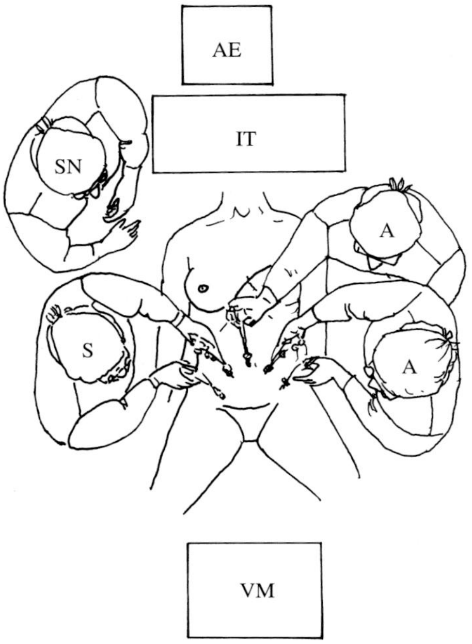

图 32-5 术者位于患者左侧进行部分或全部直肠的游离 (A: 助手，AE: 麻醉师，IT: 器械台，S：术者，SN：器械护士，VM: 图像监视器。)

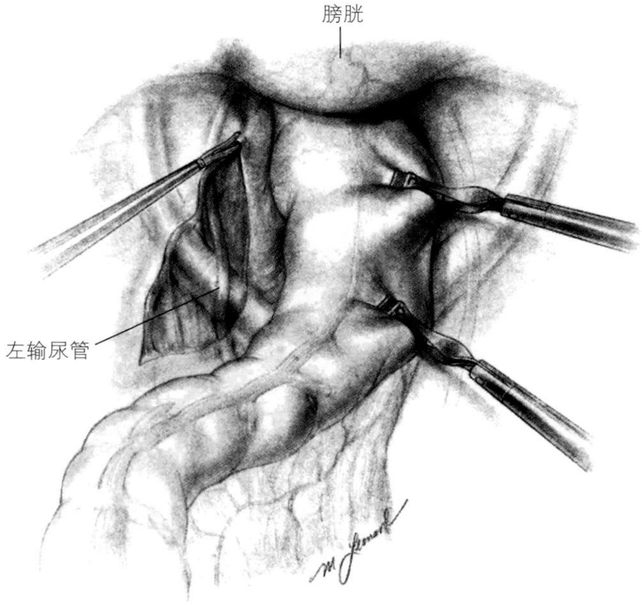

图 32-6 分离乙状结肠系膜根部及直肠周围疏松结缔组织间隙，保护双侧输尿管。

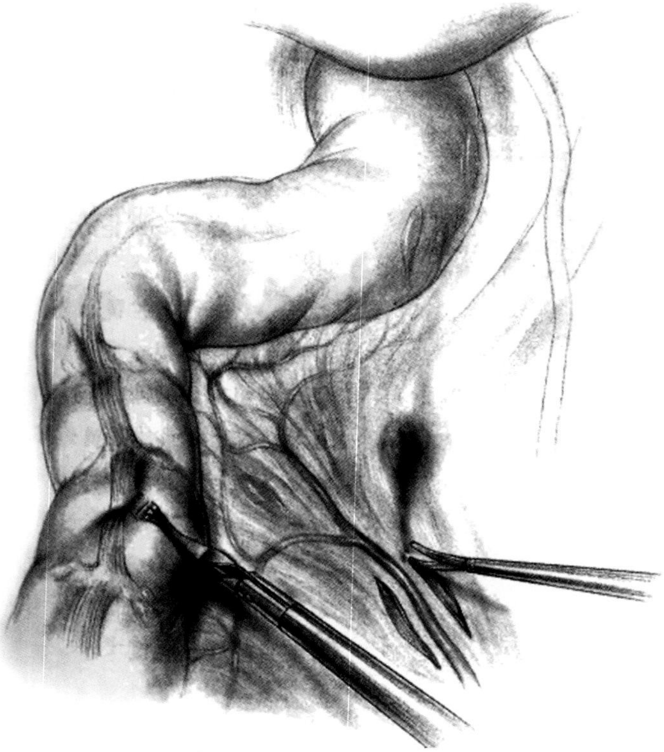

图 32-7 解剖清扫肠系膜下血管周围脂肪和淋巴结，以切割缝合器或钛夹高位断离肠系膜下血管

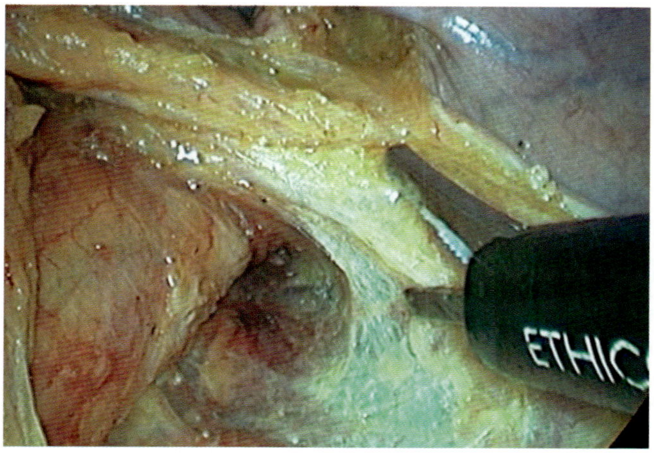

图 32-8　断离直肠侧韧带

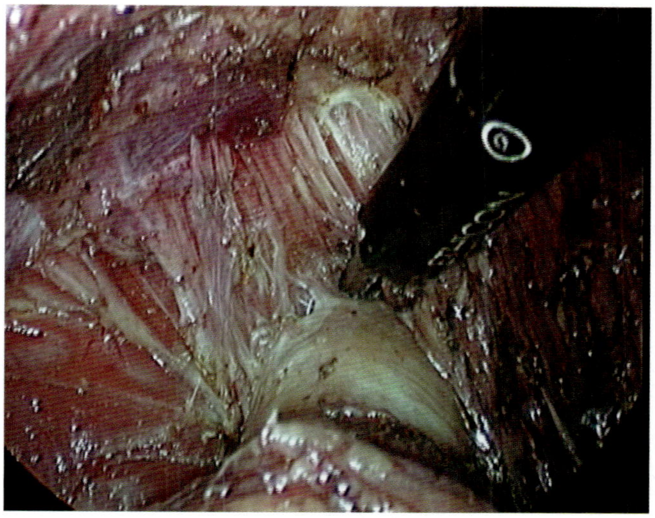

图 32-10　完全切除直肠系膜

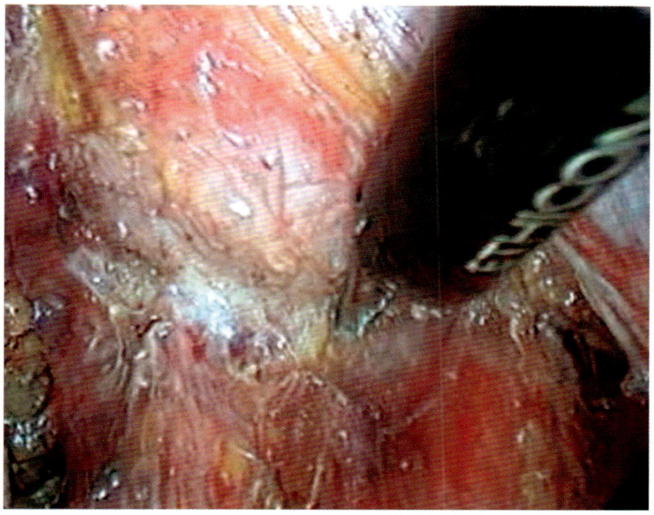

图 32-9　沿 Denonvilliers 筋膜潜行向下

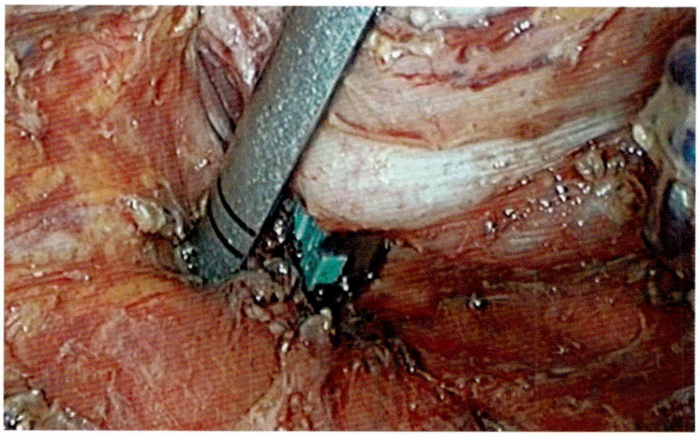

图32-11　预切部直肠应见纵肌层“裸化”，切割缝合器于肿瘤下缘 2.5 ~5 cm 处断离直肠。

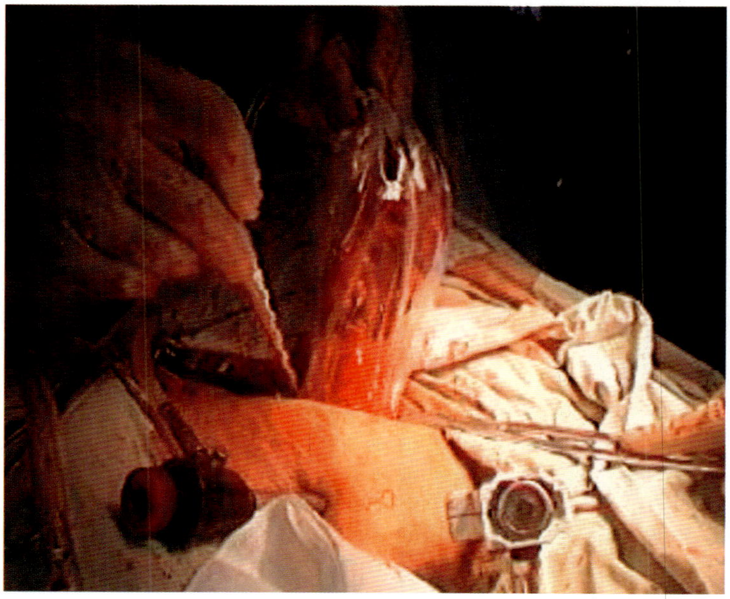

图 32-12　经肿瘤取出切口放入套状消毒塑料袋保护切口、隔离肿瘤，经套内取出肿瘤及近端结肠

入，用专用钳引导钉砧头尖端套入吻合器砧座内对合，拧紧击发完成吻合 (图32-13)。吻合后小心拉出吻合器仔细检查近远两吻合切割圈是否完整，完成低位/超低位盆内端-端吻合 (图32-14)。检查吻合口无渗漏，可用腹腔镜疝钉合器或手工缝合关闭肠系膜缺损，防止内疝的发生。最后用蒸馏水冲洗盆腔，常规于吻合口附近低位放置 33 号攀氏引流管。分层关闭戳口 / 切口，用 0 号 Vicryl 线缝合筋膜，用 4-0Vicryl 线缝合皮下，以对合皮肤。

对于合并胆囊结石、慢性胆囊炎以及卵巢囊肿蒂扭转的患者，可先于腹腔镜下完成腹腔镜胆囊切除术、卵巢囊肿切除术，再行腹腔镜全直肠系膜切除，低位、超低位结肠 - 肛管吻合术。

(三) 腹腔镜 TME 直肠癌前切除术评估标准

- 在腹腔镜直视下沿着盆筋膜脏层和壁层之间的解剖间隙进行锐性分离，保持盆筋膜脏层的完整无破损。
- 避免损伤盆自主神经，包括交感系的下腹下丛、腹下神经左右干、副交感系的2 ~ 4骶神经以及交感副交感在盆侧 / 前壁形成的盆丛。
- 超低位前切除前界要清楚显露出无脂肪结缔组织附着精囊腺、输精管壶腹、前列腺或阴道后壁。
- 超低位前切除远端应沿骶前间隙超过尾骨尖，剪开骶骨直肠筋膜、肛尾韧带及部分耻骨尾骨肌，切断肛-尾韧带，方能完整显露并切除最远端直肠系膜。
- 肿瘤远端直肠的切除应在 1.5 ~ 2.5cm 以上，远端直肠系膜的切除不得少于 5cm。
- 预切部直肠“裸化”，应见直肠纵肌层；盆壁应达到“肌化”状，仅有壁层盆筋膜覆盖。

(四) 腹腔镜 TME 直肠前切除术的技术难点

腹腔镜下 TME 及 TSD 技术是一专业性强、难度大的微创技术操作，沿盆筋膜脏层和壁层间隙内进行锐性解剖是难点。手术者应具备直肠癌开腹手术TME 经验、DTS 技术以及熟练的腹腔镜盆腔手术操作技能，这是保证腹腔镜直肠癌超低位前切除术成功，防止术中输尿管、肠管及血管损伤以及术后吻合口瘘发生的关键。

腹腔镜通过电视屏幕显像，使术者能清晰地在狭窄的盆腔内沿筋膜间隙操作。然而腹腔镜也有其局限性，需适应调整：

- 长时间的局部放大图像和缺乏手的直接感触，常使操作者失去对最佳宏观进程的把握，故扶镜助手应随时显示宏观视野，使手术者的每刀每剪都心中有数；
- 较大的癌肿、肥厚的系膜常占据狭窄盆腔的大部空间，要求扶镜助手充分应用25° 或 30° 镜的原理，随时调整手术操作点至最佳位，扶镜助手的技能直接影响手术进程；
- 深入到小骨盆后的操作常因狭窄的缝隙视野需勤调腹腔镜角度，烟雾不散和烟气雾镜需及时

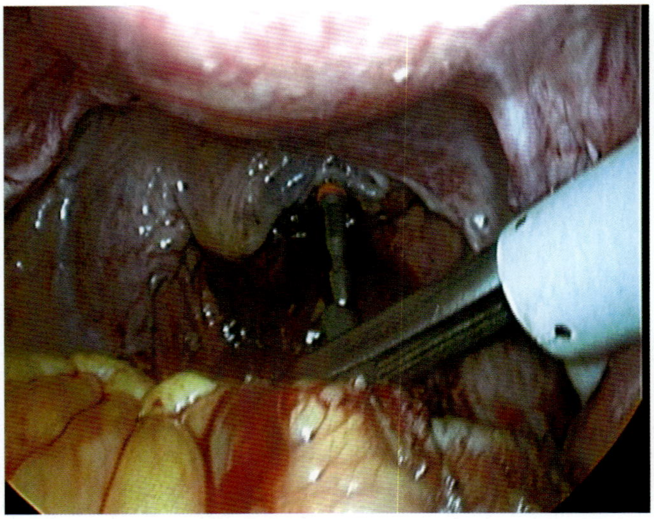

图 32-13 吻合肠管

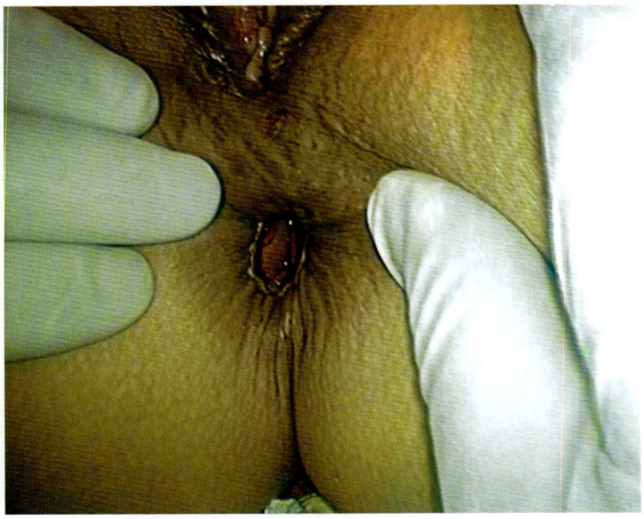

图 32-14 完成低位 / 超低位盆内端 - 端吻合

退镜散雾，此时的操作会“步步艰难”，手术者及其助手要经受住时间和耐性的考验，尤其在腹腔镜超低位前切除术实践的初期阶段。

腹腔镜TSD的技术处理过程有2个环节应重视：①TSD远端吻合部肠管的“裸化”。在超低位前切除术时，可由台下助手用食指经肛内指引“肠管裸化”，彻底切除吻合部远端直肠系膜，可在镜下360°清晰显示远端吻合部肠管的纵行肌壁。若达此效果，低位常用1把、超低位2把腔内切割缝合器多能完成直肠远端的断离闭合。②TSD直肠远闭合端吻合器穿刺锥的刺出点，应尽可能选在闭合线的中点，较大的偏移可致吻合部缺血发生肠瘘。上述环节对于防止腹腔镜下分破吻合部直肠壁、减少断离吻合部切割闭合器的用量、预防吻合口瘘的发生以及降低盆腔局部肿瘤的复发率等方面有重要意义。

七、手术并发症及其防治

(一) 尿潴留、性功能障碍

此并发症以超低位前切除术最为常见，手术操作过程中内脏自主神经的损伤是主要原因，而内脏神经的损伤可发生于手术操作的多个环节。所以，了解盆腔自主神经的解剖在术后尿潴留及性功能障碍的防治方面有重要意义。在手术操作过程中应注意：

①在肠系膜下血管高位结扎及其腹主动脉旁淋巴结清扫过程中，易导致位于肠系膜下动脉根部周围及腹主动脉前腹下神经丛的损伤，所以此处淋巴的廓清操作应倍加小心，不宜裸化。

②TME手术操作向盆腔深入的过程中，易导致左右单侧或双侧腹下神经干的损伤，尤其右侧腹下神经干紧贴右侧直肠系膜壁层，易致此干的横断，所以此处的操作应特别谨慎，小心将腹下神经干与脏层盆筋膜分开。

③由第二、三、四骶孔发出的副交感神经由骶前间隙向两侧走行，极易在骶前间隙的锐性或钝性分离中受到损伤，所以分离骶前间隙时，应紧贴直肠系膜后方潜行向下，尽可能保留骶前疏松结缔组织及骶前筋膜的完整。

④位于盆侧壁的盆丛也容易在直肠侧韧带的断离时受到损伤。所以，直肠侧韧带的断离应循盆筋膜脏壁二层之间的解剖间隙潜行向下，过度靠盆侧壁的锐性或钝性分离都将导致盆腔自主神经丛的损伤。

(二) 输尿管的损伤

在左半结肠手术及APR手术过程中，癌周浸润性生长的巨大肿瘤常累及输尿管，导致粘连或移位，极易被误切或误扎。在手术过程中如发现输尿管被意外缝扎，应该拆除缝合线，在膀胱镜引导下放入双“J”管行输尿管支撑3～6个月。如果怀疑输尿管损伤，应及时中转开腹仔细检查，对部分或全部的输尿管撕裂伤，行输尿管端端吻合，并放置支撑管。对髂血管以下的低位损伤宜行输尿管膀胱吻合术。延误对输尿管损伤的认识和发现将使后续处理难度大大增加，术中使用洋红或美蓝静脉注射有助于输尿管损伤及其部位的判断。

(三) 术中术后出血

在腹腔镜APR手术以及直肠前切除操作过程中，行乙状结肠与直肠的解剖游离，只要找准解剖间隙，一般情况下出血很少；如用超声止血刀，多数手术环节几乎可以达到不出血。出血常有以下原因：

- 较恒定的出血部位，往往发生在TME操作进行到从Douglas窝切开腹膜返折后，解剖分离直肠前侧壁与精囊腺、前列腺或阴道的解剖间隙分离过程中。无论是男性或女性病员，往往都会在此处发生出血。其原因是，直肠前侧壁与性腺的解剖间隙，Denonvilliers筋膜的顶侧区域，存在由盆侧壁向前走行并围绕性腺/性器官形成的丰富血管吻合网，这一区域即便是超声止血刀也常发生切割断离后的出血。
- 发生出血的另一种情况则是术者解剖切割平面选择不当，偏离盆筋膜脏壁二层之间的解剖间隙而进入到系膜内，由于系膜内存在血管吻合网，也可发生超声止血刀和腔内切割缝合器不能控制的出血。预防出血的方法是要找准解剖间隙，切割时断离部应具有一定的张力。
- 切割断离后过多地触动已断离的组织，造成已切割的组织血管断端凝块脱落而出血，所以要尽量减少切割断离后对已断离组织的牵拉、钳夹和翻动等操作。

(四) 吻合口瘘

直肠癌前切除术后吻合口瘘的发生与近、远侧断端血运不佳，吻合口张力过高，吻合部肠壁过度牵拉局部挫伤以及缝合不确实有关。超低位吻合术结－肛吻合后，应及时检查吻合口情况，如吻合欠满意应及时经肛予以加强缝合。术后吻合口瘘发生后，如吻合口瘘不大，保证骶前通畅引流，禁食或无渣高营养饮食，保持水与电解质平衡，多数可自愈。如瘘口很大，以行近端造瘘术为宜，待瘘口愈合后再二期手术还纳外置造瘘。

(五) 排便功能障碍

排便功能障碍主要原因为括约肌损伤和自主神经损伤，后者应注意盆腔自主神经的保护，详见前述。括约肌的损伤发生在超低位前切除直肠远端闭合的操作过程中。所以，术者在超低位前切除直肠远端的预闭合时，闭合器是否触及肛门括约肌、吻合器经肛侧的中心突破点是否存在过度的偏移等都应心中有数，以避免过多地伤及肛门内括约肌。

超低位前切除术后3～6个月间大便次数增多属正常现象，经过半年以上的术后提肛功能锻炼及口服药物调整，多在一年左右恢复至近正常状态。

(六) 盆腔及切口癌种植

腹腔镜前切除术中，癌灶附近肠管破裂，或处理直肠远侧切断端清洗不充分，可使癌细胞脱落入盆腔或接触切口形成种植。预防方法是，认真清洁处理直肠远侧切断端，严格保护切口，大量蒸馏水反复冲洗盆腔及伤口。

第三节 腹腔镜 TME 腹会阴直肠切除术

1908 年 Miles 首创了经腹会阴直肠切除 (abdominoperineal resection, APR)，近百年来该术式一直是低位直肠癌治疗的金标准。近二十年来，随着分子生物学方法在结直肠癌研究中的应用，以及TME概念的提出并成功应用于临床，推动了直肠癌局部病理学研究的进程。研究表明：Duke' s A、B期，或直径＜ 3 cm 的肿瘤癌细胞向远侧壁内的浸润或逆向扩散一般不超过2cm，超过2cm 的不足3%。所以，直肠癌保肛手术指征目前已突破了距肛门 7cm 以上方能保肛的传统界限，约3/4的低位直肠癌患者可获保肛治疗。然而，在不少情况下，APR 仍是直肠癌手术治疗的唯一选择。

一、直肠癌腹腔镜 APR 的手术适应证

直肠癌腹腔镜 APR 的手术适应证基本同开腹：①癌周会阴部浸润伴淋巴结转移切除范围必须包括肛提肌；②进展期癌、低分化粘液腺癌且癌肿下缘距离齿状线不足 2cm；③浸润性癌肿下缘靠近齿状线，或已累及肛管；④前切除术中冰冻切片证实远断端有癌细胞残留，再切除后已不足以进行结肠-肛管吻合；⑤前切除术后盆腔或吻合口局部复发性直肠癌；⑥直肠多原发癌、结直肠多原发癌切除后剩余结肠过短不足以进行结肠-直肠或结肠-肛管吻合；⑦女性直肠中下段前壁癌须做后盆腔脏器切除术；⑧髂内、髂外、骶前、闭孔广泛淋巴结转移尽管行扩大清除术也难以保证术后无盆腔局部复发者；⑨肥胖、骨盆狭窄、肿瘤巨大；⑩吻合失败和意外。

二、围手术期处理

术前肠道准备同常规开腹手术，应系统性使用抗革兰阴性菌和厌氧菌药物，术后再用二天剂量。术前确定并标记造口位置应兼顾功能恢复和术后管理，确保造口于最佳的位置。

三、手术要点

术前患者应留置胃管、尿管。患者取改良膀胱截石位 (图32-15)，大腿应予以加垫保护，弯曲不能超过20°，以方便较低部位的器械操作，双上肢同样应予以加垫保护以避免肩膀受压和肩部神经丛的损伤。监视器可置于患者右边接近会阴侧，也可以放在患者的两腿之间，当进行会阴部操作时移开，重新调整位置 (图32-16)。

腹腔镜设备：应配备标准的全套常规腹腔镜器械以及特殊型号的腹腔镜器械，包括5/10mm无损伤肠钳 (图32-17)。由于狭窄骨盆及骶前操作的风险和局限，应配备腔内超声止血刀，这样可以节省时间、减少风险、提高效率。25° 或30° 腹腔镜是盆腔腹腔镜手术的必备器械，助手在熟练掌握后可以消除狭窄骨盆的视觉盲区，并回避其他器械的干扰。此外器械的长度也很重要，对于超低位前切除术及APR手术，解剖的区域从膈下的结肠脾曲到骨盆底，器械应设计至少38cm 到 40cm 的长度才能满足要求。

麻醉及体位：手术前准备同常规开腹手术，气管

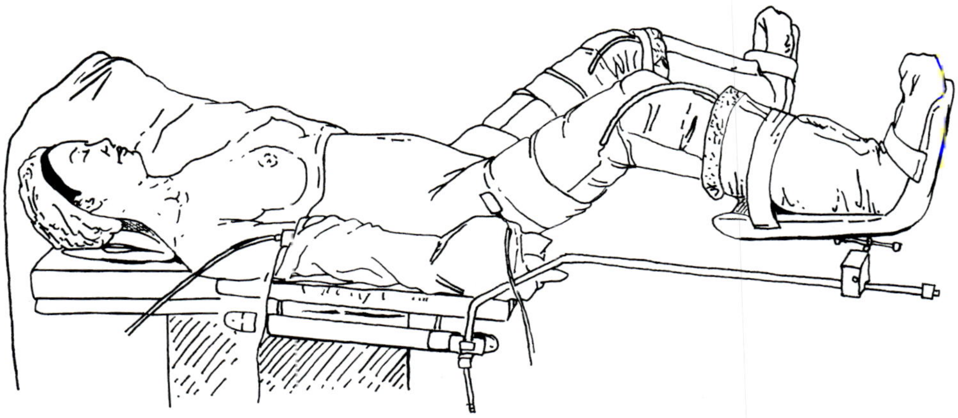

图 32-15　患者取改良膀胱截石位

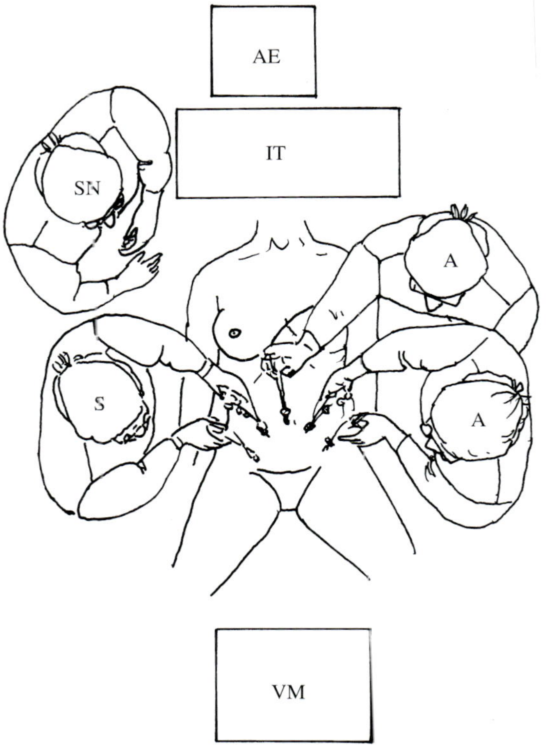

图 32-16　监视器可置于患者右边接近会阴侧，也可以放在患者的两腿之间，当进行会阴部操作时移开，重新调整位置（A: 助手，AE: 麻醉师，IT: 器械台，S: 术者，SN: 器械护士，VM: 图像监视器）。

内插管全麻，取头低足高改良截石位。建立气腹，压力12 ~ 14mmHg (1mmHg = 0.133Kpa)。分别于脐部置1cm观察孔1个、左右麦氏点及近脐左右侧腹置0.5 ~ 1cm操作孔共4个 (图32-16)；对操作熟练及经验丰富者，可减少操作孔一个。施术者可位于手术台右侧或左侧，依施术者习惯而定。

手术过程：用25°或30°腹腔镜经脐部入腹常规探查，明确腹内脏器有无明显转移及腹腔种植，是否侵及浆膜。整个手术过程应严格遵循无瘤技术及恶性肿瘤的手术原则。可结合术中纤结镜进一步明确肿瘤所在部位，排除直肠/结肠多原发癌 (详见腹腔镜结直肠癌手术的基本原则)。

用超声止血刀进行腹腔内腹膜、筋膜、腹膜后间隙结缔组织、小血管的锐解剖、切割和分离。首先用

Babcock钳和无损伤肠钳牵引乙状结肠，切开乙状结肠韧带、降结肠左侧腹膜、直肠侧方及前方腹膜。切开腹膜返折时应小心，如果没有充分地将腹膜层牵起，髂血管正好位于腹膜切开线的下方，可能发生意外损伤。所以，切割游离或钝性分离要在直视下进行，避免靠近肠管造成灼伤引起术后肠坏死和肠穿孔。靠近肠系膜血管根部切开右侧乙状结肠系膜根部腹膜，向下越骶岬沿右直肠旁沟切开腹膜，并在Douglas窝前与左侧回师。分离乙状结肠系膜根部及直肠周围疏松结缔组织间隙，保护双侧输尿管(图32-18)。用棉带将肠系膜下血管连同肿瘤近端8～10cm肠管一并结扎，而后解剖清扫肠系膜下血管周围脂肪和淋巴结，以切割缝合器或钛夹高位断离肠系膜下血管(图32-19)。腔内切割缝合器常发生击发后系膜血管不能夹闭仍持续出血的情况，需再处理出血，对此要有准备。

手术过程应遵循TME原则，应在直视下沿盆筋膜脏、壁二层之间的疏松结缔组织间隙锐性分离，断离直肠侧韧带(图32-20)，保持直肠系膜光滑外表面的完整性，避免损伤盆筋膜壁层，并保留自主神经丛。前界要清楚显露出无脂肪结缔组织附着精囊腺、输精管壶腹、前列腺或阴道后壁。直肠后方应沿骶前间隙分离并超过尾骨尖；剪开直肠骶骨筋膜、肛尾韧带、部分耻骨尾骨肌，断离直肠系膜于远端肛尾附着处，完全切除直肠系膜。盆壁应达到“肌化”状，仅留壁层盆筋膜覆盖，清晰显示壁层盆筋膜覆盖的肛提肌保留肛门内外括约肌复合体(图32-21)。助手在会阴外部握拳抵压肛门，有助于直肠末端的游离。用腹腔镜切割缝合器横断降结肠，应充分游离近端结肠，以避免造瘘的张力增高，明确止血后用无菌隔离袋将近端结肠从造瘘切口拖出。

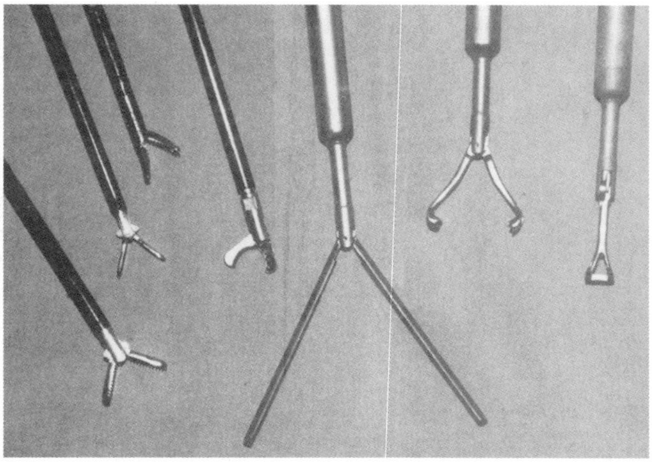

图 32-17 腹腔镜器械

会阴部手术步骤同传统APR，用荷包缝合闭拢肛门，用四把直钳夹闭牵引肛门。做肛周环形切口，用电刀断离皮下及脂肪层，显露肛提肌和尾骨韧带，剪开肛尾韧带穿通到腹腔。腹部操作组医生可将直肠提起，用器械或镜头光源放入盆腔引导会阴部的操作在正确平面进行(图32-22)。肛提肌的断离由会阴手术组医生用电刀切除，通常用一个手指穿入直肠后的空隙牵拉肌肉使切除变得方便(图32-23)。前方操作要特别细致，以免损伤男性的尿道和女性的阴道。将直肠及其肿瘤从直肠后的间隙推出腹腔外有利于手术的操作，并在会阴部完成整个直肠的切除及标本的取出。于盆腔低位放置33号攀氏引流管，从会阴部切口的外侧戳孔引出。会阴部切口用可吸收线间断缝合及皮肤的皮下缝合(图 32-24)。

重新建立气腹，清理腹腔，用腹腔镜疝钉合器和/或手工缝合关闭肠系膜缺损，用蒸馏水冲洗盆腔。检查确保从造瘘口拖出的降结肠没有扭转，拖出造瘘的降结肠至少要高出皮肤 3～4cm 长，翻转肠壁与皮肤缝合，使瘘口稍高于皮肤。最后在直视下拔出套管，用可吸收线关闭戳口皮肤。

四、手术并发症及其防治

腹腔镜TME腹会阴直肠切除术的并发症多数与腹腔镜 TME 直肠前切除术相同，因为两种手术的 TME 手术入路、原则基本一致。术中输尿管的损伤、术中术后出血、术后尿潴留、性功能障碍以及盆腔及切口癌种植等手术并发症的防治参见腹腔镜TME直肠前切除术并发症及其防治。

与开腹术式相同，腹腔镜TME腹会阴直肠切除术(APR) 后常发生盆腔及会阴部切口感染。其原因是腹腔镜APR手术系污染手术，盆腔直肠的游离过程中如肿瘤过大极易分破肠管，污染盆腔及切口；如病员抵抗力低下，容易发生盆腔及会阴部切口化脓感染。防治方法是：术中应尽量避免分破肠管，腔内肠道的断离可使用腔内切割缝合器以减少污染，术后连续 3 天用甲硝唑加生理盐水 500 毫升经一根盆腔引流管缓慢滴入，并从另一根引流管引出，此方法对于减少盆腔的感染、减少癌肿的局部复发、促进盆腔组织的愈合有重要作用。

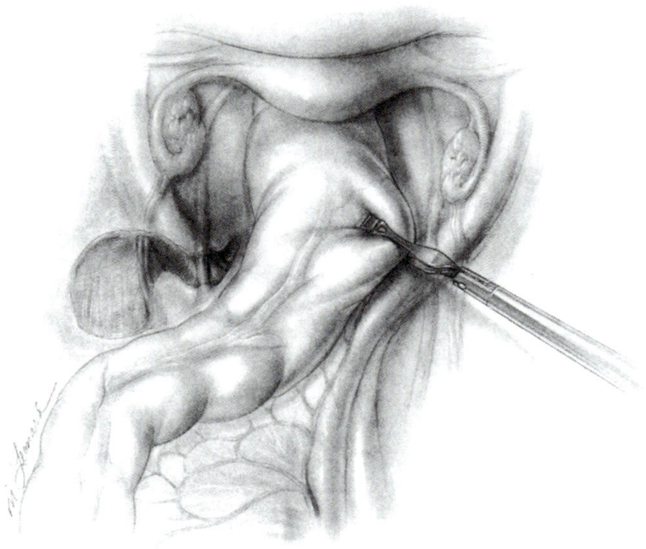

图 32-18　分离乙状结肠系膜根部及直肠周围疏松结缔组织间隙，保护双侧输尿管。

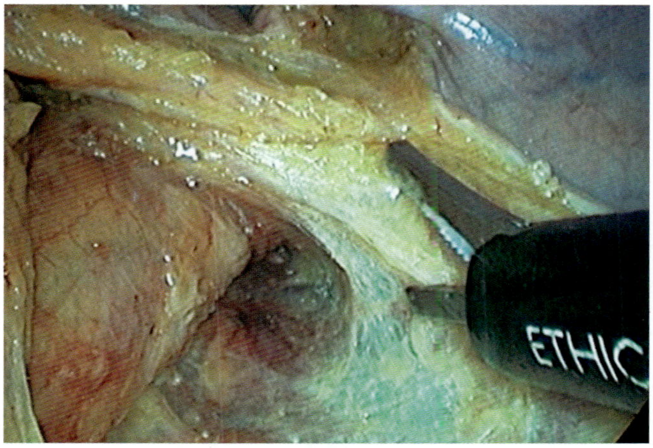

图32-20　应在直视下沿盆筋膜脏、壁二层之间的疏松结缔组织间隙锐性分离，断离直肠侧韧带。

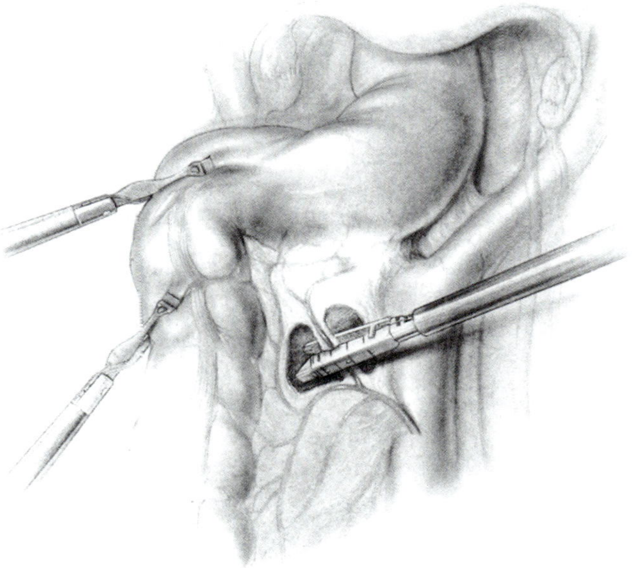

图 32-19　以切割缝合器或钛夹高位断离肠系膜下血管

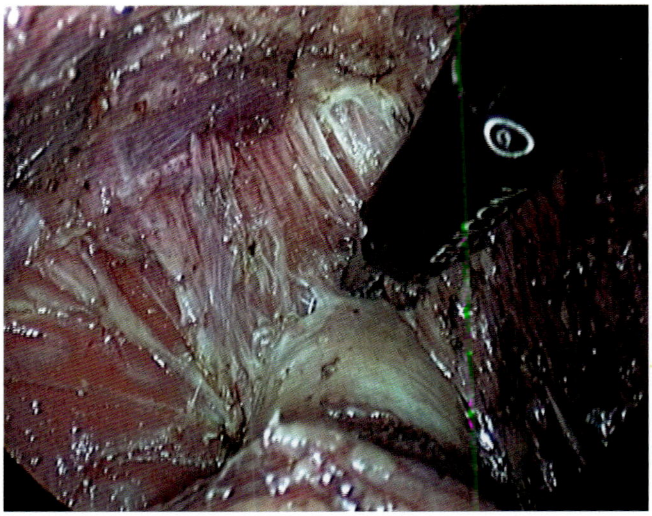

图32-21　清晰显示壁层分筋膜覆盖的肛提肌，保留肛门内外括约肌复合体。

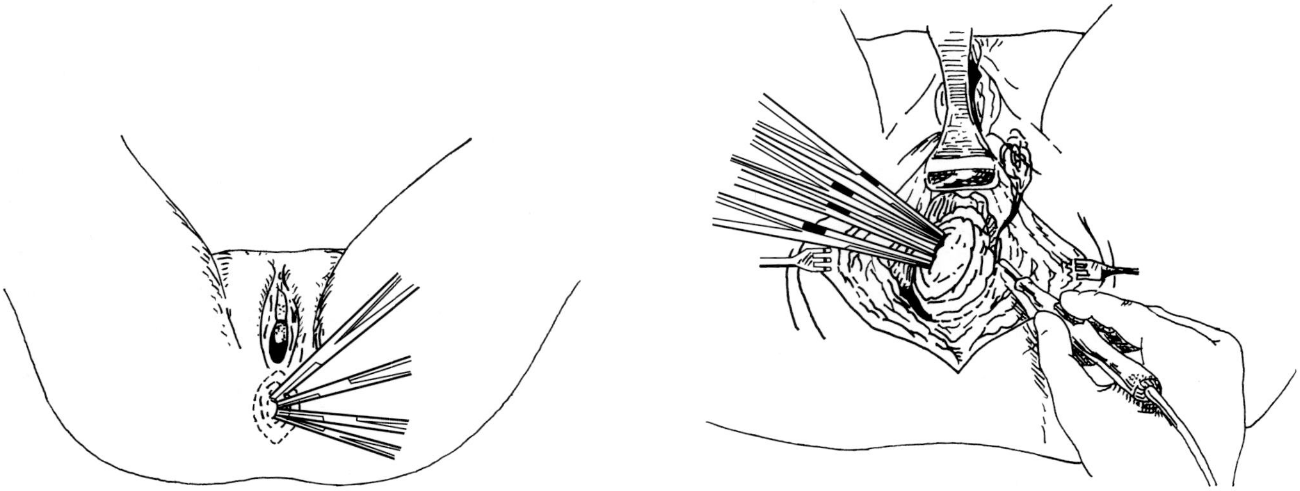

A B

图 32-22　用荷包缝合闭拢肛门，用四把直钳夹闭牵引肛门

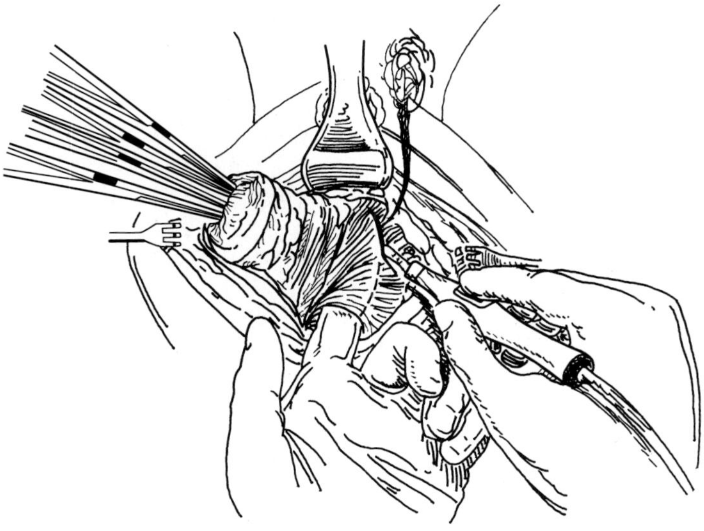

图 32-23　做肛周环形切口，用电刀断离皮下及脂肪层

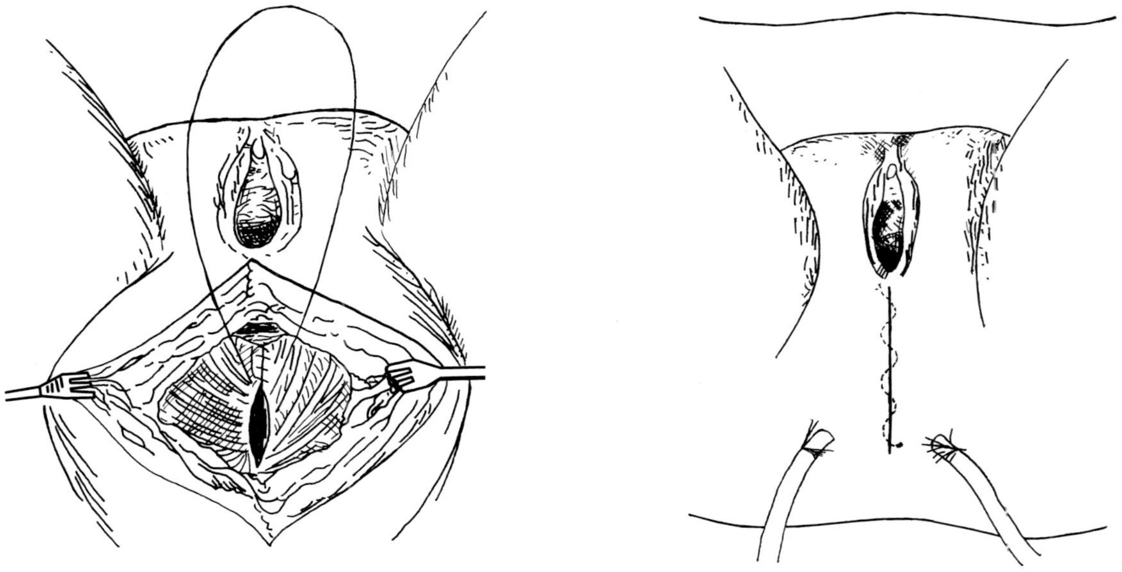

A　　B

图 32-24　于盆腔低位放置 33 号攀氏引流管，会阴部切口用可吸收线间断缝合及皮肤的皮下缝合

五、术后处理

一般情况在排气后拔除胃管，腹腔镜术后如无腹胀可适当提早拔管。应尽早下床活动，通常在术后第二日提供饮食摄入，根据饥饿程度与肠功能逐渐加量。尿管一般在术后第五日晨间拔除，应检查排空后的残留尿量，以鉴别早期尿潴留。如前所述，术后连续 3 天用甲硝唑加生理盐水 500 毫升行盆腔灌洗，如盆腔引流量少，可在术后第3～5日拔除。应早期进行造瘘口的护理和功能训练。

（华西医科大学附属华西医院　周总光）

第三十三章　直肠癌的中医治疗

第一节　中医对肠癌的认识

中医的古文献中虽无大肠癌之病名，但对肠癌临床表现的症状却有较形象的描述，如“其患痛连小腹，肛门坠重，二便乖违，或泄或秘肛门内蚀，串烂经络，污水流通大孔，无奈饮食不餐，作渴之甚，凡犯些得见其有生”(《外科正宗 · 脏毒论》)。在《灵枢 · 水胀》中又记载“肠覃何如？……寒气客于肠外，与卫气相搏，气不得荣，因有所系，癖而内著，恶气乃起,瘜肉乃生。其始生也，大如鸡卵。”故肠癌属于中医的“肠覃”、“积聚”、“脏毒”等病症的范畴。

“肠覃”的病机病因：祖国医学很重视饮食与疾病的关系，早在《内经》中就有“高粱厚味，足生大疔”的记载。“积聚”、“肠覃”的发生与饮食不节，嗜食肥甘，造成运化不周，湿毒留滞，久成积聚。《灵枢 · 五变篇》指出“人之善病肠中积聚者……则胃肠恶，恶则邪气留之，积聚乃伤。肠胃之间寒温不次，邪气稍至，蓄积留止，大聚乃起。”脾胃运化失司，湿热邪毒内生，气血运行受阻，湿滞瘀结成积，久而形成肠覃。

第二节　直肠癌的中西医结合治疗

直肠癌的治疗仍以外科为主，病变侵及肌层以外，或有淋巴结转移者，术后需要辅助化疗。近年来结直肠癌的综合治疗研究较多，辅助放疗、辅助化疗、肝转移的介入治疗、中医中药等是目前综合治疗的主要手段。

一、放疗与中药

放疗是结直肠癌综合治疗的手段之一，放疗常见的副作用是放射性肠炎和放射性膀胱炎。

(一) 中药对放射性膀胱炎的治疗作用

1. 放疗引起膀胱炎的主要病因及发病情况

放射性膀胱炎主要是放射线引起的血管损伤和小血管闭塞。粘膜充血水肿，常合并有感染、出血、溃疡，愈合后形成瘢痕，周围可有血管扩张，造成反复出血，甚至放疗后 10 多年仍可出现血尿。

2. 临床表现及病机

主要为膀胱刺激症状，尿频、尿急、尿痛、肉眼或镜下血尿，尿常规检查常有红白细胞，伴随症状可有腰痛腰酸，或有小腹部疼痛，疼痛常向下放射。

祖国医学认为：膀胱者，州都之官，津液藏焉，气化则能出矣。又指出：主五液者，肾也。肾气虚而受扰，则主开阖司二便之功能减弱。肾与膀胱表里，故病虽在膀胱，本却在于肾。肾虚、膀胱气化功能受损，则摄泉之功差矣。可见尿频、尿急。肾虚不固则夜尿增多，腰痛腰酸，热移膀胱可见尿痛、血尿。治疗原则应以补益肾气，清利膀胱为大法。

3. 主要治疗原则及常用方药

(1) 以小便急痛为主 —— 清利下焦，通淋凉血法

主证：小便急痛、小腹胀痛、镜下血尿、舌红苔黄、脉弦数或弦。

方剂：八正散加减。木通、车前子、扁蓄、翟麦、滑石、大黄、甘草梢、炒栀子、灯芯草、生地、三七。

(2) 以小便频数为主 ——健脾益肾，温补肾阳法

主证：气短乏力、腰酸倦怠、夜尿增多、小便频数、自汗肢冷、舌胖、齿痕、苔白脉细。常见于急性期症状控制后膀胱功能恢复不好的慢性患者。

方剂：参附汤和参苓白术散加减。人参、附子、生姜、大枣、白术、茯苓、炙甘草、陈皮、山药、扁豆、桑螵蛸、益智仁。

(3) 以血尿为主 —— 清热凉血法

主证：小腹刺痛，尿痛短赤，小便灼热、尿血、心烦口渴、夜寐不安、舌暗红、脉数。

方剂：小蓟饮子加减。小蓟、藕节、生地、蒲黄、

木通、栀子、竹叶、滑石、当归、甘草、侧相炭、茅根。

(二) 中药对放射性直肠炎的作用

1. 放射性直肠炎的产生原因

放射性肠炎是指肠粘膜充血、水肿、然后粘膜坏死、脱落，使肠面出现大面积表浅溃疡的病理过程。溃疡底部为肉芽组织，肉芽组织表面的血管发生破裂引起出血或经肉芽组织向肠腔渗出大量液体，从而形成特有的血水便。溃疡出血严重时可穿孔成瘘，阴道直肠瘘的发生率为0.4%。放射性直肠炎80%在放疗后6个月至2年发生，保守治疗后多数在放疗后3年内恢复。

2. 临床表现及病机

放射性直肠炎以泄泻、大便次数增多、或有粘液足额便、里急后重感或小腹隐痛为主要临床表现。由于直肠粘膜肿胀充血，吸收水分的功能下降，故大便泄泻可呈水样，且对刺激敏感，排便次数增多。

祖国医学认为暴注下迫皆属于热。放射性直肠炎为毒热之邪直中入里，故泄泻急速，大便直下。泄泻之本，无不由脾胃。溏泻日久，止发无恒，则伤肾。肾气不固，不能约束禁锢之权，故久泻不愈，必自太阳传于阴而为肠癖。治疗放射性肠炎，病位在大肠，然离不开脾肾两脏。治法上则以清凉、甘缓、酸收、固涩为原则。临床上由于症状复杂，几法兼用，方能奏效。

3. 主要治则及常用方药

(1) 以腹泻腹痛为主 —— 健脾止泄，缓急止痛法

主证：便溏腹痛、下迫急注、乏力倦怠、舌胖苔白，脉沉细。

方剂：参苓白术散加减。人参、茯苓、白术、陈皮、炙甘草、山药、炒扁豆、莲子、砂仁、炒苡米、芡实、五味子、赤白芍。

(2) 以泻下不止为主 ——固涩止泻法

主证：泻下不止、日数十行、不思饮食、舌淡或淡红、苔薄白、脉沉细。

方剂：真人养脏汤加减。坷子、罂粟壳、五味子、乌梅、当归、炙甘草、炒白术、人参、白芍、黄连。

(3) 以血便为主 —— 凉血止血法

主证：大便下鲜血、血水样便、里急后重、舌暗红、苔白或黄、脉细弦。

方剂：槐花散加减。炒槐花、侧柏炭、荆芥炭、当归、木香、阿胶、枳壳 (炒黑)。

放射性肠炎应减少直肠刺激，避免便秘，故往往采用通因通用原则。固涩止血的同时要兼顾理气宽肠、和血止血。

二、化疗与中药

术后辅助化疗和晚期肠癌的姑息化疗是肠癌治疗的重要内科治疗方法，根据常用药的副作用，中医在配合化疗时，主要以减轻化疗的副作用，增加患者对化疗的耐受性为综合治疗的原则。根据目前常见的化疗药物如5-Fu、铂类、CPT-11等的副作用，中医治疗如下：

(一) 恶心、呕吐等胃肠反应

消化道反应是化疗常见的毒副作用之一，主要表现为恶心、呕吐、食欲不振或腹泻或便秘等。虽然有止吐药如欧贝、枢复宁等西药可减少呕吐的发生，但患者仍有食欲不振、恶心的症状而影响进食，希望服用中药改善症状，减轻痛苦。根据患者的症状，重要治则有：

1. 降逆止呕，调中和胃法：胃气不降，引起之呕吐、反胃证

主证：恶心、反胃、呕吐、舌淡红、苔白或腻、脉强或滑细。

方剂：旋复代赭汤加减。旋复花、代赭石、姜半夏、党参、生芪、甘草、大枣、藿香。

2. 启脾和中，滋养胃阴法：呕吐损伤胃阴造成纳呆，不思饮食等证

主证：纳呆、食欲不振、口干不欲饮、舌淡红少津脉沉细。

方剂：沙参麦冬汤加减。沙参、麦冬、山药、绿萼梅、生谷麦芽、炒内金、扁豆。

3. 养阴生津，理气通便法：津液干枯，燥涩难行之便秘

主证：大便燥结，口干、乏力、舌红少津、脉强沉。

方剂：增液汤加减。生地、玄参、脉动、枳壳、太子参、麻仁、厚朴、甘草。

4. 健脾益气法：脾胃气虚，运化失司之大便溏稀，消化不良之症

主证：大便溏稀、腹胀、气短。

方剂：参苓白术丸加减。人参、白术、茯苓、扁豆、陈皮、生谷麦芽、山药、甘草、莲子、砂仁、薏米仁。

(二) 周围神经炎

紫杉类药物、顺铂及长春花碱类药物的常见毒性

之一是周围神经炎，表现为指(趾)端麻木，感觉异常或腱反射减退，严重者会出现不能耐受的感觉异常，如行走时有踩棉花感，甚至疼痛等运动障碍。

中医根据症状表现，主要采取活血通脉，舒筋活络之法，代表方为补阳还五汤加减：黄芪、桔梗、赤芍、生姜、大枣、丹参、地龙、川芎、天麻、勾藤、海风藤、透骨草。

配合局部外洗：丹参、红花、制川乌、海风藤、鸡血藤、透骨草、艾叶。

(三) 口腔粘膜溃疡

化疗可使直肠癌患者的免疫功能下降，产生口腔粘膜溃疡，表现为口腔局部溃疡、疼痛，严重时影响进食，并可反复发作。肠道粘膜炎症可发生腹泻、腹痛，严重时可有肠道粘膜脱落，腹泻次数每日十余次以上，易蒙停等止泻药作用有限。

中医认为脾开窍于口，脾、胃互为表里，故口腔溃疡以清脾热、养胃阴为主。

主证：口腔溃疡、疼痛、舌红少津、苔薄或黄、脉细或弦。

方剂：竹叶石膏汤加减。淡竹叶、生石膏、藿香、生蒲黄、甘草、脉动、沙参。

严重腹泻，伴肠鸣者，中医认为脾胃升降失和，中焦运化不利，故治疗用辛升苦降法调理中焦。

主证：大便溏泻，次数多，每日可达10余次，伴肠鸣。

方剂：半夏泻心汤加减。姜半夏、黄连、黄芩、党参、甘草、大枣。

(四) 肝功能损伤

化疗引起的肝功能损害除以上临床症状外，舌质常紫暗有淤斑或暗红，脉多弦或弦细，其病机主要是毒、热、燥等邪气损伤肝脏，使肝的疏泄功能受到影响。气机升降失调导致肝气淤滞而出现胁胀、肝区痛，郁滞日久则影响脾的运化功能，使脾胃虚弱而出现腹胀、腹泻、乏力等症。气滞亦可使血循行不畅导致血瘀而出现舌质紫暗或有瘀斑、面色黧黑或晦暗。

主要治则及常用方药：

由于肝藏血、主疏泄，故肝病应从血治。特别是化疗引起的肝损害以柔肝养血，调整气机，配以清热解毒是治疗的主要法则。

主要药物有：当归、丹参、白芍、黄精、生地、生芪、甘草、公英、黄精、鸡内金、柴胡、五味子、白花蛇舌草等。根据临床辨证常用的方药如下：

以肝区痛、胁胀不舒为主要症状，治疗拟舒肝解郁、柔肝养血法。

方剂：柴胡疏肝散合四物汤加减。

药物：柴胡、郁金、姜黄、甘草、黄芩、香附、当归、白芍、生地、川穹、元胡、川栋子。

以黄疸为主要症状，面色鲜黄伴腹胀、舌红苔黄或弦。拟清热利湿退黄法。

方剂：茵陈蒿汤加减。

药物：茵陈、栀子、郁金、姜黄、金钱草、赤芍、大黄、甘草、车前子、丹皮、大腹皮。

以单项转氨酶高为主，其他临床症状不明显者拟柔肝养血、清热解毒法。

方剂：当归六黄汤加减。

药物：当归、生地、熟地、黄芪、黄柏、黄芩、藿香、郁金、柴胡、丹参、甘草、公英、五味子、白花蛇百草。

临床常用中成药有护肝片、护肝宁、乌鸡白凤丸。

第三节 晚期肠癌的中医治疗

对晚期直肠癌，或由于多次治疗后难以耐受化疗，或由于内科疾病不适合化疗，或因经济状况等原因要求中医治疗的患者，中医治疗的目的以减轻痛苦，提高生存质量为主。根据中医对直肠癌形成的病因病机的认识及晚期肠癌的主要症状，中医治疗原则如下：

一、血性粘液便，大便下坠感

中医认为粘液血便、大便下坠为湿热下注、中气不足造成，故治疗以清热利湿，补气凉血为主。

代表方剂：葛根芩连汤加减，适用中气不足，粘液血便症者。

药物：葛根、黄芩、黄连、甘草、马齿苋、败酱草、地榆。

里急后重可加：黄柏、秦皮、木香。

出血可加：仙鹤草、三七、小蓟炭。

二、腹胀腹痛

由于肿物或淋巴结的压迫，或因肠粘连等因素可造成腹胀、腹痛的症状。中医认为与气滞有关，故应坚持“以通为顺”的原则，理气止痛，行气消胀。如兼有腹泻，亦应以调理气机为主，避免单纯用固涩法造成肠梗阻。

代表方剂：金铃子散合味越鞠丸加减，适于气滞、腹胀、腹痛的患者。

药物：金铃子、元胡、木香、枳实、川芎、香附、六曲。

兼有消化不良可加：焦槟榔、厚朴。

兼有血瘀可加：桃仁、丹参。

兼有湿证可加：云苓、薏米。

三、乏力、气短

晚期肿瘤由于肿瘤负荷大或多次治疗及长期体力的消耗，常有乏力、气短等正气不足的表现，中医以扶正培本法为治疗原则，补气健脾，养血益肾。

代表方剂：四君子汤加左归丸加减，适于久病精血虚损，形体消瘦，乏力气短等症。

药物：党参、白术、云苓、甘草、熟地、山药、菟丝子、柏子仁、鹿角胶、龟板胶。

兼有贫血、心悸加：紫河车、当归、柏子仁、远志。

兼有气虚作喘加：蛤蚧、五味子。

兼有浮肿加：生芪、阿胶、车前子、泽泻。

四、纳呆少食

纳呆少食消化不良是晚期肿瘤常见的症状之一，不仅影响患者的康复，也影响患者的情绪。在患者能少量进食的情况下，可用中药调理，改善食欲，治疗应以启脾开胃，调和气机为主。

代表方剂：香砂六君子汤加减，适于脾胃虚弱，食欲不振，消化欠佳的患者。

药物：党参、白术、云苓、姜半夏、陈皮、甘草、砂仁、香附、甘松、扁豆、生谷麦芽、炒内金。

兼有消化不良便溏加：山药、莲子、芡实、焦三仙。

兼有呃逆加：旋复花、代石。

第四节 治疗消化道肿瘤的常用中药

经现代药理研究有一定抑瘤作用常用于消化道肿瘤的中草药有：

藤梨根——为猕猴桃科植物软枣猕猴桃的根及果实，性味淡，微涩，功效清热解毒，消肿散结。

菝葜——为百合科植物，甘酸平，菝葜的根茎亦称盆刚藤，功效清热解毒，利水消肿。

山慈菇——为兰科植物，杜鹃兰和百合科植物，山慈菇的鳞茎性味苦，微温，功效清热解毒，消肿散结。

百花蛇舌草——为茜草科植物，百花蛇舌草的带根全草，性味甘、淡、微苦寒，功效清热解毒，活血化淤，利水通淋。

半支莲——为唇形科植物，半支莲的全草，性味辛，微苦、凉，功效活血化淤，利水消肿，清热解毒。

败酱草——为败酱科植物，黄花败酱草的带根全草，辛、苦、微寒，功效清热解毒祛瘀止痛。

地榆——为蔷薇科植物，地榆的根或根茎，性味苦、酸、寒，功效清热解毒，凉血止血，敛疮止痛。

蚤休——为百合科植物七叶一枝花及金钱重楼的根茎，性味苦、辛、微寒，有小毒，功效清热解毒，活血止痛。

鳖甲——为鳖科动物中华鳖的背甲，性味咸平，功效软坚散结。

蟾皮——为蟾蜍科动物，中华大蟾蜍或黑眶蟾蜍的皮性味辛、凉、微毒，功效清热解毒，利水消胀。

（北京大学临床肿瘤学院 北京肿瘤医院 李萍萍）

第三十四章　肛管癌的病因与诊断

肛管癌 (anal canal cancer) 在临床上比较少见，据统计占全部大肠癌的 1% ~ 3%。在美国肛管癌占所有消化系统恶性肿瘤的1.5%，1999年预测的新病例数仅为3300例，女性患者占58%，男性患者占42%。但是自从上个世纪80年代以来，其发病率有明显的增加。经过流行病学研究和临床试验分析，发现肛管癌的发生和发展与人乳头瘤病毒 (human papilloma virus, HPV) 感染密切相关，有学者认为同性恋、AIDS及其他性传播疾病与本病的发生有相关性。在日本，肛管腺癌发病率较高，在欧美则以对放射敏感性高的鳞癌发病率高。目前应用放射治疗和化学治疗相结合的综合治疗已经使肛管鳞状细胞癌患者的 5 年生存率达到了 80%。因此，在欧美国家放射治疗，特别是放射化学疗法结合的综合治疗成为肛管癌治疗的首选方法。以往认为肛管癌的标准治疗方法是腹会阴联合切除术，而现在只有少数患者需要外科手术治疗[750]。

第一节　肛管癌的病因学

过去肛管癌被认为是由一些良性肛管病变如痔、肛裂和溃疡的慢性刺激发展而来的。随后，炎性肠病的患者发生肛管癌的病例被陆续报道进而引发了慢性炎症导致肛管癌的假设。然而近来病例对照研究证明：痔、肛裂和溃疡的病史几乎不会导致随后的肛管癌发生。美国还有研究对 68 549 名患者进行评估后发现，651 名 Crohn's 病患者和 509 名溃疡性结肠炎患者中无一发生肛管癌。而其他研究则表明人乳头瘤病毒 (HPV) 感染、非正常性活动、免疫功能低下如AIDS等与肛管癌关系密切[751~753]。

一、肛管癌和 HPV

HPV和宫颈癌之间的相关性已经众所周知，现在又发现肛管癌与宫颈癌相关，并且与性活动也有联系。这提示肛管癌可能是由HPV引起的。利用PCR的方法在 46% ~ 100% 的肛管鳞状细胞癌中都分离到了 HPV 的 DNA。宫颈 HPV 感染与宫颈上皮内新生物 (cervical intraepithelial neoplasm, CIN) 这一癌前病变有关。同样，肛管 HPV 感染与肛管上皮内新生物 (anal intraepithelial neoplasm, AIN) 这一癌前病变也有关[754~755]。与 CIN 一样，AIN 在形态学上也有低级高级之分。这类病变通常是息肉样的尖锐湿疣。有证据表明高级 AIN 是肛管癌的前期病变。AIN 有时可由低级进展为高级，存在于鳞状细胞癌的邻近区域，且与HPV感染有关。同宫颈癌一样，HPV16是肛管癌中最常被分离得到的亚型，它的检出常常预示着高级的 AIN 和侵入性癌，而低级的 AIN 则常显示其他 HPV 亚型。Frisch 等[756]人最近的一项病例对照研究中，394 名肛管癌患者中有 88%HPV DNA 的 PCR 检测为阳性，而 20 名作为对照的直肠腺癌患者则无一例检出。HPV 阳性的肛管癌患者中 73% 为 HPV16 感染。肛管癌患者 HPV 阳性还是阴性与患者年龄、是否存在邻近器官发育异常、导管分化、以及预后无关。

二、肛管癌与性活动

美国的一项 1978 至 1985 年间进行的流行病学研究的结果提示：男性同性恋中肛管癌发病率增高。与对照相比，肛管癌女性患者多有生殖器疣、单纯疱疹、沙眼衣原体病史，其相对危险度依次分别为32.5、4.1、2.3；与对照相比，肛管癌男性患者多为未婚、有同性恋性活动、接受性肛交、生殖器疣或淋病史，其相对危险度依次分别为8.6、50、33、27、17.2。因流行病学研究尚处早期，故尚未发现 AIDS 的影响。

另一项对 417 名肛管癌患者以及 534 名直肠腺癌患者和 554 名正常人做了一项病例对照研究表明：女性中有10个或以上终生性伙伴的妇女罹患肛管癌的相对危险度为4.5，有肛管疣病史的为11.7，有生殖器疣病史的为 4.6，有淋病史的为 3.3，宫颈发育不良者为 2.3，接受过 HIV 检测的妇女为 1.7，其性伙伴有性传播疾病病史者为2.4。在321名女性肛管癌患者中，10%

在30岁前有接受性肛交史，4%有至少两名肛交性伙伴。这些妇女患肛管癌的危险性也显著增高。多元分析还表明在异性恋男性中有10个或以上终生性伴侣的罹患肛管癌的相对危险度为2.5，有肛管疣病史的为4.9，有梅毒或肝炎病史者为4.0。以上结果有力支持了肛管癌是一种性传播疾病的论断。

还有研究表明：宫颈癌患者再发肛管癌或外阴癌的风险远远高于胃癌或结肠癌患者。同时，肛管癌患者有更大的可能性曾经患有外阴癌、阴道癌和宫颈癌。

三、肛管癌和免疫功能

免疫功能低下与肛管癌的发病有明显的相关性。美国的一项统计研究发现：与正常人群相比，AIDS患者罹患肛管癌的相对危险度为63.4。原因可能是与AIDS相关的进展性的免疫缺陷进一步增加了肛管持续感染HPV的机会。而且HIV携带者更易于感染超过一种类型的HPV。同样肾移植患者发生肛管癌的危险明显增加，为普通人群的100倍。接受放射治疗的患者由于免疫功能受到抑制，患肛管癌的危险也明显增加。

四、其他病因

病例对照研究发现吸烟者患肛管癌的机会增加，而且现时吸烟者的患病机会高于过去吸烟者。在与吸烟相关的恶性肿瘤中，肛管癌的危险比最高。这种关联的病因学机理尚不清楚。

第二节　肛管癌的诊断

一、肛管癌的临床特点

肛管癌的发病年龄多为60～70岁，但是近来发病有年轻化的趋势。其中女性患者略多于男性患者。

肛管癌的临床表现与肛门的良性疾病相似，出血、肛门疼痛、肛周肿物是最常见的症状，因为这些症状与良性疾病没有差别，这些患者中有1/3在组织病理活检前被认为是良性的，因此患者往往忽视上述症状导致诊治延误。27%～74%的患者存在出血，但出血时间较痔疮的出血时间长，21%～39%的患者存在疼痛，疼痛程度较肛裂要轻。患者通常合并其他肛周疾病如肛瘘、肛门湿疹、脓肿和瘙痒。大的肿瘤往往会破坏肛门括约肌的功能，从而导致大便失禁。少数的患者可以没有任何症状。在调查患者病史的过程中，应该特别注意他或她在性活动方面是否存在危险因素。对于女性患者，应该注意其既往史中是否存在生殖系统肿瘤和宫颈肿瘤[757~760]。

二、体格检查和影像学检查

对于可疑的肛管癌患者的查体应包括肛门指诊、肛门镜检查和腹股沟等区域淋巴结的触诊。检查的范围应该广泛一些。以下几点应该仔细检查：

- 位于肛管或肛周肿瘤的大小、形状及位置。
- 肿瘤的范围及与直肠、会阴和坐骨直肠窝的关系。
- 肿瘤与周围的组织如前列腺、阴道、骨盆等是否有粘连。

有些患者在直肠触诊时可以摸到直肠周围肿大的淋巴结，这一点也是肛管癌的一项证据。如果发现肛周肿物，特别是基底凹陷、边缘隆起的肿物，应行活检以明确病理。对于肿大的淋巴结应该取活检或行细针穿刺活检以明确病理。对于女性患者，全面的妇科检查是很有必要的，特别是肿瘤位置靠前或者累及会阴时。如果肿瘤累及到阴道粘膜则很有可能在实行放化疗期间进展成直肠阴道瘘。淋巴结的触诊重点应检查腹股沟和股动脉旁淋巴结的情况，进行全身性的查体来察看是否存在远处转移。对于某些不能耐受彻底骨盆检查和取活检的患者，在检查前可以给予适当的麻醉。

局部影像学检查包括盆腔的CT、B超和MRI。MRI在区别骨盆正常组织与肿瘤组织上相比CT有显著的优势。进行这些检查的目的在于了解肿瘤对于周围组织的侵犯情况、是否存在区域淋巴结的转移。有条件的单位可以进行肛管直肠内的超声检查，对于判断病变的侵犯深度有帮助。全身系统的检查也是不可或缺的。几乎所有的肝转移瘤都能被CT或是MRI检查出来，胸片可以帮助我们检查是否有肺转移瘤，必要时可以行胸部CT检查以进一步明确诊断。一些通过CT和MRI难以判断的损害也可以凭借某些特殊方法检查（如PET），这种方法同样对残留癌和复发癌的评估有效[761~763]。

通过上述检查，可以对肿瘤进行比较明确的分期，以利于今后的治疗。

三、肛管癌的分类 (见表 34-1)[764~765]

表 34-1 WHO 对肛管癌的分类

肛管腔
恶性上皮肿瘤
鳞状细胞癌 (或泄殖腔源的癌症)
– 大细胞角质化
– 大细胞非角质化 (过渡性的)
– 类基底细胞
腺癌
– 直肠型
– 来源于肛门腺体
– 肛门直肠瘘内
小细胞癌
未分化癌
肛门部位
恶性上皮性肿瘤
鳞状细胞癌
巨大湿疣
基底细胞癌
其他
Bowen 病
Pget 病

(北京大学临床肿瘤学院 北京肿瘤医院 彭亦凡)

第三十五章　肛管癌的外科治疗

肛管癌 (anal canal cancer) 在临床上比较少见，常常与肛门癌 (anal cancer) 或肛门区域癌 (cancer of the anal region) 相混淆。事实上这两个概念是不同的。近30余年来，有关肛管癌的概念以及治疗观念发生了相当大的变化，外科手术已经不是肛管癌的首选治疗方法，放化疗已经使大多数肛管癌的患者得到有效的治疗[835]。外科医生了解肛管癌的治疗观念的转变非常重要。正确掌握肛管癌治疗概念的变化，可以使肛管癌的患者得到最恰当的治疗。

第一节　肛管癌的解剖学基础

明确的解剖学概念对了解肛管癌的发病及治疗有重要意义。不同的教科书及文献对肛管及肛周的定义有所不同，通常肛管有多种定义，包括：临床 (clincal) 肛管、解剖 (anatomical) 肛管、组织学 (histological) 肛管和外科 (surgical) 肛管。

国内多数的资料是将肛管与肛周疾病一起介绍，实际上从肿瘤学的角度分析，二者存在很大的差别。肛周是指肛门为中心，周围半径 6cm 以内的范围区域[836]，肛周的特征为具有毛囊和汗腺的鳞状上皮，这种特点是非常重要的，因为肛周的鳞状细胞癌和基底细胞癌属皮肤癌范筹，应该按照皮肤癌的治疗原则进行治疗。

肛管的定义本身也存在争议，有外科肛管和病理学肛管之分。外科肛管的上界是以内括约肌为标志，包括远侧的直肠并一直延伸到肛缘。其平均长度男性约为4.4cm，女性为4.0cm。外科肛管内层从上部的直肠粘膜、中部肛管移行区粘膜、到下部非角化鳞状上皮。病理学的肛管是指从肛管上皮移行区 (transion zone) 开始至肛缘的范围。国内学者对于肛管的定义多数是以病理学肛管为标准。因为在外科肛管的范围中包括了直肠远端的腺癌，其治疗应该按照直肠癌的规范进行，这旦肛管按照病理学肛管的范围定义[837~839]。

肛管以齿状线 (dentate line) 为界可以分为肛管移行区和肛梳，齿状线上方的肛管移行区有肛柱 (anal columns)，肛柱近齿状线处有肛乳头和肛窦。肛管移行区包括齿状线区，由范围不同的移行上皮和鳞状上皮覆盖，在此区域内可以见到内分泌细胞和黑色素细胞。肛梳由非角化的鳞状上皮所覆盖。见图 35-1。

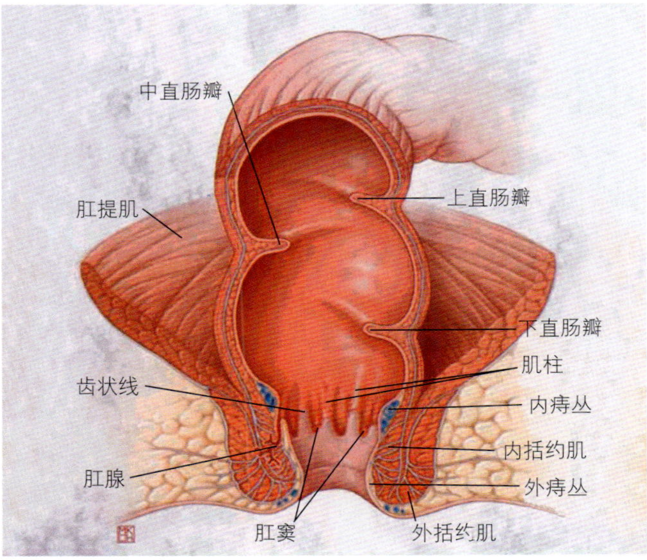

图 35-1　肛管的解剖

第二节　肛管癌的病理学

一、肛管癌的病程分类

世界卫生组织 (World Health Organization) 关于肛门区域肿瘤的分类见表 35-1，其中肛管癌的分类非常清楚。

在病理组织学上肛管癌最常见的类型是鳞癌和一穴肛原癌 (cloacogenic carcinoma)，少见的类型包括恶性黑色素瘤、腺癌。

表 35-1 WHO 肛门部肿瘤分类

肛管癌
恶性上皮肿瘤
鳞状细胞癌 (一穴肛原癌)
大细胞角化型
大细胞非角化型
基底细胞样
腺癌
直肠型腺癌
肛腺癌
肛门直肠瘘发生的癌
小细胞癌
未分化癌
肛缘癌
恶性上皮肿瘤
鳞状细胞癌
大湿疣 (giant condyloma)
基底细胞癌
Bowen 氏病
Paget 氏病

大体标本所见肿瘤呈溃疡状，边缘隆起，与远端直肠癌难以鉴别。较大的肛管癌可以突出肛管，侵及肛周皮肤，部分患者肿瘤呈膨胀性生长，肛门括约肌受累 (图 35-2)。

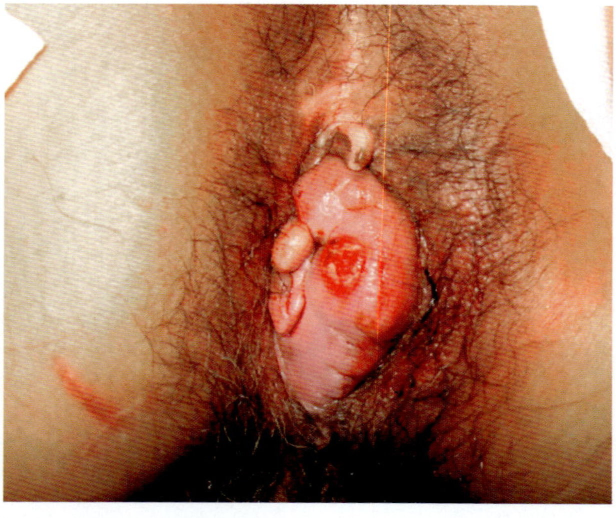

图 35-2 图示一例肛管癌患者，肿瘤从肛管生长直至肛门外口，表面有溃疡形成。

二、显微镜下所见

(一) 鳞癌

鳞癌是最常见的肛管癌，占全部肛管癌的70%左右，大体病理学与直肠癌差别不大，可以呈现不同的大体类型，在组织学上常常有角化现象，可以发生在齿状线以上，也可以出现在齿状线以下 (图 35-3)。

(二) 一穴肛原癌

此癌相对常见，占全部肛管癌的 20% ~ 25%，是一种特殊起源的肿瘤。齿状线上方狭窄的环行区是内胚层泄殖腔与外胚层肛道的遗迹，在此区域内含有柱状上皮、鳞状上皮和移行上皮，由此部位发生的癌称为一穴肛原癌，在形态学上与鳞癌是不同的。分化良好的一穴肛原癌与基底细胞癌形似，分化差的则与移行上皮癌相似，一些肿瘤呈现为腺癌的形态。

肛管癌的发展过程包括局部浸润，进而转移至区域淋巴结，病程较晚时出现远处转移。病变的局部浸润可能累及阴道、直肠、前列腺、尿道和周围的软组织；最先发生的淋巴转移途径是腹股沟淋巴结，侧方转移至盆壁淋巴结，向上方可以转移到直肠上血管周围和肠系膜下血管周围淋巴结。在肛管癌的远处转移中肝、肺是最常见的转移部位，其次是脑、骨骼。

(三) 恶性黑色素瘤

在肛管区相当少见，占全部肛管癌的 1% ~ 3%，

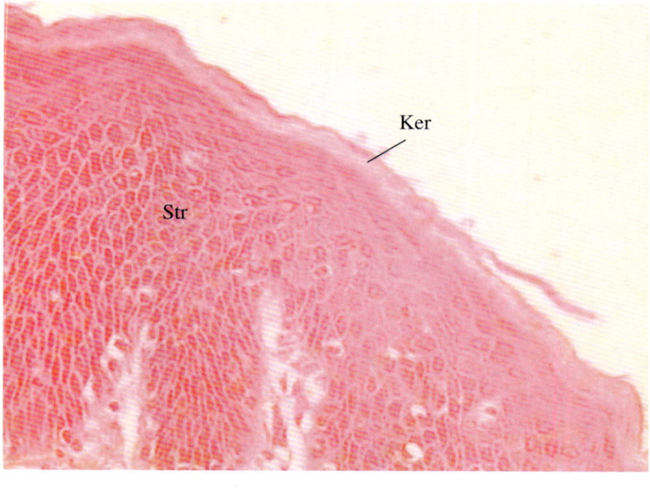

图 35-3 肛管鳞癌：Ker 表示为角化层，Str 为呈层状的鳞状细胞。

多数起源于肛管的移行区，女性略多于男性，平均的发病年龄为60岁左右，以出血为主要症状，查体可以发现肛管的肿物，有时突出于肛门外。肿瘤的特点是恶性程度高，肿瘤进展快。有资料显示20%的患者在手术切除时发现存在腹股沟淋巴结的转移，65%的患者存在肠系膜淋巴结的转移，29%的患者在诊断时存在血行转移，远处转移最常见的部位是肺、肝和骨。

(四) 腺癌

起源于肛腺 (anal gland) 的腺癌罕见，大多数的腺癌是直肠癌向下方侵犯肛管，真正发生在肛腺的癌常常与直肠腺癌难以鉴别。文献报道，通过免疫组织化学研究发现，肛腺癌CK7染色呈阳性，而直肠腺癌往往表达CK20，CK7表达多为阴性。我们通过上述方法成功地鉴别了一例直肠癌合并肛管腺癌的患者。其免疫组化染色结果见图 35-4。尽管如此，两种腺癌的治疗应该按照低位直肠癌的规范进行治疗。

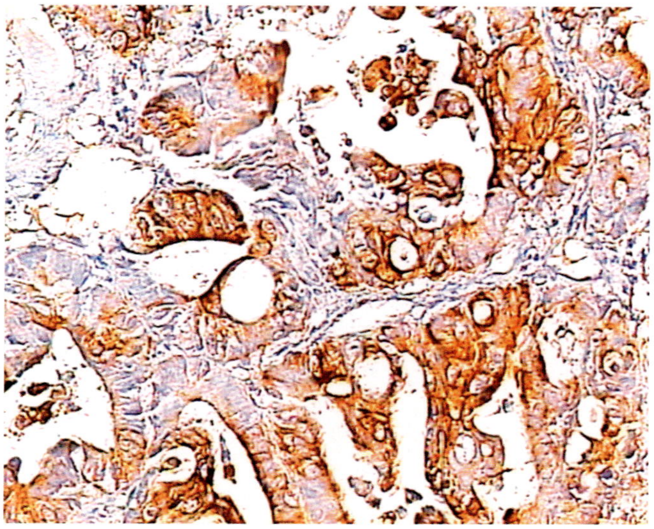

图 35-4　肛腺癌免疫组化染色发现 CK7 染色阳性，(呈橘黄色)。

第三节　肛管癌的临床表现及诊断

一、临床表现

出血是肛管癌的最重要的临床症状，大约有一半的肛管癌患者有便血；其次，疼痛和肿物是最常见的症状，因为这些症状与良性疾病没有差别，因此常常被延误诊断。肿瘤较大的患者，临床上出现肛门括约肌受累的情况，表现为肛门失禁。许多患者没有症状，另外约有1/4的患者合并存在会阴部的其他的慢性疾病如肛瘘、湿疹、瘙痒、肛周脓肿等。物理查体包括指诊、肛门镜检、腹股沟淋巴结的触诊。在病变小时，肿物可能并不明显，肛管癌的最常见表现是基底凹陷、边缘隆起的溃疡型肿物。在确定诊断时，活检是必须的，对于肛门周围的可疑病变应该毫不犹豫地进行活检。触及的腹股沟淋巴结应该进行活检，可以用细针进行诊断性穿刺[840~845]。

影像学检查对于肿瘤的分期有很大的帮助，进行这些检查的目的在于了解肿瘤对于周围组织的侵犯情况，是否存在区域淋巴结的转移，是否存在远处的转移。包括胸部的X线检查、腹部的超声或者CT检查、盆腔的CT检查，有条件的单位可以进行肛管直肠内的超声检查，对于判断病变的侵犯深度有帮助。盆腔的CT检查对判断肛管癌的侵犯深度和区域淋巴结的情况是有很大帮助的。

二、肛管癌的临床分期[845]

目前肛管癌的分期最为公认的是AJCC/UICC的TNM分期系统，见表35-2。与肠道系统的其他肿瘤T分期不同，肛管癌分期中T采用的是肿瘤的大小而非肿瘤的侵犯深度。

表 35-2　AJCC/UICC 的 TNM 分期

原发肿瘤 (T)	
T_x	原发肿瘤无法评价
T_0	没有原发肿瘤
Tis	原位癌
T_1	肿瘤最大直径≤ 2cm

续 表

T_2	肿瘤最大直径>2cm，但<5cm
T_3	肿瘤的最大直径>5cm
T_4	肿瘤侵犯临近器官(阴道、尿道、膀胱)，不论肿瘤的大小
	肿瘤侵犯括约肌不能划入 T_4
淋巴结(N)	
N_x	区域淋巴结无法评价
N_0	区域淋巴结无转移
N_1	直肠周围淋巴结存在转移
N_2	存在单侧的髂内淋巴结转移和/或腹股沟淋巴结转移
N_3	直肠周围淋巴结存在转移和腹股沟淋巴结转移和/或双侧髂内淋巴结转移和/或双侧腹股沟淋巴结转移
远处转移(M)	
M_x	远处转移无法评价
M_0	无远处转移
M_1	存在远处转移
分期	
0期	Tis N_0M_0
Ⅰ期	$T_1N_0M_0$
Ⅱ期	$T_2N_0M_0$ $T_3N_0M_0$
ⅢA期	$T_4N_0M_0$ $T_{1\sim3}N_1M_0$
ⅢB期	$T_4N_1M_0$ 任何T $N_{2\sim3}M_0$
Ⅳ期	任何T任何N M_1

第四节 肛管癌的外科治疗

目前肛管癌的治疗方式是以放射治疗和化学治疗为主的综合治疗；手术治疗适用于疾病的组织病理活检确诊或者在综合治疗效果不佳的情况下的补救措施；单纯放疗在有明显的化疗禁忌证的情况下采用；一般不将化疗单独作为肛管癌的治疗方法。以上是鳞癌和一穴肛原癌的治疗原则，恶性黑色素瘤的治疗将在后文单独论述。

在上个世纪七十年代以前，肛管癌的最主要的治疗是广泛的腹会阴联合切除术(APR)，在进行手术时要求进行肛门周围皮肤的更加广泛的切除，在女性因为直肠阴道隔常常受到侵犯，因此一般采用阴道后壁的切除，对于高危患者，需要进行广泛的淋巴结切除，甚至腹主动脉旁淋巴结的切除，这种手术后的并发症和死亡率明显增加，年龄小于70岁的患者死亡率为1.7%，而超过70岁的患者为8.5%。在进行根治性手术切除以后，肛管癌的5年生存率为55%～71%，生存时间与肿瘤的大小呈负相关。美国Memorial Sloan-Kettering癌症中心(MSKCC)对直径小于5cm的肛管癌行手术治疗后，其5年生存率为60%，超过5cm的肿瘤5年生存率为40%。肛管癌单纯进行APR手术以后，局部复发率达40%，平均的复发时间为12～15月，局部复发的规律是大多数的局部复发在盆腔内，少数是因为腹股沟和盆腔淋巴结的转移，远处转移相对少见，在出现盆腔局部复发以后平均生存期为10个月，脏器转移平均生存时间是6个月左右[846~852]。

自从Nigro[853]报告对于肛管鳞癌进行术前放疗同时行化疗的综合治疗方法后，肛管癌的治疗在观念上发生了根本性的变化，肛管癌的治疗从以手术为主转变为放化疗结合的综合治疗。其优势在于可以保留肛门，提高患者的生活质量，而疗效与手术治疗是相似的。

尽管外科手术不再是肛管癌的主要治疗手断，但在其治疗中，外科手术仍然发挥着重要作用。肿瘤局部的活组织检查、为了更有效的放射治疗而采取的粪便转流手术以及腹股沟部的病变都需要外科手术加以处理，出现各种严重情况的外科解救手术治疗等。目前外科手术仍适用于以下情况：作为综合治疗效果不佳或者治疗后局部复发病例的补救措施，此时应该进行根治性手术；早期病变的局部切除，这种情况限于分化程度高、肿瘤直径小于2cm仅仅侵犯粘膜下层的肿瘤；作为存在放疗或者化疗禁忌证患者的治疗手段；作为疾病诊断或者随访的病理活检的必要手段。

美国NCCN (National Comprehensive Cancer Network) 规定了肛管癌的治疗指南。对上皮原位癌(Tis) 主要采用局部切除。如果面积不够大的患者可再次切除。

腹股沟淋巴结的处理是肛管癌治疗的一个重要的方面。淋巴结的清扫不应该作为初始治疗的措施，但是对于单独的淋巴结复发，可以作为一项治疗措施。对于淋巴结可疑阳性的患者推荐的治疗方法是首先进行病理活检，然后进行综合治疗，转移淋巴结的区域给予45 ~ 50.4Gy的放疗剂量。髂外淋巴结应该包括在照射野以内，因此推荐四野放疗技术。淋巴结的清扫不应该作为初始治疗的措施，但是对于单独的淋巴结复发，可以作为一项治疗措施。也有作者主张对腹股沟区域的淋巴结行有选择性的放射治疗。

综合治疗后出现的异时性孤立淋巴结转移治疗包括淋巴结的清扫，然后进行化疗，此时是否进行放疗应该参照综合治疗时的剂量和设野的情况进行全面考虑。有作者主张对有腹股沟淋巴结转移的肛管区腺癌患者实施以联合5-Fu为主的化疗和放射治疗的新辅助治疗[853~863]。

腹股沟淋巴结的状态是判断综合治疗的一个预后指标，相对于淋巴结阴性的患者，阳性患者的局部复发率、结肠造口率较高，而5年生存率下降。

第五节　恶性黑色素瘤的治疗

肛管直肠恶性黑色素瘤的经典的治疗方法是腹会阴联合切除手术，同时进行广泛的盆腔和腹股沟淋巴结的清扫。因为血行转移非常普遍，因此有作者对这种治疗方法提出疑问，并且开始倡导广泛局部切除。就两种方法对比说来，APR手术对于病变的局部控制具有良好的作用，但是所有这方面的研究都是非随机的报告，现有的文献资料似乎证实广泛的局部切除与APR手术的远期疗效是相近的，但是需要指出的是进行广泛切除的病例，病变往往是相对较小的。广泛局部切除的范围要求至少超过肿瘤的组织学边缘3mm，因为APR手术可以有效地控制局部复发，因此APR仍然是治疗恶性黑色素瘤的重要方法。对于肛管恶性黑色素瘤的治疗需要对各种方法进行系统的评判。

（北京大学临床肿瘤学院　北京肿瘤医院　顾　晋）

第三十六章　肛管癌的放射治疗

第一节　概况

肛管癌较少见，其发病占直肠肛门癌的3%~3.5%，一般多见于中老年，发病年龄峰值于58～64岁之间，然而自20世纪60年代开始，低于45岁的男性发病率有上升趋势。不同国家和地区之间有很大差异。在北美和欧洲，每年女性肛管癌的发病率是男性肛管癌发病率的两倍，而肛缘癌的发病率两者近似。近三四十年，肛管癌的发病率有很快上升的趋势。统计表明，美国1993～1996年与1973～1976年比较，肛管鳞癌的年发病率在白人男性中上升2.6%，白人女性中上升1.5%；肛管原位癌的年龄标化发病率在黑人男性中每年上升6.6%，黑人女性中每年上升4.6%。在同性性交和双性性交的男性人群中上升明显，尤其是感染了人类免疫缺陷病毒(HIV)的人群，其危险性是未感染者的两倍。在大多数肛管癌患者中都检测到肿瘤源性人乳头状病毒(HPV)，提示它还是一种性传播疾病，在有多个性交伙伴和肛交的人群中，其发病危险性较高。HIV与HPV有一定相关性，在HIV阳性的男性中93%可以检测到HPV DNA，HIV阴性的男性中只有61%可以检测到HPV DNA。此外，吸烟以及肛门直肠良性病包括瘘、裂、脓肿和痔等因素也与肛管癌的发病有关[766~771]。

第二节　解剖与病理

肛管是消化道的末端，在解剖上是一个短管，长约3～4cm。其上缘是齿状线，齿状线上为与直肠连接的移行部分。美国癌症临床分期联合委员会(AJCC)和国际抗癌联盟(UICC)把位于齿状线及其上移行区到肛门口的肿瘤定义为肛管癌，肛门口痔环向外的皮肤肿瘤定义为肛缘癌。肛缘癌包括以肛门口为中心直径5cm的范围。肛管上皮起源于外胚层，80%为鳞状上皮癌，肛缘多为角化上皮，肛管多为非角化上皮，齿状线位置多为混合型腺鳞癌。另外有部分基底细胞癌，及少量腺癌和小细胞癌，也有黑色素瘤的报道[772~775]。

第三节　局部侵犯及转移

由于肛管癌的早期临床表现不典型，约60%～70%的患者诊断时已是进展期。15%～20%的患者有阴道、尿道、前列腺、膀胱甚至盆壁的直接浸润。肛管癌主要通过区域淋巴引流转移(肿瘤较小时10%～20%的患者有淋巴结转移，肿瘤较大时60%的患者有淋巴结转移)。肛缘齿状线下淋巴结主要经会阴引流至双侧腹股沟淋巴结，齿状线及以上肛管移行区淋巴结倾向引流至直肠周和主动脉旁淋巴结。肛管癌血行转移很少见，远处转移主要在肝、肺。

第四节　放射治疗技术

一、照射范围

治疗靶区的范围需根据原发肿瘤大小及淋巴结引流区而定。文献报道，患者就诊时，10%～20%有腹股沟淋巴结转移，30%有盆腔淋巴结转移。一组作过盆腔淋巴结清扫的病例显示，25%的患者有肛门直肠淋巴结转移，30%的患者有髂内淋巴结转移，16%的患者有腹股沟淋巴结转移。在26个经腹会阴联合切除的样本中，分析清扫的1009个正常或异常淋巴结的位置，发现只3%位于肛周，23%位于直肠周，而74%位于乙状结肠系膜。因此，常规的放疗范围包括原发肿瘤及其浸润区、肛门直肠周淋巴结、会阴淋巴结、髂淋巴结，腹股沟淋巴结转移时也应包括在内[776~778]。

腹股沟淋巴结阴性时，是否行该区域放疗一直有争议。在最新的随机试验组英国癌症研究协作组UKCCCR (Act Ⅱ) 和美国的肿瘤放射治疗组RTOG (98-11)的研究中，腹股沟淋巴结阴性的患者只在前期大盆腔野放疗时包括腹股沟区，照射30.6Gy/17f。Peiffert等[779]认为，T_2N_0期以上肿瘤腹股沟淋巴结转移危险大，放疗应加双侧腹股沟区预防放疗。而Gerard等报道在243例患者的研究中发现，腹股沟区淋巴结阴性未行腹股沟区放疗的，晚期该区淋巴结转移的只有8% (19例)，这些淋巴结转移的患者53% 可治疗后完全缓解，41% 可5年生存。Newman 等报道61例腹股沟淋巴结阴性的未行放疗的患者，只有5例出现转移，可以再行切除或放疗后成功治疗。在随机试验组欧洲癌症治疗组EORTC的研究中也未行腹股沟区预防放疗。目前尚未推荐腹股沟区的预防性放疗[780~786]。

二、照射野设计

由于肛门表面存在的生理曲面，采用切线野放疗时剂量分布很不均匀，且局部皮肤反应大，故现很少采用。

一般外照射分为两个阶段，先盆腔大野外照射，再缩野局部集中补量照射 (图 36-1)。常规盆腔野放疗，多采用前后对穿2个野放疗，或加两侧野的3～4野放疗。盆腔野的下界依据肿瘤的下界而定，一般包括肿瘤下2～3cm，上界在第5腰椎椎体下缘水平 (包括了肛门直肠周、骶前及髂总淋巴结)，两侧界在真骨盆外1～2cm。有些研究组建议上界在骶髂关节水平，只包括直肠周、骶前及髂内淋巴结 (靶区可加宽包括髂外淋巴结)，以减少放射性肠炎的发生。前后对穿放疗两野大小相当时，只包括了盆腔，对于腹股沟淋巴结转移需行放疗的要扩大前野两侧至髂前上棘，缩野后单用前野对腹股沟区补量照射，采用高能X线与电子线混合治疗。3～4野技术与直肠癌的设野相似，采用两侧野加一后盆腔野，或两侧野加前后野，以减少小肠的受量。

第一阶段盆腔大野照射后，缩小照射野至包括原发肿瘤及受累淋巴结外2～3cm的范围，根据原发肿瘤及浸润转移的情况不同，可用缩小的盆腔野照射或会阴野照射，病变局限的还可用组织间近距离治疗以补充剂量。

直接会阴野放疗多用于早期较小的未侵及直肠、盆腔和淋巴结的病变，或外照射后的局部补量。以肛门口为中心，照射野8cm × 8cm为宜，可采用钴-60或高能X线，并配合电子线放疗。

三、近距离治疗

在北美，缩野后的补量放疗多采用外照射，而欧洲经常采用组织间插植和腔内治疗。文献报道，近距离治疗也是一种保留肛门的有效治疗方法，它只在肿瘤局部形成高剂量，对周围正常组织影响小。瑞士的Azria等[773]近来对160例肛管癌患者进行多变量分析，患者采用不同的治疗方案，23%行外照射30Gy加近距离治疗，32% 行外照射45Gy加近距离治疗，3% 单纯近距离治疗，近距离补量中位剂量25Gy，5年总生存率87±3%，局控率83±3%，无造瘘生存率80±3%，解救性腹会阴切除21例。多变量分析显示近距离治疗是与带瘤生存率有关的独立因素之一 (RR = 10)，近距离治疗是治疗选择之一，采用近距离治疗补量，可以获得很好的局部控制，但对括约肌的功能影响较大。另两组关于组织间插植的研究报道3～5年局控率68%～90%，5年总生存率50%～60%，但这两组中，插植在

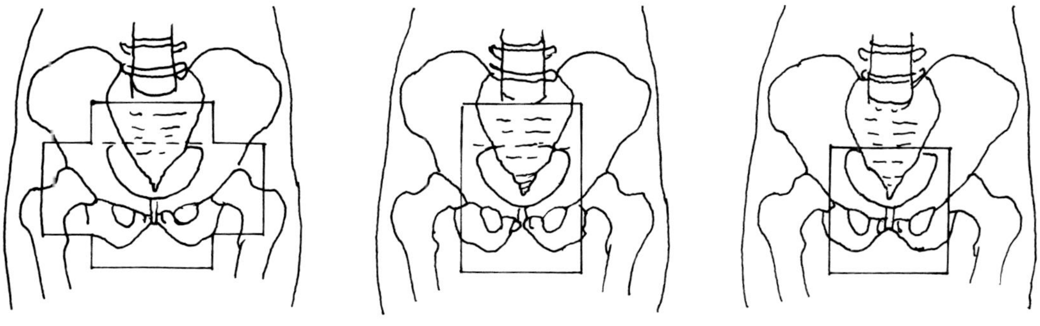

(1)前野　(2)后野　(3)缩野

图36-1　放疗野的设计：(1)前野包括大盆腔及腹股沟淋巴结；(2)后野只包括大盆腔；(3)放疗36～40Gy后，缩小照射野至盆腔肿瘤局部及受累淋巴结。

各T分期都用。Roed等[774]报道17例患者，采用外照射46Gy/23f后，休息1～2周后行近距离治疗，局控率83%，但局部反应大，坏死几率高，推荐补量剂量25.2Gy，治疗靶区包括肿瘤外5mm，不宜过大，并建议外照射后休息2月，待残留肿瘤缩小后再行插植，以减少靶体积。Hwang等[775]因在美国南加州较早研究中发现采用放疗30Gy+5-Fu+MMC同步化疗的患者，T_1和T_2期90%存活，T_3和T_4期局控率仅38%，于是对31例T_3和T_4期患者行组织间插植补量，中位剂量31.3Gy，局控率明显提高为84%，保肛率74%，患者可以耐受治疗[786~792]。

近距离治疗包括低剂量率、脉冲剂量率及高剂量率治疗。由于前两种治疗时间长，局部反应大，现一般采用高剂量率后装治疗，多用192Ir插植(见图36-2)。一般于外照射后2～8周进行，少数也有不间断进行的。对于靶区包括原发肿瘤还是外照射后缩小了的肿瘤没有统一意见，剂量根据放疗总量和外照射剂量而定，一般15～20Gy，偶尔会出现较严重的放疗反应。

四、适形治疗

近年来，三维适形技术即非共面设野也开始应用于肛管癌的治疗。Vuong等报道30例肛门癌患者采用4野适形放疗，患者可以更好耐受放疗不需放疗间歇，肠道反应较低。适形放疗在直肠癌的治疗中报道较多，在肛管癌治疗中极少，对于齿状线及以上移行区肿瘤，可以参照直肠癌的适形治疗。

五、照射剂量

放疗剂量根据病情而定，未行同步化疗时，一般肿瘤量为60～65Gy/6～7w，1.8～2Gy/f，原发肿瘤及区域淋巴结放疗至40～45Gy/4～5w后，需缩小靶体积，包括原发肿瘤外2～3cm，采用会阴野，多野技术外照射或组织间插植补充剂量15～20Gy/2w。转移的腹股沟淋巴结需给予和原发肿瘤相同的放射剂量。行同步放化疗时，放疗剂量可根据患者的耐受情况适当降低。

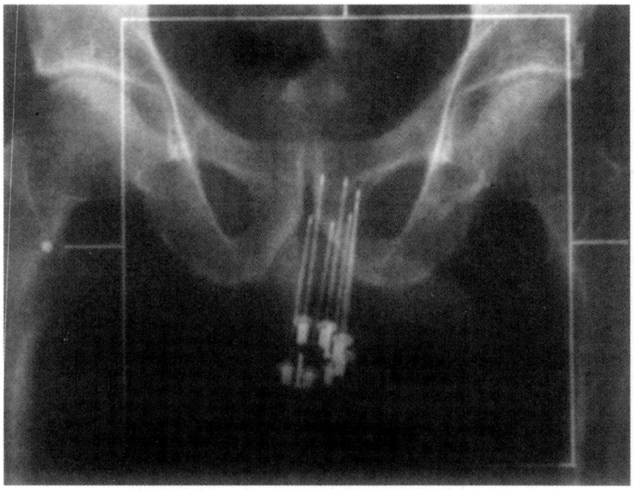

图36-2 铱-192插植后装治疗摄片

第五节 治疗

一、单纯手术治疗

30年前，肛管癌的治疗多采用腹会阴联合切除术，手术后需永久造瘘，生存质量不能令人满意。五年生存率约50%～70%，疾病分期和患者选择不同，生存率也不同。盆腔淋巴结转移的患者，五年生存率要降低10%～20%。

现在，手术治疗尽管已不再作为治疗的首选，但仍有重要作用，主要包括：

- 最初诊断时的活检是评价肿瘤的必要手段；
- 盆腔放疗出现严重副反应或有直肠阴道瘘的患者，以及肿瘤较大影响肛门括约肌功能的患者在化放疗前，仍需行手术造瘘；
- 某些腹股沟淋巴结转移的患者可考虑局部清扫手术；
- 原发肿瘤治疗后残留或复发的患者，也需要挽救性手术治疗；
- 早期较小(＜2cm)、分化好的肿瘤，无淋巴结转移时，在不影响括约肌功能的情况下可行局部切除。

二、单纯放射治疗

由于可以保留自主排便功能，近30年来肛管癌的治疗一般采用放疗结合化疗，少数一些早期病变，也可以单纯放疗。放疗方法包括单纯盆腔外照射，盆腔外照射加局部会阴X线或电子线补量，组织间插植用于小肿瘤的治疗或外照射后局部补量。单纯放疗的五年生存率约39%～76%，无造瘘生存率为67%～74%，已可以替代手术。

由于大多数患者就诊时已是进展期，单纯放疗的疗效并不理想。几组单纯放疗的研究表明，原发肿瘤小于2cm局控好，达90%以上；原发肿瘤小于5cm，低剂量放疗（45～55Gy）疗效也不满意；肿瘤大于5cm和有淋巴结转移的患者，单纯放射治疗疗效是有限的。随机试验组UKCCCR和EORTC也报道单放组局控率分别仅为39%和55%，提示有必要进行综合性化/放疗。

三、放疗合并化疗

（一）综合治疗方案

1. 放疗＋5-Fu＋MMC

自从1974年Nigro等首先采用放疗合并同步5-Fu和MMC化疗治疗肛管癌获得完全缓解，这种放化疗同时的改良治疗方法开始广泛应用，并在随后的多组随机和非随机实验中得到肯定，疗效优于单纯放疗，并作为一种根治手段代替手术。

80～90年代，UKCCCR和EORTC（22861）的两组大样本随机试验均显示同步化放疗组与单放组比较，局部控制率和无造瘘生存率明显提高，总生存率亦有提高但未显示出统计学差异（见表36-1）。UKCCCR试验病例包括早期及局部进展期，40%为T_3和T_4期，20%有淋巴结转移，2%有盆腔外转移，6例（2%）因为化疗而死亡，死亡率在化放组明显降低。EORTC试验病例主要为进展期，85%为T_3或T_4期，51%有淋巴结转移，1例（2%）因为化疗而死亡，死亡率与UKCCCR组相同。

在美国，肿瘤放射治疗组（RTOG）和东部协作组（ECOG）也同期开展了随机研究，显示放疗＋5-Fu+MMC化疗优于放疗+5Fu单药化疗，提示MMC在综合治疗中有重要作用。研究报道291例肛管癌患者，40%原发肿瘤＞5cm或侵及周围器官，17%有淋巴结转移，一组放疗45～50.4Gy/25～28f/5w，休息6周后局部组织病理活检，阳性者局部再补量9Gy/5f，放疗同时行两周期化疗5-Fu（1000mg/m^2/24h，d1～4），MMC（10mg/m^2，d1），另一组则不加MMC，5年局控率前组优于后组（72%比64%），造瘘率明显降低（11%比22%，$P=0.02$），无病生存率明显提高（67%比50%，$P=0.006$），但总生存率无改变（67%比65%）。MMC的作用在原发肿瘤大于5cm时更明显。急性血液毒性前组显著增加（4级毒性23%与7%），但晚期反应两组相同，前组4例（2.7%）死于毒性反应，后组1例（0.69%）。

其他非随机研究也应用放疗+5-Fu+MMC治疗肛管癌，显示出此方案的有效性。Cummings等总结192例患者，包括单纯放疗、放疗+5-Fu+MMC、放疗+5-Fu三组，放疗50Gy，化疗5-Fu（1000mg/m^2/24h，d1～4）、MMC（10mg/m^2，d1），放疗+5-Fu+MMC组5年局控率86%，5年生存率76%，优于另两组。Doci等报道56例患者，放疗54～60Gy/30～33f/8～10w，同时行三周期化疗5-Fu（750mg/m^2/24h，d1～5）、MMC（15mg/m^2，d1），局控率57%，5年生存率81%。Tanum等报道94例患者，放疗50～54Gy/25～27d/5～8w，化疗

表36-1　肛管癌化放疗与单放比较的欧洲随机实验3年结果

实验组	病例数	分组	治疗方案	局控率（%）	无造瘘生存率（%）	总生存率（%）
UKCCCR	577	单放组	45Gy/20～25f/4～5w，休6w，补量15～20Gy	39	58	
		化放组	同时5-Fu 1g/m^2，d1～4，d29～32，MMC 12mg/m^2，d1	61（$P<0.0001$）	65（$P=0.25$）	
EORTC	110	单放组	45Gy/25f/5w，休6w，补量15～20Gy	55	47	65
		化放组	同时5-Fu 750mg/m^2，d1～5，d29～33，MMC 15mg/m^2，d1	68（$P=0.02$）	72（$P=0.002$）	70（$P=0.17$）

5-Fu (1g/m^2/24h，d1 ~ 4)，MMC (10 ~ 15mg/m^2，d1)，局控率 86%，5 年生存率 72% (见表 36-2)。

这些试验显示放疗 + 5-Fu + MMC 治疗肛管癌的局控率 57% ~ 86%，5 年生存率 67% ~ 81%。其疗效与 T 分期有关，5 年生存率 T_1 (≤ 2cm) 期 80%，T_2 (2 ~ 5cm) 期 70%，T_3 或 T_4 期 45% ~ 55%；局控率 T_1 期 90%，T_2 期 65% ~ 75%，T_3 或 T_4 期 40% ~ 55%。约 10% ~ 18% 的患者会因肿瘤残留或治疗毒性反应而行结肠造瘘术。虽然放疗的剂量、时间不尽相同，化疗药物的选择待定，放疗 +5-Fu + MMC (一般放疗 45 ~ 60Gy，5-Fu 1000mg/m^2/24h，d1 ~ 4或750mg/m^2/24h，d1 ~ 5，MMC 10 ~ 15mg/m^2，d1) 的综合方案仍可以认为是大多数肛管癌患者的标准治疗方案。

2. 放疗 + 5-Fu + DDP

由于MMC的血液毒性较大，DDP作为放疗增敏剂近来已取代MMC。Rich等报道58例患者，19例化疗采用 5-Fu + DDP (5-Fu 250 ~ 300mg/m^2/d，DDP4mg/m^2/d，连续输注每周5天，与放疗同步)，局控率89%；39例化疗仅用 5-Fu，局控率 67%，加 DDP 组明显优于不加 DDP 组，当然前组放疗剂量＞ 54Gy，后组放疗剂量＜ 46Gy 也是影响因素之一。Gerard 等报道 95 例患者，同步化疗采用 5-Fu + DDP (5-Fu 1000mg/m^2/d，DDP25mg/m^2/d，d1 ~ 4)，5年生存率84%，无造瘘生存率 72%。Hung 等报道 92 例化疗采用 5-Fu + DDP (5-Fu 250 ~ 300mg/m^2/d，DDP4mg/m^2/d，连续输注每周 5 天，与放疗同步)，完全缓解率 82%，5 年生存率 85%。Doci 等报道 35 例患者，同步化疗采用三周期 5-Fu + DDP (5-Fu 750mg/m^2/d，d1 ~ 4，DDP100mg/m^2/d，d1)，治疗后 6 个月完全缓解率 91%，中位随访 37 个月。(见表36-3)。类似的高局控率也在两个前瞻 II 期研究中报道。

ECOG (E4292) 的 II 期临床试验采用提高放疗剂量并用 DDP 替代 MMC 的化疗方案。19 例无远处转移的患者，放疗总量 59.6Gy/33f/60d，于放疗 36Gy 时休息 2 周，同时化疗两周期 5-Fu (1000mg/m^2/24h，d1 ~ 4) +DDP (75mg /m^2，d1)。治疗结束完全缓解率 68%，部分缓解率26%，治疗后8周完全缓解率达79%，随访33个月，6 例 (32%) 局部未控，15 例有 3 ~ 4 级毒性反应，1例因治疗死亡。本研究大剂量放疗+ 5-Fu + DDP 的 4 ~ 5 级毒性反应 (37%) 近似于 RTOG 中放疗 45Gy + 5-Fu + MMC标准治疗组的4 ~ 5级毒性反应 (26%)。

Peiffert等改变化疗方式，进行了诱导化疗加同步化疗的 II 期临床研究。79例患者先行两周期诱导化疗 5-Fu (800mg/m^2/24h，d1 ~ 4) + DDP (80mg /m^2，d1)，然后开始同步放化疗，放疗45Gy/25f，补量20Gy，再同样方案化疗两周期，局控率84%，3年生存率86%。

表 36-2 几组放疗 +5-Fu+MMC 的研究结果 (经选择)

	病例数	分期	原发肿瘤控制率		严重合并症	5 年生存率	因残留 / 复发手术
			(≤ 5cm)	(＞ 5cm 或 T_4)			
Cummings 等	69	45% ≤ 5cm，19%LN+	93%	82%	25%	76%	9%
Doci 等	56	69% ≤ 5cm，14%LN+	74%	53%	4%	81%	16%
Tanum 等	94	38% ≤ 5cm，25%LN+	93%	75%	16%	72%	16%

注：LN+ 指淋巴结阳性

表 36-3 几组放疗 + 5-Fu + DDP 的非随机研究结果 (经选择)

	病例数	化疗	局控率	生存率
Rich 等	19	5-Fu 250 ~ 300mg/m^2/d，DDP 4mg/m^2/d，连续输注	89%	
Gerard 等	95	5-Fu 1g/m^2/d，DDP 25mg/m^2/d，d1 ~ 4	81%	84% (5 年)
Hung 等	92	5-Fu 250 ~ 300mg/m^2/d，DDP 4mg/m^2/d，连续输注	82%	85% (5 年)
Doci 等	35	5-Fu 750mg/m^2/d，d1 ~ 4，DDP 100mg/m^2/d，d1	91% (6 个月)	37 个月 (中位随访)

另一小样本随机研究报道26例患者，5-Fu + DDP与单用DDP作比较，提示单用DDP适用于T_1、T_2期及淋巴结阴性的患者。

在美国，一个大样本的Ⅲ期随机临床研究RTOG (98-11) 正在开展，以探讨5-Fu + DDP是否比5-Fu + MMC更有效和毒性更低。标准组放疗 + 5-Fu + MMC的治疗方案仍采用之前的RTOG/EOCG的方案，试验组同步放疗59.4Gy/33f/6.5w + 5-Fu + DDP (75mg /m^2，d1) 后，再行两周期5-Fu + DDP辅助化疗，由于标准组未加辅助化疗，这样的不同设计很难明确最终的效应是由增加的辅助化疗引起，还是5-Fu + DDP + 同步放疗引起。这个问题将由另两组正在进行的随机研究来解决。UKCCCR (Act-Ⅱ) 采用2 × 2设计，一方面比较放疗+5-Fu+MMC与放疗+5-Fu + DDP，另一方面比较同步放化疗后加或不加辅助化疗；法国的EFCD (9804) 试验以DDP为基本治疗元素，比较低剂量与高剂量放疗补量的区别，以及加或不加新辅助化疗的疗效。综合这几组随机试验，将明确DDP在辅助化疗，同步化放疗中的作用[793~802]。

(二) 剂量与时间

综合治疗时的放疗剂量与总治疗时间一直是有争议的。一方面，提高放疗剂量可以增加疗效，另一方面，剂量增加，治疗的毒副作用也增加。很多研究把放疗分为两阶段，在后期缩野放疗前休息几周，以减轻治疗的反应，希望原发肿瘤进一步缩小，但增加了总治疗时间。

Leichman等早年曾报道，放疗30Gy/15f/3w + 5-Fu + MMC治疗直径3cm的肿瘤，完全缓解率达90%。Wang等[795]回顾性分析用相同的放疗剂量 (30Gy) 合并化疗，十年局控率T_1期100%，T_2期85%。多个研究表明，剂量与效应之间有相关性。Rich等报道34例化放疗 (5-Fu 250 ~ 300mg/m^2/d，5 ~ 7d/w，放疗期间连续输注) 的患者，放疗剂量< 46Gy组局控率38%，50~55Gy组局控率69%，> 60Gy组局控率88%。Fung[796]等报道，放疗剂量< 54Gy组与54 ~ 56Gy组比较 (化疗MMC 10mg/m^2，d1+5-Fu 1g/m^2，d1 ~ 4，d23 ~ 26)，三年局控率分别为56%和100%，有显著差异。另外，Kansas大学的研究回顾分析认为，< 45Gy局控率64%，45 ~ 55Gy局控率77%，> 55Gy局控率92% (P = 0.05)。M.D.Anderson亦总结放疗+5-Fu持续输注，45 ~ 49Gy局控率50%，≥ 55Gy局控率90%。目前认为综合治疗中放疗剂量> 50 ~ 60Gy可获得较好的局控率，一般不宜超过65Gy，以防局部坏死。

在随机研究中，EORTC (22953) 开展高剂量放疗并缩短放疗间歇时间、改变化疗方案的Ⅱ期多中心临床试验。43例患者第一阶段放疗36Gy/20f/26d，同时连续输注5-Fu 200mg/m^2/d，d1 ~ 26，MMC 10mg/m^2，d1，休息16天，第二阶段局部补量23.4Gy/13f/17d，同时5-Fu 200mg/m^2/d，d1 ~ 17，MMC 10mg/m^2，d1，放疗总量59.4Gy/33f/59d。与EORTC (22861) 比较，放疗间歇由6周缩短至2周，第一阶段放疗量由45Gy减少至36Gy，5-Fu采用全程输注化疗，两组结果比较见表36-4。显示三年局控率提高，晚期毒性反应降低。本研究在第一阶段评价时，94%获得较好疗效，说明第一阶段放疗36Gy已足够。治疗结束完全缓解率90.7%。三年局控率88%比UKCCCR的61%和EORTC的68%都好。晚期反应减少可能与第一阶段放疗量减少以及化疗方法改变有关。

RTOG (92-08) Ⅱ期临床试验采用提高放疗总剂量以提高局控率。47例原发肿瘤≥ 2cm的患者，49%为T_3和T_4期，92%淋巴结阴性。放疗总量59.6Gy/8.5w，于放疗36Gy时休息两周，同时化疗两周期5-Fu (1000mg/m^2/24h，d1-4)，MMC (10mg/ m^2，d1)，与RTOG (87-04) 的放疗45Gy + 5-Fu + MMC组比较未显示出优势，说明两周的治疗间歇是导致局部复发的主要原因。随后，RTOG又进行无治疗间歇的Ⅱ期临床试验，20例患者放疗59.6Gy/33f/6.5w，同时化疗两周期5-Fu (1g/m^2/24h，d1 ~ 4)，MMC (10mg/m^2，d1)，50%完成连续治疗无治疗间歇，50%因严重反应中间休息平均11天 (7 ~ 19天)，3级和4级严重反应高于前两组，但一年造瘘率 (11%) 低于RTOG (92-08) (23%)。提示进展期肿瘤在可以耐受副反应的情况下，不提倡治疗间歇，以提高局控率。三组结果比较见表36-5[803~807]。

Wong等[802]研究认为肛门肿瘤细胞潜在倍增时间大约4天。因此，放疗中间出现中断，不必要的延长放疗总时间会影响最终疗效。随机试验组中，UKCCCR研究显示单放组 (间歇6周) 局控率仅40%；EORTC显示单放组 (间歇6周) 局控率仅55%。非随机试验组中，Alexandre等对305例肛管癌患者进行多因素分析，治疗中的间歇时间显著影响无病生存率，间歇> 38天的比≤ 38天的疗效差 (P = 0.0025)[803~805]。

表 36-4　EORTC (22953) 与 EORTC (22861) 三年结果比较 (%)

	病例数	局控率	无造瘘生存率	总生存率	无严重反应生存率
22861	51	68	72	70	62
22953	43	88	81	81	84

表 36-5　三组 RTOG 研究结果比较 (%)

	病例数	≥ 3 级毒性反应	＞ 2 周间歇	造瘘率	血液	皮肤 1 年 2 年
RTOG87-04	146	45	55	12	6	7
RTOG92-08	47	47	34	96	23	30
RTOG (无间歇)	20	78	78	11		

Ngan 等[806]报道 96 例化放疗的患者 (放疗 55Gy/30f，化疗5-Fu 1000mg/m^2/24h，d1 ~ 4，MMC 10mg/m^2，d1)，放疗中因为副反应休息组与连续放疗组比较，2年无病生存率由 66% 上升至 80%。另有研究表明，适当缩短总放疗时间对于提高局控率有统计学意义。Graf 等对 88 例接受化放疗的肛管癌患者进行单变量分析发现，总治疗时间 (OTT)≤ 40 天与 OTT ＞ 40 天的 5 年局控率分别为 78% 和 54%，有显著差异 ($P = 0.05$)。Allal 等回顾性分析 137 例肛管癌患者，放疗在 74 天完成，局控率由 69% (＞ 74 天时) 提高至 85% ($P = 0.09$)。另一 50 例样本研究发现，放疗在 40 天内完成，5 年生存率由 60% (＞ 40 天时) 上升至 86% ($P = 0.04$)[807~809]。

一些试验组已尽量把间歇时间控制在 2 周甚至更短。最近的 EORTC 和 RTOG 随机研究更采用缩短放疗时间甚至放疗中期不休息，以获得更好的局控率。Mitchell 等[810]报道 49 例放疗 (45Gy 盆腔外照射，补量 10 ~ 15Gy) 加化疗 (5-Fu，MMC) 患者，放疗无间歇，获得较好疗效，局控率 92%，急性反应增加 (12% 为 4 级反应)，但晚期反应没有增加 (6%)。Meyer 等[811]报道 81 例化放疗的患者治疗中无间歇，5 年局控率 86%，无瘘生存率 90%，晚期反应没有增加。

是放疗剂量稍低连续治疗效果好，还是大剂量治疗中有间歇的治疗效果好，至今还没有定论，尚需大样本的前瞻随机研究。但在可耐受副反应的情况下，尽量不在放疗中有间歇，以缩短总治疗时间已为大多数研究接受。

(三) 综合治疗与分期

Alexandre 等在对 305 例患者的多因素分析中指出，原发肿瘤的长度与浸润深度都与局控率有关，长度＞ 4cm 比≤ 4cm 的完全缓解率低 ($P = 0.008$)，深度＞ 1.5cm 比≤ 1.5cm 的完全缓解率低 ($P = 0.006$)。305 例患者中，局控率T_1期92%，T_2期91.5%，T_3期82%，T_4 期 50%。前面的几组随机试验和非随机试验也都显示出同步化放疗，无论 5-Fu+MMC 或 5-Fu+DDP 均可提高局控率和无造瘘生存率，而无晚期副反应增加，尤其对≥ 4cm 或有淋巴结转移的进展期肿瘤效果更好。由此可以总结几点：①＜2cm且无淋巴结转移 (T_1N_0) 的肿瘤，单纯放疗时疗效好，不需化疗。②≥2cm 的肿瘤，无论有无淋巴结转移 ($T_{2\sim4}N_{0\sim3}$)，均需化疗。综合性治疗是降低局部复发的最佳选择。③ T_4期的患者局控率和无病生存率较低，当肿瘤浸润较深影响括约肌功能时，可以积极地行术前化放疗，再行挽救性手术，部分患者可以通过同步化放疗获得很高肿瘤消退率 (80% ~ 90%)，而避免手术[812~817]。

目前，还有很多问题等待解决，如综合治疗中化疗与放疗相互间的作用机制及各自所起作用尚不十分清楚，同步化疗、诱导化疗或是新辅助化疗哪种更有效，化疗药物采用集中大量给药或是小量连续给药，放疗剂量与治疗时间，新药 (如卡铂、紫杉醇、CPT-11 等) 的出现是否可以替代老药等等，但放疗 +5-Fu + DDP 仍是目前比较常用的治疗方案。

四、化放疗的晚期毒性反应及后遗症

放疗或化放综合治疗后的急性反应，多数经对症处理后可自愈，部分会出现严重晚期副反应，包括出血、皮肤溃疡、肛门坏死疼痛、狭窄、瘘、严重纤维化及慢性腹泻等。放疗 25 ~ 30Gy/2 ~ 3w + 5-Fu + MMC

时，约30%患者有血液毒性及肛门炎症，放疗50Gy/4～5w到59.4Gy/6.5w时，约55%有反应。DDP替代MMC后血液毒性降低，但晚期反应相近。放疗或放化疗后3年到10年间严重晚期副反应的总发生率约为3%～16%。近3%～13%的患者因严重反应需要结肠造瘘。多组研究报道有因严重反应而死亡的病例（< 2%）。这些合并症的发生与放疗总量、分次剂量、治疗时间及放射技术等有关，亦与合并化疗有关，随着现在治疗强度的增加，晚期反应可能也会增加。近年来，系统正规地评价肛门括约肌功能和长期生存质量（QOL）研究已开始有少量报道。

五、残留、复发与远处转移

化放疗后活检6%～18%有大体或镜下肿瘤残留，10%～32%在治疗后2年内局部复发，发生率受原发肿瘤的分期及治疗的影响。残留与复发的标准治疗是挽救性腹会阴切除术加永久造瘘，5年生存率50%左右。肿瘤< 5cm，年龄< 55岁的治疗效果好，复发的比局部残留的结果要好，原发肿瘤是进展期的挽救治疗效果差（原发T_4期的很难挽救，只有17%$T_{2\sim3}N_{1\sim3}$的可存活）。由于接受过放疗，挽救手术后伤口感染率30%，2/3伤口愈合延迟，需3～4月，严重时有人建议结构重建，高压氧治疗也值得考虑。对于不适宜行腹会阴切除的或较小的复发肿瘤，可局部切除[818~823]。

腹股沟淋巴结转移时，多采用淋巴结清扫或局部肿块切除，5年生存率55%，对于之前未行腹股沟区放疗或放疗剂量不足的，可行放疗。现在，挽救性的放疗加化疗治疗残存或复发的病例也值得推荐。

远处转移治疗的目的是减轻症状。较早曾有少量使用博来霉素和阿霉素等化疗的报道，现在5-Fu+DDP是较有效的化疗方案。原发肿瘤控制好的肝或肺有单发转移灶的可考虑手术切除[824]。

六、特殊情况的治疗

（一）HIV感染患者

HIV感染尤其是采用肛交的同性恋男性的肛管癌发生率比正常人群高，而且有年轻化趋势。HIV阳性患者的治疗副反应会相应增加，尤其是会阴区皮肤及肛门直肠粘膜的反应。但近年来的研究一致认为，多数患者可以耐受常规放化疗，并取得较好局部控制。只在CD4值< 200/ul和已确诊为AIDS时，化放疗的耐受性低，疗效差，需根据情况调整治疗方案，如低剂量放疗等。另外，提高CD4值也可以提高治疗的耐受性，完全缓解率可达到70%。Peddada等[825]报道4例CD4 < 200/ul的患者，接受放疗30Gy/15f+5-Fu+MMC，全部缓解，最终因AIDS死亡时检查未见残留和复发。

（二）腺癌

腺癌的发生约占肛管癌的5%～19%。文献报道，与鳞状上皮癌相比，进展期腺癌的远处转移率高，总生存率低。M.D.Anderson比较16例腺癌患者与92例上皮癌患者，腺癌患者的5年局部复发率显著升高（54%比18%，$P = 0.004$），远处转移率也显著升高（66%比10%，$P < 0.001$），5年无病生存率和总生存率在腺癌组为19%和64%，上皮癌组为77%（$P < 0.0001$）和85%（$P = 0.017$）。因此推荐术前化放疗+腹会阴切除术。腺癌的治疗方法一直有争议，一部分认为应行腹会阴切除手术，另一部分认为采用与上皮癌相同的联合化放疗更有效。Belkacemi等近年分析少见癌联合网络（一个多中心回顾研究协作机构）的82例原发腺癌患者，3、5、10年总生存率在放疗+手术组分别为47%、29%、23%，放疗+化疗组分别为75%、58%、39%，单纯腹会阴切除术组分别为42%、21%、21%（前两组比较，$P = 0.027$）。5年和10年无病生存率三组分别为25%和18%、54%和20%、22%和22%（前两组比较，$P = 0.038$）。显示放疗+化疗可以提高生存率，毒性反应低。建议早期≤ 4cm肿瘤，应采用与治疗上皮癌相同的放疗+以5-Fu为基础的化疗。腹会阴切除术不再作为治疗首选，只在挽救性手术时用[826~828]。Joon等[829]在15例腺癌患者的研究中提出相同建议。近几年，放疗+化疗的联合改良治疗已作为腺癌的基本治疗方案。

（三）肛缘癌

早期未侵及肛管的肛缘鳞癌应按皮肤癌治疗。侵及肛管的与肛管癌治疗相同。

第六节　预后

在肛管鳞癌的不同研究中，总生存和局部控制的独立预后因素包括性别、肿瘤分期、淋巴结转移情况和化放疗的缓解情况，组织学亚型和分化程度也对预后有一定的影响。女性、分化好的肿瘤疗效好，老年人 (> 65 岁) 的治疗效果差。腺癌单纯放疗预后差，联合化疗后生存率提高。肛缘癌的唯一预后因素是淋巴结转移情况。

第七节　总结

肛管癌的放化综合治疗已完全替代手术治疗，放疗 +5-Fu+MMC 是一种有效的标准治疗，为减轻血液反应，DDP已替代MMC，腹会阴联合切除术仅作为放化疗后的挽救性治疗手段。目前尚有很多问题未清楚，由于肛管癌发病率低，需要多中心协作完成大样本的前瞻随机研究，以解决更多问题。

（北京大学临床肿瘤学院　北京肿瘤医院　苏　星　蔡　勇）

第三十七章 肛管癌的化学治疗

肛管癌约占肛管直肠癌的1%～4%。以往认为其病因与肛周感染的慢性刺激有关，如肛瘘、肛痔、慢性隐窝炎等。近年来，多有报告认为还与病毒感染有关，如乳头状瘤病毒、艾滋病毒等，发病率呈现上升的趋势。

既往肛管癌的标准治疗仅仅是经会阴直肠肛管切除、结肠造瘘的外科治疗，近十年来随着治疗手段的不断提高和越来越重视肛管癌患者的生活质量，保留肛门功能和放射化学疗法不断增加，以综合治疗为主的方法渐渐受到人们的重视，化学治疗也在放射化学疗法和晚期肛管癌的治疗中扮演了重要角色。不同病理类型的肛管癌，临床治疗方法的选择也有不同，最常见的肛管鳞状上皮癌以放化疗为主，外科治疗主要用于放化疗后残留的挽救治疗和局部复发的治疗。肛管腺癌以外科治疗为主，放化疗的应用是为提高局部控制和转移复发的治疗。总之，越来越多的临床研究证实对大多数患者，多学科的综合治疗方法优于单一的治疗模式，改善肛管癌的生存率取决于多学科的综合治疗[867~868]。

目前肛管癌综合治疗的局部控制率为60%～90%，T_1、T_2期五年生存率70%～95%，T_3～T_4期五年生存率50%～80%。较过去单纯的手术治疗五年生存率42%～70%有了显著的改善。

第一节 放化疗联合治疗

自20世纪70年代以来，一系列的随机临床研究证实了放化疗联合治疗提高了肛管癌的治疗效果、保肛率、总生存率和改善了患者的生活质量。Cummings等[869]回顾了192例肛管癌的不同治疗方法结果，五年无病生存率在单独放疗组是68%；放疗加单药5-Fu是64%；放疗加5-Fu和MMC是76%；局部控制率也是放疗加5-Fu和MMC组明显高，为86%。基于这些研究结果，使人们对肛管癌的治疗观点发生了根本的改变，目前放化疗联合的综合治疗已成为肛管癌的标准治疗方法，取代了传统的单一放疗或手术治疗而渐渐成为肛管癌的首选治疗手段。

肛管癌最常用的放化疗联合方案是放疗30～60Gy＋5-氟脲嘧啶(5-Fu)＋丝裂霉素(MMC)并用，近年来顺铂(DDP)＋5-Fu也常见于报道，特别是在局部进展期的肛管癌治疗中，有取代5-Fu＋MMC的趋势。临床上取得了良好的效果。如同结直肠癌化疗一样，5-Fu在其应用方法上也有了改变，有文献报告持续静脉灌注(CIV)较静脉滴注疗效更好。

一、常用化疗方案

Ⅰ	5-Fu	1000mg/m²·d	IV	d1～5
	MMC	10mg/m²	IV	d1
	21d重复			
Ⅱ	5-Fu	750mg/m²·d	IV	d1～5
	MMC	10mg/m²	IV	d1
	21d重复			
Ⅲ	5-Fu	3000mg/m²·d	CIV	120h
	MMC	10mg/m²	IV	d1
	21d重复			
Ⅳ	5-Fu	750mg/m²·d	IV	d1～5
	DDP	60mg/m²	IV	d1
	21d重复			
Ⅴ	5-Fu	600mg/m²·d	CIV	d1～5
	DDP	20mg/m²	IV	d1～5
	21d重复			

二、放化疗联合治疗的疗效对比

自上世纪90年代以来，就放化疗联合治疗肛管癌各国研究者做了大量的工作，现就各研究结果对比如下(表37-1)，其近期疗效为65%～78%，3～5年的生存率在75%左右。

放化疗联合治疗与单独放疗的疗效对比有了明显的提高(表37-2)。因此，目前认为放化疗联合治疗肛管癌有治愈的可能，只要患者能够耐受应首选放化疗

表 37-1 放化疗联合治疗的疗效对比[870～872]

研究者	病例数	治疗方案	局部控制率	生存率 (%)	保肛率 (%)
Flam 等 (1993)	148	45GY 5-Fu	78%	66 (3 年)	/
periffert 等 (1997)	118	36～45GY 5-Fu + MMC	73%	60 (5 年)	75
Moshe 等 (2000)	30	45～50GY 5-Fu + MMC	64%	74 (5 年)	/
Chie 等 (2004)	14	50Gy 5-Fu + DDP	/	85.1 (5 年)	85.7

表 37-2 单独放疗与放化疗联合对比[873~877]

研究者	病例数	局部控制率	生存率 (%)
Cummings 等 (1991)			
单放	57	56	68 (5 年)
放化疗	135	60～86	64～76 (5 年)
Bartelink 等 (1997)			
单放	110	55	/
放化疗		68	/
Chauveinc 等 (2004)			
单放	38	/	34 (4 年)
放疗 + 化疗	29	/	72 (4 年)

联合治疗，单独放疗仅用于老年人或不能耐受放化疗联合治疗的患者。

三、放化疗联合治疗的毒副反应

常见的毒副反应为骨髓抑制和腹泻，常为其限制性毒性。会阴部、盆腔和双腹股沟区域放疗对骨髓造血功能影响很大，MMC 和 DDP 均有中度的骨髓抑制作用，放化疗联合应用时骨髓抑制很明显，但文献报告Ⅲ～Ⅳ度的骨髓抑制作用＜ 33%，临床耐受性较好。当出现Ⅲ度以上的骨髓抑制时，应考虑暂停化疗或放疗，避免在放化疗的同时应用 G-CSF 治疗。

腹泻也是放化疗联合治疗时常见的毒副反应，放射导致的粘膜损伤和化疗药对粘膜的直接作用是造成腹泻的主要原因。一旦出现Ⅲ度以上的腹泻，应停止放化疗，可给予粘膜保护剂治疗，避免出现严重感染而威胁生命。

四、放化疗联合治疗中存在的问题

在上个世纪70年代，经腹会阴联合切除术被认为是治疗肛管癌的标准治疗方法，5 年生存率 42%～70%。但由于肛管局部富有丰富的血液供应和淋巴引流系统，经腹会阴联合切除不能完全切除肿瘤组织，即使扩大切除和增加淋巴结的清扫，仍不能有效的降低局部复发率，其局部复发率仍高达 50%。放化疗联合治疗在肛管癌的治疗中越来越受到重视。目前已成为肛管癌的治疗金标准。尽管如此，在标准的放化疗联合治疗后仍还有30% 的患者治疗失败，需行经腹会阴联合切除的补救切除。如何提高化疗的疗效，是目前关注的焦点，新药和在其他实体瘤中应用有效的细胞毒药物能否在肛管癌化疗中提高疗效，有待进一步研究证实。如肛管癌以鳞癌最常见，目前在其他部位的鳞癌治疗中，紫杉醇 +DDP 取得了很好的疗效，两药均有放疗增敏作用，他们能否在肛管癌的放化疗治疗中扮演角色值得关注。

有文献报告，年龄是选择放化疗联合治疗的决定因素。老年肛管癌患者的放化疗耐受性差，往往不能接受化疗与放疗同时进行。一些新药如卡倍他滨在老年结直肠癌患者的治疗中取得了很好的疗效，耐受性良好，能否应用于老年肛管癌患者的放化疗治疗中，值得进一步探讨。

第二节 晚期肛管癌的化学治疗

肛管癌的转移首先是局部淋巴结，而后是发生远处转移。其远处转移的部位常见于肝、肺、腹膜后，也可有脑及骨转移。局部侵犯以放化疗治疗为主，即使局部复发再行放化疗及经腹会阴联合切除术仍有较好的预后，而一旦出现远处转移预后很差，临床治疗则以化疗为主。

MMC 在肛管癌的化疗方案中的角色起着重要的作用，自从 20 世纪 70 年代人们首次将放化疗联合的方法应用到肛管癌的治疗中后，MMC一直被当作首选的化疗药应用到现在。有随机研究证实，在联合治疗中加入MMC，其局部控制率、保肛率、两年无病生存率和总生存率均高于单独放疗和放疗加单药5-Fu治疗组，并且毒副反应可耐受[858~879]。

为了更好的提高肛管癌的治疗疗效，人们一直在寻找更好的替代 MMC 的药物，DDP 是人们广泛关注的药物之一。有很多研究结果证实，DDP 取代 MMC 与 5-Fu 联合化疗方案取得了很好的局部控制率、保肛率和总生存率，毒副反应可耐受。目前，DDP联合 5-Fu 有取代 MMC 联合 5-Fu 的趋势。

由于肛管癌的发病率低，对于晚期肛管癌全身化疗的方法、近期和远期疗效及生存率少有报道，国外有文献报告，肛管癌的局部复发和远处转移后以 5-Fu + DDP 化疗取得了较好的疗效。近年来一些新药用于消化道肿瘤的化疗，取得了很好的疗效，但用于肛管癌的局部复发和远处转移的治疗却少有报道。本院一例肛管癌的局部复发和远处转移后以 5-Fu + 草酸铂联合化疗，耐受性良好，疾病稳定时间为 4 个月。

在晚期肛管癌的化学治疗中存在的问题是：如何选择化疗药物和联合方案，以达到改善生活质量，延长生存时间的目的，这有待多中心的、大样本量的研究验证。

第三节 肛管癌的化学治疗中存在的问题

在肛管癌的综合治疗中，化疗扮演着重要的角色，但尚存在一些值得进一步探讨的问题：

化疗与放疗是同时进行，还是序贯进行？目前有学者提出新辅助化疗的理念，认为先化疗2 ~ 3周期后再进行放疗。

化疗无标准的方案，联合的方法、剂量的大小无统一标准。

在放疗、放化疗和根治性切除后是否需继续化疗？化疗的方案选择及多长时间适合？国内有报告化疗行6周期，5年生存率66.7%。

晚期肛管癌的化学治疗中新药的应用是否可近一步提高疗效？

以上的问题有待我们今后进一步研究来确定和验证，更需要多中心合作，以寻找本国的治疗经验，提高肛管癌的治疗效果[880~881]。

（北京大学临床肿瘤学院 北京肿瘤医院 张晓东）

参考文献

1. Parkin DM, Bray FI, Devesa SS. *European J Cancer*, 2001, 37:4-66
2. Parkin DM, Pisani P, Ferlay J, *et al*. *Int J Cancer*, 1999, 80:827-841
3. Parkin DM, Muir CS Whelan SL, *et al*. Cancer incidence in five continents. Vol. VI. Lyon： IARC Scientific Publication No.120, World Health Organization, 1992
4. 李连弟, 等. 1990 ~ 1992 年中国恶性肿瘤死亡流行分布情况分析. *中华肿瘤杂志*, 1996, 18(6):403-407
5. 郑莹, 等. 上海市恶性肿瘤疾病负担的研究. *中国肿瘤*, 2001, 10(4):196-198
6. 王启俊, 等. 北京城区居民1982-1997年癌症发病趋势. *中国肿瘤*, 2001, 10 (9):507-509
7. Thomas DB, Karagas MR. Cancer first and second generation Americans. *Cancer Res* , 1987, 47:5771-5776
8. Wynder EL, Fujita Y, Harris RE, *et al*. Comparative epidemiology of cancer between the United States and Japan. *Cancer*, 1991, 67:746-763
9. McMichael AJ, McCall MG, Hartshome JM, *et al*. Patterns of gastrointestinal change in European migrants to Australia: the role of dietary change. *Int J Cancer*, 1980, 25:431-437
10. King H, Li JY, Locke FB, *et al*. Patterns of site-specific displacement in cancer mortality among migrants: the Chinese in the United States. *Am J Public Health*, 1985, 75:237-242
11. Ziegler RC, Devesa SS, Fraumeni JF. Epidemiological patterns of colorectal cancer. In: DeVita VT Jr, Hellman S, Rosenberg SA, eds. Important Advances in Oncology. Philadelphia: JB Lippincott, 1986, 209-232
12. Giovannucci E, Stampfer MJ, Colditz CA, *et al*. Relationship of diet to risk of colorectal adenoma in men. *JNCI*, 1992, 84:91-98
13. Howe GR, Benito E, Castellato R, *et al*. Dietary intake of fiber and decreased risk of cancers of the colon and rectum: evidence from the combined analysis of 13 case-control studies. *JNCI*, 1992, 84:1887-1896
14. Giovannucci E, Stampfer MJ, Colditz G, *et al*. Relationship of diet to risk of colorectal adenoma in men. *JNCI*, 1992, 84:91-98
15. Harris PJ and Ferguson LR. Dietary fiber: its composition and role in protection against colorectal cancer. *Mutat Res*, 1993, 290:97
16. Lipkin M, Newmark HL. Effect of added dietary calcium on colonic epithelial-cell proliferation in subjects at high risk for familial colon cancer. *N Engl J Med*, 1985, 313:1381
17. Hirayama T. Association between alcohol consumption and cancer of the sigmoid colon: observations from a Japanese cohort study. *Lancet*, 1989, 332:725-727
18. Schottenfeld D, Winawer SJ. Large intestine. In: Schottenfeld D, Fraumeni JF, eds. Cancer Epidemiology and Prevention. Philadelphia: WB Saunders, 1982, 703-727.
19. 杨工, 等.消化道疾患与大肠癌的病例对照研究. *肿瘤*, 1994, 23:34
20. Gridley G, McLaughlin JK, Ekbom A, *et al*. Incidence of cancer among patients with Rheumatiod Arthritis. *JNCI* , 1993, 85:307
21. Jacoby RF, Seibert K, Cole CE, *et al*. The Cyclooxygenase-2 inhibitor Celecoxib is a potent preventive and therapeutic agent in the Min mouse model of adenomatous polyposis. *Cancer Res*, 2000, 60:5040-5044
22. Giardiello FM, Hamilton SR, Krush AJ, *et al*. Treatment of colonic and rectal adenomas with sulindac in familial adenomatous polyposis. *N Eng J Med*, 1993, 328: 1313-1316
23. 李连弟, 饶克勤, 等. 中国 12 市县 1993 ~ 1997 年肿瘤发病和死亡登记资料统计分析. *中国肿瘤*, 2002, 11:497-507
24. 祝伟星, 王启俊, 李玲, 邢秀梅. 北京城区 1993 ~ 1997 年恶性肿瘤发病率分析. *肿瘤防治杂志*. 2003, 10:785-787
25. 刘恩菊, 项永兵, 等. 上海市区恶性肿瘤发病趋势分析(1972 ~ 1999 年). *肿瘤*, 2004, 24:11-15
26. Quinn MJ. Cancer Trends in the United States-A View From Europe. *Journal of the National Cancer Institute*, 2003, 95:1258-1261
27. Weir HK, Thun MJ, Hankey BF, Ries LAG, Howe HL, Wingo PA, Jemal A, Ward E, Anderson RN, Edwards B K. Annual Report to the Nation on the Status of Cancer, 1975-2000, Featuring the Uses of Surveillance Data for Cancer Prevention and Control. *Journal of the National Cancer Institute*, 2003, 95:1276-1299
28. Vecchio FM .The pathologist's role in the diagnosis and therapy of rectal cancer. *Rays*, 1995, 20:15-20
29. Hamilton SR, Aaltonen LA. World Health Organiza-

tion classification of tumors. In: Hamilton SR, Aaltonen LA, eds. Pathology and Genetics of Tumours of the Digestive System. Lyon, France: IARC Press, 2000

30. 朱雄增. 胃肠道癌前病变和癌的 WHO 诊断新标准. *中华病理学杂志*, 2003, 32:168-169

31. 来茂德. WHO新的结直肠肿瘤分类的特点. *中华病理学杂志*, 2003, 32:170-172

32. Muto T, Bassey HJR, Morson BC. The evolution of cancer of the colon and rectum. *Cancer*, 1975, 36: 2251-2270

33. Vogelstein B, Kinzler KW. The multistep nature of cancer. *Trends Genet*, 1993, 9:138-141

34. Bond JH. Polyp guideline: diagnosis, treatment, and surveillance for patients with colorectal polyps. *Am J Gastroenterol* , 2000, 95:3053-3063

35. Imperiale TF, Wagner DR, Lin CY, Larkin GN, Rogge JD, Ranso-hoff DF. Risk of advanced proximal neoplasms in asymptomatic adults according to the distal colorectal finding. *N Engl J Med* , 2000, 23:169-174

36. Atkin WS, Morson BC, Cuzick J. Long Term risk of colorectal cancer after excision of rectosigmoid adenomas. *N Engl J Med* , 1992, 326:658-662

37. Jass JR. Malignant colorectal polyps. *Gastroenterology* , 1995, 109:2034-2035

38. Haggitt RC, Reid BJ. Hereditary gastrointestinal polyposis syndromes. *Am J Surg Pathol*, 1986, 10:871-887

39. Gardner EJ. Follow-up study of a family group exhibiting dominant inheritance for a syndrome including intestinal polyps, osteomas, fibromas, and epidermal cysts. *Am J Hum Genet*, 1962, 14:375-389

40. Schuchardt WA Jr, Ponsky JL. Familial polyposis and Gardner's syndrome. *Surg Gynecol Obstet*, 1979, 148: 97-103

41. Itoh H, Hirata K, Ohsato K. Turcot's syndrome and familial adenomatous polyposis associated with brain tumor. Review of related literature. *Int J Colorectal Dis*, 1993, 8:87-94

42. Erbe RW. Current concepts in genetics. Inherited gastrointestinal-polyposis syndromes. *N Engl J Med*, 1976, 394:1101-1104

43. Pretlow TP, Barrow BJ, Ashton WS, *et al*. Aberrant crypts: putative preneoplastic foci in human colonic mucosa. *Cancer Res*, 1991,51:1564-1567

44. Roncucci L, Stamp D, Meline A, Cullen JB, Bruce WR. Identification and quantification of aberrant crypt foci and microadenomas in the human colon. *Hum Pathol*, 1991, 22:387-294

45. 程蕾, 来茂德. 一种新的结直肠癌癌前病变——畸形腺窝灶. *临床与实验病理学杂志*,2001, 17:253-255

46. Grigioni WF, Alampi G, Martinelli G, Piccaluga A. Atypical juvenile polyposis. *Histopathology*, 1981, 5: 361-376

47. Grotsky HW, Rickert RR, Smith WD, Newsome JF. Familial juvenile polyposis coli. A clinical and pathologic study of a large kindred. *Gastroenterology*, 1982, 82:494-501

48. Hizawa K, Iida M, Matsumoto T, Kohrogi N, Kinoshita H, Yao T, Fujishima M. Cancer in Peutz-Jeghers syndrome. *Cancer*, 1993, 72:2777-2781

49. Hizawa K, Iida M, Matsumoto T, Kohrogi N, Yao T, Fujishima M. Neoplastic transformation arising in Peutz-Jeghers polyposis. *Dis Colon Rectum*, 1993, 36: 953-957

50. Morson BC. Current concepts of colitis. Lecture 1. *Trans Med Soc Lond* , 1970, 86:159-176

51. Mir-Madjlessi SH, Farmer RG, Easley KA, Beck GJ. Colorectal and extracolonic malignancy in ulcerative colitis. *Cancer*, 1986, 58:1569-1574

52. Craft CF, Mendelsohn G, Cooper HS, Yardley JH. Colonic "precancer" in Crohn's disease. *Gastroenterology*, 1981, 80:578-584

53. Warren R, Barwick KW. Crohn's colitis with carcinoma and dysplasia. Report of a case and review of 100 small and large bowel resections for Crohn's disease to detect incidence of dysplasia. *Am J Surg Pathol*, 1983, 7:151-159

54. 来茂德. 大肠癌发病的分子机制. *实用肿瘤杂志*, 2000, 15: 73-78

55. Cooper HS, Slemmer JR. Surgical pathology of carcinoma of the colon and rectum. *Semin Oncol*, 1991, 18: 367-380

56. Dukes CE. Cancer of the rectum. An analysis of 1,000 cases. *J Pathol Bacteriol* 1940, 50:527-539

57. Sasaki O, Atkin WS, Jass JR. Mucinous carcinoma of the rectum. *Histopathology*, 1987, 11:259-272

58. Connelly JH, Robey-Cafferty SS, Cleary KR. Mucineous carcinomas of the colon and rectum. An analysis of 62 stage B and C lesions. *Arch Pathol Lab Med*, 1991, 115: 1022-1025

59. Almagro UA. Primary signet-ring carcinoma of the colon. *Cancer*, 1983, 52:1453-1457

60. Shirouzu K, Isomoto H, Morodomi T, Ogata Y, Akagi Y, Kakegawa T. Primary linitis plastica carcinoma of the colon and rectum. *Cancer*, 1994, 74:1863-1868

61. Clery AP, Dockerty MB, Waugh JM. Small-cell carcinoma of the colon and rectum: a clinicopathologic study. *Arch Surg*, 1961, 83:164-172

62. Schwartz AM, Orenstein JM. Small-cell undifferenti-

ated carcinoma of the rectosigmoid colon. *Arch Pathol Lab Med* 1985, 109:629-632

63. Wick MR, Weatherby RP, Weiland LH. Small cell neuroendocrine carcinoma of the colon and rectum, clinical histologic and ultrastructural study and immunohistochemical comparison with cloacogenis carcinoma. *Hum Pathol*, 1987, 18(1):9-21
64. Jesserum J, Romero-Guadarrama M, Manivel JC. Medullary adenocarcinoma of the colon: clinicopathologic study of 11 cases. *Hum Pathol*, 1999, 30:843-848
65. Crissman JD. Adenosquamous and squamous cell carcinoma of the colon. *Am J Surg Pathol* , 1978, 2:47-54
66. Hickey WF, Corson JM. Squamous cell carcinoma arising in a duplication of the colon. Case report and literature review of squamous cell carcinoma of the colon and of malignancy complicating colonic duplication. *Cancer*, 1981, 47:602-609
67. Chetty R, Bhathal PS. Caecal adenocarcinoma with rhabdoid phenotype. An immunohistochemical and ultrastructural analysis. *Virchows Arch*, 1993, 422:179-182
68. Ord ó ?ez NG, Luna MA. Choriocarcinoma of the colon. *Am J Gastroenterol*, 1984, 79:39-42
69. Blenkinsopp WK, Stewart BS, Blesovsky L, *et al*. Histology reporting in large bowel cancer. *J Clin Pathol*, 1981, 34: 509-513
70. Jass JR, Atkin WS, Cuzick J, Bussey HJR, Morson BC, Northover JMA, Todd IP. The grading of rectal cancer. Historical perspectives and a multivariate analysis of 447 cases. *Histopathology*, 1986, 10:437-459
71. Thomas GDH, Dixon MF, Smeeton NC, Williams NS. Observer variation in the histological grading of rectal carcinoma. *J Clin Pathol*, 1983, 36:385-391
72. Compton CC, Fielding LP, Burgart LJ, Conley B, Cooper HS, Hamilton SR, Hammond MEH, Henson DE, Hutter RVP, *et al*. Prognostic Factors in Colorectal Cancer -College of American Pathologists Consensus Statement 1999. *Arch Pathol Lab Med*, 2000, 124:979-994
73. Morodomi T, Isomoto H, Shirouzu K. An index for estimating the probability of lymph node metastasis in rectal cancers. Lymph node metastasis and the histopathology of actively invasive regions of cancer. *Cancer*, 1989, 63:539-453
74. Inada K, Shimokawa K, Ikeda T, Hayashi M, Azuma S. Development of liver metastasis in colorectal carcinoma. With special reference to venous invasion and basement membrane laminin. *Acta Pathol Jpn*, 1991, 41:2240-2245
75. Hermanek P, Sobin LH. Colorectal carcinoma. In: Hermanek P, Gospodarowicz MK, Henson DE, *et al*, eds. Prognostic factors in cancer. New York: Springer-Verlag, 1995:64-79
76. Fleming ID, Cooper JS, Henson DE, *et al*. AJCC manual for staging of cancer, 5th ed. Philadelphia, PA: Lippincott Raven. 1997
77. Steele G Jr, Mayer RJ, Podolsky DK, *et al*. Cancer of the colon, rectum, and anus. In: Osteen RT, eds. Cancer manual. 9th ed. Farmington, MA: American Cancer Society, 1996.399-410
78. Stower M, Hardcastle J. The results of 1115 patients with colorectal cancer treated over an 8-year period in a single hospital. *Eur J Surg Oncol*, 1985, 11:119-123
79. Gatta G, Faivre J, Capocaccia R, Ponz de Leon M. Survival of colorectal cancer patients in Europe during the period 1978-1989, EUROCARE Working Group. *Eur J Cancer*, 1998 , 34: 2176-2183
80. Swedish Rectal Cancer Trial. Improved survival with preoperative radiotherapy in resectable rectal cancer. *N Eng J Med* , 1997, 336:980-987
81. Spratt JS Jr, Spjut HJ. Prevalence and prognosis of individual clinical and pathologic variables associated with colorectal carcinoma. *Cancer*, 1967, 20:1976-1985
82. Greenson JK, Isenhart CE, Rice R, Mojzisik C, Houchens D, Martin EW Jr. Identification of occult micrometastases in pericolic lymph nodes of Duke's B colorectal cancer patients using monoclonal antibodies against cytokeratin and CC49, correlation with long-term survival. *Cancer*, 1994, 73:563-569
83. Krasna MJ, Flancbaum L, Cody RP, Shneibaum S, Ari GB. Vascular and neural invasion in colorectal carcinoma: Incidence and prognostic significance. *Cancer*, 1988, 61: 1018-1023
84. Minsky BD, Mies C, Recht A, Rich TA, Chaffey JT. Resectable adenocarcinoma of the rectosigmoid and rectum. Part II. The influence of blood vessel invasion. *Cancer*, 1988, 61:1417-1424
85. Talbot IC, Ritchie S, Leighton M, Hughes AO, Bussey HJ, Morson BC. Invasion of veins by carcinoma of rectum: method of detection, histological features and significance. *Histopathology*, 1981, 5(2):141-163
86. Lapertosa G, Baracchini P, Fulcheri E, Tanzi R. Prognostic value of the immunocytochemical detection of extramural venous invasion in Dukes' C colorectal adenocarcinomas: A preliminary study. *Am J Pathol*, 1989, 135:939-945
87. Shirouzu K, Isomoto H, Morodomi T, Kakegawa T. Carcinomatous lymphatic permeation. Prognostic sig-

nificance in patients with rectal carcinoma: A long term prospective study. *Cancer*, 1995, 75:4-10

88. Wiggersa T, van de Veldeb C.J.H. The circumferential margin in rectal cancerrecommendations based on the Dutch Total Mesorectal Excision Study. *European Journal of Cancer*, 2002, 38:973-976
89. Dixon MR, Haukoos JS, Udani SM, Naghi JJ, Arnell TD, Kumar RR, Stamos MJ. Carcinoembryonic antigen and albumin predict survival in patients with advanced colon and rectal cancer. *Arch Surg*, 2003, 138:962-966
90. Young Tabusso F, Payet Meza E, Celis Zapata J, Ruiz Figueroa E, Berrospi Espinoza F. Value of the preoperative carcinoembryonic antigen as an independent prognostic factor in cancer of the colon and rectum [Article in Spanish]. *Rev Gastroenterol Peru*, 2002, 22:213-220
91. Dukes CE. The significance of the unusual in the pathology of intestinal tumor. *Ann R Coll Surg Engl*, 1949. 4:90-103
92. Dukes CE. The surgical pathology of rectal cancer. *J Clin Pathol*, 1949, 2:95-98
93. Griffin MP, Bergstralh EJ, Coffey RJ, Beart RW Jr, Melton LJ III. Predictors of survival after curative resection of carcinoma of the colon and rectum. *Cancer*, 1987, 60: 2318-2324
94. Newland RC, Chapuis PH, Pheils MT, MacPherson JG. The relationship of survival to staging and grading of colorectal carcinoma: a prospective study of 503 cases. *Cancer*, 1981, 47:1424-1429
95. Charara M, Edmonston TB, Burkholder S, Walters R, Anne P, Mitchell E, Fry R, Boman B, Rose D, Fishel R, Curran W, Palazzo J. Microsatellite status and cell cycle associated markers in rectal cancer patients undergoing a combined regimen of 5-Fu and CPT-11 chemotherapy and radiotherapy. *AntiCancer Res*, 2004, 24:3161-3167
96. Colombino M, Cossu A, Manca A, Dedola MF, Giordano M, Scintu F, Curci A, Avallone A, Comella G, Amoruso M, Margari A, Bonomo GM, Castriota M, Tanda F, Palmieri G. Prevalence and prognostic role of microsatellite instability in patients with rectal carcinoma. *Ann Oncol*, 2002, 13:1447-1453
97. Jen J, Kim H, Piantadosi S, Liu ZF, Levitt RC, Sistonen P, Kinzler KW, Vogelstein B, Hamilton SR. Allelic loss of chromosome 18q and prognosis in colorectal cancer. *N Engl J Med*, 1994, 331:213-221
98. Nacopoulou L, Azaris P, Papacharalampous N, Davaris P. Prognostic significance of histologic host response in cancer of the large bowel. *Cancer*, 1981, 47:930-936
99. Spratt JS Jr, Spjut HJ. Prevalence and prognosis of individual clinical and pathologic variables associated with colorectal carcinoma. *Cancer*, 1967. 20:1976-1985
100. Bauer KD, Bagwell CB, Giaretti W, Melamed M, Zarbo RJ, Witzig TE, Rabinovitch PS. Consensus review of the clinical utility of DNA flow cytometry in colorectal cancer. *Cytometry*, 1993, 14:486-491
101. Deans GT, Williamson K, Heatley M, Hamilton P, Arthurs K, Crockard A, Patterson CC, Rowlands BJ, Parks G, Spence RA. The role of flow cytometry in carcinoma of the colon and rectum. *Surg Gynecol Obstet*, 1993, 177:377-382
102. Visscher DW, Zarbo RJ, Ma CK, Sakr WA, Crissman JD. Flow cytometric DNA and clinicopathologic analysis of Dukes' A&B colonic adenocarcinomas: a retrospective study. *Mod Pathol*, 1990, 3:709-712
103. Armitage NC, Ballantyne KC, Sheffield JP, Clarke P, Evans DF, Hardcastle JD. A prospective evaluation of the effect of tumor cell DNA content on recurrence in colorectal cancer. *Cancer*,1991, 67:2599-2604
104. Giaretti W, Danova M, Geido E, Mazzini G, Sciallero S, Aste H, Scivetti P, Riccardi A, Marsano B, Merlo F, *et al*. Flow cytometric DNA index in the prognosis of colorectal cancer. *Cancer*, 1991, 67:1921-1927
105. Robey-Cafferty SS, El-Naggar AK, Grignon DJ, Cleary KR, Ro JY. Histologic parameters and DNA ploidy as predictors of survival in Stage B adenocarcinoma of colon and rectum. *Mod Pathol*, 1990, 3:261-266
106. Benhattar J, Losi L, Chaubert P, Givel JC, Costa J. Prognostic significance of K-ras mutations in colorectal carcinoma. *Gastroenterology*, 1993, 104:1044-1048.
107. Yamaguchi A, Kurosaka Y, Fushida S, Kanno M, Yonemura Y, Miwa K, Miyazaki I. Expression of p53 protein in colorectal cancer and its relationship to short-term prognosis. *Cancer*, 1992, 70:2778-2784.
108. Bosari S, Viale G, Bossi P, Maggioni M, Coggi G, Murray JJ, Lee AK. Cyto plasmic accumulation of p53 protein: an independent prognostic indicator in colorectal adenocarcinomas. *J Natl Cancer*, 1994, 86:681-687.
109. Zeng ZS, Sarkis AS, Zhang ZF, Klimstra DS, Charytonowicz E, Guillem JG, Cordon-Cardo C, Cohen AM. P53 nuclear overexpression: an independent predictor of survival in lymph nodepositive colorectal cancer patients. *J Clin Oncol*, 1994, 12:2043-2050.
110. Sikora K, Chan S, Evan G, Gabra H, Markham N, Stewart J, Watson J. c-myc oncogene expression in colorectal cancer. *Cancer*, 1987, 59:1289-1295.
111. de Bruine AP, Wiggers T, Beek C, Volovics A, von Meyenfieldt M, Arends JW, Bosman FT. Endocrine cells in colorectal adenocarcinomas. Incidence, hor-

mone profile and prognostic relevance. *Int J Cancer*, 1993, 54:765-771
112. Ferraro S, Buffa R, Pruneri G, Siccardi AG, Pelagi M, Lee AKC, Coggi G, Bosari S. The prevalence and clinical significance of chromogranin A and secretogranin II immunoreactivity in colorectal adenocarcinomas. *Virchows Arch*, 1995, 426:587-592
113. Itzkowitz SH, Bloom EJ, Kokal WA, Modin G, Hakomori S, Kim YS. Sialosyl-Tn. A novel mucin antigen associated with prognosis in colorectal cancer patients. *Cancer*, 1990, 66:1960-1966
114. Nakamori S, Kameyama M, Imaoka S, Furukawa H, Ishikawa O, Sasaki Y, Kabuto T, Iwanaga T, Matsushita Y, Irimura T. Increased expression of sialyl Lewis^x antigen correlates with poor survival in patients with colorectal carcinoma: clinicopathological and immunohistochemical study. *Cancer Res*, 1993, 53:3632-3637
115. Bauer KD, Lincoln ST, Vera-Roman JM, Wallemark CB, Chmiel JS, Madurski ML, Murad T, Scarpelli DG. Prognostic implications of proliferative activity and DNA aneuploidy in colonic adenocarcinomas. *Lab Invest* , 1987, 57:329-335
116. Meyer JS, Prioleau PG. S-phase fractions of colorectal carcinomas related to pathologic and clinical features. *Cancer*, 1981, 48:1221-1228
117. Wolmark N, Fisher ER, Wieand HS, Fisher B and contributing NSABP investigators. The relationship of depth of penetration and tumor size to the number of positive nodes in Dukes C colorectal cancer. *Cancer*, 1984, 53:2707-2712
118. 张晓鹏, 孙应实. 影像技术在胃肠外科中的应用. *中国实用外科杂志*, 2004, 24:656-657
119. Beggs, Thomas BM. Diagnosis of carcinoma of the colon by barium enema. *Clin Radiol*, 1983, 34:423.
120. Fork FT. Radiographic findings in overlooked colon carcinomas: a retrospective analysis. *Acta Radiol*, 1988, 29:331.
121. Fork FT. Reliability of routine double contrast examination of the large bowel: a prospective study of 2590 patients. *Gut*, 1983, 24:672-677
122. Brady AP, Stevenson GW, Stevenson L. Colonrectal cancer overlooked at barium enema examination and colonoscopy: a continuing perceptual problem. *Radiology*, 1994, 192:373-378
123. Anderson N, Cook HB, Coats R. Colonoscopically detected colorectal cancer missed on barium enema. *Gastrointest Radiol*, 1991, 16:123-127
124. Johnson CD, Carlson HC, Taylor WF, *et al*. Barium enemas of carcinoma of the colon: sensitivity of double- and single-contrast studies. *AJR*, 1983, 140:1143-1149
125. Thoeni RF, Petras A. Detection of rectal and rectosigmoid lesions by double-contrast barium enema examination and sigmoidoscopy. *Radiology*, 1982, 142:59-62
126. Feczko PJ, Halpert RD. Reassessing the role of radiology in Hemoccult screening. *AJR*, 1986, 146:697-701
127. Fleischer DE, Goldberg SB, Browning TH, *et al*. Detection and surveillance of colorectal cancer. *JAMA*, 1989, 261:580-585
128. Wagner JL, Behney CJ, Tunis SR, Ching A. Cost-effectiveness of colorectal cancer screening in average-risk adults. Washington DC: Office of Technology Assessment, 1995
129. Kelvin FM, G ardiner R, Vas W, *et al*. Colorectal carcinoma missed on double contrast barium enema study: a problem of perception. *AJR*, 1981, 137:307-313
130. Gelfand DW, Chen YM, Ott DJ. Colonic cleansing for radiographic detection of neoplasia: efficacy of the magnesium citratecastor oil-cleansing enema regimen. *AJR*, 1988, 151:705-708
131. Gelfand DW, Chen YM, Ott DJ. Preparing the colon for the barium enema examination. *Radiology*, 1991, 178:609-613
132. Ott DJ. Radiographic efficacy. In: Ott DJ, Wu WC, eds. Polypoid Disease of the colon. Baltimore: Urban & Schwarzenberg, 1986, 99
133. Stewart ET, Dodds WJ. Neoplastic colonic lesions. In: Freeny PC, Stevenson GW, eds. Margulis and Burhenne's Alimentary Tract Radiology, 5th ed. St. Louis: Mosby, 1994, 762-800
134. Maglinte DDT, Miller RE. Salvaging the failed pneumocolon: a simple maneuver. *AJR*, 1984, 142: 719-720
135. Levine MS, Gasparaitis AE. Barium filling for glucagon-resistant spasm on double contrast barium enema examinations. *Radiology*, 1986, 160:264-265
136. Rice RP. Lowering death rates from colorectal cancer: Challenge for the 1990s. *Radiology*, 1990,176:297-301
137. Kelvin FM. Radiologic approach to the detection of colorectal neoplasia. *Radiol Clin North Am* ,1982, 20: 743
138. 张晓鹏, 徐刚, 徐舟, 孙应实. 胃肠道螺旋CT三维成像方法及临床应用评价. *中华放射学杂志*, 2000, 34:308-312
139. 尚克中主编, 中华影像医学 - 消化系统卷. 北京:人民卫生出版社. 2002
140. 张晓鹏编著. 胃肠道 CT 诊断学. 辽宁:辽宁科学技术出版社. 2001
141. Thoeni RF, Moss AA, Schnyder P, Margulis AR. Detec-

tion and staging of primary rectal and rectosigmoid cancer by computed tomography. *Radiology*,1981, 141: 135-138
142. Zaunbauer W, Haertel M, Fuchs WA. Computed tomography in carcinoma of the rectum. *Gastrointest Radiol*, 1981, 6:79-84
143. van Waes PF, Koehler PR, Feldberg MA. Management of rectal carcinoma: impact of computed tomography. *Am J Roentgenol* , 1983, 140:1137-1142
144. Grabbe E, Lierse W, Winkler R. The perirectal fascia: morphology and use in staging of rectal carcinoma. *Radiology* , 1983, 149:241-246
145. Rotte KH, Kluhs L, Kleinau H, Kriedemann E. Computed tomography and endosonography in the preoperative staging of rectal carcinoma. *Eur J Radiol*, 1989, 9:187-190
146. Hodgman CG, MacCarty RL, Wolff BG, *et al*. Preoperative staging of rectal carcinoma by computed tomography and 0.15T magnetic resonance imaging: preliminary report. *Dis Colon Rectum*, 1986, 29:446-450
147. Rifkin MD, Ehrlich SM, Marks G. Staging of rectal carcinoma: prospective comparison of endorectal US and CT. *Radiology*, 1989, 170:319-322
148. Kim NK, Kim MJ, Yun SH, Sohn SK, Min JS. Comparative study of transrectal ultrasonography, pelvic computerized tomography, and magnetic resonance imaging in preoperative staging of rectal cancer. *Dis Colon Rectum*, 1999, 42:770-775
149. Goldman S, Arvidsson H, Norming U, Lagerstedt U, Magnusson I, Frisell J. Transrectal ultrasound and computed tomography in preoperative staging of lower rectal adenocarcinoma. *Gastrointest Radiol*, 1991, 16: 259-263
150. Cova M, Frezza F, Pozzi-Mucelli RS, *et al*. Computed tomography and magnetic resonance in the preoperative staging of the spread of rectal cancer: a correlation with the anatomicopathological aspects. *Radiol Med (Torino)*, 1994, 87:82-89
151. Shank B, Dershaw DD, Caravelli J, Barth J, Enker W. A prospective study of the accuracy of preoperative computed tomographic staging of patients with biopsy-proven rectal carcinoma. *Dis Colon Rectum*, 1990, 33: 285-290
152. Zerhouni EA, Rutter C, Hamilton SR, *et al*. CT and MR imaging in the staging of colorectal carcinoma: report of the Radiology Diagnostic Oncology Group II. *Radiology*, 1996, 200:443-451
153. Thoeni RF. Colorectal cancer: radiologic staging. Radiol *Clin North Am*, 1997, 35:457
154. Butch RJ, Stark DD, Wittenberg J, *et al*. Staging rectal cancer by MR and CT. *Am J Roentgenol*, 1986, 146: 1155-1160
155. Kwok H, Bissett IP, Hill GL. Preoperative staging of rectal cancer. *Int J Colorectal Dis*, 2000, 15:9-20
156. Vogl TJ, Pegios W, Hunerbein M, Mack MG, Schlag PM, Felix R. Use and applications of MRI techniques in the diagnosis and staging of rectal lesions. *Recent Results Cancer Res*, 1998, 146:35-47
157. Gualdi GF, Casciani E, Guadalaxara A, d'Orta C, Polettini E, Pappalardo G. Local staging of rectal cancer with transrectal ultrasound and endorectal magnetic resonance imaging: comparison with histologic findings. *Dis Colon Rectum*, 2000, 43:338-345
158. Maldjian C, Smith R, Kilger A, Schnall M, Ginsberg G, Kochman M. Endorectal surface coil MR imaging as a staging technique for rectal carcinoma: a comparison study to rectal endosonography. *Abdom Imaging* , 2000, 25:75-80
159. Chan TW, Kressel HY, Milestone B, *et al*. Rectal carcinoma: staging at MR imaging with endorectal surface coil-work in progress. *Radiology*, 1991, 181: 461-467
160. Schnall MD, Furth EE, Rosato EF, Kressel HY. Rectal tumor stage: correlation of endorectal MR imaging and pathologic findings. *Radiology*, 1994, 190:709-714
161. Indinnimeo M, Grasso RF, Cicchini C, *et al*. Endorectal magnetic resonance imaging in the preoperative staging of rectal tumors. *Int Surg*, 1996, 81:419-422
162. Zagoria RJ, Schlarb CA, Ott DJ, *et al*. Assessment of rectal tumor infiltration utilizing endorectal MR imaging and comparison with endoscopic rectal sonography. *J Surg Oncol* , 1997, 64:312-317
163. Pegios W, Vogl J, Mack MG, *et al*. MRI diagnosis and staging of rectal carcinoma. *Abdom Imaging* , 1996. 21: 211-218
164. Vogl TJ, Pegios W, Mack MG, *et al*. Accuracy of staging rectal tumors with contrast-enhanced transrectal MR imaging. *Am J Roentgenol* , 1997, 168:1427-1434
165. Hunerbein M, Pegios W, Rau B, Vogl TJ, Felix R, Schlag PM. Prospective comparison of endorectal ultrasound, three-dimensional endorectal ultrasound, and endorectal MRI in the preoperative evaluation of rectal tumors: preliminary results. *Surg Endosc*, 2000, 14: 1005-1009
166. Hadfield MB, Nicholson AA, MacDonald AW, *et al*. Preoperative staging of rectal carcinoma by magnetic resonance imaging with a pelvic phased-array coil. *Br J Surg* , 1997, 84:529-531

167. de Lange EE, Fechner RE, Wanebo HJ. Suspected recurrent rectosigmoid carcinoma after abdominoperineal resection: MR imaging and histopathologic findings. *Radiology*, 1989, 170:323-328
168. Blomqvist L, Machado M, Rubio C, *et al*.Rectal tumor staging: MR imaging using pelvic phased-array and endorectal coils vs endoscopic ultrasonography. *Eur Radiol* , 2000, 10:653-660
169. Beets-Tan RG, Beets GL, Vliegen RF, *et al*. Accuracy of magnetic resonance imaging in prediction of tumor-free resection margin in rectal cancer surgery. *Lancet* , 2001, 357:497-504
170. Blomqvist L, Holm T, Rubio C, Hindmarsh T. Rectal tumors: MR imaging with endorectal and/or phased-array coils, and histopathological staging on giant sections-a comparative study. *Acta Radiol*, 1997, 38: 437-444
171. Gagliardi G, Bayar S, Smith R, Salem RR. Preoperative staging of rectal cancer using magnetic resonance imaging with external phase-arrayed coils. *Arch Surg*, 2002, 137:447-451
172. Brown G, Richards CJ, Newcombe RG, *et al*. Rectal carcinoma: thin-section MR imaging for staging in 28 patients. *Radiology*, 1999, 211:215-222
173. Meyenberger C, Huch Boni RA, Bertschinger P, Zala GF, Klotz HP, Krestin GP. Endoscopic ultrasound and endorectal magnetic resonance imaging: a prospective, comparative study for preoperative staging and follow-up of rectal cancer. *Endoscopy* , 1995, 27:469-479
174. Rifkin MD, Ehrlich SM, Marks G. Staging of rectum carcinoma: prospective comparison of endorectal US ans CT. *Radiology*, 1989, 170:319-322
175.Beynon J, Mortense NJ, Foy DM, *et al*. Preoperative assessment of gastrointestinal lymph node involvement in rectal cancer. *Br J Surg*, 1989, 76:276-279
176.Chiesura-Corona M, Muzzio PC, Giust G, *et al*. Rectal cancer: CT local staging with histopathologic correlation. *Abdominal Imaging*, 2001, 26:134-138
177.Dworak O. Number and size of lymph nodes and node metastases in rectal carcinomas. *Surg Endosc*, 1989, 3 (2):96-99
178.Kotanagi H, Fukuoka T, Shibata Y, Yoshioka T, Aizawa O, Saito Y, *et al*. The size of regional lymph nodes does not correlate with the presence or absence of metastasis in lymph nodes in rectal cancer. *J Surg Oncol*, 1993, 54:252-254
179. de Lange EE, Fechner RE, Edge SB, Spaulding CA. Preoperative staging of rectal carcinoma with MR imaging: surgical and histopathologic correlation. *Radiology*, 1990, 176:623-628
180. Okizuka H, Sugimura K, Yoshizako T, Kaji Y, Wada A. Rectal carcinoma: prospective comparison of conventional and gadopentetate dimeglumine enhanced fat-suppressed MR imaging. *J Magn Reson Imaging*, 1996, 6: 465-471
181. Maier AG, Kersting-Sommerhoff B, Reeders JW, Judmaier W, Schima W, Annweiler AA, *et al*. Staging of rectal cancer by double-contrast MR imaging using the rectally administered superparamagnetic iron oxide contrast agent ferristene and IV gadodiamide injection: results of a multicenter phase II trial. *J Magn Reson Imaging*, 2000, 12:651-660
182. Vogl TJ, PegiosW, Mack MG, Hunerbein M, Hintze R, Adler A, *et al*. Accuracy of staging rectal tumors with contrast-enhanced transrectal MR imaging. *Am J Roentgenol*, 1997, 168:1427-1434
183. Gagliardi G, Bayar S, Smith R, Salem RR. Preoperative staging of rectal cancer using magnetic resonance imaging with external phase-arrayed coils. *Arch Surg*, 2002, 137:447-451
184. Blomqvist L, Machado M, Rubio C, Gabrielsson N, Granqvist S, Goldman S, *et al*. Rectal tumour staging: MR imaging using pelvic phased-array and endorectal coils vs endoscopic ultrasonography. *Eur Radiol*, 2000, 10:653-660
185. Thaler W, Watzka S, Martin F, La Guardia G, Psenner K, Bonatti G, *et al*. Preoperative staging of rectal cancer by endoluminal ultrasound vs. magnetic resonance imaging. Preliminary results of a prospective, comparative study. *Dis Colon Rectum*, 1994, 37:1189-1193
186. Kusunoki M, Yanagi H, Kamikonya N, Hishikawa Y, Shoji Y, Yamamura T, *et al*. Preoperative detection of local extension of carcinoma of the rectum using magnetic resonance imaging. *J Am Coll Surg* , 1994, 179: 653-656
187. Kim NK, Kim MJ, Park JK, Park SI, Min JS. Preoperative staging of rectal cancer with MRI: accuracy and clinical usefulness. *Ann Surg Oncol*, 2000, 7:732-737
188. Urban M, Rosen HR, Holbling N, Feil W, Hochwarther G, Hruby W, *et al*. MR imaging for the preoperative planning of sphincter-saving surgery for tumors of the lower third of the rectum: use of intravenous and endorectal contrast materials. *Radiology*, 2000, 214: 503-508
189. Brown G, Richards CJ, Bourne MW, *et al*. Morphologic predictors of lymph node status in rectal cancer with use of high-spatial-resolution MR imaging with histopathologic comparison. Radiology, 2003, *May*, 227:

371-377

190. Kim JH, Beets GL, Kim MJ, *et al*. High-resolution MR imaging for nodal staging in rectal cancer: are there any criteria in addition to the size? *Eur J Radiol*, 2004, 52:78-83

191. Koh DM, Brown G, Temple L, *et al*. Rectal cancer: mesorectal lymph nodes at MR imaging with USPIO versus histopathologic findings--initial observations. *Radiology*, 2004, 231:91-99

192. Moss AA. Imaging of colorectal carcinoma. *Radiology*, 1989, 170:308-310

193. Thompsin WM. Imgging strategies for tumors of the gastrointestinal system. *CA Cancer J Clin*, 1987, 37: 165-185

194. Adalsteinsson B, Glimelius B, Graffman S. Computed tomography in staging of rectal carcinoma. *Acta Radiol* , 1985. 26:45-50

195. Husband JE, Hodson NJ, Parsons CA. The use of computed tomography in recurrent rectal tumors. *Radiology*, 1980, 134:677-682

196. Ogunbiyi OA, Flanagan FL, Dehdashti F, rt al. Detection of recurrent and metastatic colorectal cancer: Comparison of positron emission tomography and computed tomography. *Ann Surg Oncol*, 1997, 4:613-620

197. Joosten FB, Verbeek AL, Jansen JB, Rosenbusch G. The value of CT for the diagnosis of rectal cancer recurrence. An ROC study and a retrospective analysis. *Radiologe*, 1994, 34:144-152

198. Kinkel K, Tardibon AA, Soyer P, *et al*. Dynamic contrast-enhanced subtraction versus T2-weighted spin-echo MR imaging in the follow-up of colorectal neoplasia: A pros[ective study of 41 patients. *Radiology*, 1996, 200:453-458

199. Blomqvist L, Holm T, Goranson H, *et al*. MR imaging, CT and CEA scintigraphy in the diagnosis of local recurrent carcinoma. *Acta Radiol*, 1996, 37:779-784

200. Krestin GP, Steinbrich W, Friedmann G. Recurrent rectal cancer: Diagnosis with MR imaging versus CT. *Radiology*, 1988, 168:307-311

201. Krestin GP. Is magnetic resonance imaging the method of choice in the diagnosis of recurrent rectal carcinoma? *Abdom Imaging*, 1997, 22:343-345

202. Torricelli P, Pecchi A, Luppi G, *et al*. Gadolinium-enhanced MRI with dynamic evaluation in diagnosing the local recurrence of rectal cancer. *Abdom Imaging*, 2003, 28:19-27

203. 朱元民, 刘玉兰, 李占荣, 等. 北京城区两万查体人群大肠息肉发病情况调查. *中国内镜杂志*, 2003, 9(3):8-10

204. Mccash land TM, Brand R, Lyden E, *et al*. Gender differences in colorectal poly ps and temors. *Am J Gastroenterol*, 2001, 96(3):882-886

205. Rocha BP, Freear AP, Fprones NM. Frequency of polyps in patients undergoing surgery for colorectal cancer. *Arg Gastroenterd*, 2000, 37(1):31-34

206. Bird CL, Frankl HD, Lee ER, Haile RW. Obesity, weight gain, large weight changes, and adenomatous polyps of the left colon and rectum. *Epidemiol*, 1998, 147(7): 670-680

207. Roncucci L, Pedroni M, Vaccina F, *et al*. Aberrant crypt foci in colorectal carcinogenesis: cell and crypt dynamics. *Cell Prolif*, 2000, 33:1-18

208. Hao XP, Pretlow TG, Rao JS, *et al*. Inducible Nitric Oxide Synthase (iNOS) Is Expressed Similarly in Multiple Aberrant Crypt Foci and Colorectal Tumors from the Same Patients, *Cancer Res*, 2001, 61:419-422

209. Hurlstone DP, Cross SS. Role of aberrant crypt foci detected using high-magnification chromoscopic colonoscopy in human colorectal carcinogenesis. *J Gastroenterol Hepatol*, 2004

210. Renehan AG, O'Dwyer ST, Haboubi NJ, *et al*. Early cellular events in colorectal carcinogenesis. *Colorectal Disease*, 2002, 4:76-89

211. Hamilton SR, Aaltonen LA. World Health Organization classification of tumours. Pathology and genetics of tumours of digestive system. *Lyon IARC Press* , 2000

212. 吕愈敏. 大肠癌癌前病变研究进展. *新医学*, 2004, 34(7): 405-407

213. 周殿元, 张亚历. 大肠癌的生物学特征及其早期诊断的研究进展. *国外医学消化系疾病分册*, 1992, 12:17-21

214. 冯福才, 陈荣惠. 胃肠道类癌 14 例诊治与随访. *第一军医大学学报*, 1992, 12:64

215. 傅红, 莫善兢. 原发性大肠淋巴瘤. *实用癌症杂志*, 1989, 4: 213-215

216. 张集昌, 张力建. 肿瘤内镜图谱（消化,呼吸部分）, 2004, 87-94

217. Baulieu F, Bourlier P, Scotto B, *et al*. The value of immunoscintigraphy in the detection of recurrent colorectal cancer. *Nucl Med Commun*, 2001, 22:1295-1304

218. Stocchi L, Nelson H. Diagnostic and therapeutic applications of monoclonal antibodies in colorectal cancer. *Dis Colon Rectum*, 1998, 41(2):232-250

219. Gu J, Zhao J, Li Z, Yang Z, Zhang J, Gao Z, Wang Y, Xu G. Clinical application of radioimmunoguided surgery in colorectal cancer using 125I-labeled carcinoembryonic antigen - specific monoclonal antibody submucosally . *Dis Colon Rectum*, 2003, 46(12):

1659-1666

220. Lechner P, Lind P, Binter G, Cesnik H. Anticarcinoembryonic antigen immunoscintigraphy with a *99m*Tc-Fab' fragment (Immu 4™) in primary and recurrent colorectal cancer. *Dis Colon Rectum*, 1993, 36:930-935
221. Hugues K, Pinsky CM, Petrelli NJ, *et al*. Use of carcinoembryonic antigen radioimmunodetection and computed tomography for predicting the resectability of recurrent colorectal cancer. *Ann Surgery*, 1997, 226: 621-631
222. Patt YZ, Podoloff DA, Curley S, *et al*. Monoclonal antibody imaging in patients with colorectal cancer and increasing levels of serum carcinoembryonic antigen. *Cancer*, 1993, 71:4293-4297
223. Moffat FL, Pinsky CM, Hammershaimb L, *et al*. Clinical utility of external immunoscintigraphy with the IMMU-4 technetium-*99m* Fab' antibody fragment in patients undergoing surgery for carcinoma of the colon and rectum: results of a pivotal, phase III trial. *J Clin Oncol*, 1996, 14: 2295-2305
224. Behr TM, Goldenberg DM, Scheele JR, Wolf FG, Becker W. Klinische relevanz der immunszintigraphie mit *99m*Tc-markierten anti-CEA-Fab'-fragmenten in der nachsorge des kolorektalen karzinoms. *Dtsch med Wschr*, 1997, 122: 463-470
225. Stomper PC, D'Souza DJ, Bakshi SP, Rodriguez-Bigas M, Burke PA, Petrelli NJ. Detection of pelvic recurrence of colorectal carcinoma: prospective, blinded comparison of Tc-*99m*-IMMU-4 monoclonal antibody scanning and CT. *Radiology*, 1995, 197:688-692
226. Reeders JWAJ. Neoplastic and inflammatory diseases of the colon. *Eur Radiol*, 2000, 10:135-156
227. Brennan MF. PET scanning in malignancy: infant, adolescent or mature citizen. *Ann Surg*, 2001, 233: 320-321
228. Schoder H, Larson SM, Yeung HWD. PET/CT in oncology: integration into clinical management of lymphoma, melanoma, and gastrointestinal malignancies. *J Nucl Med*, 2004, 45:72-81
229. 林景辉主编. 核医学. 北京: 北京医科大学出版社, 2002. 178-181
230. Miraldi F, Vesslle H, Faulhaber PF, *et al* .Elimination of artifactual accumulation of FDG in PET imaging of colorectal cancer. *Clin Nucl Med*, 1998, 23:3-7
231. Hung GU, Shiau YC, Tsai SC, *et al*. Value of ^{18}F-FDG PET in the evaluation of recurrent colorectal cancer. *AntiCancer Res*, 2001, 21(2B):1375-1378
232. Jarnagin WR, Fong Y, Ky A, *et al*. Liver resection for metastatic colorectal cancer: Assessing the risk of occult irresectabale disease. *J Am Coll Surg*, 1999, 188:33-42
233. Fong Y, Saldinger PF, Akhurst T, *et al*. Utility of ^{18}F-FDG positron emission tomography scanning on selection of patients for resection of hepatic colorectal metastases. *AmJ Surg*, 1999, 178:282-287
234. Strasberg SM, Dehdashti F, Siegel BA, *et al*. Survival of patients evaluated by FDG-PET before hepatic resection for metastatic colorectal carcinoma: a prospective databases study. *Ann Surg*, 2001, 233:293-299
235. 董爱生. ^{18}F--FDG PET 在结直肠癌中的临床应用价值. *国外医学. 放射医学核医学分册*, 2004, 28(1):12-14
236. Ruhlmann J, Schomburg A, Bender H, *et al*. Fluorodeoxyglucose whole-body positron emission tomography in colorectal cancer patients studied in routine daily practice. *Dis Colon Rectum*, 1997, 40:1195-1204
237. Bender H, Bangard N, Metten N, *et al*. Possible role of FDG PET the early predication of therapy outcome in liver metastases of colorectal cancer. *Hybridoma*, 1999, 18(1): 87-91
238. Zhuang H, Sinha P, Pourdehnad M, *et al*. The role of positron emission tomography with fluorine-l8-deoxyglucose in identifying colorectal cancer metastases to liver. *Nucl Med Common*, 2000, 21(9):793-798
239. Guillem JG, Puig-La CJ Jr, Akhursf T, *et al*. Prospective assessment of primary rectal Cancer Response to preoperative radiation and chemotherapy using ^{18}F-fluorodeoxyglurose positron emission tomography. *Dis Colon Rectum*, 2000, 43:18-24
240. 冯鑫至, 盛巍. FDG-PET 在肿瘤诊断及治疗中的应用. *实用癌症杂志*, 2003, 18(3):323-326
241. Meta J, Seltzer M, Schiepers C, *et al*. Impact of ^{18}F-FDG PET on managing patients with colorectal cancer: the referring physician's perspective. *J Nucl Med*, 2001, 42: 586-590
242. Whiteford MH, Whitefor HM, Yee LF, *et al*. Usefulness of FDG-PET scan in the assessment of suspected metastatic or recurrent adenocarcinoma of the colon and rectum. *Dis Colon Rectum*, 2000, 43:759-770
243. Darius C, Desai MD, Emanuel E, *et al*. Positron emission tomography affects surgical management in recurrent colorectal cancer patients. *Ann Surg*, 2003, 10: 59-64
244. Park KC, Schwimmer J, Shepherd JE, *et al*. Decision analysis for the cost-effective management of recurrent colorectal cancer. *Ann Surg*, 2001, 233:310-319
245. Beets G, Penninckx F, Schiepers C, *et al*. Clinical value of whole-body position emission tomography with

^{18}F-FDG in recurrent colorectal cancer. *Br J Surg*, 1994, 81:1666-1670

246. Lowe VJ, DeLong DM, Hoffman JM, *et al*. Optimum scanning protocol for FDG PET evaluation of pulmonary malignancy. *J Nucl Med*, 1995, 36:883-887
247. Flanagan FL, Dehdashti F, Ogunbiyi OA, *et al*. Utility of FDG-PET for investigating unexplained plasma CEA elevation in patients with colorectal cancer. *Ann Surg*, 1998, 227:319-323
248. Engel H, Steinert H, Buck A, *et al*. Whole-body PET: physiological and artifactual fluorodeoxyglucose accumulations. *J Nucl Med*, 1996, 37:441-446
249. Yasuda S, Takahashi W, Takagi S, *et al* . Factor influencing physiological FDG uptake in the intestine. *Tokai J Exp Clin Med*, 1998, 23:241-244
250. Zhuang H, Pourdehnad M, Lambright ES, et a1.Dual time point ^{18}F-FDG PET imaging for differentiating malignant from inflammatory processes. *J Nucl Med*, 2001, 42(9): 1412-1415
251. Strauss LG. Fluorine-18 deoxyglucose and false-positive results: a major problem in the diagnostics of oncological patients. *Eur J Nucl Med*, 1996, 23:1409-1415.
252. 王俊起. ^{18}F-FDG PET/CT 的特点及其在肿瘤诊断中的应用. 国外医学 · *放射医学核医学分册*, 2004, 28(2):49-53
253. 高硕. 功能分子影像设备CT-PET及其临床应用. *天津医药*, 2003, 31(1):61-64
254. Sengupta S, Tjandra JJ. Local excision of rectal cancer. *Disease of the Colon and Rectum*, 2001,44(9):1345-1361
255. Nicholls RJ, Mason AY, Morson BC, Dixon AK, Fry LK. The clinical staging of rectal cancer. *British Journal of Surgery* . 1982, 69:404-9
256. Durdley PMS. Preoperative evaluation of patients with low rectal carcinoma. *World Journal of Surgery*, 1992, 16:430-436
257. Hildebrandt U, Feifel G. Preoperative staging of rectal cancer by intrrectal ultrasound. *Dis Colon Rectum*, 1985, 28:42-46
258. Milsom JW, Lavery IC, Stoltium, *et al*. The expanding utility of endoluminal ultrasonography in the management of rectal cancer. *Surgery* , 1992, 112:832-841
259. Beynon J,Mortensen NJ, Foy DM, Channer JL,Virjee J, Goddard P. Preoperative assessment of local invasion in rectal cancer: digital examination,endolumin al sonography or computed tomography? *British Journal of Surgery*, 1986, 73:1015-1017
260. Herzogu U, Von Flue M, Tondelli P, Schuppiss er JP. How accurate is endorectal ultrasound in the preoperative staging of rectal cancer? *Diseases of the colon and rectum* , 1993, 36(2):127-134
261. Hunerbein M, Schlag PM. Three dimensional endosonography for staging of rectal cancer. *Annals of Surgery*, 1997, 225:432-8
262. Gualdi GF, Casciani E, Guadalaxara A, D'Orta C, Palettini E, Pappalardo G. Local staging of rectal cancer with transrectal ultrasound and endorectal magnetic resonance imaging: comparison with histologic findings. *Diseases of the Colon and Rectum*, 2000, 43(3): 338-345
263. Brodsky JT, Richard GK, Cohen AM, Minsky BD. Variables correlated with the risk of lymph node metastasis in early rectal cancer. *Cancer*, 1992, 69:322-326
264. Sitzler PJ, Seow-cho en F, Ho YH, Leong AP. Lymph node involvement and tumour depth in rectal cancers: an analysis of 805 patients. Disease of the Colon and Rectum 1997,40:1472-6. *Surgery*, 1971, 122:347-352
265. Haggitt RC, Glotzbach RE, So.er EE, Wruble LD. Prognostic factors in colorectal carcinomas arising in adenomas: implications for lesions removed by endoscopic polypectomy. *Gastroenterology*, 1985, 89:328-336
266. Stein B, Coller J. Management of malignant colorectal polyps. *Surgical Clinics of North America*, 1993, 73:47-66
267. Nivatvongs S, Rojanasakul A, Reiman HM, *et al*. The risk of lymph node metastasis in colorectal polyps with invasive adenocarcinoma. *Disease of the Colon and Rectum* , 1991, 34:323-328
268. Kikuchi R, Takano M, Takagi K, *et al*. Management of early invasive colorectal cancer. Risk of recurrence and clinical guidelines. *Disease of the Colon and Rectum*, 1995, 38:1286-1295
269. Blair S, Ellenhorn J. Transanal excision for low rectal cancers is curative in early stage disease with favourable histology. *The Americal Surgeon*, 2000, 66:817-820
270. Pidala MJ, Gregory OC. Local treatment of rectal cancer. *American Family Physician* , 1997, 56(6):1-8
271. Zenni GC, Abraham K, Harford FJ, *et al*. Characteristics of rectal carcinomas that predict the presence of lymph node metastases: implications for patient selection for local therapy. *Journal of Surgical Oncology* , 1998, 67:99-103
272. Willett CG, Compton CC, Shellito PC, E.rd JT. Selection factors for local excision or abdominoperineal resection of early stage rectal cancer. *Cancer*, 1994, 73 (11):2716-2720
273. Mellgren A, Sirivongs P, Rothenberg er DA, Madoff RD, Garcia- Aguilar J. Is local excision adequate therapy for

early rectal cancer? *Disease of the Colon and Rectum*, 2000, 43(8):1064-1074

274. Chakravarti A, Compton CC, Shellito PC, Wood WC, Landry J, Machuta SR,Kaufman D, Ancukie wicz M, Willett CG. Longterm follow-up of patients with rectal cancer managed by local excision with and without adjuvant irradiation. *Annals of Surgery* , 1999, 230(1): 49-54
275. Garcia-Aguilar J, Mellgren A, Sirivongs P, Buie D, Madoff RD, Rothenberger DA. Local excision of rectal cancer without adjuvant therapy. *Annals of Surgery*, 2000, 231 (3):345-351
276. Rothenberger DA, Garcia-Aguilar J. Role of local excision in the treatment of rectal cancer. *Seminars in Surgical Oncology* , 2000, 19:367-375
277. Chorost MI, Petrelli NJ, Mckenna M, Kraybill WG, Rodrigue z- Bigas MA. Local excision of rectal carcinoma. *The American Surgeon*, 2001, 67(8):774-779
278. Heald RJ, Husband EM, Ryall RDH. The mesorectum in rectal cancer surgery-the clue to pelvic recurrence? *Br J Surg*, 1982, 69:613-616
279. Arbman G, Nilsson E, Hallbook O, *et al*. Local recurrence following total mesorcetal excision for rectal cancer. *Br J Surg*, 1996, 83:375-379
280. Enker WE, Thaler HT, Cranor ML, *et al*. Total mesorectal excision in the operative treatment of carcinoma of the rectum. *J Am Coll Surg*, 1995, 181:335-346
281. Arenas RB, Fichern A, Mhoon D, *et al*. Total mesenteric excision in the surgical treatment of rectal cancer: a prospective study. *Arch Surg*, 1998, 133:608-611.
282. 顾晋, 马朝来, 夏家骝, 等. 直肠癌根治术中保留骨盆自主神经的神经解剖学基础及临床意义. 中华外科杂志 2000, 38 (2):128-130
283. Havenga K, DeRuiter MC, Enker WE, *et al*. Anatomical basis of autonomic nerve-preserving total mesorectal excision for rectal cancer. *Br J Surg*, 1996, 83(3):384-388
284. Lopez-Kostner F, Lavety IC, Hool GR, *et al*. Total mesorectal excision is not necessary for cancers of the upper rectum. *Surgery*, 1998, 124(4):612-617
285. Enker WE. Total mesorectal excision: the new golden standard of Surgery, for rectal cancer. *Ann Med*, 1997, 29:127-133
286. Hida JI, Yasulomi M, Maruyame T, *et al*. Lymph node metastases detected in the mesorectum distal to carcinoma of the rectum by the clearing method: justification of total mesorectal excision. *Abstracts of Podium Presentations at XVIIth Biennial Congress of ISUCRS*, 1998, 1:256
287. Soreide O, Norstein. Local recurrence after operative treatment of rectal carcinoma: a strategy for chance. *J Am Coll Surg*, 1997, 184:84-92
288. Heald RJ. Total mesorectal excision is optimal Surgery, for rectal cancer: a Scandinavian consensus. *Br J Surg*, 1995, 82:1297-1299
289. Heald RJ, Karanjia ND. Results of radical Surgery of rectal cancer. *W J Surg*, 1992, 16(4):848
290. Martling AL, Holm T, Rutqvist LE, *et al*. Effect of a surgical training programme on outcome of rectal cancer in the County of Stockholm. Stockholm Colorectal Cancer Study Group, Basingstoke Bowel Cancer Research Project. *Lancet*, 2000, 356(9224):93-96
291. Heald RJ, Chir M, Smedh RK, *et al*. Abdominoperineal excision of the rectuman: an endangered operation. *Dis Colon Rectum* , 1997, 10(7):747-751
292. Enker WE,Harenge K, Polyak J, *et al*. Abdominoperineal resection via total mesorectal excision and autonomic nerve preservation for low rectal cancer. *W J Surg*, 1997, 21(7):715
293. Law WL, Chu KW, Ho JWC, *et al*. Risk factors for anastomotic leakage after low anterior resection with total mesorectal excision. *Am J Surg*, 2000, 179:92-96
294. Carlsen E, Schlichting E, Guldvog I, *et al*. Effect of the introduction of total mesorectal excision for the treatment of rectal cancer. *Br J Surg*, 1998, 85(4):526-529
295. Wiggers T, Velde CJH. The circumferential margin in rectal cancer: recommendations based on the Dutch total mesorectal excision study.Eurg. *J Can*, 2002, 38: 973-976
296. 王云祥. 直肠的淋巴流向. *解剖学报*, 1979, 10:1-3
297. 岩佐善二. Clearing法を改良した所属リンパ節検索法日癌志, 1978, 13:684-687
298. 王云祥主编. 实用淋巴系统解剖学. 第 1 版. 北京:人民卫生出版社, 1984. 237-243
299. 董新舒, 鄢风昌, 赵廷忠, 等. 直肠癌淋巴转移的临床病理学研究. *中华外科杂志*, 1985, 23:463-466
300. 高橋孝.直腸癌根治術の変遷と最新の話題. 消化器外科, 1998, 21(3):271.
301. 森武生, 高橋慶一, 大植雅之. 進行直腸癌. 消化器外科, 2001, 24(13):1897
302. 森武生, 高橋慶一, 安野正道. 低位直腸癌に対する自律神経温存側方郭清根治術. 消化器外科, 1999, 22(9):1373
303. 董新舒, 王锡山, 于志伟, 等. 直肠癌扩大根治术的临床研究. *中华肿瘤杂志*, 2001, 23(4):323
304. 郁宝铭, 蒋家堤, 王春一, 等. 949 例直肠中下段癌的外科治疗. 中华外科杂志, 1992, 30:417
305. Heald RJ, Husband EM, Ryall RD. The mesorectum in

rectal cancer surgery-the clue to pelvic recurrence? *Br J Surg*, 1982, 69:613-616

306. Heald RJ, Ryall RH. Recurrence and survival after total mesorectal excision for rectal cancer. *Lancet*, 1986, 28: 1479-1482
307. Heald RJ, Karanjia ND. Results of radical Surgery ,for rectal cancer. *World J Surg*, 1992, 16:848-857
308. 顾晋. 全直肠系膜切除术. *中华外科杂志*, 2004, 42(15): 950-952
309. Enker WE. Total mesorectal excision: the new golden standard of Surgery ,for rectal cancer. *Ann Med*, 1997, 29:127-133
310. Heald RJ, Chir M, Smedh RK, *et al*. Abdominoperineal excision of the retuman: an endangered operation. *Dis Colon Rectum* , 1997, 10:747-751
311. Warren E, Klass H, Tatyana P. Abdominoperineal resection via total mesorectal excision and automatic nerve preservation for low rectal cancer . *World J Surg*, 1997, 21(7):715
312. Sott N, Jackson P, Al-Jaber T, *et al*. Total mesorectal excision and local recurrence: a study of tumor spread in mesorectum distal to rectal cancer. *J Br Surg*, 1995, 82:1034
313. 刘超, 刘宝善. 全直肠系膜切除治疗直肠癌. *中国药科基础与临床杂志*, 2001, 8(1):54-55
314. Ueno H Yamauchi K, hase T, *et al*. Clinicopathological study of intrapelvic Cancer spread to the ilica area in lower rectal adenocarcinoma by serial sectioning. *Br J sutg*, 1999, 86(10):1532-1538
315. Suginara K, Moriya Y, Akasu T, *et al*, peivic autonomic nerve preservation for patients with rectal carcinoma. *Cancer*, 1996, 78(11):1871-1879
316. 董新舒, 赵鹏, 高登群,等. 双吻合器在低位直肠癌治疗中的应用及并发症分析. *大肠肛门病外科杂志*, 2001, 7:11-14
317. 邱辉忠, 林国乐, 吴斌, 等. 双吻合器技术在直肠癌术中的应用. *中国实用外科杂志*,2003, 23(1):47-49.
318. Hojo K, Vernava III AM, Sugihara S, *et al*. Preservation of urine voiding sexual function after rectal cancer surgery. *Dis Colon Rectral*, 1991, 34(7):532
319. 刘忠臣, 董新舒, 刘平果. 保留盆腔神经丛的直肠癌扩大根治术. *中华普通外科杂志*, 2000, 15(11):665-666
320. 汪建平, 杨祖立, 唐远志, 等.直肠癌根治术中盆腔自主神经保留对男性性功能的影响.*中国实用外科杂志*, 2003, 23(1): 44-46
321. Lopez MJ, Monafo. Role of extended resection in the initial treatment of locally advanced colorectal carcinoma. *Surgery*, 1993, 113:365-372
322. Adrian L, Polglase, Paul J, *et al*. Local recurrence after curative anterior resection with principally blunt dissection for carcinoma of the rectum and rectosigmoid. *Dis Colon Rectum* , 2001, 44:947-953
323. Brunshwig A. Complete excision of pelvic viscera for advanced carcinoma. *Cancer*, 1948. 1:177-183
324. Appleby LH. Proctocystectomy: the management of colostomy with ureteral transplants. *Am J Surg*, 1950, 79: 57-60
325. Sarkis HM, John MS, Geoffrey GG, *et al*. Pelvic exenteration for locally advanced rectal carcinoma: factors predicting improved survival. *Surgery*, 1997, 121: 479-487
326. 万远廉, 刘玉村, 马忠泰, 等. 全盆腔脏器切除术联合半骨盆切除治疗局部进展期直肠癌1例报告. *现代外科*, 1996, 2:21
327. Hafner GH, Herrera L, Petrelli, NJ. Morbidity and mortality after pelvic exenteration for colorectal adenocarcinoma. *Ann Surg*, 1992, 215:63-67
328. 万远廉, 徐文怀, 陈如法, 等. 全盆腔脏器切除术治疗局部进展期直肠癌. *中华外科杂志*, 1995, 33:458-460
329. Saito N, Kida K, Takiguchi N, *et al*. Surgery for local pelvic recurrence after resection of rectal cancer. *Int J Col Dis* , 1998, 13:32
330. 万远廉, 吴楠, 刘玉村, 等. 保留肛门的全盆腔脏器联合切除术治疗局部进展期盆腔恶性肿瘤六例. *中华外科杂志*, 2001, 39:812
331. 万远廉, 吴楠, 刘玉村 等. 应用盆腔脏器切除术治疗局部复发性直肠癌. *中华胃肠外科杂志*, 2001, 4:16-18
332. Hida J, Yasutomi M, Maruyama T, *et al*. Results from pelvic exenteration for locally advanced colorectal cancer with lymph node metastasis. *Dis Colon Rectum*, 1998, 41: 165-168
333. 万远廉. 直肠癌的外科治疗. 见: 严仲瑜, 万远廉主编.消化道肿瘤外科学. 北京: 北京大学医学出版社, 2002, 319-347
334. 万远廉, 高嵩. 直肠癌术后局部复发的外科治疗. 见:严仲瑜, 万远廉主编. 消化道肿瘤外科学. 北京: 北京大学医学出版社, 2002, 377-384
335. Hideyuki I, Hiroshi S, Shigeki Y, *et al*. Outcome of total pelvic exenteration for primary rectal cancer. *Dis Colon Rectum* , 2003, 46:474-480
336. Furhman GM, Talamonti MS, Curley SA, *et al*. Sphicter-perserving extended resection for locally advanced rectosigmoid carcinoma involving the urinary bladder. *J Surg Onco*, 1992, 50:77-80
337. Heald RJ, Karanjra ND. Results of radical Surgery for rectal cancer . *World J Surg* , 1992, 16(5):848-857
338. 刘宝善, 许玉成, 王辉, 等.*大肠肛门肿瘤学*, 1998, 30:442-452
339. Satito N, Koda K, Takiguchi N, *et al*. Curative Surgery for local pelvic recurrence of rectal cancer. *Dig Surg*,

2003, 20:192-200
340. 万远廉, 吴楠, 刘玉村, 等.保留肛门的全盆脏器联合切除术治疗局部进展期盆腔恶性肿瘤六例. *中华外科杂志*, 2001, 39:812
341. 严仲瑜,万远廉等.*消化道肿瘤外科学*, 2003, 34:377-384
342. Rodel C, Grabenbauer GG, Matzel KE, *et al*. Extensive Surgery after high-dose preoperative chemoradiotherapy for locally advanced recurrent rectal cancer. *Dis Colon Rectum* , 2000, 43:312-319
343. Bramhall SR, Harrison JD, Burton A, *et al*. Phase Ⅱ trial of radical Surgery for locally advanced pelvic neoplasia. *Br J Surg*, 1999, 86:805-812.
344. Huguier M, Houry S, Barrier A. Local recurrence of cancer of rectum. *Am J Surg*, 2001, 182(5):437
345. 董新舒, 赵鹏, 于志伟, 王锡山. 直肠癌术后局部复发形式及其治疗. *中国实用外科杂志*, 2002, 22 (6):334-336
346. 森武生, 高桥庆一, 大植雅之. 进行直肠癌. *消化器外科*, 2001, 24(13):1897
347. Heald RJ, Moran BJ, Ryall RD, *et al*. The basingstoke experience of total mesorectal excision 1978-1997, *Arch Surg*, 1998, 133:894-899
348. Lopez-Kostner F, Fazio VW, Vignali A, *et al*. Locally recurrent rectal cancer: Predictors and success of salvage surgery. *Dis Colon Rectum* , 2001,44:173-178
349. Obrand DI, Gordon PH. Incidence and patterns of recurrence following curative resection for colorectal carcinoma . *Dis Colon Rectum* , 1997, 40(1):15
350. Adam IJ, Mohamdee MO, Martin IG, *et al*. Role of circumferential margin involvement in the local recurrence of rectal cancer. *Lancet* 1994, 344(8924):707-711
351. Lechner P, Lind P, Binter G, *et al*. Anticarcinoembryonic antigen immunoscintigraphy with a *99m*TcFab'f-ragment(Immu 4™) in primary and recurrent colorectal canner . *Dis Colon Rectum*, 1993, 36(10):930-935
352. Huguire M, Houry S. Treatment of local recurrence of rectal cancer. *Am J Surg*, 1998, 175(4):288
353. Guido HHM, Harm JTR, Hendrik M, *et al*. Abdomino-sacral resection of primary irresectable and lically recurrent rectal cancer. *Dis Colon Rectum*, 2001, 44:231
354. Johannnes Z, Rudolf S, Reinhard W, *et al*. Abdominal resection of recurrent rectal cancer in the sacrum. *Dis Colon Rectum*, 2001, 42:1035
355. Thomson DMP, Krupey J, Freedman SO, *et al*. The radioimmunoassay of circulating carcinoembryonic antigen of the human digestive system. *Proc Natl Acad Sci U S A* , 1969, 64:161
356. Suzuki K, Dozois RR, Devine RM, *et al*. Curative reoperations for locally recurrent rectal cancer. *Dis Colon Rectum* , 1996, 162:379
357. Lopez MJ, Kraybill WG, Downey RS, *et al*. Exenterative Surgery for locally advanced rectosigmoid cancers. Is it worth-while? *Surgery* , 1987, 102:644
358. Pietra N, Sarli L, Costi R, *et al*. Roler of follow-up in managcment of local recurrences of colorected cancer: a prospective, randomized study. *Dis Coln Rectum*, 1998, 41(9):1127-1133
359. Massive hemorrhage from presacral veins during resection of the rectum. *Helv Chir Acta*, 1992 Aug. 59(2): 335-339
360. 张云鹏. 骶前静脉丛解剖学研究. *解剖学杂志*, 2001, 24 (5):469-471
361. 孙自强. 骶前静脉的配布及其临床意义. *浙江医科大学学报*, 1999, 28(1):31-3
362. Presacral hematomas. Diagnosis and treatment.*Dis Colon Rectum*, 1987, 30(2):130-2
363. Losanoff JE, Richman BW, Jones JW. Cyanoacrylate adhesive in management of severe presacral bleeding. *Dis Colon Rectum* , 2002, 45:1118-1119
364. van der Vurst TJ, Bodegom ME, Rakic S, *et al*. Tamponade of presacral hemorrhage with hemostatic sponges fixed to the sacrum with endoscopic helical tackers: report of two cases. *Dis Colon Rectum*, 2004, 47(9): 1550-1553
365. Ayuste E Jr, Roxas MF. Validating the use of rectus muscle fragment welding to control presacral bleeding during rectal mobilization. *Asian J Surg* ,2004, 27(1): 18-21
366. Lamonerie L, Marret E, Deleuze N, *et al*. Prevalence of postoperative bladder distention and urinary retention detected by ultrasound measurement. *Br J Anaesth*, 2004, 92(4):544-546
367. Del Rio C, Sanchez Santos R, Oreja V, *et al*. Long-term urinary dysfunction after rectal cancer surgery. *Colorectal Disease*, 2003, 6:198-202
368. Fujisawa M, Nakamura T, Ohno M, *et al*. Surgical management of the urinary tract in patients with locally advanced colorectal cancer. *Urology*, 2002, 60: 983-987
369. Wagner JR, Russo P. Urologic complications of major pelvic surgery. *Semin Surg Oncol*, 2000, 18:216-228
370. Abdelhady MM, Hassouna MM. Voiding Dysfunction after Pelvic Surgery. Clinics in Colon & Rectal Surgery. *Gynecology and Urology for the Colon and Rectal Surgeon*, 2003, 16(1):13-17
371. Koelbl O, Richter S, Flentje M. Influnce of patient positioning on dose-volume histogram and normal tissue complication probability for small bowel and

bladder in patients receiving pelvic irradiation: a prospective study using a 3D planning system and a radiobiological model. *Int J Radiat Oncol Biol Phys*, 1999, 45:1193

372. Ciatto S, Pacini P. Radiation therapy of recurrences of carcinoma of the rectum and sigmoid after surgery. *Acta Radiol Oncol*, 1982, 21:105
373. Moossa AR, Ree PC, Marks JE, *et al*. Factors influencing local recurrence after abdominoperineal resection for cancer of the rectum and rectosigmoid. *Br J Surg*, 1975, 62:727
374. Rich T, Gunderson LL, Lew R, *et al*. Patterns of recurrence of rectal cancer after potentially curative surgery. *Cancer*, 1983, 52:1317
375. Schild SE, Martenson JA Jr, Gunderson LL, *et al*. Long-term survival and patterns of failure after postoperative radiation therapy for subtotally resected rectal adenocarcinoma. *Int J Radiat Oncol Biol Phys*, 1989, 16:459
376. Miller AR, Martenson Jr JA, Nelson H, *et al*. The incidence and clinical consequencens of treatment-related bowel injury. *Int J Radiat Oncol Biol Phys*, 1999, 43:817
377. Tatsuzaki H, Urie MM, Willett CG. 3-D comparative study of proton vs.x-ray radiation therapy for rectal cancer. *Int J Radiat Oncol Biol Phys*, 1991, 22:369
378. Robertson JM, Yan D, Girimonte PE, *et al*. The potential benefit of intensity modulated radiation therapy (IMRT) for rectal cancer. *Int J Radiat Oncol Biol Phys*, 1999, 45 (Suppl.3) :248
379. Ciernik IF, Dizendorf E, Baumert BG. Radiation treatment planning with an integrated positron emission and computer tomography (PET/CT): a feasibility study. *Int J Radiat Oncol Biol Phys*, 2003, Nov 1, 57(3):853
380. Cox JD, Guse C, Asbell S, *et al*. Tolerance of pelvic normal tissues to hyperfractionated radiation therapy: results of protocol 83-08 of the Radiation Therapy Oncology Group. *Int J Radiat Oncol Biol Phys*, 1988, 15:1331
381. Janjan NA, Crane C, Feig BW, *et al*. Prospective trial of preoperative concomitant boost radiotherapy with continuous infusion 5-fluorouracil for locally advanced rectal cancer. *Int J Radiat Oncol Biol Phys*, 2000, 47:713
382. Movsas B, Hanlon A, Lanciano R, *et al*. Phase I dose escalating trial of hyperfractionated pre-operative chemoradiation for locally advanced rectal cancer. *Int J Radiat Oncol Biol Phys*, 1998, 42:43
383. Myerson RJ, Valentini V, Birnbaum EH, *et al*. A phase I /II trial of three-dimensionally planned concurrent boost radiotherapy and protracted venous infusion of 5-Fu chemotherapy for locally advanced rectal cacinoma. *Int J Radiat Oncol Biol Phys* .2001, 50:1299
384. Diratzouian H, Movsas B,Hanlon AL, *et al*. Phase II trial of preoperative chemoradiation with a hyperfractionated RT boost in locally advanced rectal cancer. *Int J Radiat Oncol Biol Phys*, 2001, 51:10
385. Coucke PA, Cuttat JF, Mirimanoff RO. Adjuvant postoperative accelerated hyperfractionated radiotherapy in rectal cancer: a feasibility study. *Int J Radiat Oncol Biol Phys*, 1993, 27:885
386. Allal AS, Bieri S, Brundler MA, *et al*. Preoperative hyperfractionated radiotherapy for locally advanced rectal cancers: a Phase Ⅰ - Ⅱ trial. *Int J Radiat Oncol Biol Phys*, 2002, 54:1076-1081
387. Papillon J. Retal and Anal Cancers. Berlin, *Springer-verlag*, 1982. 39-50,86-87
388. Lavery IC, Jones IT. Weakley FL, *et al*. Definitive management of rectal cancer by contact (endocavitary) irradiation. *Dis Colon Rectum* , 1987, 30:835
389. Schild SE, Martenson JA, Gunderson LL. Endocavitary radiotherapy of rectal cancer. *Int J Radiat Oncol Biol Phys*, 1996, 34:677-682
390. Gerard JP, Ayzac L,Conquard R, *et al*. Endocavitary irradiation for early rectal carcinomasT1(T2): a series of 101 patients treated with the Papillon's technique. *Int J Radiat Oncol Biol Phys*, 1996, 34:775
391. Aumock A, Birnbaum EH, Fleshman JW, *et al*. Treatment of rectal adenocarcinoma with endocavitary and external beam radiotherapy: results for 199 patients with localized tumors. *Int J Radiat Oncol Biol Phys*, 2001, 51:363
392. Brierley JD, Cummings BJ, Wong CS, *et al*. Adenocacinoma of the rectum treated by radical external radiation therapy. *Int J Radiat Oncol Biol Phys*, 1995, 31:255
393. Crane CH, Janjan NA, Abbruzzese JL, *et al*. Effective pelvic symptom control using initial chemoradiation without colostomy in metastatic rectal cancer. *Int J Radiat Oncol Biol Phys*, 2001, 49:107
394. Wong CS, Cummings BJ, Brierley JD, *et al*. Treatment of locally recurrent rectal carcinoma-results and prognostic factors. *Int J Radiat Oncol Biol Phys*, 1998, 40:427
395. Lingareddy V, Ahmad NR, Mohiuddin M. Palliative reirradiation for recurrent rectal cancer. *Int J Radiat Oncol Biol Phys*, 1997, 38:785
396. Coatmeur O, Truc G, Barillot I. Treatment of T1-T2 rectal tumors by contact therapy and interstitial brachytherapy. *Radiother Oncol* , 2004, 70(2):177
397. Lavertu S, Schild SE, Gunderson LL. Endocavitary ra-

diation therapy for rectal adenocarcinoma: 10-year results. *Am J Clin Oncol*, 2003, 26(5):508

398. Gerard JP, Romestaing P, Chapet O. Radiotherapy alone in the curative treatment of rectal carcinoma. *Lancet Oncol* , 2003, 4(3):158
399. Begum N, Asghar AH, N S, Khan SM. High dose rate intraluminal brachytherapy in combination with external beam radiotherapy for palliative treatment of cancer rectum. *J Coll Physicians Surg Pak* , 2003, 13(11):633
400. Hager T, Gall FP, Hermanek P. Local excision of cancer of the rectum. *Dis Colon Rectum* , 1983, 26:149
401. Hershman MJ, Myint AS, Makin CA. Multi-modality approach in curative local treatment of early rectal carcinomas. *Colorectal Dis*, 2003, 5(5):445
402. Malhotea SL. Dietary factors in a study of cancer colon from Cancer Registry, with special reference to the role of salica milk and fermented milk products and vegetable fibre. *Med Hypotheses* , 1977, 3:122
403. Martenson J, Hyland G. Moertel C, *et al*. Olsalazine is contraindicated during pelvic radiation therapy: Results of a randomized trial. *Prog proc Annu Meet Am Soc Clin Oncol* , 1995, 14:161
404. Martenson JA Jr, Hyland G, Moertel CG, *et al*. Olsalazine is contraindicated during pelvic radiation therapy: Results of a double-blind, randomized clinical trial. *Int J Radiat Oncol Biol Phys*, 1996, 35:299
405. Martenson JA Jr, Schutt AJ, Grado GL, *et al*. Prosperative phase I evaluation of radiation therapy, 5-fluorouracil, and levaraisole in locally advanced gastroiniestinal cancer .*Int J Radiat Oncol Biol Phys*, 1994, 28:439
406. Martin EW Jr, James KK, Hurtubise Pe, *et al*. The use of CEA as an early indicator for gastrointestinal tumor recurrence and second-look procedures. *Cancer* , 1977, 39-440
407. Gunderson LL, Haddock MG, Schild SE. Rectal cancer: Preoperative versus postoperative irradiation as a component of adjuvant treatment. *Semin Radiat Oncol*. 2003, 13(4):419
408. Kapiteijn E, Marijnen CA, Nagtegaal ID, *et al*. Preoperative radiotherapy combined with total mesorectal excision for respectable rectal cancer. N. *Engl. J. Med*, 2001, 345:638
409. Colorectal Cancer Collaborative Group (2001) Adjuvant radiotherapy for rectal cancer: a systematic overview of 8507 patients from 22 randomised trials. *Lancet* 358:1291-1304
410. Tveit KM, Guldvog I, Hage S *et al*. Randomized controlled trial of postoperative radiotherapy and short-term time-scheduled 5-fluorouracil against Surgery, alone in the treatment of Dukes B and C rectal cancer. *Br. J. Surg*, 1997, 84:1130
411. Martling A, Singnomklao T. Prognostic significance of both surgical and pathological assessment of curative resection for rectal cancer. *Br J Surg*, 2004, 91(8):1040-1045
412. Jones DJ, Zaloudik J, James RD, *et al*. Predicting local recurrence of carcinoma of the rectum after preoperative radiotherapy and surgery. *Br J Surg*, 1989, 76:1172-1175
413. Goldberg PA, Nicholls RJ. Prediction of local recurrence and survival of carcinoma of the rectum by surgical and histopathological assessment of local clearance. *Br J Surg*, 1995, 82:1054-1056
414. Meagher AP, Ward RL. Current evidence does not support routine adjuvant radiotherapy for rectal cancer. *ANZ J. Surg*, 2002, 72:835-840
415. O'Connell MJ, Martenson JA, Wieand HS, *et al*. Improving adjuvant therapy of rectal cancer by combining protracted-infusion fluorouracil with radiation therapy after curative surgery. *N Engl J Med*, 1994, 331 (8):502-507
416. Gastrointestinal Tumor Study Group. Prolongation of the disease-free interval in surgically treated rectal carcinoma. *N. Engl. J. Med*, 1985, 312:1465-1472
417. Krook JE, Moertel CG, Gunderson LL, *et al*. Effective surgical adjuvant therapy for high-risk rectal carcinoma. *N. Engl. J. Med*, 1991, 324:709-715
418. Gastrointestinal Tumor Study Group. Radiation therapy and fluorouracil with or without semustine for the treatment of patients with surgical adjuvant adenocarcinoma of the rectum. *J. Clin. Oncol*, 1992, 4:549-557
419. Wolmark N, Weiand HS, Hyams DM *et al*. Randomized trial of postoperative adjuvant chemotherapy with or without radiotherapy for carcinoma of the rectum: National Surgical Adjuvant Breast and Bowel Project protocol R-02. *J Natl Cancer Inst*, 2000, 92:388-396
420. Tepper JE, Connell MJ, Niedzwiecki D, *et al*. Adjuvant therapy in rectal cancer: analysis of stage, sex, and local control — final report of Intergroup 0114. *J Clin Oncol*, 2002, 20:1744-1750
421. Pahlman L. Neoadjuvant and adjuvant radio- and radiochemotherapy of rectal carcinomas. *Int J Colorectal Dis*, 2000, 15:1-8
422. Francois Y, Nemoz CJ, Baulieux J, *et al*. Influence of the interval between preoperative radiation therapy and Surgery, on downstaging and the rate of sphincter-sparing Surgery ,for rectal cancer: the Lyon R90-01 randomized trial. *J Clin Oncol*, 1999, 17:2396-2402

423. Higgins GA, Jr Conn JH, Jordan PH Jr, *et al*. Preoperative radiotherapy for colorectal cancer. *Ann Surg*, 1975, 181:624-631

424. MRC Working Party. The evaluation of low dose preoperative x-ray therapy in the management of operable rectal cancer. results of a randomly controlled trial. *Br J Surg*, 1984, 71:21-25

425. Rider ED, Palmer JA, Mahoney LJ, *et al*. Preoperative irradiation in operable cancer of the rectum: report of the Toronto trial. *Can J Surg*, 1977, 20:335-338

426. Sause WT, Pajak T, Noyes D, *et al*. RTOG 81-15 ECOG 83-23 evaluation of preoperative radiation therapy in operable rectal carcinoma. *Int J Radiat Oncol Biol Phys*, 1993, 27(suppl 1):171-175

427. Boulis Wassif S, Langenhorst BL, Hop WCJ. The contribution of preoperative radiotherapy in the management of borderline operability rectal cancer. In: Jones SE, Salmon SE, eds. Adjuvant Therapy of Cancer II *New York: Grune & Stratton*, 1979, 613-628

428. Gerard A, Buyse M, Nordlinger B, *et al*. Preoperative radiotherapy as adjuvant treatment in rectal cancer: final results of a randomized study of the European Organization for Research and Treatment of Cancer (EORTC). *Ann Surg*, 1988, 208:606-614

429. Skibber JM, Hoff PM, MinskyBD. Cancer of the rectum. In: Devita VT, Hellman S, Rosenberg SA, eds. Cancer: Principles and Practice of Oncology. Sixth. Philadelphia: Lippincott-Williams & Wilkins, 2001, 1271-1318

430. Camma C, Giunta M, Fiorica F, *et al*. Preoperative radiotherapy for respectable rectal cancer. A meta-analysis. *J Amer Med Asso*, 2000, 284:1008-1015

431. Bedrosian I, Rodriguez-Bigas MA, Feig B, *et al*. Predicting the node-negative mesorectum after preoperative chemoradiation for locally advanced rectal carcinoma. *J Gastrointest Surg*, 2004, 8(1):56-62

432. Brown CL, Ternent CA, Thorson AG. Response to preoperative chemoradiation in stage II and III rectal cancer. *Dis Colon Rectum*, 2003, 46(9):1189

433. Shia J, Guillem JG, Moore HG, *et al*.Patterns of morphologic alteration in residual rectal carcinoma following preoperative chemoradiation and their association with long-term outcome. *Am J Surg Pathol*, 2004, 28(2):215-223

434. Read TE, Andujar JE, Caushaj PF. Neoadjuvant therapy for rectal cancer: histologic response of the primary tumor predicts nodal status. *Dis Colon Rectum*, 2004, 47(6):825-831

435. Graf W, Dahlberg M, Osman MM, *et al*. Short-term preoperative radiotherapy results in down-staging of rectal cancer: a study of 1316 patients. *Radiother Oncol*, 1997, 43:133-137

436. Marijnen CAM, Nagtegaal ID, Kranenbarg EK, *et al*. No downstaging after short-term preoperative radiotherapy in rectal cancer patients. *J Clin Oncol*, 2001, 19 (7):1976-1984.

437. Wagman R, Minsky BD, Cohen AM, *et al*. Sphincter preservation with preoperative radiation therapy and colonal anastomosis: long term follow-up. *Int J Radiat Oncol Biol Phys*, 1998, 42:51-57

438. Rouanet P, Saint-Aubert B, Lemanski C, *et al*. Restorative and nonrestorative surgery for low rectal cancer after high-dose radiation: Long-term oncologic and functional results. *Dis Colon Rectum*, 2002, 45:305-315

439. Hyams DM, Mamounas EP, Petrelli N, *et al*. A Clinical trial to evaluate the worth of preoperative multimodality therapy in patients with operable carcinoma of the rectum. A progress report of the National Surgical Adjuvant Breast And Bowel Project protocol R0-3. *Dis Colon Rectum*, 1997, 40:131-139

440. Valentini V, Coco C, Cellini N, *et al*. Preoperative chemoradiation for extraperitoneal T3 rectal cancer: acute toxicity,tumor response ,and sphincter preservation. *Int J Radiat Oncol Biol Phys*, 1998, 40: 1067-1075

441. Grann A, Feng C, Wong D, *et al*. Pre-op combined modality therapy(CMT)for T3 rectal cancer. *Proc ASCO*, 2000, 19:249 a (Abstract)

442. Maghfoor I,Wilkes J,Kuvshinoff B, *et al*. Neoadjuvant chemoradiotheraoy with sphinctersparing surgery for low lying rectal cancer. *Proc ASCO*, 1997, 16:274

443. Mendenhall WM, Bland KI, Copeland EM, *et al*. Does preoperative radiation therapy enhance the probability of local control and survival in high-risk distal rectal cancer. *Ann Surg*, 1992, 215:696

444. Myerson RJ, Michalsi JM,King ML, *et al*. Adjuvant radiation therapy for rectal carcinoma: predictors of outcome. *Int J Radiat Oncol Biol Phys*, 1995, 32(1):41-50

445. Rich TA, Skipper JM, Ajani JA, *et al*. Preoprative infusional chemoirradiation for stage T3 rectal cancer. *Int J Radiat Oncol Biol Phys*, 1995, 32:1025

446. Chari RS, Tyler DS, Anscher MS, Russell L, Clary BM, Hathorn J, Seigler HF. Preoperative radiation and chemotherapy in the treatment of adenocarcinoma of the rectum. *Ann Surg* , 1995, 221:778-786

447. Minsky BD, Cohen AM, Kemeny N, *et al*. Enhancement of radiation-induced downstaging of rectal cancer by fluorouracil and high-dose leucovorin chemotherapy. *J Clin Oncol*. 1992, 10:79-84

448. Bosset JF, Magnin V, Maingon P, *et al*. Preoperative radiochemotherapy in rectal cancer: long term results of a phase Ⅱ trial. *Int J Radiat Oncol Biol Phys*, 2000, 46 (2):323-327

449. Gerard JP, Chapet O, Nemoz C. Improved sphincter preservation in low rectal cancer with high-dose preoperative radiotherapy: the lyon R96-02 randomized trial. *J Clin Oncol*, 2004, 22(12):2404-2409

450. Gentile M, Bucci L, Cerbone D. Evaluation of downstaging as leading concept in sphincter-saving surgery for rectal cancer after preoperative radio-chemotherapy (Preop RCT). *Ann Ital Chir*, 2003, 74(5): 555-558

451. Grann A, Minsky BD, Cohen AM. Preliminary results of preoperative 5-fluorouracil (5-Fu), low dose leucovorin, and concurrent radiation therapy for resectable T3 rectal cancer. *Dis Colon Rectum*, 1997, 40: 515-522

452. Rouanet P, Fabre JM, Dubois JB. Conservative surgery for low rectal carcinoma after high-dose radiation. *Ann Surg*, 1995, 221:67-73

453. Fritzmann J, Hunerbein M, Slisow W. Influence of preoperative (hyperthermic) radiochemotherapy on manometric anal sphincter function in locally advanced rectal cancer. *Strahlenther Onkol*, 2004, 180(5): 281-288

454. Bretagnol F, Troubat H, Laurent C. Long-term functional results after sphincter-saving resection for rectal cancer. *Gastroenterol Clin Biol*, 2004, 28(2):155-159

455. Hoskins RB, Gunderson LL, Dosoretz DE, *et al*. Adjuvant postoperative radiotherapy in carcinoma of the rectum and rectosigmoid . *Cancer*, 1985, 55:61-71

456. Fisher B, Wolmark N, Rockette H, *et al*. Postoperative adjuvant chemotherapy or radiation therapy for rectal cancer: results from NSABP protocol R-01. *J Natl Cancer Inst*, 1988, 80:21-29

457. Rockette H, Deutsch M, Petrelli N, *et al*. Effect of postoperative in Dukes B and C rectal cancer: Results from NSABP R-02. *Proc Am Soc Clin Oncol*, 1994, 13:193

458. Boice JD Jr, Greene MH, Killen JY Jr, *et al*. Leukemia and preleukemia after adjuvant treatment of gastrointestinal cancer with semustine (methyl-CCNU). *New Engl J Med*, 1983, 309:1079-1084

459. Smalley SR, Benedetti J, Williamson S, *et al*. Intergroup 0144: Phase III trial of 5-Fu based chemotherapy regimens plus radiotherapy (XRT) in postoperative adjuvant rectal cancer-Bolus 5-Fu vs prolonged venous infusion (PVI) before and after XRT + PVI vs bolus 5-Fu + leucovorin (LV) + levamisole (LEV) before and after XRT + bolus 5-Fu + LV. *Proc Am Soc Clin Oncol*, 2003, 22:251

460. Tepper JE, O'Connell MJ, Petron GR, *et al*. Adjuvant postoperative fluorouracil-modulated chemotherapy combined with pelvic radiation therapy for rectal cancer: initial results of Intergroup 0114. *J Clin Oncol*, 1997, 15:2030-2039

461. Link KH, Staib L, Bernhart H, *et al*. Acceptance and toxicity of postoperative adjuvant therpy in colon and rectal cancer. *Onkologie*, 1997, 20:235-238

462. Lee J-H, Lee J-H, Ahn J-H, *et al*. Randomized trial postoperative adjuvant therapy in stage II and III rectal cancer to define the optional sequence of chemotherapy and radiotherapy: a preliminary report. *J Clin Oncol*, 2002, 20(7):1751-1758

463. Willett CG, Badizadegan K, ancukiewicz M, *et al*. Prognostic factors in stage T3N0 rectal cancer — do all patients require post-operative pelvic irradiation and chemotherapy? *Dis Colon Rectum*, 1999, 42:167-173

464. Merchant NB, Gulliem JG, Paty PB, *et al*. T3N0 rectal cancer: results following sharp mesorectal excision and no adjuvant therapy. *J Gastrointest Surg*, 1999, 3: 642-647

465. Willett CG, Badizadegan k, Ancukiewicz M, *et al*. Prognostic factors in stage T3N0 rectal cancer: do all patients require postoperative irradiation and chemotherapy? Dis Colon Rectum, 1999, 42:167-173

466. Pahlman L, Glimelius B. Pre- or postoperative radiotherapy in rectal and rectosigmoid carcinoma. *Ann Surg*, 1990, 211:187-195

467. Rolf S, Heinz B, Werner H, *et al*. Preoperative versus postoperative chemoradiotherapy for rectal cancer. *New Engl J Med*, 2004, 351:1731-1740

468. Martijn H, Voogd AC, van de Poll-Franse LV. Improved survival of patients with rectal cancer since 1980: a population-based study. *Eur J Cancer*, 2003, 39 (14):2073-2079

469. Glimelius B, Gronberg H, Jarhult J. A systematic overview of radiation therapy effects in rectal cancer. *Acta Oncol*, 2003, 42(5-6):476-492

470. Leong APK. Selective total mesorectal excision for rectal cancer. *Dis Colon Rectum*, 2000,43:1237-1240

471. Haas-Kock DFM,Baeten CGMI, Jager JJ, *et al*. Prognostic significance of radial margins of clearance in rectal cancer. *Br J Surg*, 1996, 83:781-785

472. Enker WE, Thaler HT, Cranor ML, *et al*. Total mesorectal excision in the operative treatment of carcinoma of the rectum. *J Am Coll Surg*, 1995, 181:335-346

473. Arenas RB, Fichera A, Mhoon D, *et al*. Total mesenteric

excision in the surgical treatment of rectal cancer: a prospective study. *Arch Surg*, 1998,133:608-611

474. Havenga K, Enker WE, Nostein J, *et al*. Improved survival and local control after total mesorectal excision or D3 lymphadnectory in the treatment of primary rectal cancer: a international analysis of 1411 patients. *Eur J Surg Oncol*, 1999, 25:368-374
475. Aitken RJ. Mesorectal excision for rectal cancer. *Br J Surg*, 1996, 83:214-216
476. Carlesn E, Schlichting E, Gudvog I, *et al*. Effect of the introduction of total mesorectal excision for the treatment of rectal cancer. *Br J Surg*, 1998, 85:526-529
477. Dahlberg M, Glimelius B, Pahlman L. Changing stratery for rectal cancer is associated with improved outcome. *Br J Surg*, 1999, 86:379-384
478. Heald RJ, Moran BJ, Ryall RD, *et al*. Rectal cancer. The Basingstoke experience of total mesorectal excision, 1978-1997. *Arch Surg*, 1998, 133:894-899
479. Leroy J, Jamali F, Forbes L. Laparoscopic total mesorectal excision (TME) for rectal cancer surgery: long-term outcomes. *Surg Endosc*, 2004, 18(2):281-289
480. Van Lingen CP, Zeebregts CJ, Gerritsen JJ. Local recurrence of rectal cancer after total mesorectal excision without preoperative radiotherapy. *Int J Gastrointest Cancer*, 2003, 34(2-3):129-134
481. Wibe A, Syse A, Andersen E. Oncological outcomes after total mesorectal excision for cure for cancer of the lower rectum: anterior vs. abdominoperineal resection. *Dis Colon Rectum*, 2004, 47(1):48-58
482. Minsky BD, Cohen AM, Kemeny N, *et al*. Enhancement of radiation induced downstaging of rectal cancer by fluorouracil and high-dose leucovorin chemotherapy. *J Clin Oncol*, 1992, 10:79-84
483. Chan A, Wong A, Langevin J, *et al*. Preoperative concurrent 5-fluorouracil infusion, mitomycin C and pelvic radiation therapy in tethered and fixed rectal carcinoma. *Int J Radiat Oncol Biol Phys*, 1993, 25:791-799
484. Minsky BD, Cohen AM, Kemeny N, *et al*. The efficacy of preoperative 5-fluorouracil, high-dose leucovorin, and sequential radiation therapy for unresectable rectal cancer. *Cancer*, 1993, 71:3486-3492
485. Marsh RD , Chu NM, Vauthey JN, *et al*. Preoperative treatment of patients with locally advanced unresectable rectal adenocarcinoma utilizing continuous chronobiologically shaped 5-fluorouracil infusion and radiation therapy. *Cancer*, 1996, 78:217-225
486. Videtic GM, Fisher BJ, Perera FE, *et al*. Preoperative radiation with concurrent 5-fluorouracil continuous infusion for locally advanced unresectable rectal cancer. *Int J Radiat Oncol Biol Phys*, 1998, 42:319-324
487. R?del C, Grabenbauer GG, Schick CH, *et al*. Preoperative radiation with concurrent 5-fluorouracil for locally advanced T4-primary rectal cancer. *Strahlenther Onkol*, 2000, 176:161-167
488. Sanfilippo NJ, Crane CH, Skibber J, *et al*. T4 rectal cancer treated with preoperative chemoradiation to the posterior pelvis followed by multivisceral resection. patterns of failure and limitations of treatment. *Int J Radiat Oncol Biol Phys*, 2001, 51:176-183
489. Gohl J, Merkel S, Rodel C. Can neoadjuvant radiochemotherapy improve the results of multivisceral resections in advanced rectal carcinoma (cT4a). *Colorectal Dis*, 2003, 5(5):436-441
490. Hu KS, Harrison LB. Results and complications of surgery combined with intraoperative radiation therapy for the treatment of locally advanced or recurrent cancers in the pelvis. *Semin Surg Oncol*, 2000, 18:269-278
491. Nakfoor BM, Willett CG, Shellito PC, *et al*. The impact of 5-fluorouracil and intraoperative electron beam radiation therapy on the outcome of patients with locally advanced primary rectal and rectosigmoid cancer. *Ann Surg*, 1998, 228:194-200
492. Gunderson LL, Nelson H, Martenson JA, *et al*. Locally advanced primary colorectal cancer: intraoperative electron and external beam irradiation +/- 5-Fu. *Int J Radiat Oncol Biol Phys*, 1997, 37:601-614
493. Atektiar KM, Zelefsky MJ, Paty PB, *et al*. High-dose-rate intraoperative brachytherapy for recurrent colorectal cancer. *Int J Radiat Oncol Biol Phys*, 2000, 48:219-226
494. Mannaerts GH, Martijn H, Crommelin MA, *et al*. Intraoperative electron beam radiation therapy for locally recurrent rectal carcinoma. *Int J Radiat Oncol Biol Phys*, 1999, 45:297-308
495. Mannaerts GH, Martijn H, Crommelin MA, *et al*. Feasibility and first results of multimodality treatment, combining EBRT, extensive surgery, and IORT in locally advanced primary rectal cancer. *Int J Radiat Oncol Biol Phys*, 2000, 47:425-433
496. Eble MJ, Lehnert T, Treiber M, *et al*. Moderate dose intraoperative and external beam radiotherapy for locally recurrent rectal carcinoma. *Radiother Oncol*, 1998, 49:169-174
497. Nuyttens JJ, Kolkman-Deurloo IK, Vermaas M. High-dose-rate intraoperative radiotherapy for close or positive margins in patients with locally advanced or recurrent rectal cancer. *Int J Radiat Oncol Biol Phys*, 2004, 58(1):106-112

498. Minsky BD, Mies C, Rich TA, *et al*. Potentially curative surgery of colon cancer patterns of failure and survival. *J Clin Oncol*, 1988, 6:106-118
499. Enker WE. Total mesorectal excision - the new golden standard of surgery for rectal cancer. *Ann Med*, 1997, 29:127-133
500. Sauer R. Adjuvant and Neoadjuvant Radiotherapy and Concurrent Radiochemotherapy for Rectal Cancer. *Pathology Oncology Research*, 2002, 8(1):7-17
501. Hermanek P, Wiebelt H, Staimmer D, *et al*. Prognostic factors of rectum carcinoma. Experience of the German Multicenter Study SGCRC. *Tumori*, 1995, 81:60-63
502. Hohenberger W. The effect of specialization or organization in rectal cancer surgery. In: Soreide O, Norstein J, eds. Rectal cancer surgery. *Berlin: Springer*, 1996. 353-363
503. Lindel K, Willett CG, Shellito PC, *et al*. Intraoperative radiation therapy for locally advanced recurrent rectal or rectosigmoid cancer. *Radiother Oncol*, 2001, 58:83-87
504. Alekitat KM, Zelefsky MJ, Paty PB, *et al*. High dose rate intraoperative brachytherapy for recurrent colorectal cancer. *Int J Radiat Oncol Biol Phys*, 2000, 48:219-226
505. Haddock MG, Gunderson LL, Nelson H, *et al*. Intraoperative irradiation for locally recurrent colorectal cancer in previously irradiated patients. *Int J Radiat Oncol Biol Phys*, 2001, 49(5):1267-1274
506. Gunderson L, Nelson H, Martenson J, *et al*. Locally advanced primary and recurrent colorectal cancer: Disease control and survival with IOERT containing regimens. *Int J Radiat Oncol Biol Phys*, 1995, 32(suppl1):267
507. Willett CG, Shellito PC, Tepper JE, *et al*. Intraoperative electron beam radiation therapy for recurrent locally advanced rectal or rectosigmioid carcinoma. *Cancer*, 1991, 67:1504-1508
508. Wiggers T, Mannaerts GH, Marinelli AW. Surgery for locally recurrent rectal cancer. *Colorectal Dis*, 2003, 5 (5):504-507
509. Haddock MG, Gunderson LL, Nelson H, *et al*. Intraoperative irradiation for locally recurrent colorectal in previously irradiated patients. *Int J Radiat Oncol Biol Phys*, 2001, 49:1267-1274.
510. Juffermans JH, Hanssens PE, van Putten WL. Reirradiation and hyperthermia in rectal carcinoma: a retrospective study on palliative effect. *Cancer*, 2003, 98(8):1759-1766
511. Bosset JF, Calais G, Daban A. Preoperative chemoradiotherapy versus preoperative radiotherapy in rectal cancer patients: assessment of acute toxicity and treatment compliance. Report of the 22921 randomised trial conducted by the EORTC Radiotherapy Group. *Eur J Cancer*, 2004 , 40(2):219-224
512. Luna-Perez P, Rodriguez-Ramirez S, Vega J. Morbidity and mortality following abdominoperineal resection for low rectal adenocarcinoma. *Rev Invest Clin*, 2001, 53(5):388-395
513. Valero G, Lujan JA, Hernandez Q. Neoadjuvant radiation and chemotherapy in rectal cancer does not increase postoperative complications. *Int J Colorectal Dis*, 2003 , 18(6):495-499
514. Sauer R, Fietkau R, Wittekind C. Adjuvant vs. neoadjuvant radiochemotherapy for locally advanced rectal cancer: the German trial CAO/ARO/AIO-94. *Colorectal Dis*, 2003, 5(5):406-415
515. King M, Tolan S, Giridharan S. Late toxicity after short course preoperative radiotherapy and total mesorectal excision for resectable rectal cancer. *Clin Oncol (R Coll Radiol)*, 2003, 15(5):233-236
516. Piroth MD, Hensley F, Wannenmacher M. Male gonadal dose in adjuvant 3-d-pelvic irradiation after anterior resection of rectal cancer. Influence to fertility. *Strahlenther Onkol*, 2003, 179(11):754-759
517. Dueland S, Guren MG, Olsen DR. Radiation therapy induced changes in male sex hormone levels in rectal cancer patients. *Radiother Oncol*, 2003, 68(3):249-254
518. Dunst J,Semilin S,Pigorsch S, *et al*. Intermittent use of amifostine during postoperative radiochemotherapy and acute toxicity in rectal cancer patients. *Strahlenther Oncol*, 2000, 176:416-421
519. Myerson R, Zobeiri I, Birnbaum E, *et al*. Early results from a Phase I-II radiation dose-escalation study with concurrent amifostine and infusional 5-fluorouracil chemotherapy for Preoperative treatment of unresectable or locally recurrent rectal cancer. *Semin Oncol*, 2002, 29(Suppl):29-33
520. Valentini V, Morganti AG, Romestaing P, *et al*. Raltitrexed and oxaliplatin preliminary results of a Phase II study of chemoradiation with preoperative treatment of stage II/III respectable rectal cancer. *Proc Am Soc Clin Oncol*, 2002, 21:151
521. Schele C, Frisco ML, Puriarella S, *et al*. A Phase I-II study of weekly oxaliplatin, 5-Fu continuous infusion and preoperative radiotherapy in locally advanced rectal cancer. *Ann Oncol*, 2005, 16(7):1140-1146
522. Rosenthal DI, Catalano D, Haller DG, *et al*. ECOG 1297: a Phase I study of preoperative radiation therapy (RT) with concurrent protract continuous infusion 5-Fu and dose escalating oxaliplatin followed by surgery, Adjuvant 5-Fu leucovorin locally advanced($T_{3/4}$) rectal adenocacinoma. *Proc Am Soc Clin Oncol*, 2003, Ab-

stract 1094

523. Gambacorta MA, Valentini V, Coco C. Chemoradiation with raltitrexed and oxaliplatin in preoperative treatment of stage II-III resectable rectal cancer: Phase I and II studies. *Int J Radiat Oncol Biol Phys*, 2004, 60(1):139-148

524. Mitchell E, Anne P, Fry R, *et al*. Chemoradiation with CPT-11, 5-Fuin neoadjuvant treatment of locally advanced or recurrent adenocacinoma of the rectum: a Phase I /II update. *Proc Am Soc Clin Oncol*, 2003, 22:262

525. Mehta VK, Cho C, Ford JM, *et al*. Phase II trial of preoperative 3D conformal radiotherapy, protracted venous infusion 5-flourouracil and weekly CPT-11, followed by surgery for ultrasound-staged T3 rectal cancer. *Int J Radiat Oncol Biol Phys*, 2003, 55:132-137

526. Valentini V, Doglietto GB, Morganti AG, *et al*. Preoperative chemoradiation with raltitrexed (Tomudex) for T2/N+and T3/N+ rectal cancers: a Phase I study. *Eur J Cancer*, 2001, 37:2050-2055

527. Madajewicz S, Hentschel P, Burns P, *et al*. Phase I Chemotherapy study of biochemical modulation of folinic acid and fluorouracil by gemcitabine in patients with solid tumor malignancies. *J Clin Oncol*, 2000, 15:3553-3557

528. Hoff PM, Royce M, Medgyesy D, *et al*. Oral fluoropyrimidines. *Semin Oncol*, 1999, 26:640-646

529. Douillard JY, Hoff PM, Skillings JR, *et al*. Multicenter phase III study of uracil/tegafur and oral leucovorin versus fluorouracil and leucovorin in patients with previously untreated metastatic colorectal cancer. *J Clin Oncol*, 2002, 20 (17):3605-3616

530. Carmichael J, Popiela T, Radstone D, *et al*. Randomized comparative study of tegafur/uracil and oral leucovorin versus parenteral fluorouracil and leucovorin in patients with previously untreated metastatic colorectal cancer. *J Clin Oncol*, 2002, 20:3617-3627

531. Hoff PM, Janjan N, Saad ED, *et al*. Phase I study of preoperative Oral uracil and tegafur plus leucovorin and radiantion therapy in rectal cancer . *J Clin Oncol*, 2000, 18:3529-3534

532. De la Torre A, Ramos S, Valcarcel FJ, *et al*. Phase II study of radiochemotherapy with UFT and low-dose oral leucovorin in patients with unresectable rectal cancer. *Int J Radiat Oncol Biol Phys*, 1999, 45:629-634

533. Rich T. Capecitabine and radiation therapy for advanced gastrointestinal malignancies. *Oncology*, 2002, 16 (14): 27-30

534. Dunst J, Reese T, Sutter T, *et al*. Phase I trial evaluating the concurrent combination of radiotherapy and capecitabine in rectal cancer. *J Clin Oncol*, 2002, 20: 3983-3991

535. Dunst J, Reese T, Hoelscher V, *et al*. Capecitabine combined with radiotherapy as neoadjuvant treatment of locally advanced rectal cancer. *Proc Am Soc Clin Oncol*, 2003, Abstract 1113

536. Kim J-S, Kim J-S, Cho M-J, *et al*. Preoperative chemoradiation using oral capecitabine in locally advanced rectal cancer. *Int J Radiat Oncol Biol Phys*, 2002, 54:403-708

537. Joo YE, Kim HS, Min SW, *et al*. Expression of cyclooxygenase-2 protein in colorectal carcinomas. *Int J Gastrointest Cancer*, 2002, 31:147-154

538. Funaki H, Nishimura G, Harada S, *et al*. Expression of vascular endothelial growth factor D is associated with lymph node metastasis in human colorectal carcinoma. *Oncology*, 2003, 64:416-422

539. Bruns CJ, Liu W, Davis DW, *et al*. Vascular endothelial growth factor is an in vitro survival factor for tumor endothelium in a murine model of colorectal carcinoma liver metastases. *Cancer*, 2000, 89:488-499

540. Hurwitz H, Fehrenbacher L, Cartwright T, *et al*. Bevacizumab (Avastin, a monoclonal antibody to vascular endothelial growth factor) prolongs survival in first-line colorectal cancer (CRC): results of a Phase III trial of bevacizumab in combination with bolus IFL (irinotecan, 5-fluorouracil, leucovorin) as first-line therapy in subjects with metastatic CRC. *Proc Am Soc Clin Oncol*, 2003, 22:2107

541. Edler D, Hallatrom M, Johnson PG, *et al*. Thymidylate synthase expression: an independent prognostic factor for local recurrence, distant metastasis, disease-free and overall survival in rectal cancer. *Clin Cancer Res*, 2000, 6:1378-1384

542. O"Connell MJ, Schaid DJ, Ganju V, *et al*. Current atatus of adjuvant chemotherapy for colorectal cancer: Can molecular markers play a role in predicting prognosis? *Cancer*, 1992, 70(suppl 6):1732-1739

543. Jen J, Kim H, Piantadosi S, *et al*. Allelic loss of chromosome 18q and prognosis in colorectal cancer. *New Engl J Med*, 1994, 331:213-221

544. Kern SE, Fearon ER, Tersmette KW, *et al*. Clinical and pathological associations with allelic loss in colorectal carcinoma. *Jama*, 1989, 261:3099-3103

545. Peters GJ, van der Wilt CL, van Groeningen CJ, *et al*. Thymidylate synthase inhibition after administration of fluorouracil with or without leucovorin in colon cancer patients: Implicarions for treatment with fluorouracil. *J Clin Oncol*, 1994, 12:2035-2042

546. Witzig TE, Loprinzi CL, Gonchoroff NJ, *et al*. DNA

ploidy and cell kinetic measurements as predictors of recurrence and survival in stages B2 and C colorental adencarcinoma. *Cancer*, 1991, 68:879-888
547. Pajkos G, Kiss I, Sandor J, Ember I, Kishazi P. Prognostic value of the presence of the mutation of the codons 12, 13 and 61 in K-ras oncogene in colorectal cancer. *Orv Hetil*, 1999, 140:1673-1679
548. Zeng ZS, Sarkis AS, Zhang ZF, *et al*. P53 nuclear overexpression: an independent predictor of survival in lymph node-positive colorectal cancer patients. *J Clin Oncol*, 1994, 12:2043-2050
549. Hemminki A, Mecklin JP, Jarvinen H, *et al*. Microsatellite instability is a favorable prognostic indicator in patients with colorectal cancer receiving chemotherapy. *Gastroenterology*, 2000, 119:921-928
550. Reerink O, Karrenbeld A, Plukker JT. Molecular prognostic factors in locally irresectable rectal cancer treated preoperatively by chemo-radiotherapy. *Anticancer Res*, 2004 , 24:1217-1222
551. Stift A, Prager G, Selzer E. The early response of p53-dependent proteins during radiotherapy in human rectal carcinoma and in adjacent normal tissue. *Int J Oncol*, 2003 , 23(5):1269-1275
552. Marijnen CA, Nagtegaal ID, Mulder-Stapel AA. High intrinsic apoptosis, but not radiation-induced apoptosis, predicts better survival in rectal carcinoma patients. *Int J Radiat Oncol Biol Phys*, 2003 Oct , 57(2): 434-443
553. Ries LAC, Eisner mp, Kosary CL, *et al*. SEER Cancer statishcs Review 1975-2001.In : NIH, Bethesda, MD. http://seer.cancer.gov/csr/1975-2001, 2004
554. 何友兼、向晓娟等. 晚期结直肠癌全身化疗的研究进展. *实用肿瘤杂志*, 200, 18(2):91-93
555. Thirion P, michiess, Pignon JP,et al. Mudulation of fluorouracil by leucovorin in patients with advanced colorectal Cancer :an updated meta-analysis. *J Clin Oncol*, 2005,23(6):1337-1338
556. Efficacy of intravenous continuous infusion of fluorouracil compared with bolus administration in advanced colorectal cancer. Meta-analysis Group in Cancer. *J Clin Oncol*, 1998, 16(1):301-308
557. de Gromont A, Bosset JF, Milan C, *et al*. Randomized trial comparing monthly low-dose leucovorin and fluorouracil bolus with pimonthly high-dose leucovorin and fluorouracil bolus plus continthous infusion for advanced colorectal Cancer: a French intergroup stady. *J Clin Oncol*, 1997, 15(2):808-815
558. CunninghamD, ZalcbergJ, MarounJ, *et al*. Efficacy, tolerability and management of raltitrexed (Tomudex) monotherapy in patients with advanced colorectal Canner, a review of phase Ⅱ / Ⅲ trial. *Eur J Cancer*, 2002, 38(4):478-486
559. Shirao K, Hoff pm, Ohtsu A, *et al*. comparison of the efficacy, toxicity, and pharma cokinetics of a uracil/ tegafur(UFT)plus oral leucovorin(LV)regemen between Japanese and American patients with advanced colorectal Cancer: joint United States and Japan study of UFT/LV. *J Clin Oncol* 2004, 22(17):3441-3442
560. Douillard TY, Hoff pm, Skillings JR, *et al*. multicenter phase Ⅲ study of uracil/tegafur and oral leucovorin versus fluorouracil and leucovorin in patients with previously untreated metastatic colorectal Cancer, *J Clin Oncol* 2002, 20(17):3605-3616
561. Van Cutsen E, Hoff pm, Harper P, *et al*. Oral Capecitabin vs intravenous 5-Fu and leucovorin: integrated efficacy data and hovel analysis from two large, randomized, phase Ⅲ trials. *Br J Cancer*, 2004, 90(6): 1190-1197
562. Endreseth BH, *et al*. Transanal excision vs. major surgery for T1 rectal cancer. *Dis Colon Rectum*, 2005, 48 (7): 1380-1388
563. Weiser MR, *et al*. Surgical salvage of recurrent rectal cancer after transanal excision. *Dis Colon Rectum*, 2005, 48 (6):1169-1175
564. Rembacken BJ, *et al*. Images of early rectal cancer. *Endoscopy*, 2004, 36 (3):223-233
565. Visser BC, *et al*. Local therapy for rectal cancer. *Surg Oncol*,2001, 10 (1-2):61-69
566. Mellgren A, *et al*. Is local excision adequate therapy for early rectal cancer? *Dis Colon Rectum*, 2000, 43 (8): 1064-1071
567. Valentini V, *et al*. Local excision and external beam radiotherapy in early rectal cancer. *Int J Radiat Oncol Biol Phys*, 1996, 35 (4):759-64
568. Arnell T, Stamos MJ, Takahashi P, *et al*. Colonic stents in colorectal obstruction. *Am Surg* , 1998, 64(10):986-988
569. Tekkis PP, Kinsman R, Thompson MR, *et al*. The Association of Coloproctology of Great Britain and Ireland study of large bowel obstruction caused by colorectal cancer. *Ann Surg*, 2004, 240(1):76-81
570. Stoyanov H, Julianov A, Valtchev D, *et al*. Results of the treatment of colorectal cancer complicated by obstruction. *Wien Klin Wochenschr* , 1998, 110(7):262-265
571. 喻德洪. 梗阻性大肠癌. 见: 喻德洪主编.现代肛肠外科学. 北京: 人民军医出版社, 1997. 985-387
572. 郁宝铭. 直肠癌. 见: 王吉甫主编.胃肠外科学. 北京: 人民卫生出版社, 2000. 1109-1126
573. 孟荣贵. 肛管直肠的胚胎、解剖和生理. 见: 王吉甫主编.

胃肠外科学. 北京: 人民卫生出版社, 2000. 987-991
574. 朱立元. 结肠的生理. 见: 王吉甫主编. 胃肠外科学. 北京: 人民卫生出版社, 2000. 732-741
575. Nemes R, Vasile I, Curca T, *et al.* Acute bowel obstruction - the main complication of colorectal cancer. Therapeutical options. *Rom J Gastroenterol*, 2004, 13 (2):109-112
576. 郑树. 大肠疾病.见: 王吉甫主编. 胃肠外科学. 北京: 人民卫生出版社, 2000. 920-939
577. 吕厚山主译. 结肠与直肠外科学. 第四版. 北京, 2002. 568-776
578. Makin GB, Breen DJ, Monson JR. The impact of new technology on surgery for colorectal cancer. *World J Gastroenterol* , 2001, 7(5):612-621
579. Ripamonti C, Twycross R, Baines M, *et al.* Clinical-practice recommendations for the management of bowel obstruction in patients with end-stage cancer. *Support Care Cancer*, 2001, 9(4):223-233
580. 刘超. 梗阻性大肠癌的手术. 见: 刘宝善等主编. 大肠肛门肿瘤学. 四川: 四川科学技术出版社, 1998. 398-405
581. Deen KI, Madoff RD, Goldberg SM, Rothenberger DA. Surgical management of left colon obstruction: the University of Minnesota experience. *J Am Coll Surg* , 1998, 187(6):573-576
582. Smothers L, Hynan L, Fleming J, Turnage R, *et al.* Emergency surgery for colon carcinoma. *Dis Colon Rectum* , 2003, 46(1):24-30
583. Pisanu A, Piu S, Altana ML, *et al.* One-stage treatment of obstructing colorectal cancer. *Chir Ital*, 2002, 54(3): 267-274
584. Huang TJ, Wang JY, Lee LW , *et al.* Emergency one-stage surgery for obstructing left-sided colorectal carcinomas. *Kaohsiung J Med Sci*, 2002, 18(7):323-328
585. Zorcolo L, Covotta L, Carlomagno N, *et al.* Safety of primary anastomosis in emergency colo-rectal surgery. *Colorectal Di* , 2003, 5(3):262-269
586. Cummins ER, Vick KD, Poole GV. Incurable colorectal carcinoma: the role of surgical palliation. *Am Surg* , 2004, 70(5):433-437
587. Tamim WZ, Ghellai A, Counihan TC, *et al.* Experience with endoluminal colonic wall stents for the management of large bowel obstruction for benign and malignant disease. *Arch Surg*, 2000, 135(4):434-438
588. Piccinni G, Angrisano A, Testini M,et al. Definitive palliation for neoplastic colonic obstruction using enteral stents: personal case-series with literature review. *World J Gastroenterol* , 2004, 10(5):758-764
589. Bhardwaj R, Parker MC. Palliative therapy of colorectal carcinoma: stent or surgery? *Colorectal Dis*, 2003, 5(5): 518-521
590. Dohmoto M, Hunerbein M, Schlag PM. Application of rectal stents for palliation of obstructing rectosigmoid cancer. *Surg Endosc*, 1997, 11(7):758-761
591. Tjandra JJ, Reading DM, McLachlan SA, *et al.* Phase II clinical trial of preoperative combined chemoradiation for T3 and T4 resectable rectal cancer: preliminary results. *Dis Colon Rectum* , 2001, 44(8):1113-1122
592. Tai LS, Chia YW. Endoscopic Nd: YAG laser treatment of inoperable lower gastrointestinal cancer. *Ann Acad Med Singapore*, 1996, 25(5):712-716
593. Fitchett CW, Hoffman GC. Obstructing malignant lesions of the colon. *Surg Clin North Am* ,1986, 66(4): 807-820
594. Mullen JL, Buzby GP, Matthews DC, Smale BF, Rosato EF. Reduction of operative morbidity and mortality by combined preoperative and postoperative nutritional support. *Ann Surg*, 1980, 192(5):604-613
595. Persson CR, Johansson BB, Sjoden PO, Glimelius BL. A randomized study of nutritional support in patients with colorectal and gastric cancer. *Nutr Cancer*,2002, 42(1):48-58
596. Barrier A, Ferro L, Houry S, Lacaine F, Huguier M. Rectal cancer surgery in patients more than 80 years of age. *Am J Surg* , 2003, 185(1):54-57
597. Shankar A, Taylor I. Treatment of colorectal cancer in patients aged over 75. *Eur J Surg Oncol* , 1998, 24(5): 391-395
598. Watanabe M, Hasegawa H, Yamamoto S, Baba H, Kitajima M. Laparoscopic surgery for stage I colorectal cancer. *Surg Endosc*, 2003, 17(8):1274-1277
599. Schwandner O, Schiedeck TH, Bruch HP. Stoma creation for fecal diversion: is the laparoscopic technique appropriate? *Int J Colorectal Dis*, 1998, 13(5-6):251-255
600. Sarela AI, Guthrie JA, Seymour MT,et al. Non-operative management of the primary tumour in patients with incurable stage IV colorectal cancer. *Br J Surg*, 2001, 88(10):1352-1356
601. Watson AJ, Shanmugam V, Mackay I. *et al.* Outcomes after placement of colorectal stents. *Colorectal Dis*, 2005, 7(1):70-73
602. Zucchetti F, Negro F, Matera D, *et al.* Colorectal cancer: obstruction is an independent negative prognostic factor after radical resection. *Ann Ital Chir*, 2002, 73(4): 421-425
603. Carraro PG, Segala M, Cesana BM, *et al.* Obstructing colonic cancer: failure and survival patterns over a ten-year follow-up after one-stage curative surgery. *Dis Colon Rectum* , 2001, 44(2):243-250

604. 喻得洪著, 现代肛肠外科学. 北京：人民军医出版社, 1997
605. 孙金富. 结、直肠癌急性穿孔. *中国普通外科杂志*, 1999, 8(6):461-462
606. 沈茂荣. 46例穿孔性结直肠癌的临床分析. *浙江临床医学*, 2002, 4(5):338-339
607. Han-ShiangChen, Shyr-Ming, Sheen-Chen. Obstruction and Perforation in Colorectal adenocarcinoma. *Surg*, 2000, 127:370-375
608. Msndava N, Kumar S, Puzzi WF, *et al*. Perforation colorectal carcinoma. *Am J Surg*, 1996, 172:236-238
609. 季加孚. 结直肠癌肝转移的治疗策略. *中国实用外科杂志*, 2004, 24(7):398-400
610. Pazdur R. Irinotecan toward clinical end points in drug development. *Oncology*, 1998,12(suppl 8):13-21
611. Cunningham D, pyrhonen S, James RD, *et al*. Randomsied trail of Irinotecan puls supportive care versus supportive care alone after fluorouracil failure for patients with metastatic colorectal cancer. *Lancet*, 1998, 352:1413-1428
612. Rougter P, Van cutsem E, Bajetta E, *et al*. Randomsied trial of Irinotecan versus flourouracil by continuous infusion after fluorouracil failure in patients with metastatic colorectal cancer. *Lancet*, 1998, 352:1407-1412
613. Gramont A, Bosset JF, Milan C, *et al*. Randomzied trial comparing monthly low dose leucovorin and flourouracil bolus with bimonthly high dose leucovorin and fluorouracil bolus puls continuous infusion for advanced colorectal cancer: a French intergroup study. *J Clin Oncol*, 1997, 15:808-815
614. Saltz LB, Cox JV, Blanck C, *et al*. Irinotecan plus flourouracil and lecovoren for metastatic colorectal cancer. Irinotecan Study Group. *New Engl J Med*, 2000, 343:905-914
615. Douillard JY, Cunningham D, Routh AD, *et al*. Irinotecan combined with fluorouracil compared with fluorouracil alone as first line treatment for metastatic colorectal cancer. A multicentre randomsied trail. *Lancet*, 2000, 355:1041-1047
616. De Gramont A, Tournigand C, Louvet C, *et al*. The GERCOR. Oxaliplatin, folinic acid and 5-flpurouracil in pretreated patients with metastatic advanced cancer. *Rev Med Interne*, 1997, 18:769-775
617. de Gramont A, Tournigand C, Louvet C, *et al*. Oxilipaltin with high dose lecovorin and 5-flourouracil 48 hours continuous infusion in pretreated metastatic colorectal cancer. *Eur J Cancer*, 1997, 33:214-219
618. Andre T, Louvet C, Raymond E, *et al*. Bimonthly high dose leucovoren, 5-flourouracil and oxaliplatin for metastatic colorectal cancer resistant to the same leucovoren and 5-flourouracil regimen. *Ann Oncol*, 1998, 9:1251-1253
619. De Gramont A, figer A, Seymour M, *et al*. Leucovoren and flourouracil with or without oxaliplatin as first line treatment in advanced colorectal cancer. *J Clin Oncol*, 2000, 18:2938-2947
620. Maindrault-Goebel F, Louvet C, Andre T, *et al*. Oxaliplatin added to the simplifed bimonthly leucovoren and 5-flourouracil regimen as second line therapy for metastatic colorectal cancer . *Eur J Cancer*, 1999, 35:1338-1342
621. Maindrault-Goebel F, de Gramont A, Louvet C, *et al*. Oncology Multidisciplinary Research Group(GERCOR). High dose intensity oxaliplitin added to the simplified bimonthly leucovoren and 5-flourouracil regimen as second line therapy for metastatic colorectal cancer (FOLFOX7). *Eur J Cancer* , 2001, 37:1000-1005
622. Rothenberg M, Oza A, Burger B, *et al*. Phase III trial of bolus + infusional 5-Fu/leucovoren vs oxaliplatin vs the combination in patients with recurrent metastatic colorectal cancer following irinotecan, bolus 5-flourouracil and leucovorin: interim results. Presented at the 27th European Society for Medical Oncology. Nice, France. *October* 18-22, 2002
623. Twelves C, Boyer M, Findlay M, *et al*. capecitabine (xeloda) improves medical resource use compared with 5-flourouracil plus leucovorin in a phase III trail conducted in patients with advanced colorectal cancer. *Eur J Cancer*, 2001, 37:597-604
624. Hoff PM, Ansail R, Baltlst G, *et al*. Comparasion of oral capecitabine versus intraveinous flourouracil plus leucovorin as first line treatment in 605 patients with metastatic colorectal cancer: results of a randomized phase III study. *J Clin Oncol*, 2001, 19:2082-2092
625. Schleucher N, Tewes M, Achterrath W, *et al*. Extended phase I study of capecitabine in combination with a weekly schedule of irinotecan as first-line chemotherapy in metastatic colorectal cancer. *Proc Annu Meet Am Soc Clin Oncol*, 2001, 20:561
626. Kerr DJ, Ten Bokkel Huinink WW, Ferry DR, *et al*. A phase I/II study of CPT-11 in combination with capecitabine as first line chemotherapy for metastatic colorectal cancer (MCRC). *Proc Annu Meet Am Soc Clin Oncol*, 2002, 21:643
627. Cassata A, Stani S, Alú M, *et al*. Ongoing phase II trial with two schedules of irinotecan (CPT-11) in combination with capecitabine as first line chemotherapy in patients with advanced colorectal cancer (ACRC). *Proc*

Annu Meet Am Soc Clin Oncol, 2001, 20:573

628. Tabernero J, Butts CA, Cassidy J, *et al*. Capecitabine and oxaliplatin in combination (Xelox) as first line therapy for patients (pts) with metastatic colorectal cancer (MCRC): results of an international multicenter phase II trial. *Proc Annu Meet Am Soc Clin Oncol*, 2002, 21:531
629. Jordan K, Grothey A, Kellner O, *et al*. Randomized phase II trial of capecitabine plus irinotecan vs capecitabine plus oxaliplatin as first-line therapy in advanced colorectal cancer (ACRC): results of an interim analysis. *Proc Annu Meet Am Soc Clin Oncol*, 2002, 21:2225
630. Scheele J, Stang R, Altendorf-Hofmann A, *et al*. Resection of colorectal liver metastases. *World J Surg*, 1995 : 59-71
631. Gayowski TJ, Iwatsuki S, Madariaga SR, *et al*. Experience in hepatic resection for metastatic colorectal cancer. Analysis of clinical and pathological risk factors. *Surg*, 1994:703-711
632. Fortner JG, Silva JS, Golbey RB. Multivariate analysis of a personal series of 247 consecutive patients with liver metastases from colorectal cancer. Treatment by hepatic resection. *Ann Surg* , 1984:306-316
633. Doci R, Gennari L, Bignami P. 100 patients with hepatic metastases from colorectal cancer treated by resection. Analysis of prognostic determinants. *Br J Surg*, 1991:797-801
634. Hughes KS. Resection of the liver for colorectal carcinoma metastase multi-institutional study of indications for resection. *Surg*, 1988:278-288
635. Yamamoto J, Shimada K, Kosuge T, *et al*. Factors influencing survival of patients undergoing hepatectomy for colorectal metastases. *Br J Surg*, 1999:332-337
636. Kokudo N, Miki Y, Sugai S, *et al*. Genetic and histological assessment of surgical margins in resected liver metastases from colorectal carcinoma, minimum surgical margins for successful resection. *Arch Surg*, 2002: 833-840
637. Hughes KS, *et al*. Resection of the liver for colorectal carcinoma metastases multi-institutional study of long-term survivors. *Dis Colon Recturm*, 1988:1-4
638. Nordlinger B, Guiguet M, *et al*. Surgical resection of colorectal carcinoma metastases to the liver. A prognostic scoring system to improve case selection, based on 1568 patients. *Cancer*, 1996:1254-1262
639. Ambiru S, Miyazaki M, *et al*. Hepatic resection for colorectal metastases analysis of prognostic factors. *Dis Colon Rectum*, 1999:632-639
640. Rougier P, Milan C, *et al*. Prospective study of prognostic factors in patients with unresected hepatic metastases from colorectal cancer. *Br J Surg*, 1995:1397-1400
641. Younes RN, Rogatko A, Brennan MF, *et al*. The influence of intraoperative hypotension and perioperative blood transfusion on disease-free survival in patients with complete resection of colorectal liver metastases. *Ann Surg*, 1991: 107-113
642. Jatzko GR, Lisborg PH, *et al*. Hepatic resection for metastases from colorectal carcinoma survival analysis. *Eur J Cancer* , 1995:41-46
643. Jaeck D, Bachellier P, Guigue M, *et al*. Long-term survival following resection of colorectal hepatic metastases. Association Franaise de Chirurgie. *Br J Surg*, 1997:977-980
644. Meta-Analysis Group in Cancer: Reappraisal of hepatic arterial infusion in the treatment of non resectable liver metastases from colorectal cancer. *J Natl Cancer Inst*, 1996, 88:252-258
645. Lorenz M, Muller HH, *et al*: German Cooperative Group on Liver Metastases. Randomized multicenter trial of fluorouracil plus leucovorin administrated either via hepatic artery or intravenous infusion versus fluorodeoxyuridine administrated via hepatic arterial infusion in patients with nonresectable liver metastases from colorectal carcinoma. *J Clin Oncol* , 2000, 18:243-254
646. Safi F, Bittner R, Roscher R, *et al*. Regional chemotherapy for hepatic metastases of colorectal carcinoma (continuous intra-arterial versus continuous intra-arterial/intravenous therapy): Result of a controlled clinical trial. *Cancer*, 1989, 64:379-387
647. O'Connell MJ, Nagorney DM, Bernath AM, *et al*. Sequential intrahepatic fluorodeoxyuridine and systemic fluorouracil plus leucovorin for the treatment of metastatic colorectal cancer confined to the liver. *J Clin Oncol* , 1998, 16:2528-2533
648. Rougier P, Laplanche A, Huguier M, *et al*. Hepatic arterial infusion of floxuridine in patients with liver metastases from colorectal carcinoma: long-term results of a prospective randomized trial. *J Clin Oncol*, 1992, 10:1112-1118
649. Lorenz M, Muller HH, Schramm H, *et al*. Randomized trial of surgery versus surgery followed by adjuvant hepatic arterial infusion with 5-fluorouracil and folinic acid for liver metastases of colorectal cancer. *Ann Surg*, 1998, 228: 756-762
650. Kemeny N, Huang Y, Cohen AM, *et al*. Hepatic arterial infusion of chemotherapy after resection of hepatic

metastases from colorectal cancer. *New Engl J Med*, 1999, 341:2039-2048
651. Ravikumar TS, Kane R, Cady B. A 5-year study of cryosurgery in the treatment of liver tumours. *Arch Surg* ,1991, 1520-1524
652. Scheithauer W, Rosen H, Kornek GV, *et al*. Randomised comparison of combination chemotherapy plus supportive care with supportive care alone in patients with metastatic colorectal cancer. *Br Med J*, 1993:2-5
653. 林三仁. 加强对胃肠道淋巴瘤诊断治疗研究. *中华消化内镜杂志*, 2000, 17 (1): 7
654. Henry CA, Berry BE. Peimery lymphoma of the large intestine. *Am Surg*, 1988, 54(5):262-266
655. 项志民, 刘世信. 肛管直肠少见恶性肿瘤 60 例分析. *中国肿瘤临床*, 1997, 24(5):347-349
656. 宋继谒. 常见的结外淋巴瘤病理诊断问题. *诊断病理学杂志*,1999, 6(4):246-247
657. Wyatt SH, Fishman EK, Jones B. Primary lymphoma of the colon andrectum: CT and barium enema correlation. *Abdom Imaging*, 1993, 18:376
658. 赵修义, 张雪林, 郑卫权. 原发性大肠淋巴瘤的 CT 其诊断价值. *临床放射学杂志*, 2003, 22(5):394-396
659. 石木兰. 胃肠道恶性淋巴瘤的影像诊断. *中国医学计算机成像杂志*, 2001, 7(2):124
660. 吴斌, 温文, 何怀纯. 原发性大肠恶性淋巴瘤(PCML)内镜和病理特点. *中华消化内镜杂志*, 2000, 17 (1) :11-14
661. 凌跃新, 黄德骧. 原发性结肠恶性淋巴瘤22例诊治探讨. 中华消化杂志, 1999, 19(3):140-141
662. Shepherd NA, Hall PA, Cousles PJ, *et al*. Primary malignant lymphoma of colon and rectum: a histopathological and immunohistochemical analysis of 45 cases with clinicopathological correlaion. *Histopathology*, 1988, 11:235-255
663. Isaaocn PG. Gastrointesinnal Lymphoma. *Human Pathology* , 1994, 25:1020-1029
664. 朱梅刚, 周志朗主编. 淋巴组织增生性病理学. 广洲: 广东高等教育出版杜, 1994, 145-152
665. Dawson IMP, Cornes JS, Morson BCx. Primary malignent lymphoid tumours of the intestinal tract. *Br J Surg*, 1961, 49(1):80-94
666. 宋继谒. 常见的结外淋巴瘤病理诊断问题. *诊断病理学杂志*, 1999, 6(4):246
667. 纪小龙, 徐薪, 申明识. 粘膜黑色素瘤的常见临床病理特点. *诊断病理学杂志*, 2002, 9(2):108-110
668. 劳诚强. 原发性肠道恶性淋巴瘤. *国外医学 - 外科学分册*, 1995, 22(6):337
669. 张汝鹏, 李强, 孙涛, 王殿昌, 郝希山. 68例原发性结直肠非霍奇金恶性淋巴瘤临床分析. *中华胃肠外科杂志*, 2004, 1: 49-51
670. 刘自民, 史明鹏. 肛管直肠原发性非霍奇金氏淋巴瘤 3 例报告. *癌症*, 2000, 19:207
671. 梁小波. 肠道非何杰金淋巴瘤. *白血病.淋巴瘤*, 2003, 12:54
672. Torihashi S, Nishi K, Tokutomi Y, *et al*. Blockade of c-Kit signaling induces transdifferentiation of interstitial cells of Cajal to a smooth muscle phenotype. *Gastroenterology* , 1999, 117:140-148
673. Miettinen M, Lasota J. Gastrointestinal stromal tumors-definition, clinical, histological immunohistochemical, and molecular genetic features and differential diagnosis. *Virchows Arch*, 2001, 438:1-12
674. Miettinen M, Majidi M, Lasota J. Pathology and diagnostic criteria of gastrointestinal stromal tumors (GISTs): a review. *Eur J Cancer*, 2002, 38(suppl5):39-51
675. Miettinen M, El-Rifai W, *et al*. Evaluation of malignancy and prognosis of gastrointestinal stromal tumors: a review. *Hum Pathol*, 2002, 33:478-483
676. Miettinen M, Furlong M, Sarlomo-Rikala M, *et al*. Gastrointestinal stromal tumors, intramural leiomyomas, and leiomyosarcomas in the rectum and anus. *Am J Surg Pathol*, 2001, 25:1121-1133
677. Panzironi G, Manganaro L, Ricci F, *et al*. A case of rectal GIST: findings of MR-spiral CT imaging and transrectal ultrasound guided biopsy. *Eur J Radiol*, 2003, E47:66-69
678. Burkill GJC, Badran M, Al-Muderis O, *et al*. Malignant gastrointestinal stromal tumors: distribution, imaging features, and pattern of metastatic spread. *Radiology*, 2003, 226:527-532
679. Roberts PJ, Eisenberg B. Clinical presentation of gastrointestinal stromal tumors and treatment of operable disease. *Eur J Cancer*, 2002, 38:S37-38
680. Joensuu H, Fletcher C, Dimitrijevic S,et al. Management of malignant gastrointestinal stromal tumors. *Lancet* , 2002, 3:655-664
681. Demetri GD, von Mehren M, Blanke CD, *et al*. Efficacy and safety of imatinib mesylate (STI571) in advanced gastrointestinal stromal tumors. *New Engl J Med* , 2002, 347:472-480
682. Cormier JN, Pollock RE. Soft tissue sarcoma. *CA cancer J Clin*, 2004, 54: 94-109
683. Luna-Perez P, Rodriguez DF, Lujan L, *et al*. Colorectal sarcoma: analysis of failure patterns. *J Surg Oncol*, 1998, 69:36-40
684. Levine EA. Prognostic factors in soft tissue sarcoma. *Semin Surg Oncol*, 1999, 17:23-32
685. 吕厚山主译. 结肠与直肠外科学. 北京: 人民卫生出版社, 2002:797-866
686. 喻德洪主编. 现代肛肠外科学. 北京: 人民军医出版社, 1997, 395-421

687. Dupuy DE, Rosenberg AE, Punyaratabandhu T, *et al*. Accuracy of CT-guided needle biopsy of musculoskeletal neoplasms. *AJR Am J Roentgenol*, 1998, 171:759-762

688. 武忠弼, 杨光华主编. 中华外科病理学. 北京: 人民卫生出版社, 2002:2392-2402

689. Coindre JM, Terrier P, Bui NB, *et al*. Prognostic factors in adult patients with locally controlled soft tissue sarcoma. A study of 546 patients from the French Federation of Cancer Centers Sarcoma Group. *J Clin Oncol*, 1996, 14:869-877

690. Pisters PW, Leung DH, Woodruff J, *et al*. Analysis of prognostic factors in 1041 patients with localized soft tissue sarcomas of the extremities. *J Clin Oncol*, 1996, 14: 1679-1689

691. Nielsen OS, Cummings B, O'Sullivan B, *et al*. Preoperative and postoperative irradiation of soft tissue sarcomas: effect of radiation field size. *Int J Radiat Oncol Biol Phys*, 1991, 21:1595-1599

692. Sadoski C, Suit HD, Rosenberg A, *et al*. Preoperative radiation, surgical margins, and local control of extremity sarcomas of soft tissues. *J Surg Oncol*, 1993, 52: 223-230

693. Patel SR, Vadhan-Raj S, Papadopolous N, *et al*. High-dose ifosfamide in bone and soft tissue sarcomas: results of phase II and pilot studies-dose-response and schedule dependence. *J Clin Oncol*, 1997, 15:2378-2384

694. Buesa JM, Lopez-Pousa A, Martin J, *et al*. Phase II trial of first-line high-dose ifosfamide in advanced soft tissue sarcomas of the adult: a study of the Spanish Group for Research on Sarcomas (GEIS). *Ann Oncol*, 1998, 9: 871-876

695. Tierney JF. Adjuvant chemotherapy for localised resectable soft-tissue sarcoma of adults: meta-analysis of individual data. Sarcoma Meta-analysis Collaboration. *Lancet*, 1997, 350:1647-1654

696. Frustaci S, Gherlinzoni F, De Paoli A, *et al*. Adjuvant chemotherapy for adult soft tissue sarcomas of the extremities and girdles: results of the Italian randomized cooperative trial. *J Clin Oncol*, 2001, 19:1238-1247

697. Whooley BP, Mooney MM, Gibbs JF, *et al*. Effective follow-up strategies in soft tissue sarcoma. *Semin Surg Oncol*, 1999, 17:83-87

698. van Geel AN, Pastorino U, Jauch KW, *et al*. Surgical treatment of lung metastases: the European Organization for Research and Treatment of Cancer-Soft Tissue and Bone Sarcoma Group study of 255 patients. *Cancer*, 1996, 77: 675-682

699. Lewis JJ, Leung D, Woodruff JM, *et al*. Retroperitoneal soft-tissue sarcoma: analysis of 500 patients treated and followed at a single institution. *Ann Surg*, 1998, 228: 355-365

700. Becker KL. Principles and Practice of Endocrinology and Metabolism. 3rd edition. Philadelphia: lippincott, 2001. 2021-2019

701. Keighley M. Surgery of the Anus Rectum and Colon. Second edition. China: Harcourt Brace, 1999, 1334-1337

702. Abeloff MD. Clinical Oncology. Second edition. New York: Harcourt Brace, 2000, 1379-1386

703. 严仲瑜, 万远镰主编. 消化道肿瘤外科学. 北京: 北京大学医学出版社, 2003, 437-445

704. Williams GT, Blackshaw A J, Morson BC. Squamous carcinoma of the colorectum and its genesis. *J Pathol*, 1979, 129:139-147

705. Vezeridis MP, Herrera LO, Lopez GE, *et al*. Squamous-cell carcinoma of the colon and rectum. *Dis Colon Rectum*, 1983, 26:188-191

706. Comer TP, Beahrs OH, Dockerty MB. Primary squamous cell carcinoma and adenoacanthoma of the colon. *Cancer*, 1971, 28:1111-1117

707. Crissman JD. Adenosquamous and squamous cell carcinoma of the colon. *Am J Surg Pathol*, 1978, 2:47-54

708. Prener A, Nielsen K. Primary squamous cell carcinoma of the rectum in Denmark. *APMIS*, 1988, 96(9):839-844

709. Lafreniere R, Ketcham AS. Primary squalnous carcinoma of the rectum. Report of a case and review of the literature. *Dis Colon Rectum*, 1985, 28(12):967-972

710. Lorenzsonn V, Trier JS. The fine structure of human rectal mucosa: the epithelial lining of the base of the crypt. *Gastroenterology*, 1968, 55:88-101

711. Bargen JA, Gage RP. Carcinoma and ulcerative colitis: prognosis. *Gastroenterology*, 1960, 39:385-393

712. Zirkin RM, McCord DL. Squamous cell carcinoma of the rectum: report of a case complicating chronic ulcerative colitis. *Dis Colon Rectum* , 1963, 6:370-373

713. Pemberton M, LendrumJ. Squamous cell carcinoma of the caecum following ovarian adenocarcinoma. *Br J Surg* , 1968, 55:273-276

714. Drennan JM, Falcover CW. Malignant leukoplakia of the rectum: metaplasic baso-spuamous carcincma of the rectal mucosa. *J Clin Pathol*, 1959, 12:175-178

715. Cabrera A, Pickren JW. Squamous metaplasia and squamous-cell carcinoma of the rectosigmoid. *Dis Colon Rectum*, 1967, 10:288-297

716. Hicks JD, Cowling DC. Squamous cell carcinoma of the ascending colon. *J Pathol*, 1955, 70:205-212

717. Wiener MF, Polayes SH, Yidi R. Squamous carcinoma with Schistosomiasis of the colon. *Am J Gastroenterol* , 1962, 37:48-54
718. Pittella JE, Torres AV. Primary squamous-cell carcinoma of the cecum and ascending colon: report of a case and review of the literature. *Dis Colon Rectum*, 1982, 25:483-487
719. Grinvalsky HT, Helwing EB. Carcinoma of the anorectal junction: I. Histological considerations. *Cancer*, 1956, 9:480-488
720. Austin DE. Etiological clues from descriptive epidemiology: Squamous carcinoma of the rectum or anus. Natl. *Cancer Inst Monogr*, 1982, 62:89-90
721. Khan AQ, Griffin JW, Tedesco FJ. Squamous-cell carcinoma of the ascending colon. *Am J Gastroenterol* , 1979, 72:565-567
722. Larizadh R, Powoll DE. Neoplastic change in a duplicated colon. *Br J Surg*, 1965, 52:666-668
723. Schneider TA, Birkett DH, Vemava AM. Primary adenosquamous and squamous cell carcinoma of the colon and rectum. *Int J Colorectal Dis*, 1992, 7(3):144-147
724. Lyttle JA. Primary squamous carcinoma of the proximal large bowel: report of a case and review of the literature. *Dis Colon Rectum* , 1983, 26:279-282
725. Leblanc L J, Buie LA, Dockerty MB. Squamous cell epithelioma of the rectum. *Ann Surg*, 1950, 131:392
726. Gelas T, Peyrat P, Francois Y, *et al*. Primary squamous-cell carcinoma of the rectum: report of six cases and review of the literature. *Dis Colon Rectum*, 2002, 45 (11):1535-1540
727. Juturi JV, Francis B, Koontz PW, *et al*. Squamous-cell carcinoma of the colon responsive to combination chemotherapy: report of two cases and review of the literature. *Dis Colon Rectum*, 1999, 42:102-109
728. Catell RB, Williams AC. Epidermoid carcinoma of the anus and rectum. *Arch Surg*, 1943, 46:336-349
729. Lafreniere R, Ketcham AS. Squamous cell carcinoma of the rectum: a multimodality approach. *J Surg Oncol*, 1986, 32(2):106-109
730. Pigott JP, Williams GB. Primary squamous cell carcinoma of the colorectum: case report and literature review of a rare entity. *J Surg Oncol*, 1987, 35(2):117-119
731. Petrelli NJ, Valle AA, Weber TK, Rodriguez-Bigas M. Adenosquamous carcinoma of the colon and rectum. *Dis Colon Rectum*, 1996, 39:1265-1268
732. Martinez-Gonzalez MD, Takahashi T, *et al*. Case report of primary squamous carcinoma of the rectum. *Rev Invest Clin*, 1996, 48(6):453-456
733. Cagir B, Nagy NW, Topham A, *et al*.Adenosquamous carcinoma of the colon, rectum and anus: epidemiology, distribution and survival characteristics. *Dis Colon Rectum* , 1999, 42:258-263
734. Kontozoglou TE, Moyana T. Adenosquamous carcinoma of the colon - an immunocytochemical and ultrastructural study: report of two cases and review of the literature. *Dis Colon Rectum* , 1989, 32:716-721
735. Herxheimer G. UE ber heterologe Cancroid. *Beitr Pathol Anat* , 1907, 41:348-412
736. Schlegel RD, Dehni N, Cravino AT, *et al*. Primary adenosquamous carcinoma of the rectum. Report of 4 cases and review of the literature. *Colorectal Dis*, 2001, 3(3):201-203
737. Gupta N, Gupta R, Vaiphei K. Adenosquamous carcinoma of the rectum: a case report. *Indian J Pathol Microbiol*, 2004, 47(1):73-74
738. Michelassi F, Montag AG, Block GE. Adenosquamous cell carcinoma in ulcerative colitis: report of a case. *Dis Colon Rectum* , 1988, 31:323-326
739. Chevinsky AH, Berelowitz M, Hoover HC Jr. Adenosquamous carcinoma of the colon presenting with hypercalcemia. *Cancer*, 1987, 60:1111-1116
740. Crissman JD. Adenosquamous and squamous cell carcinoma of the colon. *Am J Surg Pathol* , 1978, 2:47-54
741. Cerezo L, Alvarez M, Edwards O, Price G. Adenosquamous carcinoma of the colon. *Dis Colon Rectum* , 1985, 28:597-603
742. Erasmus LJ, van Heerden JA, Dahlin DC. Adenoacanthoma of the colon. *Dis Colon Rectum*, 1978, 21:196-198
743. UICC. Manual for staging of cancer. 4th Edition. Philadelphia: J.B. Lippincott Company, 1994.
744. Schneider TA, Birkett DH, Vernava AM. III Primary adenosquamous and squamous cell carcinoma of the colon and rectum. *Int J Colorectal Dis*, 1992, 7:144-147
745. Lattuneddu A, Farneti F, Lucci E, *et al*. A case of primary extramedullary plasmacytoma of the colon. *Int J Colorectal Dis*, 2004, 19:289-291
746. Sidani MS, Campos MM, Joseph JI. Primary plasmacytomas of the colon. *Dis Colon Rectum*, 1983, 26: 182-187
747. Baumgartner BR, Hartmann TM. Extramedullary plasmacytoma of the colon. *Am J Gastroenterol*, 1985 80: 1017-1019
748. Nielsen SM, Schenken JR, Cawley LP. Primary colonic plasmacytoma. *Cancer*, 1972, 30:261-267
749. Schweers CA, Shaw MT, Nordquist RE, *et al*. Solitary cecal plasmacytoma. *Cancer*, 1976, 37:2220-2223
750. Melby M, Rabkin C, Frisch M, *et al*. Changing patterns of anal cancer incidence in the United States, 1940-

1989. *Am J Epidemiol*, 1994, 139:772-780
751. Frisch M, Goodman MT. Human papilloma virus-associated carcinomas in Hawaii and the mainland U.S. *Cancer*, 2000, 88:1464-1469
752. Goldie SJ, Kuntz KM, Weinstein MC, *et al*. The clinical effectiveness and cost-effectiveness of screening for anal squamous intraepithelial lesions in homosexual and bisexual HIV-positive men. *J Am Med Assoc*, 1999, 281:1822-1829
753. Frisch M, Glimelius B, van den Brule AJ, *et al*. sexually transmitted infection as a cause of anal cancer. *New Engl J Med*, 1997, 337:1350-1358
754. Palefsky JM, Holly EA, Ralston MI, *et al*. Prevalence and risk factors for human papillomavirus HIV-positive and HIV-negative homosexual men. *J Infect Dis*, 1998, 177: 361-367
755. Frisch M, Glimelius B, Wohlfahrt J, *et al*. Tabacco smoking as a risk factor in anal carcinoma: an antiestrogenic mechanism. *J Natl Cancer Inst*, 1999, 91: 708-715
756. Frisch M, Olsen JH, Bautz A, *et al*. Benign anal lesions and the risk of anal cancer. *New Engl J Med*, 1994, 331: 300-302
757. Fleming ID, Cooper JS, Henson DE, *et al*, eds. AJCC cancer manual. 5th edition. Philadelphia: Lippincott-Raven, 1997. 91-95
758. Sobin LH, Wittekind CH, eds. TNM classification of malignant tumors. International Union Against Cancer. 5th edition. New York: AJ Wiley, 1997. 70-73
759. Wendell-Smith CP. Anorectal nomenclature: fundamental terminology. *Dis Colon Rectum* , 2000, 43: 1349-1358
760. Klas JV, Rothenberger DA, Wong WD, *et al*. Malignant tumors of the anal canal: the spectrum of disease, treatment, and outcomes. *Cancer*, 1999, 85:1686-1693
761. Gerard JP, Ayzac L, Hun D, *et al*. Treatment of anal canal carcinoma with high dose radiation therapy and concomitant fluorouracil-cisplatinum. Long-term results in 95 patients. *Radiother Oncol* , 1998, 46:249-256
762. Gerard JP, Chapet O, Samiei F, *et al*. Management of inguinal lymph node metastases in patients with carcinoma of the anal canal: experience in a series of 270 patients treated in Lyon and review of the literature. *Cancer*, 2001, 92:77-84
763. Cummings BJ, Keane TJ, O'Sullivan B, *et al*. Epidermoid anal cancer: treatment by radiation alone or by radiation and 5-fluorouracil with and without mitomycin C. *Int J Radiat Oncol Biol Phys*, 1991, 21:115
764. Vordermark D, Sailer M, FlentjeM, *et al*. Curative intent radiation therapy in anal carcinoma: quality of life and sphincter function. *Radiother Oncol*, 1999, 52: 239-243
765. James R, Meadows H, for the NCRI Anal Cancer Trials Management Group. The second UK phase Ⅲ anal cancer trial of chemoradiation and maintenance therapy(ACT Ⅱ): Preliminary results on toxicity and outcome. *Proc Am Soc Clin Oncol*, 2003, 22:287
766. Radiation Therapy Oncology Group. http://www.rtog.org/index.2004
767. Peiffert D, Bey P, Pernot M, *et al*. Concervative treatment by irradiation of epidermoid cancer of the anal canal: Prognostic factors of tumoral control and complications. *Int J Radiat Oncol Biol Phys* , 1997, 37: 313-324
768. Newman G, Calverley DC, Acker BD, *et al*. The management of carcinoma of the anal canal by external beam radiotherapy, experience in Vancouver 1971-1988. *Radiother Oncol*, 1992, 25:196-202
769. Bartelink H, Roelofsen F, Eschwege F, *et al*. Concomitant radiotherapy and chemotherapy is superior to radiotherapy alone in the treatment of locally advanced anal cancer: results of a phase Ⅲ randomized trial of the European Organization for Research and Treatment of Cancer Radiotherapy and Gastrointestinal Cooperative Groups. *J Clin Oncol* , 1997, 15:2040-2049
770. Sandhu AP, Symonds RP, Robertson AG, *et al*. Interstitial iridium-192 implantation combined with external radiotherapy in anal cancer: 10 years experience. *Int J Radiat Oncol Biol Phys*, 1998, 40:575-581
771. Weber DC, Nouet P, Kurtz JM, *et al*. Assessment of target dose delivery in anal cancer using in vivo thermoluminescent dosimetry. *Radiother Oncol*, 2001, 59: 39-43
772. Flam M, John M, Pajak TF, *et al*. The role of mitomycin C in combination with 5-fluorouracil and radiotherapy, and of salvage chemoradiation in the definitive nonsurgical treatment of epidermoid carcinoma of the anal canal: Results of a phase Ⅲ randomized intergroup study. *J Clin Oncol*, 1996, 14:2527-2539
773. Azria D, Ozsahin M, Bauer J, *et al*. Conservative treatment of anal canal cancer. *Int J Radiat Oncol Biol Phys*, 2004, 60(suppl):2147
774. Roed H, Engelholm SA, Svendsen LB, *et al*. Pulsed dose rate (PDR) brachytherapy of anal carcinoma. *Radiother Oncol* , 1996, 14:131-134
775. Hwang JM, Rao AR, Cosmatos HA, *et al*. Treatment of T3 and T4 anal carcinoma with combined

chemoradiation and interstitial 192Ir implantation: a 10-year experience. *Brachytherapy*, 2004, 3:95-100

776. Gerard JP, Mauro F, Thomas L, *et al.* Treatment of squamous cell anal canal carcinoma with pulse dose rate brachytherapy. Fesibility study of a French Cooperative Group. *Radiother Oncol*, 1999, 51:129-131
777. Kapp KS, Geyer E, Gebhart FH, *et al.* Experience with split-course external beam irradiation +/- chemotherapy and integrated Ir-192 high-dose-rate brachytherapy in the treatment of primary carcinomas of anl canal. *Int J Radiat Oncol Biol Phys*, 2001, 49:997-1005
778. Vondermark D, Flentje M, Sailer M, *et al.* Intracavitary after loading boost in anal canal carcinoma. Results, function, and quality of life. *Strablenther Oukol*, 2001, 177:252-258
779. Peiffert D, *et al.* Comment on pulsed dose rate (PDR) brachytherapy of anal carcinoma by Roed (letter). *Radiother Oncol*, 1997, 15:296-297
780. Vuong T, Ayoub J, Patrocinio H, *et al.* Optimizing anal canal cancer treatment using 3-D radiation planning: a means of delivering a less toxic treatment and avoiding the mandatory treatment break (abstract). *Prog Am Soc Clin Oncol*, 2001, 20:171
781. Vuong T, Devic S, Muanza T, *et al.* Results of a phase Ⅱ study using conformal therapy for the treatment of patients with anal canal cancer:A means of avoiding the mandatory treatment break. *Int J Radiat Oncol Biol Phys*, 2002, 54(suppl):249
782. Martenson JAJ, Gunderson LL. External radiation therapy without chemotherapy in the management of anal cancer. *Cancer*, 1993, 71:1736-1740
783. Willett CG. Organ preservation in anal and rectal cancers. *Curr Opin Oncol*, 1996, 8:329-333
784. Northover JMA. Management of anal cancer: past and present policy at St Mark's hospital. *Acta Chirurgica Austriaca*, 1994, 26:361-365
785. UKCCCR Anal Canal Cancer Trial Working Party. Epidermoid anal cancer: Results from the UKCCCR randomized trial of radiotherapy alone versus radiotherapy, 5-fluorouracil and mitomycin C. *Lancet*, 1996, 348: 1049-1054
786. Doci R, Zucail R, Bombelli L, *et al.* Combined chemoradiation therapy for anal cancer. *A report of 56 cases. Ann Surg*, 1992, 215:150-156
787. Tanum G, Tveit K, Karlsen KO, *et al.* Chemotherapy and radiation therapy for anal carcinoma: Survival and late morbidity. *Cancer*, 1991, 67:2462-2466
788. Rich TA, Ajani JA, Morrison WH, *et al.* Chemoradiation therapy for anal cancer: radiation plus continuous infusion of fluorouracil with or without cisplatin. *Radiother Oncol*, 1993, 27:209-215
789. Hung AY, Crane C, Delclos M, *et al.* Cisplatin-based combined modality therapy for anal carcinoma. *Cancer*, 2003, 97:1195-1202
790. Doci R, Zucali R, Monica G, *et al.* Primary chemoradiation therapy with fluorouracil and cisplatin for cancer of the anus: results in 35 consecutive patients. *J Clin Oncol*, 1996, 14:3121-3125
791. Martenson JA, Lipsitz ST, Wagner H, *et al.* Initial results of a phase Ⅱ trial of high dose radiation therapy, 5-fluorouracil, and cisplatin for patients with anal cancer (E4292): an Eastern Cooperative Oncology Group study. *Int J Radiat Oncol Biol Phys*, 1996, 35:745-749
792. Peiffert D, Giovannini M, Ducreux M, *et al.* High dose radiation therapy and neoadjuvant plus concomitant chemotherapy with 5-fluorouracil and cisplatinum in patients with locally advanced squamous cell anal canal cancer: final results of a phase Ⅱ study. *Ann Oncol*, 2001, 12:397-404
793. Gerard JP, Romestaing P, Mornex F, *et al.* Radiochemotherapy in anal carcinoma (ACC). A randomized clinical trial comparing fluoruacil-cisplatin (5-Fu-CDDP) and CDDP alone(abstract). *Eur J Cancer*, 1999, 143 (suppl): 523
794. Leichman L, Nigro N, Vairkevicius VK, *et al.* Cancer of the anal canal: Model for preoperative adjuvant combined modality therapy. *Am J Med*, 1985, 78:211-215
795. Wang R, Frost DB, Rao A, *et al.* Chemoradiation and selected interstitial Ir-192 implant in the treatment of early and advanced anal carcinoma. *Int J Radiat Oncol Biol Phys*, 1998, 42(suppl):284
796. Fung CY, Willett CG, Efird J, *et al.* Improved outcome with escalated radiation dising for anal carcinoma. *Int J Radiat Oncol Biol Phys*, 1996, 27(suppl):278.
797. Nigh S. S, Smalley S. R, Elman A. J, *et al.* Conservative therapy for anal carcinoma: an analysis of prognostic factors. *Int J Radiat Oncol Biol Phys*, 1991, 21(suppl):224
798. Hughes LL, Rich TA, Delclos L, *et al.* Radiotherapy for anal cancer: Experience from 1979-1987. *Int J Radiat Oncol Biol Phys*, 1989, 17:1153-1160
799. Bosset J, Roelofsen F, Morgan D, *et al.* Shortened irradiation scheme, continuous infusion of fluorouracil in locally advanced anal carcinoma: results of a phase Ⅱ study of the European Organization for Research and Treatment of Cancer. *Eur J Cancer*, 2003, 39:45-51
800. John M, Pajak T, Flam M, *et al.* Dose acceleration in chemoradiation for anal cancer: Preliminary results of RTOG 9208. *Cancer J Sci Am*, 1996, 2:205-207

801. John M, Pajak T, Krieg R, *et al.* Dose escalation without split-course chemoradiation for anal cancer: Results of a phase II RTOG study (abstract). Pro Am Soc Ther Radiol Oncol. *Int J Radiat Oncol Biol Phys* ,1997, 39 (suppl2):203

802. Wong CS, Tsang RW, Cummings BJ, *et al.* Proliferation parameters in epidermoid carcinoma of the anal canal. *Radiother Oncol*, 2000, 56:349-353

803. Cummings BJ. Anal cancer: to split or not to split (Editional). *Cancer J Sci Am* , 1996, 2:194-195

804. Weber DC, Kurrz JM, Allal AS, *et al.* The impact of gap duration on local control in anal canal carcinoma treated by split-course radiotherapy and concomitant chemotherapy. *Int J Radiat Oncol Biol Phys*, 2001, 50: 675-680

805. Alexandre ED, Touboul E, Tiret E, *et al.* Results of definitive irradiation in a series of 305 epidermoid carcinoma of the anal canal. *Int J Radiat Oncol Biol Phys*, 2003, 56:1259-1273

806. Ngan S, Smith J, Chao M, *et al.* Impact of treatment interruption on outcome of chemoradiation for carcinoma of anus. *Int J Radiat Oncol Biol Phys*, 1998, 42 (suppl 1):284

807. Graf R, Wust P, Hildebrandt B, *et al.* The impact of overall treatment time on local control in anal cancer treatment with radiotherapy. *Int J Radiat Oncol Biol Phys*, 2002, 54(suppl):212

808. Allal AS, Mermillod B, Roth A, *et al.* The impact of treatment factors on local treatment in T2-T3 anal carcinomas treated by radiotherapy with or without chemotherapy. *Cancer*, 1997, 79:2329-2335

809. Constantinous EC, Daly W, Fung CY, *et al.* Time-dose considerations in the treatment of anal cancer. *Int J Radiat Oncol Biol Phys*, 1997, 39:651-657

810. Mitchell SE, Mendenhall WM, Zlotecki RA, *et al.* Squamous cell carcinoma of the anal canal. *Int J Radiat Oncol Biol Phys*, 2001, 49:1007-1013

811. Meyer A, Bremer M, Meier zu Eissen J, *et al.* Organ-preserving radiochemotherapy in patients with anal cancer: Is a planned treatment interruption necessary. *Int J Radiat Oncol Biol Phys*, 2004, 60(suppl):423

812. Allal AS, Sprangers MA, Laurencet F, *et al.* Assessment of long-term quality of life in patients with anal carcinomas treated by radiotherapy with or without chemotherapy. *Br J Cancer* , 1999, 80:1588-1594

813. Allal AS, Laurencet FM, Reymond MA, *et al.* Effectiveness of surgical salvage therapy for patients with locally uncontrolled anal carcinoma after sphincter-conserving treatment. *Cancer*, 1999, 86: 405-409

814. Grabenbauer GG, Matzel KE, Schneider IH, *et al.* Sphincter preservation with chemoradiation in anal canal carcinoma: abdominoperineal resection in selected cases. *Dis Colon Rectum*, 1998, 41:441-450

815. Pocard M, Tiret E, Nugent K, *et al.* Results of salvage abdominoperineal resection for anal cancer after radiotherapy. *Dis Colon Rectum*, 1998, 41:1488-1493

816. Vander Wal BC, Cleffken BI, Gulec B, *et al.* Results of salvage abdominoperineal resection for recurrent anal carcinoma following combined chemoradiation therapy. *J Gastrointest Surg*, 2001, 5:383-387

817. Nilsson PJ, Svensson C, Goldman S, *et al.* Salvage abdominoperineal resection in anal epidermoid cancer. *Br J Surg*, 2002, 89:1425-1429

818. Friedman J, Dinh T, Potochny J, *et al.* Reconstruction of the perineum. *Semin Surg Oncol*, 2000, 19:282-293

819. Bem J, Bem S, Singh A, *et al.* Use of hyperbaric oxygen chamber in the management of radiation-related complications of the anorectal region: report of two cases and review of the literature. *Dis Colon Rectum*, 2000, 43: 1435-1438

820. Kim J, Sarani B, Orkin B, *et al.* HIV-positive patients with anal carcinoma have poorer treatment tolerance and outcome than HIV-negative patients. *Dis Colon Rectum*, 2001, 44:1496-1502

821. Bottomley DM, Aqel N, Selvaratnam G, *et al.* Epidermoid anal cancer in HIV infected patients. *Clin Oncol*, 1996, 8:319-322

822. Cleator S, Fife K, Nelson M, *et al.* Treatment of HIV-associated invasive anal cancer with combined chemoradiation. *Eur J Cancer*, 2000, 36:754-758

823. Hoffman R, Welton ML, Klencke B, *et al.* The significance of pretreatment CD4 count on the outcome and treatment tolerance of HIV-positive patients with anal cancer. *Int J Radiat Oncol Biol Phys*, 1999, 44:127-131

824. Place RJ, Gregorcky SG, Huber PJ, *et al.* Outcome analysis of HIV-positive patients with anal squamous cell carcinoma. *Dis Colon Rectum*, 2001, 44:506-512

825. Peddada A, Smith D, Rao A, *et al.* Chemotherapy and low dose radiotherapy in the treatment of HIV-infection patients with carcinoma of anal canal. *Int J Radiat Oncol Biol Phys*, 1997, 37:1101-1105

826. Myerson RJ, Karnell LH, Menck HR, *et al.* The National Cancer Data Base report on carcinoma of the anus. *Cancer*, 1997, 80:805-815

827. Tarazi R, Nelson RL. Anal adenocarcinoma: a comprehensive review. *Semin Surg Oncol*, 1994, 10:235-240

828. Papagikos M, Crane CH, Skibber J, *et al.* Chemoradiation for adenocarcinoma of the anus. *Int J Radiat Oncol Biol*

Phys, 2003, 55:669-678
829. Joon DL, Chao MW, Ngan SY, *et al*. Primary adenocarcinoma of the anus: A retrospective analysis. *Int J Radiat Oncol Biol Phys*, 1999, 45:1199-1205
830. Balkacemi Y, Berger C, Poortmans P, *et al*. Management of primary anal canal adenocarcinoma:A large retrospective study from the Rare Cancer Network. *Int J Radiat Oncol Biol*, 2003, 56:1274-1283
831. Mendenhall WM, Zlotecki RA, Vauthey JN, *et al*. Squamous cell carcinoma of the anal margin treated with radiotherapy. *Surg Oncol* , 1996, 5:29-35
832. Northover J, Meadows H, Ryan C, *et al*. Combined radiotherapy and chemotherapy for anal cancer. *Lancet*, 1997, 349:205-206
833. Peiffert D, Bey P, Pernot M, *et al*. Conservative treatment by irradiation of epidermoid carcinoma of the anal margin. *Int J Radiat Oncol Biol Phys*, 1997, 39:57-66
834. Allal AS, Obradovic M, Laurencet F, *et al*. Treatment of anal carcinoma in the elderly: Feasibility and outcome of radical radiotherapy with or without concomitant chemotherapy.*Cancer*, 1999, 85:26-31
835. Sato H, Koh PK, Bartolo DC. Management of anal canal cancer. *Dis Colon Rectum*. 2005, 48(6):1301-1315.
836. Beahrs OH, Wilson SM. Carcinoma of the anus. *Ann Surg*, 1976, 184:422-428
837. Clark MA, Hartley A, Geh JL. Cancer of the anal canal. *Lancet Oncol*, 2004, 5:149-157
838. Melbye M, Cote T, Kessler, *et al*. AIDS/Cancer Working Group. High incidence of anal cancer among AIDS patients. *Lancet*, 1994, 343:636-639
839. Frisch M, OlsenJH, Bautz A, *et al* .Benign anal lesions and the risk of anal cancer. *New Engl J Med*, 1994, 331: 300-302
840. Ross M, Pezzi C, Pezzi T, *et al*. Patterns of failure in anorectal melanoma: a guide in surgical therapy. *Arch Surg*, 1990, 125:313-316
841. Brady MS, Kavolius JP, Quan SHQ. Anorectal melanoma: a 64-year experience at memoral Sloan-Kerttering Cancer cencer. *Dis Colon Rectum*, 1995, 38: 146-151
842. Hobbs CM, Lowry MA, Sobin LH. Anal gland carcinoma. *Cancer*, 2001, 92:2045-2049
843. Mitchel EP. Caicinoma of the anal region. *Semi Oncol*, 1998, 15:146
844. Ryan DP, Mayer RJ. Anal carcinoma histology, staging, epidemiology treatment.*Curr Opin Oncol*, 2000, 12: 345-352
845. Anal canal. American Joint Committee on Cancer. In: Fleming ID, Cooper JS, eds. AJCC cancer staging manual, Philadelphia: Lippincott-Raven, 1996.
846. Anal canal. In: sobin LH, Wittekind CH, eds. TNM classification of malignant tumor. New York: Wiley-liss, 1997. 70
847. Greenal MJ, Quan SHQ, Stearns MW, *et al*. Epidermoid cancer of the anal and anal margin. *Aust NZ J Surg*, 1969, 38:301-305
848. Pyper PC, Parks TG. The result of surgery for epidermoid carcinoma of the anal canal. *Surg*, 1985, 72:712-714
849. Grinnell RS. An analysis of forty-nine cases of squamous cell carcinoma of the anus. *Surg Gynecol Obstet*, 1954, 98:29-39
850. Beck DE, Fazio VM, Jagelman DG, *et al*. Perianal Bowen's disease. *Dis Colon Rectum*, 1988, 331:419-420
851. Schraut WT, Wang CH, Dawson PJ, *et al*. Depth of invasion, location, and size of cancer of the anus dictate operative treatment. *Cancer*, 1983, 51:1291-1296
852. Greenall M, Quan SHQ, Urmacher C, *et al*. Treatment of epidermoid carcinoma of anal canal. *Surg Gynecol Obstet*, 1985, 161:509-517
853. Nigro ND, Vaitkevicius VK, Considine B. Combined therapy for cancer of the ananl canal: a preliminary report. *Dis Colon Rectum*, 1974, 17:354-356
854. Ghouti L, Houvenaeghel G, Moutardier V, Giovannini M, Magnin V, Lelong B, Bardou VJ, Delpero JR. Salvage abdominoperineal resection after failure of conservative treatment in anal epidermoid cancer. *Dis Colon Rectum*. 2005, 48(1):16-22.
855. Licitra L, Spinazze S, Doci R, *et al*. Cancer of the anal region. *Critical reviews in Oncology / Hematology* , 2002, 43:77-92
856. Miller EJ, Quan SHQ, Thaler HT, *et al*. Treatment of squamous cell carcinoma of the anal canal. *Cancer* , 1991, 67:2038-2041
857. Gerard JP, Ayzac L, Hun D, *et al*. Treatment of anal carcinoma with high dose radiation therapy and concomitant fluorouracil -cisplatinum. Long term results in 95 patients. *Radiother Oncol*, 1998, 46:249-256
858. Doci R, Zucali R, La Monica G, *et al*. Primary chemoradiation therapy with fluorouracil and cisplatin for cancer of the anus: results in 35 consective patients. *J Clin Oncol* , 1996, 14:3121-3125
859. Martenson JA, Lipsitez SR, Wanger H, *et al*. Initial results of a phase II trail of high dose radiation therapy, 5-fluorouracil, and cisplatin for patients with anal cancer(E4292): an eastern cooperative oncology group study. *Int J Radiat Oncol Biol Phys* , 1996, 35:745-749
860. Pieffert D, Seitz JF, Rougier P, *et al*. Preliminary results

of a phase II study of hi gh dose radiation therapy and neoadjuvant puls concomitant 5-fluorouracil with CDDP chemotherapy for patients with anal cancer: a french cooperative study. *Ann Oncol*, 1997, 8:575-581

861. Combined-modality therapy of poor risk anal canal carcinoma, a phase II study of the cancer and leukemia Group B (CALGB). *Proc Am Soc Clin Oncl*, 1999, 18:245
862. Ferrigno R, Nakamura RA, Dos Santos Novaes PE, Pellizzon AC, Maia MA, Fogarolli RC, Salvajoli JV, Filho WJ, Lopes A. Radiochemotherapy in the conservative treatment of anal canal carcinoma: retrospective analysis of results and radiation dose effectiveness. *Int J Radiat Oncol Biol Phys*, 2005, 61(4):1136-1142
863. Papagikos M, Crane CH, Skibber J, *et al.*Chemoradiation for adenocarcinoma of the anus. *Int J Radiat Oncol Biol Phys*, 2003, 55(3):669-678
864. elton ML, Sharkey FE, Kahlenberg MS. The etiology and epidemiology of anal cancer. *Surg Oncol Clin N Am*, 2004, 13(2):263-75
865. Rousseau DL Jr, Petrelli NJ, Kahlenberg MS. Overview of anal cancer for the surgeon. *Surg Oncol Clin N Am*, 2004, 13(2):249-62.
866. Esiashvili N, Landry J, Matthews RH. Carcinoma of the anus: strategies in management. *Oncologist*, 2002, 7(3): 188-99
867. 郝希山, 王殿昌主编. 腹部肿瘤学. 北京: 人民卫生出版社, 2003.
868. Clark MA, Hartley A, Geh JI. Cancer of the anal canal. *Lancet Oncol*, 2004, 5(3):149-57
869. Cummings BJ, Keane TJ, O'Sullivan B, *et al.* Mitomycin in anal canal carcinoma. *Oncology*, 1993, 50:63-69
870. Radiation and 5-fluorouracil （5-Fu） vs radiayion, 5-Fu, mitomycin-C（MMC）in the treatment of anal canal carcinoma: preliminary results of a phase Ⅲ randomized RTOG/ECOG intergroup trial,abstracted. *ASCO*. 1993, 12:557
871. Chie EK, Wu HG, Heo DS, *et al.* Neoadjuvant chemotherapy followed by radiotherapy in epidermoid carcinoma of anus. *Tumori*, 2004, 90(3):299-302
872. Kocakova I, Kocak I, Vyzula R, *et al.* Concomitant preoperative chemoradiotherapy in the treatment of anal carcinoma. *Cas Lek Cesk*, 2003, 142 Suppl 1:36-39
873. Cummings BJ, Keane TJ, O'Sullivan B, *et al.* Epidermoid anal cancer: treatment by radiation alone or by radiation and 5-fluorouracil with and without mitomycin C. *Int J Radiat Oncol Biol Phys*, 1991, 21:115
874. Fritzmann J, Hunerbein M, Slisow W, *et al* . Influence of preoperative （hyperthermic） radiochemotherapy on manometric anal sphincter function in locally advanced rectal cancer. *Strahlenther Onkol*, 2004, 180(5): 281-288
875. Chauveinc L, Buthaud X, Falcou MC, *et al.* Anal canal cancer treatment: practical limitations of routine prescription of concurrent chemotherapy and radiotherapy. *Br J Cancer*, 2003, 89(11):2057-2061
876. Flam M, John M, Pajak TF, *et al.* Role of Mitomycin in combination with fluorouracil and radiatherapy, and of salavge chemoradiation in the definitive nonsurgical treatment of epidermoid carcinoma of the anal canal: results of a phase III randomized intergroup study. *J Clin Oncol*, 1996, 14:2527-2539
877. Serkies K, Bednaruk-Mlynski E, Dziadziuszko R, *et al.* Conservative treatment for carcinoma of the anus--a report of 35 patients. *Neoplasma*, 2003, 50(2):152-8
878. Rich TA,Terry NA,Meistrich ML. Chemoradiotherapy for anal and rectal carcinomas. *Cancer Bull*, 1994, 46: 322-325
879. Martenson JA, Lipsitz SR, Lefkopoulou M,et al. Results of combined modality therapy for patients with anal cancer （E7283）: an Eastern Cooperative Oncology Group syudy. *Cancer*, 1995, 76:1731-1736
880. Meropol NJ, Neidzweicki D, Shank B, *et al.* Comboned modality therapy of poor rish anal carcinomas: a phase 2 study of the Cancer and Leukemia Group B （CALGB）. *Proc Am Soc Clin Oncol* , 1999, 18: 909a
881. 王雅杰, 金冶宁, 李荣清, 等. 15 例直肠肛管癌放射治疗加化疗的疗效. *中华放射肿瘤学杂*, 2003, 12(4): 246-249

缩略词表

3 dimensional conformal radiation therapy, 3D-CRT	三维适形放射治疗
5-hydroxyindoleacetic acid, 5-HIAA	5- 羟吲哚乙酸
abdominalperineal resection, APR	腹会阴联合切除术
abdominosacral resection	腹骶切除术
aberrant crypt foci, ACF	畸形腺窝灶
actin	肌动蛋白
adenocarcinoma in situ	原位腺癌
adenoma	腺瘤
adenomatosis	腺瘤病
adenomatous polyposis coli, APC	腺瘤样息肉病
American Cancer Society, ACS	美国癌症学会
American Society Colorectal Surgeons, ASCRS	美国结直肠外科医师协会
American Society of Clinical Oncology, ASCO	美国临床肿瘤学会
amino uptake and decarboxylation, APUD	胺前体摄取和脱羧作用
anal canal cancer	肛管癌
anal cancer	肛门癌
anal colum	肛柱
anal columns	肛柱
anal intraepithelial neoplasm, AIN	肛管上皮内新生物
anal pectin	肛梳
anal sinuses	肛窦
anal valve	肛瓣
anatomical	解剖
annus	肛门
anococcygenal ligament	肛尾韧带
anorectal Incontinence	肛门失禁
anorectal line	肛直肠线
anorectal ring	肛门直肠环
anterior resection syndrome	前切除综合征
anorectal angel, ARA	肛直角
atypical hyperplasia	不典型增生
biologically effective dose, BED	生物有效剂量
blood pool	巨大血池
canal mean resting pressure, MRP	肛门静息压力
cancer of the anal region	肛门区域癌
capecitabine	卡培他滨
carcinoid	类癌
carcinoma in situ	原位癌
carboplatin, CBP	卡铂

celecoxib	塞来昔布
cellular tumor marker	细胞肿瘤标志物
cervical intraepithelial neoplasm, CIN	宫颈上皮内新生物
circumferential resection margin, CRM	周边切缘
cloacogenic carcinoma	一穴肛原癌
computed tomographic colography, CTC	CT 的结肠成像
computed tomographic virtual colonoscopy, CTVC	CT 虚拟内窥镜
computer tomography scaning, CT Scan	电子计算机断层扫描
continuous intravenous infusion	持续灌注
cytokeratins, CK	细胞角蛋白
cisplatin, DDP	顺铂
deleted in colorectal cancer, DCC	DCC 基因
dentate line	齿状线
desmine, Des	结蛋白
diffuse large B cell lymphoma, DLBCL	弥漫大 B 细胞型淋巴瘤
digital rectal examination, DRE	直肠指诊
double-contrast barium enema, DCBE	双重对比钡灌肠
douglas pouch	道格拉斯窝
dysplasia	异型增生
epithelial membrane antigen, EMA	上皮细胞膜蛋白
endorectal ultrasonography, EUS	经肛门直肠内 B 超
endoscopic mucoresection, EMR	内镜下粘膜切除术
endoscopic polypectomy, EP	经内窥镜肿块切除术
enterostomal therapist, ET	造口治疗师
external sphincter	肛门外括约肌
extramedullary plasmacytoma, EMP	髓外浆细胞瘤
familial adenomatous polyposis	家族性腺瘤性息肉病
fecal occult blood test, FOBT	大便潜血试验
fluid tumor marker	体液肿瘤标志物
gastrointestinal stromal tumors, GISTs	胃肠道间质肿瘤
Gastrointestinal Tumor Study Group, GITSG	胃肠肿瘤研究组
gefitinib, ZD1839	吉非替尼
gemcitabine	健择
gleevec	格列卫
granuloma	肉芽肿
hereditary nonpolyposis colon cancer, HNPCC	遗传性非息肉结肠癌
high grade	高级别
histological	组织学
human papilloma virus, HPV	人乳头瘤病毒
hypogastric plexus	下腹神经
ileocecal reservoir reconstruction	回盲部间置术
immunoscintigraphy	免疫显像

infiltrating	浸润性
inner space of three-space dissection, TSD	三间隙切除的内间隙
instability	基因组不稳定
internal sphincter	肛门内括约肌
international index of erectile function, IIEF	勃起功能障碍国际指数问卷调查表
intraepithelial neoplasia	上皮内瘤变
intramucosal adenocarcinoma	粘膜内腺癌
intramucosal neoplasia	粘膜内肿瘤
irinotecan	开普拓
itra-operative therapy, IORT	术中放疗
j-pouch	"J" 型结肠储袋
knee-chest position	膝 - 胸卧位
lateral lig	直肠侧韧带
leucovorin, CF/LV	醛氢叶酸
local recurrent rectal cancer, LRRC	局部复发直肠癌
locally advanced rectal carcinoma, LARC	局部进展期直肠癌
lofencoxib	罗芬昔布
low grade	低级别
magnetic resonance imaging, MRI	磁共振
major circumferential mesorectal excision, MCME	直肠周围系膜切除
maximum squeeze pressure, MSP	最大挤压压力
maximum tolerable volume	最大耐受容量
Mayo/North Central Cancer Treatment Group, NCCTG	癌症治疗组北方中心
melanoma of rectum	直肠恶性黑色素瘤
mesorectum	直肠系膜
microsatellite instability, MSI	微卫星不稳定
mismatch repair genes	错配修复基因
molecular classification/stratification	分子分类
mucosa associated lymphoid tissue, MALT	粘膜相关性淋巴瘤
multiple adenoma	多发性腺瘤
multiple primary colorectal carcinoma, MPCC	多原发大肠癌
multi-slice CT, MSCT	多层螺旋 CT
myoglobin, Mg	肌红蛋白
National Cancer Institute, NCI	美国全国癌症研究会
National Institutes of Health, NIH	美国国立健康研究院
neoadjuvent chemoradiotherapy, nCRT	新辅助放化疗
neorectum	直肠肛管
nerve preserve operation, NPO	保留盆腔自主神经手术
nolatrexed (Thymitag, AG-337)	洛拉曲克
non-steroidal anti-inflammatory drugs, NSAID	非甾体抗炎药
numerical rating scales, NRS	数字评估法
octreotide (sandostatin)	奥曲肽 (善得定)

overtreatment	过度治疗
oxaliplatin, OXA, L-OHP	乐沙定，奥沙利铂，草酸铂
potassium orotate, OXO	乳清酸钾
pectinate line	梳状线
pelvic autonomic nerve preservation, PANP	保留盆腔自主神经
pelvic autonomic nerve, PAN	骨盆自主神经
pelvic splanchnic nerve	骨盆内脏神经
perineal flexure	直肠会阴曲
positron emission tomography, PET	正电子发射计算机断层扫描
posterior approaches	后切除术式
posterior pelvic exenteration, PPE	后盆腔脏器切除术
preinvasive neoplasia	浸润前肿瘤
prerectal space	直肠前腔
presacral bleeding	骶前静脉出血
pushing	推进性
quality of life, QOL	生活质量
radio frequence, RFA	射频消融
radiofrequency ablation, RFA	射频消融
radioimmunoimage, RII	放射免疫显像
rectoanal inhibitory reflex, RAIR	直肠肛管抑制反射
raltitrexed	雷替曲塞
raltitrexed (Tomudex, ZD-1694)	雷替曲噻
randomize control trails, RCTS	随机对照研究
rectal ampulla	直肠壶腹
rectosacral fascia	直肠骶骨筋膜
retroprostatic cpace	前列腺后腔
sacral flexure	直肠骶曲
salvage procedure	解救性操作
selective total mesorectal excision, STME	选择性全直肠系膜切除术
sensitivity	敏感性 / 度
serrated adenoma	锯齿状腺瘤
serum/plasma tumor marker	血清 / 血浆肿瘤标志物
sexual dysfunction, SD	性功能障碍
sign of Blumer shelf	布鲁默棚架征
snare polypectomy	息肉勒除术
specificity	特异性 / 度
sphincter preserving TPE	保肛 TPE
stem cell factor, SCF	干细胞因子
sulindac	舒林酸
surgical	外科
thalidomide	反应停
threshold volume	阈值容量

total mesorectal excision, TME	全直肠系膜切除术
total parenteral nutrition, TPN	中心静脉高营养
total pelvic exenteration, TPE	全盆腔脏器切除术
transanal endoscopic microsurgery, TAEM	经肛门内窥镜微创切除
transanal endoscopic microsurgery, TEM	经肛内镜微创手术
transanal excision, TAR	经肛局部切除术
transion zone	移行区
transsacral excision, TSR	经骶局部切除术
transsphincteric excision	经括约肌局部切除术
tubular adenoma	管状腺瘤
tubulovillous adenoma	绒毛状腺瘤
tumor marker, TM	肿瘤标志
ultrasmall superparamagnatic iron oxide, USPIO	超顺磁性氧化铁
verbal rating scale, VAS	主诉疼痛分级
villous adenoma	绒毛状腺瘤
virtual colonoscopy	结肠镜
white line	白线
World Council of Enterostomal Therapists, WCET	世界造口治疗协会
xeloda	希罗达

（北京大学临床肿瘤学院　北京肿瘤医院　陈治国　李　明）